동의보감
우리 약초와 약재

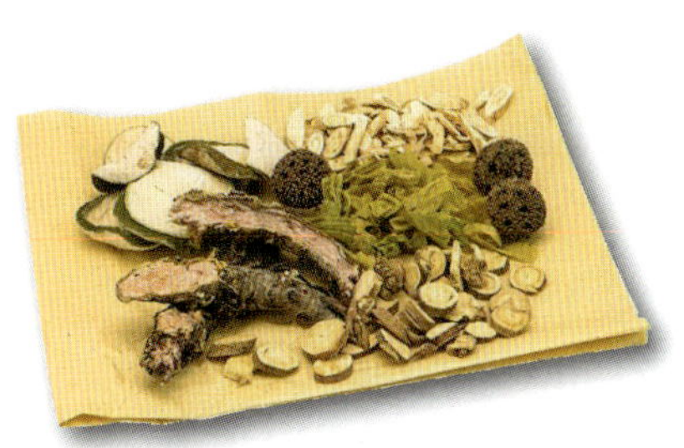

214종 약초와 188종 약재

동의보감 우리 약초와 약재

초판인쇄 : 2022년 9월 23일
초판발행 : 2022년 9월 30일

글 · 사진 ㅣ 박종철
펴 낸 이 ㅣ 고명흠
펴 낸 곳 ㅣ 푸른행복

출판등록 ㅣ 2010년 1월 22일 제312-2010-000007호
주   소 ㅣ 서울시 서대문구 세검정로1길 93, 벽산아파트 상가 A동 304호
전   화 ㅣ (02)356-8402 / FAX (02)356-8404
E-MAIL   ㅣ bhappylove@daum.net
홈페이지 ㅣ www.munyei.com

ISBN 979－11－5637－437－4 (93510)

※ 이 책의 내용을 저작권자의 허락 없이 복제, 복사, 인용, 무단전재하는 행위는
   법으로 금지되어 있습니다.

※ 잘못된 책은 바꾸어 드리겠습니다.

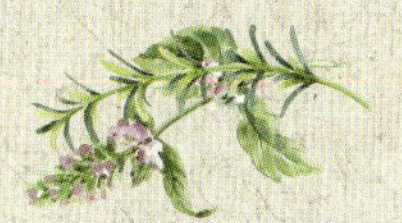

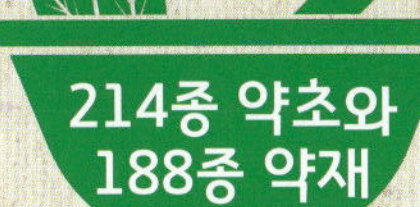

동의보감
우리 약초와 약재

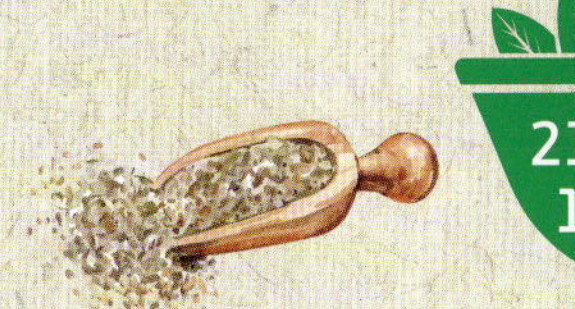

글·사진 약학박사 **박종철**

국립순천대학교 명예교수
세계약초연구원 원장
박종철약초전시관 관장

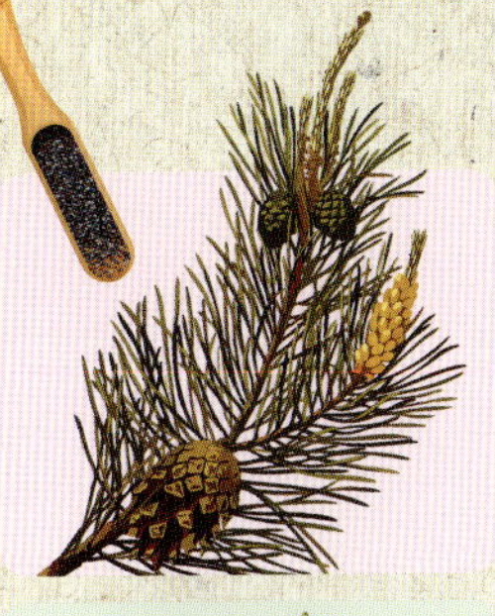
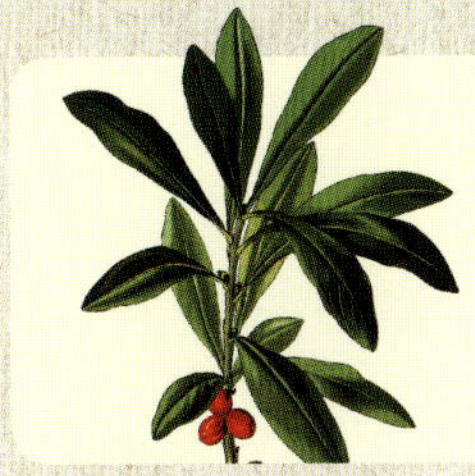
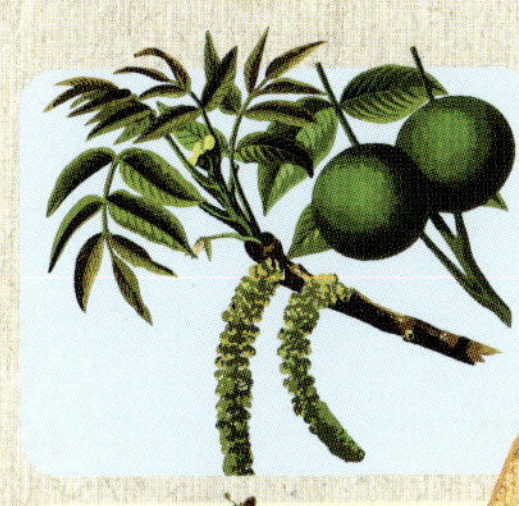
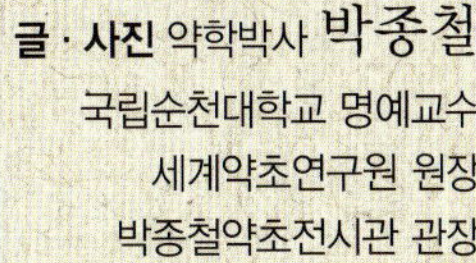
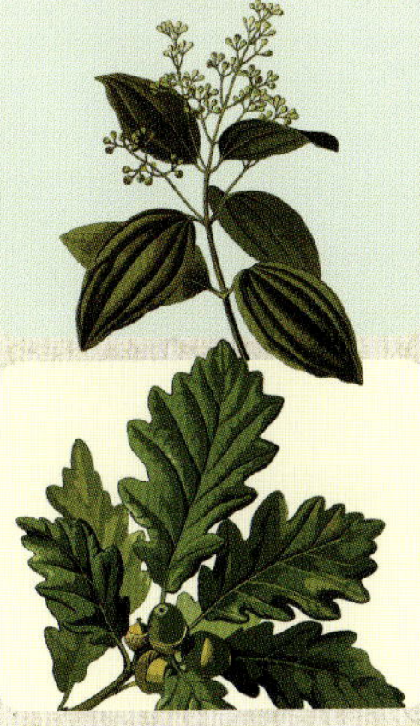
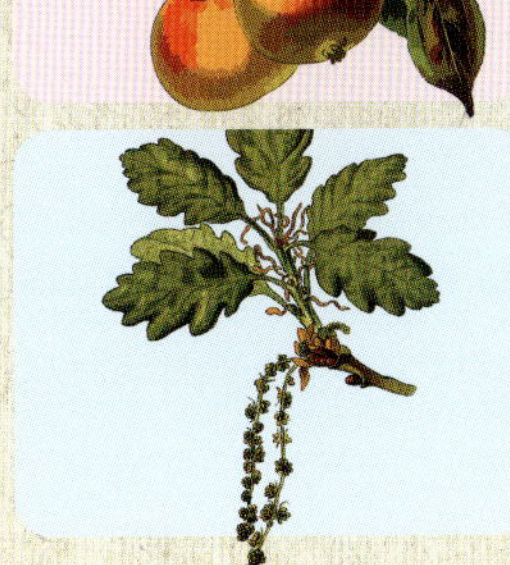
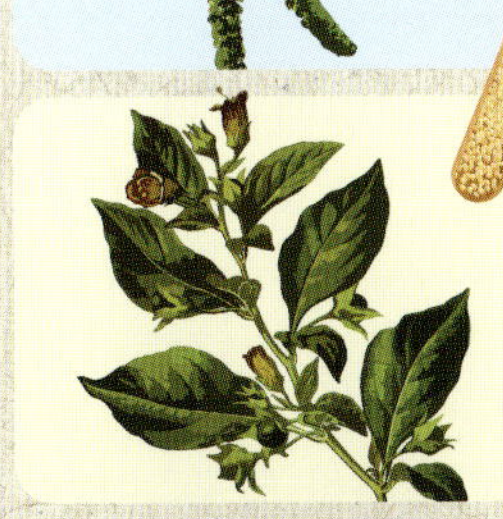
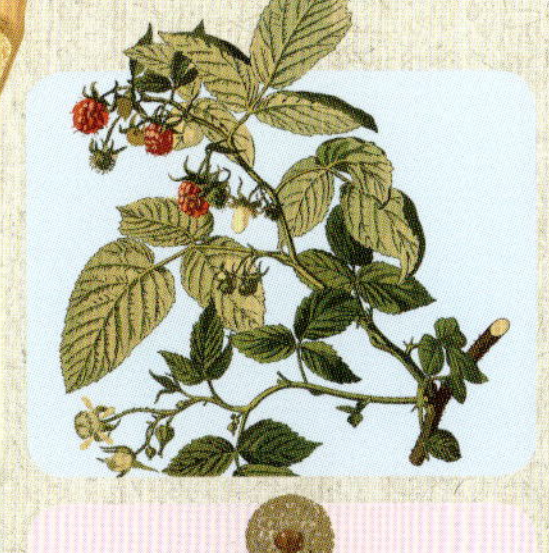
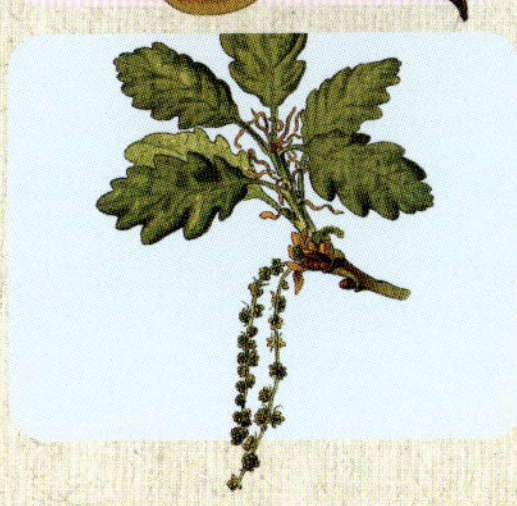
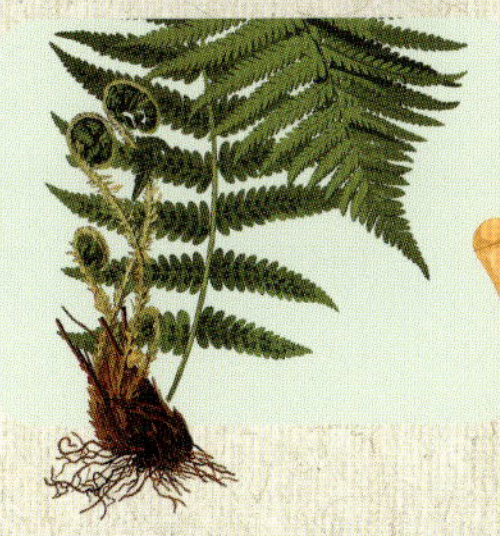
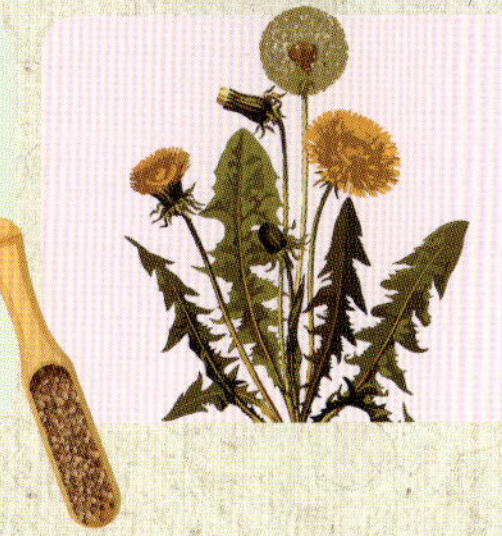
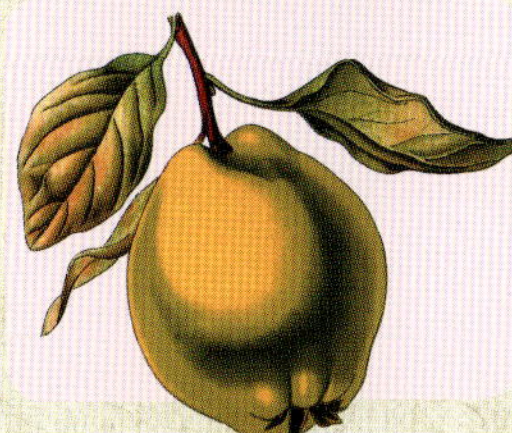

○ 약초 사진 1,543장과 비교약초 사진 86장 수록
○ 조선시대의 한글 약초명, 동의보감 효능, 한방 효능의 한글 번역
○ 약효 해설, 북한에서의 효능, 약용법 수록

푸른행복

214종 약초와 188종 약재가 실린
동의보감에 한글 이름으로 표기된
우리 약초와 약재

약전(藥典, Pharmacopoeia)은 국가 또는 국가가 공인한 기관 등에서 제정한 의약품에 대한 품질 규격서로, 의약품 규격을 위한 대표적인 공정서(公定書)에 해당한다. 우리나라 식품의약품안전처의 의약품 공정서는 《대한민국약전(KP)》과 《대한민국약전외한약(생약)규격집(KHP)》의 두 종이다.

필자는 우리나라 의약품 공정서에 수록된 약재와 약초의 사진을 촬영하고 그 효능을 조사해 왔으며, 특히 《동의보감》에 나오는 한글 표기의 약초명에 관심을 갖고 많은 시간을 투자하여 꾸준히 정리해 왔다.

조선시대에 사용했던 한글 약초명이 410년간 어떻게 달라졌는지 그 내용을 찾아보는 것이 중요한 일이라고 여겨, 우리나라의 두 의약품 공정서(KP, KHP)에 수록된 약재 중에서 《동의보감》에 조선시대의 한글 이름으로 기록된 약재와 약초를 모두 찾아 조사한 것이다. 그렇게 조사한 약재는 탕액편에 기록된 동물과 광물성을 제외한 식물성 의약품 188종과 약초 214종이다.

《동의보감》 원본은 세갑술중동 내의원교정 완영중간(歲甲戌仲冬 內醫院校正 完營重刊) 영인본을 활용했으며, 탕액편의 효능 중 일부를 해석하여 원문과 함께 실었다. '완영(完營)'은 전라도의 감영(監營)으로 전주에 설치된 전라도를 관할하는 관청이다.

산약(山藥)은 마의 주피를 제거한 뿌리줄기로서 그대로 또는 쪄서 말린 것을 말한다. 《동의보감》(1610년)에 '마'로 기재되어 있으며 410년이 흐른 지금에도 여전히 '마'로 적고 있다. 적소두(赤小豆)는 팥의 씨를 가리킨다. 《동의보감》에는 적소두인 붉은 팥을 '블근풋'으로 표기하고 있으며 지금도 같은 글자인 '팥'으로 쓰고 있다. 이처럼 오랜 세월이 흘렀음에도, 우리 민족이 같은 약재의 이름으로 같은 글자를 쓰고 있다는 사실이 신기하게 여겨진다.

《동의보감》에서 현재의 약재명과 약초명을 동일하게(또는 매우 비슷하게) 쓴 경우는 다음과 같다. 약재명은 녹두(녹두), 대추(대츄), 모과(모과), 비자(비ᄌᆞ), 생강(싱강), 오미자(오미ᄌᆞ), 향부자(향부ᄌᆞ) 등이다. 그리고 약초명은 갈근(츩, 츩불휘), 강활(강활, 강호리), 길경(도라지, 도랏), 대산(마늘, 마놀), 도인(복숭아나무, 복슝화삐), 산약(마, 마), 음양곽(삼지구엽초, 삼지구엽플), 임자(들깨, 들깨), 저백피(가죽나무, 가둑나모

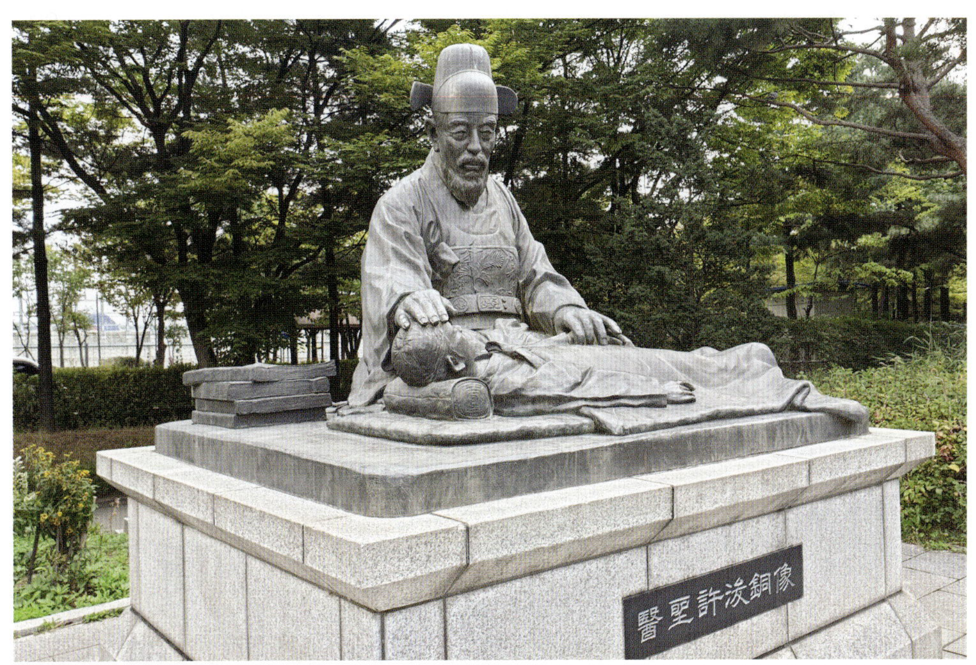

▲ 서울시 강서구 허준근린공원에 있는 《동의보감》 저자 허준의 동상. 《동의보감》은 어의 허준 선생이 1596년에 선조의 명을 받아 1610년에 완성하고 1613년에 간행한 의학 서적이다. 이 책은 우리나라에서 출간된 뒤 중국, 대만과 일본에서 간행되어 주변 국가에도 많은 영향을 미쳤으며 2009년에 유네스코 세계기록유산으로 지정되었다. 《동의보감》과 식약처 의약품 공정서에 함께 수재된 약재 중에서 동물과 광물성을 제외하고 한글로 된 식물성 약초 의약품은 188종이다.

불횟겁질), 지부자(댑싸리, 대뿌리여름), 토사자(갯실새삼, 새삼삐), 황금(속썩은풀, 속서근플), 희렴(진득찰, 진득출) 등이다.

1,543장의 약초 사진과 《동의보감》 효능, 약효 해설, 우리말로 알기 쉽게 풀이한 한방 효능, 효능군 분류, 북한에서의 효능, 비교약초의 사진 등을 담은 본서가 약초 분야를 공부하는 분들께 도움이 되길 기대한다.

집필 과정에서 필자가 늘 곁에 두고 참고하는 도서 중에서 자주 활용한 책자를 독자분들께 소개드리고 싶다. 《세계 주요 식물원 재배지 판매점의 약초 학명 빅데이터》(박종철 저, 264쪽, 순천대 한의약연구소, 2019), 《약초 한약 대백과》(박종철 저, 1,192쪽, 푸른행복, 2015), 《한국의 약초》(박종철 저, 1,048쪽, 푸른행복, 2018), 《중국 인도 동남아의 약초와 식물원》(박종철 저, 472쪽, 푸른행복, 2021), 《중국 약용식물과 한약》(박종철 저, 568쪽, 푸른행복, 2014), 《천연약물도감》(배기환 저, 2,112쪽, 교학사, 2019), 《운곡본초도감》(주영승 저, 754쪽, 도서출판 우석, 2017), 《한약학명목록(관속식물편)》(최고야 편, 373쪽, 한국한의학연구원·도서출판 우석, 2013)이다.

문화체육관광부가 주최한 '세종도서 우수학술도서'로 선정된 《동의보감 속 우리약초》를 약초명 순으로 편집하고 내용과 사진을 보충하여 새로 제작한 책자임을 밝힌다.

필자의 개인 연구실인 '세계약초연구원'(전라남도 순천시 소재)과 전시관인 '박종철약초전시관'(전라남도 고흥군 소재) 두 곳을 마련해주신 죽암그룹 김종욱 회장님께 깊은 감사의 말씀을 드린다. 본서의 집필과 교정 작업은 세계약초연구원에서 이루어졌다. 출판에 모든 호의를 베풀어주신 도서출판 푸른행복 여러분께 감사드린다. 〈감사의 글〉에 고마운 분들의 성함을 기록해 뒀다.

세계약초연구원에서

박종철

국립순천대학교 명예교수
세계약초연구원 원장
박종철약초전시관 관장

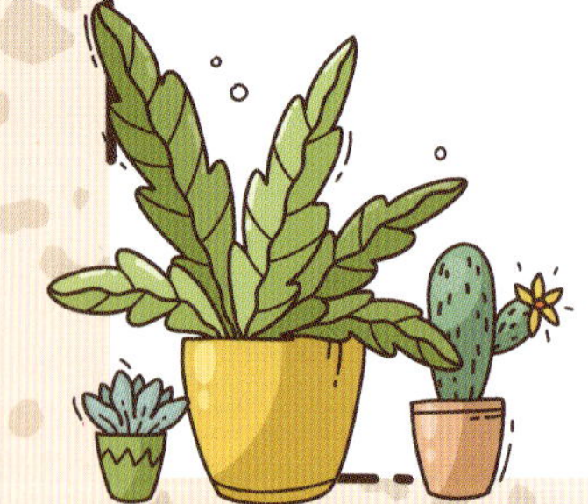

| 일러두기 |

1. 본서는 우리나라 의약품 공정서(KP, KHP)에 수재된 약재 중에서 《동의보감》 탕액편에 조선시대의 한글 약초(약재)명이 기재된 의약품을 찾아 정리한 것이다. 그 의약품은 동물과 광물성 약재를 제외한 식물성 약재 188종이다.

2. 본서에 수록된 모든 사진은 저자가 국내·외 현지에서 직접 촬영한 사진으로, 촬영지인 나라명은 괄호 속에 표기했다. 한국, 중국, 일본의 경우는 기재하지 않았으나, 주요한 식물은 장소를 표기했다. 일부 사진은 기증자 및 출판사로부터 제공받아 사용했으며, 〈감사의 글〉에 제공해주신 분들의 성함을 기록해 뒀다.

3. 약초의 약용부위를 약재명 옆에 픽토그램으로 표시해 뒀다.

4. 《동의보감》 원본은 남산당에서 발행한 《원본 동의보감》을 활용했으며 원본 아래에 해당 약재가 수록된 페이지를 기록했다. 이 책자는 세갑술중동 내의원교정 완영중간(歲甲戌仲冬 內醫院校正 完營重刊) 영인본이다. 탕액편의 효능 중 일부를 해석하여 실었다.

5. 〈약초·약재의 해설〉에서 인용한 참고논문인 《한약정보연구회지》의 주 저자는 한국한의학연구원 최고야 책임연구원이다.

6. 〈약초·약재의 해설〉과 〈식약처의 법정 기원식물과 약용부위〉에 해당 출처의 학명을 그대로 옮겨 수록했기 때문에 같은 식물의 학명에서 명명자 표기가 서로 다른 경우도 있다.

7. 〈북한에서의 효능〉은 《북한약전》 내용을 그대로 옮긴 것이며 우리나라 한글 맞춤법에 부합하지 않더라도 고치지 않고 그대로 실었다. 단, 우리나라에서 잘 쓰이지 않는 생소한 용어는 괄호 안에 설명했다.

8. 기원식물과 생김새가 비슷한 약초의 사진을 〈비교약초〉로 제시하여 서로 비교할 수 있게 하였다.

| 감사의 글 |

약초의 귀한 사진을 제공해주시거나 약초 분류 또는 한방 자료 제공에 도움 주신 분들의 성함을 아래에 기록해 둡니다. 대단히 감사합니다.

● 사진을 제공해주신 분 (무순)

김창민 명예교수(강원대 약대): 백화전호 지상부(p.260), 배기환 명예교수(충남대 약대): 곡정초 지상부(p.73), 안식향나무 꽃(p.450), 조릿대풀 지상부(p.595), 주영승 명예교수(우석대 한의대): 만형(삼잎만형자) 잎(p.428), 김진웅 명예교수, 한상일 선생님(서울대 약대 약초원): 약난초 지상부(p.453), 약난초 꽃(p.454), 황완균 교수(중앙대 약대): 탕구트대황 뿌리줄기(p.464), 이재선 실장(국립백두대간수목원): 가시연꽃 꽃과 잎(p.17), 심현주 계장(신구대학교식물원): 백부자 꽃과 잎(p.293), 오성윤 팀장(제주한의약연구원): 비자나무 나무모양(p.337), 비자나무 열매(p.338), 문병철 센터장(한국한의학연구원): 신강자초 지상부(p.603), 고 안삼현 시인: 연꽃 재배지(p.472), 김태기 국장: 자작나무 숲(p.212), 김현석 대학원생(한국과학기술원): 석곡 줄기(p.674), 이동희 교수(순천대): 저자 인물 사진(앞날개)

● 약초 분류 및 한방 자료 제공에 도움 주신 분 (무순)

배기환 명예교수(충남대 약대), 주영승 명예교수(우석대 한의대), 최고야 책임연구원(한국한의학연구원), 권동렬 교수(원광대 약대), 양선규 기술연구원(한국한의학연구원), 이위 선임연구원(한국한의학연구원)

❖ 괄호 안은 도움 주신 분들의 당시 소속 기관명입니다.

8

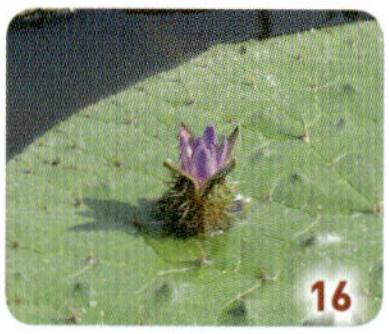

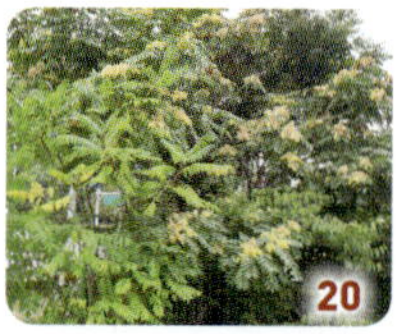

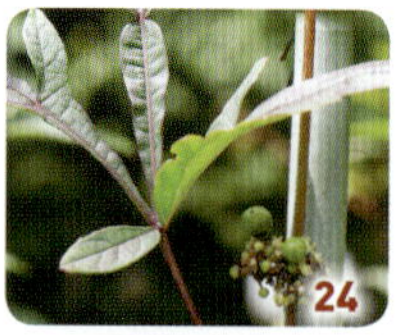

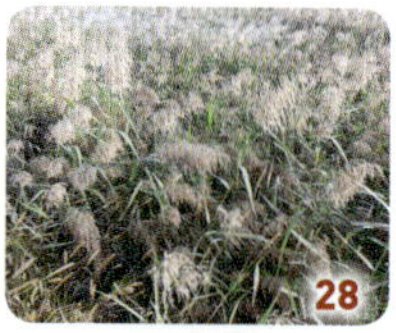

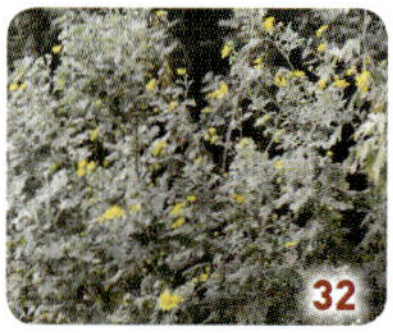

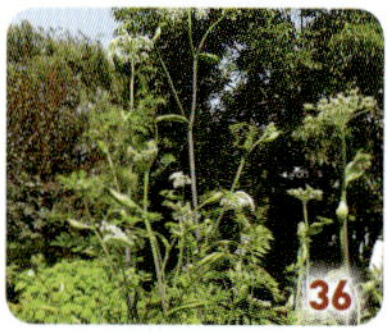

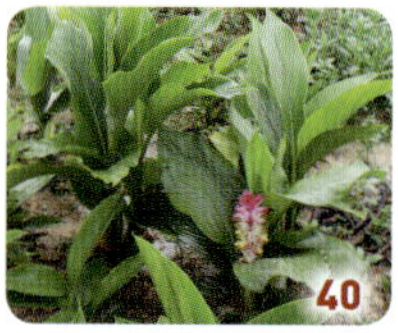

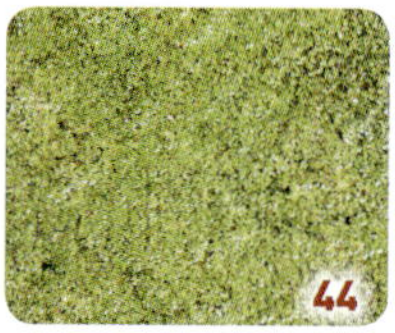

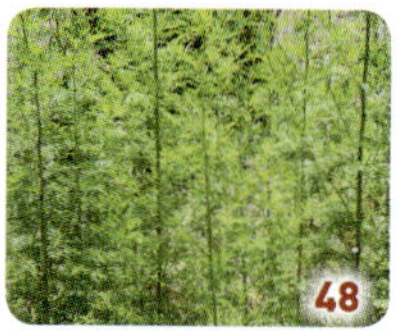

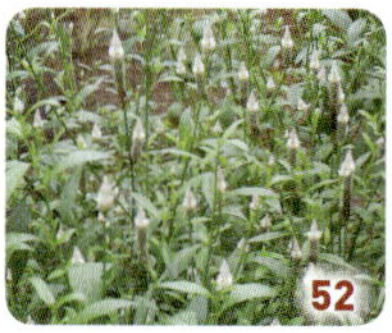

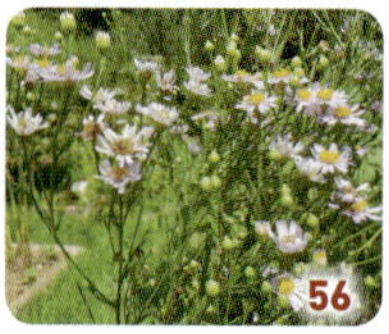

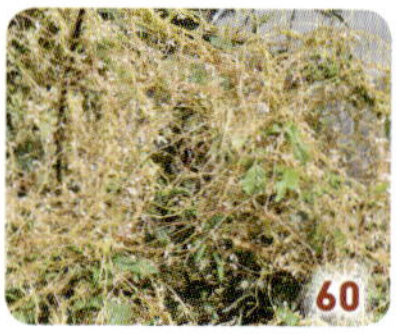

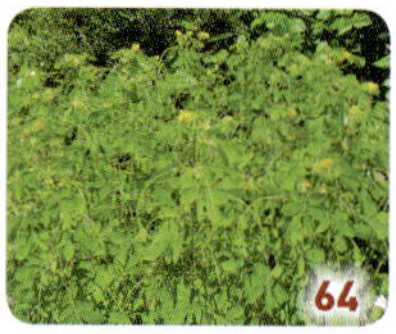

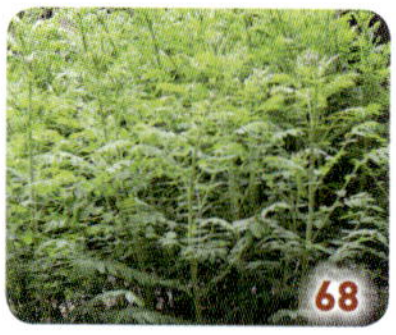

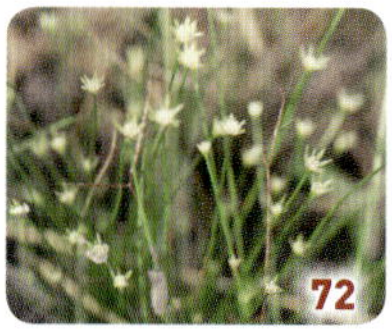

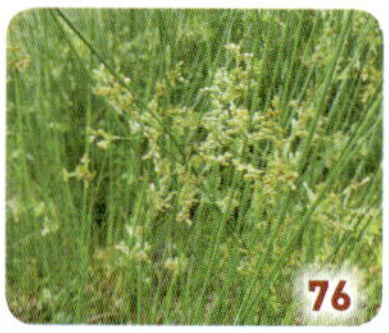

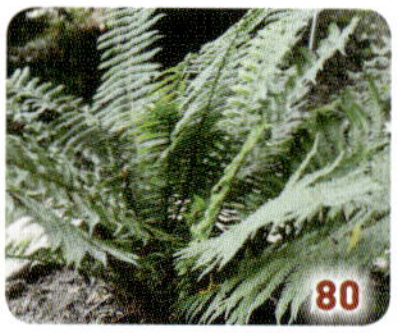

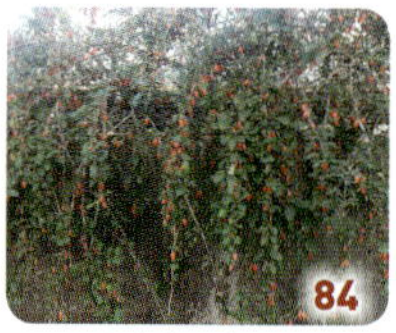

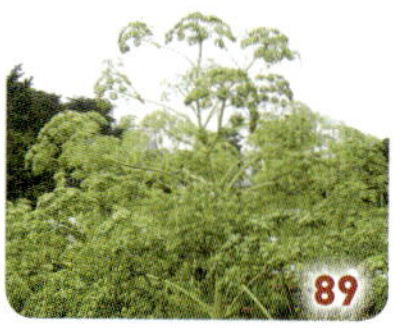

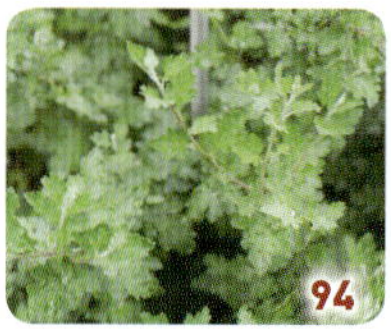

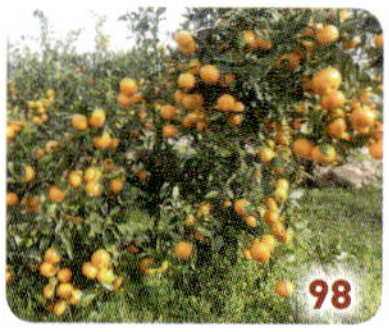

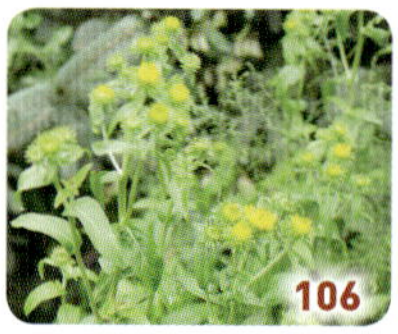

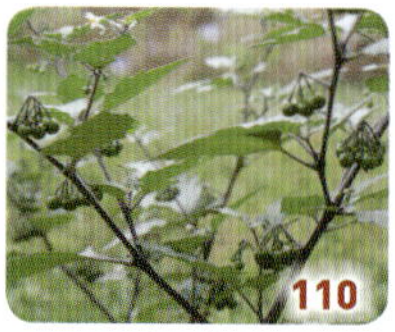

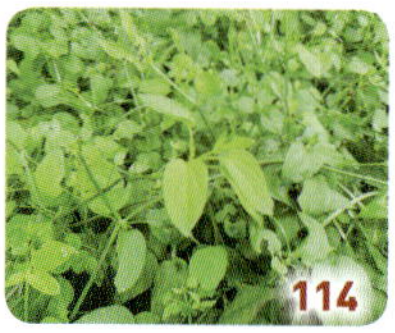

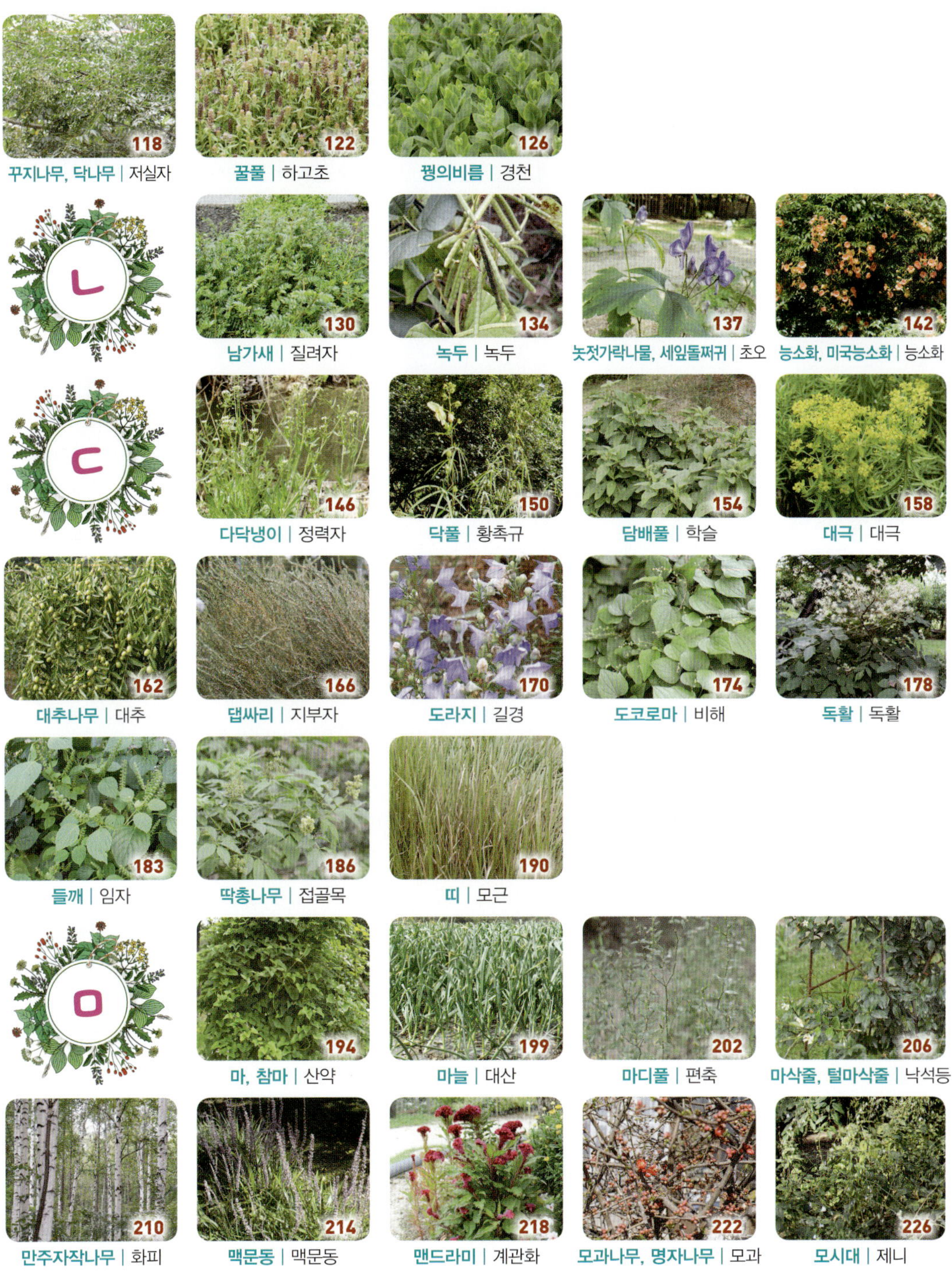

꾸지나무, 닥나무 | 저실자 118
꿀풀 | 하고초 122
꿩의비름 | 경천 126

ㄴ

남가새 | 질려자 130
녹두 | 녹두 134
놋젓가락나물, 세잎돌쩌귀 | 초오 137
능소화, 미국능소화 | 능소화 142

ㄷ

다닥냉이 | 정력자 146
닥풀 | 황촉규 150
담배풀 | 학슬 154
대극 | 대극 158

대추나무 | 대추 162
댑싸리 | 지부자 166
도라지 | 길경 170
도코로마 | 비해 174
독활 | 독활 178

들깨 | 임자 183
딱총나무 | 접골목 186
띠 | 모근 190

ㅁ

마, 참마 | 산약 194
마늘 | 대산 199
마디풀 | 편축 202
마삭줄, 털마삭줄 | 낙석등 206

만주자작나무 | 화피 210
맥문동 | 맥문동 214
맨드라미 | 계관화 218
모과나무, 명자나무 | 모과 222
모시대 | 제니 226

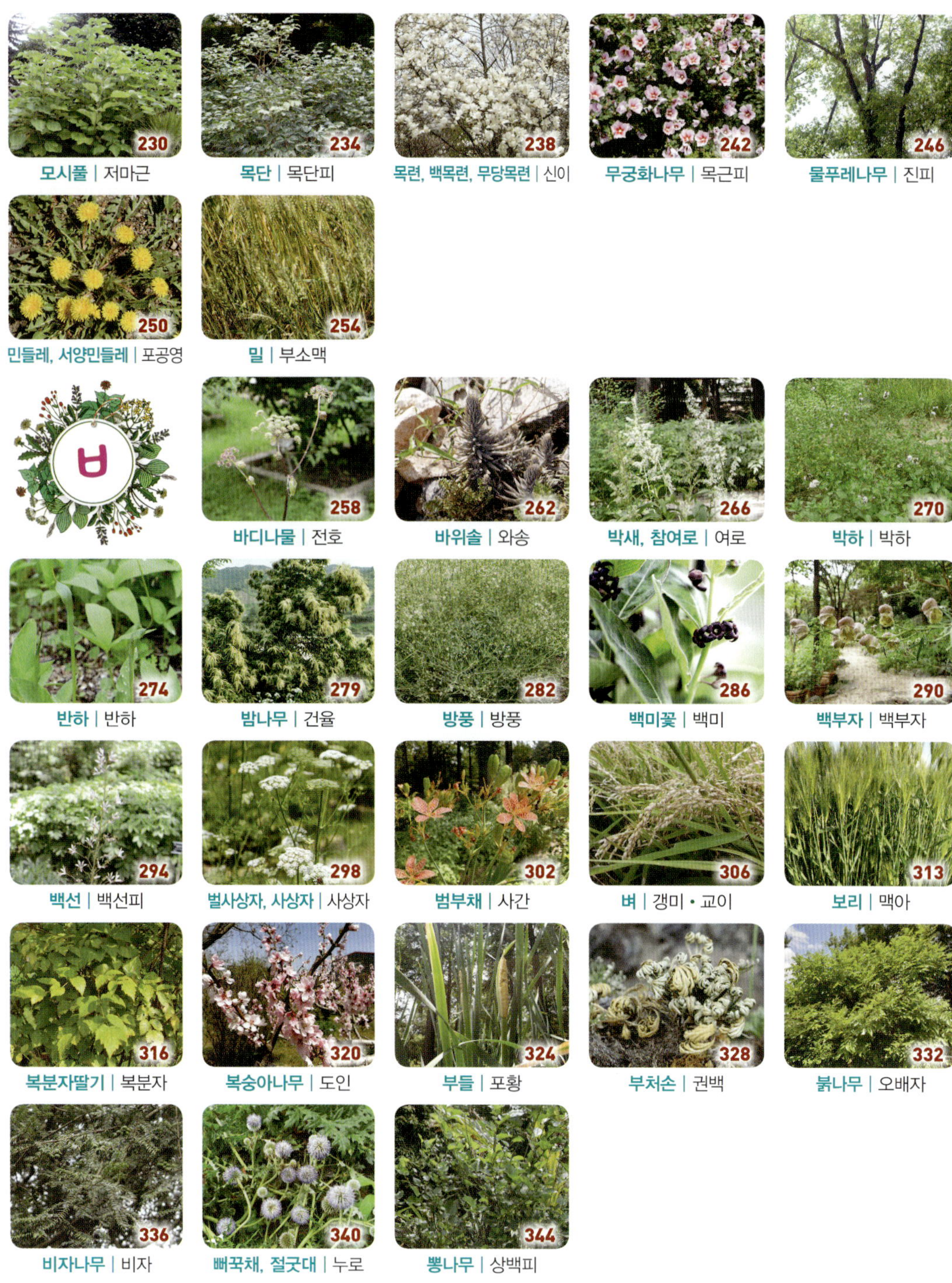

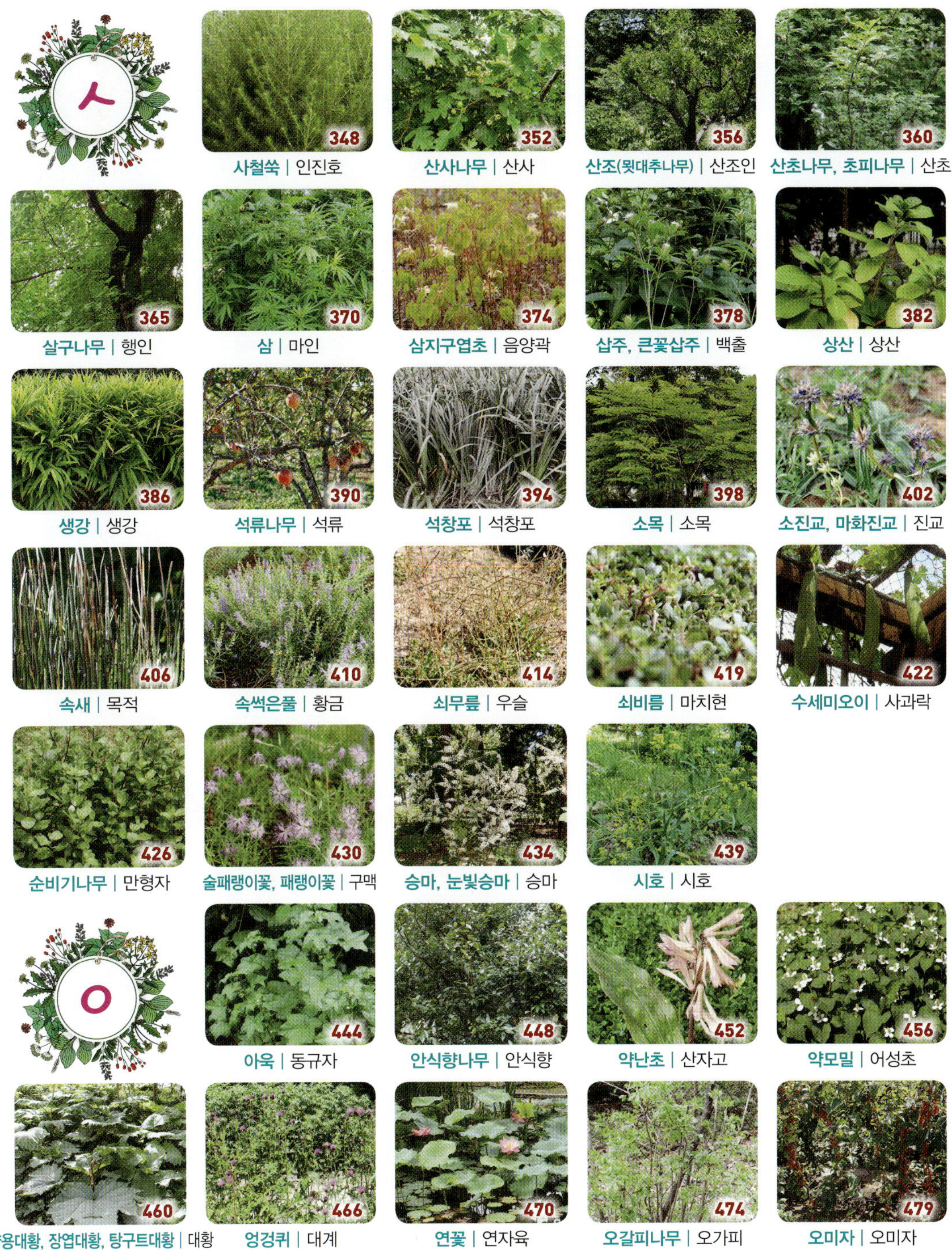

ㅅ

사철쑥 | 인진호 348
산사나무 | 산사 352
산조(묏대추나무) | 산조인 356
산초나무, 초피나무 | 산초 360

살구나무 | 행인 365
삼 | 마인 370
삼지구엽초 | 음양곽 374
삽주, 큰꽃삽주 | 백출 378
상산 | 상산 382

생강 | 생강 386
석류나무 | 석류 390
석창포 | 석창포 394
소목 | 소목 398
소진교, 마화진교 | 진교 402

속새 | 목적 406
속썩은풀 | 황금 410
쇠무릎 | 우슬 414
쇠비름 | 마치현 419
수세미오이 | 사과락 422

순비기나무 | 만형자 426
술패랭이꽃, 패랭이꽃 | 구맥 430
승마, 눈빛승마 | 승마 434
시호 | 시호 439

ㅇ

아욱 | 동규자 444
안식향나무 | 안식향 448
약난초 | 산자고 452
약모밀 | 어성초 456

약용대황, 장엽대황, 탕구트대황 | 대황 460
엉겅퀴 | 대계 466
연꽃 | 연자육 470
오갈피나무 | 오가피 474
오미자 | 오미자 479

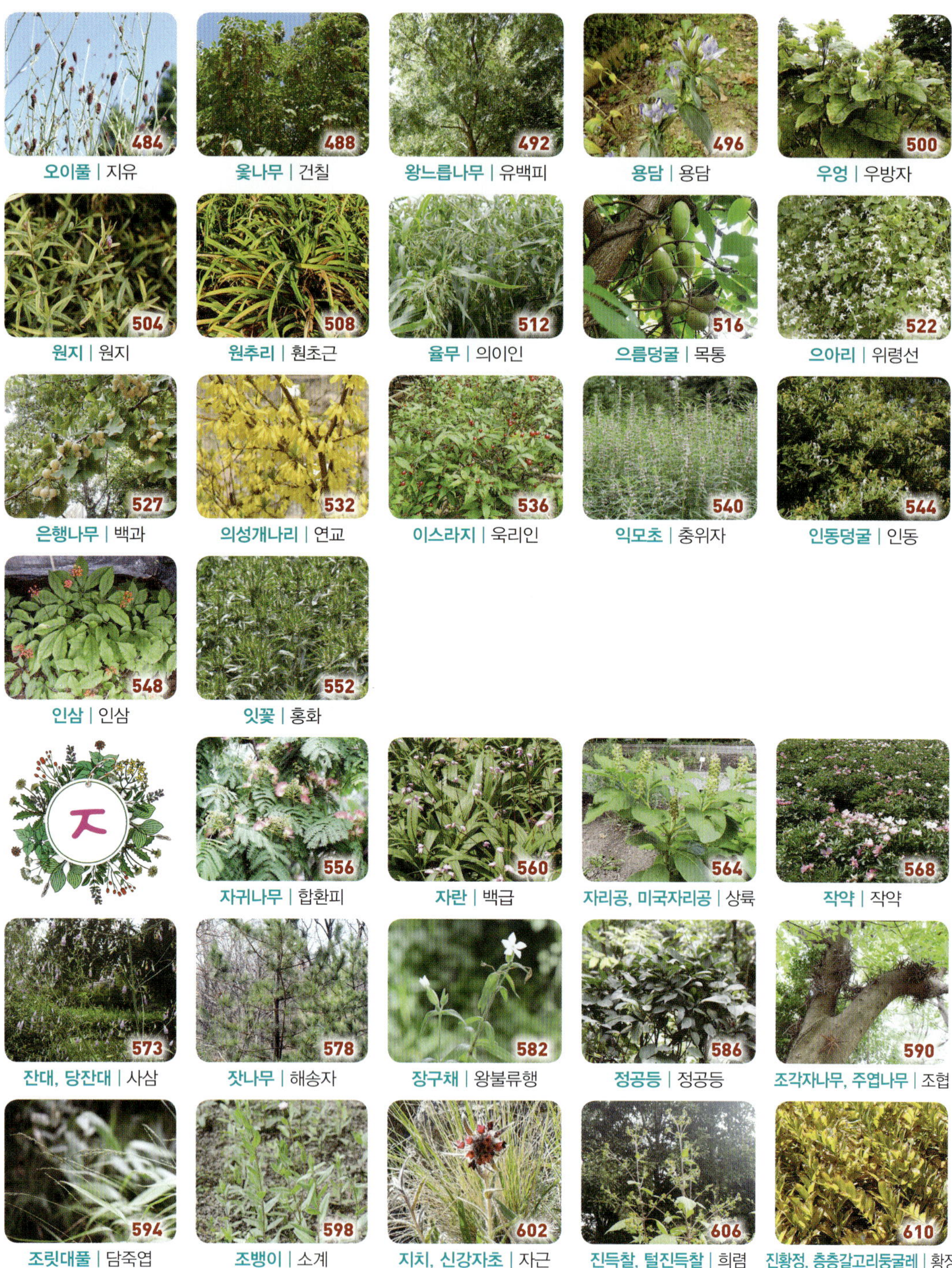

오이풀 | 지유 484	**옻나무** | 건칠 488	**왕느릅나무** | 유백피 492	**용담** | 용담 496	**우엉** | 우방자 500
원지 | 원지 504	**원추리** | 훤초근 508	**율무** | 의이인 512	**으름덩굴** | 목통 516	**으아리** | 위령선 522
은행나무 | 백과 527	**의성개나리** | 연교 532	**이스라지** | 욱리인 536	**익모초** | 충위자 540	**인동덩굴** | 인동 544
인삼 | 인삼 548	**잇꽃** | 홍화 552			
ㅈ	**자귀나무** | 합환피 556	**자란** | 백급 560	**자리공, 미국자리공** | 상륙 564	**작약** | 작약 568
잔대, 당잔대 | 사삼 573	**잣나무** | 해송자 578	**장구채** | 왕불류행 582	**정공등** | 정공등 586	**조각자나무, 주엽나무** | 조협 590
조릿대풀 | 담죽엽 594	**조뱅이** | 소계 598	**지치, 신강자초** | 자근 602	**진득찰, 털진득찰** | 희렴 606	**진황정, 층층갈고리둥굴레** | 황정 610

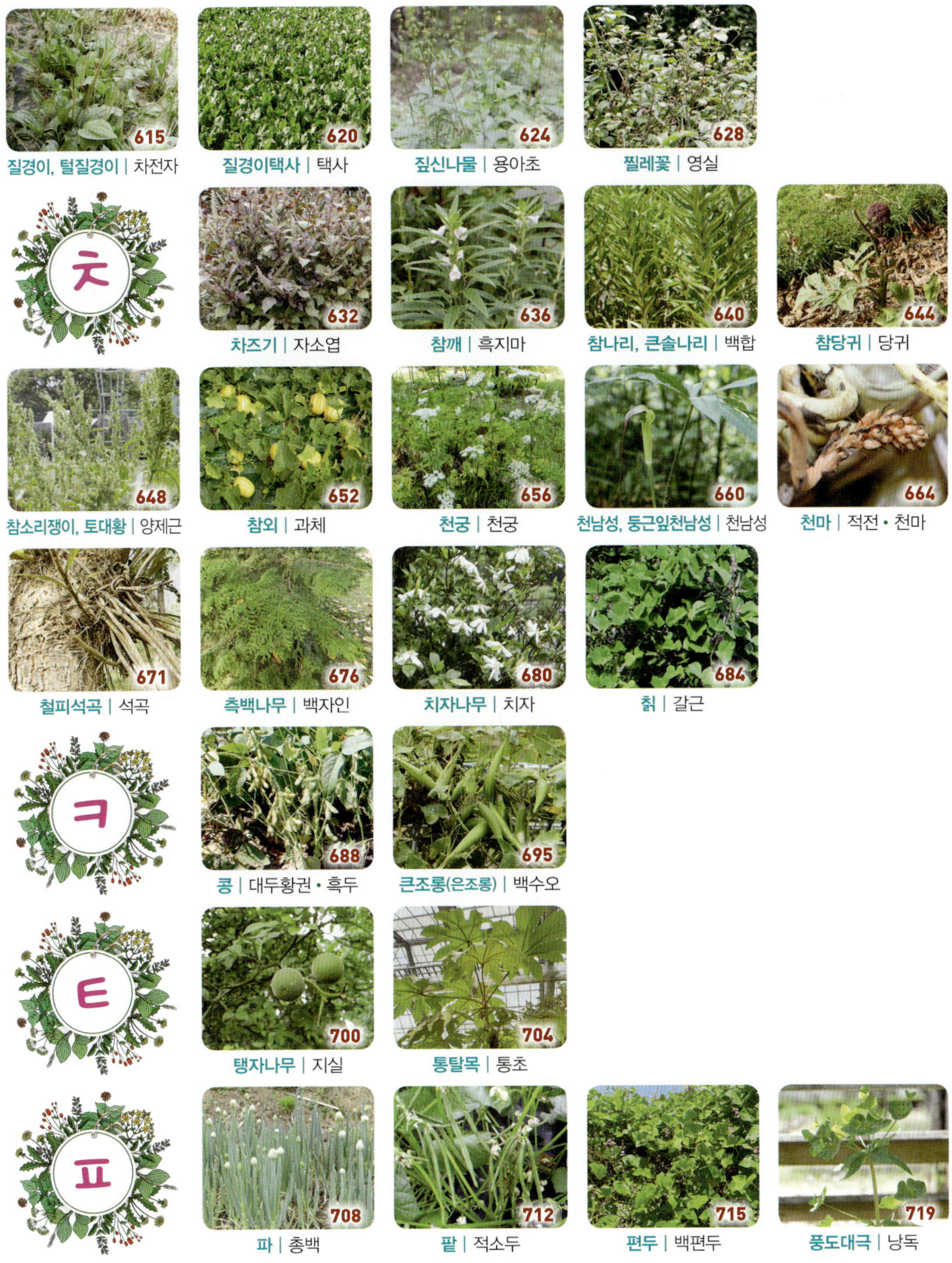

질경이, 털질경이 | 차전자 615
질경이택사 | 택사 620
짚신나물 | 용아초 624
찔레꽃 | 영실 628

ㅊ
차즈기 | 자소엽 632
참깨 | 흑지마 636
참나리, 큰솔나리 | 백합 640
참당귀 | 당귀 644

참소리쟁이, 토대황 | 양제근 648
참외 | 과체 652
천궁 | 천궁 656
천남성, 둥근잎천남성 | 천남성 660
천마 | 적전·천마 664

철피석곡 | 석곡 671
측백나무 | 백자인 676
치자나무 | 치자 680
칡 | 갈근 684

ㅋ
콩 | 대두황권·흑두 688
큰조롱(은조롱) | 백수오 695

ㅌ
탱자나무 | 지실 700
통탈목 | 통초 704

ㅍ
파 | 총백 708
팥 | 적소두 712
편두 | 백편두 715
풍도대극 | 낭독 719

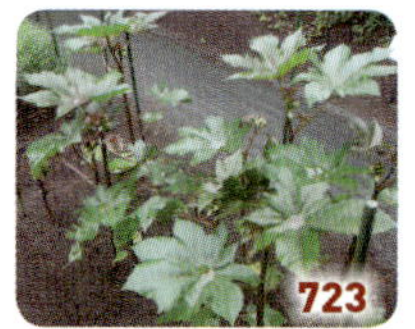

피마자 | 피마자 723

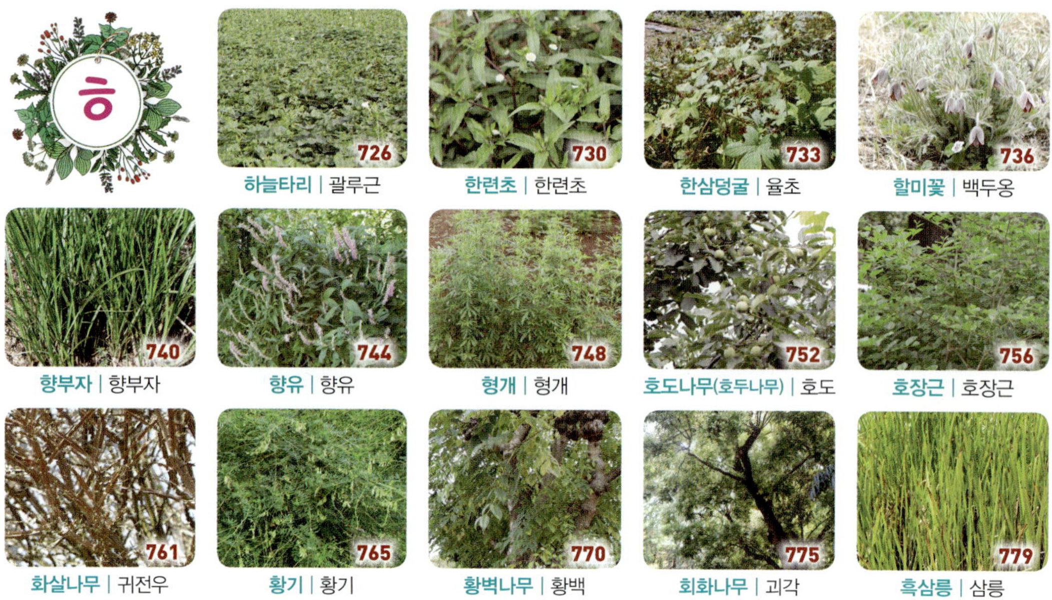

하늘타리 | 괄루근 726
한련초 | 한련초 730
한삼덩굴 | 율초 733
할미꽃 | 백두옹 736

향부자 | 향부자 740
향유 | 향유 744
형개 | 형개 748
호도나무(호두나무) | 호도 752
호장근 | 호장근 756

화살나무 | 귀전우 761
황기 | 황기 765
황벽나무 | 황백 770
회화나무 | 괴각 775
흑삼릉 | 삼릉 779

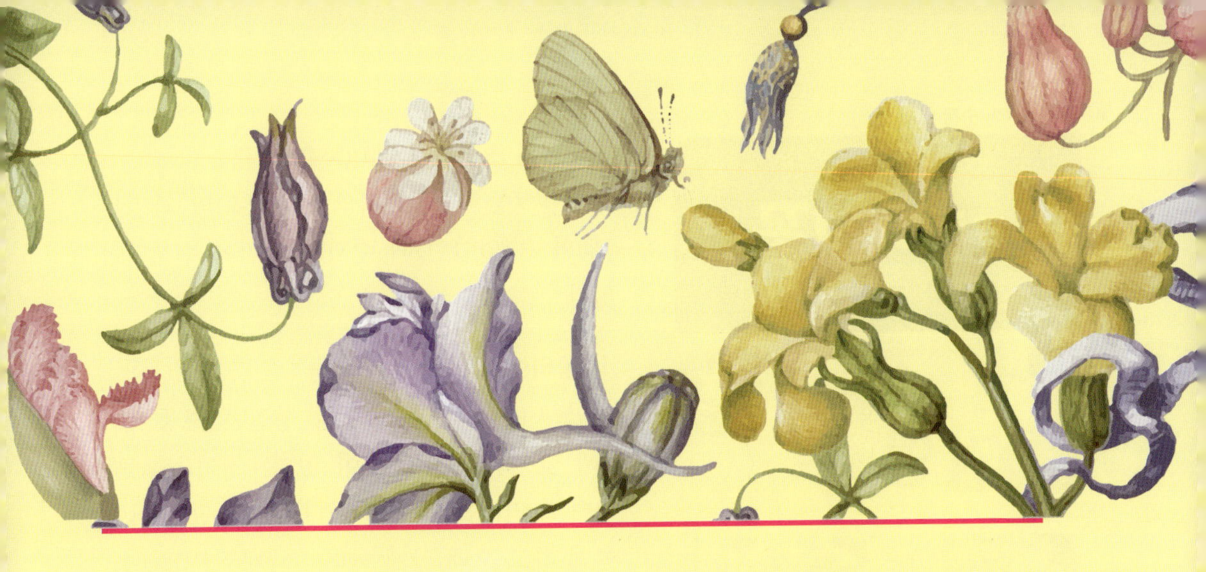

214종 약초와 188종 약재

조선시대의 한글 이름으로 기록된

동의보감
우리 약초와 약재

약초명

가시연꽃

약재명

검인 芡仁

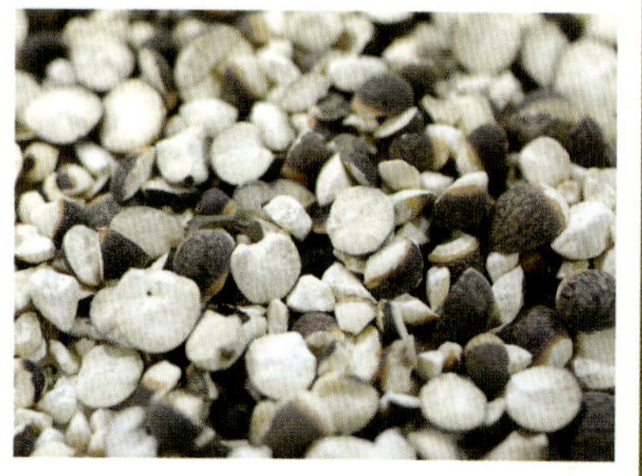

《동의보감》 탕액편에 기재된
조선시대(1610년)의 우리글 약초명

거싀년밤

약초명 및 학명

가시연꽃
Euryale ferox Salisbury

과명

수련과

약용부위

잘 익은 씨

| 약재의 조선시대 의서(醫書) 수재 |

검인은 《동의보감》 탕액편(湯液篇)의 과일부(部)와 《방약합편》의 수과(水果)편에 수재되어 있다.

| 《동의보감》 탕액편의 효능 |

검인(芡仁, 가시연꽃 씨)의 성질은 보통이고[平] 맛은 달며[甘] 독이 없다. 정기(精氣)를 보하고 의지를 강하게 한다. 눈과 귀가 밝아지게 하고 오래 살게 한다. ○ 계두실(雞頭實)이라고도 하고 계옹(雞雍)이라고도 한다. 연못에 자란다. 잎은 연잎만 한데 주름지고 가시가 있다. 꽃이 주먹만 하면서 닭 머리와 비슷하다 하여 계두(雞頭)라고도 한다. 열매는 석류(石榴)와 비슷하다. 열매껍질은 검푸르고 살은 희다. 음력 8월에 열매를 따서 찐 후에 볕에 말리면 껍질이 벌어진다. 이것을 절구에 빻아 가루 낸다. 사람을 보하는 것이 마름[菱]보다 낫다[본초].

| 《동의보감》 탕액편의 원문 |

검인(芡仁) 거싀년밤 : 性平 味甘 無毒. 益精氣 强志 令耳目聰明 延年. ○ 一名雞頭實 一名雞雍. 生水澤中. 葉大如荷 皺而有刺. 花子若拳大 形似雞頭 故以名之. 實若石榴 皮青黑肉白. 八月採 蒸之 於烈日曬之 其皮卽開 亦可舂作粉. 益人勝菱.[本草] ○ 芡[音儉]能補人之精欠少 謂之水硫黃.[入門] ○ 作粉 熬金櫻子汁作丸 名水陸丹 能秘精.[日用]

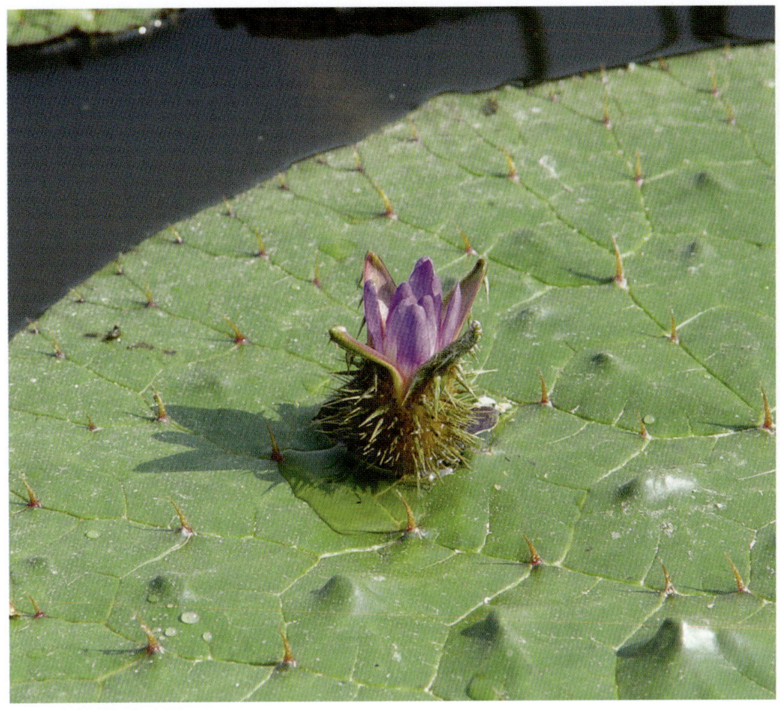

▲ 가시연꽃 꽃과 잎

芡仁 거싀년밤
性平味甘無毒益精氣強志令耳目聰明延年○一名雞頭實一名雞雍生水澤中葉大如荷皺而有刺花子若拳大形似雞頭故以名之○實若石榴皮青黑肉白八月採蒸之於烈日晒之其皮即開亦可作粉益人勝菱芋○作粉糁煮金櫻子能補人之精謂之水硫黄○作粉熬金芡作丸名水陸丹能秘精

허준, 《원본 동의보감》, 711쪽, 남산당(2014)
《동의보감》 세갑술중동 내의원교정 완영중간(歲甲戌仲冬 內醫院校正 完營重刊) 영인본

| 약초 · 약재의 해설 |

연꽃(*Nelumbo nucifera* Gaertner)의 씨는 연자육(蓮子肉), 가시연꽃 (*Euryale ferox* Salisbury)의 씨는 검인(芡仁) 그리고 개연꽃(*Nuphar japonica* DC.)의 뿌리줄기는 천골(川骨)로 부른다. 모두 수련과 식물이다.

| 식약처 인정 약초와 약재 |

- **약초·약재의 식약처 공정서 수재** : 검인은 식품의약품안전처의 의약품 공정서인《대한민국약전(KP)》에 수재되어 있다.
- **약재의 라틴어 생약명** : Euryales Semen
- **약재의 이명 또는 영명** : Euryale Seed
- **식약처의 법정 기원식물과 약용부위** : 약재 검인은 가시연꽃 *Euryale ferox* Salisbury(수련과 Nymphaeaceae)의 잘 익은 씨이다.

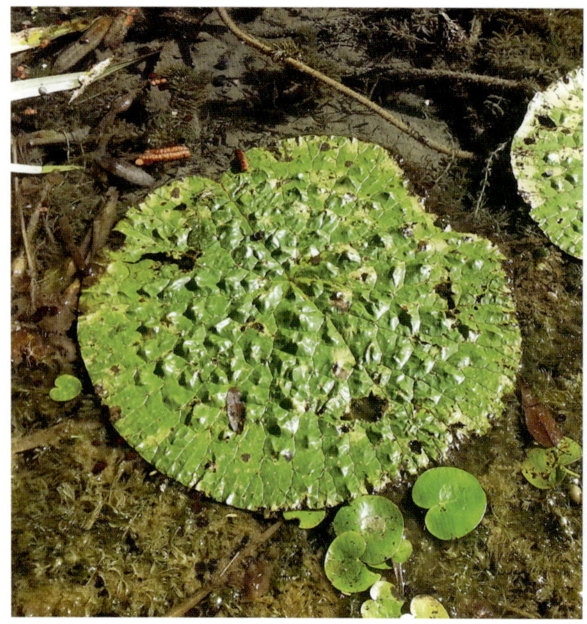
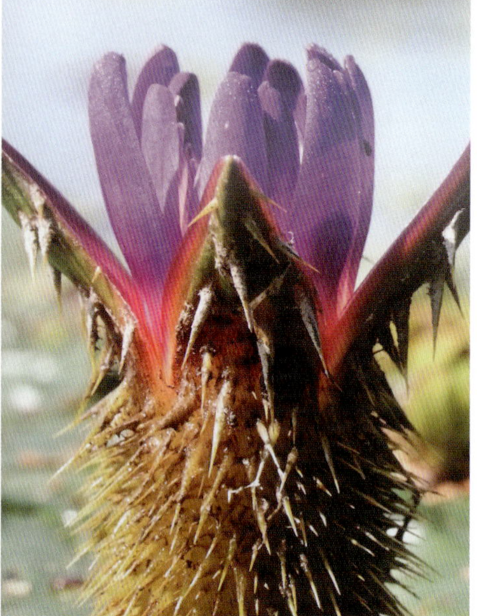

▲ 가시연꽃 잎   ▲ 가시연꽃 꽃

○ **약재의 외부 형태 :** 이 약은 씨로 원구형에 가깝고 지름 5~8mm이다. 때로는 부서져서 작은 덩어리 모양을 이루기도 한다. 오목한 점 모양의 배꼽점 자국이 있고, 내종피를 벗기면 흰색이 뚜렷하다.

○ **약재 저장법 :** 밀폐용기(고형의 이물이 들어가는 것을 방지하고 내용의약품이 손실되지 않도록 보호할 수 있는 용기)

| 약재의 효능 |

○ **한방 효능 분류 :** 수삽약(收澁藥, 수렴시키는 약) - 삽정축뇨지대약(澁精縮尿止帶藥, 유정을 멎게 하고 소변을 줄이며 대하를 멈추는 약)

○ **한방 약미(藥味)와 약성(藥性) :** 맛은 달고 떫으며 성질은 보통이다.

+ 한방 약미

酸	苦	**甘**	辛	鹹		**澁**	淡

+ 한방 약성

大寒	寒	微寒	凉	**平**	微溫	溫	熱	大熱

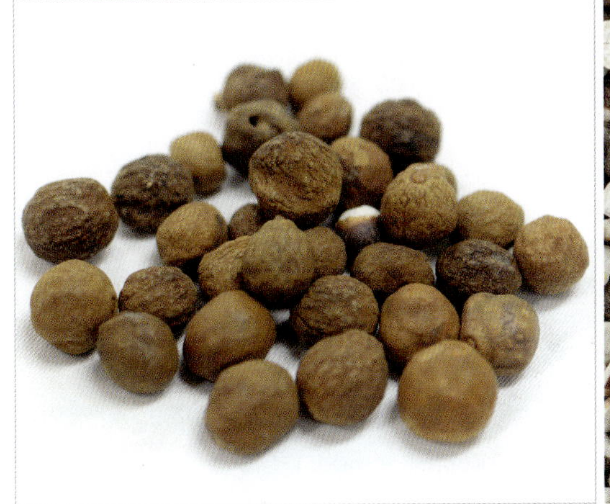

▲ 가시연꽃 씨(씨껍질 제거 전)

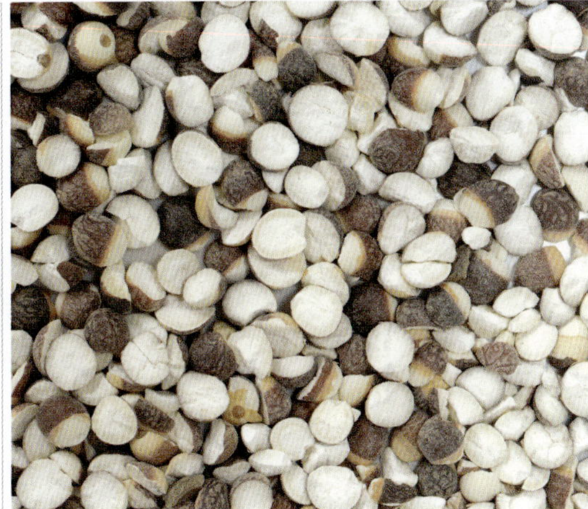

▲ 검인(약재, 전형)

- **한방 작용부위(귀경, 歸經)** : 검인은 주로 비장, 신장 질환에 영향을 미친다.
- **한방 효능** : 신기(腎氣)를 보충하고 정액 배출을 억제한다(益腎固精, 익신고정). 비(脾)를 보하고 설사를 멎게 한다(補脾止瀉, 보비지사). 습기를 없애고 냉을 멎게 한다(除濕止帶, 제습지대).
- **약효 해설** : 무의식중에 정액이 몸 밖으로 나오는 증상에 활용한다. 소변이 나오는 것을 참거나 가누지 못하여 흘리게 되는 증상에 쓰인다. 비(脾) 기능의 허약으로 인해 설사가 나는 것에 사용한다. 자궁에서 분비물이 나오는 증상을 낮게 한다.
- **임상응용** : 통풍, 허리와 무릎의 관절통, 유정(遺精), 요실금, 하리, 대하에 쓴다.

| **약용법** | 씨 15~30g을 물 800mL에 넣고 달여서 반으로 나누어 아침저녁으로 마시거나 또는 적당량을 죽과 밥으로 해서 먹는다.

<table>
<tr><td>약초명</td><td># 가죽나무</td></tr>
</table>

약재명

저백피 樗白皮

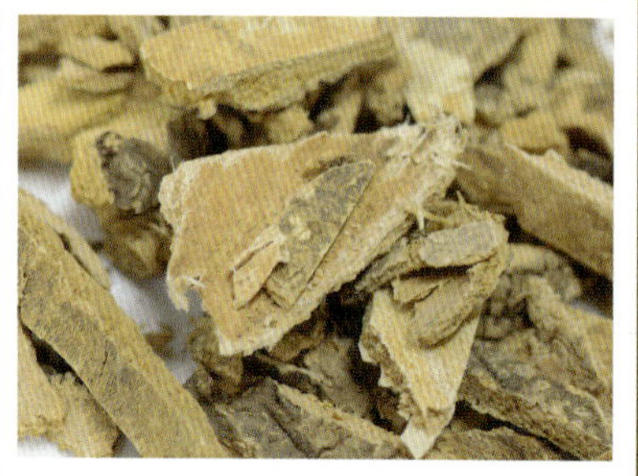

《동의보감》 탕액편에 기재된
조선시대(1610년)의 우리글 약초명

가듁나모불휫겁질

약초명 및 학명
가죽나무
Ailanthus altissima Swingle

과명
소태나무과

약용부위
주피를 제거한 나무껍질 또는 뿌리껍질

| 약재의 조선시대 의서(醫書) 수재 |

저백피는 《동의보감》 탕액편(湯液篇)의 나무부(部)와 《방약합편》의 교목(喬木, 줄기가 곧고 굵으며 높이 자라는 나무)편에 수재되어 있다.

|《동의보감》 탕액편의 효능 |

저근백피(樗根白皮, 가죽나무 나무껍질 또는 뿌리껍질)의 성질은 서늘하며[凉] 맛은 쓰고[苦] 독이 조금 있다. 적리(赤痢), 백리(白痢), 만성이질, 설사, 치질[腸風, 장풍]로 피가 계속해서 나오는 데 주로 쓴다. 코와 입 속의 감충을 죽이고 옴, 감닉창을 제거한다. 귀주(鬼疰), 폐결핵[傳尸, 전시], 고독(蠱毒)으로 하혈(下血)하는 데 쓰고 소변을 줄일 수 있다. ○ 가죽나무[樗]와 참죽나무[椿]의 모양은 대체로 비슷하다. 다만 가죽나무는 냄새가 나면서 성기고 참죽나무는 실하면서 잎이 향기롭다. 모두 아무 때나 채취한다.

|《동의보감》 탕액편의 원문 |

저근백피(樗根白皮) 가듁나모불휫겁질 : 性凉 味苦 有小毒. 主赤白久痢 腸滑 及痔疾 腸風瀉血不住. 殺口鼻中疳蟲 去疥蠶. 主鬼疰 傳尸 蠱毒下血 能縮小便. ○ 樗與椿 大抵相類 但樗木臭而疏 椿木實而葉香. 幷採無時. ○ 又云 椿樗皆臭 但一種有花結子 一種無花不結子. 世以無花不實 木身大 幹端直者 爲椿 椿用根葉. 其有花而莢 木身小 幹多迂矮者 爲樗 樗用根葉莢. ○ 樗一名虎目樹 以葉脫處有痕如目也. [本草] ○ 性凉而燥 須炒用 或塗蜜灸

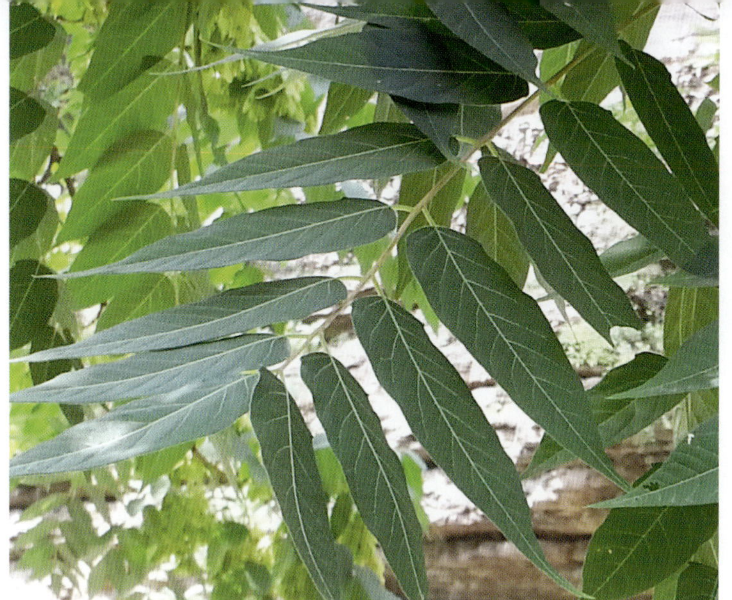

▲ 가죽나무 잎

用.[丹心] ○ 服此 忌油膩 熱麪 毒物.[本草]

| 약초 · 약재의 해설 |

가죽나무와 자주 혼동되는 참죽나무[*Toona sinensis* (Juss.) M.Roem.]는 어린순을 나물이나 부각 등으로 식용할 수 있다. 우리나라 '국가표준식물목록'에 수재된 참죽나무의 학명인 *Cedrela sinensis* Juss.은 이명이다.

| 식약처 인정 약초와 약재 |

● **약초·약재의 식약처 공정서 수재** : 저백피는 식품의약품안전 처의 의약품 공정서인《대한민국약전외한약(생약)규격집(KHP)》에 수재되어 있다.

● **약재의 라틴어 생약명** : Ailanthi Radicis Cortex

● **약재의 이명 또는 영명** : 저근백피(樗根白皮)

● **식약처의 법정 기원식물과 약용부위** : 약재 저백피는 가죽나무 *Ailanthus altissima* Swingle(소태나무과 Simaroubaceae)의 주피를 제거한 수피 또는 근피이다.

● **약재의 외부 형태** : 이 약은 수피 또는 근피로 고르지 않은 모양이고 원통 모양~반원통 모양이다. 바깥면은 회백색~연한 갈색으로 엉성하며 때로 코르크층이 떨어져 황백색 을 나타내기도 한다.

허준, 《원본 동의보감》, 745쪽, 남산당(2014)
《동의보감》 세갑술중동 내의원교정 완영 중간(歲甲戌仲冬 內醫院校正 完營重刊) 영인본

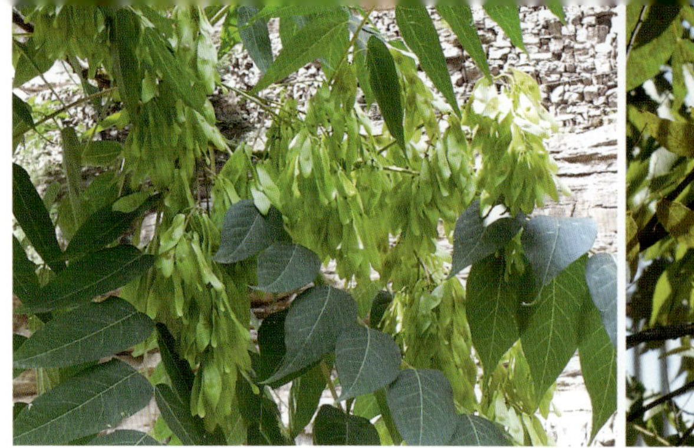

▲ 가죽나무 덜 익은 열매　　　　　　　　　　　▲ 가죽나무 익은 열매

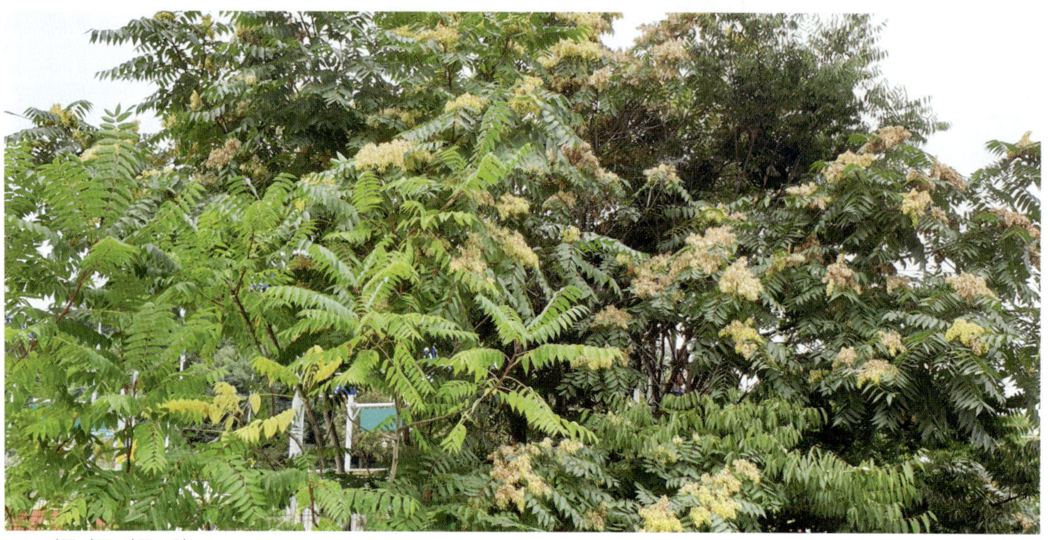

▲ 가죽나무 나무모양

○ **약재 저장법 :** 밀폐용기(고형의 이물이 들어가는 것을 방지하고 내용의약품이 손실되지 않도록 보호할 수 있는 용기)

| **약재의 효능** |

○ **한방 효능 분류 :** 수삽약(收澁藥, 수렴시키는 약) - 지사약(止瀉藥, 설사를 멈추는 약)

○ **한방 약미(藥味)와 약성(藥性) :** 맛은 쓰고 떫으며 성질은 차다.

+ 한방 약미

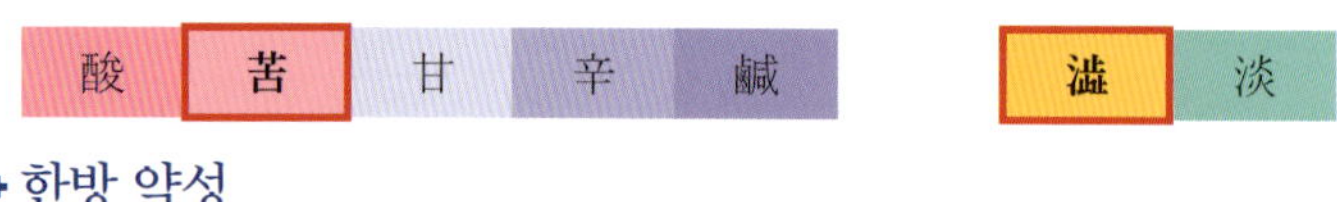

| 酸 | **苦** | 甘 | 辛 | 鹹 | | **澁** | 淡 |

+ 한방 약성

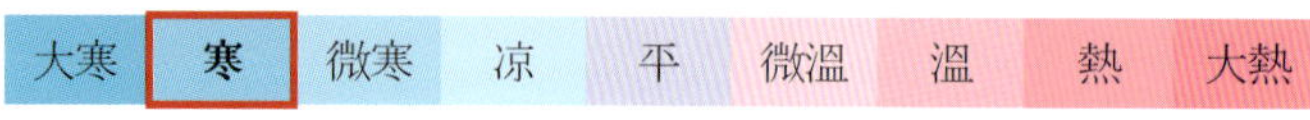

| 大寒 | **寒** | 微寒 | 涼 | 平 | 微溫 | 溫 | 熱 | 大熱 |

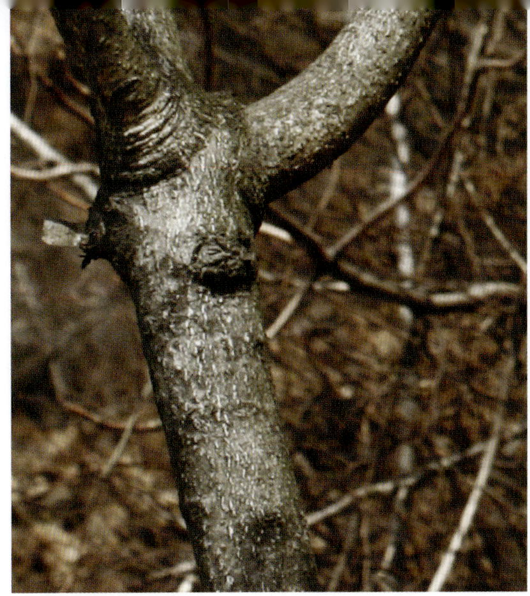

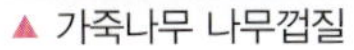
▲ 가죽나무 나무껍질

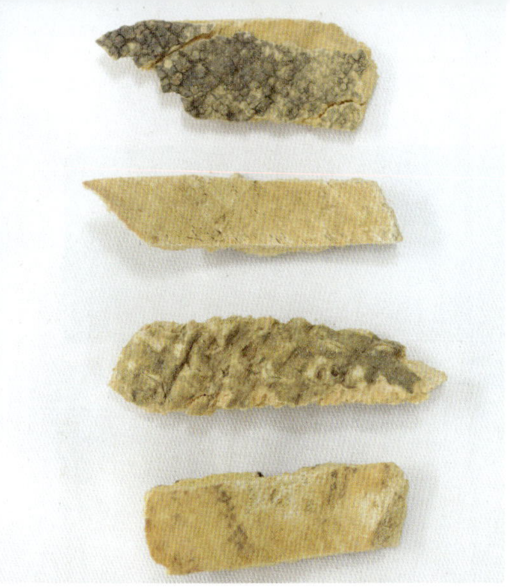
▲ 저백피(약재, 절단)

- **한방 작용부위(귀경, 歸經)** : 저백피는 주로 대장, 위장, 간장 질환에 영향을 미친다.
- **한방 효능** : 열기를 식히고 습기를 말린다(淸熱燥濕, 청열조습). 체액의 배출을 억제하고 냉을 멎게 한다(收澁止帶, 수삽지대). 설사를 멎게 한다(止瀉, 지사). 출혈을 멎게 한다(止血, 지혈).
- **약효 해설** : 만성설사, 이질을 치료한다. 혈변(血便), 여성의 부정기 자궁출혈, 자궁에서 분비물이 나오는 증상에 유효하다. 항바이러스, 항결핵균 작용이 있다.

| **북한에서의 효능** | 청열조습약으로서 습열을 없애고 설사와 출혈을 멈춘다.

| **약용법** | 나무껍질 또는 뿌리껍질 6~9g 을 물 800mL에 넣고 달여서 반으로 나누 어 아침저녁으로 마신다.

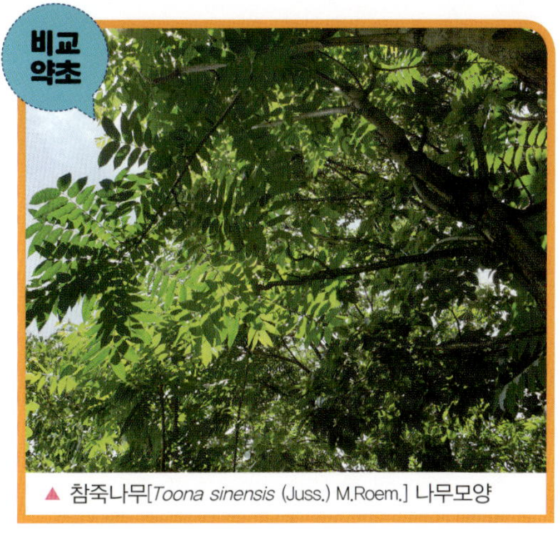

▲ 참죽나무[*Toona sinensis* (Juss.) M.Roem.] 나무모양

약초명

가회톱

약재명

백렴 白薟

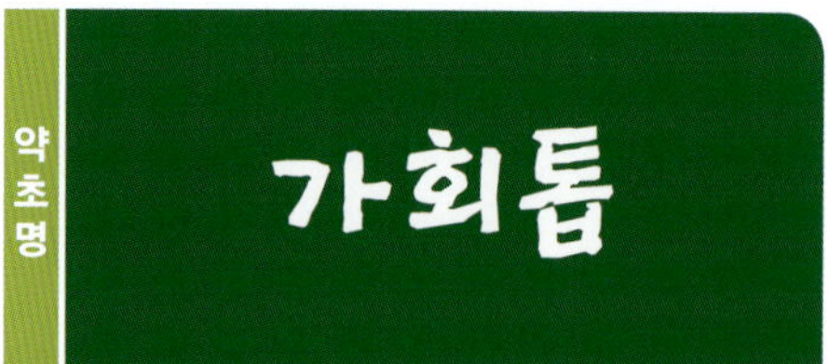

《동의보감》 탕액편에 기재된
조선시대(1610년)의 우리글 약초명

가희톱

약초명 및 학명

가희톱
Ampelopsis japonica Makino

과명

포도과

약용부위

덩이뿌리

| 약재의 조선시대 의서(醫書) 수재 |

백렴은《동의보감》 탕액편(湯液篇)의 풀부(部)와 《방약합편》의 만초(蔓草, 덩굴풀)편에 수재되어 있다.

|《동의보감》 탕액편의 효능 |

백렴(白薟, 가회톱 덩이뿌리)의 성질은 보통이고[平](약간 차다[微寒]고도 한다) 맛은 쓰고[苦] 달며[甘] 독이 없다. 큰 종기, 부스럼, 등에 나는 큰 종기, 나력(瘰癧), 치질[腸風, 장풍], 항문 주위에 구멍이 생긴 것을 낫게 한다. 얼굴이 부르터서 헌 데, 다쳐서 상한 데, 칼이나 화살에 상한 데 주로 쓴다. 새살이 돋게 하고 통증을 멎게 한다. 독성이 있는 종기, 뜨거운 물이나 불에 덴 곳에 바른다. ○ 덩굴로 뻗어 나가며 잎자루 끝에 다섯 잎이 뭉쳐난다. 뿌리는 천문동(天門冬)과 마찬가지로 한 그루에 10여 개의 뿌리가 있으며 겉은 검붉고 속은 희다. 음력 2월, 8월에 뿌리를 캐어 햇볕에 말린다[본초].

|《동의보감》 탕액편의 원문 |

백렴(白薟) 가회톱 : 性平[一云微寒] 味苦甘 無毒. 主癰疽 瘡腫 發背 瘰癧 腸風 痔瘻 面上疱瘡 撲損傷 刀箭傷 生肌止痛. 塗腫毒及湯火瘡. ○ 蔓生 枝端有五葉. 根似天門冬 一株下有十餘根 皮赤黑肉白. 二月八月採根 暴乾.[本草]

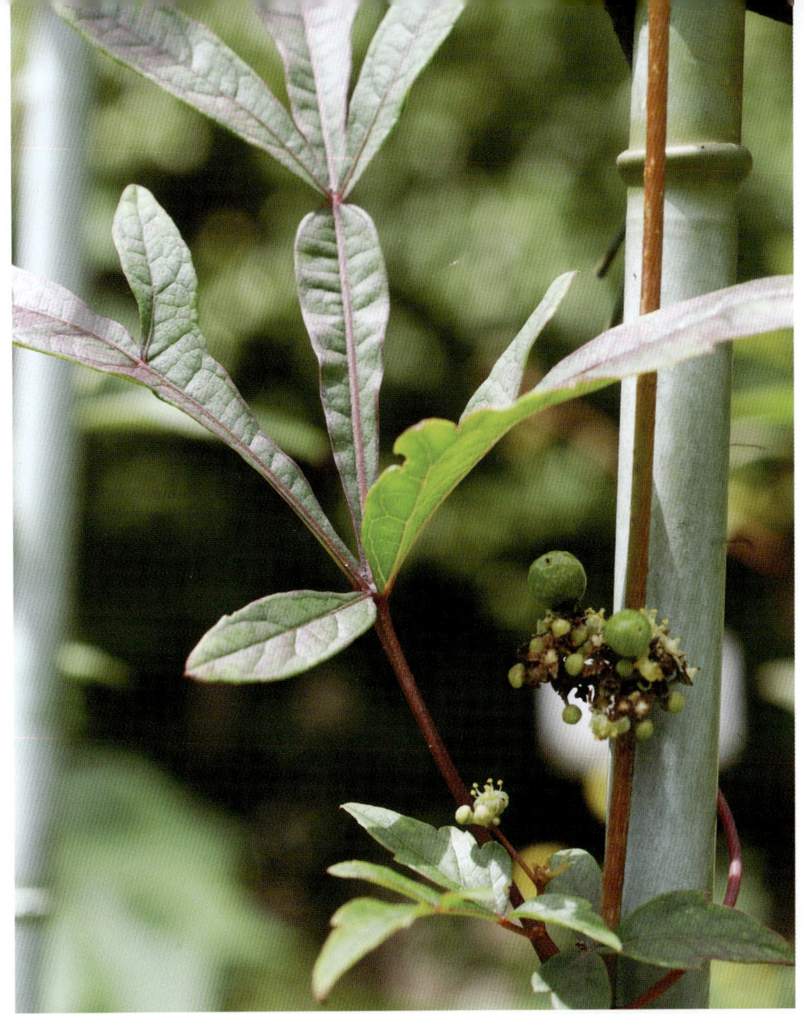

▲ 가회톱 잎과 줄기

白斂
가회톱
性平微寒云味苦甘無毒主癰疽瘡腫發背止
療癘瘍腸風痔瘻面上疱瘡撲損傷刀箭傷生肌
痛塗腫毒及湯火瘡○蔓生枝端有五葉根似天
乾根暴一株下有十餘根皮赤黑肉白二月八月採

허준, 《원본 동의보감》, 734쪽, 남산당(2014)
《동의보감》세갑술중동 내의 원교정 완영중간(歲甲戌仲冬 內醫院校正 完營重刊) 영인본

| 식약처 인정 약초와 약재 |

- **약초·약재의 식약처 공정서 수재 :** 백렴은 식품의약품안전처의 의약품 공정서인《대한민국약전외한약(생약)규격집(KHP)》에 수재되어 있다.

- **약재의 라틴어 생약명 :** Ampelopsis Radix

- **식약처의 법정 기원식물과 약용부위 :** 약재 백렴은 가회톱 *Ampelopsis japonica* Makino(포도과 Vitaceae)의 덩이뿌리이다.

- **약재의 외부 형태 :** 이 약은 덩이뿌리로 세로로 잘라서 만든 조각 모양이고, 긴 타원형~방추형으로 양쪽 끝이 뾰족하고 구부러졌다. 바깥면은 황갈색으로 세로 주름이 있고 층층으로 쉽게 떨어져 나간다.

- **약재 저장법 :** 밀폐용기(고형의 이물이 들어가는 것을 방지하고 내용의약품이 손실되지 않도록 보호할 수 있는 용기)

| 약재의 효능 |

- **한방 효능 분류 :** 청열약(清熱藥, 열을 식히는 약) - 청열해독약(清熱解毒藥, 열독을 없애는 약)
- **한방 약미(藥味)와 약성(藥性) :** 맛은 쓰고 성질은 약간 차다.

+ 한방 약미

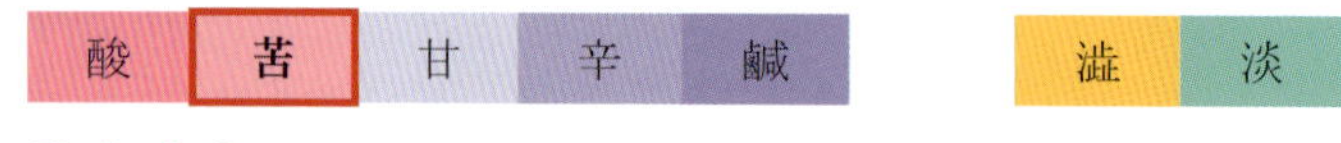

+ 한방 약성

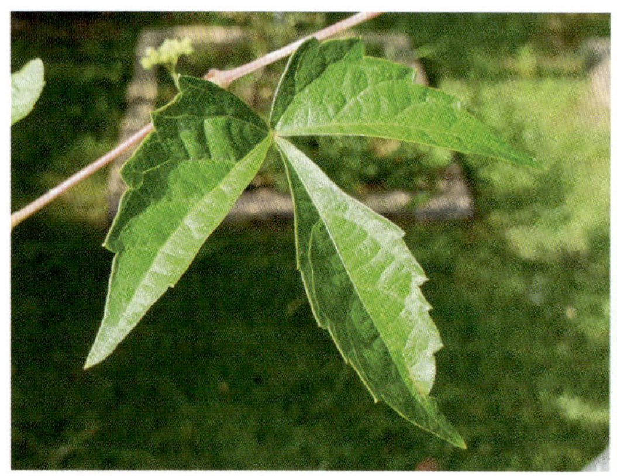

▲ 가회톱 잎

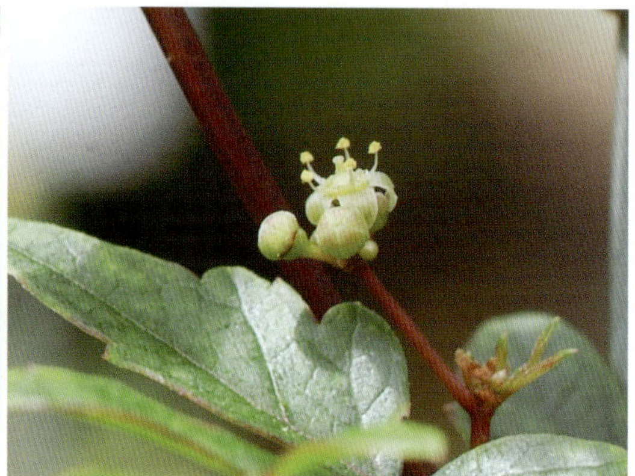

▲ 가회톱 꽃

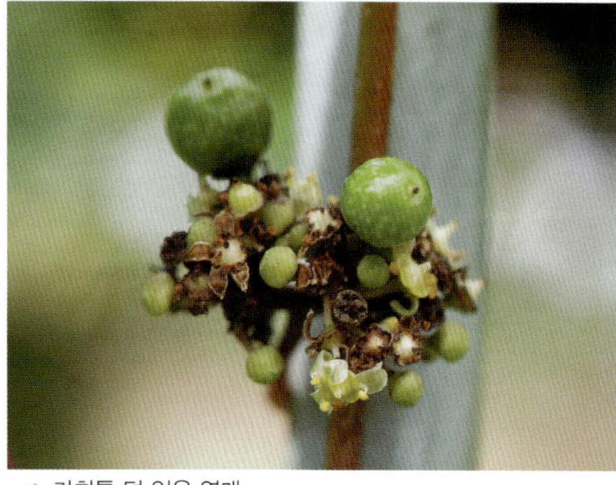

▲ 가회톱 덜 익은 열매

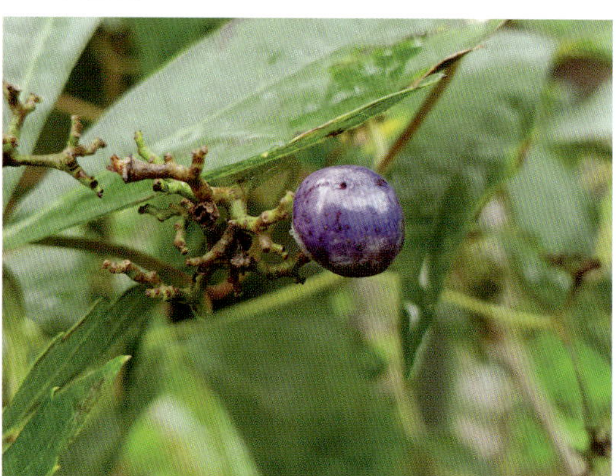

▲ 가회톱 익은 열매

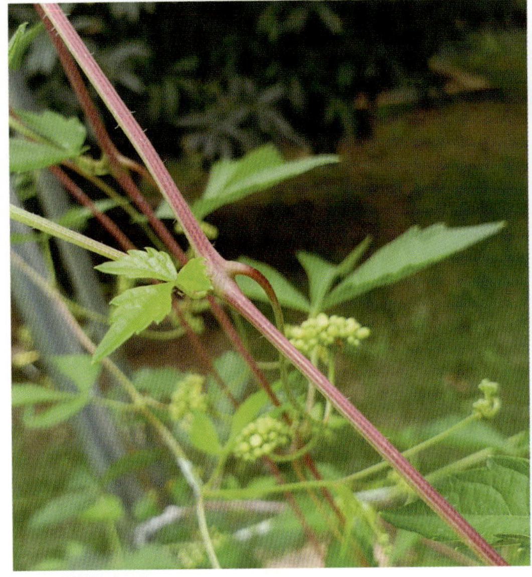

▲ 가회톱 줄기

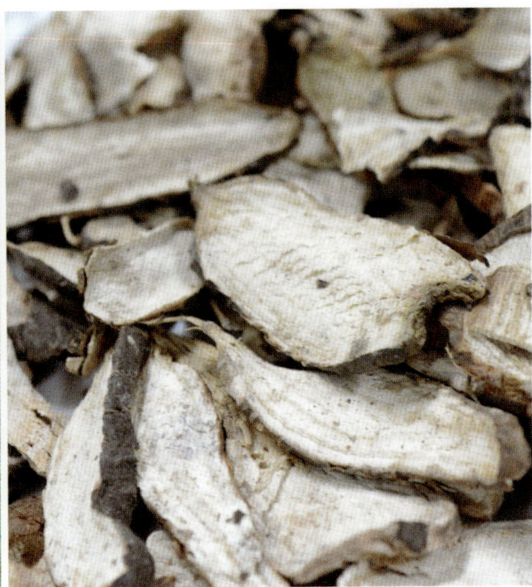

▲ 백렴(약재, 절편)

- **한방 작용부위(귀경, 歸經)** : 백렴은 주로 심장, 위장 질환에 영향을 미친다.
- **한방 효능** : 열독(熱毒)을 해소한다(淸熱解毒, 청열해독). 종기를 가라앉히고 뭉친 것을 풀어준다(消癧散結, 소옹산결). 상처를 아물게 하고 새살이 돋게 한다(斂瘡生肌, 염창생기).
- **약효 해설** : 어린아이가 놀라서 생기는 경련 증상을 낫게 한다. 새로운 피부 조직의 재생을 촉진시킨다. 화상을 치료한다. 피부 진균을 억제하는 작용이 있다.
- **임상응용** : 고름이 있는 종기, 대하, 화상(火傷)에 쓴다.

| **북한에서의 효능** | 청열해독약으로서 열을 내리우고 독을 풀며 새살이 살아나오게 하고 아픔을 멈춘다.

| **약용법** | 덩이뿌리 5~10g을 물 800mL에 넣고 달여서 반으로 나누어 아침저녁으로 마시거나 외용으로 적당량 사용한다.

| **주의사항** | 천오(川烏), 초오(草烏), 부자(附子)와 함께 사용하면 안 된다.

약초명

갈대

약재명

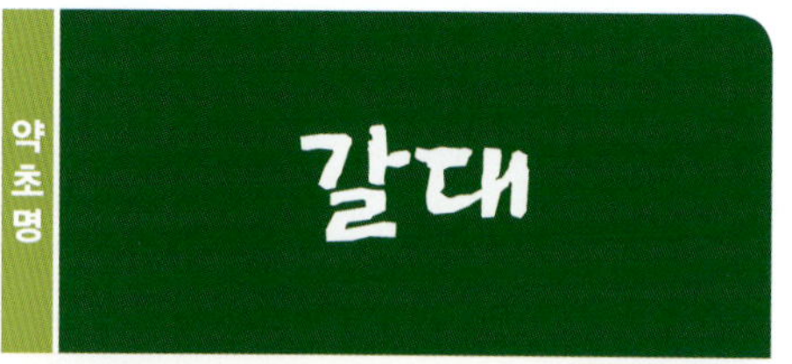

노근 蘆根

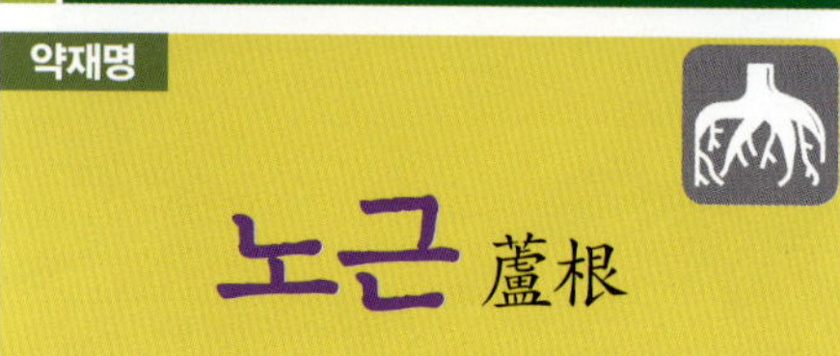

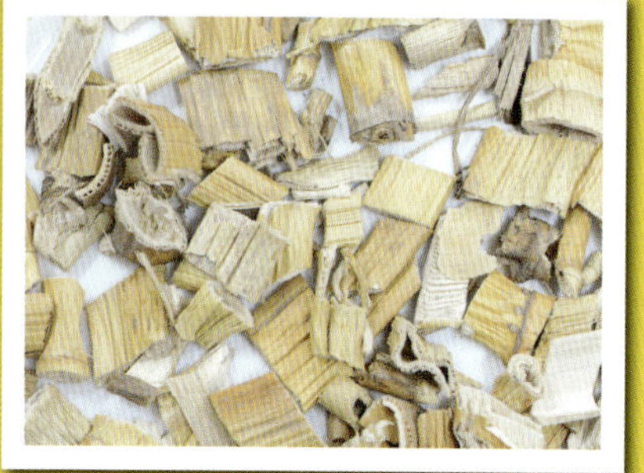

《동의보감》 탕액편에 기재된
조선시대(1610년)의 우리글 약초명

골불휘

약초명 및 학명
갈대
Phragmites communis Trinius

과명
벼과

약용부위
뿌리줄기

| 약재의 조선시대 의서(醫書) 수재 |

노근은 《동의보감》 탕액편(湯液篇)의 풀부(部)에 수재되어 있다.

| 《동의보감》 탕액편의 효능 |

노근(蘆根, 갈대 뿌리줄기)의 성질은 차고[寒] 맛은 달며[甘] 독이 없다. 소갈(消渴)과 객열(客熱)에 주로 쓴다. 식욕을 돋우고, 목이 메는 것, 딸꾹질하는 것을 치료한다. 임신부가 가슴에 열나는 것과 이질 때 갈증 나는 것을 낫게 한다. ○ 물속에서 자란다. 잎은 대나무[竹, 죽]와 비슷하고 꽃은 희다. 큰 갈대와 잔 갈대 모두 같이 쓴다.

| 《동의보감》 탕액편의 원문 |

노근(蘆根) 골불휘 : 性寒 味甘 無毒. 主消渴 客熱. 開胃 治噎噦 療孕婦心熱及痢渴. ○ 生水中 葉似竹 花白. 葦比蘆差大 蘆與葦皆可通用. ○ 凡使須要逆水蘆 其根逆水生者. 又云 當拯取水底甘辛者 其露出浮水者 不堪用. [本草]

| 식약처 인정 약초와 약재 |

○ 약초·약재의 식약처 공정서 수재 : 노근은 식품의약품안전처의 의약품 공정서인 《대한민국약전외한약(생약)규격집(KHP)》에 수재되어 있다.

○ 약재의 라틴어 생약명 : Phragmitis Rhizoma

○ 약재의 이명 또는 영명 : 노모근(蘆茅根)

○ 식약처의 법정 기원식물과 약용부위 : 약재 노근은 갈대 *Phragmites communis* Trinius(벼과

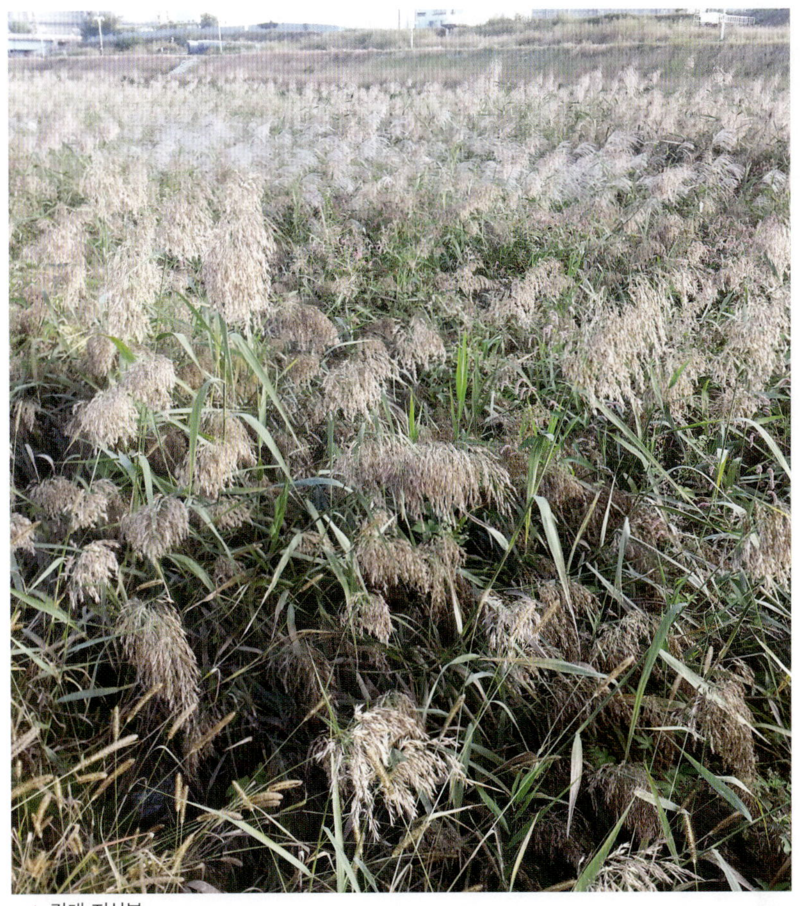

▲ 갈대 지상부

허준, 《원본 동의보감》,
735쪽, 남산당(2014)
《동의보감》 세갑술중동 내의
원교정 완영중간(歲甲戌仲冬
內醫院校正 完營重刊) 영인본

Gramineae)의 뿌리줄기이다.

- **약재의 외부 형태 :** 이 약은 뿌리줄기로 편압된 원기둥 모양이며 길이는 일정하지 않고 가끔 분지된다. 바깥면은 진한 황백색~연한 황백색을 띠고 현저한 세로 주름이 있다.

- **약재 저장법 :** 밀폐용기(고형의 이물이 들어가는 것을 방지하고 내용의약품이 손실되지 않도록 보호할 수 있는 용기)

| 약재의 효능 |

- **한방 효능 분류 :** 청열약(淸熱藥, 열을 식히는 약) - 청열사화약(淸熱瀉火藥, 불처럼 달아오른 열을 식히는 약)

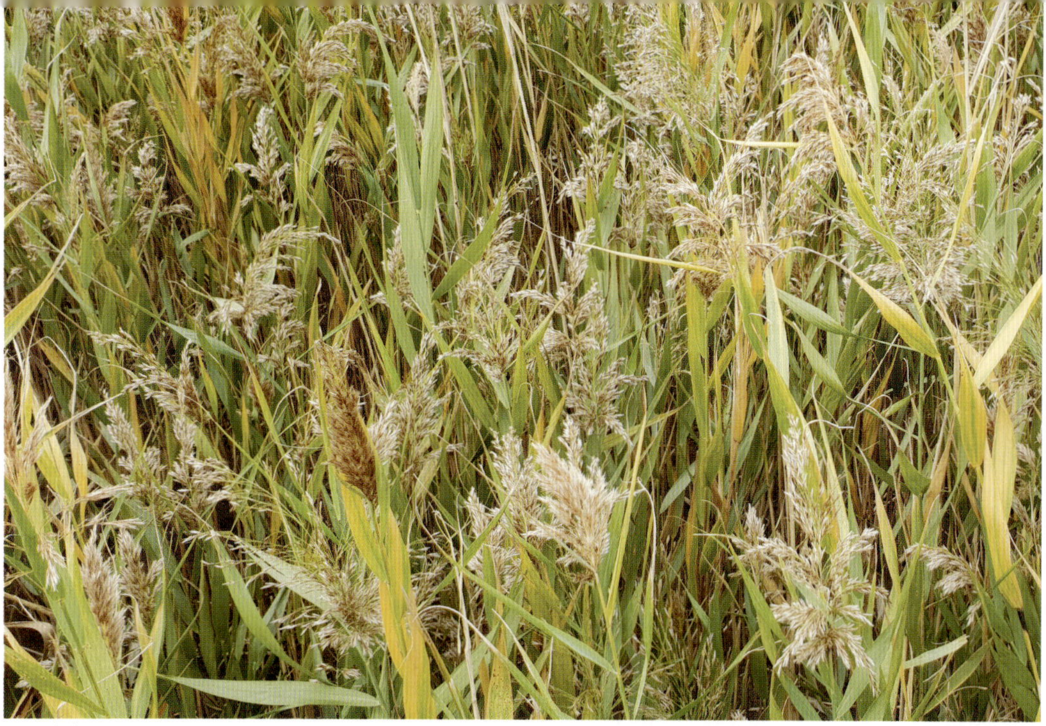

▲ 갈대 꽃

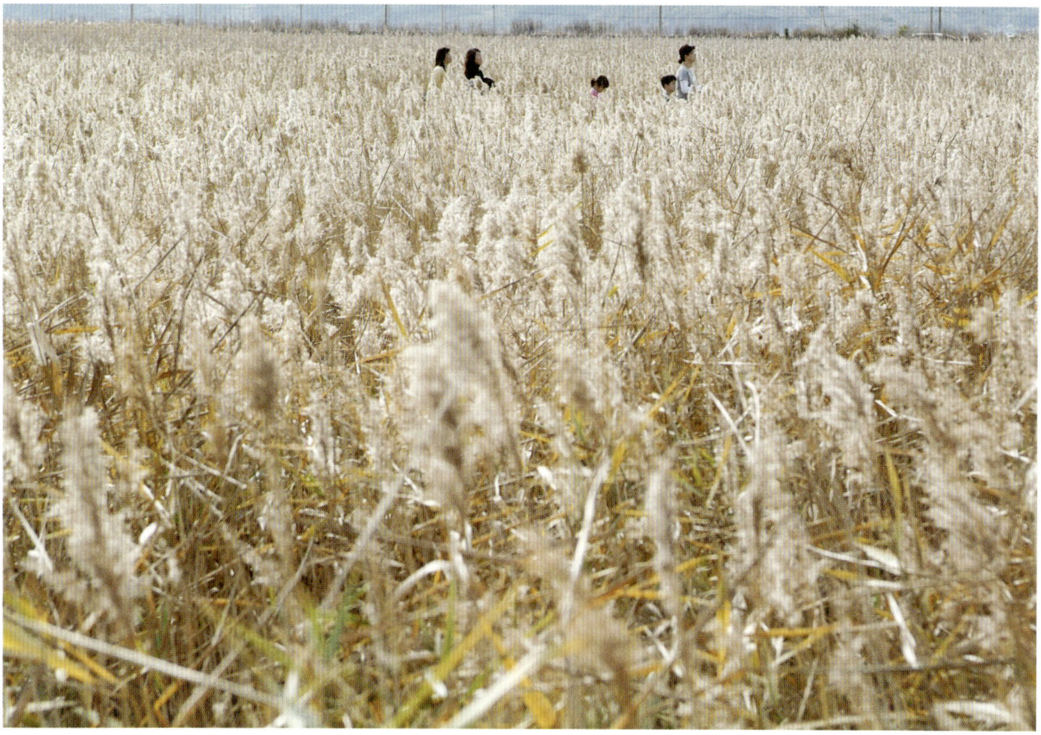

▲ 갈대 자생지(전라남도 순천)

○ **한방 약미(藥味)와 약성(藥性)** : 맛은 달고 성질은 차다.

+ **한방 약미**

| 酸 | 苦 | **甘** | 辛 | 鹹 | | 澁 | 淡 |

+ **한방 약성**

| 大寒 | **寒** | 微寒 | 凉 | 平 | 微溫 | 溫 | 熱 | 大熱 |

○ **한방 작용부위(귀경, 歸經)** : 노근은 주로 폐, 위장 질환에 영향을 미친다.

○ **한방 효능** : 열기를 식히고 화기(火氣)를 배출시킨다(淸熱瀉火, 청열사화). 진액 생성을 촉진하고 갈증을 멎게 한다(生津止渴, 생진지갈). 마음이 답답한 것을 없앤다(除煩, 제번). 구토를 멎게 한다(止嘔, 지구). 소변을 잘 나오게 한다(利尿, 이뇨).

○ **약효 해설** : 진액(津液)을 생기게 하고 갈증을 없애는 효능이 있다. 이뇨 작용이 있다. 폐에 생긴 여러 가지 열증(熱證)으로 기침이 나는 증상을 치료한다. 가슴이 답답하고 열이 나며 목이 마르는 증상에 사용한다.

○ **임상응용** : 배뇨곤란, 당뇨병, 속이 메스꺼워 토하는 증상, 딸꾹질, 변비에 쓴다.

| **북한에서의 효능** | 청열사화약으로서 폐와 위의 열을 없애고 진액이 생겨나게 하며 게우기를 멈춘다.

| **약용법** | 뿌리줄기 15~30g을 물 800mL에 넣고 달여서 반으로 나누어 아침저녁으로 마신다. 신선한 재료는 30~60g을 사용한다.

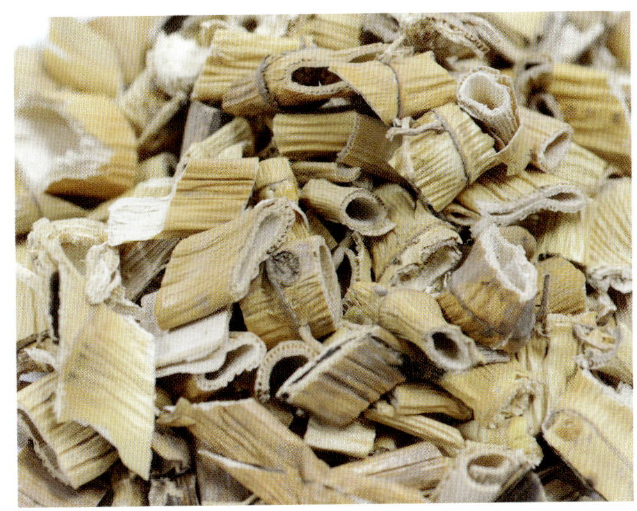

▲ 노근(약재, 절단)

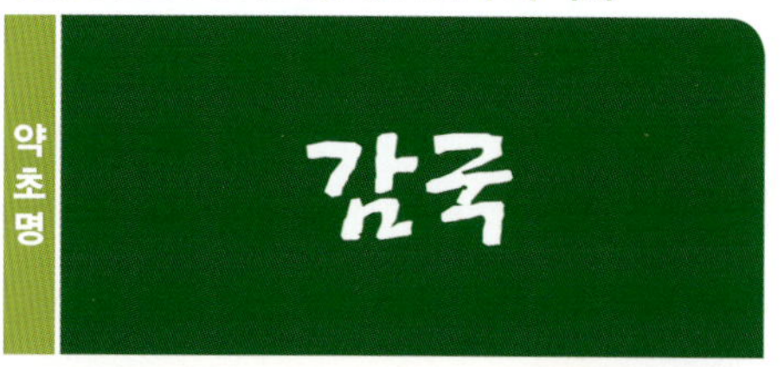

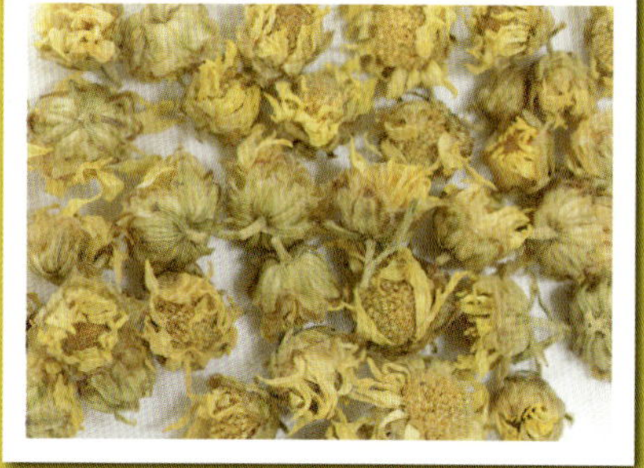

《동의보감》 탕액편에 기재된
조선시대(1610년)의 우리글 약초명

강성황

약초명 및 학명

감국
Chrysanthemum indicum Linné

과명

국화과

약용부위

꽃

| 약재의 조선시대 의서(醫書) 수재 |

감국은 《동의보감》 탕액편(湯液篇)의 풀부(部)와 《방약합편》의 습초편에 수재되어 있다.

| 《동의보감》 탕액편의 효능 |

감국화(甘菊花, 감국 꽃)의 성질은 보통이고[平] 맛이 달며[甘] 독이 없다. 위와 대소장[腸胃]을 편안하게 하고 오맥(五脈)을 좋게 하며 팔다리를 잘 놀리게 한다. 풍으로 어지럽고 머리가 아픈 데 쓴다. 또 눈의 혈을 기르고[養目血] 눈물이 나는 것을 멈추게 하며 머리와 눈을 맑게 한다. 팔다리를 잘 쓰지 못하고 마비되며 아픈 것을 치료한다. ○ 어느 곳에나 심는다. 국화의 종류는 매우 많다. 이 중에 꽃잎은 홑잎이며, 꽃은 작고 노란색이며, 잎은 진한 녹색으로 작고 얇으며, 제철에 꽃이 피는 것이 진짜이다.

| 《동의보감》 탕액편의 원문 |

감국화(甘菊花) 강성황 : 性平 味甘 無毒. 安腸胃 利五脈 調四肢. 主風眩頭痛. 養目血 止淚出 淸利頭目 療風濕痺. ○ 處處種之. 菊類甚多 惟單葉 花小而黃 葉綠色深 小而薄 應候而開者 是眞也. ○ 甘者入藥 苦者不用. ○ 野菊爲薏. 菊甘而薏苦. 甘菊延齡 野菊瀉人. 花小氣烈莖靑者 爲野菊. ○ 正月採根 三月採葉 五月採莖 九月採花 十一月採實 皆陰乾用之.[本草]

| 약초 · 약재의 해설 |

우리나라의 경우 감국에 산국[*Dendranthema*

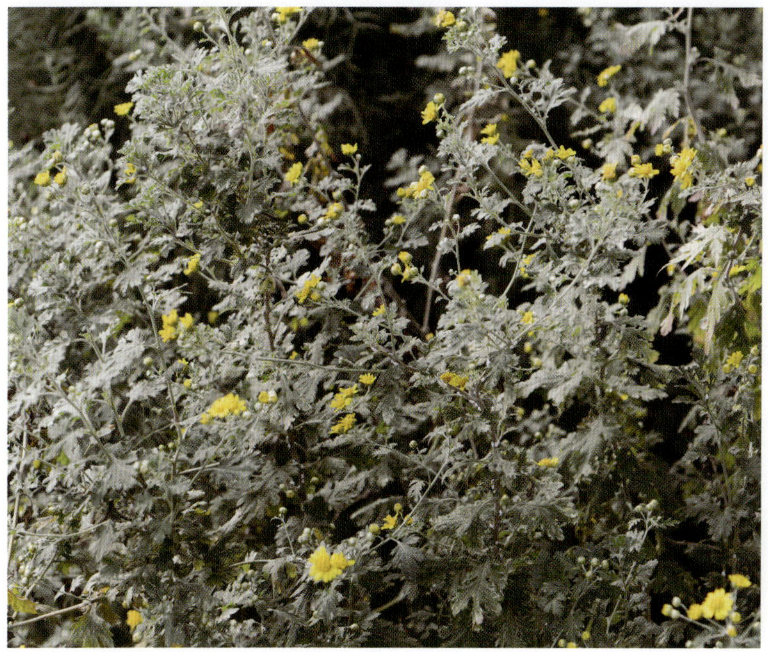

▲ 감국 무리

甘菊花

性平味甘無毒 主風眩頭痛 養目血 止淚出 安腸胃 利五脉 調四肢 淸利頭目 療風濕痺 ○處處種之 菊類甚多 惟單葉花小而黃 葉綠色深 小而薄 應候而開者是眞也 花○甘者入藥 苦者不用 ○野菊爲薏 甘而薏苦 甘菊延齡 野菊瀉人 花小氣烈 苦青者爲野菊 ○正月採根 三月採葉 五月採莖 九月採花 十一月採實者 皆陰乾用之

허준, 《원본 동의보감》, 720쪽, 남산당(2014)
《동의보감》 세갑술중동 내의원교정 완영중간(歲甲戌仲冬 內醫院校正 完營重刊) 영인본

boreale (Makino) Ling ex Kitam.]이 혼입되어 유통되기도 한다.[참고문헌: 20]

| 식약처 인정 약초와 약재 |

○ **약초·약재의 식약처 공정서 수재** : 감국은 식품의약품안전처의 의약품 공정서인 《대한민국약전외한약(생약)규격집(KHP)》에 수재되어 있다.

○ **약재의 라틴어 생약명** : Chrysanthemi Indici Flos

○ **약재의 이명 또는 영명** : 야국(野菊)

○ **식약처의 법정 기원식물과 약용부위** : 약재 감국은 감국 *Chrysanthemum indicum* Linné(국화과 Compositae)의 꽃이다.

○ **약재의 외부 형태** : 이 약은 꽃으로 지름 0.3~3cm의 두상화로서 총포는 4~5겹으로 되어 있으며, 바깥쪽의 총포는 선 모양~침 모양이고 안쪽의 총포는 달걀 모양이다.

○ **약재 저장법** : 밀폐용기(고형의 이물이 들어가는 것을 방지하고 내용의약품이 손실되지 않도록 보호할 수 있는 용기)

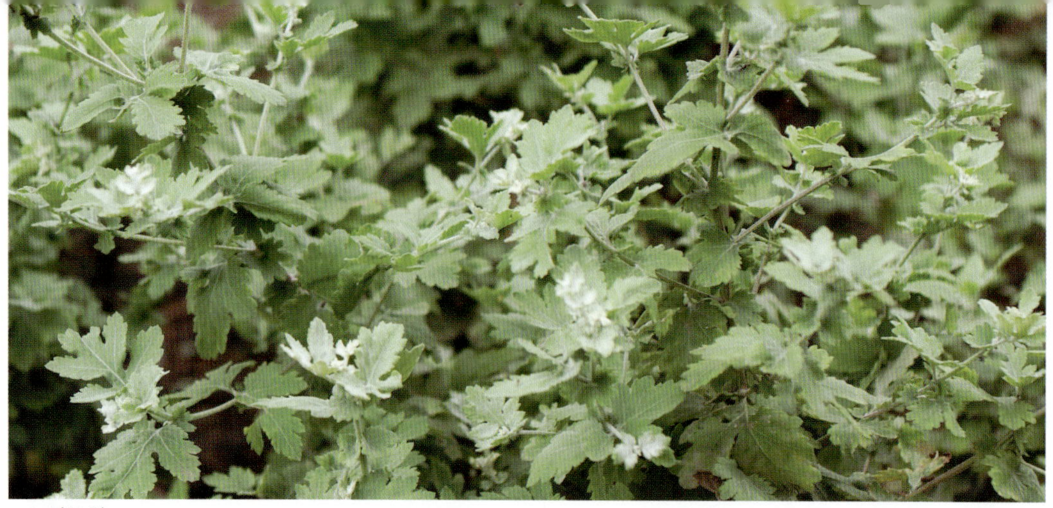
▲ 감국 잎

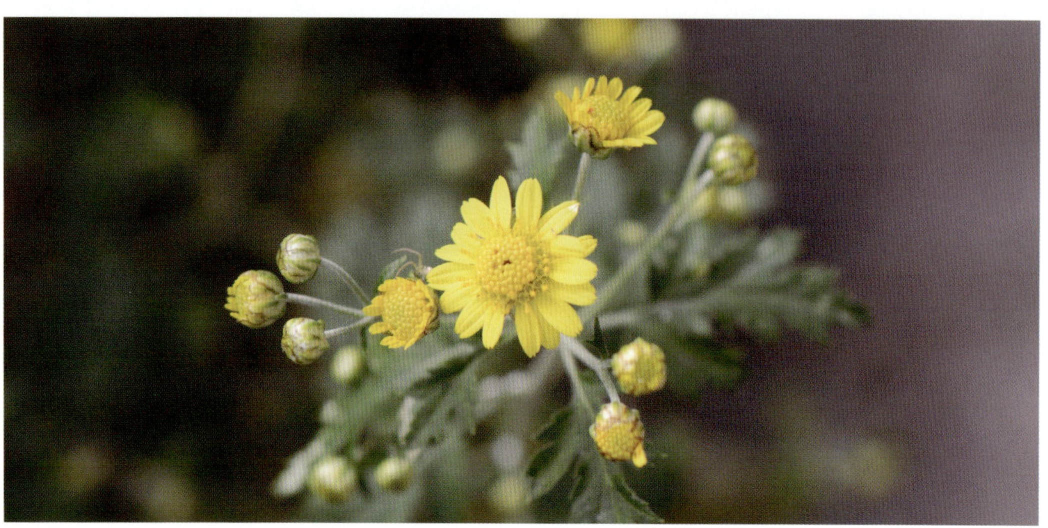
▲ 감국 꽃

| 약재의 효능 |

- **한방 효능 분류** : 청열약(淸熱藥, 열을 식히는 약) - 청열해독약(淸熱解毒藥, 열독을 없애는 약)
- **한방 약미(藥味)와 약성(藥性)** : 맛은 쓰고 매우며 성질은 약간 차다.

  + 한방 약미

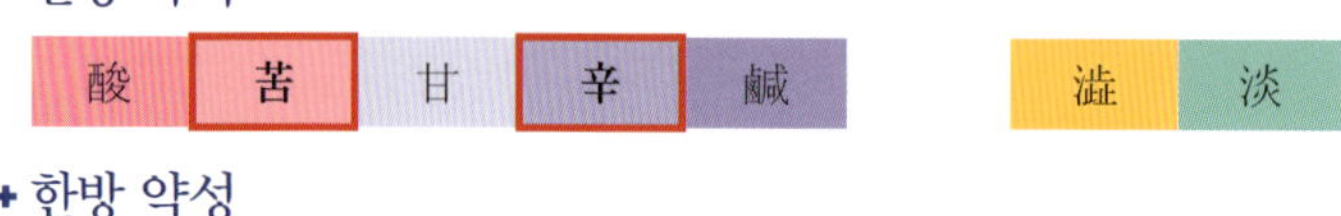

  + 한방 약성

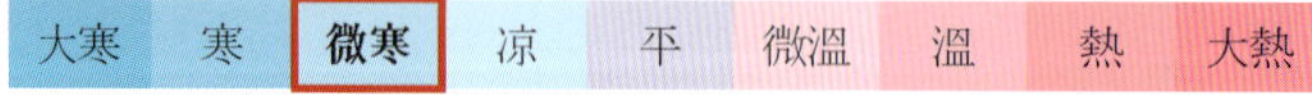

34

- **한방 작용부위**(귀경, 歸經) : 감국은 주로 간장, 심장 질환에 영향을 미친다.

- **한방 효능** : 열독(熱毒)을 해소한다(淸熱解毒, 청열해독). 간화(肝火)를 떨어뜨린다(瀉火平肝, 사화평간).

- **약효 해설** : 눈이 충혈되면서 붓고 아픈 증상에 활용한다. 머리가 아프고 정신이 아찔아찔하며 어지러운 증상에 쓰인다. 열을 내리고 해독하는 효능이 있다. 혈압을 내리는 작용이 있다.

- **임상응용** : 감기, 목구멍이 붓고 아픈 병증, 발열, 오한, 두통, 어지럼증, 눈 충혈, 눈이 침침한 증상, 시력감퇴에 쓴다.

| **북한에서의 효능** | 풍열표증약으로서 풍열을 없애고 눈을 밝게 하며 독을 푼다.

| **약용법** | 꽃 9~15g을 물 800mL에 넣고 달여서 반으로 나누어 아침저녁으로 마시거나 외용으로 적당량 사용한다.

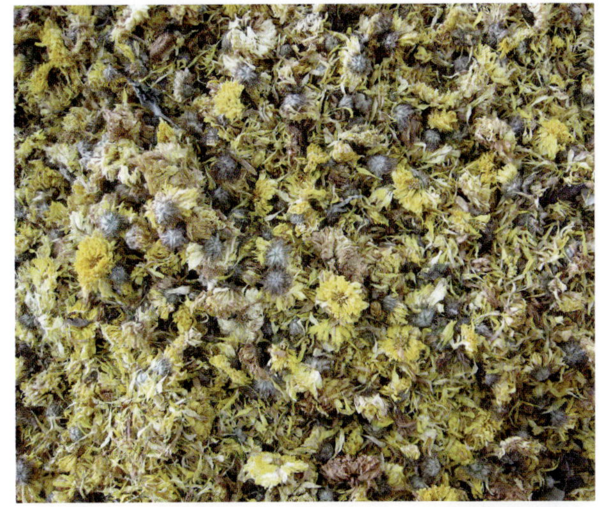

▲ 감국(약재, 전형)

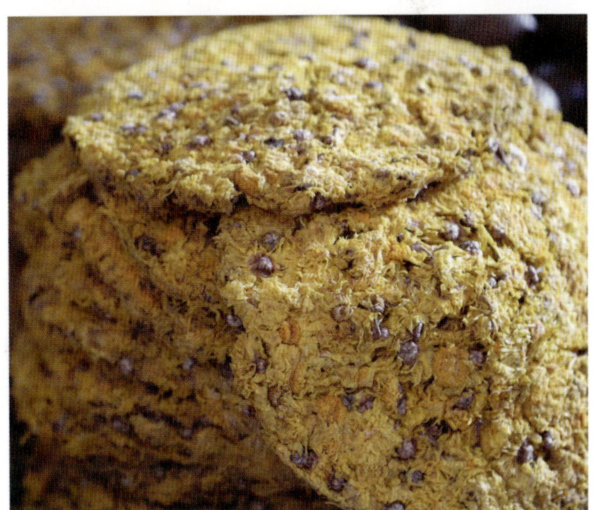

▲ 감국(약재, 판매품, 중국)

강활
관엽강활

약재명

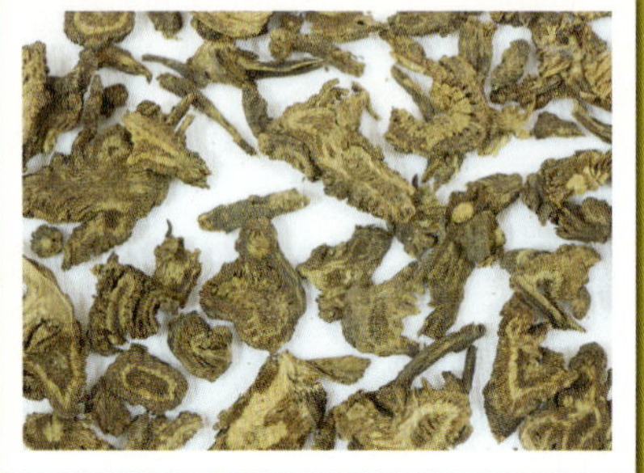

강활 羌活

《동의보감》 탕액편에 기재된
조선시대(1610년)의 우리글 약초명

강호리

약초명 및 학명

강활
Ostericum koreanum Maximowicz
관엽강활(寬葉羌活)
Notopterygium forbesii Boissier

과명

산형과

약용부위

뿌리줄기 및 뿌리

| 약재의 조선시대 의서(醫書) 수재 |

강활은 《동의보감》 탕액편(湯液篇)의 풀부(部)와
《방약합편》의 산초(山草)편에 수재되어 있다.

| 《동의보감》 탕액편의 효능 |

강활(羌活, 강활, 관엽강활 뿌리)의 성질은 약간
따뜻하고[微溫] 맛이 쓰며[苦] 맵고[辛] 독이 없
다. 치료하는 것이 독활(獨活)과 거의 같다[본
초]. ○ 강활은 수태양, 족태양, 족궐음, 족소
음의 겉과 속[表裏, 표리]이 되는 경맥에 약 기
운을 이끌고 가는 약[引經之藥, 인경지약]이다.
난리를 평정하여 정상으로 회복시키는 주체가
되어, 크게는 통하게 하지 않는 것이 없고 작
게는 들어가지 않는 곳이 없다. 그러므로 온몸
의 뼈마디가 아픈 곳에는 이것이 아니면 치료
하지 못한다[입문].

| 《동의보감》 탕액편의 원문 |

강활(羌活) 강호리 : 性微溫 味苦辛 無毒. 主
治 與獨活大同小異.[本草] ○ 羌活 乃手足太
陽 · 足厥陰少陰 表裏引經之藥也. 撥亂反正
之主 大無不通 小無不入. 故一身百節痛 非
此不能治.[入門] ○ 羌活氣雄 故入足太陽 獨
活氣細 故入足少陰. 俱是治風 而有表裏之
殊.[湯液] ○ 我國 惟江原道 獨活羌活俱産
焉.[俗方]

| 약초 · 약재의 해설 |

우리나라 '국가표준식물목록'에서 강활의 학명
은 *Angelica reflexa* B.Y.Lee로 기재되어 있다.

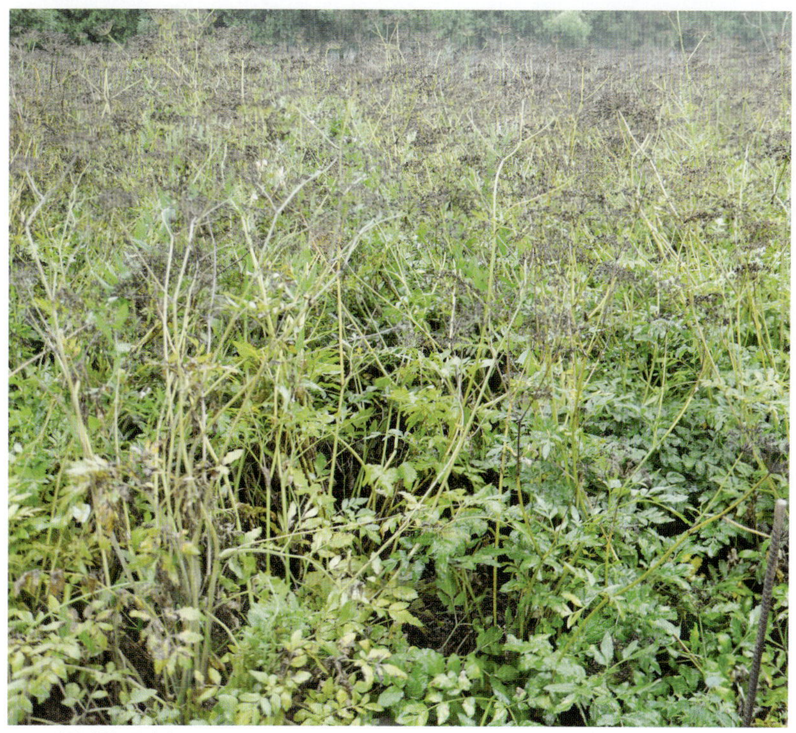

▲ 관엽강활 재배지(중국 간쑤성 룽시)

허준, 《원본 동의보감》,
721쪽, 남산당(2014)
《동의보감》 세갑술중동 내의
원교정 완영중간(歲甲戌仲冬
內醫院校正 完營重刊) 영인본

| 식약처 인정 약초와 약재 |

○ **약초·약재의 식약처 공정서 수재** : 강활은 식품의약품안전처의 의약
품 공정서인 《대한민국약전(KP)》에 수재되어 있다.

○ **약재의 라틴어 생약명** : Osterici seu Notopterygii Radix et Rhizoma

○ **약재의 이명 또는 영명** : Ostericum Root

○ **식약처의 법정 기원식물과 약용부위** : 약재 강활은 강활 *Ostericum koreanum* Maximowicz
의 뿌리 또는 중국강활(中國羌活) *Notopterygium incisum* Ting 또는 관엽강활(寬葉羌活)
Notopterygium forbesii Boissier(산형과 Umbelliferae)의 뿌리줄기 및 뿌리이다.

○ **약재의 외부 형태** : 강활의 뿌리는 원뿔 모양 또는 긴 원뿔 모양이고 보통 가지가 많이 갈
리며 길이 15~30cm, 지름 2~5cm이다.

○ **약재 저장법** : 밀폐용기(고형의 이물이 들어가는 것을 방지하고 내용의약품이 손실되지 않도록
보호할 수 있는 용기)

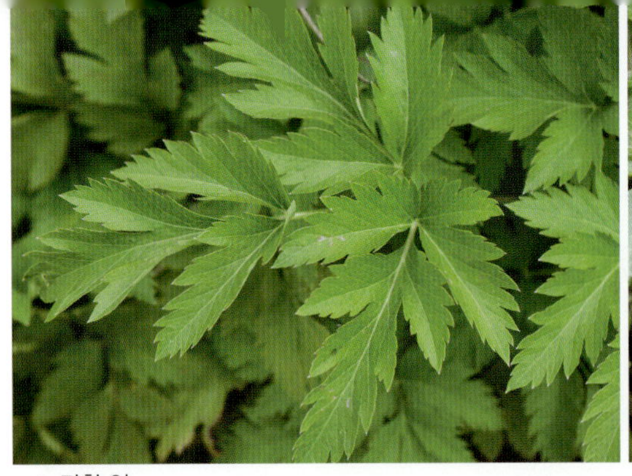

▲ 강활 잎

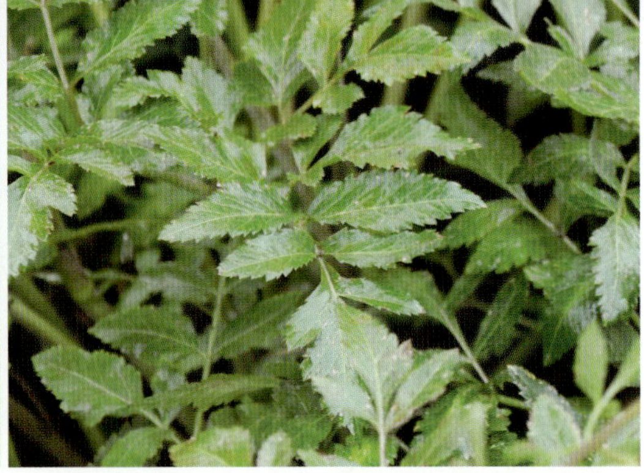

▲ 관엽강활 잎

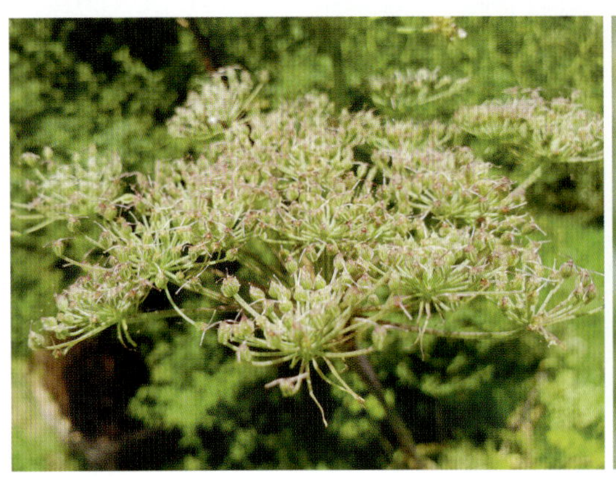

▲ 강활 열매

▲ 관엽강활 열매

| 약재의 효능 |

- **한방 효능 분류** : 해표약[解表藥, (땀을 내어) 체표를 풀어주는 약] - 발산풍한약(發散風寒藥, 체표에 머물러 있는 차가운 기운을 발산시키는 약)

- **한방 약미(藥味)와 약성(藥性)** : 맛은 맵고 쓰며 성질은 따뜻하다.

  + 한방 약미

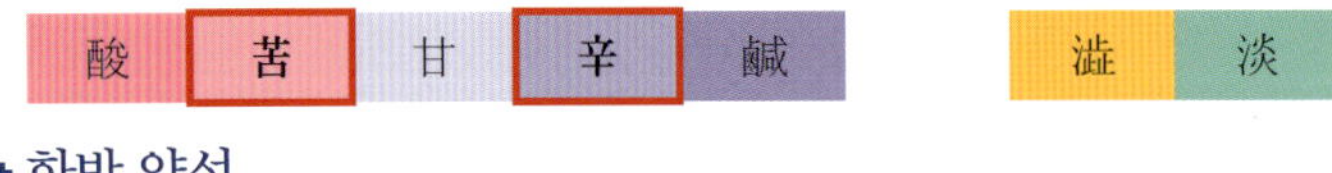

  + 한방 약성

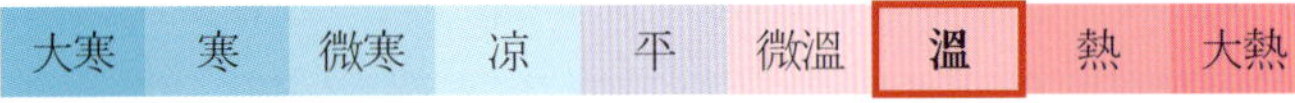

- **한방 작용부위(귀경, 歸經)** : 강활은 주로 방광, 신장 질환에 영향을 미친다.

- **한방 효능** : 땀을 내어 체표에 있는 사기(邪氣)를 내보내고 추위를 없앤다(解表散寒, 해표산한). 팔다리를 잘 쓰지 못하고 마비되며 아픈 증상을 치료한다(祛風除濕, 거풍제습). 통증을 멎게 한다(止痛, 지통).

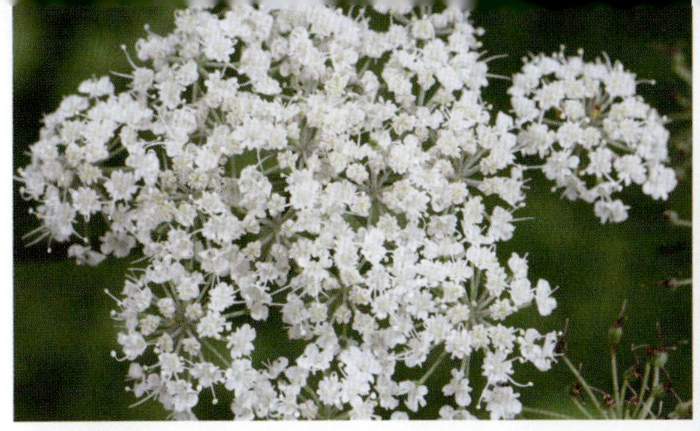

▲ 강활 꽃

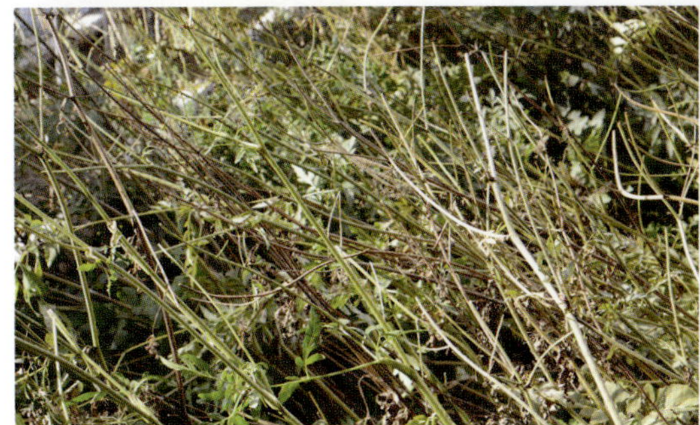

▲ 관엽강활 줄기

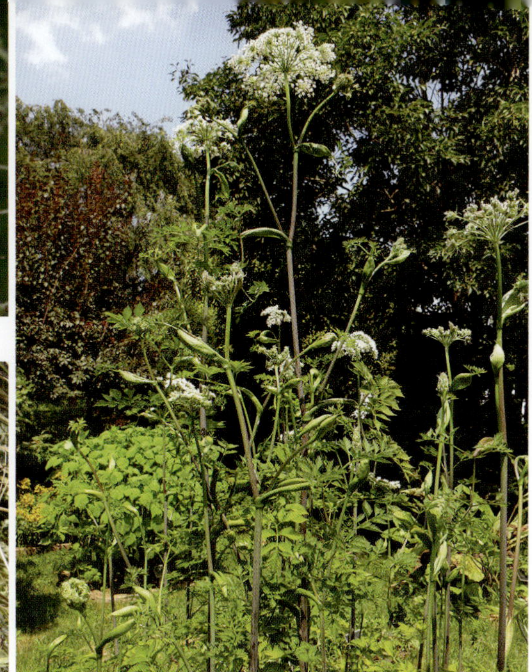

▲ 강활 지상부

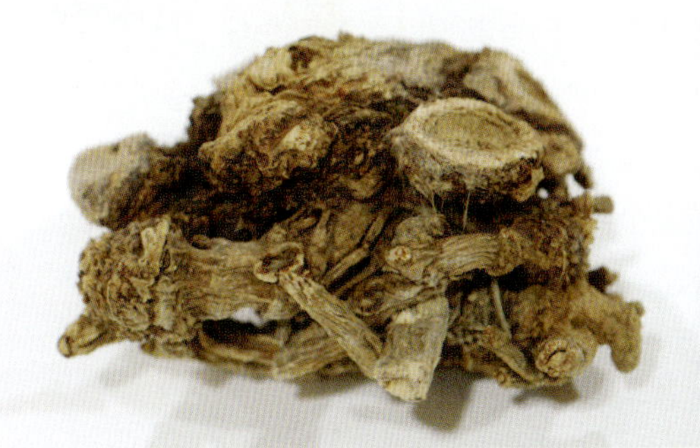

▲ 강활(약재, 전형)

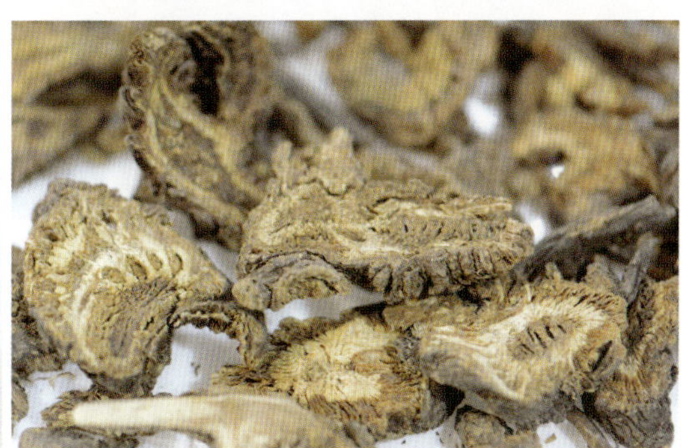

▲ 강활(약재, 절편)

○ **약효 해설** : 팔다리를 잘 쓰지 못하고 마비되며 아픈 증상에 활용한다. 머리가 아프고 목 뒤가 뻐근한 증상에 사용한다. 어깨와 등이 시큰시큰하면서 아픈 것에 유효하다. 진통, 소염 작용이 있다.

○ **임상응용** : 두통, 관절통, 류머티즘, 반신불수, 감기, 발열, 오한에 쓴다.

| **북한에서의 효능** | 거풍습약으로서 땀을 내고 풍습을 없애며 아픔을 멈춘다.

| **약용법** | 뿌리줄기 및 뿌리 3~10g을 물 800mL에 넣고 달여서 반으로 나누어 아침저녁 으로 마신다.

약초명

강황

약재명

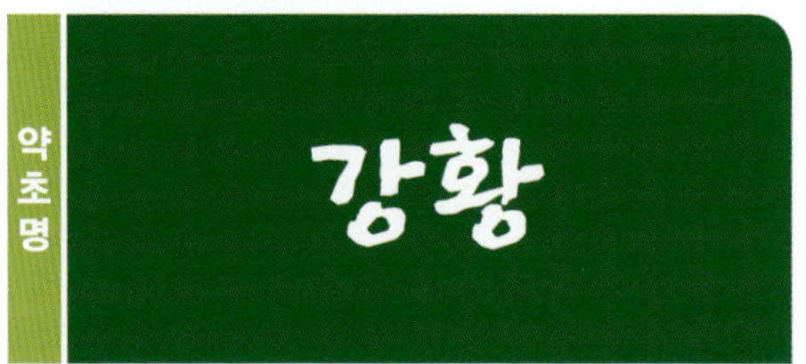

울금 鬱金

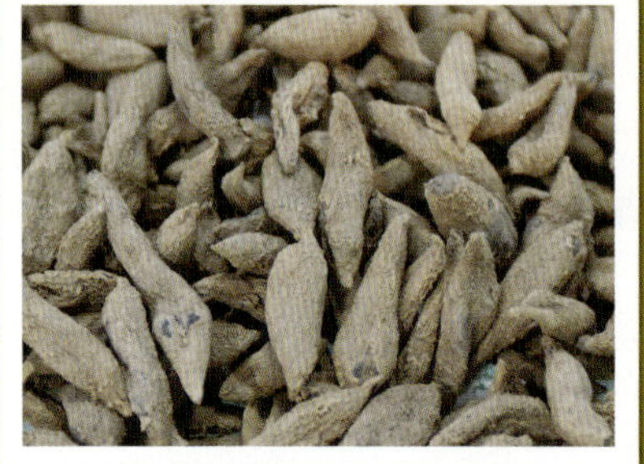

《동의보감》 탕액편에 기재된
조선시대(1610년)의 우리글 약초명

심황

약초명 및 학명
강황(薑黃)
Curcuma longa Linné

과명
생강과

약용부위
덩이뿌리로서 그대로 또는 주피를 제거하고 쪄서 말린 것

| 약재의 조선시대 의서(醫書) 수재 |

울금은 《동의보감》 탕액편(湯液篇)의 풀부(部)와 《방약합편》의 방초(芳草, 향기가 좋은 풀)편에 수재되어 있다.

|《동의보감》 탕액편의 효능 |

울금(鬱金, 강황 덩이뿌리)의 성질은 차며[寒] 맛은 맵고[辛] 쓰며[苦] 독이 없다. 피가 엉기어 맺혀서 생긴 덩어리를 없앤다. 기를 내리고 소변에 피가 섞여 나오는 임증, 혈뇨(血尿)를 낫게 한다. 쇠붙이에 다친 상처를 치료하고 혈기로 가슴이 아픈 것을 낫게 한다[본초]. ○ 울금은 향이 그다지 강하지 않지만 그 기운이 가벼워 술기운을 높고 먼 곳으로 보내 정신을 안정시킨다. 옛사람들은 막혀서 잘 흩어지지 않는 것을 울금으로 치료했다. 곳곳에 자란다. 매미 배딱지[蟬肚, 선두] 같은 것이 좋다. 물에 씻은 후 약한 불에 쬐어 말려 쓴다[입문].

|《동의보감》 탕액편의 원문 |

울금(鬱金) 심황 : 性寒 味辛苦 無毒. 主血積 下氣 治血淋尿血金瘡 療血氣心痛.[本草] ○ 鬱金不甚香 但其氣輕揚 能致達酒氣於高遠 以降神也. 古人 用以治鬱過不能散者. 在處有 之 形如蟬肚者佳. 水洗 焙乾用.[入門]

| 식약처 인정 약초와 약재 |

○ 약초·약재의 식약처 공정서 수재 : 울금은 식품의약품안전처의 의약품 공정서인 《대한민국약전(KP)》에 수재되어 있다.

○ 약재의 라틴어 생약명 : Curcumae Radix

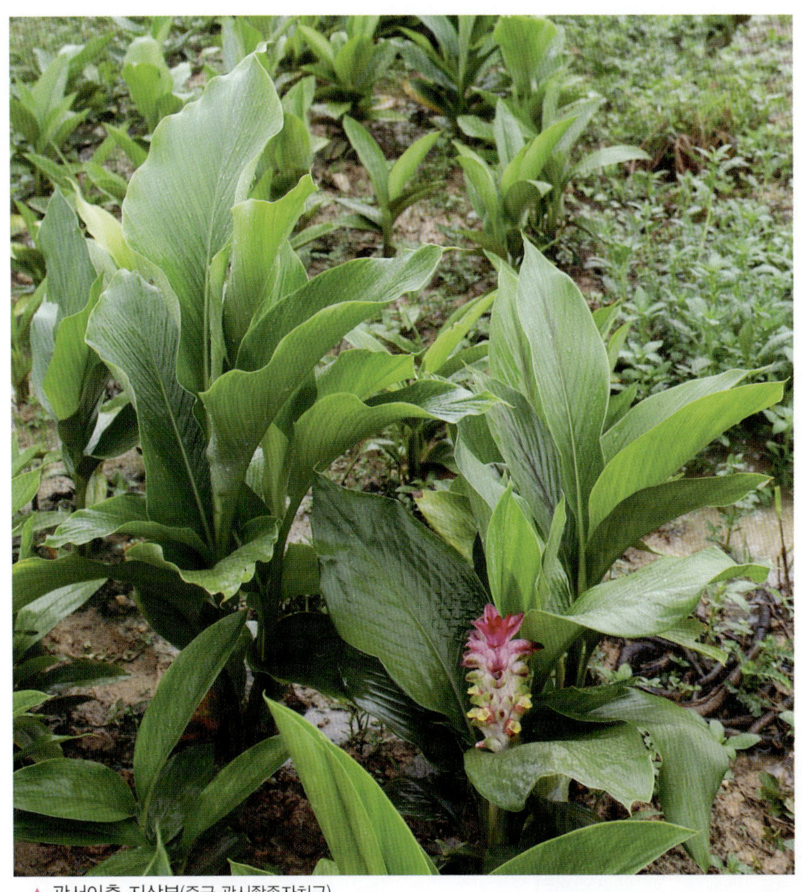

▲ 광서아출 지상부(중국 광시좡족자치구)

鬱金　심황

性寒味辛苦無毒主血積下氣治血淋尿血
金瘡療血氣心痛䘌○鬱金不甚香但其氣輕揚
不能致遠酒氣於高遠以降神也古入水用以焙治○入乾鬱門用遍

허준, 《원본 동의보감》,
731쪽, 남산당(2014)
《동의보감》 세갑술중동 내의
원교정 완영중간(歲甲戌仲冬
內醫院校正 完營重刊) 영인본

○ **약재의 이명 또는 영명** : Curcuma Root

○ **식약처의 법정 기원식물과 약용부위** : 약재 울금은 온울금(溫鬱金) *Curcuma wenyujin* Y. H. Chen et C. Ling., 강황(薑黃) *Curcuma longa* Linné, 광서아출(廣西莪朮) *Curcuma kwangsiensis* S. G. Lee et C. F. Liang 또는 봉아출(蓬莪朮) *Curcuma phaeocaulis* Val.(생강과 Zingiberaceae)의 덩이뿌리로서 그대로 또는 주피를 제거하고 쪄서 말린 것이다.

○ **약재의 외부 형태** : 강황의 덩이뿌리는 방추형이고 길이 25~45mm, 지름 10~15mm이며 한쪽이 가늘고 긴 것도 있다. 바깥면은 회갈색 또는 회황색이며 세로 주름이 있다.

○ **약재 저장법** : 밀폐용기(고형의 이물이 들어가는 것을 방지하고 내용의약품이 손실되지 않도록 보호할 수 있는 용기)

● **한방 효능 분류 :** 활혈거어약(活血祛瘀藥, 혈액순환을 촉진하고 어혈을 제거하는 약)

● **한방 약미(藥味)와 약성(藥性) :** 맛은 맵고 쓰며 성질은 차다.

+ 한방 약미

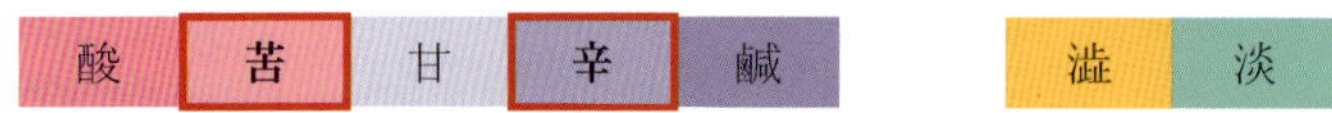

+ 한방 약성

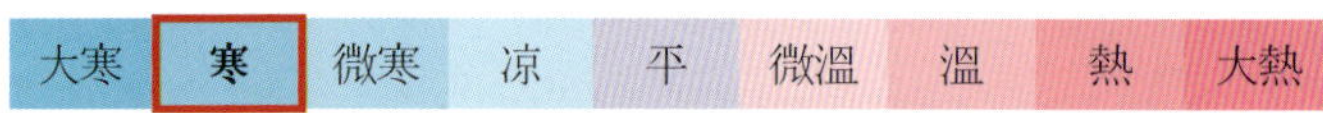

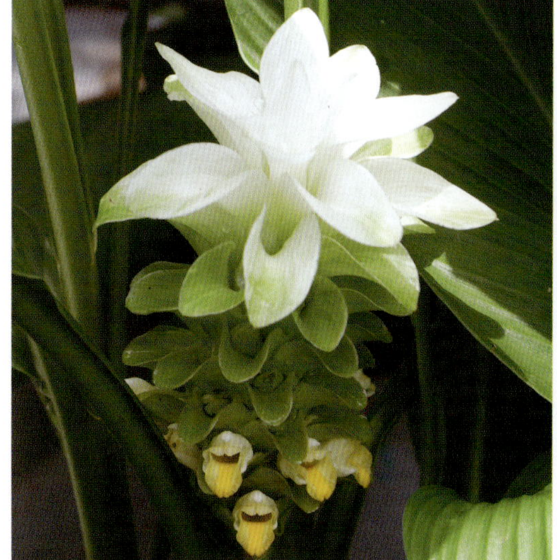

▲ 강황 꽃

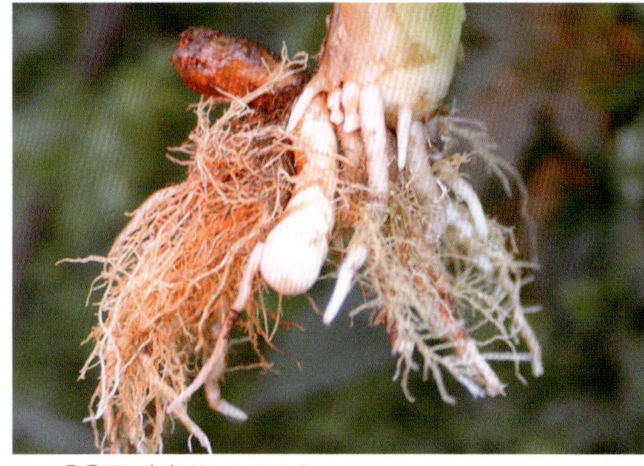

▲ 온울금 지하부(중국 저장성)

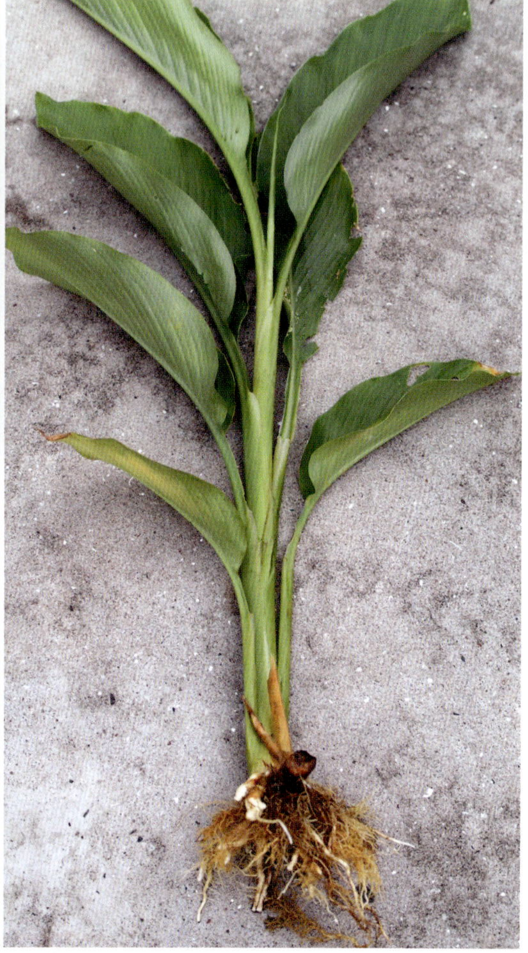

▲ 온울금 전초(채취품, 중국 저장성)

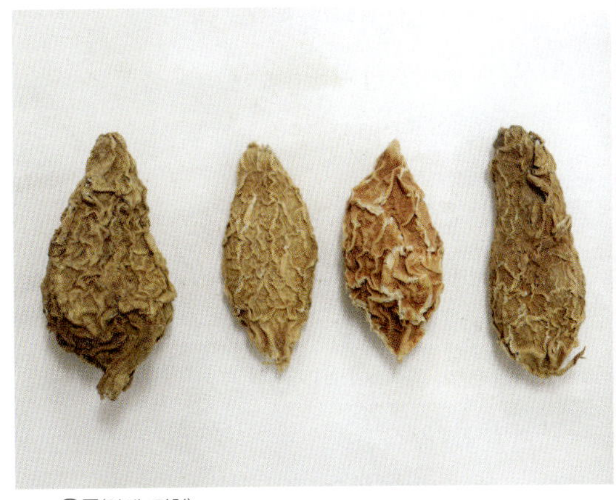

▲ 울금(약재, 전형)

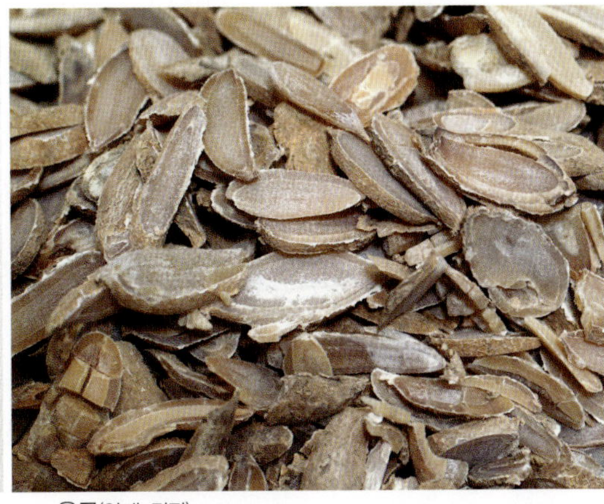

▲ 울금(약재, 절편)

- **한방 작용부위(귀경, 歸經)** : 울금은 주로 간장, 심장, 폐 질환에 영향을 미친다.
- **한방 효능** : 혈액순환을 촉진하고 통증을 멎게 한다(活血止痛, 활혈지통). 기운을 잘 소통 시켜 울체된 것을 풀어준다(行氣解鬱, 행기해울). 심열(心熱)과 혈열(血熱)을 식힌다(清心凉血, 청심양혈). 담즙 분비를 촉진하여 황달을 가라앉힌다(利膽退黃, 이담퇴황).
- **약효 해설** : 열병(熱病)으로 정신이 혼미한 병증에 유효하다. 가슴이 막히는 듯하면서 아픈 증상에 쓰인다. 가슴과 양 옆구리의 찌르는 듯한 통증을 없애준다. 유방이 팽창하면서 아픈 병증에 사용한다. 담(膽)의 기능을 원활하게 하여 황달을 치료한다. 토혈, 코피, 혈뇨(血尿)를 멎게 한다.

| **북한에서의 효능** | 행혈약으로서 피순환을 돕고 어혈을 없애며 기를 잘 돌아가게 하고 심열을 내리우며 혈열을 없애고 새살이 살아나게 한다.

| **약용법** | 덩이뿌리 3~10g을 물 800mL에 넣고 달여서 반으로 나누어 아침저녁으로 마신다.

| **주의사항** | 임신부에게는 쓰지 않는다.

약초명

개구리밥

약재명

부평 浮萍

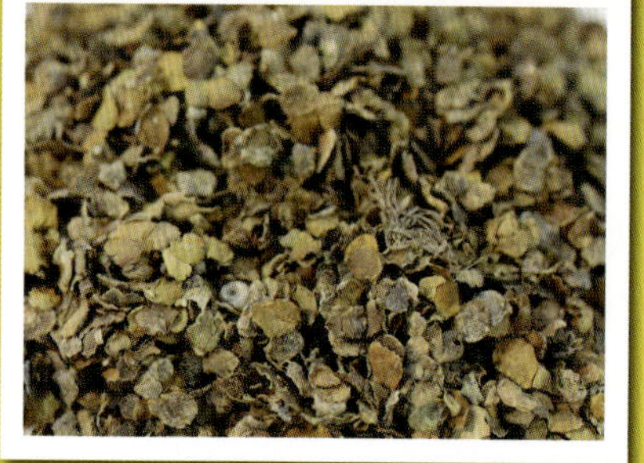

《동의보감》 탕액편에 기재된
조선시대(1610년)의 우리글 약초명

머구리밥

약초명 및 학명

개구리밥
Spirodela polyrrhiza Schleider

과명

개구리밥과

약용부위

전초

| 약재의 조선시대 의서(醫書) 수재 |

부평은 《동의보감》 탕액편(湯液篇)의 풀부(部)와
《방약합편》의 수초(水草)편에 수재되어 있다.

| 《동의보감》 탕액편의 효능 |

부평(浮萍, 개구리밥 전초)은 불에 덴 것을 낫게
한다. 얼굴의 기미를 없애며 부종을 내리고 소
변을 잘 나오게 한다. 이것은 도랑에 있는 작
은 개구리밥이다. 열병(熱病)을 낫게 하며 땀을
내게 하는 데도 효과가 아주 좋다[본초].

| 《동의보감》 탕액편의 원문 |

부평(浮萍) 머구리밥 : 主火瘡. 去面鼾 消水腫
利小便 是溝渠間小萍子也. 治熱病 亦堪發汗
甚有功.[本草]

| 약초 · 약재의 해설 |

KHP에서 기원식물 개구리밥의 학명이
Spirodela polyrrhiza Schleider로 되어 있는데,
누락된 기본명 명명자를 포함해 올바르게 표
기하면 *Spirodela polyrrhiza* (L.) Schleid.이다.
명명자로 표기된 'Schleider'는 철자 오류로서
(-der가 아니라 -den임), 명명자 Matthias Jacob
Schleiden의 표준 약칭은 'Schleid.'이다.[참고문
헌: 16]

| 식약처 인정 약초와 약재 |

○ **약초·약재의 식약처 공정서 수재 :** 부평은 식품
   의약품안전처의 의약품 공정서인 《대한민국
   약전외한약(생약)규격집(KHP)》에 수재되어
   있다.

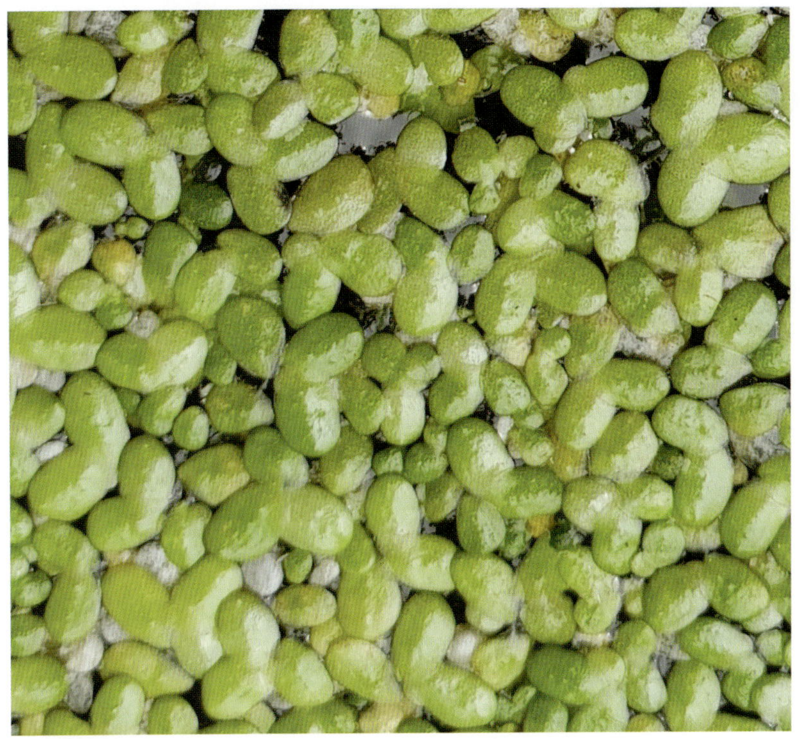

▲ 개구리밥 잎

허준, 《원본 동의보감》, 730쪽, 남산당(2014)
《동의보감》 세갑술중동 내의원교정 완영중간(歲甲戌仲冬 內醫院校正 完營重刊) 영인본

- **약재의 라틴어 생약명** : Spirodelae Herba
- **식약처의 법정 기원식물과 약용부위** : 약재 부평은 개구리밥 *Spirodela polyrrhiza* Schleider(개구리밥과 Lemnaceae)의 전초이다.
- **약재의 외부 형태** : 이 약은 전초로 잎은 달걀 모양~긴 달걀 모양이고 3~4개가 달려 있다. 윗면은 녹색이고 광택이 나며 아랫면은 적자색이고 그 중앙에는 여러 개의 수염뿌리가 있다.
- **약재 저장법** : 밀폐용기(고형의 이물이 들어가는 것을 방지하고 내용의약품이 손실되지 않도록 보호할 수 있는 용기)

| 약재의 효능 |

- **한방 효능 분류** : 해표약[解表藥, (땀을 내어) 체표를 풀어주는 약] - 발산풍열약(發散風熱藥, 체표에 머물러 있는 뜨거운 기운을 발산시키는 약)

○ 한방 약미(藥味)와 약성(藥性) : 맛은 매우며 성질은 차다.

+ 한방 약미

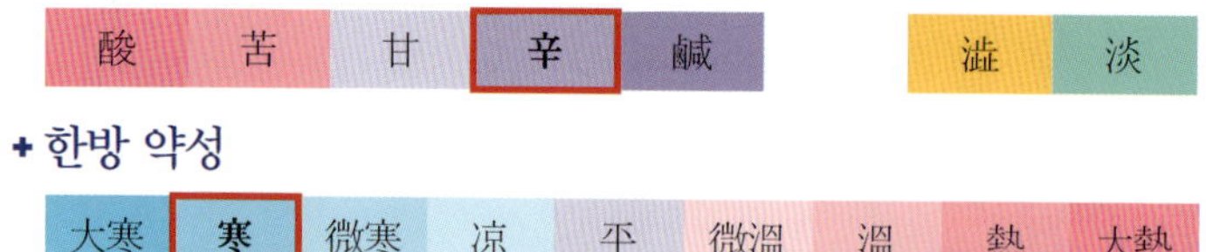

酸	苦	甘	**辛**	鹹		澁	淡

+ 한방 약성

大寒	**寒**	微寒	凉	平	微溫	溫	熱	大熱

○ 한방 작용부위(귀경, 歸經) : 부평은 주로 폐 질환에 영향을 미친다.

○ 한방 효능 : 풍열(風熱)을 흩어 없앤다(宣散風熱, 선산풍열). 발진을 잘 돋게 한다(透疹, 투진). 소변을 잘 나오게 한다(利尿, 이뇨).

○ 약효 해설 : 유행성 열병을 치료한다. 몸이 부으며 소변량이 적은 증상에 유효하다. 피부가 빨갛게 부어오르는 피부 질환에 사용한다.

○ 임상응용 : 부종, 수종(水腫), 류머티즘, 배뇨곤란에 쓴다.

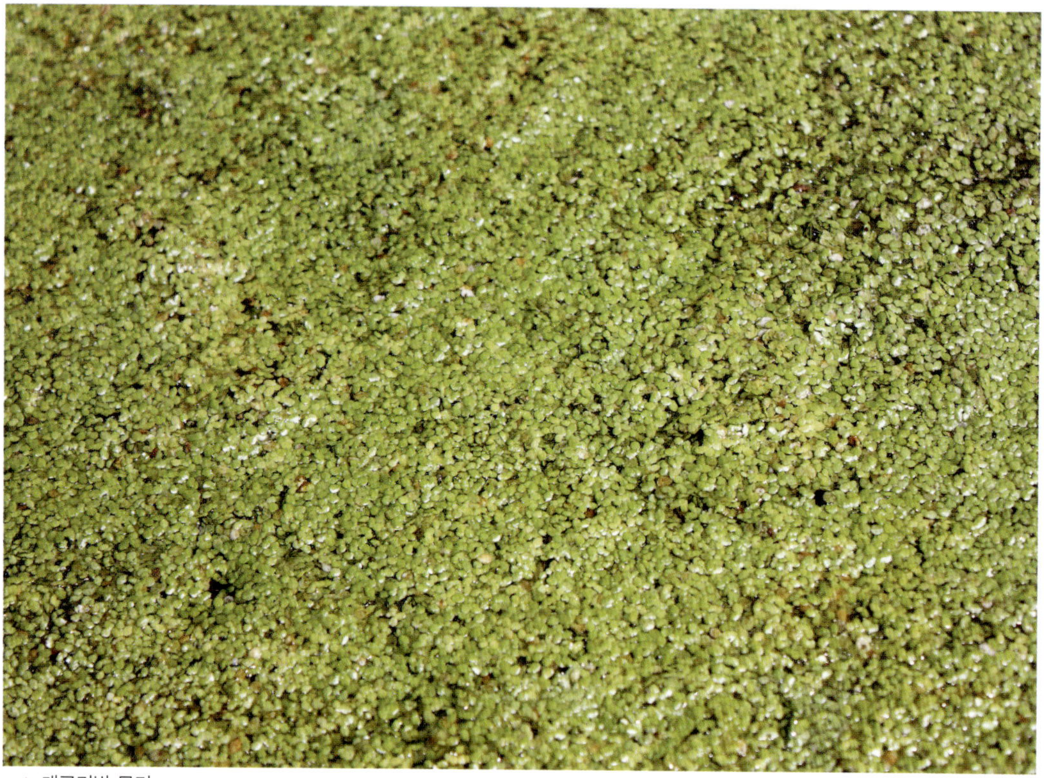

▲ 개구리밥 무리

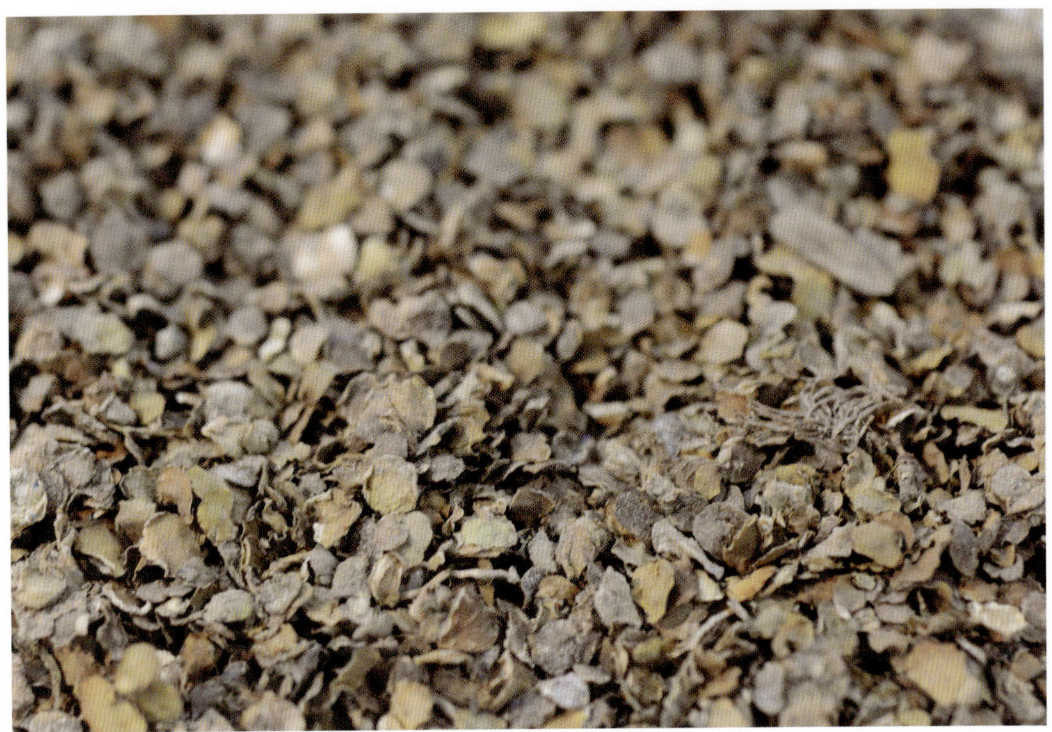

▲ 부평(약재, 전형)

| **북한에서의 효능** | 풍열표증약으로서 땀을 내고 오줌이 잘 나가게 하며 발진을 순조롭게 한다.

| **약용법** | 전초 3~9g을 물 800mL에 넣고 달여서 반으로 나누어 아침저녁으로 마시거나 외용으로 적당량 사용한다.

약초명

개똥쑥

약재명

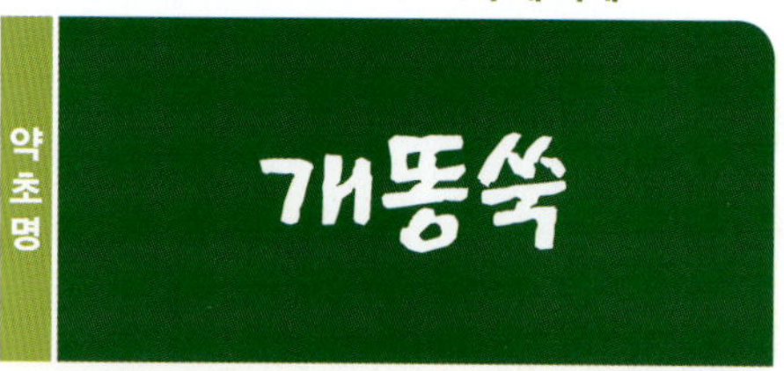

청호 青蒿

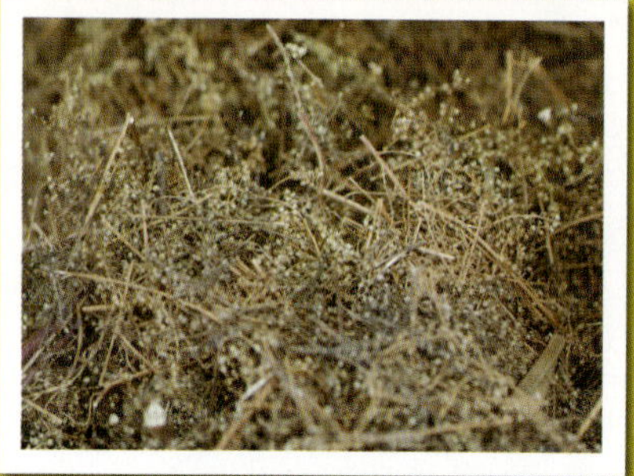

《동의보감》 탕액편에 기재된
조선시대(1610년)의 우리글 약초명

져비쑥

약초명 및 학명
개똥쑥
Artemisia annua Linné

과명
국화과

약용부위
지상부

| 약재의 조선시대 의서(醫書) 수재 |

청호는 《동의보감》 탕액편(湯液篇)의 풀부(部)와
《방약합편》의 습초(濕草)편에 수재되어 있다.

|《동의보감》 탕액편의 효능 |

초호(草蒿, 개똥쑥 지상부)는 허로를 낮게 하고
식은땀[盜汗]을 멎게 한다. 관절 사이의 열을
없애고 눈을 밝게 한다. 중초를 보하고 기를
도와주며 안색을 좋게 한다. 새치[蒜髮, 산발]
를 없애고 열황(熱黃), 나쁜 기운, 귀독(鬼毒)을
없앤다. ○ 곳곳에 있다. 요즘의 청호(青蒿)이
다. 봄에 가장 먼저 나온다. 줄기와 잎은 보통
쑥과 같지만 더 푸르고 냄새가 향기롭다. 녹색
이 진한 것이 좋다. 어린 사내아이의 소변[童
便, 동변]에 7일 동안 담갔다가 햇볕에 말려 쓴
다[본초].

|《동의보감》 탕액편의 원문 |

초호(草蒿) 져비쑥 : 治勞 止盜汗. 除留熱在骨
節間 明目 補中益氣 駐顏色 去蒜髮 療熱黃及
邪氣鬼毒. ○ 處處有之 即今青蒿也. 得春最
早. 莖葉與常蒿一同 但此蒿色深青 故氣芬芳
以深青者爲勝. 童便浸七日 曬乾用.[本草]

| 약초 · 약재의 해설 |

더위지기(*Artemisia gmelinii* Weber ex Stechm.)의
지상부인 한인진(韓茵蔯)은 청호의 위품(가짜
품)이다.[참고문헌: 24]

| 식약처 인정 약초와 약재 |

○ 약초·약재의 식약처 공정서 수재 : 청호는 식품

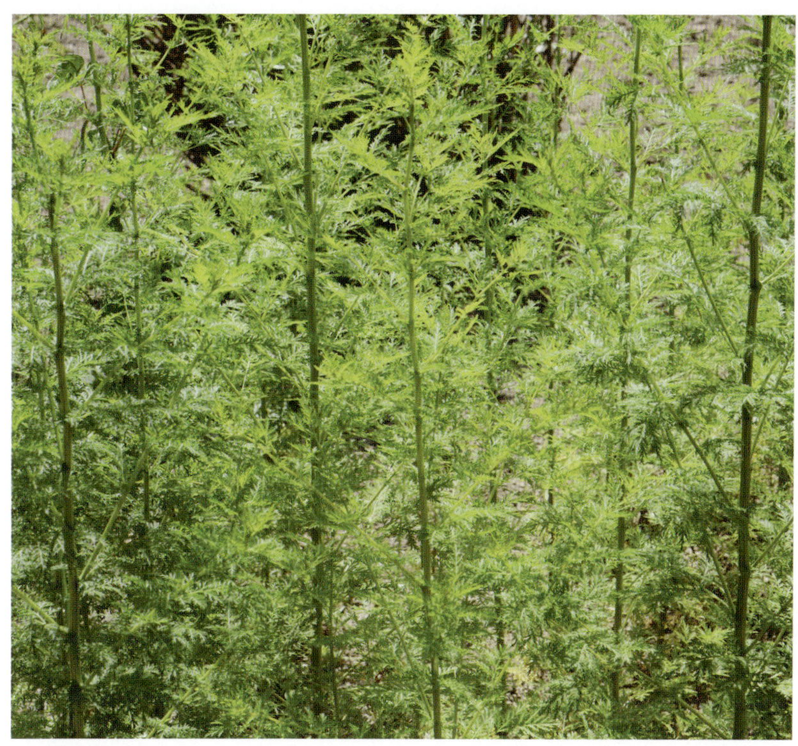

▲ 개똥쑥 지상부

허준, 《원본 동의보감》,
733쪽, 남산당(2014)
《동의보감》 세갑술술중동 내의
원교정 완영중간(歲甲戌仲冬
內醫院校正 完營重刊) 영인본

의약품안전처의 의약품 공정서인 《대한민국약전외한약(생약)규격
집(KHP)》에 수재되어 있다.

- **약재의 라틴어 생약명** : Artemisiae Annuae Herba

- **식약처의 법정 기원식물과 약용부위** : 약재 청호는 개똥쑥 *Artemisia annua* Linné 또는 개
  사철쑥 *Artemisia apiacea* Hance(국화과 Compositae)의 지상부이다.

- **약재의 외부 형태** : 개똥쑥의 지상부 중 줄기는 원기둥 모양이고 위쪽에서 분지되었으며
  길이 30~80cm, 지름 2~6mm이다. 겉은 황록색~황갈색이고 세로 능선이 있다.

- **약재 저장법** : 밀폐용기(고형의 이물이 들어가는 것을 방지하고 내용의약품이 손실되지 않도록
  보호할 수 있는 용기)

| 약재의 효능 |

- **한방 효능 분류** : 청열약(清熱藥, 열을 식히는 약) - 청허열약(清虛熱藥, 허약해서 나는 열을 식

혀주는 약)

● **한방 약미(藥味)와 약성(藥性)** : 맛은 쓰고 매우며 성질은 차다.

+ 한방 약미

| 酸 | **苦** | 甘 | **辛** | 鹹 | | 澁 | 淡 |

+ 한방 약성

| 大寒 | **寒** | 微寒 | 凉 | 平 | 微溫 | 溫 | 熱 | 大熱 |

● **한방 작용부위(귀경, 歸經)** : 청호는 주로 간장, 담낭 질환에 영향을 미친다.

● **한방 효능** : 열기를 식힌다(淸熱, 청열). 더위를 풀어준다(解暑, 해서). 찌듯이 열이 나는 골증열(骨蒸熱)을 없앤다(除蒸, 제증). 말라리아[瘧疾]를 억제한다(截瘧, 절학).

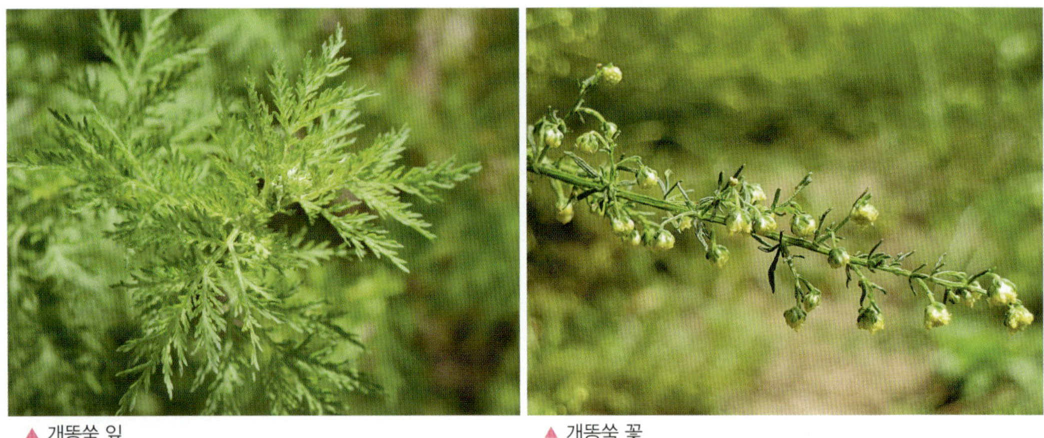

▲ 개똥쑥 잎

▲ 개똥쑥 꽃

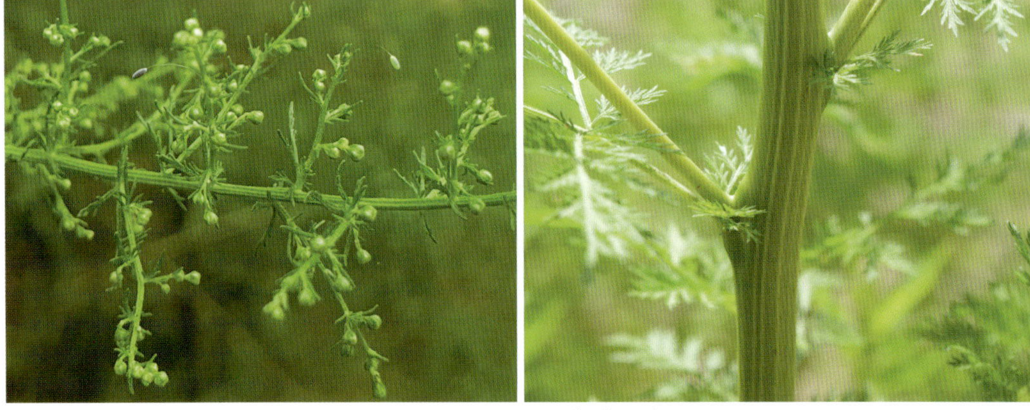

▲ 개똥쑥 열매

▲ 개똥쑥 줄기

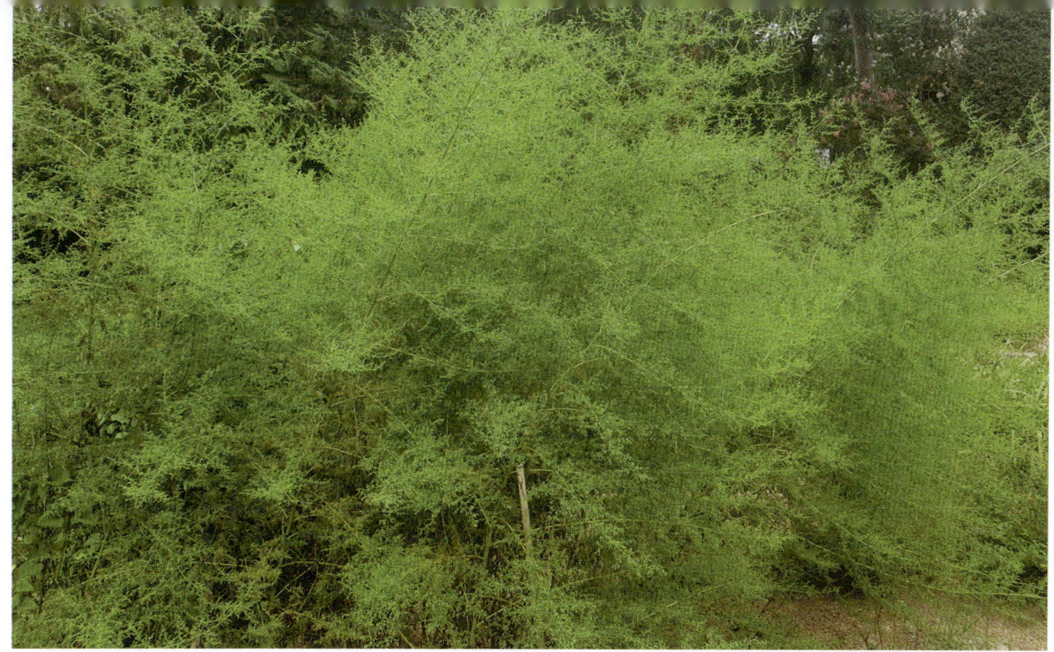

▲ 개똥쑥 재배지

○ **약효 해설** : 밤에 열이 나고 아침에 추위를 타는 증상에 유효하다. 기침, 미열이 나고 식은땀이 나며 몸이 점차 여위는 병증에 사용한다. 말라리아로 인한 오한, 발열이 나는 증상을 치료한다. 황달 치료에 도움이 된다.

○ **임상응용** : 잘 때 땀이 많이 나는 증상, 발열, 오한, 기침, 구갈, 두통, 오심, 하리, 말라리아, 황달에 쓴다.

| **북한에서의 효능** | [갯사철쑥(*Artemisia apiacea* Hance)] 열나기, 말라리아, 더위먹은데, 황달에 쓴다.

| **약용법** | 지상부 6~15g을 물 800mL에 넣고 달여서 반으로 나누어 아침저녁으로 마신다. 너무 오래 끓이지 않으며 신선한 재료는 두 배를 사용한다. 또는 가루나 환(丸)으로 만들어 복용한다. 외용할 때는 적당량을 가루 내어 환부에 뿌리며 신선한 재료는 짓찧어서 붙인다.

| **주의사항** | 너무 오래 끓이지 않는다.

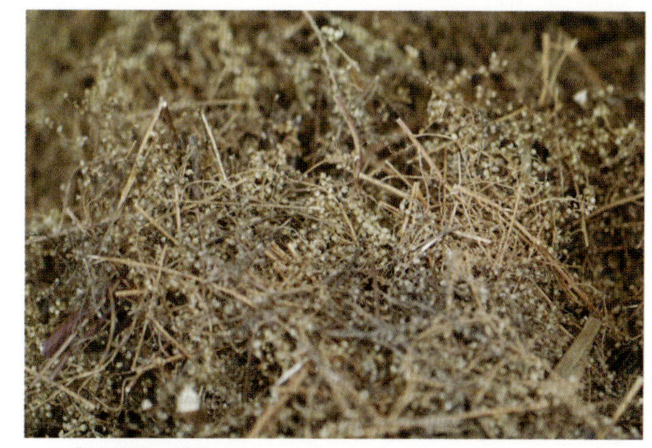

▲ 청호(약재, 전형)

약초명

개맨드라미

약재명

청상자 青箱子

《동의보감》 탕액편에 기재된
조선시대(1610년)의 우리글 약초명

만독라미삐

약초명 및 학명

개맨드라미
Celosia argentea Linné

과명

비름과

약용부위

씨

| 약재의 조선시대 의서(醫書) 수재 |

청상자는 《동의보감》 탕액편(湯液篇)의 풀부(部)와 《방약합편》의 습초(濕草)편에 수재되어 있다.

| 《동의보감》 탕액편의 효능 |

청상자(青箱子, 개맨드라미 씨)의 성질은 약간 차고[微寒] 맛은 쓰며[苦] 독이 없다. 간의 열독(熱毒)이 눈으로 치고 올라와서 눈이 충혈되고 잘 보이지 않는 것을 낫게 한다. 예막이 생기고 부은 것을 치료한다. 풍으로 몸이 가려운 것을 낫게 하고 삼충(三蟲)을 죽인다. 악창(惡瘡)과 음부가 헌 것을 치료한다. 귀와 눈을 밝게 하고 간의 기운을 진정시킨다. ○ 즉 요즘의 계관화 씨[鷄冠花子, 계관화자]이다. 음력 6월, 8월에 씨를 받아 약간 볶은[微炒, 미초] 후 갈아서 쓴다[본초].

| 《동의보감》 탕액편의 원문 |

청상자(青箱子) 만독라미삐 : 性微寒 味苦 無毒. 治肝藏熱毒衝眼 赤障青盲瞖腫. 主風瘙身痒 殺三蟲 療惡瘡 下部䘌瘡 明耳目 鎭肝. ○ 卽今雞冠花子也. 六月八月採子 微炒 搗碎用.[本草]

| 식약처 인정 약초와 약재 |

● 약초·약재의 식약처 공정서 수재 : 청상자는 식품의약품안전처의 의약품 공정서인 《대한민국약전외한약(생약)규격집(KHP)》에 수재되어 있다.

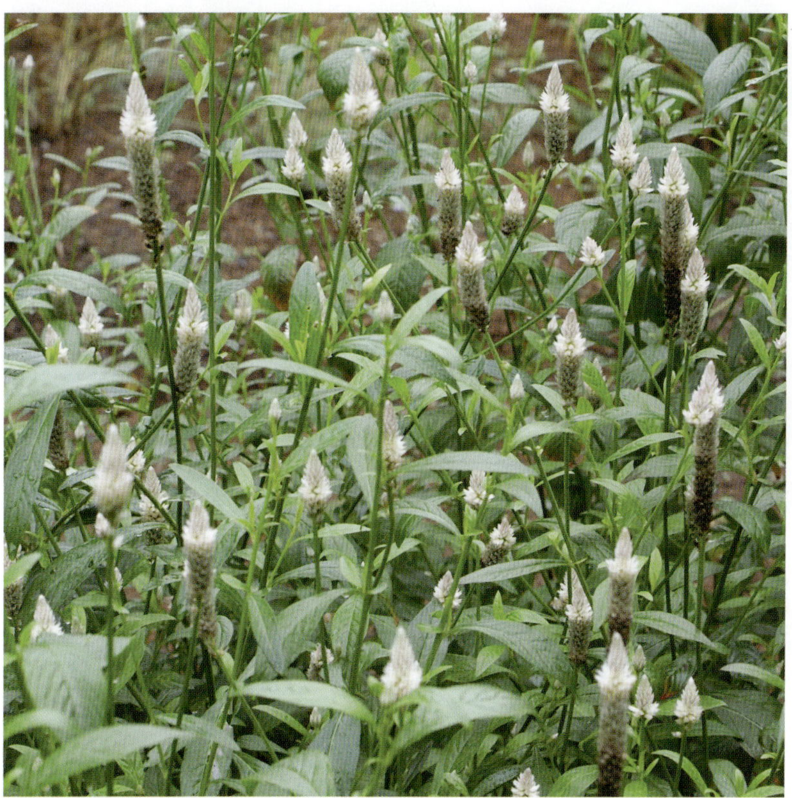

▲ 개맨드라미 지상부

허준, 《원본 동의보감》,
734쪽, 남산당(2014)
《동의보감》 세갑술중동 내의
원교정 완영중간(歲甲戌仲冬
內醫院校正 完營重刊) 영인본

○ **약재의 라틴어 생약명** : Celosiae Semen

○ **식약처의 법정 기원식물과 약용부위** : 약재 청상자는 개맨드라미
 Celosia argentea Linné(비름과 Amaranthaceae)의 씨이다.

○ **약재의 외부 형태** : 이 약은 씨로 눌린 구형~둥근 콩팥 모양이고 지름 1~1.5mm이다.
 바깥면은 적흑색~검은색이며 광택이 있다.

○ **약재 저장법** : 밀폐용기(고형의 이물이 들어가는 것을 방지하고 내용의약품이 손실되지 않도록
 보호할 수 있는 용기)

| 약재의 효능 |

○ **한방 효능 분류** : 청열약(淸熱藥, 열을 식히는 약) - 청열사화약(淸熱瀉火藥, 불처럼 달아오른
 열을 식히는 약)

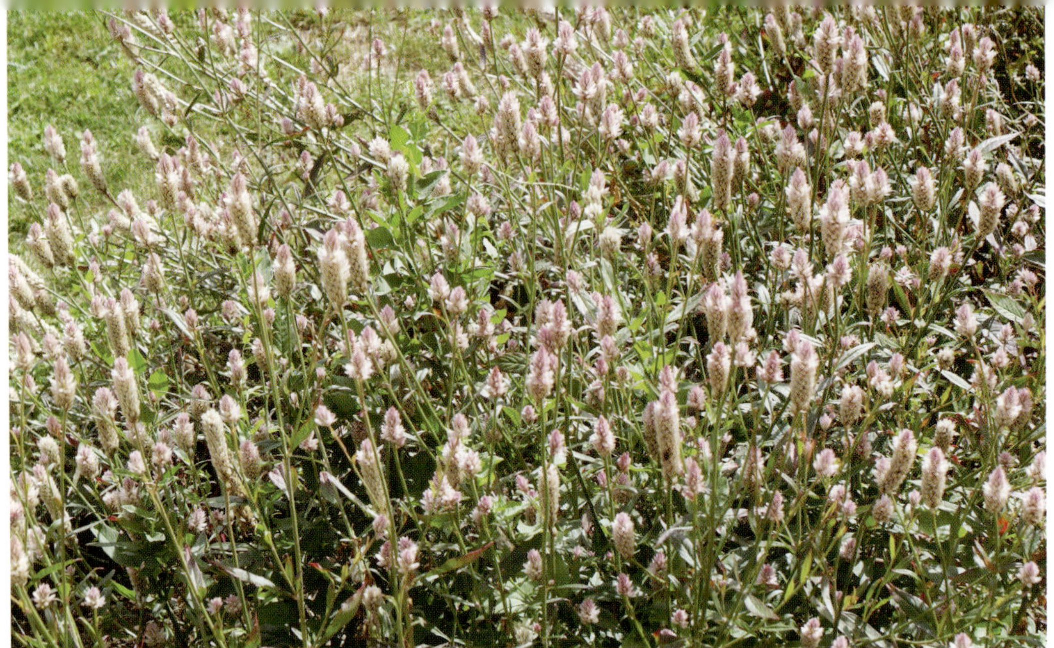

▲ 개맨드라미 무리

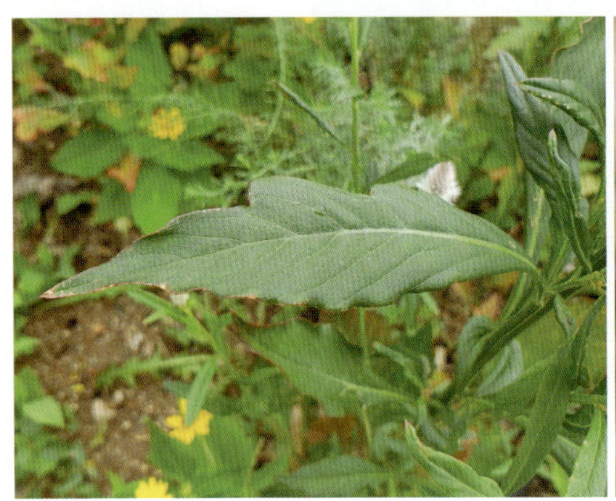

▲ 개맨드라미 잎

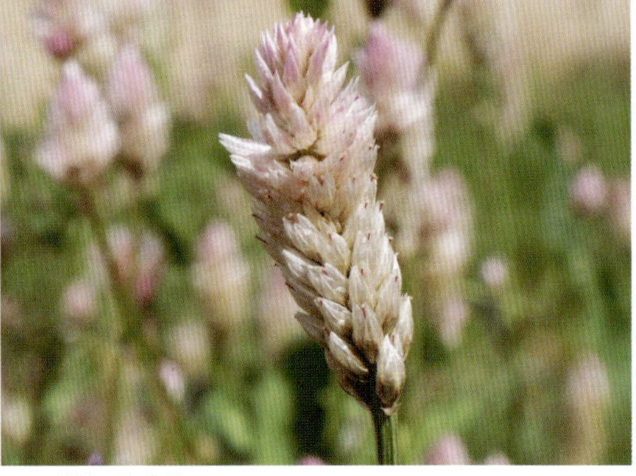

▲ 개맨드라미 꽃

○ **한방 약미(藥味)와 약성(藥性)** : 맛은 쓰고 성질은 약간 차다.

+ 한방 약미

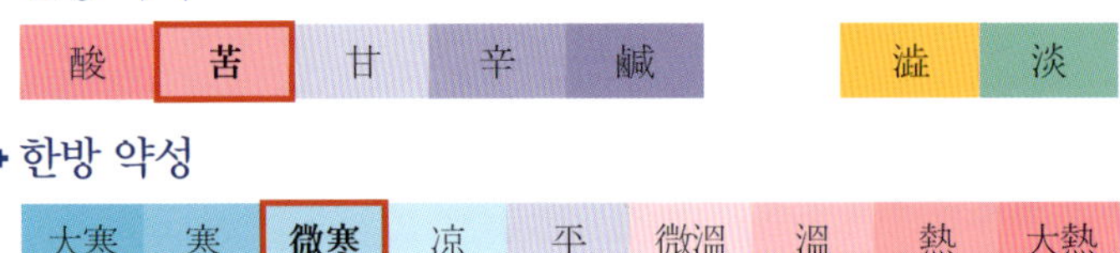

| 酸 | 苦 | 甘 | 辛 | 鹹 | | 澁 | 淡 |

+ 한방 약성

| 大寒 | 寒 | 微寒 | 凉 | 平 | 微溫 | 溫 | 熱 | 大熱 |

○ **한방 작용부위(귀경, 歸經)** : 청상자는 주로 간장 질환에 영향을 미친다.

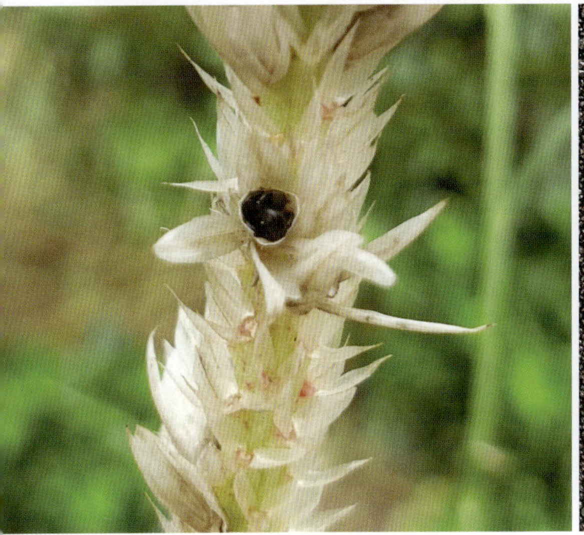

▲ 개맨드라미 씨

▲ 청상자(약재, 전형)

- **한방 효능** : 풍사(風邪)와 열사(熱邪)를 제거한다(祛風熱, 거풍열). 간화(肝火)를 식힌다(淸肝火, 청간화). 눈을 밝게 하고 눈에 막이 낀 듯 가려서 잘 보이지 않는 것을 제거한다(明目退翳, 명목퇴예).

- **약효 해설** : 각막이 뿌옇게 흐려지는 증상에 사용한다. 물체가 뚜렷이 보이지 않는 증상을 치료한다. 간열(肝熱)로 인해 눈이 붉게 된 증상에 유효하다. 간화(肝火)가 치밀어 올라 정신이 아찔아찔하고 어지러운 증상을 낮게 한다.

- **임상응용** : 눈 충혈, 시력감퇴, 현기증에 쓴다.

| 북한에서의 효능 | 청열사화약으로서 간열을 내리우고 눈을 밝게 하며 풍열을 없앤다.

| 약용법 | 씨 9∼15g을 물 800mL에 넣고 달여서 반으로 나누어 아침저녁으로 마신다.

| 주의사항 | 동공을 산대시키는 작용이 있으므로 녹내장 환자는 사용을 금한다.

약초명

개미취

약재명

자완 紫菀

《동의보감》 탕액편에 기재된
조선시대(1610년)의 우리글 약초명

팅알

약초명 및 학명

개미취
Aster tataricus Linné fil.

과명

국화과

약용부위

뿌리 및 뿌리줄기

| 약재의 조선시대 의서(醫書) 수재 |

자완은 《동의보감》 탕액편(湯液篇)의 풀부(部)와 《방약합편》의 습초(濕草)편에 수재되어 있다.

| 《동의보감》 탕액편의 효능 |

자완(紫菀, 개미취 뿌리와 뿌리줄기)의 성질은 따뜻하고[溫](보통이다[平]고도 한다) 맛은 쓰고[苦] 매우며[辛] 독이 없다. 폐열(肺熱)로 진액(津液)이 소모되어 피부가 거칠고 위축되는 것을 낫게 한다. 토혈(吐血)을 치료하고 담을 삭이며 갈증을 멎게 한다. 딸꾹질하면서 기가 치미는 것, 기침하며 피고름을 뱉는 것, 추웠다 열이 났다 하는 것, 기가 몰리는 것을 낫게 한다. 피부를 윤기 나게 하며 골수(骨髓)를 채운다. 다리가 위축되고 약하여 늘어지는 것을 치료한다. ○ 들에서 자란다. 이른 봄에 돋아나서 땅에 퍼진다. 잎은 3~4개씩 잇닿아 있고 음력 5~6월에 노란색, 자주색, 흰색의 꽃이 핀다. 뿌리는 흰털이 있으며 매우 부드럽고 가늘다. 음력 2월, 3월에 뿌리를 캐어 그늘에서 말린다. 자주색으로 윤기 있고 부드러운 것이 좋다 [본초].

| 《동의보감》 탕액편의 원문 |

자완(紫菀) 팅알 : 性溫[一云平] 味苦辛 無毒. 治肺痿吐血 消痰止渴 咳逆上氣 咳唾膿血 寒熱結氣 潤肌膚 添骨髓 療痿躄. ○ 生原野 春初布地生. 其葉三四相連 五六月開黃紫白花 有白毛 根甚柔細. 二月三月採根 陰乾. 色紫而體潤軟者 佳.[本草] ○ 又有白菀 卽女菀也.

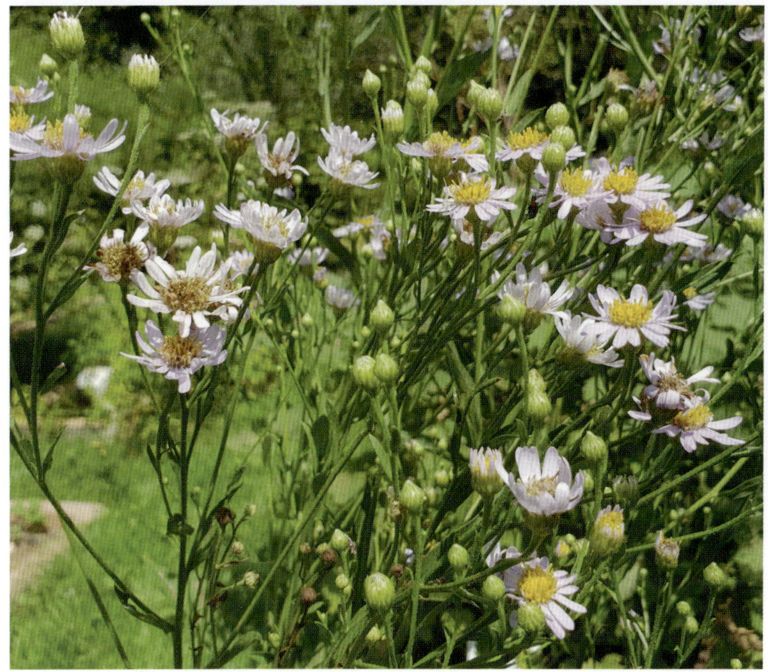

▲ 개미취 지상부

紫菀 뎡알
性溫〔一云平〕味苦辛無毒治肺痿吐血消痰止嗽療咳逆上氣咳唾膿血寒熱結氣潤肌膚添骨髓○生原野春初布地生其葉三四相連五六月開黃紫白花有白毛根甚柔細二三月採根陰乾色紫而體潤軟者佳○又有白菀卽女菀也療體相同無紫菀時亦可通用〔本草〕○一名返魂草蜜水浸焙乾用〔入門〕

허준, 《원본 동의보감》, 728쪽, 남산당(2014)
《동의보감》 세갑술중동 내의원교정 완영중간(歲甲戌仲冬 內醫院校正 完營重刊) 영인본

療體相同 無紫菀時 亦可通用.[本草] ○ 一名返魂草. 蜜水浸焙乾用.[入門]

| 약초 · 약재의 해설 |

개미취와 유사종인 벌개미취(*Aster koraiensis* Nakai)는 한국의 특산식물이며 고려쑥부쟁이라고도 한다.

| 식약처 인정 약초와 약재 |

- **약초·약재의 식약처 공정서 수재 :** 자완은 식품의약품안전처의 의약품 공정서인 《대한민국약전(KP)》에 수재되어 있다.

- **약재의 라틴어 생약명 :** Asteris Radix et Rhizoma

- **약재의 이명 또는 영명 :** Aster Root and Rhizome

- **식약처의 법정 기원식물과 약용부위 :** 약재 자완은 개미취 *Aster tataricus* Linné fil.(국화과 Compositae)의 뿌리 및 뿌리줄기이다.

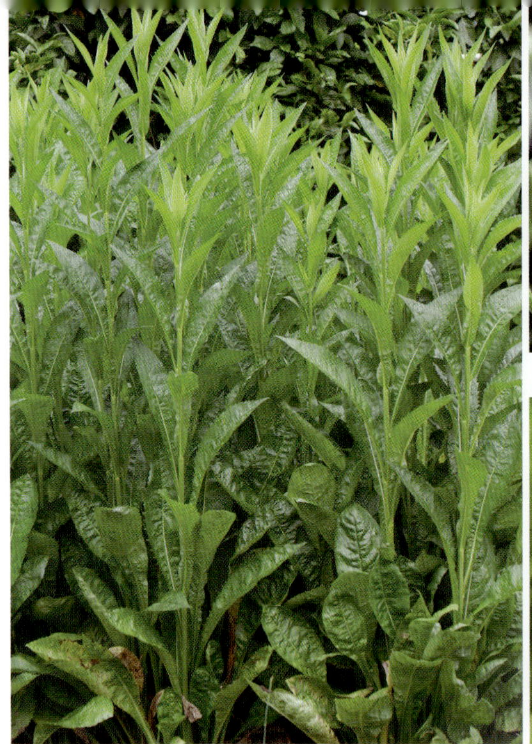

▲ 개미취 잎과 줄기

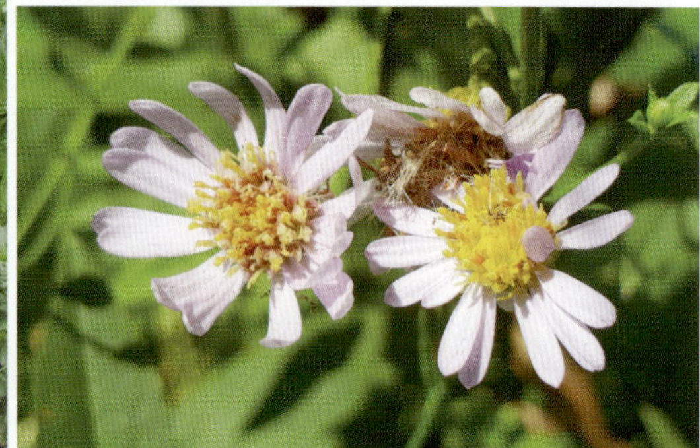

▲ 개미취 꽃봉오리

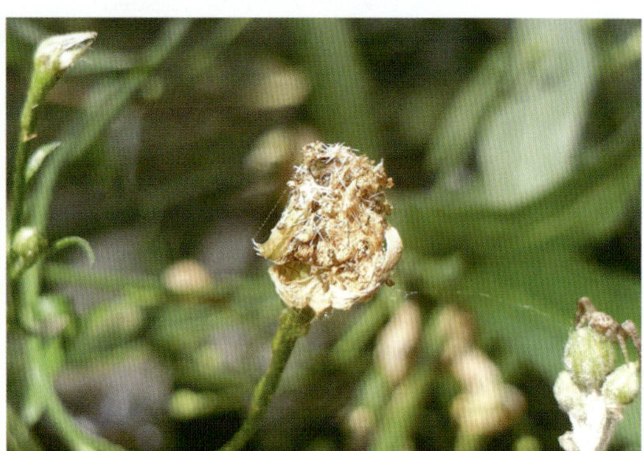

▲ 개미취 꽃

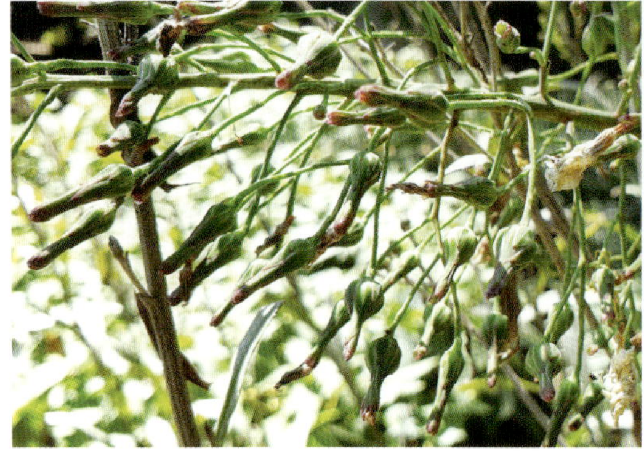

▲ 개미취 덜 익은 열매

▲ 개미취 익은 열매

- **약재의 외부 형태 :** 이 약은 뿌리와 뿌리줄기로 뿌리줄기는 불규칙한 덩어리 모양이고 크기가 일정치 않다. 뿌리줄기의 맨 위에는 줄기와 잎의 잔기가 남아 있다. 뿌리는 뿌리줄기에서 다수가 가는뿌리로 뭉쳐나고 대부분은 땋은 머리 모양이며, 길이 3~15cm, 지름 0.1~0.3cm이다. 바깥면은 적자색 또는 회적색이고 세로 주름무늬가 있다.
- **약재 저장법 :** 밀폐용기(고형의 이물이 들어가는 것을 방지하고 내용의약품이 손실되지 않도록 보호할 수 있는 용기)

| 약재의 효능 |

- **한방 효능 분류 :** 화담지해평천약(化痰止咳平喘藥, 담음을 없애고 기침을 멈추며 천식을 안정시키는 약) - 지해평천약(止咳平喘藥, 기침을 멈추고 천식을 안정시키는 약)

- **한방 약미(藥味)와 약성(藥性) :** 맛은 맵고 쓰며 성질은 따뜻하다.

  + 한방 약미

酸	**苦**	甘	**辛**	鹹		澁	淡

  + 한방 약성

大寒	寒	微寒	凉	平	微溫	**溫**	熱	大熱

- **한방 작용부위(귀경, 歸經) :** 자완은 주로 폐 질환에 영향을 미친다.

- **한방 효능 :** 폐를 촉촉하게 하고 기운을 끌어 내린다(潤肺下氣, 윤폐하기). 담(痰)을 삭이고 기침을 멎게 한다(消痰止咳, 소담지해).

- **약효 해설 :** 오래된 기침과 가래 제거에 유효하다. 해수(咳嗽)가 오래되어 폐를 손상시켜 가래에 피가 섞여 나오는 증상을 치료한다. 소변이 잘 나오지 않는 증상에 사용한다.

- **임상응용 :** 기침, 천식에 쓴다.

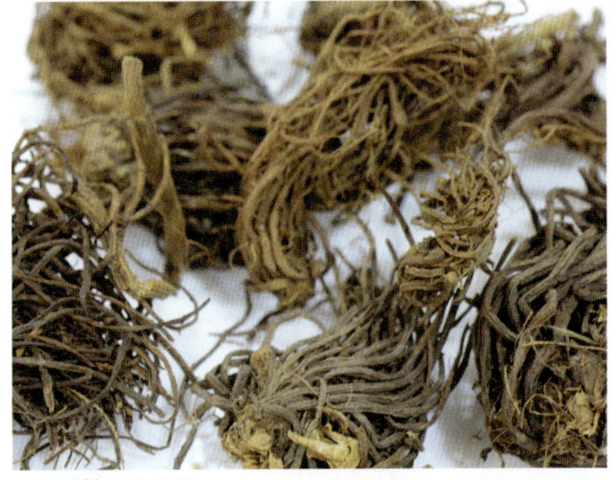

▲ 자완(약재, 전형)

| 북한에서의 효능 | 진해평천약으로서 가래를 삭이고 기침을 멈추며 오줌을 잘 나가게 한다.

| 약용법 | 뿌리 및 뿌리줄기 5~10g을 물 800mL에 넣고 달여서 반으로 나누어 아침저녁으로 마신다.

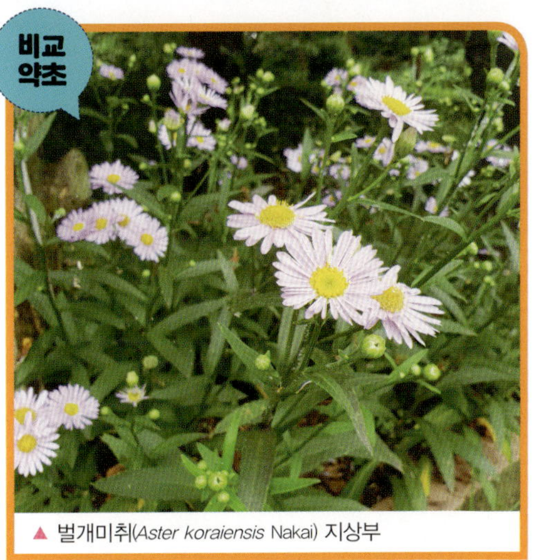

▲ 벌개미취(*Aster koraiensis* Nakai) 지상부

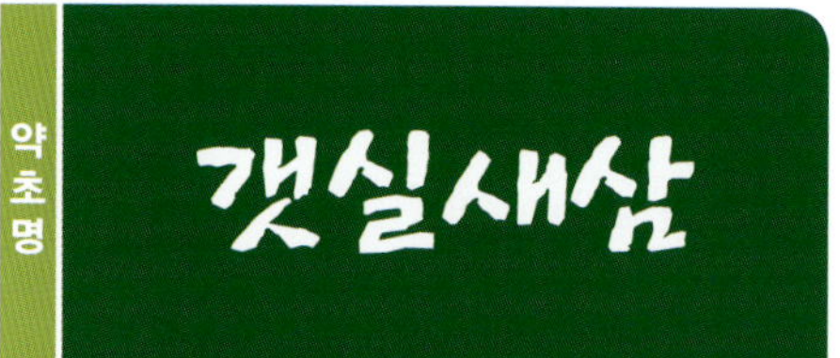

약재명

토사자 菟絲子

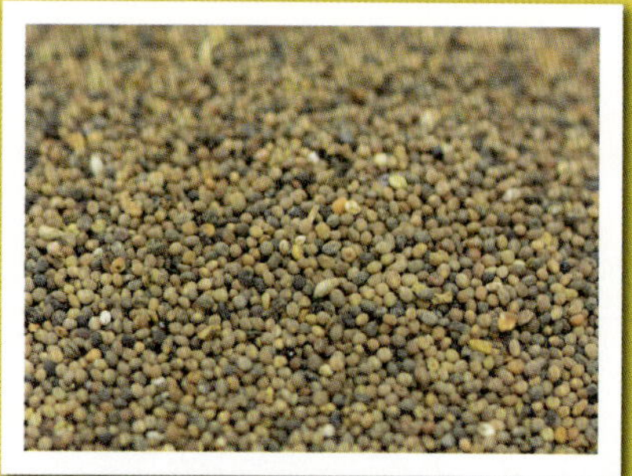

**《동의보감》 탕액편에 기재된
조선시대(1610년)의 우리글 약초명**

새삼삐

약초명 및 학명
갯실새삼
Cuscuta chinensis Lamark

과명
메꽃과

약용부위
씨

| 약재의 조선시대 의서(醫書) 수재 |

토사자는 《동의보감》 탕액편(湯液篇)의 풀부 (部)와 《방약합편》의 만초(蔓草, 덩굴풀)편에 수 재되어 있다.

| 《동의보감》 탕액편의 효능 |

토사자(菟絲子, 갯실새삼 씨)의 성질은 보통이며 [平] 맛이 맵고[辛] 달며[甘] 독이 없다. 주로 음 경 속이 차가워서 정액이 저절로 나오는 것, 소변이 찔끔찔끔 나오는 것을 치료한다. 입이 쓰고 마르며 갈증이 나는 데 쓴다. 정액과 골 수를 채워주며[添精益髓] 허리가 아프고 무릎 이 찬 것을 낫게 한다. ○ 어디에나 있으며 흔 히 콩밭[豆田, 두전] 가운데서 자란다. 뿌리 없 이 다른 식물에 기생하며 가늘게 덩굴지어 자 란다. 노란색이다. 음력 6월, 7월에 씨가 맺히 는데 몹시 잘아서 누에알 같다. 음력 9월에 씨 를 받아서 햇볕에 말린다. 술과 같이 쓰면 좋 다. 《선경(仙經)》과 《속방(俗方)》에는 모두 보약 으로 되어 있다.

| 《동의보감》 탕액편의 원문 |

토사자(菟絲子) 새삼삐 : 性平 味辛甘 無毒. 主 莖中寒 精自出 尿有餘瀝 口苦燥渴. 添精益髓 去腰痛膝冷. ○ 處處有之 多生豆田中. 無根 假氣而生 細蔓黃色. 六七月結實 極細如蠶子. 九月採實 暴乾 得酒良 仙經俗方 幷以爲補藥. ○ 稟中和 凝正陽氣受結 偏補人衛氣 助人筋 脈.[本草] ○ 水淘洗 去沙土 曬乾 酒浸 春五 夏三秋七冬十日 取出蒸熟 搗爛作片 曬乾 再

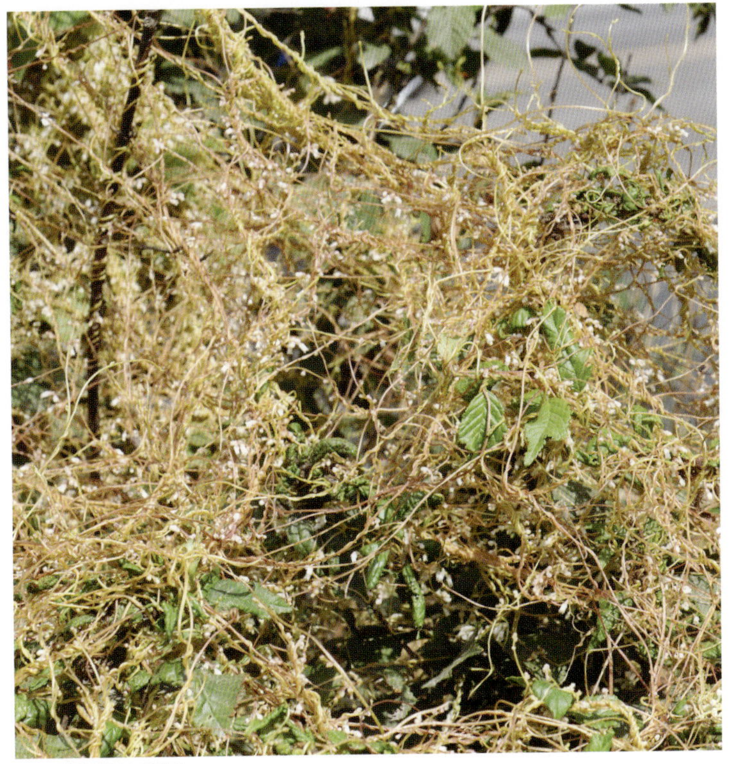

▲ 갯실새삼 지상부

搗爲末入藥. 若急用 則酒煮爛 曬乾 搗末用 亦可.[入門]

허준, 《원본 동의보감》, 721쪽,
남산당(2014)
《동의보감》 세갑술중동 내의원교정 완영
중간(歲甲戌仲冬 內醫院校正 完營重刊)
영인본

| 약초 · 약재의 해설 |

우리나라 '국가표준식물목록'에 수재된 갯실새삼의 동속식물은 갯실새삼을 포함하여 새삼(*Cuscuta japonica* Choisy), 실새삼(*Cuscuta australis* R.Br.), 미국실새삼(*Cuscuta pentagona* Engelm.) 4종이다. 이 중 새삼, 실새삼, 미국실새삼은 우리나라에서 토사자의 정품으로 인정하지 않는다.

| 식약처 인정 약초와 약재 |

○ **약초·약재의 식약처 공정서 수재** : 토사자는 식품의약품안전처의 의약품 공정서인 《대한민국약전외한약(생약)규격집(KHP)》에 수재되어 있다.

○ **약재의 라틴어 생약명** : Cuscutae Semen

○ **약재의 이명 또는 영명 :** 금사초(金絲草)

○ **식약처의 법정 기원식물과 약용부위 :** 약재 토사자는 갯실새삼 *Cuscuta chinensis* Lamark(메꽃과 Convolvulaceae)의 씨이다.

○ **약재의 외부 형태 :** 이 약은 씨로 구형~원반형으로 된 작은 알맹이 모양이고 지름 1~2mm, 100개의 질량은 약 100mg이다. 바깥면은 황록색~흑갈색이다.

○ **약재 저장법 :** 밀폐용기(고형의 이물이 들어가는 것을 방지하고 내용의약품이 손실되지 않도록 보호할 수 있는 용기)

| 약재의 효능 |

○ **한방 효능 분류 :** 보익약(補益藥, 보약) - 보양약(補陽藥, 양기를 보하는 약)

○ **한방 약미(藥味)와 약성(藥性) :** 맛은 맵고 달며 성질은 보통이다.

+ 한방 약미

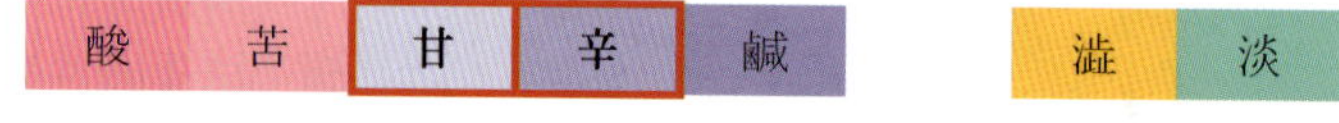

+ 한방 약성

○ **한방 작용부위(귀경, 歸經) :** 토사자는 주로 간장, 신장, 비장 질환에 영향을 미친다.

○ **한방 효능 :** 간(肝)과 신(腎)을 보한다(補益肝腎, 보익간신). 정액이 새어 나가지 않게 하고

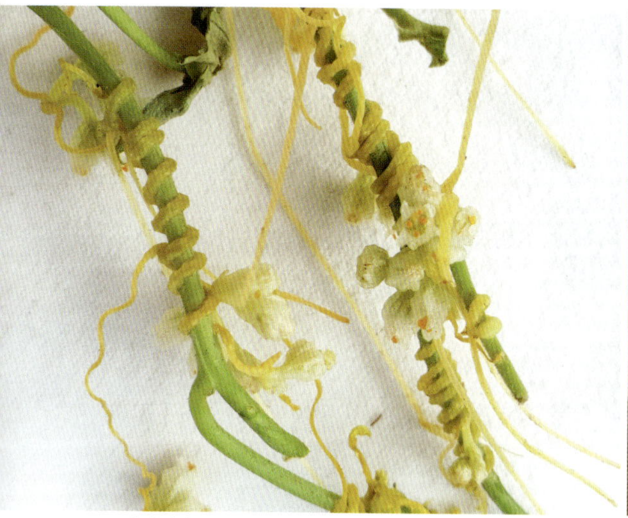

▲ 갯실새삼 줄기(채취품, 중국 신장위구르자치구)

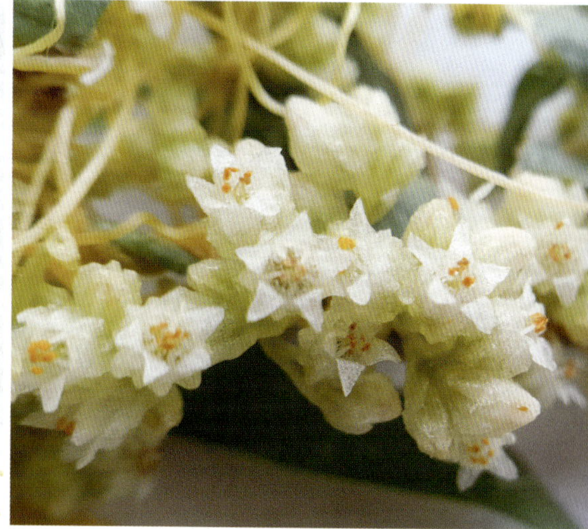

▲ 갯실새삼 꽃(채취품, 중국 신장위구르자치구)

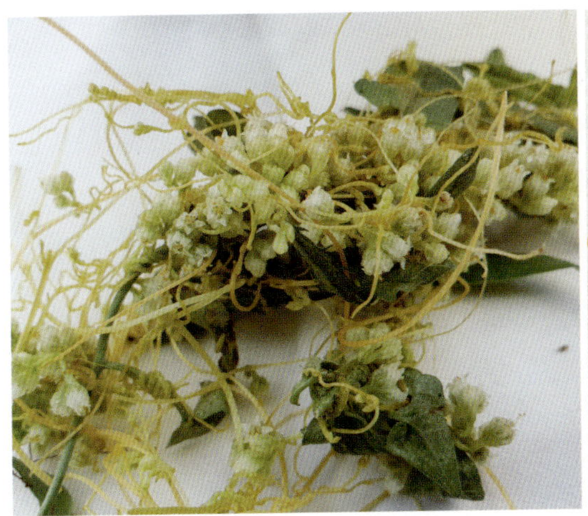

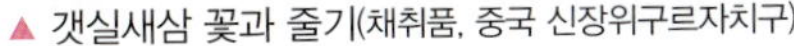
▲ 갯실새삼 꽃과 줄기(채취품, 중국 신장위구르자치구)

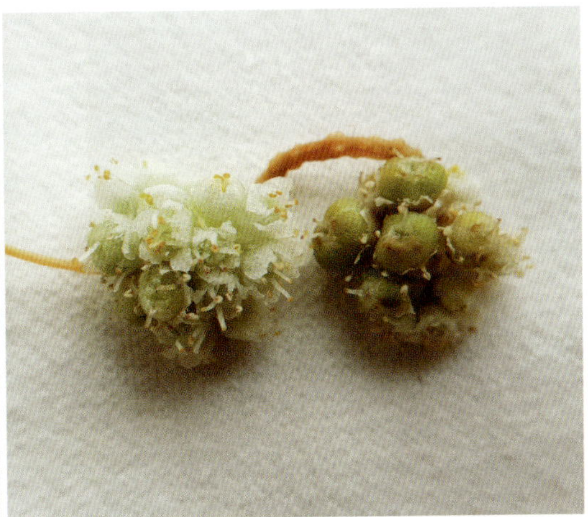
▲ 갯실새삼 꽃과 열매(채취품, 중국 신장위구르자치구)

소변량을 줄인다(固精縮尿, 고정축뇨). 태아를 안정시킨다(安胎, 안태). 눈을 밝게 한다(明目, 명목). 설사를 멎게 한다(止瀉, 지사).

- **약효 해설 :** 발기부전과 무의식중에 정액이 나오는 증상에 유효하다. 소변이 저절로 나와 자주 소변을 보는 증상을 치료한다. 눈이 어두워 잘 보이지 않는 병증에 사용한다. 임신 중에 태아가 안정하지 못하고 움직이는 증상에 쓰인다.

- **임상응용 :** 발기부전, 조루, 빈뇨, 시력감퇴, 현기증에 쓴다.

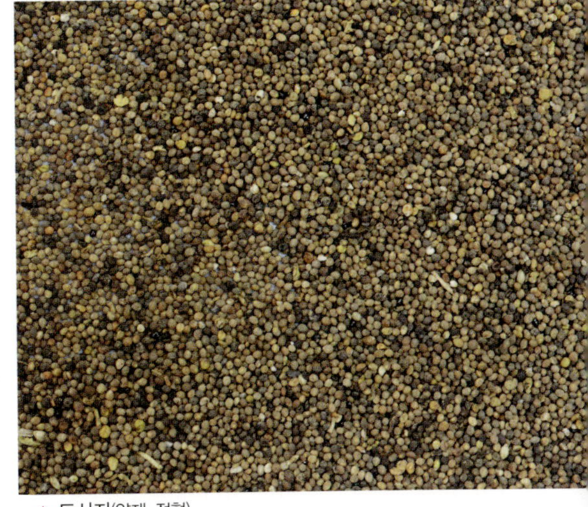
▲ 토사자(약재, 전형)

| **북한에서의 효능** | 보양약으로서 간신을 보하고 정과 수를 보하며 눈을 밝게 한다.

| **약용법** | 씨 6~12g을 물 800mL에 넣고 달여서 반으로 나누어 아침저녁으로 마시거나 외용으로 적당량 사용한다.

약초명

결명
결명차

약재명

결명자 決明子

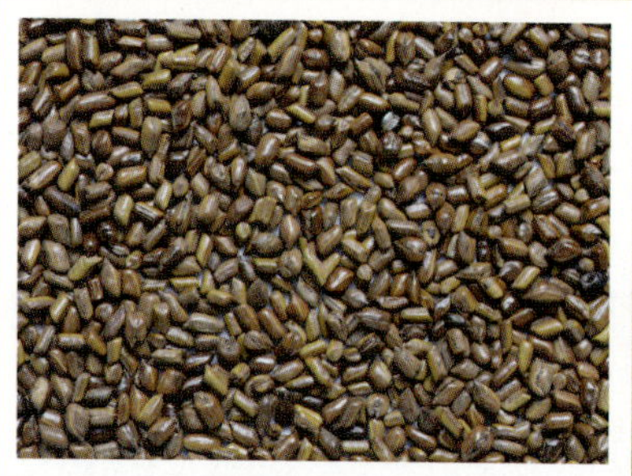

《동의보감》 탕액편에 기재된
조선시대(1610년)의 우리글 약초명

초결명

약초명 및 학명
결명(決明)
Cassia obtusifolia Linné
결명차
Cassia tora Linné

과명
콩과

약용부위
잘 익은 씨

| 약재의 조선시대 의서(醫書) 수재 |

결명자는 《동의보감》 탕액편(湯液篇)의 풀부(部)와 《방약합편》의 습초(濕草)편에 수재되어 있다.

| 《동의보감》 탕액편의 효능 |

결명자(決明子, 결명, 결명차 씨)의 성질은 보통이며[平](약간 차다[微寒]고도 한다) 맛이 짜고[鹹] 쓰며[苦] 독이 없다. 겉으로 보기에는 눈이 멀쩡하나 앞이 잘 보이지 않는 것, 눈이 벌겋고 아프며 눈물이 흐르는 것, 눈에 군살이나 흰색 또는 붉은색의 예막이 자라난 것에 쓴다. 간기를 돕고 정수(精水)를 더해준다. 머리가 아프고 코피가 나는 것을 치료하며 입과 입술이 파래진 것을 낫게 한다. ○ 잎은 개자리[苜蓿, 목숙]와 비슷하나 더 크다. 음력 7월에 옅은 노란색 꽃이 핀다. 그 열매는 콩꼬투리 모양으로 달리며 푸른 녹두(菉豆)와 비슷하면서 뾰족하다. 열매는 꼬투리를 이루며 씨가 말발굽 같으므로 민간에서 마제결명자(馬蹄決明子)라고 한다. 음력 10월 10일에 씨를 받아 100일 동안 그늘에서 말려 약간 볶아서 약으로 쓴다[본초].

| 《동의보감》 탕액편의 원문 |

결명자(決明子) 초결명 : 性平[一云微寒] 味鹹苦 無毒. 主青盲 及眼赤痛 淚出淫膚 赤白膜. 助肝氣益精水 治頭痛鼻衄 療脣口青. ○ 葉似苜蓿而大. 七月開花 黃白色 其子作穗 如青菉豆而銳. 又云 子作角 實似馬蹄 故俗名馬蹄決明. 十月十日採子 陰乾百日 入藥微炒用.[本

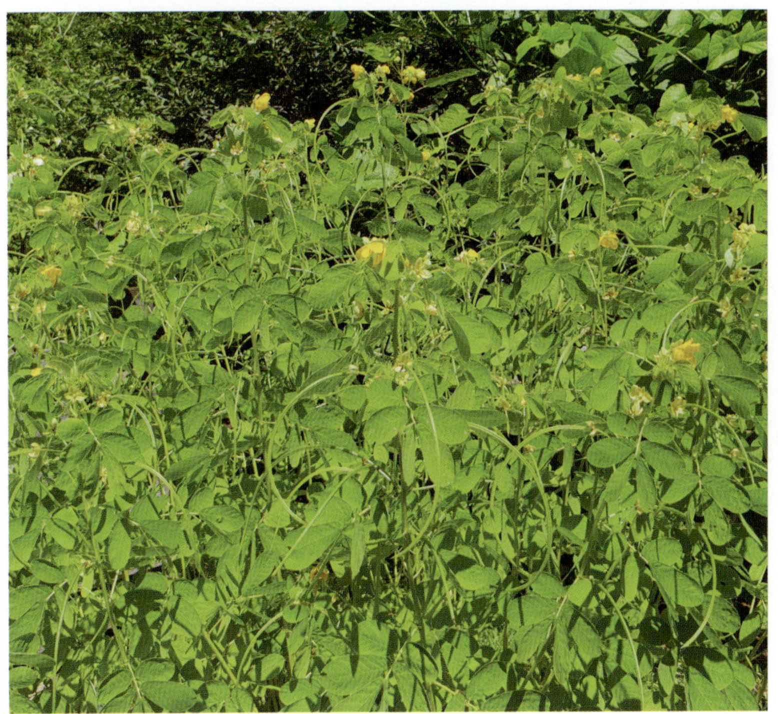

▲ 결명 무리

決明子 초결명
性平(一云微寒) 味醎苦 無毒 主靑盲 及眼赤痛 淚出 淫膚 赤白膜 助肝氣 益精水 治頭痛 鼻衄 療脣口靑 ○其子作穗 如靑菉豆而銳 又云大子作角 實似馬蹄 葉似苜蓿而大 七月開花 黃白色 故俗名馬蹄決明 十月十日採子 陰乾百日 入藥微炒用 ○一名還瞳子 ○作枕 治頭風 明目

허준, 《원본 동의보감》, 724쪽, 남산당(2014)
《동의보감》 세갑술중동 내의원교정 완영중간(歲甲戌仲冬 內醫院 校正 完營重刊) 영인본

草] ○ 一名還瞳子.[正傳] ○ 作枕 治頭風 明目.[本草]

| 약초 · 약재의 해설 |

KP에서 기원식물인 *Cassia tora* L.의 식물명이 결명차로 되어 있는데, 우리나라 '국가표준식물목록'에서는 식물명을 결명자로 추천하고 있다.

| 식약처 인정 약초와 약재 |

- **약초·약재의 식약처 공정서 수재** : 결명자는 식품의약품안전처의 의약품 공정서인 《대한민국약전(KP)》에 수재되어 있다.
- **약재의 라틴어 생약명** : Cassiae Semen
- **약재의 이명 또는 영명** : Cassia Seed
- **식약처의 법정 기원식물과 약용부위** : 약재 결명자는 결명차 *Cassia tora* Linné 또는 결명(決明) *Cassia obtusifolia* Linné(콩과 Leguminosae)의 잘 익은 씨이다.

- **약재의 외부 형태 :** 결명차의 씨는 짧은 원기둥 모양이며 비교적 작고 길이 3~5mm, 너비 2~3mm이다. 바깥쪽의 능선은 양쪽에 각각 폭이 넓고 연한 황갈색의 띠가 한 줄씩 있다.

- **약재 저장법 :** 밀폐용기(고형의 이물이 들어가는 것을 방지하고 내용의약품이 손실되지 않도록 보호할 수 있는 용기)

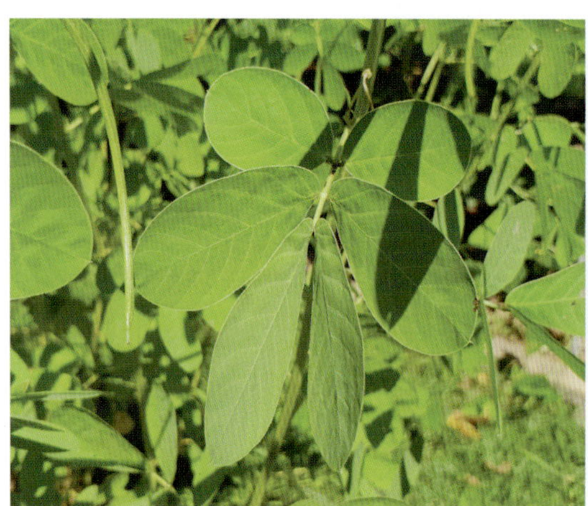

▲ 결명 잎

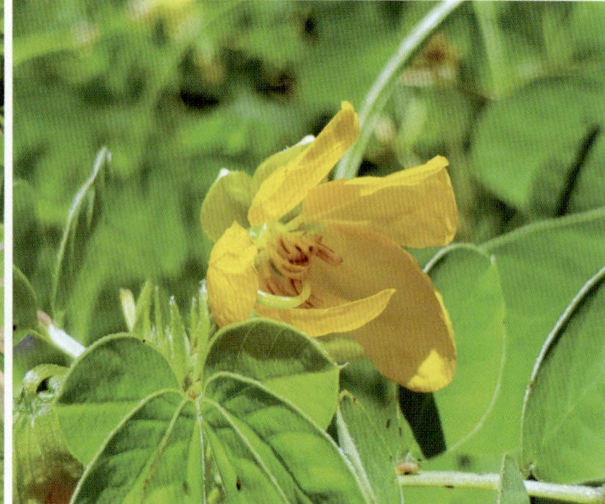

▲ 결명 꽃

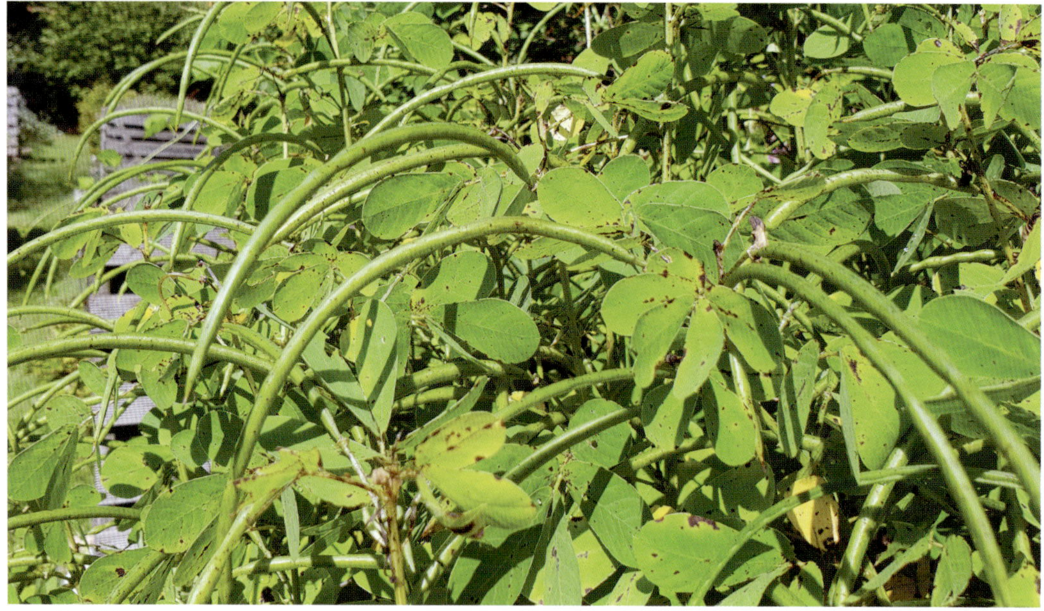

▲ 결명 열매

- **한방 효능 분류 :** 평간약(平肝藥, 간기를 안정시켜 경련발작, 어지러움, 두통 등을 치료하는 약)
  - 평간식풍약[平肝息風藥, 간풍내동(肝風內動)을 안정시켜 경련 등을 치료하는 약]
- **한방 약미(藥味)와 약성(藥性) :** 맛은 달고 쓰며 짜고 성질은 약간 차다.
  - **+ 한방 약미**

酸	**苦**	**甘**	辛	**鹹**		澁	淡

  - **+ 한방 약성**

大寒	寒	**微寒**	凉	平	微溫	溫	熱	大熱

- **한방 작용부위(귀경, 歸經) :** 결명자는 주로 간장, 대장 질환에 영향을 미친다.
- **한방 효능 :** 열기를 식히고 눈을 밝게 한다(淸熱明目, 청열명목). 대변이 잘 나오게 한다 (潤腸通便, 윤장통변).
- **약효 해설 :** 눈이 어둡고 잘 보이지 않는 것을 낫게 한다. 눈이 충혈되고 아픈 병증에 유효하다. 머리가 아프고 어지러운 증상에 쓰인다. 습관성 변비에 사용한다. 고혈압, 간염 치료에 도움이 된다.
- **임상응용 :** 눈이 충혈되면서 붓고 아픈 증상, 야맹증, 변비에 쓴다.

| 북한에서의 효능 | 청열사화약으로서 간열을 내리우고 눈을 밝게 하며 간기를 돕고 대변을 통하게 한다.

| 약용법 | 씨 6~15g을 물 800mL에 넣고 달여서 반으로 나누어 아침저녁으로 마신다. 용량은 최대 30g까지 사용해도 된다.

| 주의사항 | 설사할 때는 쓰지 않는다.

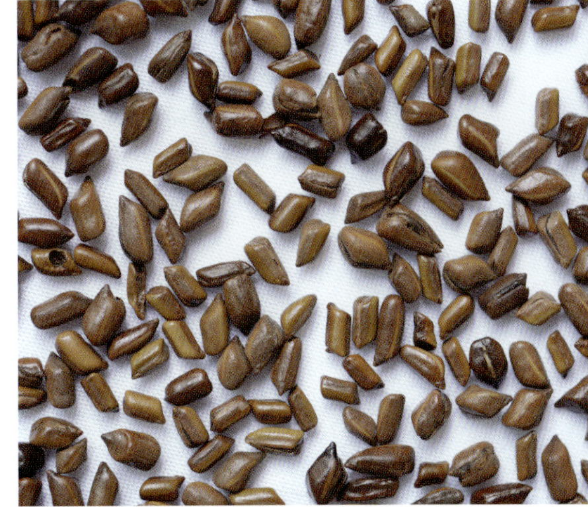

▲ 결명자(약재, 전형)

약초명

고삼

약재명

고삼 苦參

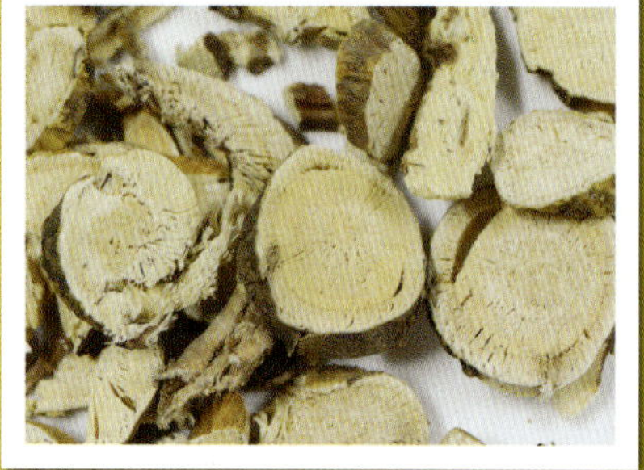

《동의보감》 탕액편에 기재된
조선시대(1610년)의 우리글 약초명

쁜너삼불휘

약초명 및 학명
고삼
Sophora flavescens Solander ex Aiton

과명
콩과

약용부위
뿌리로서 그대로 또는 주피를 제거한 것

| 약재의 조선시대 의서(醫書) 수재 |

고삼은 《동의보감》 탕액편(湯液篇)의 풀부(部)와 《방약합편》의 산초(山草)편에 수재되어 있다.

|《동의보감》 탕액편의 효능 |

고삼(苦參, 고삼 뿌리)의 성질은 차고[寒] 맛은 쓰며[苦] 독이 없다. 열독풍(熱毒風)으로 피부와 살에 헌데가 생기고 적라(赤癩)로 눈썹이 빠지는 것을 치료한다. 심한 열로 잠만 자려는 것을 낫게 하며 눈을 밝게 하고 눈물을 멎게 한다. 간담(肝膽)의 기를 보하고 잠복된 열을 없애며 이질과 소변이 황적색인 것을 낫게 한다. 치통(齒痛), 피부가 헐어 아프고 가려우며 벌겋게 부어 곪는 것, 음부가 헌 것을 낫게 한다. ○ 어느 곳에나 다 있다. 잎은 회화나무[槐, 괴]와 매우 비슷하므로 일명 수괴(水槐) 또는 지괴(地槐)라고도 한다. 음력 3월, 8월, 10월에 뿌리를 캐어 햇볕에 말려 사용하지만 탕제로는 쓰지 않는다[본초].

|《동의보감》 탕액편의 원문 |

고삼(苦參) 쁜너삼불휘 : 性寒 味苦 無毒. 治熱毒風 皮肌生瘡 赤癩眉脫. 除大熱嗜睡 明目止淚. 養肝膽氣. 除伏熱 腸澼 小便黃赤. 療齒痛及惡瘡 下部䘌. ○ 處處有之 葉極似槐 故一名水槐 一名地槐. 三月八月十月採根 暴乾. 不入湯用.[本草] ○ 入足少陽經. 味至苦 入口即吐 胃弱者愼用. 糯米泔浸一宿 蒸三時久 曬乾. 少入湯藥 多作丸服. 治瘡酒浸 治腸風 炒至烟起 爲末用.[入門] ○ 能峻補陰氣.[丹心]

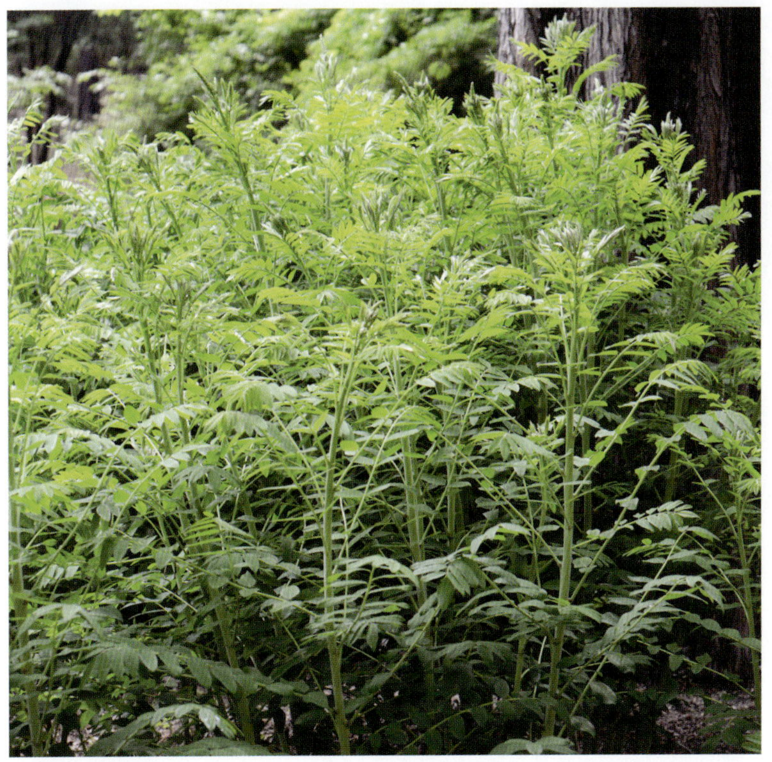
▲ 고삼 지상부

허준, 《원본 동의보감》, 726쪽, 남산당(2014)
《동의보감》 세갑술중동 내의원교정 완영중간(歲甲戌仲冬 內醫院校正 完營重刊) 영인본

| 식약처 인정 약초와 약재 |

- **약초·약재의 식약처 공정서 수재** : 고삼은 식품의약품안전처의 의약품 공정서인 《대한민국약전(KP)》에 수재되어 있다.

- **약재의 라틴어 생약명** : Sophorae Radix

- **약재의 이명 또는 영명** : Sophora Root

- **식약처의 법정 기원식물과 약용부위** : 약재 고삼은 고삼 *Sophora flavescens* Solander ex Aiton(콩과 Leguminosae)의 뿌리로서 그대로 또는 주피를 제거한 것이다.

- **약재의 외부 형태** : 이 약은 뿌리로 원기둥 모양이며 바깥면은 어두운 갈색~황갈색이고 세로 주름이 뚜렷하며 가로로 긴 껍질눈이 있다.

- **약재 저장법** : 밀폐용기(고형의 이물이 들어가는 것을 방지하고 내용의약품이 손실되지 않도록 보호할 수 있는 용기)

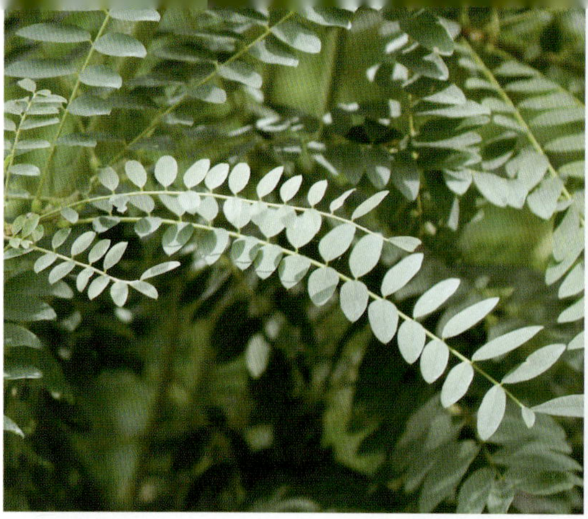

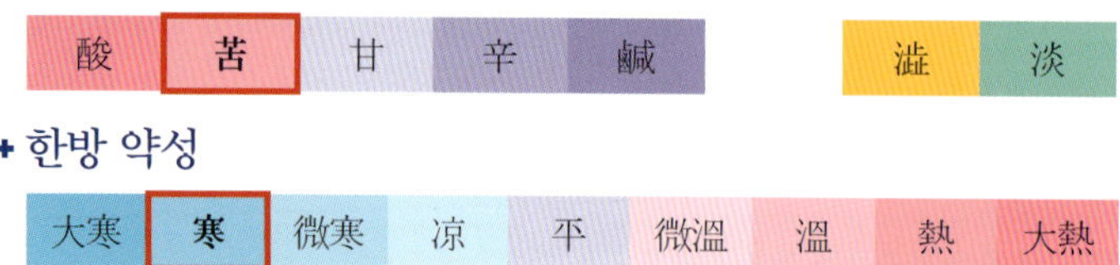

▲ 고삼 잎 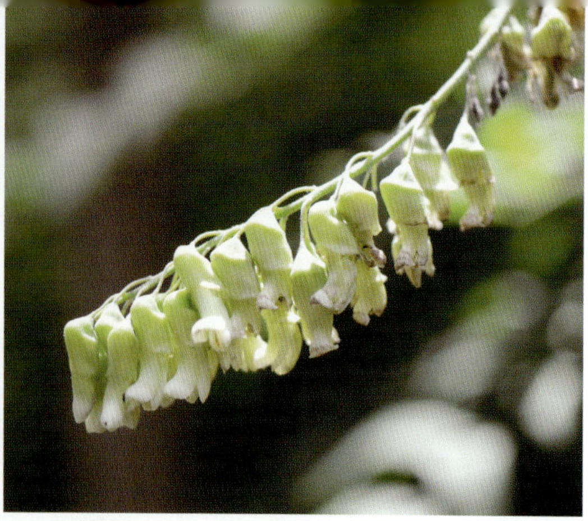　　　　　　　　　　　　▲ 고삼 꽃

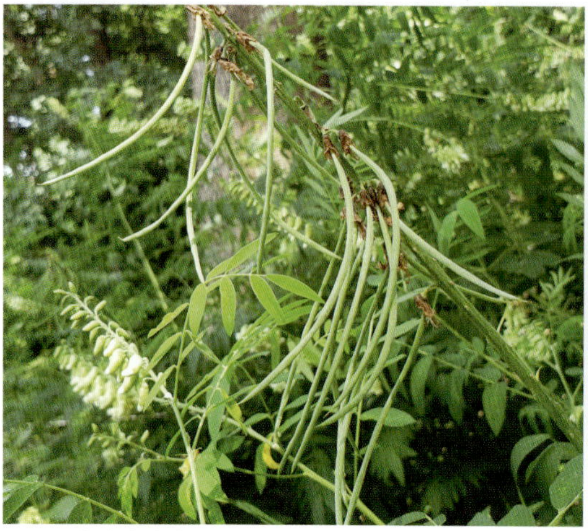

▲ 고삼 어린 열매 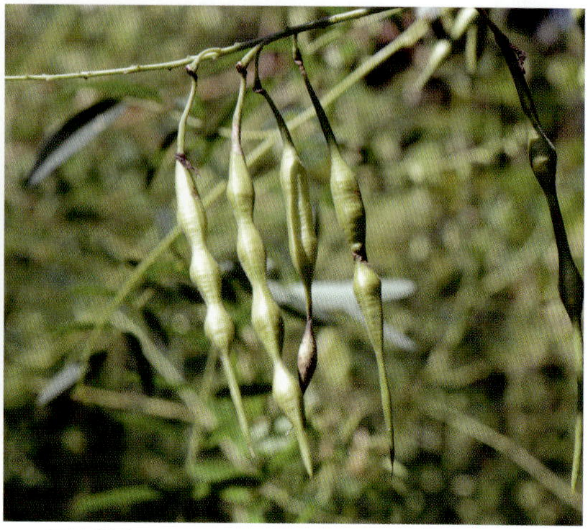　　　　　　　　　▲ 고삼 열매

| 약재의 효능 |

○ **한방 효능 분류** : 청열약(淸熱藥, 열을 식히는 약) - 청열조습약(淸熱燥濕藥, 습열을 없애는 약)

○ **한방 약미(藥味)와 약성(藥性)** : 맛은 쓰고 성질은 차다.

　＋ 한방 약미

| 酸 | 苦 | 甘 | 辛 | 鹹 | | 澁 | 淡 |

　＋ 한방 약성

| 大寒 | 寒 | 微寒 | 凉 | 平 | 微溫 | 溫 | 熱 | 大熱 |

○ **한방 작용부위(귀경, 歸經)** : 고삼은 주로 심장, 간장, 위장, 대장, 방광 질환에 영향을 미친다.

- **한방 효능** : 열기를 식히고 습기를 말린다 (淸熱燥濕, 청열조습). 풍(風)을 제거하고 벌레를 죽인다(祛風殺蟲, 거풍살충).

- **약효 해설** : 피부 가려움증, 화상 치료에 도움이 된다. 자궁에서 분비물이 나오는 증상에 유효하다. 음부(陰部)가 붓고 가려운 증상을 낫게 한다. 황달, 어린아이의 폐렴에 사용한다. 혈변(血便), 세균성 이질 치료에 쓰인다.

- **임상응용** : 구내염, 세균성 하리, 장염, 배뇨곤란에 쓴다.

| **북한에서의 효능** | 열을 내리우고 습을 없애며 오줌이 잘 나가게 하고 균을 죽인다.

| **약용법** | 뿌리 4.5~9g을 물 800mL에 넣고 달여서 반으로 나누어 아침저녁으로 마시거나 외용으로 적당량 사용한다.

| **주의사항** | 여로(藜蘆)와 함께 사용하면 안 된다.

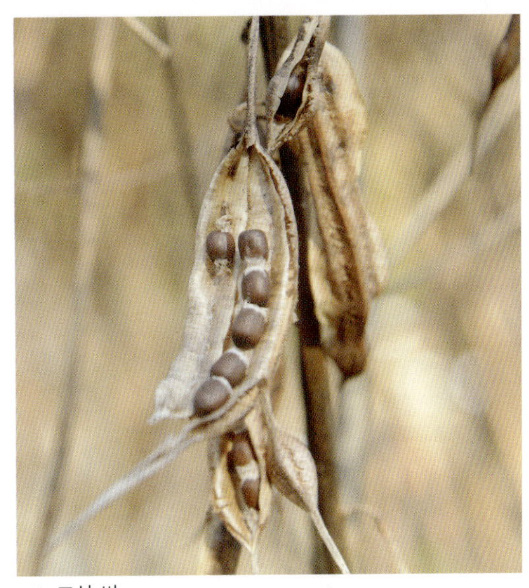

▲ 고삼 씨

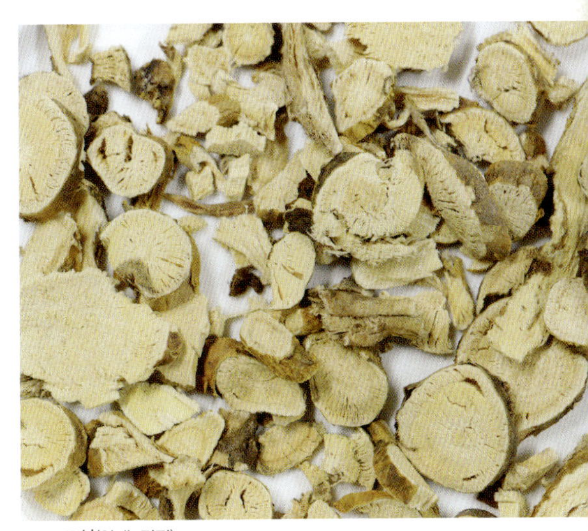

▲ 고삼(약재, 절편)

곡정초

약재명

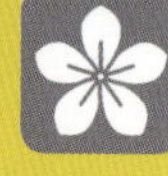

곡정초 穀精草

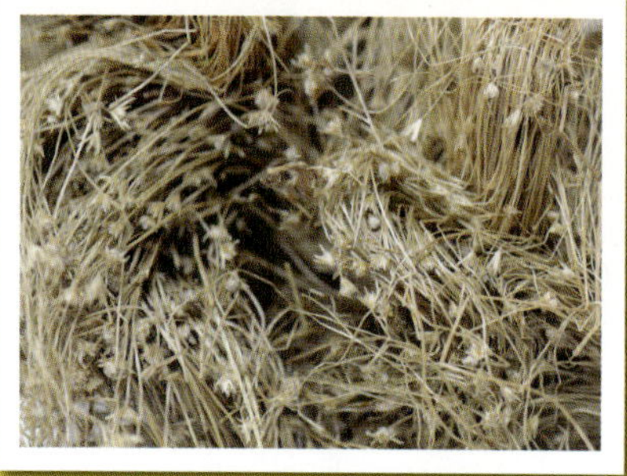

《동의보감》 탕액편에 기재된
조선시대(1610년)의 우리글 약초명

고윗가룸

약초명 및 학명

곡정초
Eriocaulon sieboldianum Siebold et
Zuccarini

과명

곡정초과

약용부위

꽃대가 붙어 있는 두상화서

| 약재의 조선시대 의서(醫書) 수재 |

곡정초는 《동의보감》 탕액편(湯液篇)의 풀부
(部)와 《방약합편》의 습초(濕草)편에 수재되어
있다.

|《동의보감》 탕액편의 효능 |

곡정초(穀精草, 곡정초 꽃대가 붙어 있는 두상화
서)의 성질은 따뜻하고[溫] 맛은 매우며[辛] 독
이 없다. 눈병, 목 안이 벌겋게 붓고 아프며 막
힌 감이 있는 것, 치아가 풍으로 아픈 것[齒風
痛], 여러 가지 피부 질환과 옴을 낫게 한다.
○ 곳곳에서 난다. 음력 2월, 3월에 곡식 심은
밭에서 캔다[본초].

|《동의보감》 탕액편의 원문 |

곡정초(穀精草) 고윗가룸 ： 性溫 味辛 無毒. 主
眼病 喉痺 齒風痛 及諸瘡疥. ○ 處處有之.
二三月穀田中採之. [本草]

| 약초·약재의 해설 |

《중국약전》에서 곡정초의 기원은 우리 공정
서와 달리 중국곡정초(장흥곡정초, *Eriocaulon
buergerianum* Koern.)의 꽃대가 달린 두상화서를
말린 것이다.

| 식약처 인정 약초와 약재 |

○ **약초·약재의 식약처 공정서 수재** ： 곡정초는 식
품의약품안전처의 의약품 공정서인 《대한민
국약전외한약(생약)규격집(KHP)》에 수재되
어 있다.

○ **약재의 라틴어 생약명** ： Eriocauli Flos

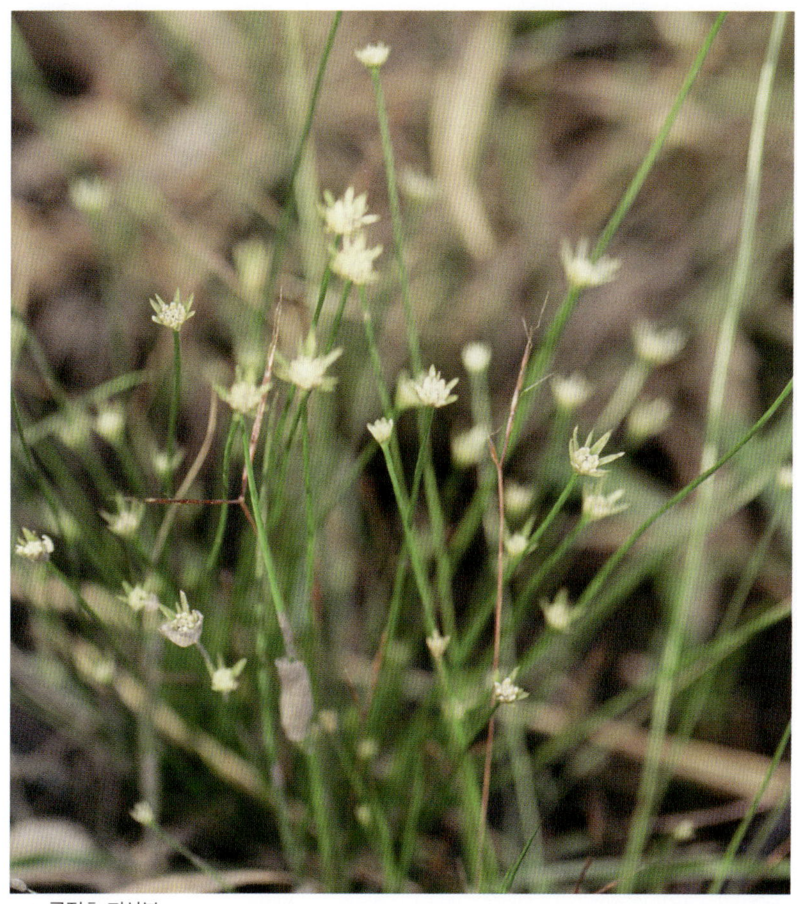

▲ 곡정초 지상부

허준, 《원본 동의보감》,
736쪽, 남산당(2014)
《동의보감》 세갑술중동 내의
원교정 완영중간(歲甲戌仲冬
內醫院校正 完營重刊) 영인본

- **식약처의 법정 기원식물과 약용부위 :** 약재 곡정초는 곡정초 *Eriocaulon sieboldianum* Siebold et Zuccarini 또는 중국곡정초(穀精草) *Eriocaulon buergerianum* Koernicke(곡정초과 Eriocaulaceae)의 꽃대가 붙어 있는 두상화서이다.

- **약재의 외부 형태 :** 이 약은 꽃대가 붙어 있는 두상화서로 꽃은 반구형이며 지름 4~5mm 이다. 아랫부분에는 비늘 모양을 한 연한 황록색의 꽃받침들이 촘촘히 나 있고 광택이 있으며 위쪽의 가장자리에는 흰색의 짧은 털이 촘촘히 난다.

- **약재 저장법 :** 밀폐용기(고형의 이물이 들어가는 것을 방지하고 내용의약품이 손실되지 않도록 보호할 수 있는 용기)

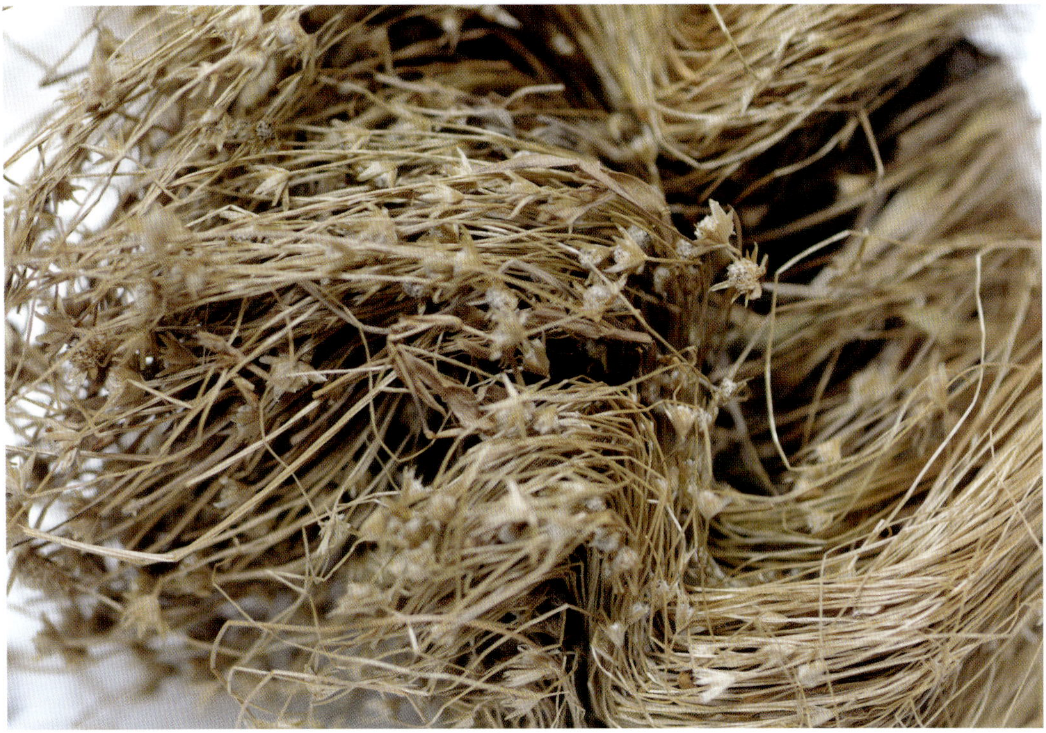

▲ 곡정초(약재, 전형)

| 약재의 효능 |

- **한방 효능 분류 :** 청열약(淸熱藥, 열을 식히는 약) - 청열사화약(淸熱瀉火藥, 불처럼 달아오른 열을 식히는 약)
- **한방 약미(藥味)와 약성(藥性) :** 맛은 맵고 달며 성질은 보통이다.

+ 한방 약미

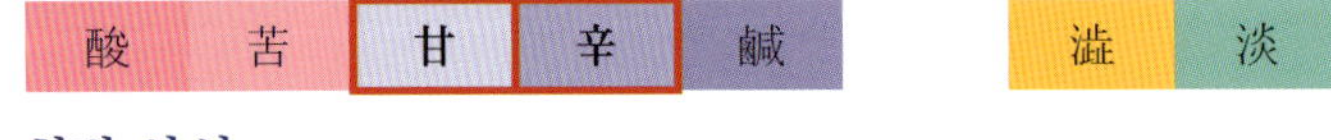

酸	苦	**甘**	**辛**	鹹	澁	淡

+ 한방 약성

大寒	寒	微寒	凉	**平**	微溫	溫	熱	大熱

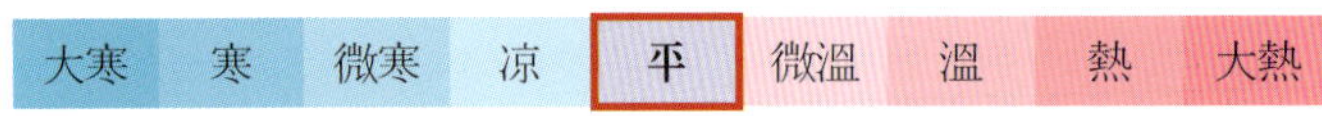

- **한방 작용부위(귀경, 歸經) :** 곡정초는 주로 간장, 폐 질환에 영향을 미친다.
- **한방 효능 :** 풍열(風熱)을 해소한다(消散風熱, 소산풍열). 눈을 밝게 하고 눈에 막이 낀 듯 가려서 잘 보이지 않는 것을 제거한다(明目退翳, 명목퇴예).

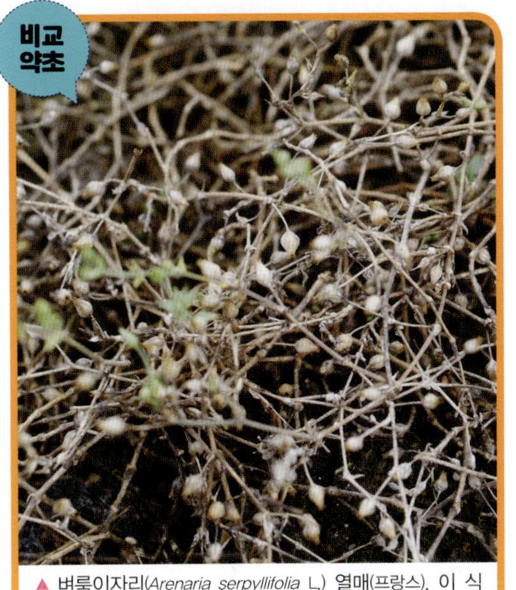

▲ 벼룩이자리(*Arenaria serpyllifolia* L.) 열매(프랑스). 이 식물의 전초인 조철(蚤綴)은 곡정초의 위품(가짜품)이다.

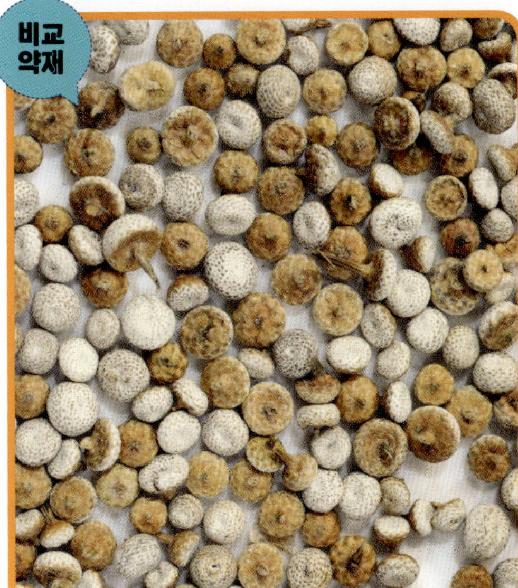

▲ 화남곡정초(華南穀精草, *Eriocaulon sexangulare* L.) 두상화. 곡정초의 위품(가짜품)이다.

- **약효 해설 :** 눈 안에 막 같은 것이 생기는 장애에 사용한다. 풍열(風熱)로 인해서 눈이 붉어지고 눈물이 많이 흐르는 증상에 유효하다. 야맹증 치료에 도움이 된다. 두통, 치통을 없앤다. 피부 진균을 억제하는 작용이 있다.
- **임상응용 :** 눈에 예막(翳膜)이 생긴 증상, 두통, 치통, 목구멍이 붓고 아픈 병증에 쓴다.

| **약용법** | 꽃 5~10g을 물 800mL에 넣고 달여서 반으로 나누어 아침저녁으로 마신다.

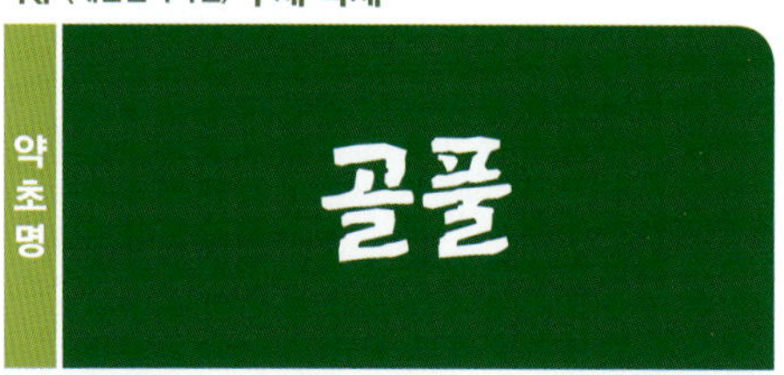

약재명

등심초 燈心草

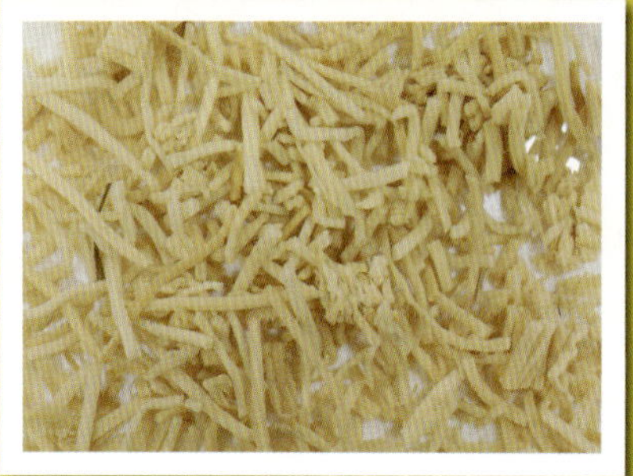

《동의보감》 탕액편에 기재된
조선시대(1610년)의 우리글 약초명

골속

약초명 및 학명

골풀
Juncus effusus Linné

과명

골풀과

약용부위

줄기의 수(髓, 연한 조직으로 구성되어 있는
비섬유상 세포)

| 약재의 조선시대 의서(醫書) 수재 |

등심초는 《동의보감》 탕액편(湯液篇)의 풀부
(部)와 《방약합편》의 습초(濕草)편에 수재되어
있다.

| 《동의보감》 탕액편의 효능 |

등심초(燈心草, 골풀 줄기 속)의 성질은 차고[寒]
맛은 달며[甘] 독이 없다. 오림(五淋)에 주로 쓴
다. 목 안이 벌겋게 붓고 아프며 막힌 감이 있
는 증상을 치료한다. ○ 요즘 사람들은 이 풀
을 쪼개어 그 속대로 돗자리를 짠다[본초].

| 《동의보감》 탕액편의 원문 |

등심초(燈心草) 골속 : 性寒 味甘 無毒. 主五
淋 療喉痺. ○ 此今人織席者 折取中心穰
用.[本草]

| 식약처 인정 약초와 약재 |

○ **약초·약재의 식약처 공정서 수재** : 등심초는 식
품의약품안전처의 의약품 공정서인 《대한민
국약전(KP)》에 수재되어 있다.

○ **약재의 라틴어 생약명** : Junci Medulla

○ **약재의 이명 또는 영명** : Juncus Medulla

○ **식약처의 법정 기원식물과 약용부위** : 약재
등심초는 골풀 *Juncus effusus* Linné(골풀과
Juncaceae)의 줄기의 수(髓)이다.

○ **약재의 외부 형태** : 이 약은 줄기의 수(髓)
로 국수 모양인 긴 원기둥 모양이며, 길이
30~60cm, 지름 약 2mm이다. 바깥면은 유
백색~연한 황백색이며 가는 세로 주름이
있다.

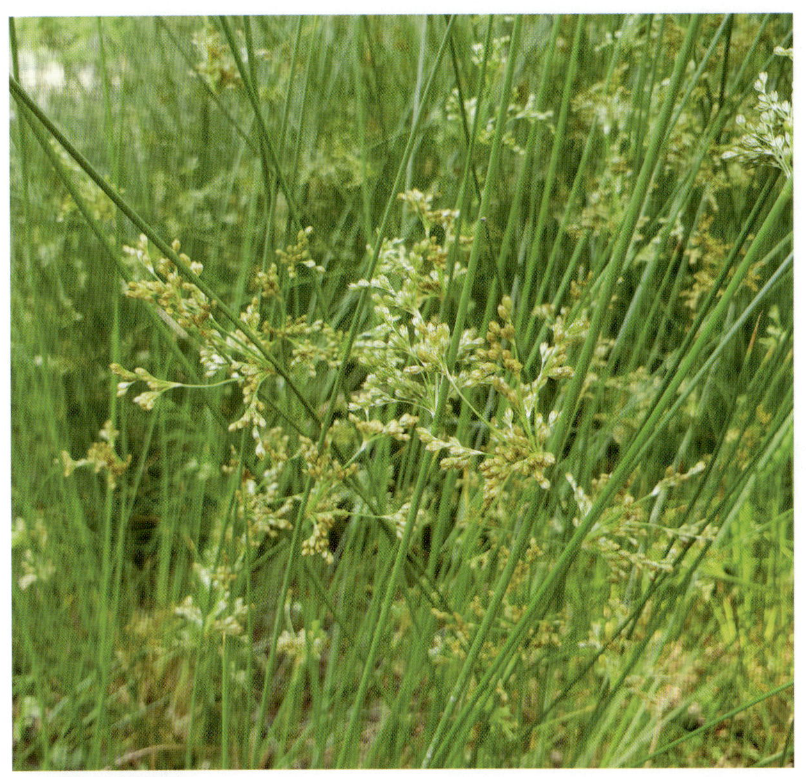

▲ 골풀 지상부(열매)

燈心草 골속 性寒味甘無毒主五淋療喉痺 ○此俗人織席者折取中心爇用 韓

허준, 《원본 동의보감》,
737쪽, 남산당(2014)
《동의보감》 세갑술중동 내의
원교정 완영중간(歲甲戌仲冬
內醫院校正 完營重刊) 영인본

○ **약재 저장법** : 밀폐용기(고형의 이물이 들어가는 것을 방지하고 내용의 약품이 손실되지 않도록 보호할 수 있는 용기)

| 약재의 효능 |

○ **한방 효능 분류** : 이수삼습약(利水滲濕藥, 소변을 잘 나가게 하는 약) - 이뇨통림약(利尿通淋藥, 소변을 잘 나가게 하고 요로 염증을 해소하는 약)

○ **한방 약미(藥味)와 약성(藥性)** : 맛은 달고 싱거우며 성질은 약간 차다.

+ 한방 약미

| 酸 | 苦 | 甘 | 辛 | 鹹 | | 澁 | 淡 |

+ 한방 약성

| 大寒 | 寒 | 微寒 | 涼 | 平 | 微溫 | 溫 | 熱 | 大熱 |

- **한방 작용부위(귀경, 歸經)** : 등심초는 주로 심장, 폐, 소장 질환에 영향을 미친다.
- **한방 효능** : 심화(心火)를 식힌다(淸心火, 청심화). 소변을 잘 나오게 한다(利小便, 이소변).
- **약효 해설** : 가슴이 답답하여 잠이 잘 오지 않는 증상을 낫게 한다. 입안과 혀가 허는 증상에 유효하다. 소변이 시원하게 나가지 않는 병증에 사용한다. 임질, 수종(水腫)을 치료한다.
- **임상응용** : 배뇨곤란, 배뇨통, 임질, 수종, 불면증, 산후부종, 아기가 밤에 자지 않고 우는 증상에 쓴다.

| **북한에서의 효능** | 오줌이 잘 나가게 하고 열을 내리운다.

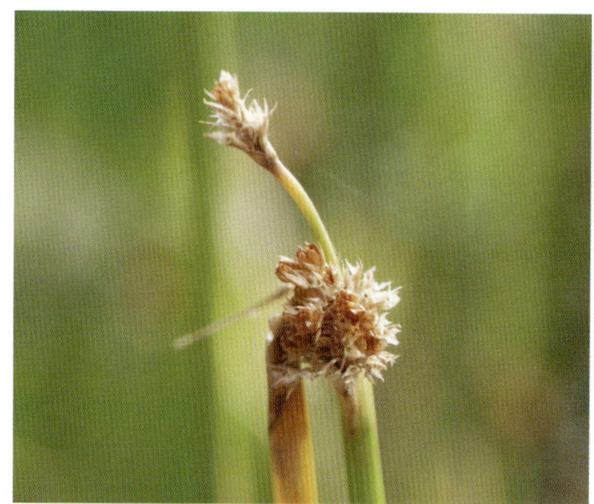

▲ 골풀 꽃

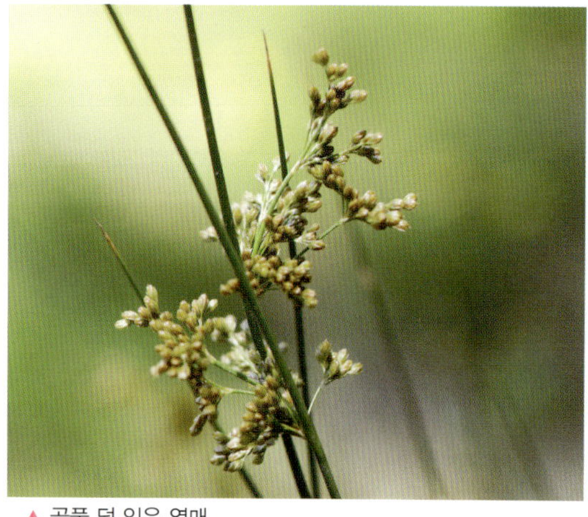

▲ 골풀 덜 익은 열매

▲ 골풀 시든 꽃

▲ 골풀 익은 열매

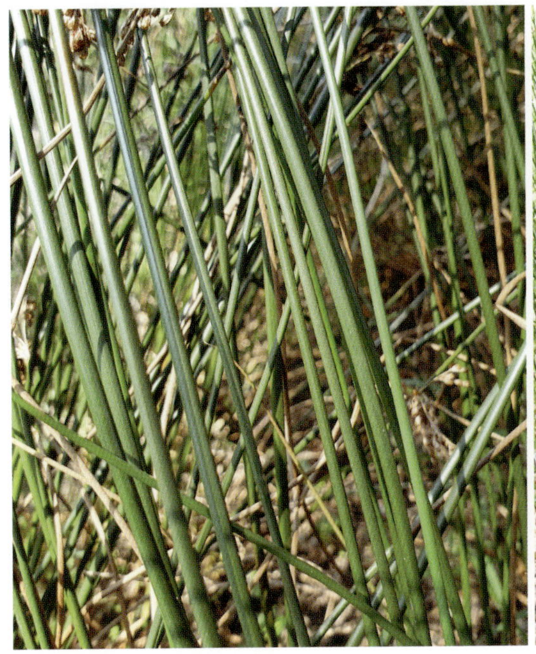

▲ 골풀 줄기

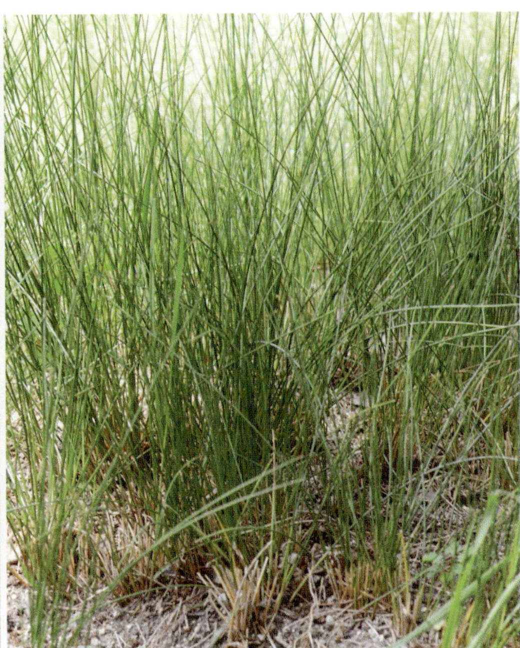

▲ 골풀 지상부(줄기)

| **약용법** | 등심초 1~3g을 물 800mL에 넣고 달여서 반으로 나누어 아침저녁으로 마신다. 신선한 재료는 15~30g을 사용한다. 가루나 환(丸)으로 만들어 복용하기도 한다.

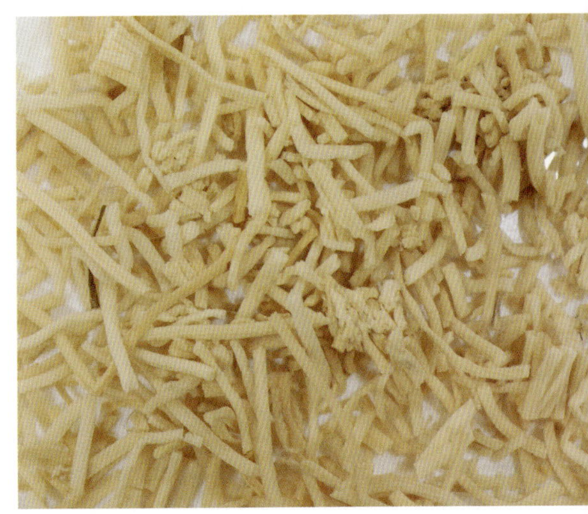

▲ 등심초(약재, 전형)

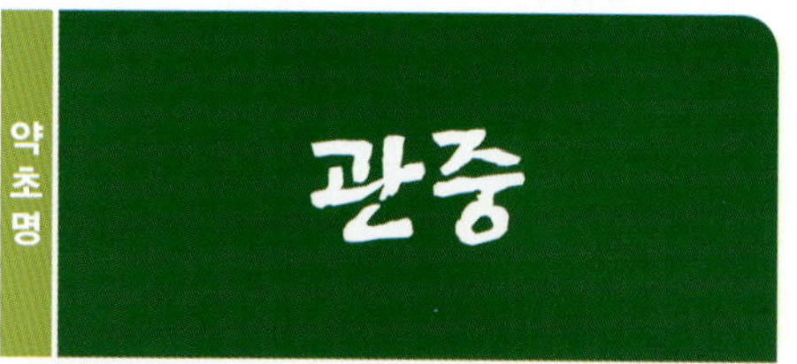

약초명

약재명

관중 貫衆

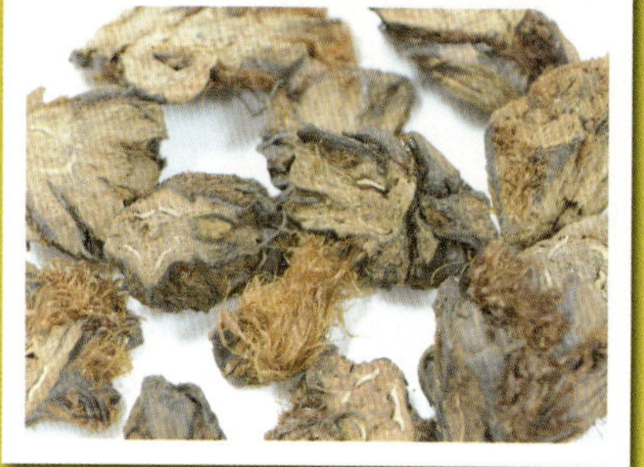

《동의보감》 탕액편에 기재된
조선시대(1610년)의 우리글 약초명

회초밋불휘

약초명 및 학명

관중
Dryopteris crassirhizoma Nakai

과명

면마과

약용부위

뿌리줄기 및 잎자루의 잔기

| 약재의 조선시대 의서(醫書) 수재 |

관중은 《동의보감》 탕액편(湯液篇)의 풀부(部)와
《방약합편》의 산초(山草)편에 수재되어 있다.

| 《동의보감》 탕액편의 효능 |

관중(貫衆, 관중 뿌리줄기)의 성질은 약간 차고
[微寒] 맛은 쓰며[苦] 독이 있다. 모든 독을 풀
리게 하며 삼충(三蟲)을 죽이고 촌백충(寸白蟲)
을 없앤다. 배 속에 생긴 덩어리를 깨뜨린다.
○ 곳곳에서 자란다. 뿌리의 모양, 색, 털, 까
끄라기[芒, 망]가 늙은 솔개 머리[鴟頭, 치두]와
비슷하므로 초치두(草鴟頭)라고 부른다. 일명
흑구척(黑狗脊)이라고도 한다. 음력 3월에 뿌
리를 캐어 햇볕에 말린다[본초].

| 《동의보감》 탕액편의 원문 |

관중(貫衆) 회초밋불휘 : 性微寒 味苦 有毒. 主
諸毒 殺三蟲 去寸白蟲 破癥瘕. ○ 處處有之.
根形色毛芒 全似老鴟頭 故呼爲草鴟頭. 一名
黑狗脊. 三月採根 曬乾.[本草]

| 식약처 인정 약초와 약재 |

○ 약초·약재의 식약처 공정서 수재 : 관중은 식품
의약품안전처의 의약품 공정서인 《대한민국
약전외한약(생약)규격집(KHP)》에 수재되어
있다.

○ 약재의 라틴어 생약명 : Dryopteridis
Crassirhizomatis Rhizoma

○ 약재의 이명 또는 영명 : 면마(綿馬)

○ 식약처의 법정 기원식물과 약용부위 : 약재 관
중은 관중 *Dryopteris crassirhizoma* Nakai(면마

과 Aspidiaceae)의 뿌리줄기 및 잎자루의 잔기이다.

- **약재의 외부 형태 :** 이 약은 뿌리줄기와 잎자루의 잔기로 긴 도란형이고 약간 구부러져 있다. 위 끝은 둥글거나 또는 잘린 모양이고 아래 끝은 뾰족하거나 세로로 쪼개져 두 쪽을 이룬다.
- **약재 저장법 :** 차광한 밀폐용기(고형의 이물이 들어가는 것을 방지하고 내용의약품이 손실되지 않도록 보호할 수 있는 용기)

| 약재의 효능 |

- **한방 효능 분류 :** 구충약(驅蟲藥, 소화기 기생충을 구제하는 약)

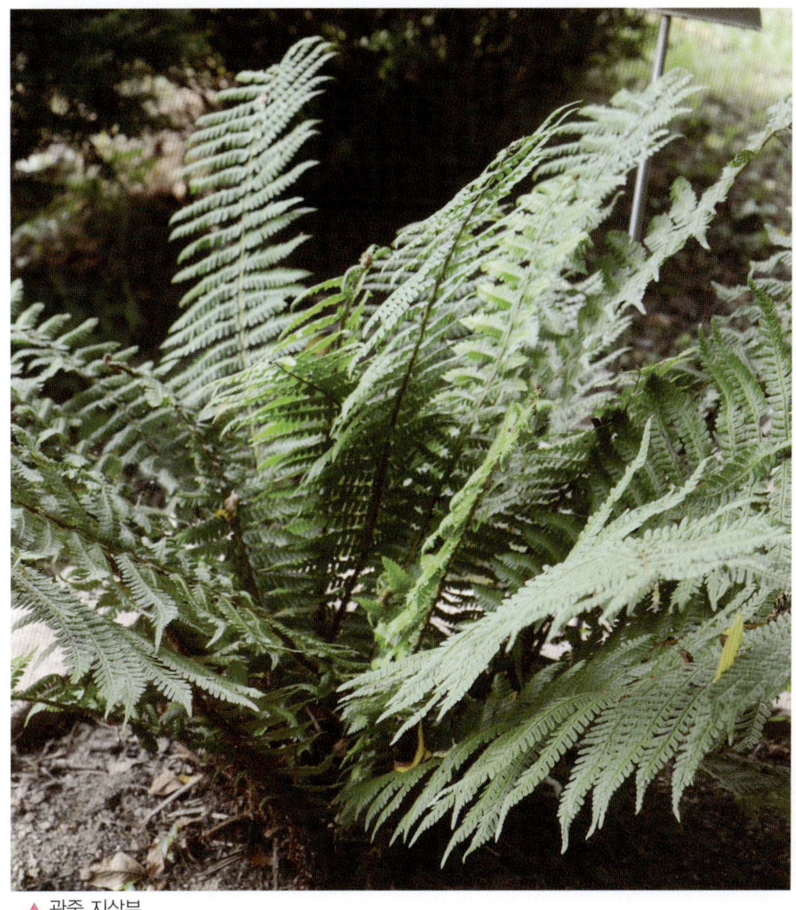

▲ 관중 지상부

허준,《원본 동의보감》,
734쪽, 남산당(2014)
《동의보감》세갑술중동 내의
원교정 완영중간(歲甲戌仲冬
內醫院校正 完營重刊) 영인본

- **한방 약미(藥味)와 약성(藥性)** : 맛은 쓰고 성질은 약간 차며 독이 약간 있다.

  + 한방 약미

  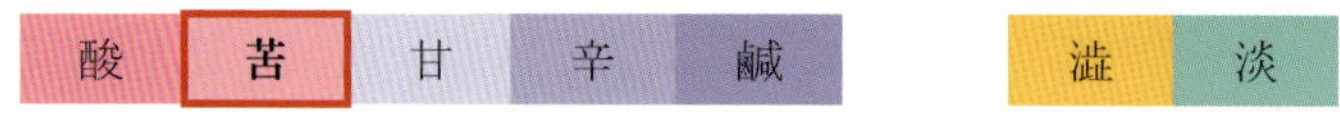

  + 한방 약성

  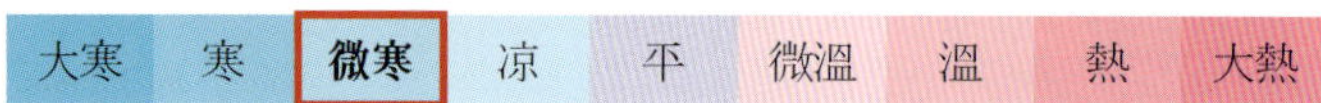

- **한방 작용부위(귀경, 歸經)** : 관중은 주로 간장, 위장 질환에 영향을 미친다.
- **한방 효능** : 열독(熱毒)을 해소한다(淸熱解毒, 청열해독). 출혈을 멎게 한다(止血, 지혈). 기생충을 죽인다(殺蟲, 살충).

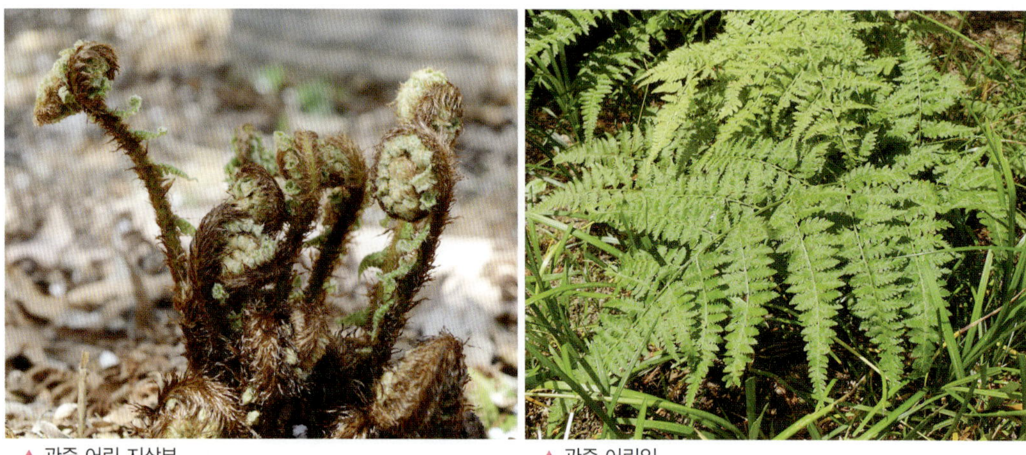

▲ 관중 어린 지상부

▲ 관중 어린잎

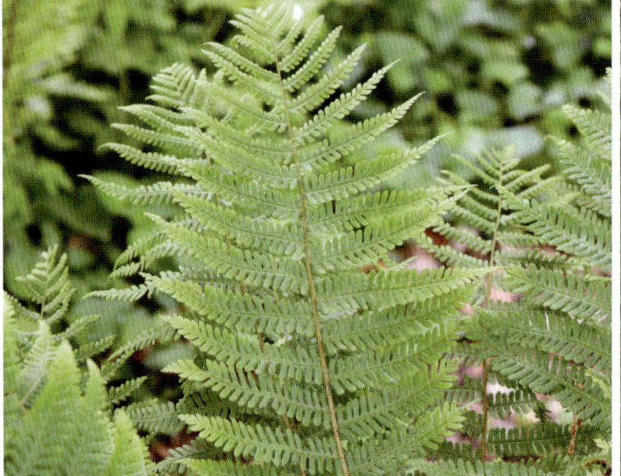

▲ 관중 잎(앞면)

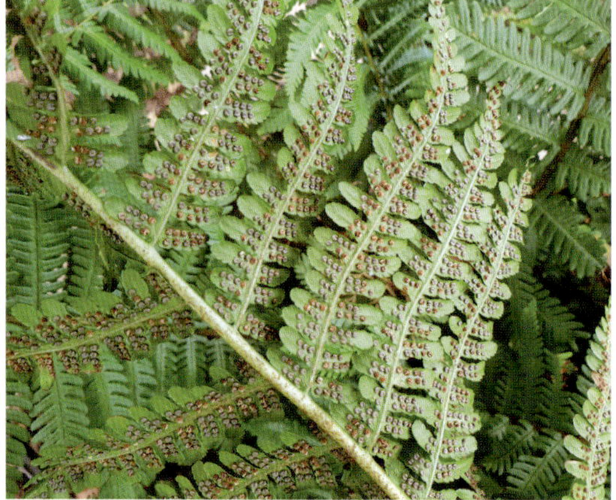

▲ 관중 잎(뒷면)

- **약효 해설 :** 가래에 피가 섞여 나오는 병증에 쓰인다. 구충 작용이 있다. 토혈, 코피, 혈변(血便)의 지혈 작용이 있다. 여성의 부정기 자궁출혈과 자궁에서 분비물이 나오는 증상에 사용한다.
- **임상응용 :** 조충구제, 코피, 대하에 쓴다.

| 북한에서의 효능 | 구충약으로서 벌레를 죽이고 열을 내리우며 독을 풀고 출혈을 멈춘다.

| 약용법 | 관중 5~15g을 물 800mL에 넣고 달여서 반으로 나누어 아침저녁으로 마시거나 또는 가루나 환(丸)으로 만들어 복용한다. 외용할 때는 적당량을 짓찧어서 환부에 붙인다.

| 주의사항 | 간염 환자, 급성위염 환자, 임신부에게는 쓰지 않는다.

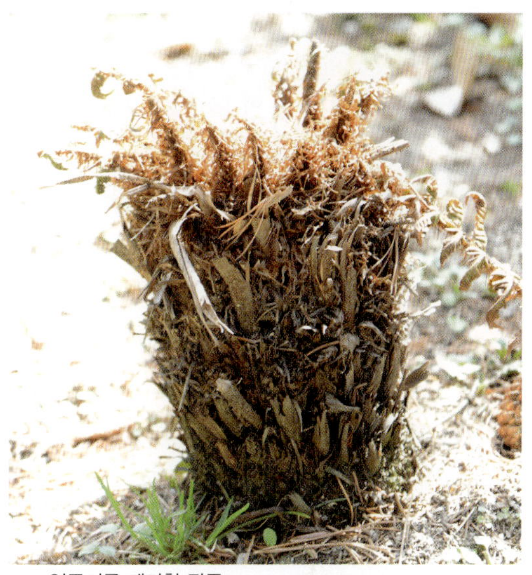

▲ 잎줄기를 제거한 관중

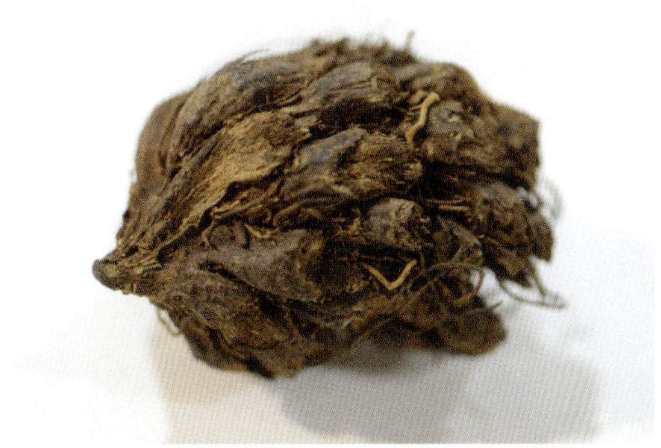

▲ 관중(약재, 전형)

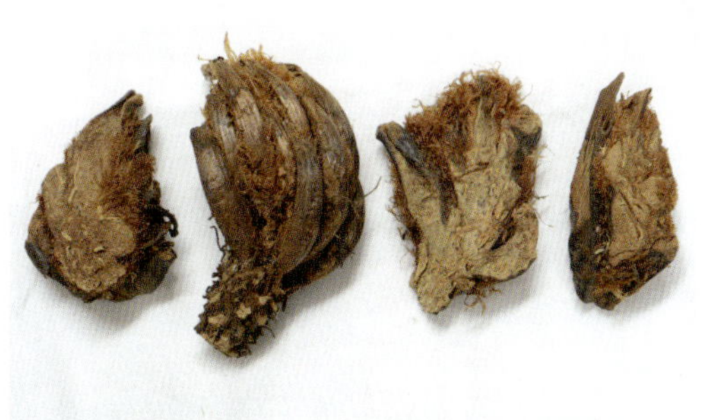

▲ 관중(약재, 절단)

약초명

구기자나무

약재명

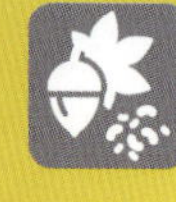

구기자 枸杞子

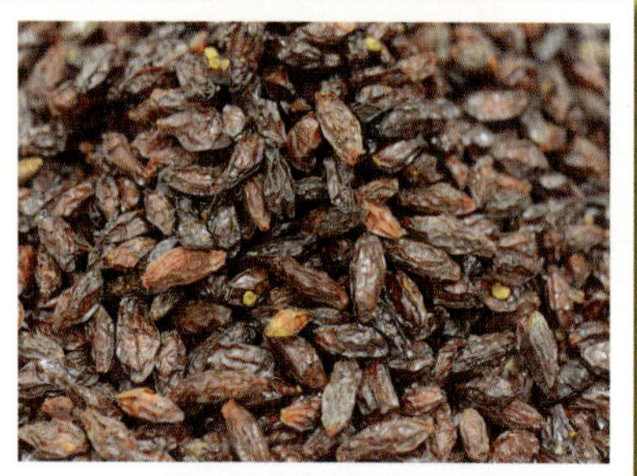

《동의보감》 탕액편에 기재된
조선시대(1610년)의 우리글 약초명

괴좃나모여름

약초명 및 학명

구기자나무
Lycium chinense Miller

과명

가지과

약용부위

열매

| 약재의 조선시대 의서(醫書) 수재 |

구기자는《동의보감》탕액편(湯液篇)의 나무부
(部)와《방약합편》의 관목(灌木)편에 수재되어
있다.

|《동의보감》 탕액편의 효능 |

구기자(枸杞子, 구기자나무 열매)의 성질은 차고
[寒](보통이다[平]고도 한다) 맛은 쓰며[苦](달다
[甘]고도 한다) 독이 없다. 내상(內傷)이나 몹시
피로하고 숨 쉬기도 힘든 것을 보한다. 근육과
뼈를 튼튼하게 하고 양기를 세게 하며 오로칠
상(五勞七傷)을 치료한다. 정기(精氣)를 보하며
얼굴색을 희게 한다[顏色變白]. 눈을 밝게 하
며 정신을 안정시키고 오래 살 수 있게 한다.
○ 일명 지선(地仙), 선인장(仙人杖)이라고도 한
다. 곳곳에 있다. 봄, 여름에 잎을 따고 가을에
줄기와 열매를 딴다. 오래 먹으면 몸이 가벼워
지고 기운이 나게 한다.

|《동의보감》 탕액편의 원문 |

구기자(枸杞子) 괴좃나모여름：性寒[一云平] 味
苦[一云甘] 無毒. 補內傷大勞噓吸 堅筋骨 強
陰 療五勞七傷 補益精氣 易顏色變白 明目安
神 令人長壽. ○ 一名地仙 一名仙人杖 處處
有之. 春夏採葉 秋採莖實. 久服之 皆輕身益
氣. ○ 嫩葉作羹茹食之 甚佳. 色白無刺者良.
○ 莖名枸杞 根名地骨. 枸杞當用梗皮 地骨當
用根皮 枸杞子當用其紅實 是一物有三用. 其
梗皮寒 根皮大寒 子微寒 性亦三等. ○ 陜西
枸杞子如櫻桃 全少核 極有味.[本草]

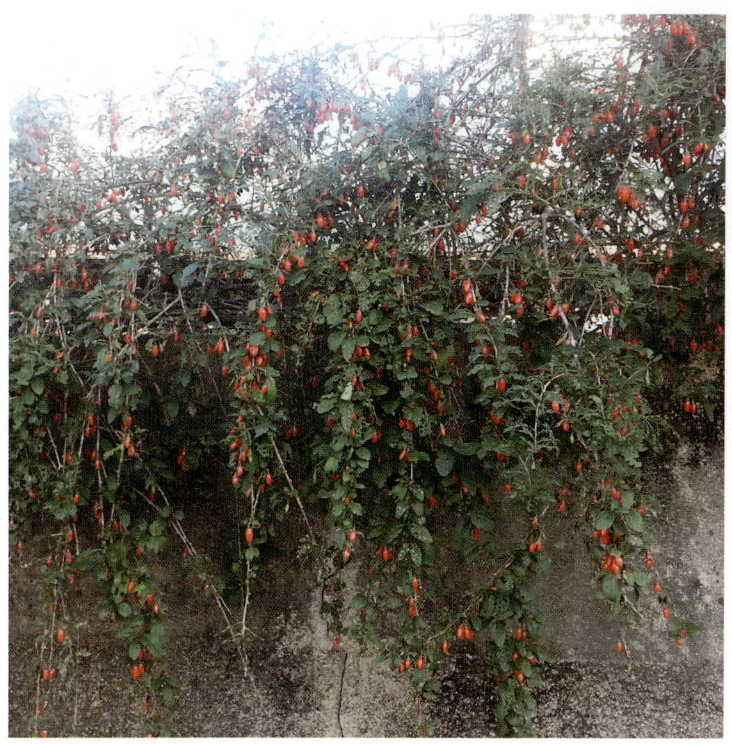

▲ 구기자나무 지상부

枸杞子 피ㅅ나모여름
性寒(一云平)味苦(一云甘)無毒 補內傷大勞噓吸 堅筋骨 强陰 療五勞七傷 補益精
一名仙人杖 顔色變白 明目安神 令人長壽 處處有之 春夏採葉 秋採莖實 久服
刺之者皆良 輕身益氣 嫩葉名地仙苗 作羹茹食之甚佳 莖名枸杞 梗色皮白地無
其梗當皮用寒 根根皮皮枸大杞寒子子當微寒 其性紅實亦是三等一物 陝西三枸用
必杞枝子極如有櫻味桃斡全

허준, 《원본 동의보감》, 738쪽,
남산당(2014)
《동의보감》 세갑술중동 내의원교정 완영
중간(歲甲戌仲冬 內醫院校正 完營重刊)
영인본

| 약초 · 약재의 해설 |

- 구기자나무의 열매는 구기자(枸杞子) 그리고 구기자나무의 뿌리껍질은 지골피(地骨皮)로 부른다.

- 동속식물인 흑과구기(黑果枸杞, *Lycium ruthenicum* Murray)는 구기자와 달리 줄기와 가지에 긴 가시가 많으며 중앙아시아, 중국 신장위구르(新疆維吾爾)자치구 지역에서 자생하는 약초다.

| 식약처 인정 약초와 약재 |

- **약초·약재의 식약처 공정서 수재** : 구기자는 식품의약품안전처의 의약품 공정서인 《대한민국약전(KP)》에 수재되어 있다.

- **약재의 라틴어 생약명** : Lycii Fructus

- **약재의 이명 또는 영명** : Lycium Fruit

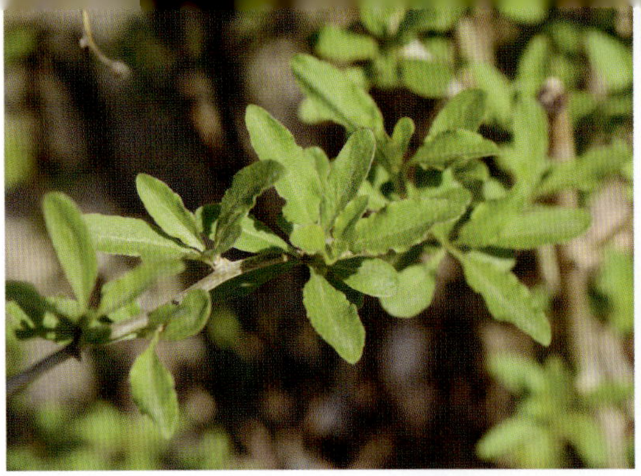

▲ 구기자나무 잎

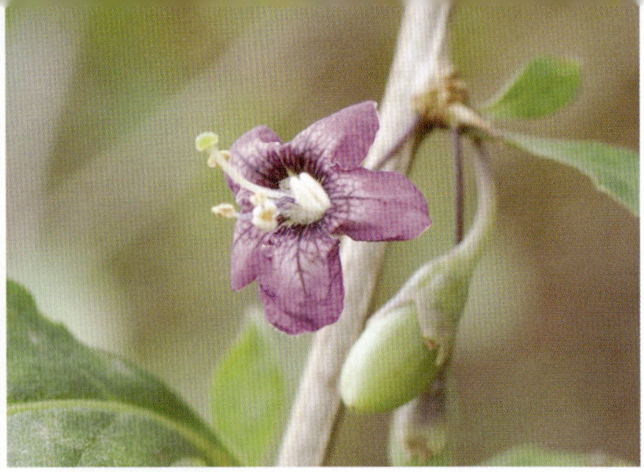

▲ 구기자나무 꽃

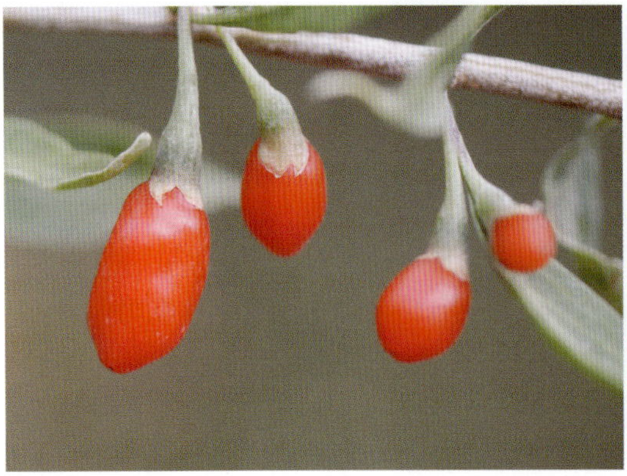

▲ 구기자나무 열매

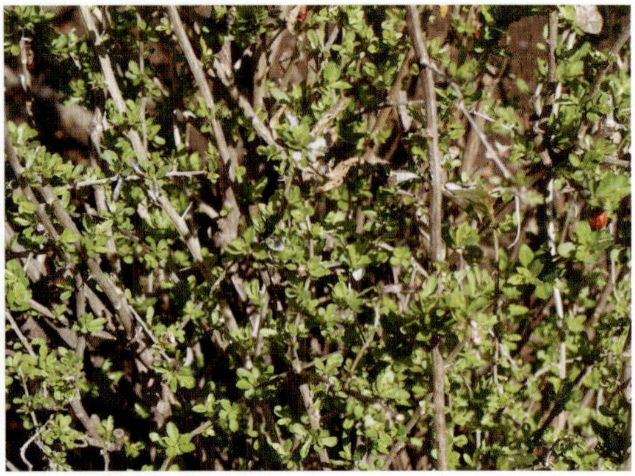

▲ 구기자나무 줄기

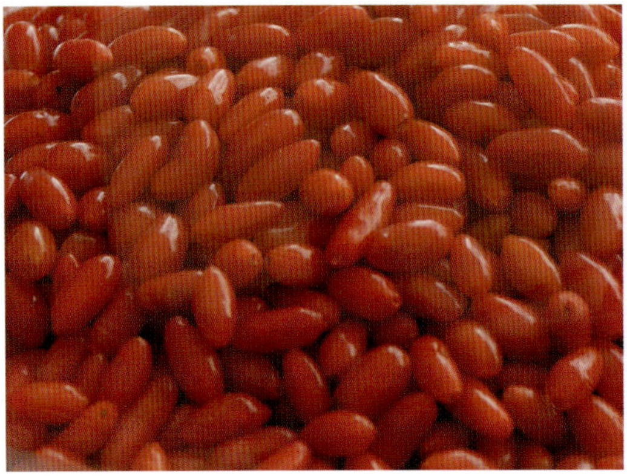

▲ 구기자나무 열매(채취품)

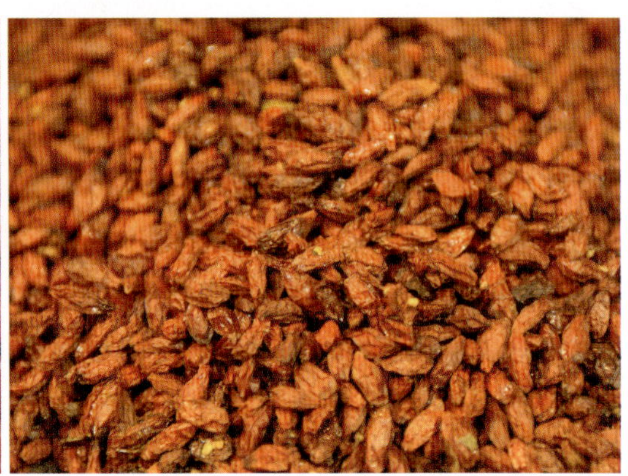

▲ 구기자(약재, 전형)

- **식약처의 법정 기원식물과 약용부위** : 약재 구기자는 구기자나무 *Lycium chinense* Miller 또는 영하구기(寧夏枸杞) *Lycium barbarum* Linné(가지과 Solanaceae)의 열매이다.
- **약재의 외부 형태** : 이 약은 열매로 방추형에 가깝거나 타원형이며 바깥면은 붉은색~어두운 붉은색이고 맨 끝에는 작은 돌기 모양의 암술대 자국이 있다.

○ **약재 저장법 :** 밀폐용기(고형의 이물이 들어가는 것을 방지하고 내용의약품이 손실되지 않도록 보호할 수 있는 용기)

| 약재의 효능 |

○ **한방 효능 분류 :** 보익약(補益藥, 보약) - 보음약(補陰藥, 진액을 보하는 약)

○ **한방 약미(藥味)와 약성(藥性) :** 맛은 달고 성질은 보통이다.

+ **한방 약미**

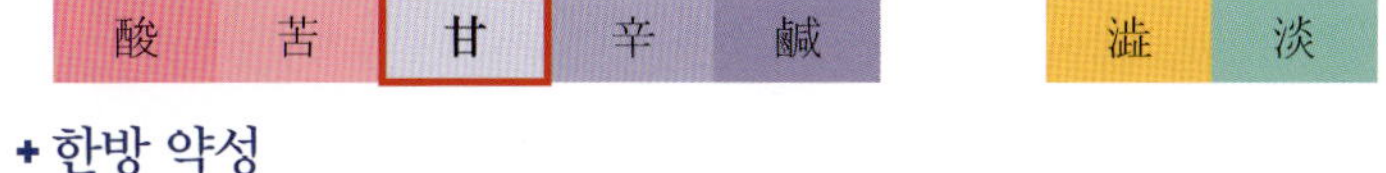

| 酸 | 苦 | **甘** | 辛 | 鹹 | | 澁 | 淡 |

+ **한방 약성**

| 大寒 | 寒 | 微寒 | 凉 | **平** | 微溫 | 溫 | 熱 | 大熱 |

○ **한방 작용부위(귀경, 歸經) :** 구기자는 주로 간장, 신장 질환에 영향을 미친다.

○ **한방 효능 :** 간(肝)과 신(腎)을 보양한다(滋補肝腎, 자보간신). 정기(精氣)를 보충하고 눈을 밝게 한다(益精明目, 익정명목).

○ **약효 해설 :** 간신(肝腎)의 기능 부족에 사용한다. 허리와 무릎 부위가 시큰거리고 아픈 병증을 낫게 한다. 정신이 아찔아찔하여 어지러운 증상과 귀울림 증상을 치료한다. 눈이 어두워 물체가 똑똑히 안 보이고 뿌옇게 보이는 증상에 유효하다. 발기부전과 무의식중에 정액이 나오는 증상에 활용한다. 간기능 보호 작용이 있다. 혈압강하 작용이 있다.

○ **임상응용 :** 허리와 무릎의 통증, 무력감, 현기증, 어지러움, 두통에 쓴다.

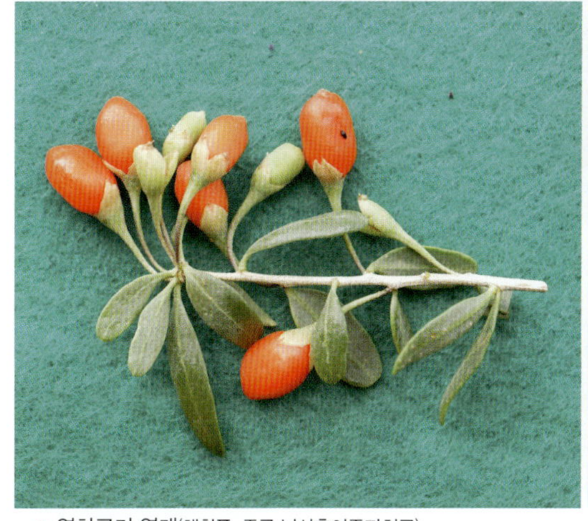

▲ 영하구기 열매(채취품, 중국 닝샤후이족자치구)

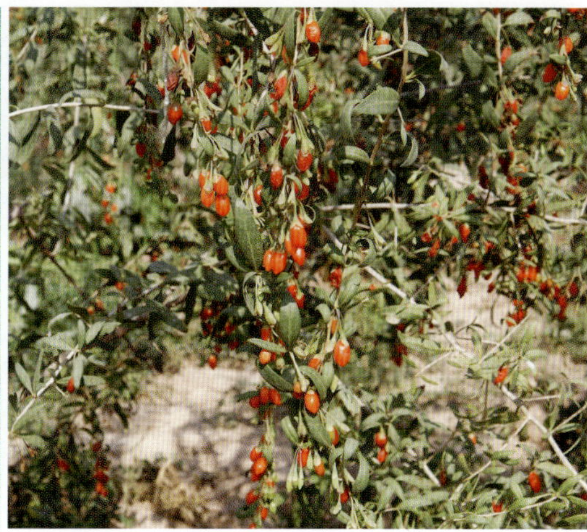

▲ 영하구기 잎과 열매(중국 닝샤후이족자치구)

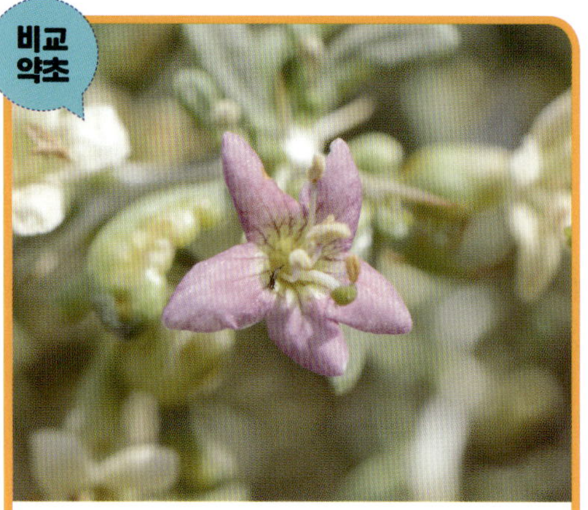

▲ 흑과구기(黑果枸杞, *Lycium ruthenicum*) 꽃(중국 투르판사막식물원)

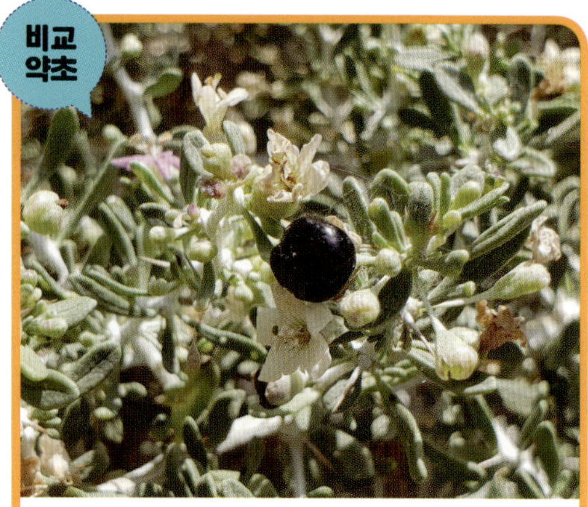

▲ 흑과구기(黑果枸杞, *Lycium ruthenicum*) 열매(중국 투르판사막식물원)

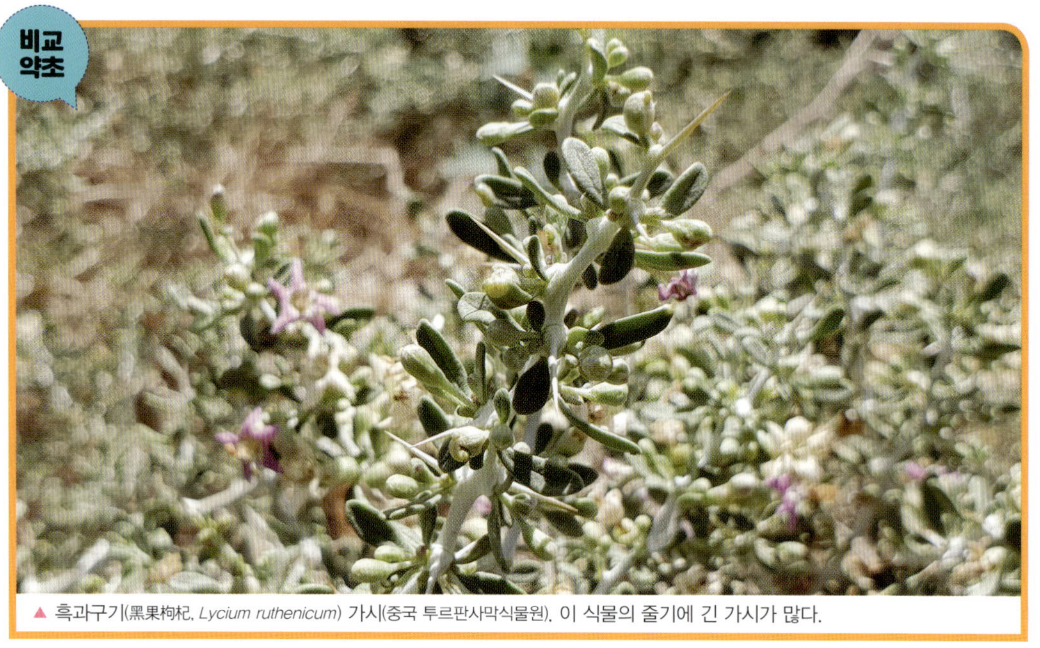

▲ 흑과구기(黑果枸杞, *Lycium ruthenicum*) 가시(중국 투르판사막식물원). 이 식물의 줄기에 긴 가시가 많다.

| **북한에서의 효능** | 보음약으로서 음과 정수, 간과 신을 보하며 힘줄과 뼈를 든든하게 하고 눈을 밝게 한다.

| **약용법** | 열매 6~12g을 물 800mL에 넣고 달여서 반으로 나누어 아침저녁으로 마신다.

약초명

구릿대

약재명

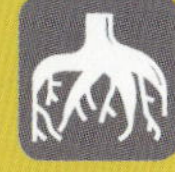

백지 白芷

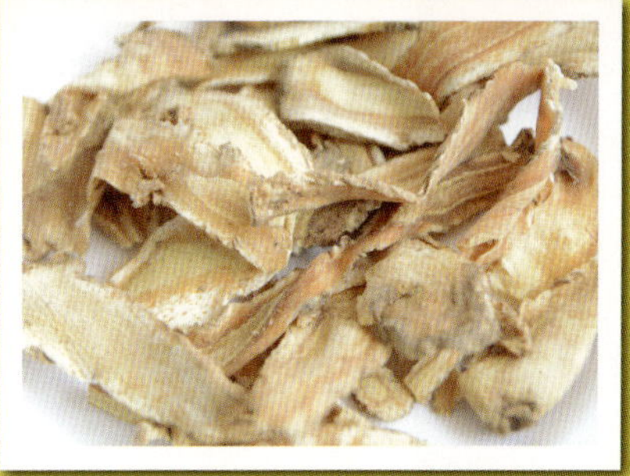

《동의보감》 탕액편에 기재된
조선시대(1610년)의 우리글 약초명

구리댓불휘

약초명 및 학명

구릿대
Angelica dahurica Bentham et Hooker f.

과명

산형과

약용부위

뿌리

| 약재의 조선시대 의서(醫書) 수재 |

백지는 《동의보감》 탕액편(湯液篇)의 풀부(部)
와 《방약합편》의 방초(芳草, 향기가 좋은 풀)편
에 수재되어 있다.

| 《동의보감》 탕액편의 효능 |

백지(白芷, 구릿대 뿌리)의 성질은 따뜻하고[溫]
맛은 매우며[辛] 독이 없다. 바람의 기운으로
머리가 아프고 눈앞이 아찔하며 눈물이 나오
는 데 주로 쓴다. 부인의 적백대하[赤白漏下],
월경이 나오지 않는 것, 음순이 붓는 것[陰腫]
에 쓴다. 묵은 피를 없애고 새 피를 생겨나게
하며 임신 하혈(下血)로 유산되려는 것을 막아
준다. 젖멍울[乳癰, 유옹], 등에 나는 큰 종기,
나력(瘰癧), 치질[腸風, 장풍], 항문 주위에 구
멍이 생긴 것, 창이(瘡痍), 옴과 버짐을 낫게
한다. 통증을 멎게 하고 새살을 돋게 하며 고
름을 배출하고 삭인다. 얼굴에 바르는 기름으
로 만들어 쓰면 안색을 윤기 있게 하며 얼굴의
기미, 주근깨, 흉터를 없애준다. ○ 곳곳에 다
자란다. 음력 2월과 8월에 뿌리를 캐어 햇볕에
말린다. 노랗고 윤기 있는 것이 좋다[본초].

| 《동의보감》 탕액편의 원문 |

백지(白芷) 구리댓불휘 : 性溫 味辛 無毒. 主
風邪頭痛 目眩淚出. 主婦人漏下赤白 血閉陰
腫. 破宿血 補新血 安胎漏滑落. 治乳癰 發背
瘰癧 腸風 痔瘻 瘡痍 疥癬. 止痛生肌 能排膿
蝕膿. 可作面脂 潤顔色 去面䵟疵瘢. ○ 處處
有之 二月八月採根 暴乾. 以黃澤者爲佳.[本

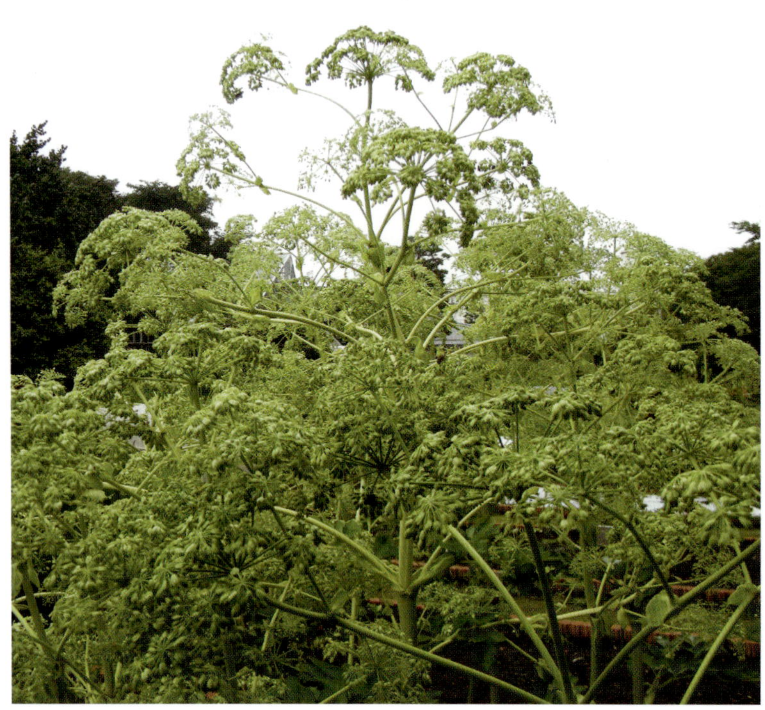

▲ 구릿대 지상부

> 白芷 구릿댓불휘
>
> 性溫味辛無毒主風邪頭痛目眩淚出主婦人漏下赤白血閉陰腫破宿血補新血安胎漏滑落止痛生肌能治乳癰發背瘰癧腸風痔瘻瘡痍疥癬排膿可作面脂潤顏色去面䵟瘢疵爲癰疽○處處有之二月八月採根暴乾以黃澤者爲佳離騷謂之葯手陽明本經藥足陽明手太陰解利風寒之劑也[入門]

허준, 《원본 동의보감》, 728쪽, 남산당(2014)
《동의보감》 세갑술중동 내의원교정 완영중간(歲甲戌仲冬 內醫院校正 完營重刊) 영인본

草] ○ 離騷謂之葯. 手陽明本經藥 足陽明手太陰 解利風寒之劑也.[入門]

| 약초 · 약재의 해설 |

우리나라 구릿대(*Angelica dahurica* Bentham et Hooker f.)와 중국의 기백지(祁白芷), 우백지(禹白芷)는 학명은 같으나 품종의 차이가 있어 약재의 형태가 서로 다르다. 구릿대는 허베이(河北)성의 안궈(安國)에서 생산되는 것을 기백지(祁白芷) 그리고 허난(河南)성의 위저우(禹州)시와 창거(長葛, 장갈)에서 생산되는 것을 우백지(禹白芷)라고 한다. 우백지(禹白芷)가 재배되는 허난성 위셴(禹縣, 우현)은 중국의 옛 지명이다. 현재는 허난성 위저우(禹州)시로 변경되었지만 우리나라 책자에는 대부분 아직까지 위셴으로 표기되어 있다. '약은 위저우(禹州)의 것이 아니면 향이 없고, 의술은 약왕을 만나지 않으면 오묘함을 알 수 없다'는 전설이 오늘날까지 전해오는 지역인 위저우에는 한약시장으로 잘 알려진 '위저우중약재전문시장'이 있다. 정저우에서 남쪽으로 70여 km 떨어진 곳에 위저우가 있다.[참고문헌: 7]

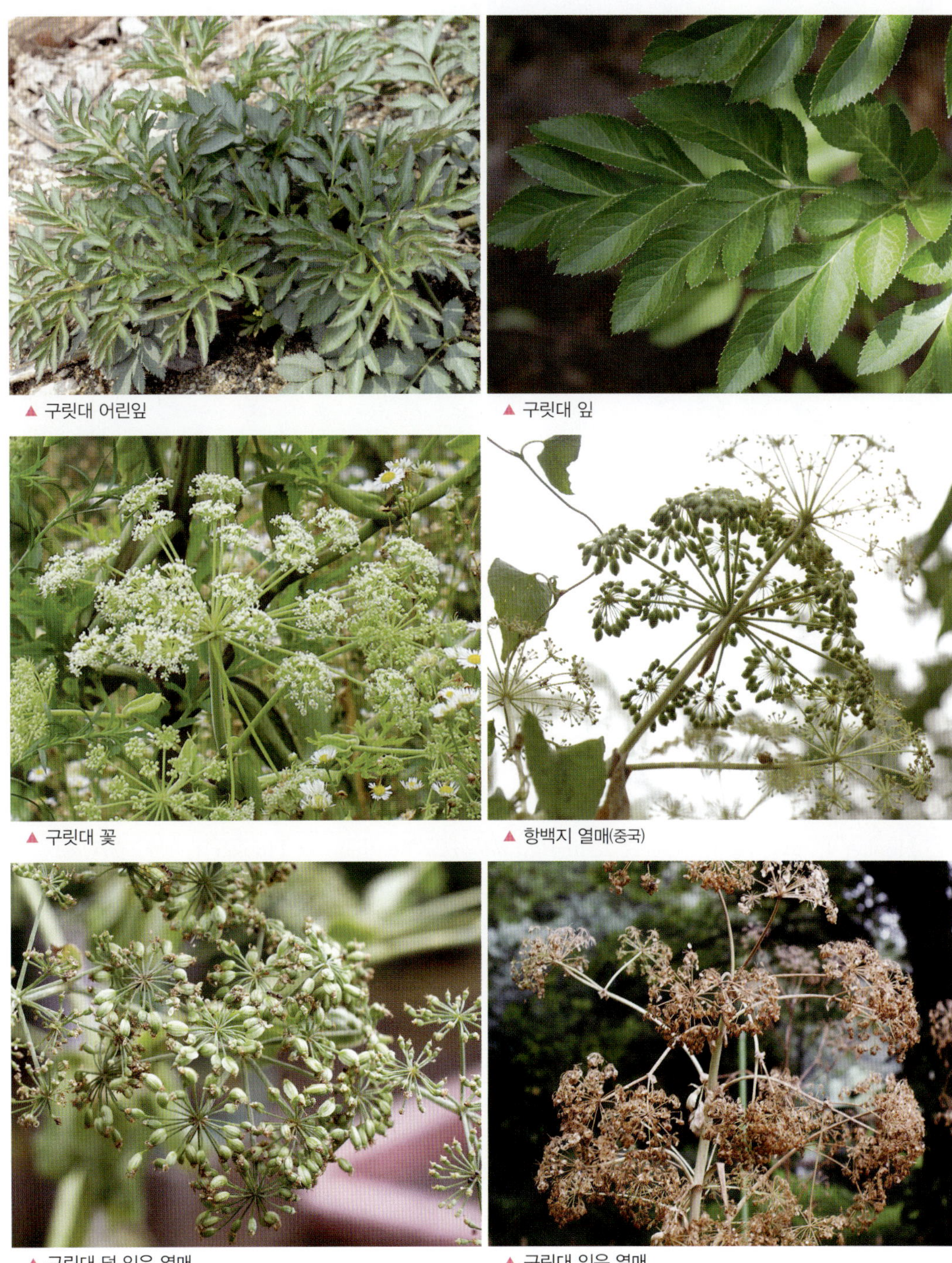

▲ 구릿대 어린잎

▲ 구릿대 잎

▲ 구릿대 꽃

▲ 항백지 열매(중국)

▲ 구릿대 덜 익은 열매

▲ 구릿대 익은 열매

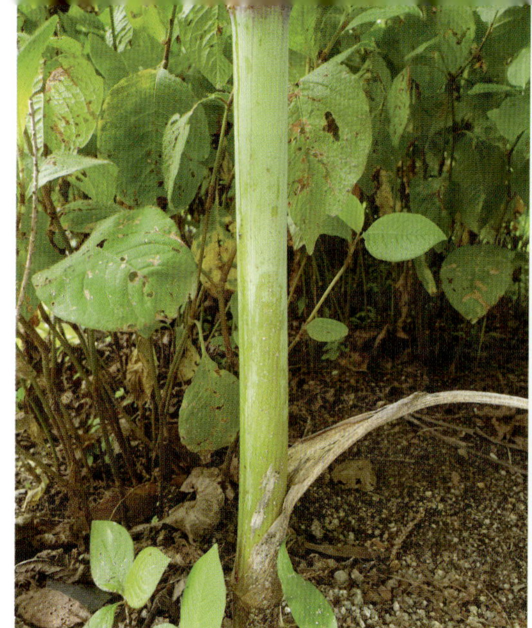

▲ 구릿대 줄기

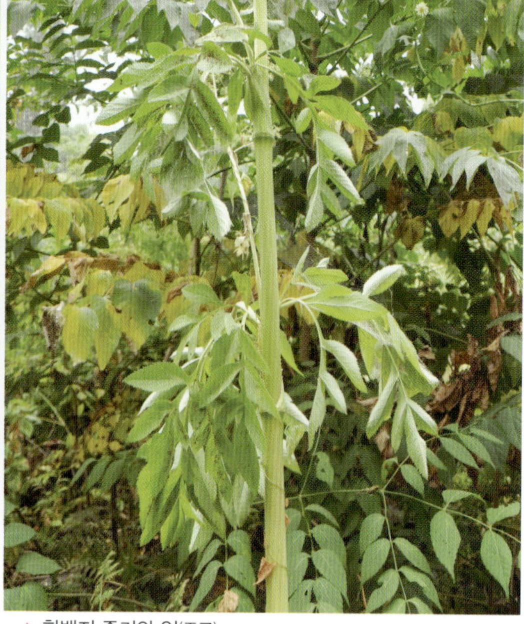

▲ 항백지 줄기와 잎(중국)

| 식약처 인정 약초와 약재 |

- **약초·약재의 식약처 공정서 수재 :** 백지는 식품의약품안전처의 의약품 공정서인 《대한민국약전(KP)》에 수재되어 있다.

- **약재의 라틴어 생약명 :** Angelicae Dahuricae Radix

- **약재의 이명 또는 영명 :** Angelica Dahurica Root

- **식약처의 법정 기원식물과 약용부위 :** 약재 백지는 구릿대 *Angelica dahurica* Bentham et Hooker f. 또는 항백지(杭白芷) *Angelica dahurica* Bentham et Hooker f. var. *formosana* Shan et Yuan(산형과 Umbelliferae)의 뿌리이다.

- **약재의 외부 형태 :** 이 약은 뿌리로 짧은 원뿌리에서 긴 뿌리가 많이 갈라져서 대체로 방추형을 이루고 있다. 바깥면은 회갈색~어두운 갈색을 띤다. 뿌리에는 세로 주름과 세로로 두드러진 여러 개의 가는뿌리 자국이 있다.

- **약재 저장법 :** 밀폐용기(고형의 이물이 들어가는 것을 방지하고 내용의약품이 손실되지 않도록 보호할 수 있는 용기)

| 약재의 효능 |

- **한방 효능 분류 :** 해표약[解表藥, (땀을 내어) 체표를 풀어주는 약] - 발산풍한약(發散風寒藥, 체표에 머물러 있는 차가운 기운을 발산시키는 약)

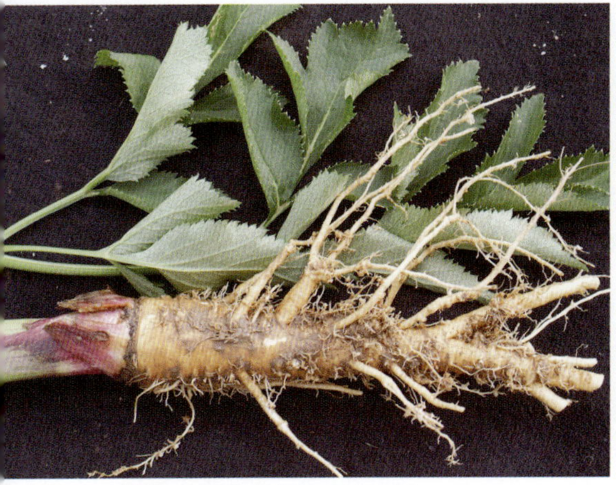
▲ 백지(우백지) 뿌리(채취품, 중국 허난성)

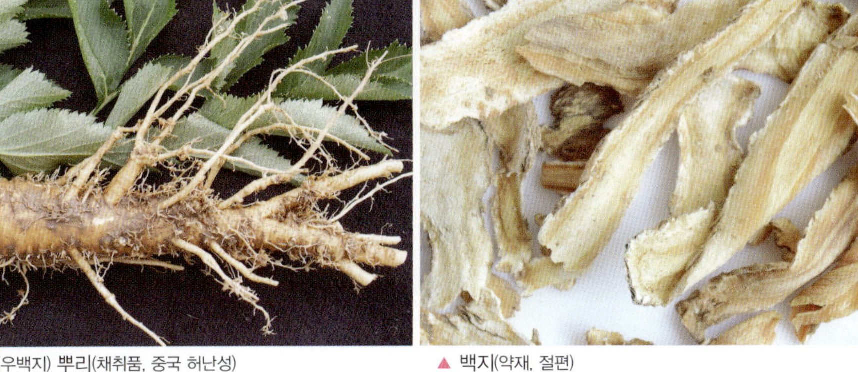
▲ 백지(약재, 절편)

● **한방 약미(藥味)와 약성(藥性)** : 맛은 맵고 성질은 따뜻하다.

+ **한방 약미**

| 酸 | 苦 | 甘 | **辛** | 鹹 | | 澁 | 淡 |

+ **한방 약성**

| 大寒 | 寒 | 微寒 | 凉 | 平 | 微溫 | **溫** | 熱 | 大熱 |

● **한방 작용부위(귀경, 歸經)** : 백지는 주로 위장, 대장, 폐 질환에 영향을 미친다.

● **한방 효능** : 땀을 내어 체표에 있는 사기(邪氣)를 내보내고 추위를 없앤다(解表散寒, 해표산한). 풍(風)으로 인한 통증을 멎게 한다(祛風止痛, 거풍지통). 코가 막힌 것을 잘 통하게 한다(宣通鼻竅, 선통비규). 습기를 말리고 냉을 멎게 한다(燥濕止帶, 조습지대). 종기를 가라앉히고 고름을 배출시킨다(消腫排膿, 소종배농).

● **약효 해설** : 축농증 치료에 도움이 된다. 류머티즘성 관절염을 치료한다. 자궁에서 분비물이 나오는 증상에 사용한다. 두통, 치통, 복통을 없앤다. 새로운 피부 조직의 재생을 촉진시킨다.

| **북한에서의 효능** | 풍한표증약으로서 풍한을 없애고 피순환을 돕고 고름을 빼내고 새살이 살아나게 하며 아픔을 멈춘다.

| **약용법** | 뿌리 3~10g을 물 800mL에 넣고 달여서 반으로 나누어 아침저녁으로 마신다.

약초명

국화

약재명

국화 菊花

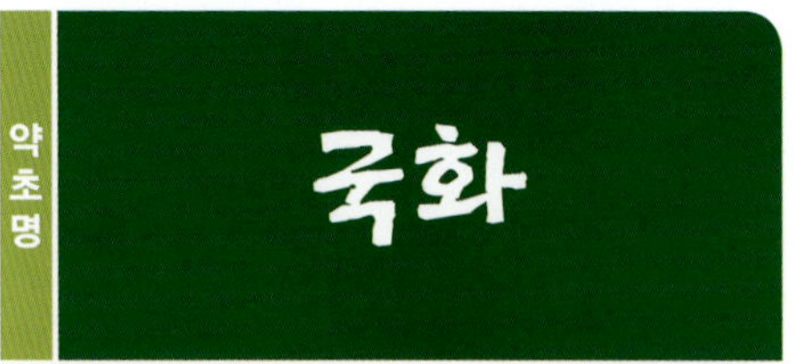

《동의보감》 탕액편에 기재된
조선시대(1610년)의 우리글 약초명

흰국화

약초명 및 학명

국화
Chrysanthemum morifolium Ramatuelle

과명

국화과

약용부위

꽃

| 약재의 조선시대 의서(醫書) 수재 |

국화는 《동의보감》 탕액편(湯液篇)의 풀부(部)와
《방약합편》의 습초(濕草)편에 수재되어 있다.

| 《동의보감》 탕액편의 효능 |

백국화(白菊花, 흰국화 꽃)는 잎과 줄기가 다 감
국화와 비슷한데 오직 꽃만 희다. 역시 풍으
로 어지러운 데[風眩] 주로 쓴다. 그리고 머리
카락을 희어지지 않게 한다. ○ 잎의 크기는
쑥 잎[艾葉, 애엽]과 비슷하다. 줄기는 푸르고
뿌리는 가늘며 꽃은 희고 꽃술은 노랗다. 흰
국화의 성질은 보통이고[平] 맛이 매우며[辛]
독이 없다. 풍으로 어지러운 데[風眩, 풍현] 주
로 쓴다. 음력 8월, 9월에 꽃을 따서 햇볕에
말린다[본초].

| 《동의보감》 탕액편의 원문 |

백국화(白菊花) 흰국화 : 莖葉都相似 惟花白.
亦主風眩 令頭不白. ○ 葉大似艾葉 莖靑根細
花白藥黃. 性平 味辛 無毒. 主風眩 八九月收
花 暴乾. [本草]

| 식약처 인정 약초와 약재 |

- **약초·약재의 식약처 공정서 수재** : 국화는 식품
의약품안전처의 의약품 공정서인 《대한민국
약전외한약(생약)규격집(KHP)》에 수재되어
있다.

- **약재의 라틴어 생약명** : Chrysanthemi Flos

- **식약처의 법정 기원식물과 약용부위** : 약재
국화는 국화 *Chrysanthemum morifolium*
Ramatuelle(국화과 Compositae)의 꽃이다.

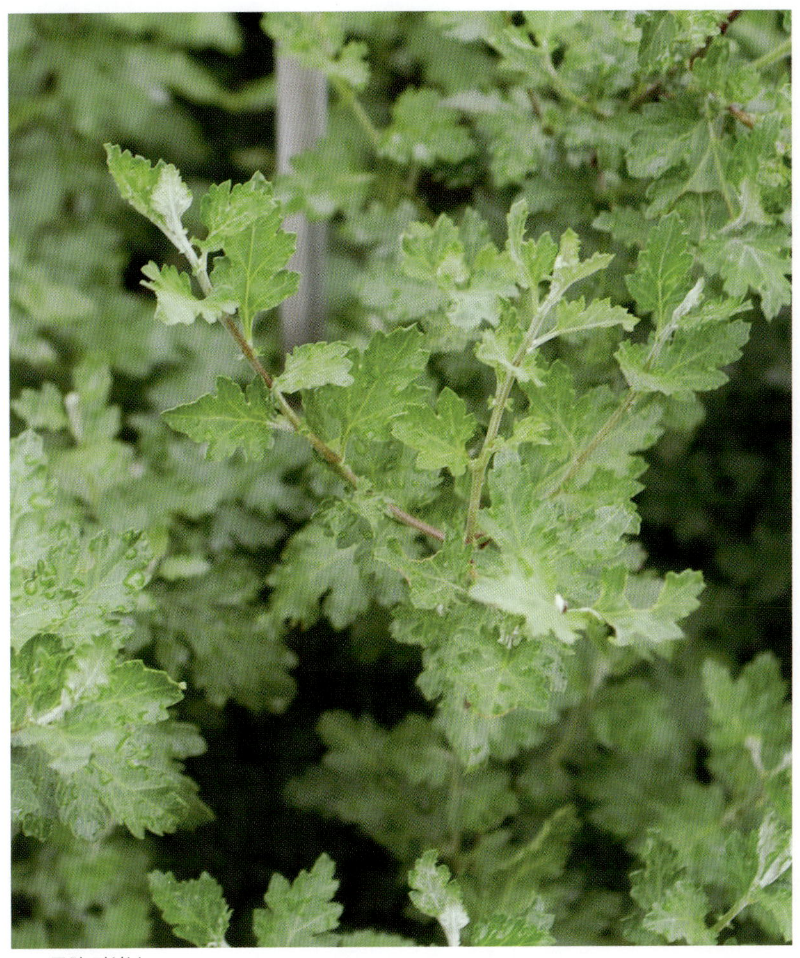

▲ 국화 지상부

허준, 《원본 동의보감》,
720쪽, 남산당(2014)
《동의보감》 세갑술중동 내의
원교정 완영중간(歲甲戌仲冬
內醫院校正 完營重刊) 영인본

○ **약재의 외부 형태** : 이 약은 꽃으로 납작하거나 고르지 않은 구형, 뒤집힌 원뿔 모양 또는
원통형이고 약간 납작하게 눌러서 부채 모양을 이룰 때도 있으며 지름 1~4cm이다.

○ **약재 저장법** : 밀폐용기(고형의 이물이 들어가는 것을 방지하고 내용의약품이 손실되지 않도록
보호할 수 있는 용기)

| **약재의 효능** |

○ **한방 효능 분류** : 해표약[解表藥, (땀을 내어) 체표를 풀어주는 약] - 발산풍열약(發散風熱藥,
체표에 머물러 있는 뜨거운 기운을 발산시키는 약)

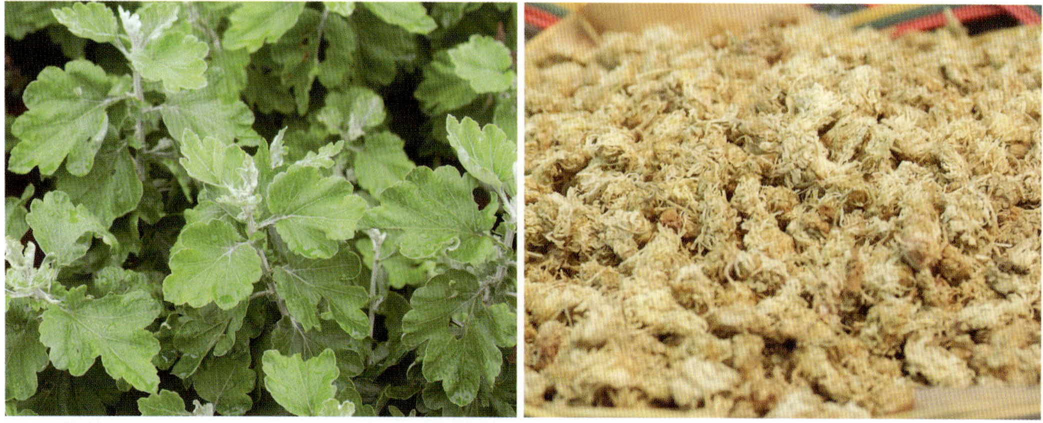

▲ 국화 잎

▲ 국화 꽃(전시품)

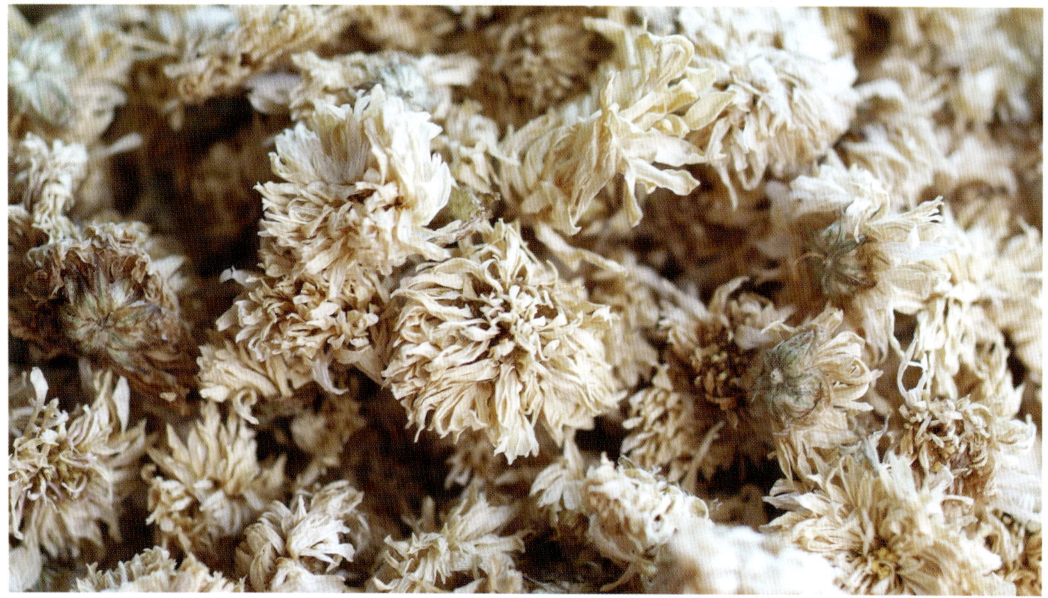

▲ 국화(약재, 전형), 중국 허난성의 4대 회약(懷藥)의 하나인 회국화이다.

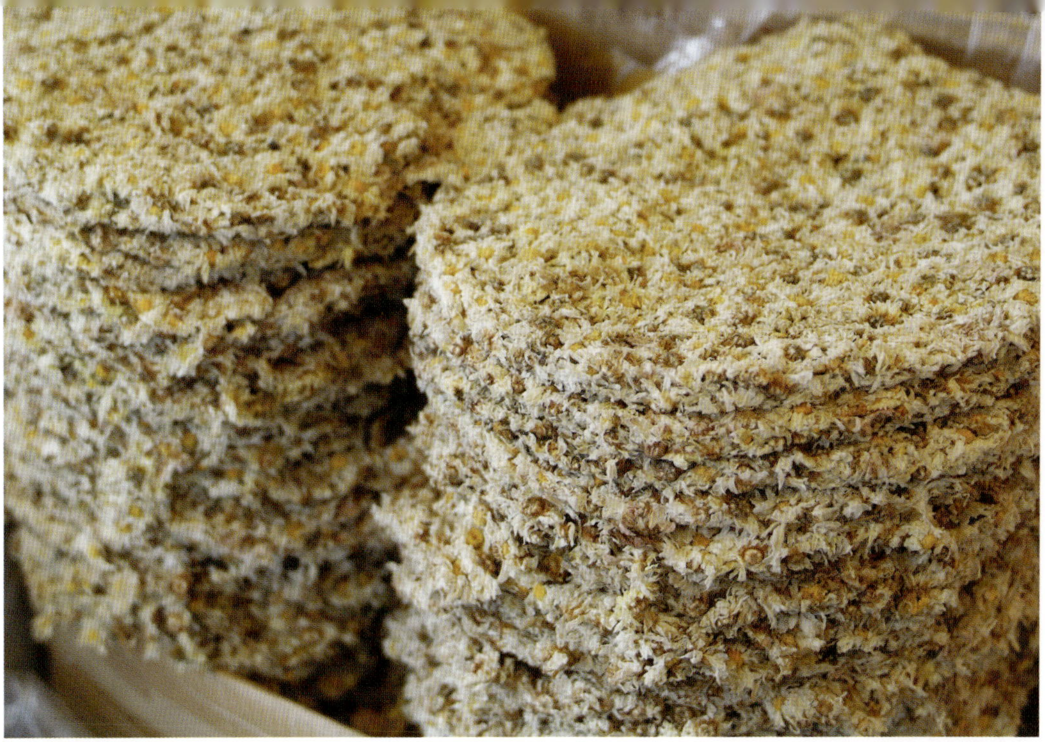

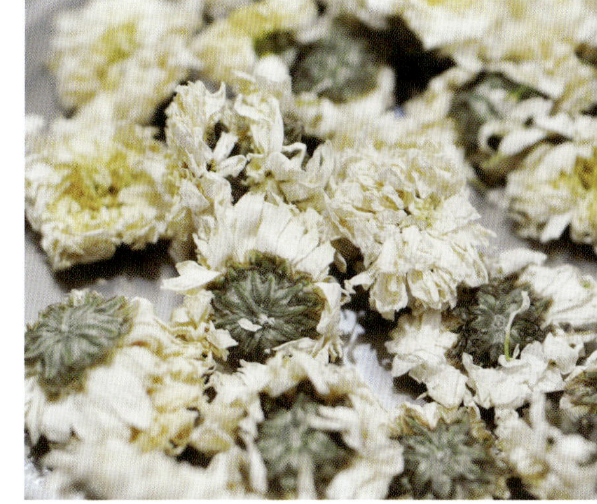

▲ 국화(약재, 판매품, 중국)

- **한방 작용부위(귀경, 歸經)** : 국화는 주로 폐, 간장 질환에 영향을 미친다.
- **한방 효능** : 풍열(風熱)을 없앤다(散風淸熱, 산풍청열). 간의 기운을 평안하게 하고 눈을 밝게 한다(平肝明目, 평간명목). 열독(熱毒)을 해소한다(淸熱解毒, 청열해독).
- **약효 해설** : 눈이 충혈되면서 붓고 아픈 증상에 쓰인다. 눈이 잘 보이지 않고 눈앞에 꽃 같은 것이 나타나는 증상에 사용한다. 결막염에 유효하다. 열을 내리며 두통과 현기증을 치료한다.
- **임상응용** : 감기, 발열, 오한, 두통, 눈이 충혈되면서 붓고 아픈 증상, 어지러움에 쓴다.

▲ 국화(약재, 전형)

| **약용법** | 꽃 5~10g을 물 800mL에 넣고 달여서 반으로 나누어 아침저녁으로 마신다.

약초명

굴나무

약재명

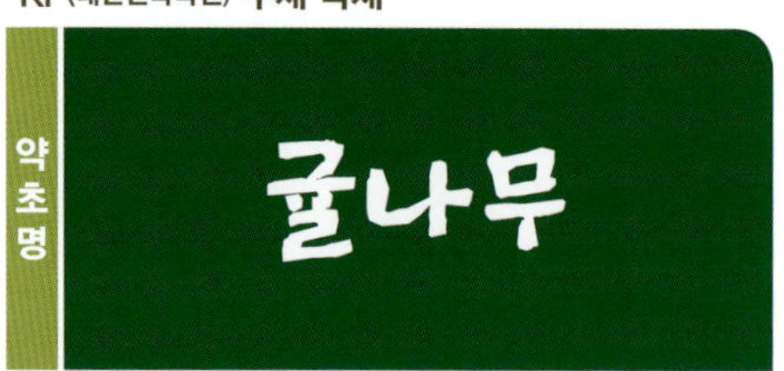

진피 陳皮

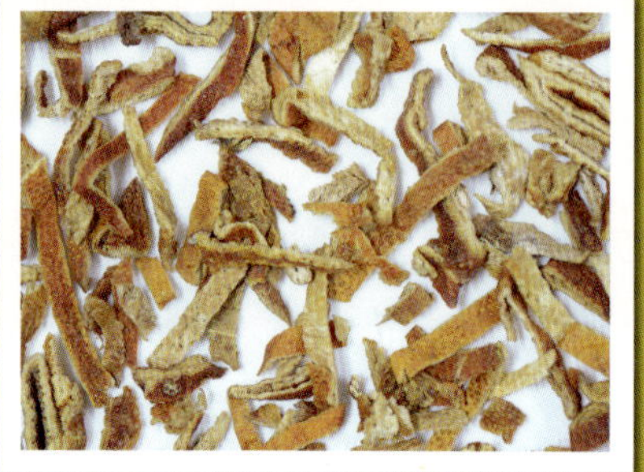

《동의보감》탕액편에 기재된
조선시대(1610년)의 우리글 약초명

동녕귤

약초명 및 학명

굴나무
Citrus unshiu Markovich
Citrus reticulata Blanco

과명

운향과

약용부위

잘 익은 열매껍질

| 약재의 조선시대 의서(醫書) 수재 |

진피는 《동의보감》 탕액편(湯液篇)의 과일부(部)와 《방약합편》의 산과(山果)편에 수재되어 있다.

|《동의보감》 탕액편의 효능 |

굴피(橘皮, 굴나무 열매껍질)는 성질이 따뜻하며[溫](덥다[煖]고도 한다) 맛은 쓰고[苦] 매우며[辛] 독이 없다. 가슴에 기가 뭉친 것을 치료한다. 식욕을 돋우며 이질을 멎게 하고 가래침을 없앤다. 기운이 위로 치미는 것과 기침에 주로 쓴다. 속이 메슥메슥하여 토하려는 것을 멎게 한다. 대소변을 잘 나오게 한다. ○ 나무의 높이는 1~2장(丈) 정도이다. 잎은 탱자나무와 비슷하고 줄기 사이에 가시가 있다. 초여름에 흰색 꽃이 피고 음력 6~7월에 열매가 열리는데 겨울이 되어 누렇게 익어야 먹을 수 있다. 음력 10월에 따는데 껍질은 오래 묵은 것이 좋다. 남쪽 지방에서 난다[본초].

|《동의보감》 탕액편의 원문 |

굴피(橘皮) 동녕귤 : 性溫[一云煖] 味苦辛 無毒. 能治胸膈間氣 開胃止痢 消痰涎. 主上氣咳嗽. 止嘔逆 利水穀道. ○ 木高一二丈 葉與枳無別 刺生莖間. 夏初生白花 六七月而成實 至冬黃熟 乃可啖. 十月採 以陳者爲良. 生南方.[本草] ○ 我國惟産濟州 其靑橘柚子柑子皆産焉.[俗方] ○ 補脾胃 不去白. 若理胸中滯氣 須去白. 色紅 故名紅皮 日久者佳 故名陳皮. ○ 留白者 補胃和中 去白者 消痰泄

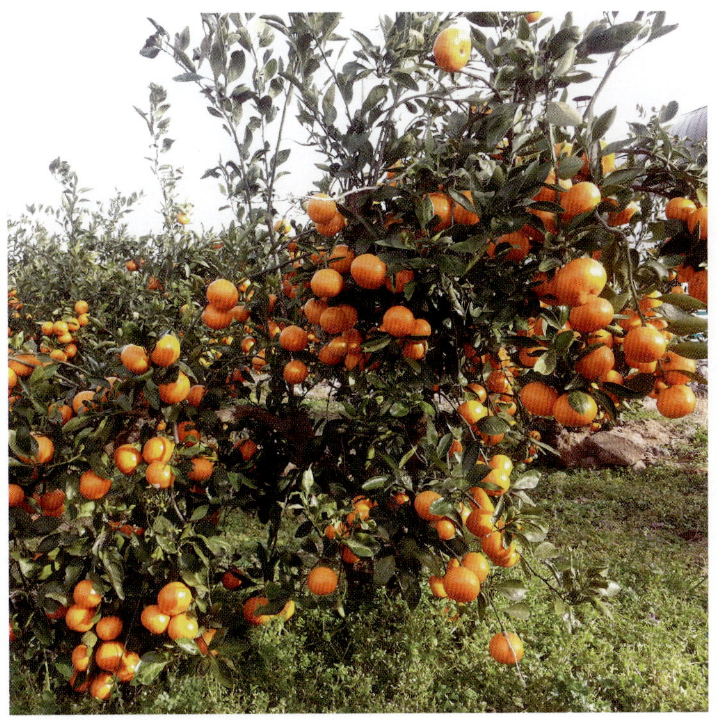

▲ 귤나무 나무모양(제주특별자치도)

橘皮 동녕귤
性溫〔云〕 味苦辛 無毒 能治胃膈間道氣開 〇胃止痢 消痰涎 主上氣咳嗽 止嘔噦 達利水穀道〇 木高一二丈 實至冬黃熟 別刺可生喫 堂間夏初 株以生陳白者花 六七月而成實 爲良生南方〇榦〇我國惟不去産濟州 若其靑橘柚子須柑 者去白色紅故去名紅者皮消日痰久泄者氣佳〇故有名白陳朮皮則〇補留脾白 者補胃和中故去名白者消痰泄氣〇有名白朮則〇補脾 肺胃無〇白入朮下則焦濁用脾鹽胃水有浸甘肺草燥則者補童肺尿無浸甘晒草用則門入瀉脾

허준,《원본 동의보감》, 710쪽, 남산당(2014)
《동의보감》 세갑술중동 내의원교정 완영중간(歲甲戌仲冬 內醫院校正 完營重刊) 영인본

氣. 〇 有白朮則補脾胃 無白朮則瀉脾胃. 有甘草則補肺 無甘草則瀉肺.[丹心] 〇 入下焦 用鹽水浸. 肺燥者 童尿浸 曬 用.[入門]

| 약초·약재의 해설 |

KP에서 기원식물이 '귤나무 *Citrus unshiu* Markovich 또는 *Citrus reticulata* Blanco'로 되어 있다. *Citrus unshiu*의 올바른 표기는 *Citrus unshiu* (Yu.Tanaka ex Swingle) Marcow.이며 이는 *Citrus reticulata* Blanco의 이명이다. 즉, 2개 종은 동일종이므로, 기원식물을 '귤나무 *Citrus reticulata* Blanco'로 규정하는 것이 마땅하다.[참고문헌: 16]

| 식약처 인정 약초와 약재 |

○ **약초·약재의 식약처 공정서 수재** : 진피는 식품의약품안전처의 의약품 공정서인《대한민국약전(KP)》에 수재되어 있다.

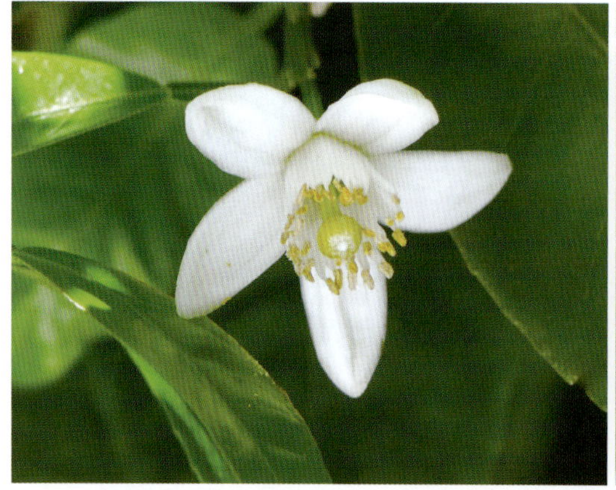

▲ 귤나무 꽃

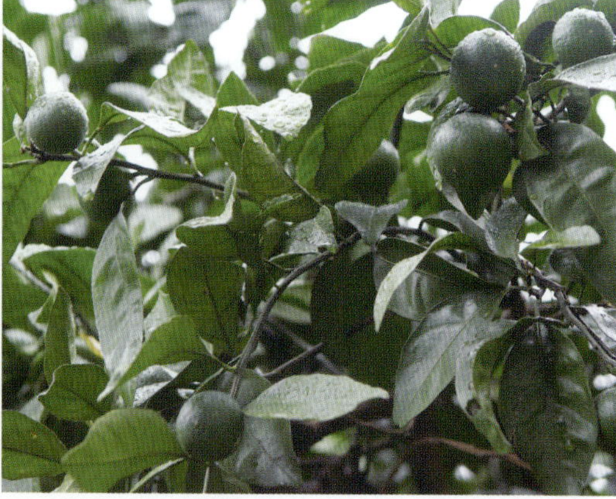

▲ 귤나무 덜 익은 열매

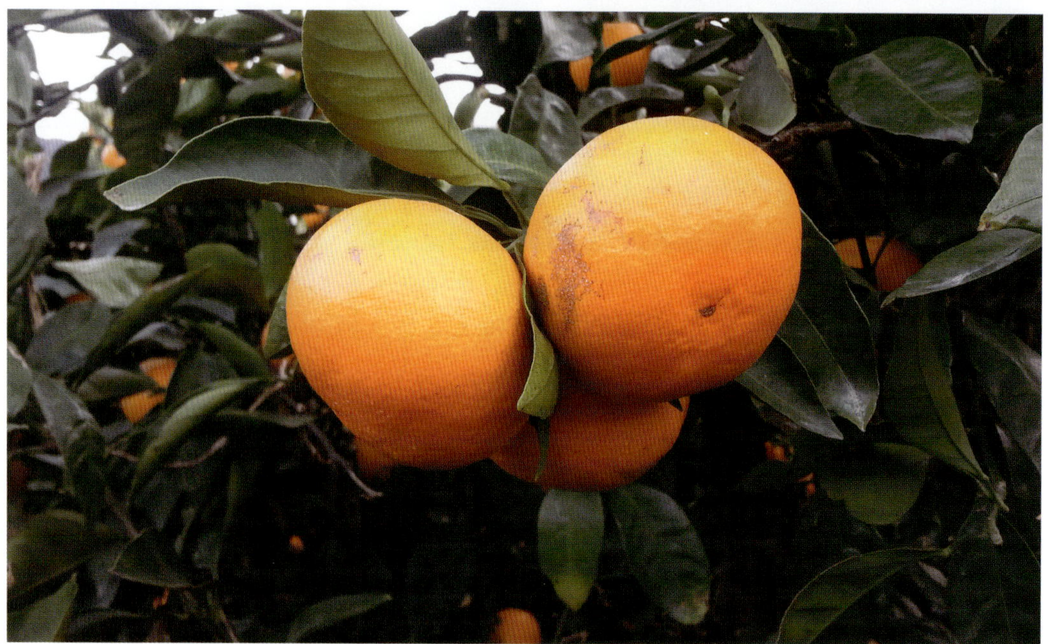

▲ 귤나무 익은 열매

- ○ **약재의 라틴어 생약명 :** Citri Unshius Pericarpium
- ○ **약재의 이명 또는 영명 :** Citrus Unshiu Peel
- ○ **식약처의 법정 기원식물과 약용부위 :** 약재 진피는 귤나무 *Citrus unshiu* Markovich 또는 *Citrus reticulata* Blanco(운향과 Rutaceae)의 잘 익은 열매껍질이다.

- **약재의 외부 형태** : 이 약은 열매껍질로 형태가 일정하지 않은 판 모양이며 두께 약 2mm 이다. 바깥면은 황적색~어두운 황갈색이며 유실에 의한 작고 오목한 자국이 많다.
- **약재 저장법** : 밀폐용기(고형의 이물이 들어가는 것을 방지하고 내용의약품이 손실되지 않도록 보호할 수 있는 용기)

| 약재의 효능 |

- **한방 효능 분류** : 이기약(理氣藥, 기운이 잘 흐르게 하는 약)
- **한방 약미(藥味)와 약성(藥性)** : 맛은 쓰고 매우며 성질은 따뜻하다.

  + 한방 약미

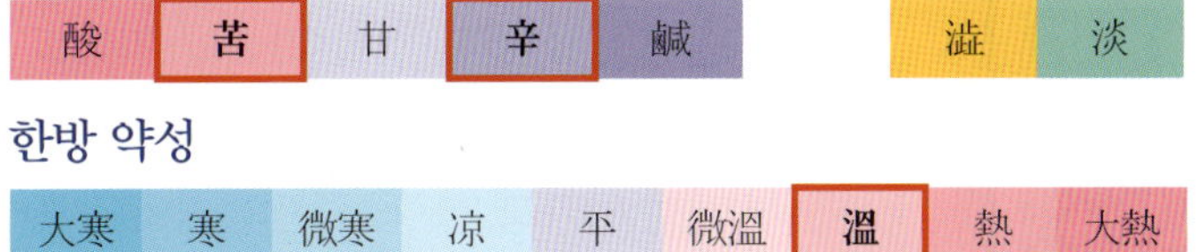

  + 한방 약성

- **한방 작용부위(귀경, 歸經)** : 진피는 주로 폐, 비장 질환에 영향을 미친다.
- **한방 효능** : 기(氣)를 통하게 하고 비(脾)를 건강하게 한다(理氣健脾, 이기건비). 습기를 말리고 가래를 없앤다(燥濕化痰, 조습화담).
- **약효 해설** : 가래가 많은 기침을 치료한다. 비위(脾胃)가 허하여 음식을 조금밖에 먹지 못하고 토하며 설사하는 증상에 유효하다.
- **임상응용** : 소화불량, 흉복부의 팽만감, 변비, 복통에 쓴다.

| **북한에서의 효능** | 리기약으로서 폐기와 비기를 통하게 하고 습을 없애며 가래를 삭이고 비위를 보한다.

| **약용법** | 열매껍질 3~10g을 물 800mL에 넣고 달여서 반으로 나누어 아침저녁으로 마신다.

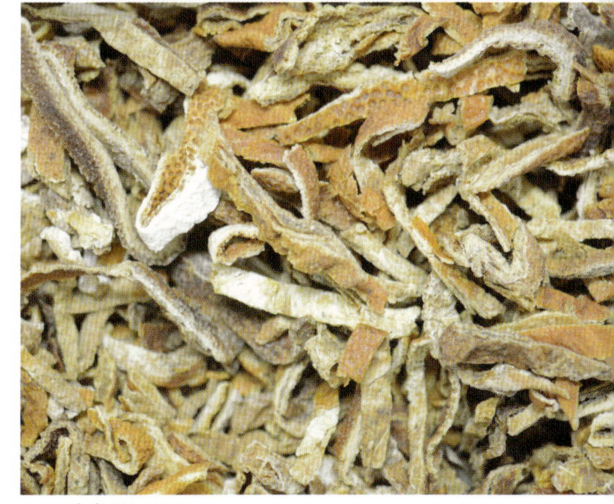

▲ 진피(약재, 절편)

약
초
명

굴나무

약재명

청피 青皮

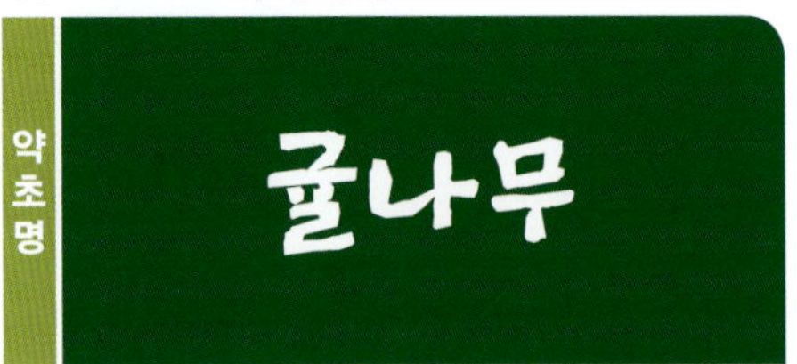

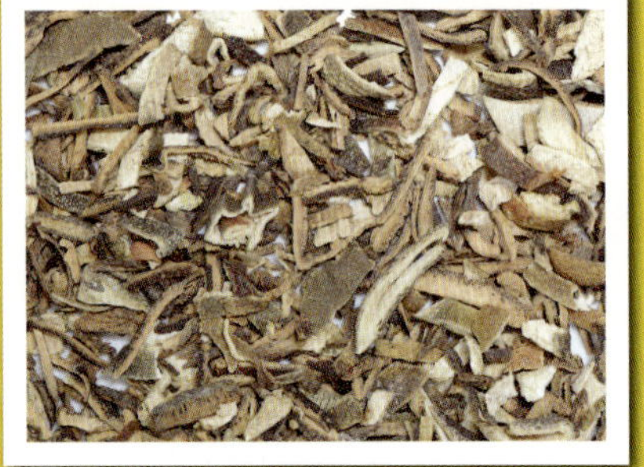

《동의보감》 탕액편에 기재된
조선시대(1610년)의 우리글 약초명

프른귤

약초명 및 학명

굴나무
Citrus unshiu Markovich
Citrus reticulata Blanco

과명

운향과

약용부위

덜 익은 열매껍질

| 약재의 조선시대 의서(醫書) 수재 |

청피는 《동의보감》 탕액편(湯液篇)의 과일부(部)와 《방약합편》의 산과(山果)편에 수재되어 있다.

|《동의보감》 탕액편의 효능 |

청귤피(青橘皮, 굴나무 덜 익은 열매껍질)의 성질은 따뜻하고[溫] 맛은 쓰며[苦] 독이 없다. 기(氣)가 막힌 것에 주로 사용한다. 음식을 소화시킨다. 뭉쳐서 맺힌 것과 가슴에 기(氣)가 막힌 것을 깨뜨린다[본초]. ○ 작고 파랗기 때문에 청피(青皮)라고 한다. 족궐음경(足厥陰經)의 인경약인데 수소양경(手少陽經)에도 들어간다. 기(氣)가 짧은 사람에게 쓰면 안 된다. 몸속의 뭉친 덩어리[積]를 없애고 통증을 멎게 한다. 식초에 볶아 쓴다[입문].

|《동의보감》 탕액편의 원문 |

청귤피(青橘皮) 프른귤 : 性溫 味苦 無毒. 主氣滯. 下食 破積結及膈氣.[本草] ○ 形小而色青 故一名青皮. 足厥陰引經藥 又入手少陽經. 氣短者禁用. 消積 定痛 醋炒.[入門] ○ 陳皮味辛 理上氣 青皮味苦 理下氣 二味俱用 散三焦氣也. 宜去白用.[易老] ○ 今之青橘 似黃橘而小 別是一種耳. 收之 去肉暴乾.[本草] ○ 青皮 乃肝膽二經之藥 人多怒 脇下有鬱積 最效.[正傳]

| 약초 · 약재의 해설 |

KP에서 기원식물이 '굴나무 *Citrus unshiu* Markovich 또는 *Citrus reticulata* Blanco'로 되

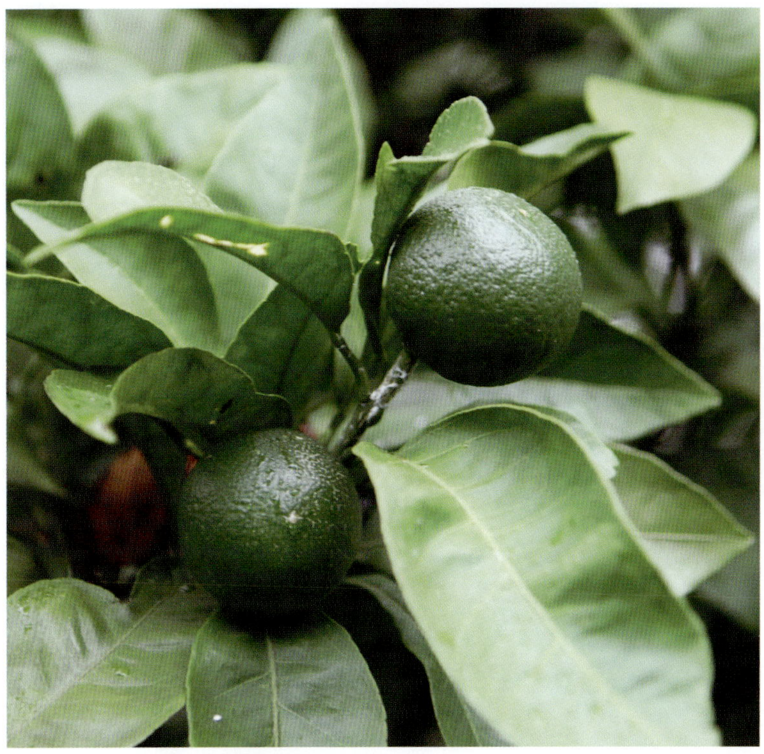

▲ 굴나무(*Citrus unshiu*) 덜 익은 열매

어 있다. *Citrus unshiu*의 올바른 표기는 *Citrus unshiu* (Yu. Tanaka ex Swingle) Marcow.이며, 이는 *Citrus reticulata* Blanco의 이명이다. 즉, 2개 종은 동일종이므로, 기원식물을 '굴나무 *Citrus reticulata* Blanco'로 규정하는 것이 마땅하다. [참고문헌: 16]

| 식약처 인정 약초와 약재 |

● **약초·약재의 식약처 공정서 수재** : 청피는 식품의약품안전처의 의약품 공정서인 《대한민국약전(KP)》에 수재되어 있다.

● **약재의 라틴어 생약명** : Citri Unshius Pericarpium Immaturus

● **약재의 이명 또는 영명** : Citrii Unshiu Immature Peel

● **식약처의 법정 기원식물과 약용부위** : 약재 청피는 굴나무 *Citrus unshiu* Markovich 또는 *Citrus reticulata* Blanco(운향과 Rutaceae)의 덜 익은 열매껍질이다.

○ **약재의 외부 형태** : 이 약은 열매껍질로 형태가 일정치 않은 조각 모양이고 두께는 약 2mm이다. 바깥면은 회녹색~청록색으로 엉성하고 쭈그러져 있으며 유실에 의한 오목한 자국들을 볼 수 있다.

○ **약재 저장법** : 밀폐용기(고형의 이물이 들어가는 것을 방지하고 내용의약품이 손실되지 않도록 보호할 수 있는 용기)

| 약재의 효능 |

○ **한방 효능 분류** : 이기약(理氣藥, 기운이 잘 흐르게 하는 약)

○ **한방 약미(藥味)와 약성(藥性)** : 맛은 쓰고 매우며 성질은 따뜻하다.

+ 한방 약미

酸	苦	甘	辛	鹹		澁	淡

+ 한방 약성

大寒	寒	微寒	凉	平	微溫	溫	熱	大熱

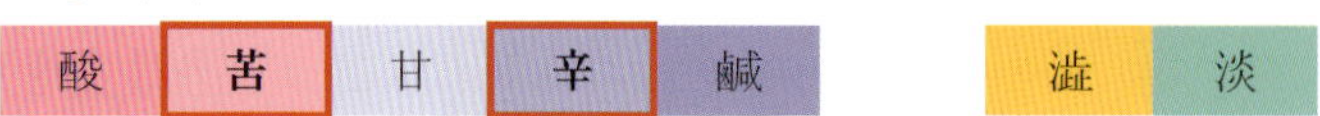

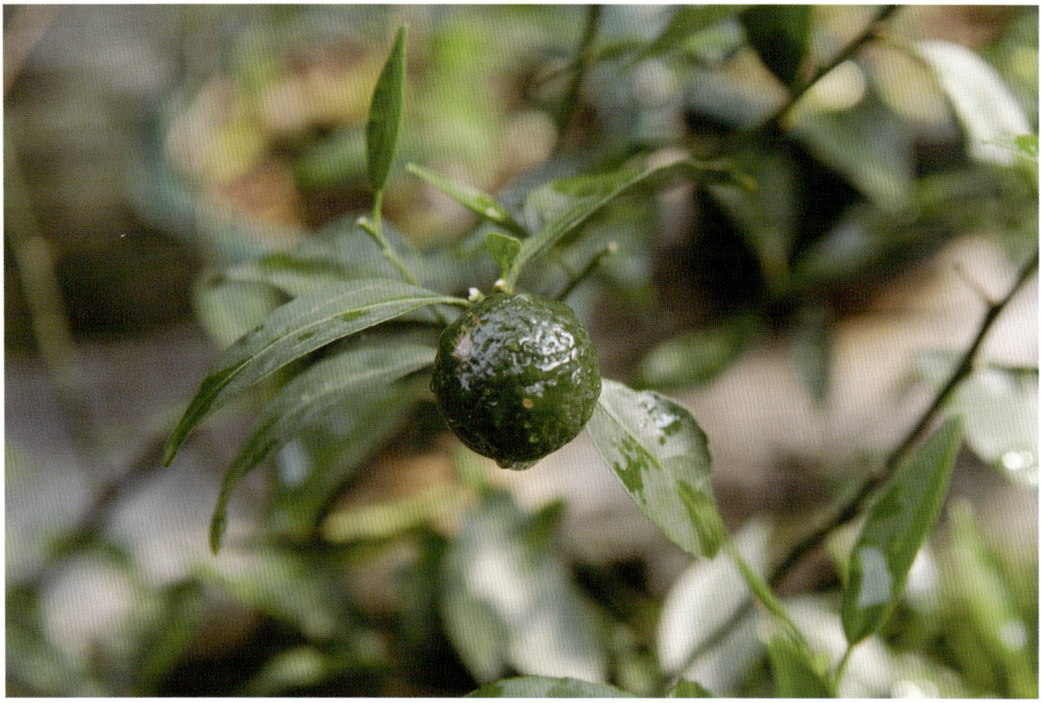

▲ 귤나무(*Citrus reticulata*) 덜 익은 열매

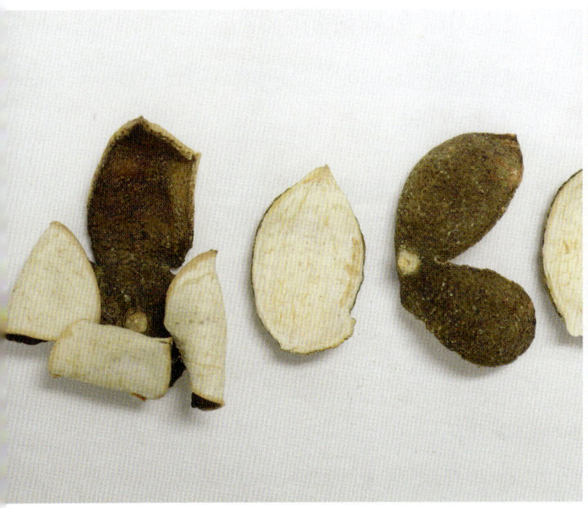

▲ 청피(약재, 전형)

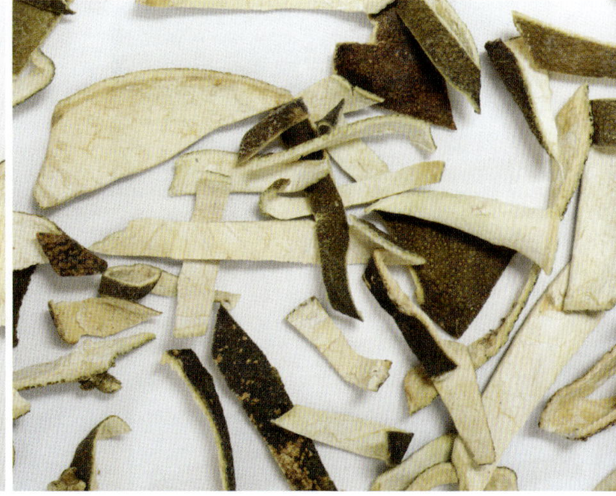

▲ 청피(약재, 절편)

○ **한방 작용부위(귀경, 歸經)** : 청피는 주로 간장, 담낭, 위장 질환에 영향을 미친다.

○ **한방 효능** : 간기(肝氣)가 뭉친 것을 깨뜨린다(疏肝破氣, 소간파기). 적체(積滯, 배 속에 덩어리가 생겨 아픈 병증)된 것을 소화시킨다(消積化滯, 소적화체).

○ **약효 해설** : 음식이 소화되지 않고 오랫동안 정체되어 막히는 증상에 유효하다. 복부가 부르고 그득하며 통증이 있는 증상을 치료한다. 고환이나 음낭이 커지면서 아랫배가 아픈 병증에 쓰인다.

○ **임상응용** : 소화불량, 복부동통(腹部疼痛), 유선염에 쓴다.

| **북한에서의 효능** | 리기약으로서 기를 잘 돌아가게 하고 아픔을 멈추며 소화를 돕고 가래를 삭인다.

| **약용법** | 열매껍질 3~10g을 물 800mL에 넣고 달여서 반으로 나누어 아침저녁으로 마신다.

| **주의사항** | 임신부에게는 쓰지 않는다.

약초명

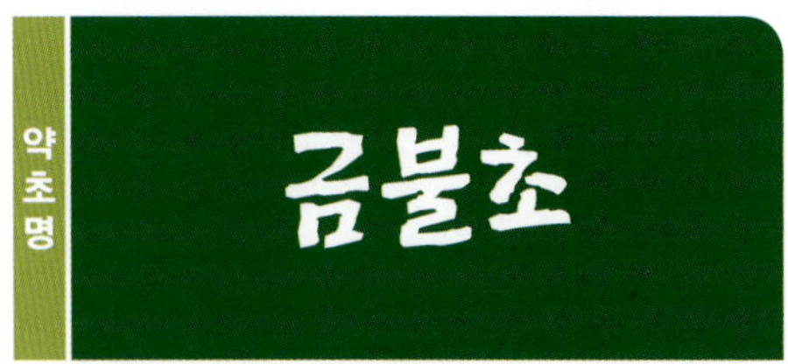

약재명

선복화 旋覆花

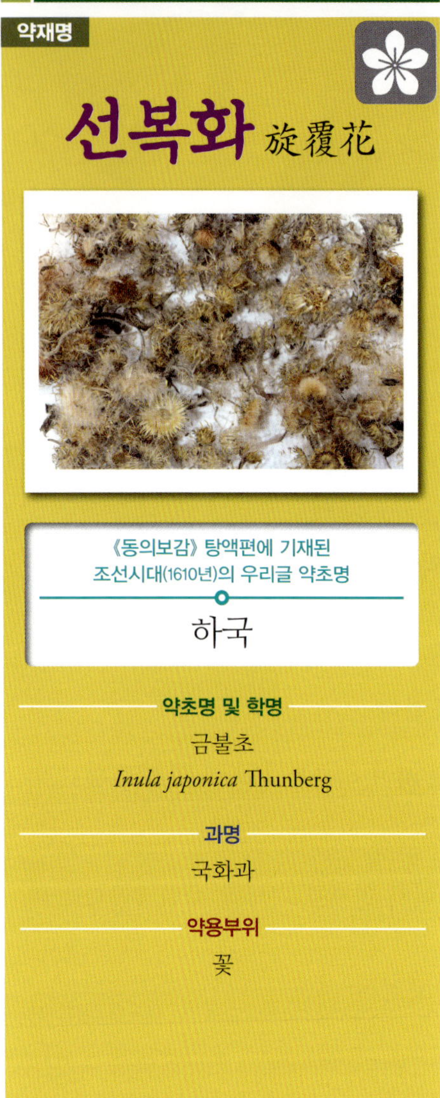

《동의보감》 탕액편에 기재된
조선시대(1610년)의 우리글 약초명

하국

약초명 및 학명
금불초
Inula japonica Thunberg

과명
국화과

약용부위
꽃

| 약재의 조선시대 의서(醫書) 수재 |

선복화는 《동의보감》 탕액편(湯液篇)의 풀부(部)와 《방약합편》의 습초(濕草)편에 수재되어 있다.

| 《동의보감》 탕액편의 효능 |

선복화(旋復花, 금불초 꽃)의 성질은 약간 따뜻하고[微溫] 맛은 짜고[鹹] 달며[甘] 독이 조금 있다. 가슴에 잘 떨어지지 않는 가래와 침이 있고 가슴과 옆구리에 담수(痰水)가 찬 것, 양 옆구리가 창만한 것을 낫게 한다. 식욕을 돋우고 속이 메슥메슥하여 토하려는 것을 멎게 한다. 방광에 쌓인 물을 내보내고 눈을 밝게 한다. ○ 일명 금비초(金沸草)라고도 하며 잎은 큰 국화[大菊, 대국]와 비슷하다. 음력 6월에는 국화(菊花)처럼 생긴 꽃이 피며, 작은 동전만 하고 진한 노란색이다. 꽃을 따서 햇볕에 말린다. 곳곳에 있다.

| 《동의보감》 탕액편의 원문 |

선복화(旋復花) 하국 : 性微溫 味鹹甘 有小毒. 主胸上痰唾如膠漆 心脇痰水 兩脇脹滿. 開胃 止嘔逆 去膀胱宿水 明目. ○ 一名金沸草 葉如大菊. 六月開花如菊花 小銅錢大 深黃色. 採花日乾 在處有之. ○ 蒸熟曬乾. 入煎藥 綿濾去滓.[本草]

| 식약처 인정 약초와 약재 |

○ 약초·약재의 식약처 공정서 수재 : 선복화는 식품의약품안전처의 의약품 공정서인 《대한민국약전외한약(생약)규격집(KHP)》에 수재되

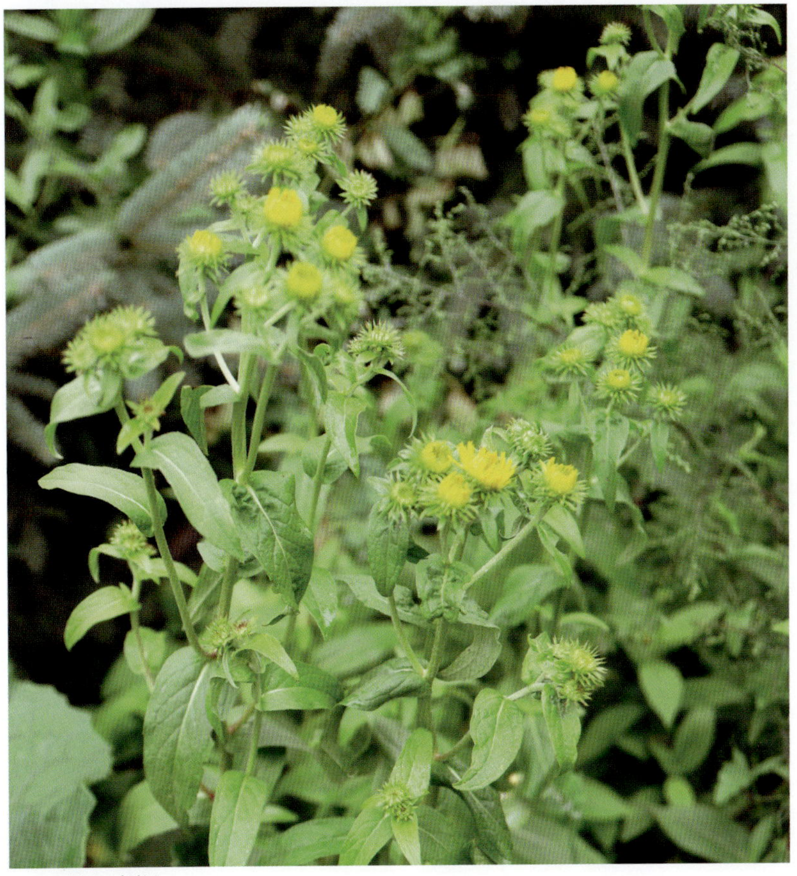

▲ 금불초 지상부

허준, 《원본 동의보감》,
733쪽, 남산당(2014)
《동의보감》 세갑술중동 내의
원교정 완영중간(歲甲戌仲冬
內醫院校正 完營重刊) 영인본

어 있다.

- 약재의 라틴어 생약명 : Inulae Flos
- 약재의 이명 또는 영명 : 금불초(金佛草)
- 식약처의 법정 기원식물과 약용부위 : 약재 선복화는 금불초 *Inula japonica* Thunberg 또는 구아선복화(歐亞旋覆花) *Inula britannica* Linné(국화과 Compositae)의 꽃이다.
- 약재의 외부 형태 : 이 약은 꽃으로 납작한 구형~구형이며 지름 1~2cm이다. 총포는 여러 개의 포편으로 이루어져 있고 엎어놓은 기와 모양으로 배열되어 있다.
- 약재 저장법 : 밀폐용기(고형의 이물이 들어가는 것을 방지하고 내용의약품이 손실되지 않도록 보호할 수 있는 용기)

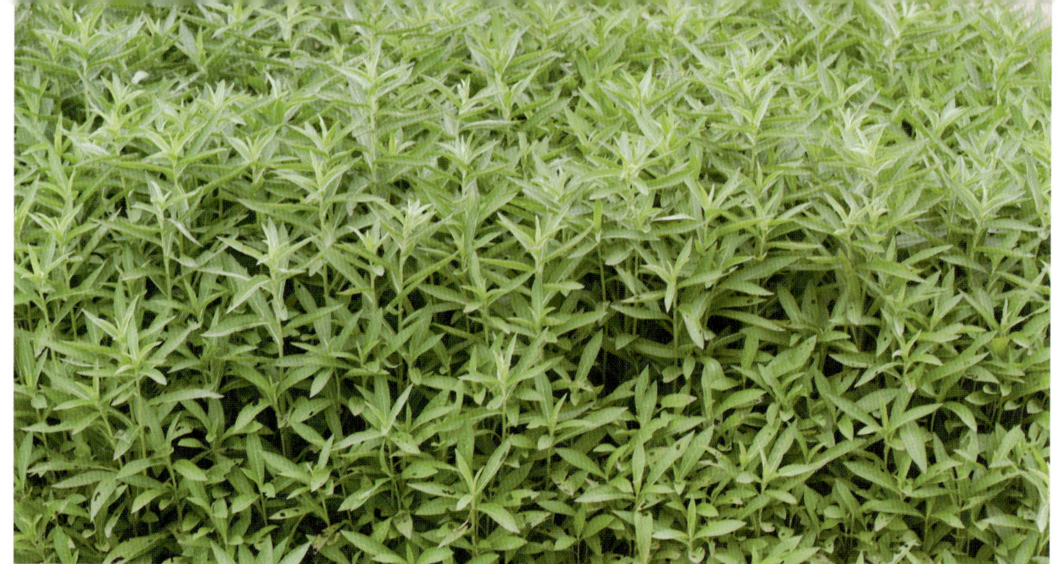

▲ 금불초 어린 지상부

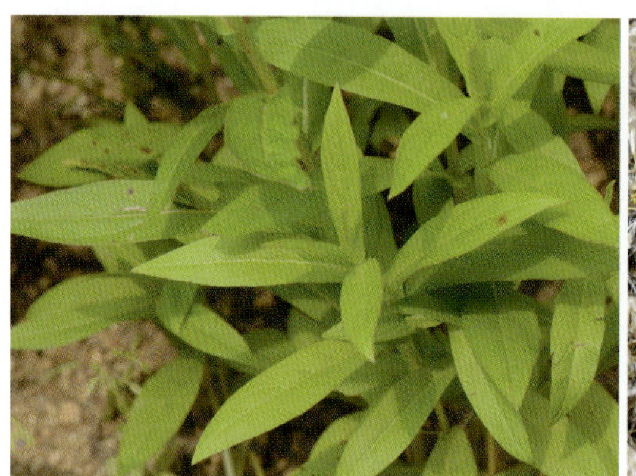

▲ 금불초 잎

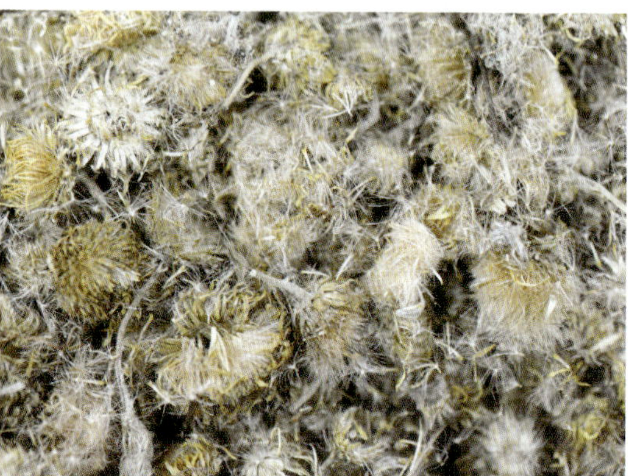

▲ 선복화(약재, 전형)

| 약재의 효능 |

- **한방 효능 분류 :** 화담지해평천약(化痰止咳平喘藥, 담음을 없애고 기침을 멈추며 천식을 안정시키는 약) - 온화한담약(溫化寒痰藥, 차가운 담음을 없애는 약)

- **한방 약미(藥味)와 약성(藥性) :** 맛은 쓰고 매우며 짜고 성질은 약간 따뜻하다.

  + 한방 약미

酸	苦	甘	辛	鹹	澁	淡

  + 한방 약성

大寒	寒	微寒	凉	平	微溫	溫	熱	大熱

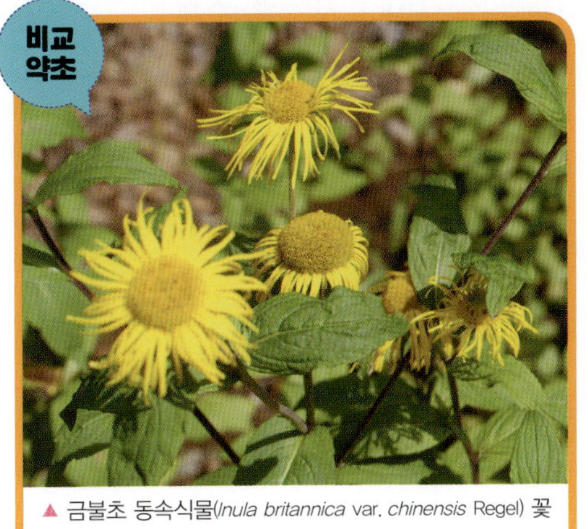

▲ 금불초 동속식물(*Inula britannica* var. *chinensis* Regel) 꽃 (일본)

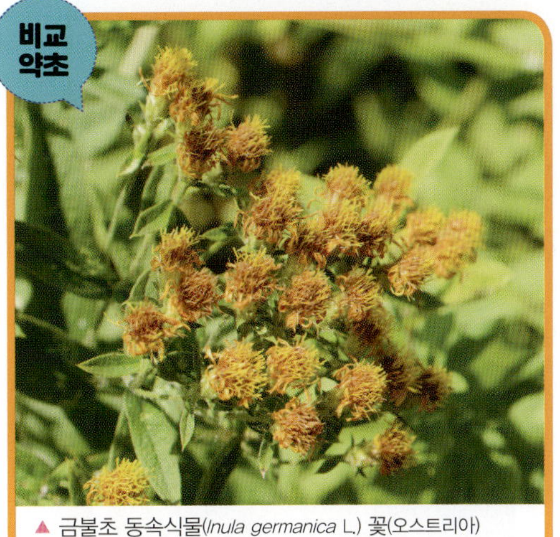

▲ 금불초 동속식물(*Inula germanica* L.) 꽃(오스트리아)

- **한방 작용부위(귀경, 歸經)** : 선복화는 폐, 비장, 위장, 대장 질환에 영향을 미친다.
- **한방 효능** : 치밀어 오른 기(氣)를 내려준다(降氣, 강기). 담(痰)을 삭인다(消痰, 소담). 수분 배출을 촉진한다(行水, 행수). 구토를 멎게 한다(止嘔, 지구).
- **약효 해설** : 숨이 차면서 기침을 하고 담(痰)이 많이 나오는 병증을 치료한다. 명치 밑이 그득하고 단단한 증상을 낫게 한다. 감기로 생긴 기침에 쓰인다. 기(氣)를 내려주고 구토를 가라앉힌다. 이뇨 작용이 있다.
- **임상응용** : 배뇨곤란, 기침, 가래, 구토, 가슴이 그득하고 옆구리에 통증이 있는 증상, 복수(腹水)에 쓴다.

| **북한에서의 효능** | 진해평천약으로서 기를 내리우고 가래를 삭이며 오줌을 잘 나가게 한다.

| **약용법** | 꽃 3~9g을 거즈에 싸서 물 800mL에 넣고 달여서 반으로 나누어 아침저녁으로 마신다.

약초명

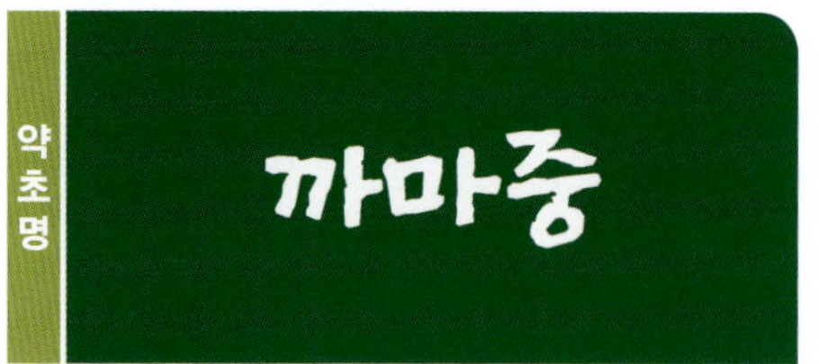

약재명

용규 龍葵

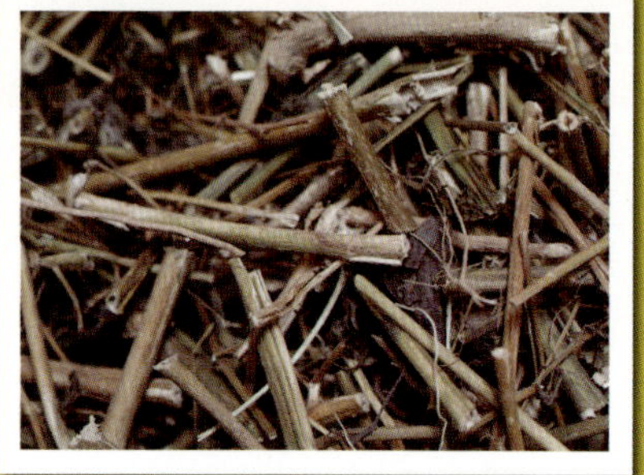

《동의보감》 탕액편에 기재된
조선시대(1610년)의 우리글 약초명

가마종이

약초명 및 학명

까마중
Solanum nigrum Linné

과명

가지과

약용부위

지상부

| 약재의 조선시대 의서(醫書) 수재 |

용규는 《동의보감》 탕액편(湯液篇)의 채소부(部)와 《방약합편》의 습초(濕草)편에 수재되어 있다.

| 《동의보감》 탕액편의 효능 |

용규(龍葵, 까마중 지상부)는 성질이 차고[寒] 맛이 쓰며[苦] 독이 없다. 피로를 풀어주고 잠을 적게 자게 하며 열로 부은 것[熱腫]을 없앤다. ○ 어느 곳에나 다 있다. 잎은 둥글고 꽃은 희다. 열매는 갈매나무 열매[牛李子, 우리자]같이 생겼는데 처음에는 퍼렇다가 익으면 까맣게 된다. 삶아 먹어야 하고 생으로 먹으면 안 된다[본초].

| 《동의보감》 탕액편의 원문 |

용규(龍葵) 가마종이 : 性寒 味苦 無毒. 解勞 少睡 去熱腫. ○ 處處有之. 葉圓花白. 子若牛李子 生青熟黑. 但堪煮食 不宜生啖.[本草]

| 약초 · 약재의 해설 |

까맣게 익은 둥근 열매가 승려의 머리를 닮았다 하여 까마중이라 부른다. 6~7월에 흰색 꽃이 피며 아래를 향해 달린다.

| 식약처 인정 약초와 약재 |

○ 약초·약재의 식약처 공정서 수재 : 용규는 식품의약품안전처의 의약품 공정서인 《대한민국약전외한약(생약)규격집(KHP)》에 수재되어 있다.

○ 약재의 라틴어 생약명 : Solani Nigri Herba

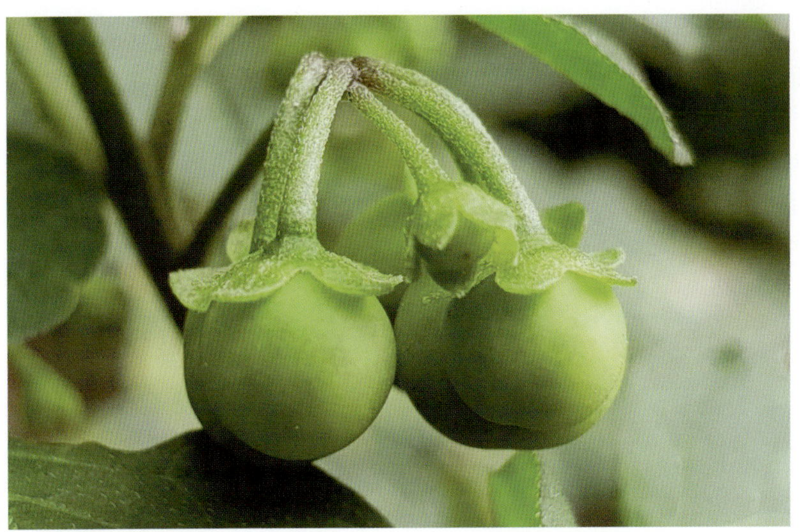

▲ 까마중 덜 익은 열매

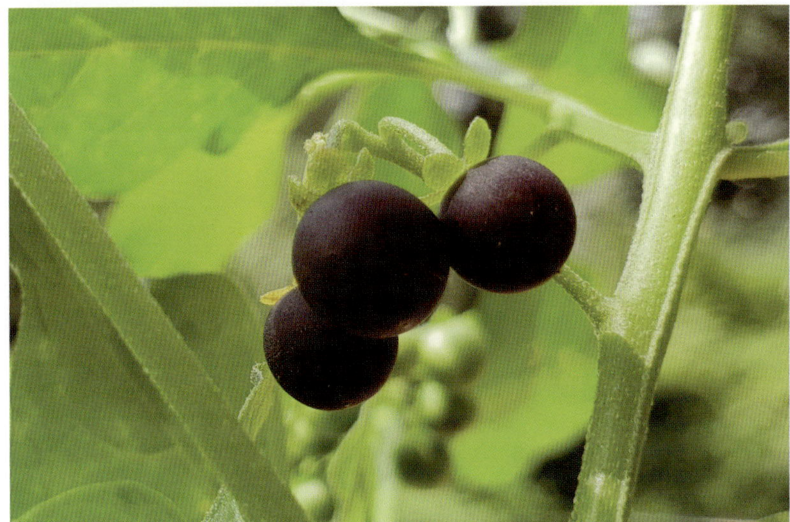

▲ 까마중 익은 열매

龍葵가마종이 性寒味苦無毒解勞少睡去熱腫○處處有之葉圓花白子若牛李子生青熟黑但堪煮食不宜生啖軒

허준, 《원본 동의보감》, 718쪽, 남산당(2014)
《동의보감》 세갑술중동 내의원교정 완영중간(歲甲戌仲冬 內醫院校正 完營重刊) 영인본

● 식약처의 법정 기원식물과 약용부위 : 약재 용규는 까마중 *Solanum nigrum* Linné(가지과 Solanaceae)의 지상부이다.

● 약재의 외부 형태 : 이 약은 지상부로 줄기와 잎으로 구성되며 때로는 꽃도 포함된다. 줄기는 원기둥 모양이고 갈라져 있으며 지름 2~10mm이다. 꽃은 흰색이고 잎보다

위에서 나오며 산형화서이다.

- **약재 저장법 :** 밀폐용기(고형의 이물이 들어가는 것을 방지하고 내용의약품이 손실되지 않도록 보호할 수 있는 용기)

| 약재의 효능 |

- **한방 약미(藥味)와 약성(藥性) :** 맛은 쓰고 성질은 차다.

  + 한방 약미

  | 酸 | **苦** | 甘 | 辛 | 鹹 | | 澁 | 淡 |

  + 한방 약성

  | 大寒 | **寒** | 微寒 | 凉 | 平 | 微溫 | 溫 | 熱 | 大熱 |

- **한방 효능 :** 열독(熱毒)을 해소한다(淸熱解毒, 청열해독). 혈액순환을 촉진하고 종기를 가라앉힌다(活血消腫, 활혈소종).

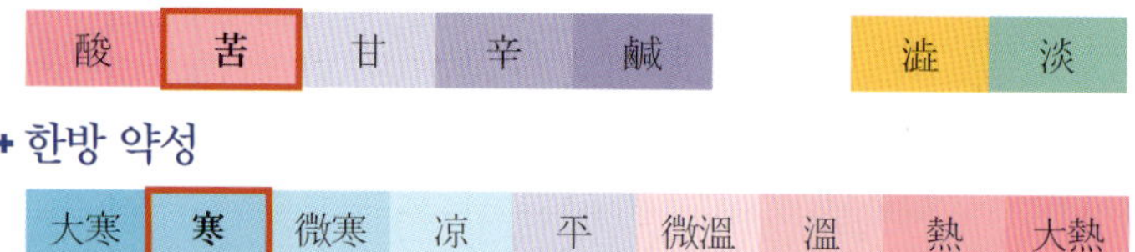

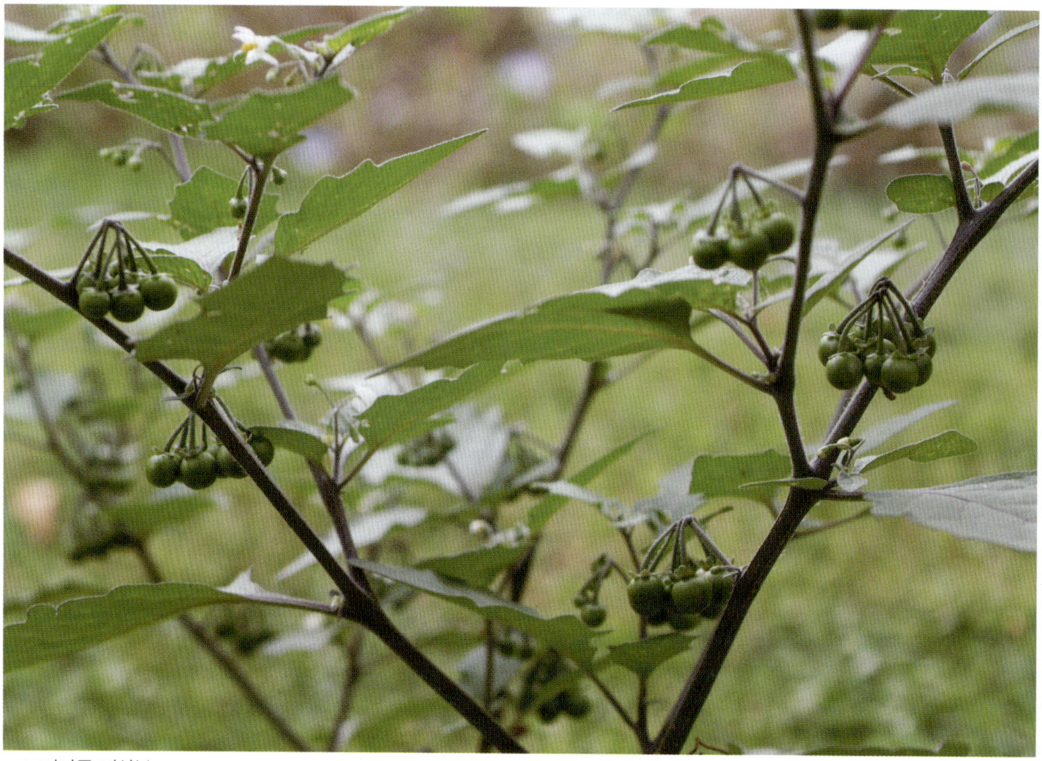

▲ 까마중 지상부

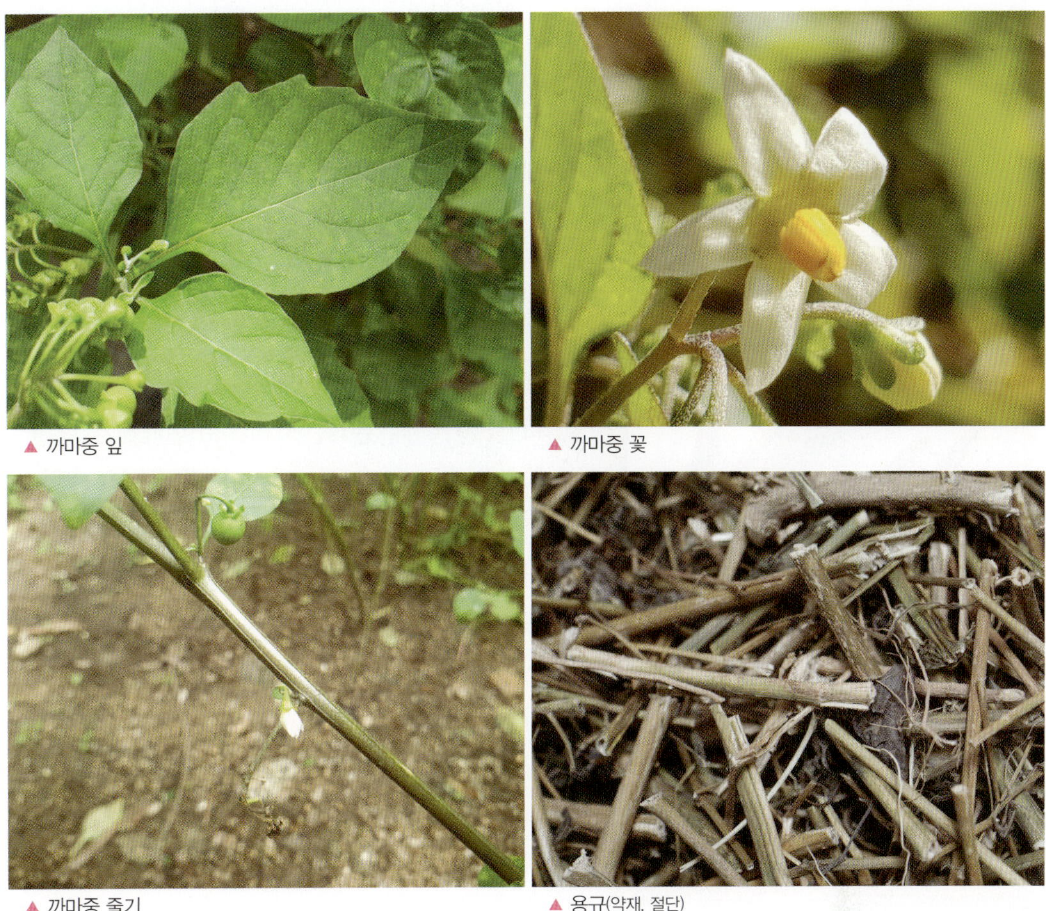

○ **약효 해설** : 만성 기관지염과 신염(腎炎)으로 몸이 붓는 증상을 치료한다. 혈압강하 약리 작용이 있다. 열을 내리고 해독한다.

| **북한에서의 효능** | 청열해독약으로서 열을 내리우고 독을 풀며 피를 잘 돌게 하고 오줌을 잘 누게 하며 항염증작용과 항암작용이 있다.

| **약용법** | 지상부 15~30g을 물 800mL에 넣고 달여서 반으로 나누어 아침저녁으로 마신다. 외용할 때는 적당량을 짓찧어서 환부에 붙인다.

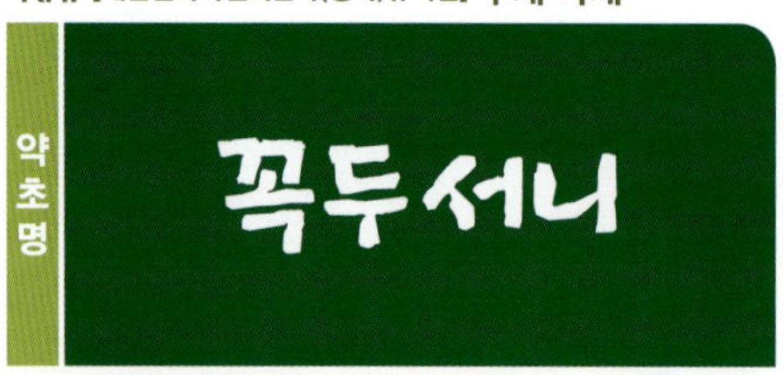

약초명

약재명

천초근 茜草根

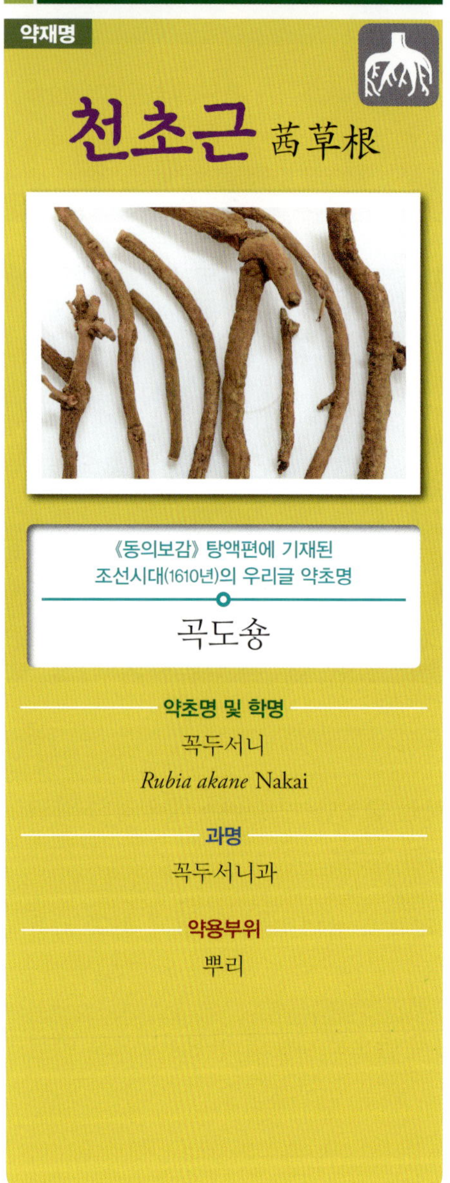

《동의보감》 탕액편에 기재된
조선시대(1610년)의 우리글 약초명

곡도숑

약초명 및 학명

꼭두서니
Rubia akane Nakai

과명

꼭두서니과

약용부위

뿌리

| 약재의 조선시대 의서(醫書) 수재 |

천초근은 《동의보감》 탕액편(湯液篇)의 풀부
(部)와 《방약합편》의 만초(蔓草, 덩굴풀)편에 수
재되어 있다.

|《동의보감》 탕액편의 효능 |

천근(茜根, 꼭두서니 뿌리)의 성질은 차고[寒]
맛이 달며[甘] 독이 없다. 육극(六極)으로 심
폐(心肺)를 상하여 피를 토하거나 대변으로
피를 쏟는 데 쓴다. 코피, 토혈(吐血), 혈변
(血便), 혈뇨(血尿), 여성의 부정기 자궁출혈,
하혈(下血)을 멎게 한다. 피부에 얇게 생긴
헌데를 치료하며 고독(蠱毒)을 없앤다. ○ 이
풀로 붉게 물들일 수 있다. 잎은 대추 잎[棗
葉, 조엽]과 비슷하나 끝이 뾰족하고 아래가
넓다. 줄기와 잎에 모두 가시가 있어 까칠까
칠하며 1개 마디에 4~5잎이 돌려난다. 풀이
나 나무에 덩굴이 뻗어 오르고 뿌리는 적자
색이다. 산과 들에서 자란다. 음력 2월과 3월
에 뿌리를 캐어 햇볕에 말린다. 약에 넣을 때
는 잘게 썰어서 닦아 쓴다[본초].

|《동의보감》 탕액편의 원문 |

천근(茜根) 곡도숑 : 性寒 味甘 無毒. 主六極
傷心肺 吐血 瀉血用之. 止衄吐便尿血 崩中下
血. 治瘡癤 殺蠱毒. ○ 此草可以染絳 葉似棗
葉 而頭尖下闊 莖葉俱澁 四五葉對生節間 蔓
延草木上 根紫赤色. 生山野 二月三月採根 暴
乾. 入藥 剉炒用之.[本草] ○ 銅刀剉炒 勿犯
鉛鐵.[入門] ○ 一名過山龍.[正傳]

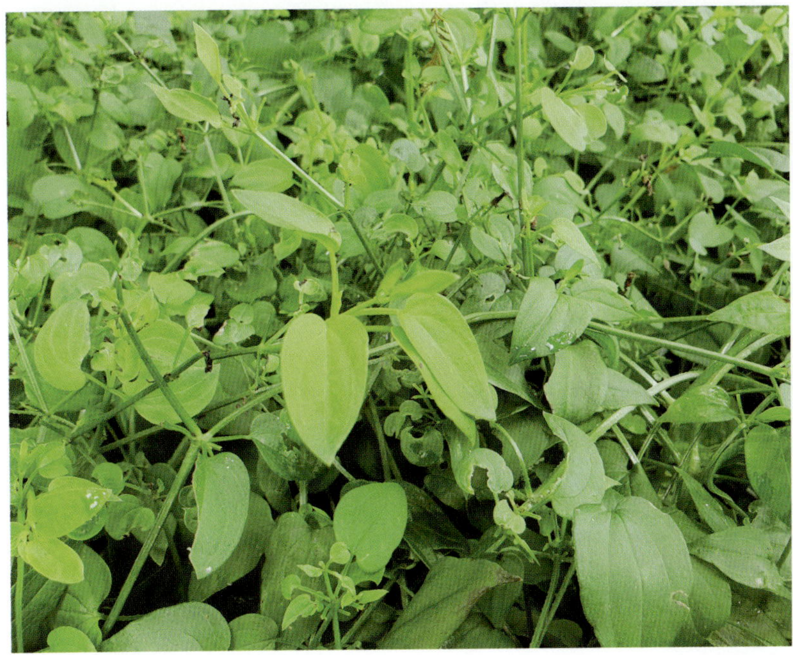

▲ 꼭두서니 지상부

꼭두서니 천초근 관련 고문헌

허준, 《원본 동의보감》,
725쪽, 남산당(2014)
《동의보감》 세갑술중동 내의
원교정 완영중간(歲甲戌仲冬
內醫院校正 完營重刊) 영인본

| 약초 · 약재의 해설 |

《중국약전》에서 천초(茜草)의 기원식물은 우리 공정서와 달리 천초
(茜草, *Rubia cordifolia* L.)이다.

| 식약처 인정 약초와 약재 |

- **약초·약재의 식약처 공정서 수재** : 천초근은 식품의약품안전처의 의약품 공정서인 《대한
  민국약전외한약(생약)규격집(KHP)》에 수재되어 있다.

- **약재의 라틴어 생약명** : Rubiae Radix

- **약재의 이명 또는 영명** : 천초(茜草), 홍천근(紅茜根), Madder Root

- **식약처의 법정 기원식물과 약용부위** : 약재 천초근은 꼭두서니 *Rubia akane* Nakai 또는 기
  타 동속 근연식물(꼭두서니과 Rubiaceae)의 뿌리이다.

- **약재의 외부 형태** : 이 약은 마디가 있는 뿌리줄기와 가늘고 긴 원주상의 뿌리로 이루어
  졌으며 뿌리줄기의 마디마다 여러 개의 뿌리가 붙어 있다. 뿌리는 길이 5~15cm, 지름
  1~3mm이며 바깥면이 흑자색이다.

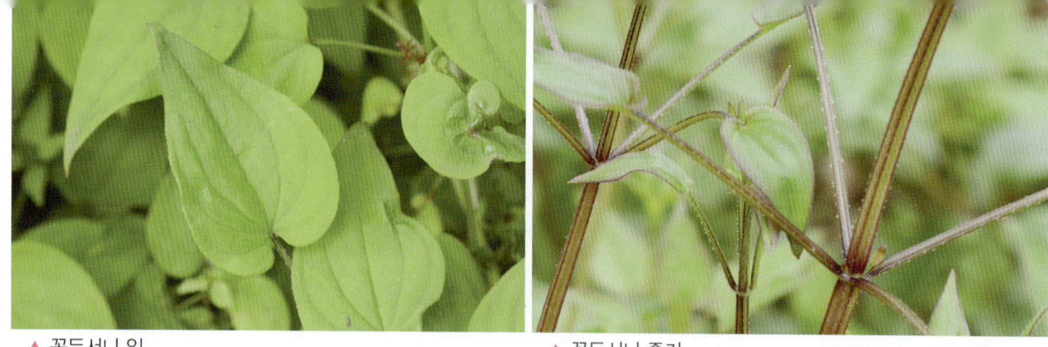

▲ 꼭두서니 잎 　　　　　　　　　　　　　　▲ 꼭두서니 줄기

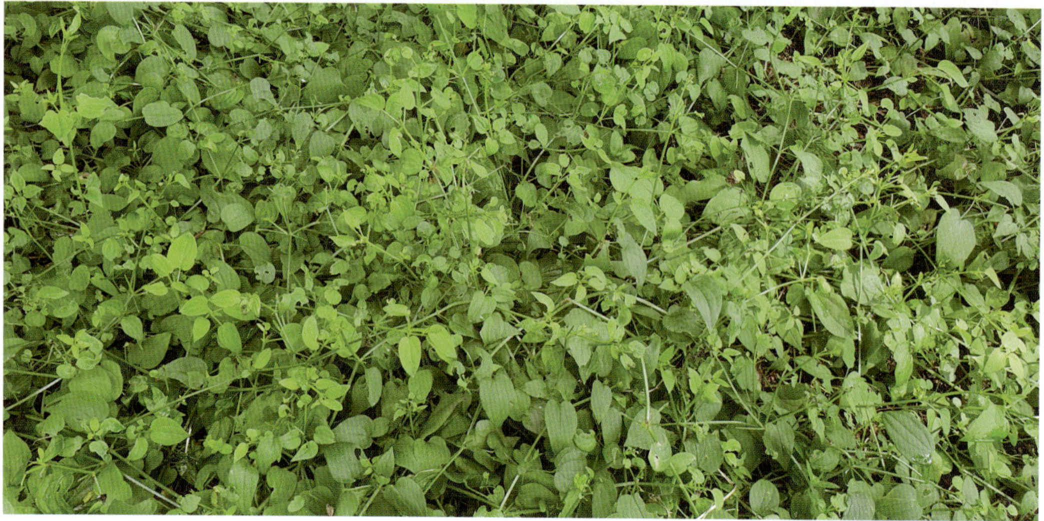

▲ 꼭두서니 재배지

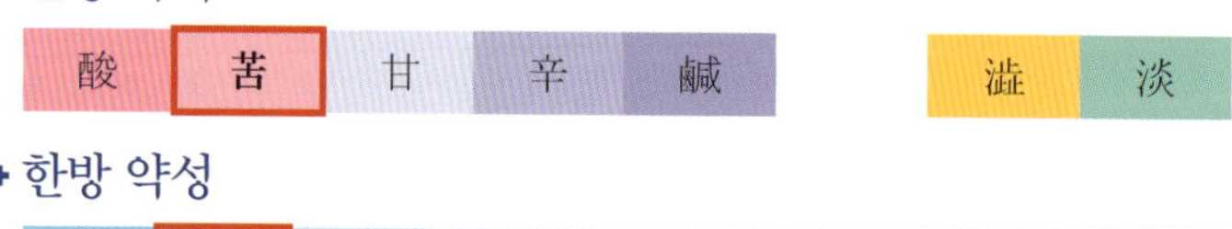

○ **약재 저장법 :** 밀폐용기(고형의 이물이 들어가는 것을 방지하고 내용의약품이 손실되지 않도록 보호할 수 있는 용기)

| **약재의 효능** |

○ **한방 효능 분류 :** 지혈약(止血藥, 출혈을 멈추는 약) - 화어지혈약(化瘀止血藥, 어혈로 인한 출혈을 멈추는 약)

○ **한방 약미(藥味)와 약성(藥性) :** 맛은 쓰고 성질은 차다.

+ 한방 약미

| 酸 | **苦** | 甘 | 辛 | 鹹 | | 澁 | 淡 |

+ 한방 약성

| 大寒 | **寒** | 微寒 | 凉 | 平 | 微溫 | 溫 | 熱 | 大熱 |

116

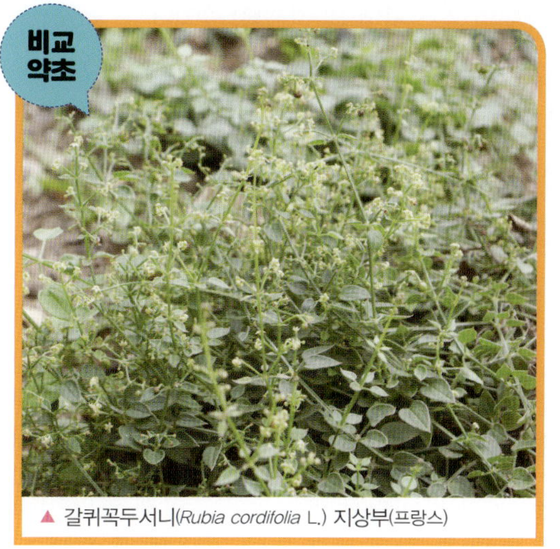

▲ 갈퀴꼭두서니(*Rubia cordifolia* L.) 지상부(프랑스)

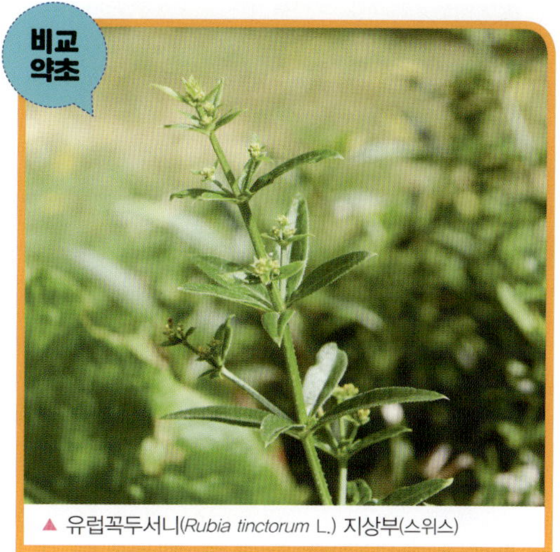

▲ 유럽꼭두서니(*Rubia tinctorum* L.) 지상부(스위스)

- **한방 작용부위(귀경, 歸經)** : 천초근은 주로 간장, 심장 질환에 영향을 미친다.

- **한방 효능** : 혈열(血熱)을 식히고 지혈한다(凉血止血, 양혈지혈). 혈액순환을 촉진하고 어혈(瘀血)을 없앤다(活血化瘀, 활혈화어).

- **약효 해설** : 각혈, 토혈, 혈뇨(血尿), 혈변(血便)에 유효하다. 산후복통, 부정기 자궁출혈에 사용한다. 팔다리가 저리고 아프며 잘 쓰지 못하는 증상을 치료한다. 황달, 만성 기관지염에 쓰인다.

- **임상응용** : 토혈, 혈변, 출혈성 하리, 월경통, 무월경에 쓴다.

| **북한에서의 효능** | 피멎이약으로서 혈열을 없애고 출혈을 멈추며 피순환을 돕고 월경을 정상화한다.

| **약용법** | 뿌리 10~15g을 물 800mL에 넣고 달여서 반으로 나누어 아침저녁으로 마신다. 또는 가루, 환(丸)으로 만들거나 술을 담가 복용한다.

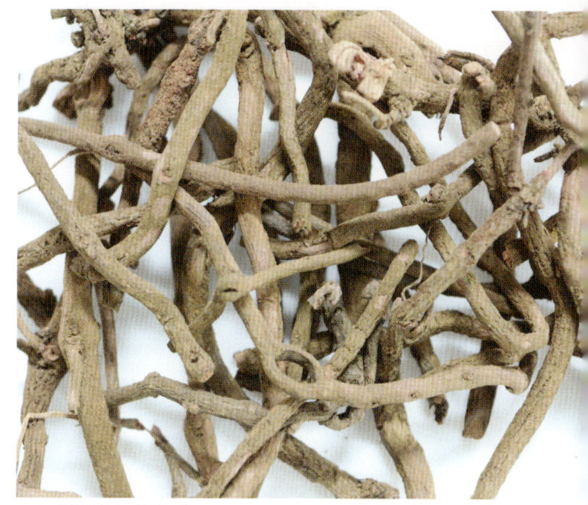

▲ 천초근(약재, 전형)

약초명

꾸지나무 닥나무

약재명

저실자 楮實子

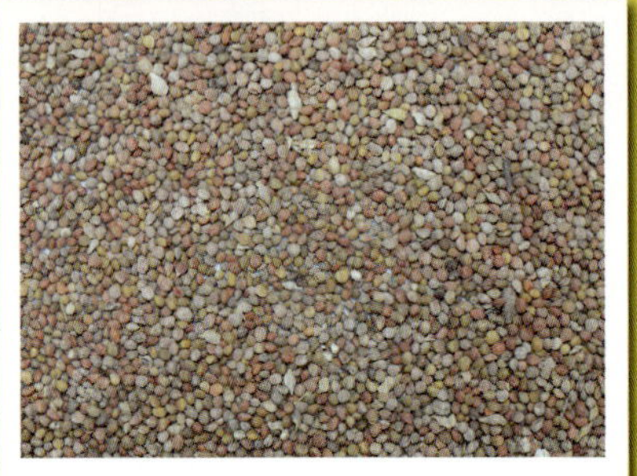

《동의보감》 탕액편에 기재된
조선시대(1610년)의 우리글 약초명

닥나모여름

약초명 및 학명

꾸지나무
Broussonetia papyrifera (L.) Ventenat
닥나무
Broussonetia kazinoki Siebold

과명

뽕나무과

약용부위

핵과(核果, 부드러운 과육 속에 단단한 핵으로
싸인 씨가 들어 있는 열매)

| 약재의 조선시대 의서(醫書) 수재 |

저실자는 《동의보감》 탕액편(湯液篇)의 나무부
(部)와 《방약합편》의 관목(灌木)편에 수재되어
있다.

|《동의보감》 탕액편의 효능 |

저실(楮實, 꾸지나무, 닥나무 열매)의 성질은 차
며[寒] 맛이 달고[甘] 독이 없다. 발기부전에 주
로 쓴다. 근육과 뼈를 튼튼하게 하며 양기(陽
氣)를 돕는다. 몸과 마음이 허약하고 피로한
것을 보하며 허리와 무릎을 따뜻하게 한다. 또
한 안색을 좋게 하며[益顏色] 피부를 탄력 있게
하고 눈을 밝게 한다. ○ 곳곳에 있다. 껍질을
벗겨 종이를 만든다. 껍질에 무늬가 있는 것은
저(楮)라는 닥나무이고 껍질이 흰 것은 곡(穀)
이라는 닥나무이다. 또한 잎이 갈라진 것은 저
(楮)라는 닥나무이고 없는 것은 곡(穀)이라는
닥나무라고 한다. 음력 8~9월에 열매를 따서
볕에 말린다[본초].

|《동의보감》 탕액편의 원문 |

저실(楮實) 닥나모여름 : 性寒 味甘 無毒. 主陰
痿. 壯筋骨 助陽氣 補虛勞 煖腰膝 益顏色 充
肌膚 明目. ○ 處處有之 取皮以作紙者. 皮斑
者是楮 皮白者是穀. 又曰 葉有瓣曰楮 無瓣
曰穀. 八月九月採實 暴乾.[本草] ○ 水浸去浮
酒浸蒸 焙乾用.[入門]

| 식약처 인정 약초와 약재 |

○ 약초·약재의 식약처 공정서 수재 : 저실자는 식
품의약품안전처의 의약품 공정서인 《대한민

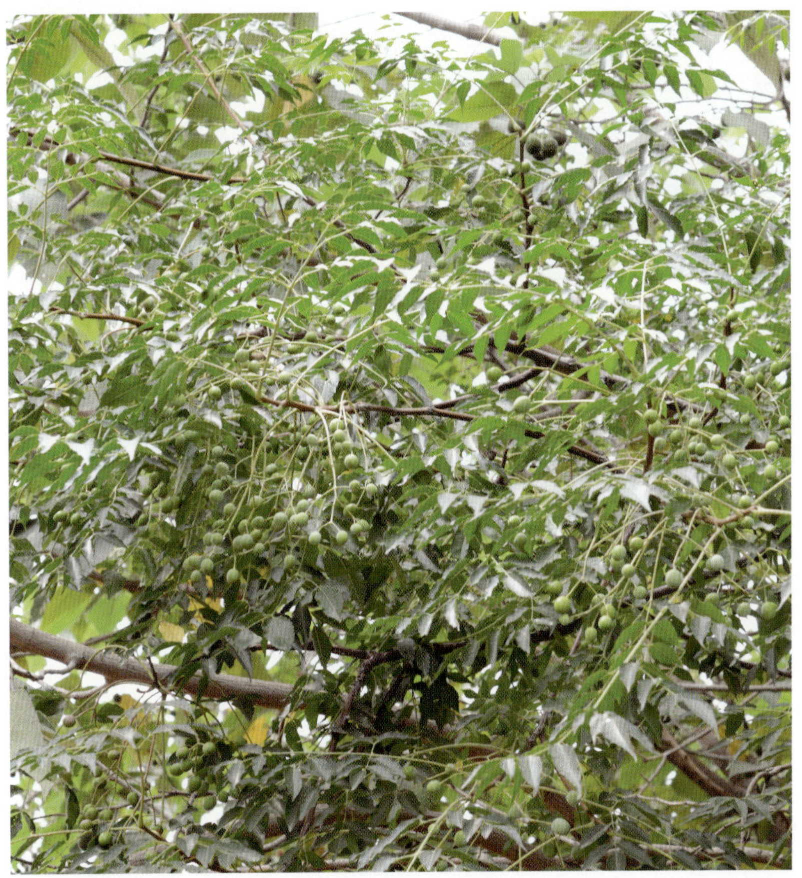

▲ 꾸지나무 지상부

허준, 《원본 동의보감》,
739쪽, 남산당(2014)
《동의보감》 세갑술중동 내의
원교정 완영중간(歲甲戌仲冬
內醫院校正 完營重刊) 영인본

국약전외한약(생약)규격집(KHP)》에 수재되어 있다.

- **약재의 라틴어 생약명** : Broussonetiae Fructus

- **식약처의 법정 기원식물과 약용부위** : 약재 저실자는 꾸지나무 *Broussonetia papyrifera* (L.)
Ventenat 또는 닥나무 *Broussonetia kazinoki* Siebold(뽕나무과 Moraceae)의 핵과이다.

- **약재의 외부 형태** : 이 약은 핵과로 구형~납작한 구형이며, 지름 2~3mm이다. 바깥면은
붉은색~적갈색이고 그물 모양의 주름이 있거나 과립 모양으로 돌기되어 있으며 한쪽
에는 모서리가 있고 다른 한쪽에는 파인 홈이 있다.

- **약재 저장법** : 밀폐용기(고형의 이물이 들어가는 것을 방지하고 내용의약품이 손실되지 않도록
보호할 수 있는 용기)

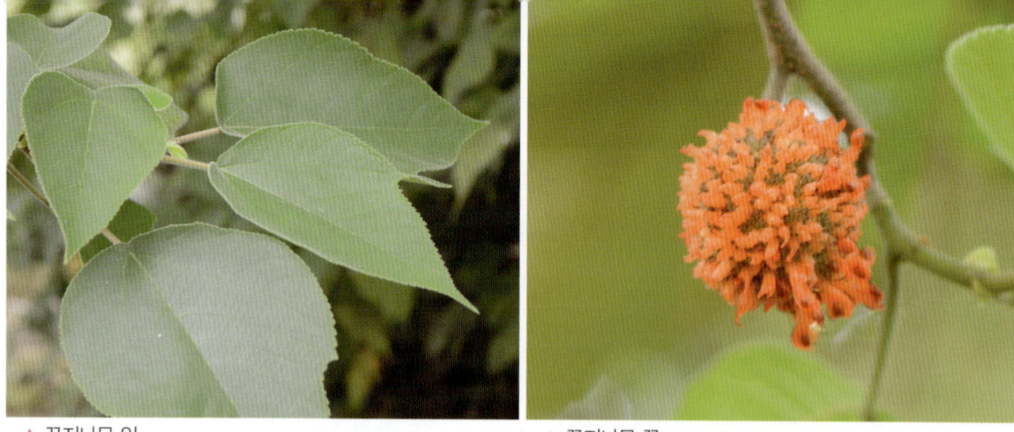

▲ 꾸지나무 잎   ▲ 꾸지나무 꽃

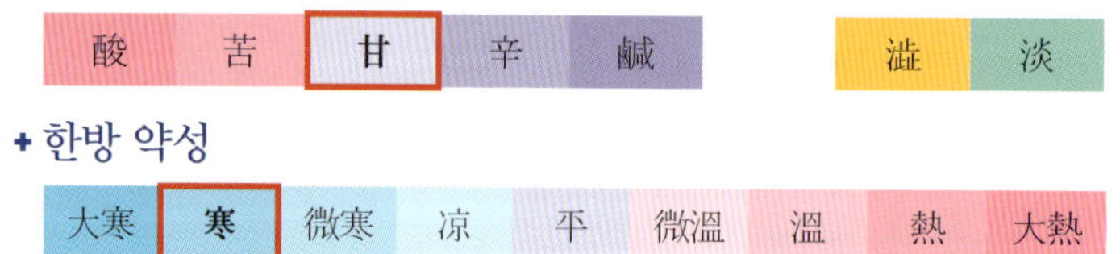

▲ 꾸지나무 열매

| 약재의 효능 |

● **한방 효능 분류 :** 보익약(補益藥, 보약) - 보음약(補陰藥, 진액을 보하는 약)

● **한방 약미(藥味)와 약성(藥性) :** 맛은 달고 성질은 차다.

+ **한방 약미**

| 酸 | 苦 | **甘** | 辛 | 鹹 | | 澁 | 淡 |

+ **한방 약성**

| 大寒 | **寒** | 微寒 | 凉 | 平 | 微溫 | 溫 | 熱 | 大熱 |

120

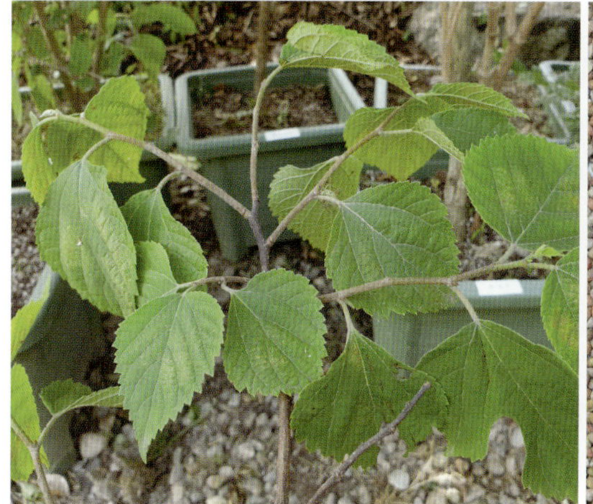
▲ 닥나무 어린 지상부

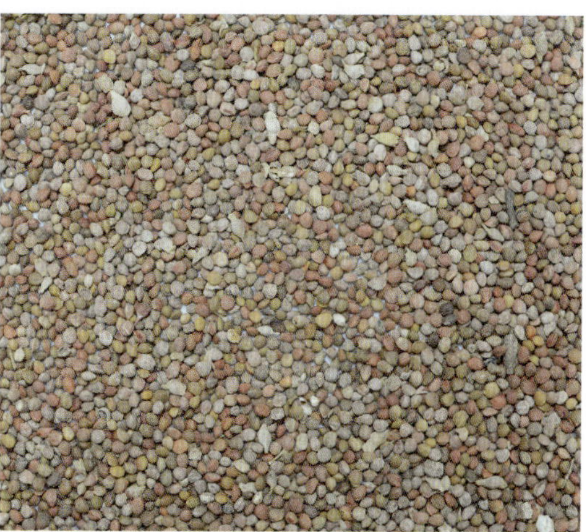
▲ 저실자(약재, 전형)

- **한방 작용부위(귀경, 歸經) :** 저실자는 주로 간장, 신장 질환에 영향을 미친다.
- **한방 효능 :** 신(腎)을 보하고 간열(肝熱)을 식힌다(補腎淸肝, 보신청간). 눈을 밝게 한다(明目, 명목). 소변을 잘 나오게 한다(利尿, 이뇨).
- **약효 해설 :** 현기증이 나고 머리가 어지러운 증상을 치료한다. 눈이 어두워 잘 보이지 않는 병증에 사용한다. 몸이 붓고 배가 몹시 불러 오면서 속이 그득한 증상에 유효하다. 이뇨 작용이 있다.
- **임상응용 :** 배뇨곤란, 현기증, 허리와 무릎에 힘이 없는 증상, 피로감, 수종(水腫), 눈에 예막(瞖膜)이 생긴 증상에 쓴다.

| 약용법 | 열매 6~12g을 물 800mL에 넣고 달여서 반으로 나누어 아침저녁으로 마신다.

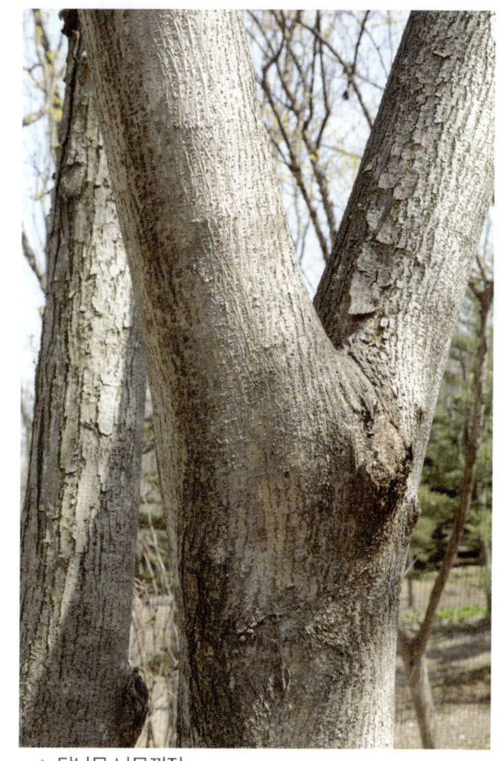
▲ 닥나무 나무껍질

약초명

꿀풀

약재명

하고초 夏枯草

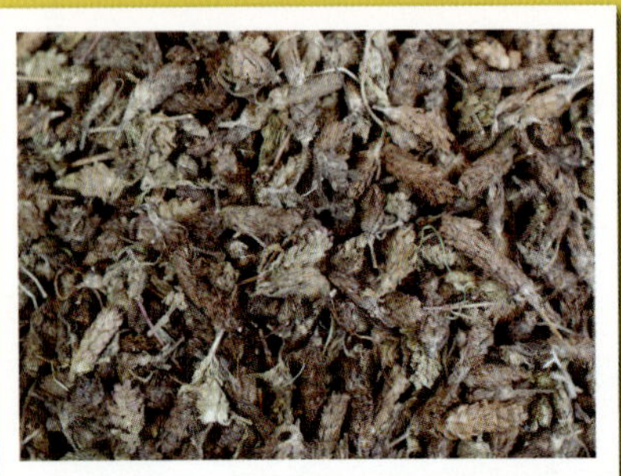

《동의보감》 탕액편에 기재된
조선시대(1610년)의 우리글 약초명

져븨꿀

약초명 및 학명
꿀풀
Prunella vulgaris Linné var. *lilacina* Nakai

과명
꿀풀과

약용부위
꽃대[花穗, 한 개의 꽃대에 무리 지어 이삭 모양으로 피는 꽃]

| 약재의 조선시대 의서(醫書) 수재 |

하고초는 《동의보감》 탕액편(湯液篇)의 풀부(部)와 《방약합편》의 습초(濕草)편에 수재되어 있다.

|《동의보감》 탕액편의 효능 |

하고초(夏枯草, 꿀풀 꽃대)의 성질은 차고[寒] 맛은 쓰고[苦] 매우며[辛] 독이 없다. 추웠다 열이 났다 하는 것, 나력(瘰癧), 서루(鼠瘻), 머리의 피부 질환을 치료한다. 배 속에 생긴 덩어리를 깨뜨리고 영류로 기가 몰린 것을 흩으며 눈 아픈 것[目疼, 목동]을 낫게 한다. ○ 곳곳에서 자란다. 겨울에도 시들지 않으며 봄에 흰 꽃이 피고 음력 5월에 마른다. 음력 4월에 캔다[본초].

|《동의보감》 탕액편의 원문 |

하고초(夏枯草) 져븨꿀 : 性寒 味苦辛 無毒. 主寒熱 瘰癧 鼠瘻 頭瘡. 破癥 散癭結氣 治目疼. ○ 處處有之. 冬生不凋 春開白花 至五月枯. 四月採.[本草] ○ 月令云 靡草死 得金氣而生 至夏火盛而死. 四月採 陰乾.[入門] ○ 此草稟純陽之氣 得陰氣則枯 有補養厥陰血脈之功. 故治目疼如神者 以陽治陰也.[綱目]

| 약초 · 약재의 해설 |

단향과 식물인 제비꿀(*Thesium chinense* Turcz.)의 전초가 토하고초(土夏枯草)라는 약재명으로 유통되고 있으나 이는 위품(僞品, 가짜품)에 속한다.[참고문헌: 20]

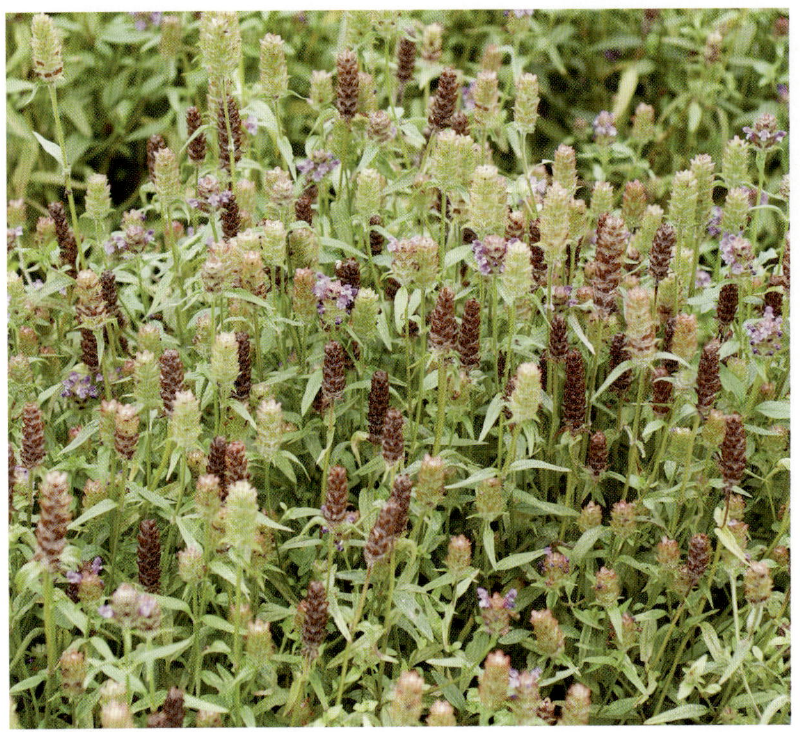

▲ 꿀풀 무리

허준, 《원본 동의보감》,
737쪽, 남산당(2014)
《동의보감》세갑술중동 내의
원교정 완영중간(歲甲戌仲冬
內醫院校正 完營重刊) 영인본

| 식약처 인정 약초와 약재 |

- **약초·약재의 식약처 공정서 수재 :** 하고초는 식품의약품안전처의 의
  약품 공정서인 《대한민국약전(KP)》에 수재되어 있다.

- **약재의 라틴어 생약명 :** Prunellae Spica

- **약재의 이명 또는 영명 :** Prunella Spike

- **식약처의 법정 기원식물과 약용부위 :** 약재 하고초는 꿀풀 *Prunella vulgaris* Linné var.
  lilacina Nakai 또는 하고초(夏枯草) *Prunella vulgaris* Linné(꿀풀과 Labiatae)의 꽃대[花穗, 한
  개의 꽃대에 무리 지어 이삭 모양으로 피는 꽃]이다.

- **약재의 외부 형태 :** 이 약은 꽃대로 많은 포엽 및 꽃받침이 붙어 있으며, 원기둥 모양에
  가깝고 길이 3~6cm, 지름 10~15mm이다. 바깥면은 회갈색~적갈색이다.

- **약재 저장법 :** 밀폐용기(고형의 이물이 들어가는 것을 방지하고 내용의약품이 손실되지 않도록
  보호할 수 있는 용기)

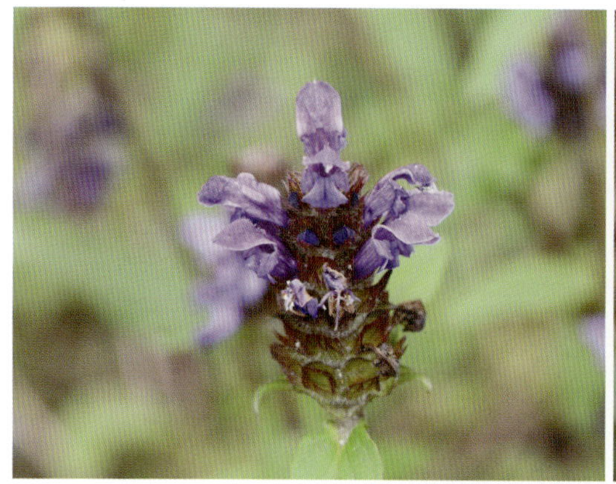
▲ 꿀풀 꽃

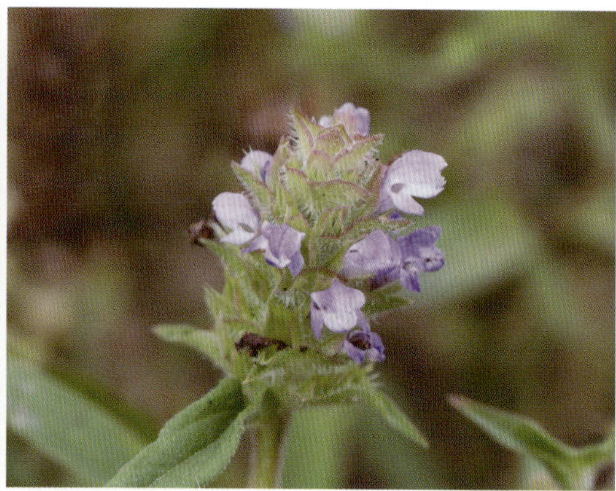
▲ 하고초 꽃(중국)

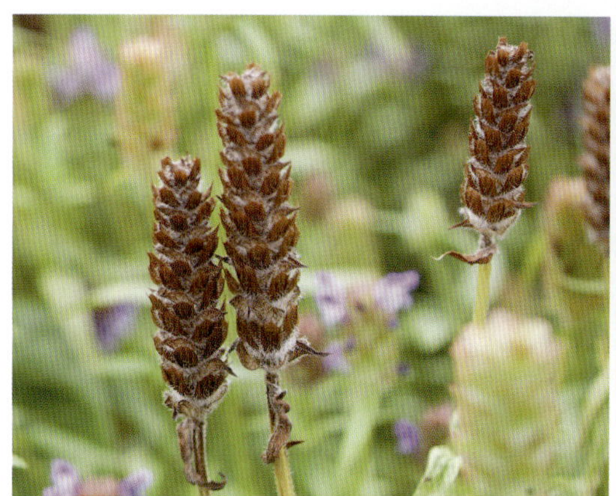
▲ 꿀풀 꽃대

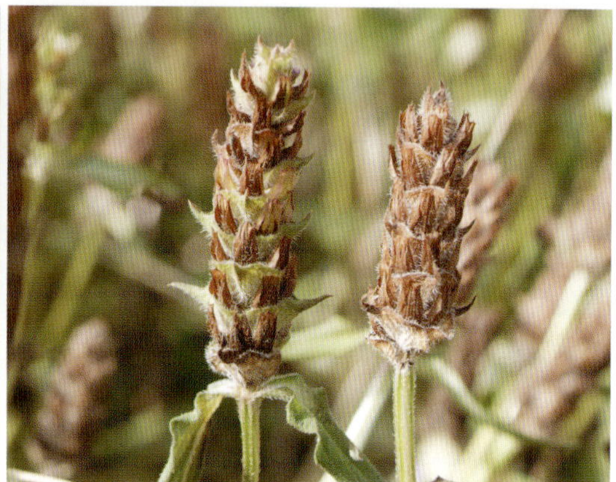
▲ 하고초 꽃대(중국)

| 약재의 효능 |

○ **한방 효능 분류** : 청열약(淸熱藥, 열을 식히는 약) - 청열사화약(淸熱瀉火藥, 불처럼 달아오른 열을 식히는 약)

○ **한방 약미(藥味)와 약성(藥性)** : 맛은 맵고 쓰며 성질은 차다.

+ 한방 약미

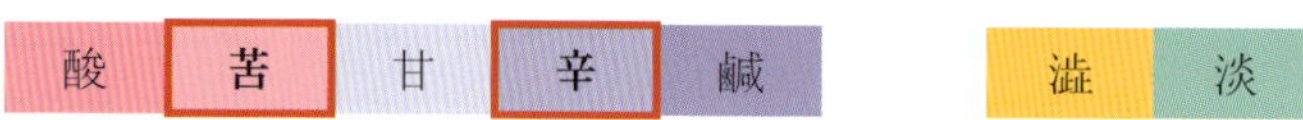

+ 한방 약성

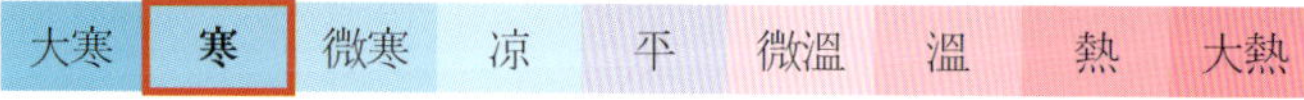

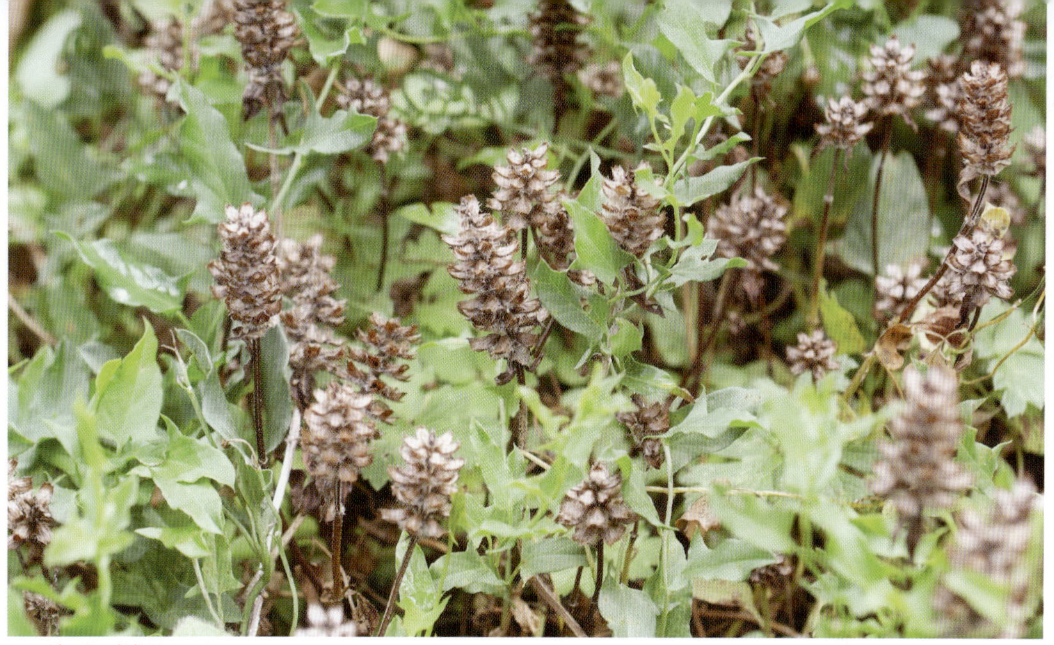

▲ 하고초 지상부(프랑스)

- **한방 작용부위(귀경, 歸經)** : 하고초는 주로 간장, 담낭 질환에 영향을 미친다.
- **한방 효능** : 간화(肝火)를 식힌다(淸肝瀉火, 청간사화). 눈을 밝게 한다(明目, 명목). 뭉친 것을 풀고 종기를 가라앉힌다(散結消腫, 산결소종).
- **약효 해설** : 눈이 충혈되면서 붓고 아픈 증상에 유효하다. 머리가 아프며 정신이 흐리고 혼미해지는 증상을 없앤다. 유방이 팽창하면서 터질 듯이 아픈 병증에 사용한다. 각혈과 자궁에서 분비물이 나오는 증상을 치료한다.
- **임상응용** : 눈 충혈, 두통, 현기증, 갑상샘염, 림프샘염, 수종(水腫), 배뇨곤란에 쓴다.

| 북한에서의 효능 | 청열해독약으로서 열을 내리우고 독을 풀며 간열을 내리우고 눈을 밝게 한다.

| 약용법 | 꽃대 9~15g을 물 800mL에 넣고 달여서 반으로 나누어 아침저녁으로 마신다.

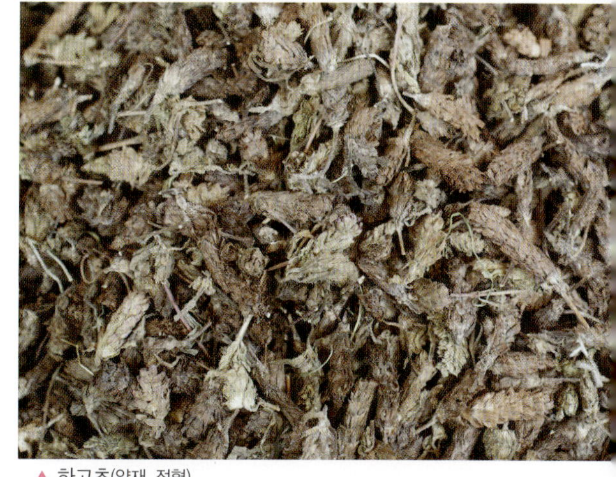

▲ 하고초(약재, 전형)

약초명

꿩의비름

약재명

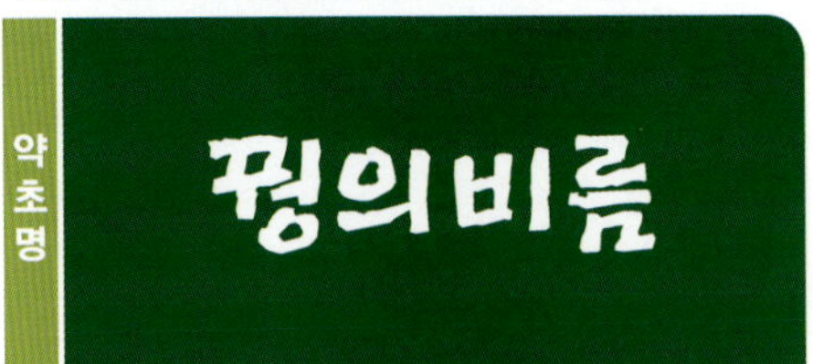

경천 景天

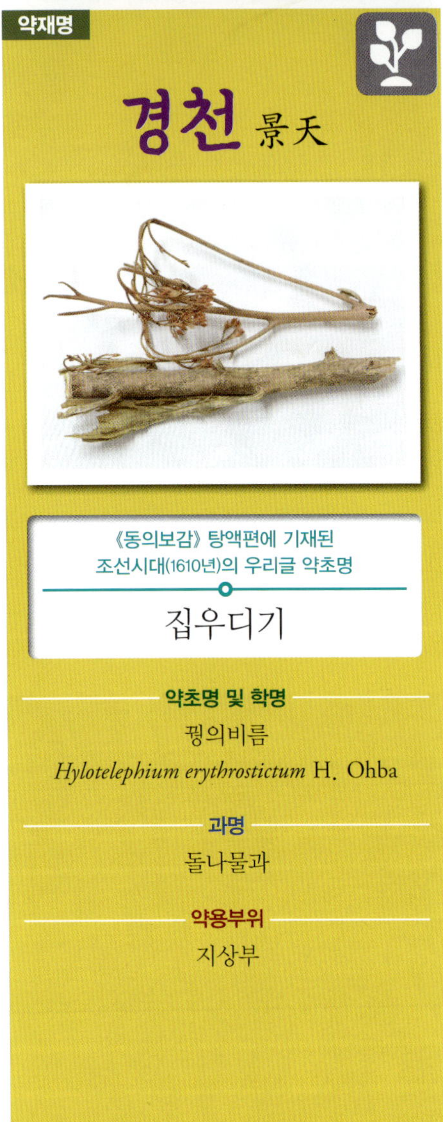

《동의보감》 탕액편에 기재된
조선시대(1610년)의 우리글 약초명

집우디기

약초명 및 학명
꿩의비름
Hylotelephium erythrostictum H. Ohba

과명
돌나물과

약용부위
지상부

| 약재의 조선시대 의서(醫書) 수재 |

경천은 《동의보감》 탕액편(湯液篇)의 풀부(部)에 수재되어 있다.

|《동의보감》 탕액편의 효능 |

경천(景天, 꿩의비름 지상부)의 성질은 보통이며[平](서늘하다[冷]고도 한다) 맛이 쓰고[苦] 시며[酸] 독이 없다(독이 조금 있다고도 한다). 마음이 답답하고 열이 나서 미칠 것 같은 것, 눈이 붉은 것, 머리가 아픈 것, 유풍(遊風)으로 얼굴이 벌겋게 부은 것, 뜨거운 열이나 불에 덴 것, 자궁에서 분비물이 나오는 것, 소아의 단독을 치료한다. ○ 싹과 잎은 쇠비름[馬齒莧, 마치현]과 비슷하지만 더 크고, 층을 이루며 자란다[作層而生]. 줄기는 매우 약하며 여름에 자홍색의 잔꽃이 핀다. 가을에는 말라 죽는다. 음력 4월과 7월에 뜯어 그늘에서 말린다.

|《동의보감》 탕액편의 원문 |

경천(景天) 집우디기 : 性平[一云冷] 味苦酸 無毒[一云小毒]. 治心煩熱狂 赤眼頭痛 遊風丹腫 及大熱火瘡 婦人帶下 小兒丹毒. ○ 苗葉似馬齒莧而大 作層而生 莖極脆弱 夏中開紅紫碎花 秋後枯死. 四月四日 七月七日採 陰乾. ○ 今人以盆盛植屋上以辟火 故謂之愼火草.[本草]

| 약초 · 약재의 해설 |

꿩의비름[*Hylotelephium erythrostictum* (Miq.) H. Ohba]의 학명은 식물학명 데이터베이스인 'eFloras(Missouri Botanical Garden)'와 'YList(学

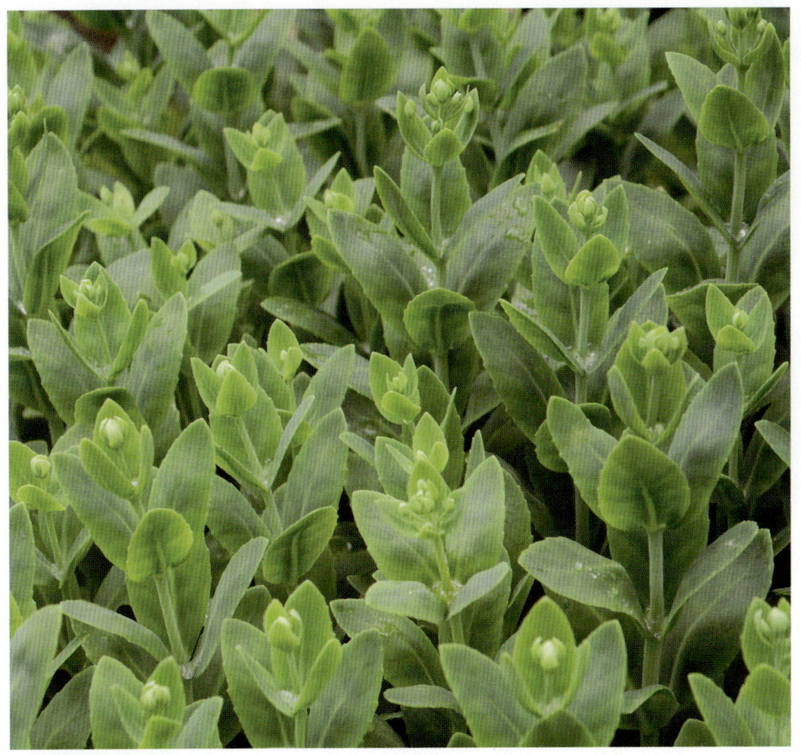

▲ 꿩의비름 무리

허준, 《원본 동의보감》,
725쪽, 남산당(2014)
《동의보감》 세갑술중동 내의
원교정 완영중간(歲甲戌仲冬
內醫院校正 完營重刊) 영인본

名インデックス)' 그리고 우리나라 '국가표준식물목록'에서 *Sedum erythrostictum* Miq.가 이명으로 기록되어 있다. [참고문헌: 23]

| 식약처 인정 약초와 약재 |

- **약초·약재의 식약처 공정서 수재** : 경천은 식품의약품안전처의 의약품 공정서인 《대한민국약전외한약(생약)규격집(KHP)》에 수재되어 있다.

- **약재의 라틴어 생약명** : Hylotelephii Herba

- **약재의 이명 또는 영명** : 계화(戒火)

- **식약처의 법정 기원식물과 약용부위** : 약재 경천은 꿩의비름 *Hylotelephium erythrostictum* H. Ohba 또는 기타 동속식물(돌나물과 Crassulaceae)의 지상부이다.

- **약재의 외부 형태** : 이 약은 지상부로 줄기는 청록색이고, 잎의 양면은 회녹색이며 가장자리에 톱니가 있다.

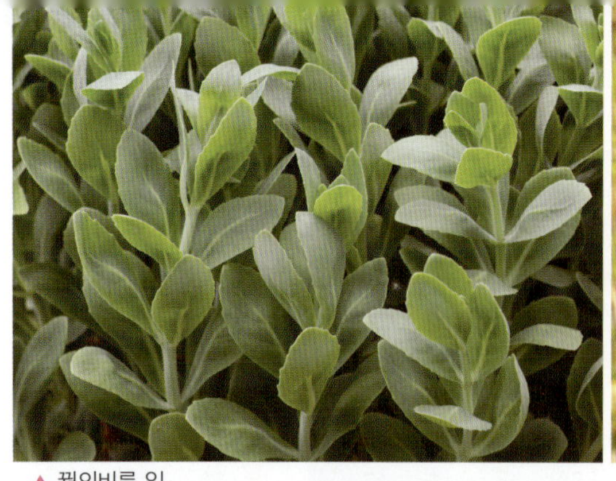

▲ 꿩의비름 잎

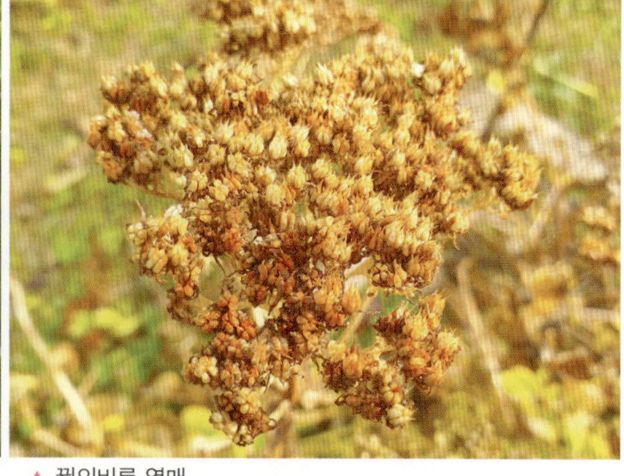

▲ 꿩의비름 열매

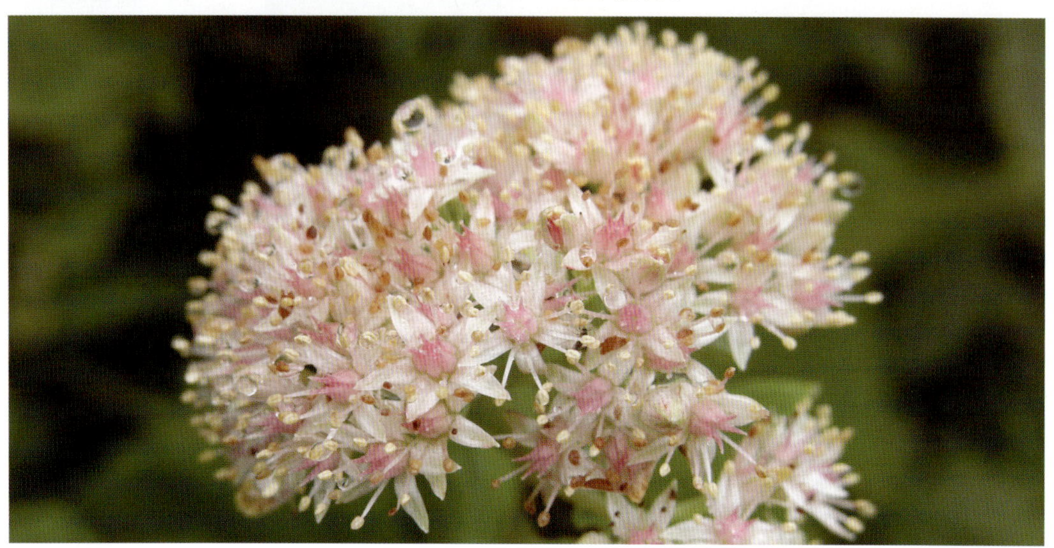

▲ 꿩의비름 꽃

○ **약재 저장법 :** 밀폐용기(고형의 이물이 들어가는 것을 방지하고 내용의약품이 손실되지 않도록 보호할 수 있는 용기)

| 약재의 효능 |

○ **한방 약미(藥味)와 약성(藥性) :** 맛은 쓰고 시며 성질은 차다.

+ 한방 약미

酸	苦	甘	辛	鹹		澁	淡

+ 한방 약성

大寒	寒	微寒	凉	平	微溫	溫	熱	大熱

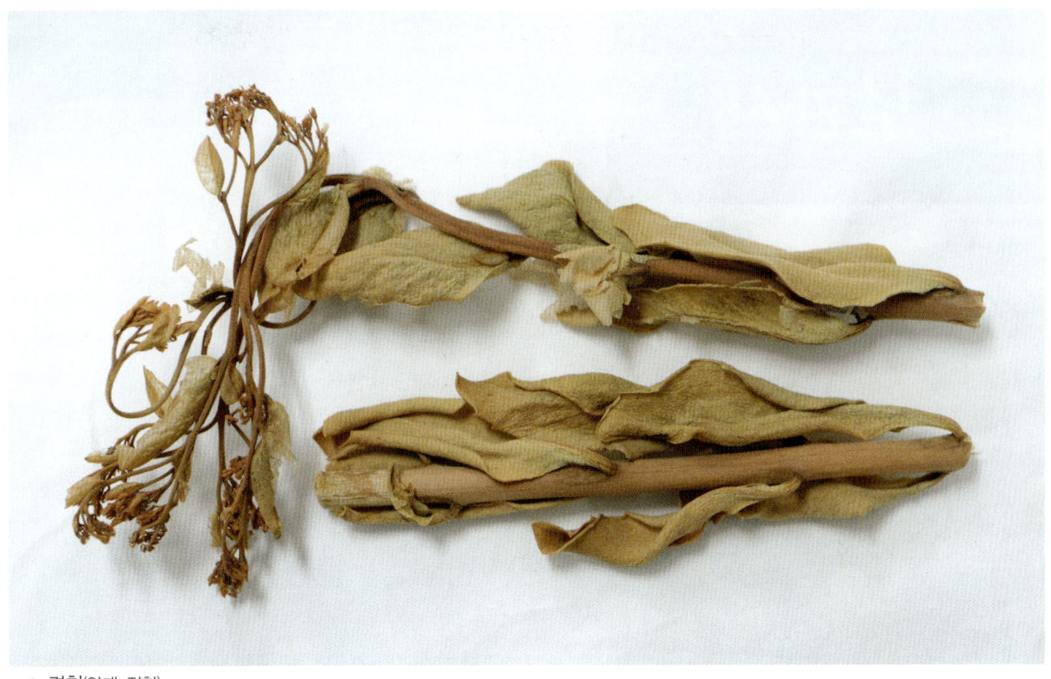

▲ 경천(약재, 전형)

● **한방 작용부위(귀경, 歸經)** : 경천은 주로 심장, 간장 질환에 영향을 미친다.

● **한방 효능** : 열독(熱毒)을 해소한다(淸熱解毒, 청열해독). 출혈을 멎게 한다(止血, 지혈).

● **약효 해설** : 가슴이 답답하고 열이 많이 나는 증상에 효과가 있다. 놀라고 미치는 병증에 쓰인다. 급성 결막염에 유효하다. 월경과다에 사용한다. 각혈, 토혈, 외상 출혈을 멎게 한다.

| **약용법** | 지상부 15~30g을 물 800mL에 넣고 달여서 반으로 나누어 아침저녁으로 마신다. 신선품의 경우 용량은 50~100g으로 한다. 외용할 때는 적당량 사용한다.

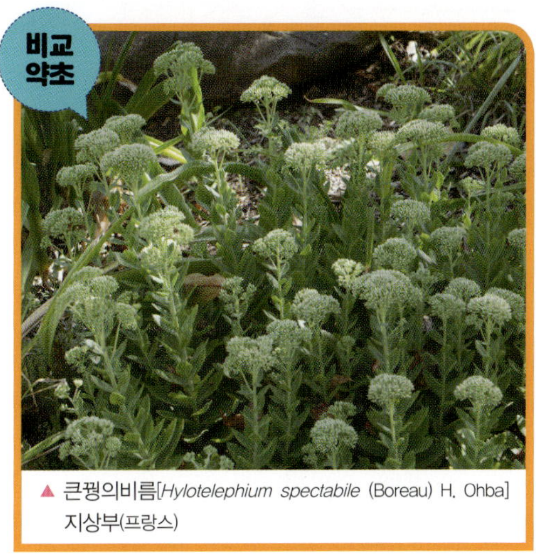

▲ 큰꿩의비름[*Hylotelephium spectabile* (Boreau) H. Ohba]
지상부(프랑스)

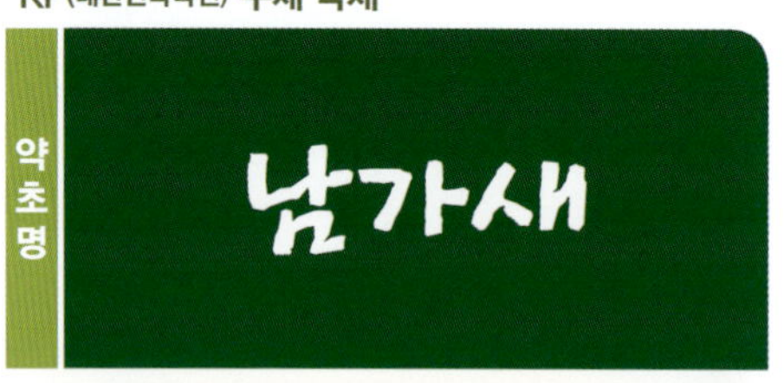

약재명

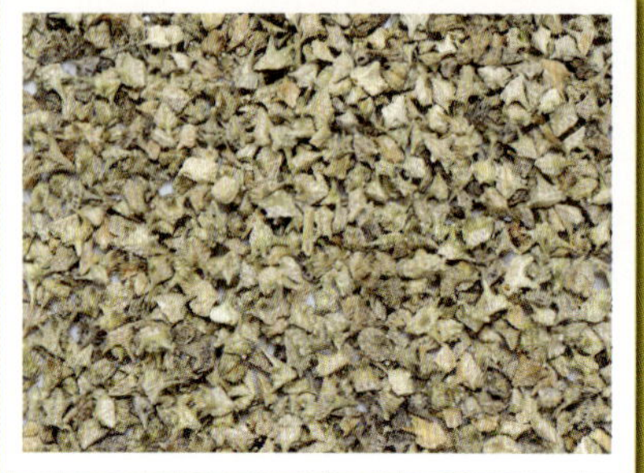

질려자 蒺藜子

《동의보감》 탕액편에 기재된
조선시대(1610년)의 우리글 약초명

납가시

약초명 및 학명

남가새
Tribulus terrestris Linné

과명

남가새과

약용부위

잘 익은 열매

| 약재의 조선시대 의서(醫書) 수재 |

질려자는 《동의보감》 탕액편(湯液篇)의 풀부(部)와 《방약합편》의 습초(濕草)편에 수재되어 있다.

| 《동의보감》 탕액편의 효능 |

백질려(白蒺藜, 꽃이 흰 남가새 열매)의 성질은 따뜻하며[溫] 맛이 쓰고[苦] 매우며[辛] 독이 없다. 온갖 풍증, 몸이 풍으로 가려운 것, 두통, 폐위로 고름을 토하는 것에 주로 쓴다. 신[水藏]이 차서 소변이 많은 것과 아랫배에서 생긴 통증이 명치까지 치밀어 오르는 것을 낫게 한다. 신기(腎氣)와 자궁이 정상 위치로부터 아래쪽으로 내려온 것을 치료한다. ○ 벌판과 들에서 덩굴지어 자란다. 잎은 작다. 열매는 삼각형의 가시가 달려 있어 사람을 찌른다. 열매는 마름[菱, 능]과 닮았으나 작다. 음력 7월, 8월, 9월에 열매를 채취하여 햇볕에 말린다.

| 《동의보감》 탕액편의 원문 |

백질려(白蒺藜) 납가시 : 性溫 味苦辛 無毒. 主諸風 身體風瘁 頭痛 及肺痿吐膿. 又治水藏冷 小便多 及奔豚腎氣陰瘄. ○ 生原野 布地蔓生細葉 子有三角刺人 狀如菱而小. 七月八月九月採實 暴乾. ○ 蒺藜有兩種. 杜蒺藜 卽子有芒刺者 風家多用之. 白蒺藜 出同州沙苑 子如羊內腎 入補腎藥. ○ 今多用有刺者 炒去刺搗碎用之.[本草]

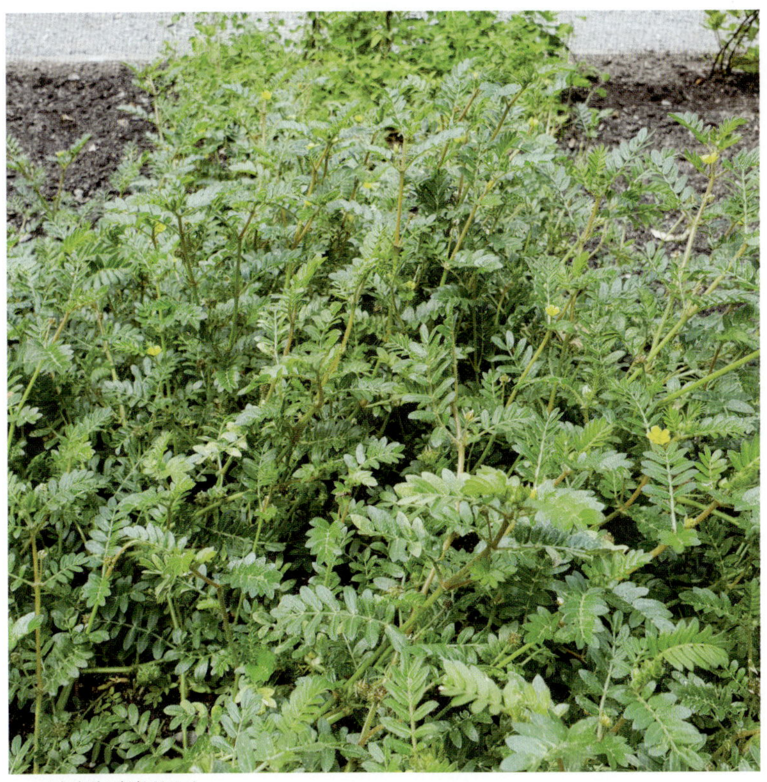

▲ 남가새 지상부(체코)

허준, 《원본 동의보감》, 723쪽, 남산당(2014)
《동의보감》 세갑술중동 내의원교정 완영중간(歲甲戌仲冬 內醫院校正 完營重刊) 영인본

| 식약처 인정 약초와 약재 |

- **약초·약재의 식약처 공정서 수재** : 질려자는 식품의약품안전처의 의약품 공정서인 《대한민국약전(KP)》에 수재되어 있다.

- **약재의 라틴어 생약명** : Tribuli Fructus

- **약재의 이명 또는 영명** : Tribulus Fruit

- **식약처의 법정 기원식물과 약용부위** : 약재 질려자는 남가새 *Tribulus terrestris* Linné(남가새과 Zygophyllaceae)의 잘 익은 열매이다.

- **약재의 외부 형태** : 이 약은 열매로, 5개의 분과가 방사상으로 배열한 5각 별 모양이고 지름 7~12mm이며, 소분과는 도끼 모양이고 길이 3~6mm이다.

- **약재 저장법** : 밀폐용기(고형의 이물이 들어가는 것을 방지하고 내용의약품이 손실되지 않도록 보호할 수 있는 용기)

| 약재의 효능 |

한방 효능 분류 : 평간약(平肝藥, 간기를 안정시켜 경련발작, 어지러움, 두통 등을 치료하는 약)

- 평간잠양약[平肝潛陽藥, 간양상항(肝陽上亢)을 안정시켜 어지러움, 두통, 이명, 가슴이 답답한 증상을 치료하는 약]

한방 약미(藥味)와 약성(藥性) : 맛은 맵고 쓰며 성질은 약간 따뜻하고 독이 약간 있다.

+ 한방 약미

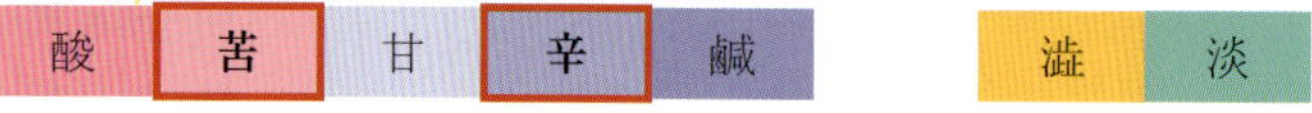

酸	**苦**	甘	**辛**	鹹		澁	淡

+ 한방 약성

大寒	寒	微寒	凉	平	**微溫**	溫	熱	大熱

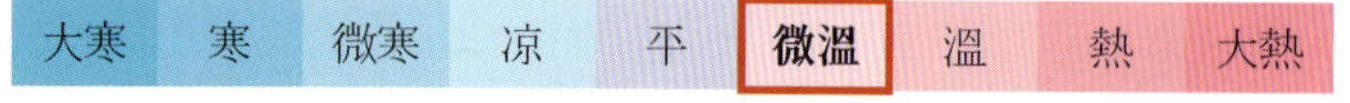

한방 작용부위(귀경, 歸經) : 질려자는 주로 간장 질환에 영향을 미친다.

한방 효능 : 간의 기운을 평안하게 하고 기운이 울체된 것을 해소한다(平肝解鬱, 평간해울). 혈액순환을 촉진하고 풍(風)을 없앤다(活血祛風, 활혈거풍). 눈을 밝게 한다(明目, 명목). 가려움증을 멎게 한다(止痒, 지양).

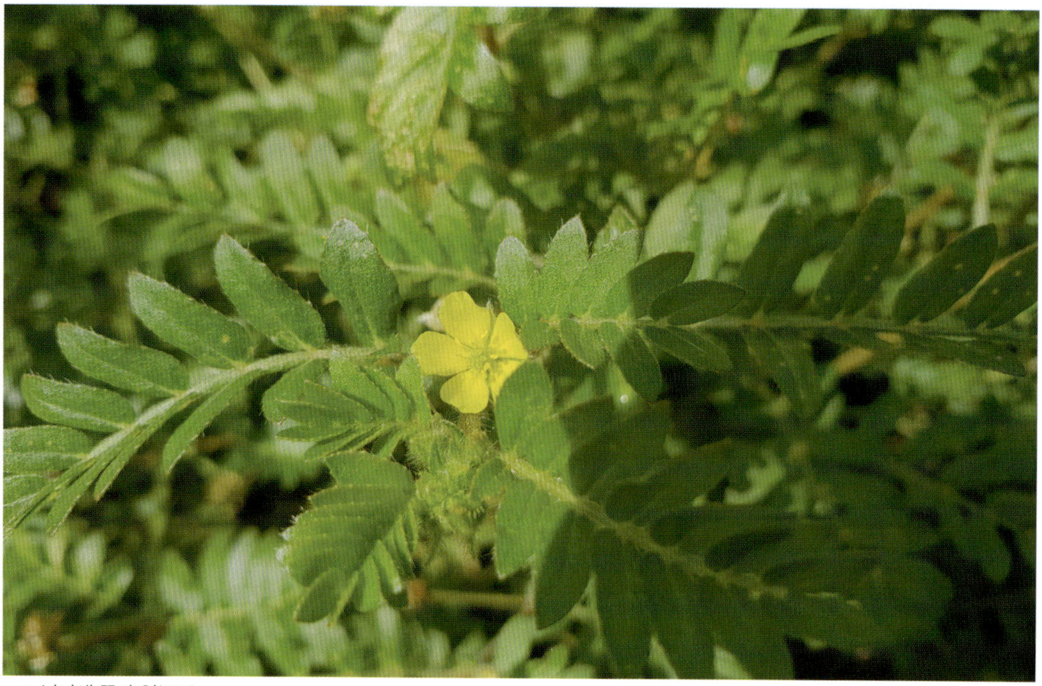

▲ 남가새 꽃과 잎(체코)

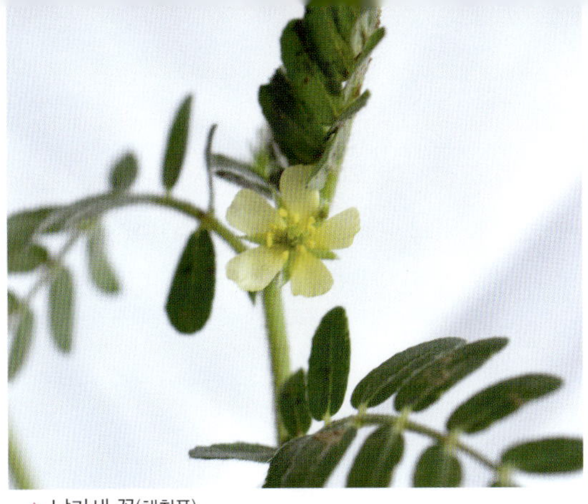

▲ 남가새 꽃(채취품)

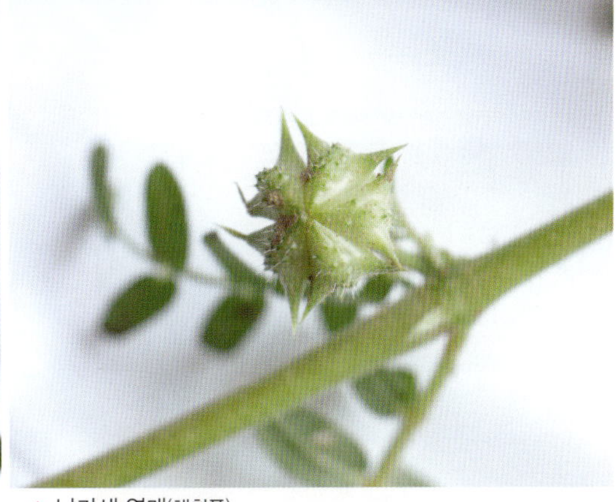

▲ 남가새 열매(채취품)

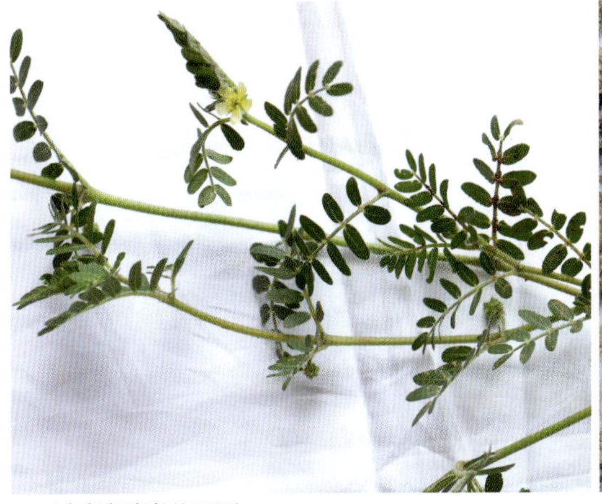

▲ 남가새 지상부(채취품)

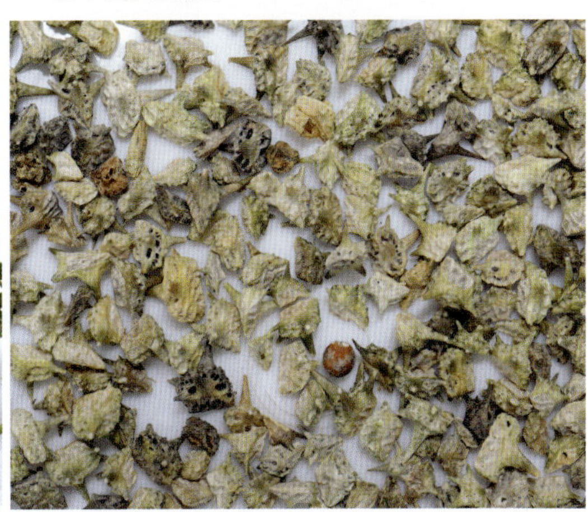

▲ 질려자(약재, 전형)

○ **약효 해설 :** 머리가 아프고 정신이 아찔아찔하여 어지러운 증상을 낫게 한다. 눈이 충혈되고 막 같은 것이 생기는 장애를 치료한다. 가슴과 양쪽 옆구리가 불러 오고 아픈 병증에 사용한다. 가려움증을 없앤다.

○ **임상응용 :** 두통, 현기증, 눈 충혈, 유즙불통, 월경불순, 하복통에 쓴다.

| **북한에서의 효능** | 행혈약으로서 피순환을 돕고 풍을 없애며 간기를 잘 통하게 하고 눈을 밝게 한다.

| **약용법** | 열매 6~10g을 물 800mL에 넣고 달여서 반으로 나누어 아침저녁으로 마신다.

| **주의사항** | 임신부에게는 쓰지 않는다.

약초명

약재명

녹두 綠豆

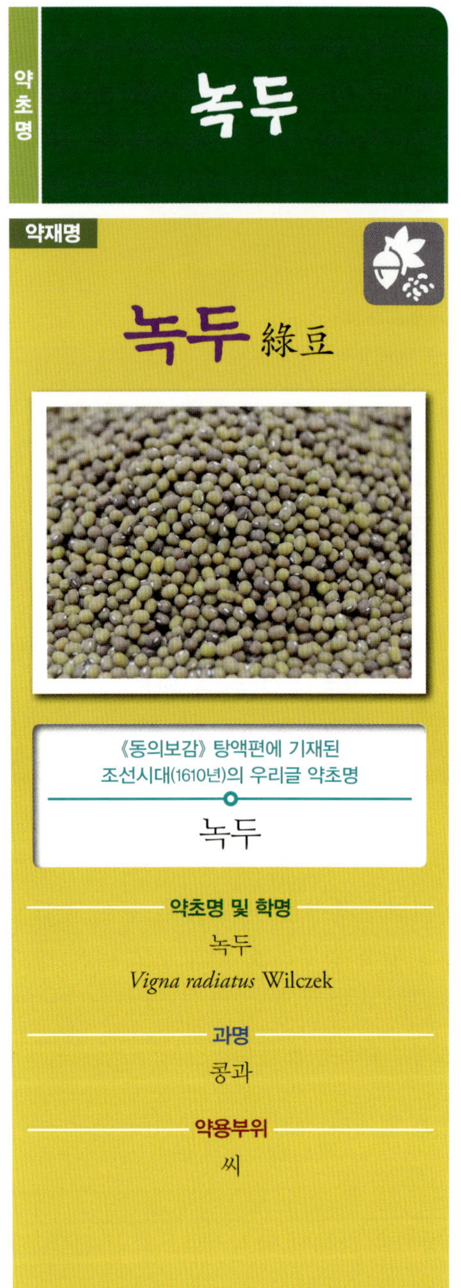

《동의보감》 탕액편에 기재된
조선시대(1610년)의 우리글 약초명

녹두

약초명 및 학명
녹두
Vigna radiatus Wilczek

과명
콩과

약용부위
씨

| 약재의 조선시대 의서(醫書) 수재 |

녹두는 《동의보감》 탕액편(湯液篇)의 곡식부(部)와 《방약합편》의 숙두(菽豆, 콩류)편에 수재되어 있다.

|《동의보감》 탕액편의 효능 |

녹두(菉豆, 녹두 씨)는 성질이 차고[寒](보통이다[平]고도 하고 서늘하다[冷]고도 한다) 맛이 달며[甘] 독이 없다. 모든 단독(丹毒), 가슴이 답답하면서 열나는 증상, 풍진(風疹), 광물성 약 기운의 부작용에 주로 쓴다. 열을 내리고 부은 것을 삭인다. 기를 내리고 소갈(消渴)을 멎게 한다[본초]. ○ 오장(五藏)을 고르게 하고 정신을 안정시키며 12경맥을 잘 돌게 하는 데는 이 약이 제일 좋다[본초].

|《동의보감》 탕액편의 원문 |

녹두(菉豆) 녹두 : 性寒[一云平 一云冷] 味甘 無毒. 主一切丹毒 煩熱 風疹 藥石發動. 壓熱 消腫 下氣 止消渴.[本草] ○ 和五藏 安精神 行十二經脈 此最爲良.[本草] ○ 作枕 明目 治頭風頭痛.[本草] ○ 若欲去病 須勿去皮. 盖皮寒肉平爾.[食物] ○ 色綠圓小者佳. 入藥 須帶皮用 去皮則少有壅氣.[入門]

| 약초 · 약재의 해설 |

KHP에서 기원식물 녹두의 학명이 '*Vigna radiatus* Wilczek'로 되어 있는데, 여기서 종소명 *radiatus*는 *radiata*의 오류이다(어미가 -us가 아니라 -a임). 또한 잘못 표기된 명명자를 고쳐 올바르게 표기하면 *Vigna radiata* (L.)

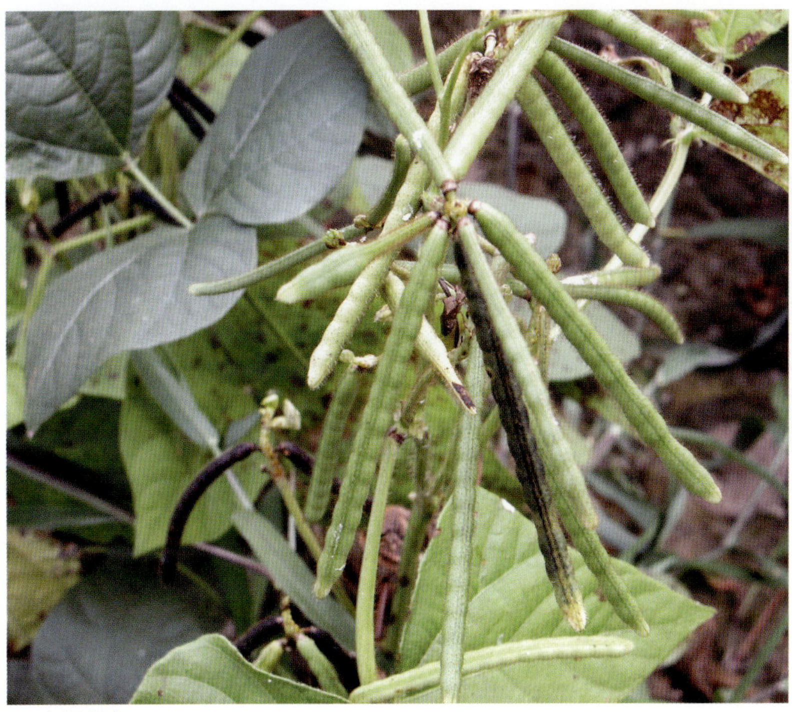

▲ 녹두 열매

허준, 《원본 동의보감》, 684쪽, 남산당(2014)
《동의보감》 세갑술중동 내의원교정 완영중간(歲甲戌仲冬 內醫院校正 完營重刊) 영인본

R. Wilczek이다. [참고문헌: 16]

| 식약처 인정 약초와 약재 |

○ **약초·약재의 식약처 공정서 수재** : 녹두는 식품의약품안전처의 의약품 공정서인 《대한민국약전외한약(생약)규격집(KHP)》에 수재되어 있다.

○ **약재의 라틴어 생약명** : Vignae Radiatae Semen

○ **약재의 이명 또는 영명** : 청소두(靑小豆)

○ **식약처의 법정 기원식물과 약용부위** : 약재 녹두는 녹두 *Vigna radiatus* Wilczek(콩과 Leguminosae)의 씨이다.

○ **약재의 외부 형태** : 이 약은 씨로 짧은 타원형이며 바깥면은 녹황색~어두운 녹색이고 광택이 있다. 씨의 배꼽점은 흰색으로 끝에 있다.

○ **약재 저장법** : 밀폐용기(고형의 이물이 들어가는 것을 방지하고 내용의약품이 손실되지 않도록 보호할 수 있는 용기)

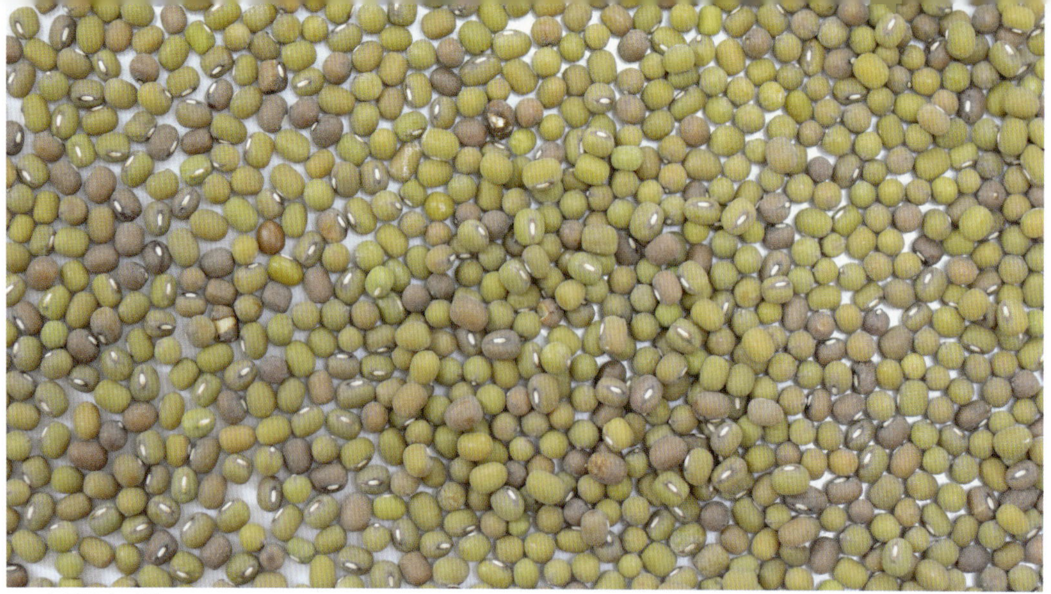

▲ 녹두(약재, 전형)

| 약재의 효능 |

◦ **한방 효능 분류** : 청열약(淸熱藥, 열을 식히는 약) - 청열해독약(淸熱解毒藥, 열독을 없애는 약)

◦ **한방 약미(藥味)와 약성(藥性)** : 맛은 달고 성질은 차다.

+ 한방 약미

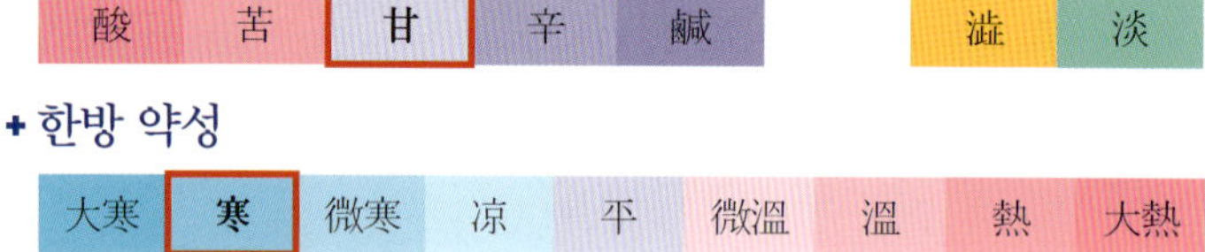

+ 한방 약성

◦ **한방 작용부위(귀경, 歸經)** : 녹두는 주로 심장, 간장, 위장 질환에 영향을 미친다.

◦ **한방 효능** : 열기를 식힌다(淸熱, 청열). 더위를 가시게 한다(消暑, 소서). 소변을 잘 나오게 한다(利水, 이수). 독성을 없앤다(解毒, 해독).

◦ **약효 해설** : 몸이 붓는 증상에 쓰인다. 더운 기운에 의해 가슴이 답답하고 입이 마르며 갈증이 나는 증상에 사용한다. 심하게 토하고 설사하는 것을 낫게 한다. 눈이 충혈되고 머리가 아픈 증상에 유효하다. 입안과 혀가 허는 것을 치료한다.

| **북한에서의 효능** | 청열해독약으로서 열을 내리우고 서사를 없애며 독을 풀고 오줌이 잘 나가게 한다.

| **약용법** | 녹두 15~30g을 물에 넣고 끓여 아침저녁으로 먹는다.

약초명

놋젓가락나물 세잎돌쩌귀

약재명

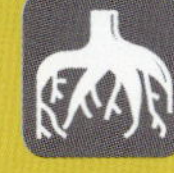

초오 草烏

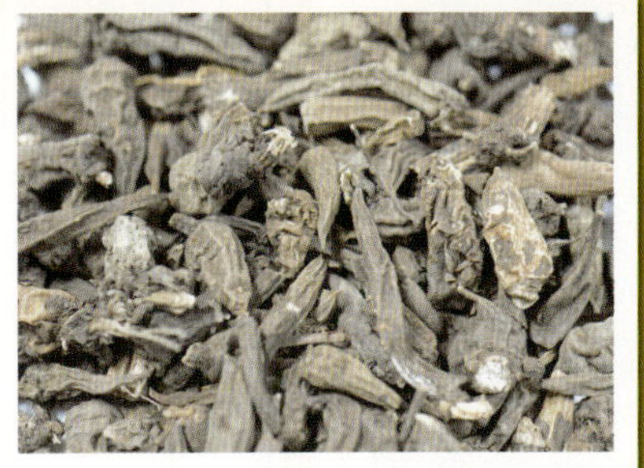

《동의보감》 탕액편에 기재된
조선시대(1610년)의 우리글 약초명

바곳

약초명 및 학명

놋젓가락나물
Aconitum ciliare Decaisne
세잎돌쩌귀
Aconitum triphyllum Nakai

과명

미나리아재비과

약용부위

덩이뿌리

| 약재의 조선시대 의서(醫書) 수재 |

초오는 《동의보감》 탕액편(湯液篇)의 풀부(部)와 《방약합편》의 독초편에 수재되어 있다.

| 《동의보감》 탕액편의 효능 |

초오(草烏, 놋젓가락나물, 세잎돌쩌귀 덩이뿌리)의 성질은 약간 따뜻하고[微溫] 맛은 쓰며[苦] 달고[甘] 독이 많다. 팔다리를 잘 쓰지 못하고 마비되며 아픈 것을 치료한다. 파상풍(破傷風, 근육의 경련성 마비와 동통을 동반한 근육수축을 일으키는 감염성 질환)에 쓰면 땀이 난다. ○ 산과 들에서 자라며 곳곳에 있다. 모양은 백부자와 비슷하고 검다[입문].

| 《동의보감》 탕액편의 원문 |

초오(草烏) 바곳 : 性微溫 味苦甘 有大毒. 治風濕麻痺疼痛 發破傷風汗. ○ 生山野 在處有之. 形如白附子而黑.[入門] ○ 須童便浸炒 去毒.[丹心] ○ 草烏 須與黑豆同煮 竹刀切看 透黑爲度. 取用草烏一兩 黑豆一合 爲準.[得效] ○ 一名淮烏 生服痺喉.[醫鑑]

| 약초 · 약재의 해설 |

투구꽃(*Aconitum jaluense* Kom. = *Aconitum pseudoproliferum* Nakai)의 덩이뿌리는 북한에서 초오(바꽃뿌리)로 쓰인다.[참고문헌: 24]

| 식약처 인정 약초와 약재 |

○ 약초·약재의 식약처 공정서 수재 : 초오는 식품의약품안전처의 의약품 공정서인 《대한민국약전외한약(생약)규격집(KHP)》에 수재되어

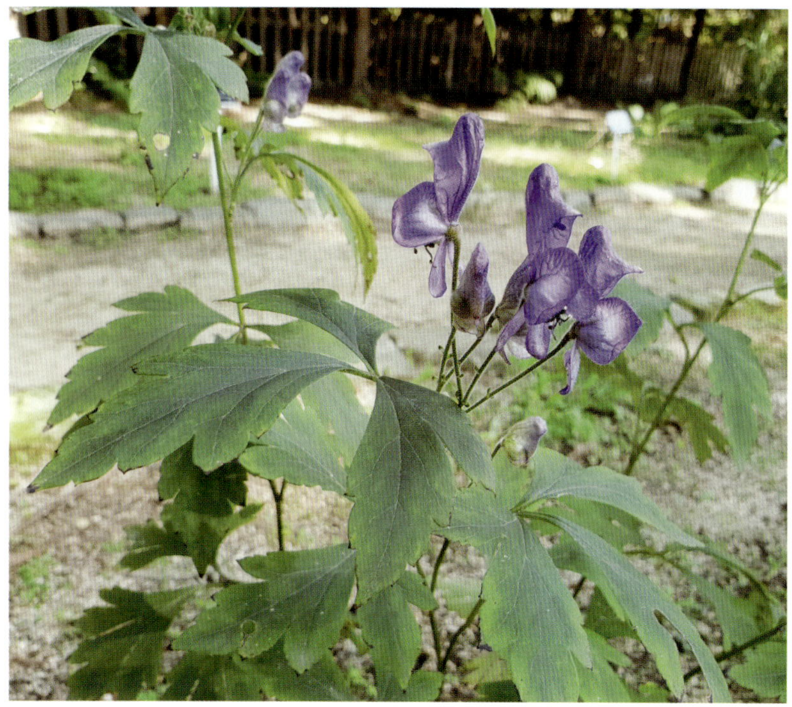

▲ 세잎돌쩌귀 지상부(꽃)

있다.

- **약재의 라틴어 생약명 :** Aconiti Kusnezoffii Tuber
- **약재의 이명 또는 영명 :** 토부자(土附子), Korean Aconite Root
- **식약처의 법정 기원식물과 약용부위 :** 약재 초오는 이삭바꽃 *Aconitum kusnezoffii* Reichb., 놋젓가락나물 *Aconitum ciliare* Decaisne 또는 세잎돌쩌귀 *Aconitum triphyllum* Nakai(미나리아재비과 Ranunculaceae)의 덩이뿌리이다.
- **약재의 외부 형태 :** 이 약은 덩이뿌리로 고르지 않은 원뿔 모양이며 길이 2~5cm, 지름 6~18mm이다. 바깥면은 회갈색~흑갈색으로 쭈그러진 세로 주름이 있다.
- **약재 저장법 :** 밀폐용기(고형의 이물이 들어가는 것을 방지하고 내용의약품이 손실되지 않도록 보호할 수 있는 용기)

| 약재의 효능 |

- **한방 효능 분류 :** 거풍습약(祛風濕藥, 저리고 아픈 것을 치료하는 약) - 거풍습지비통약(祛風

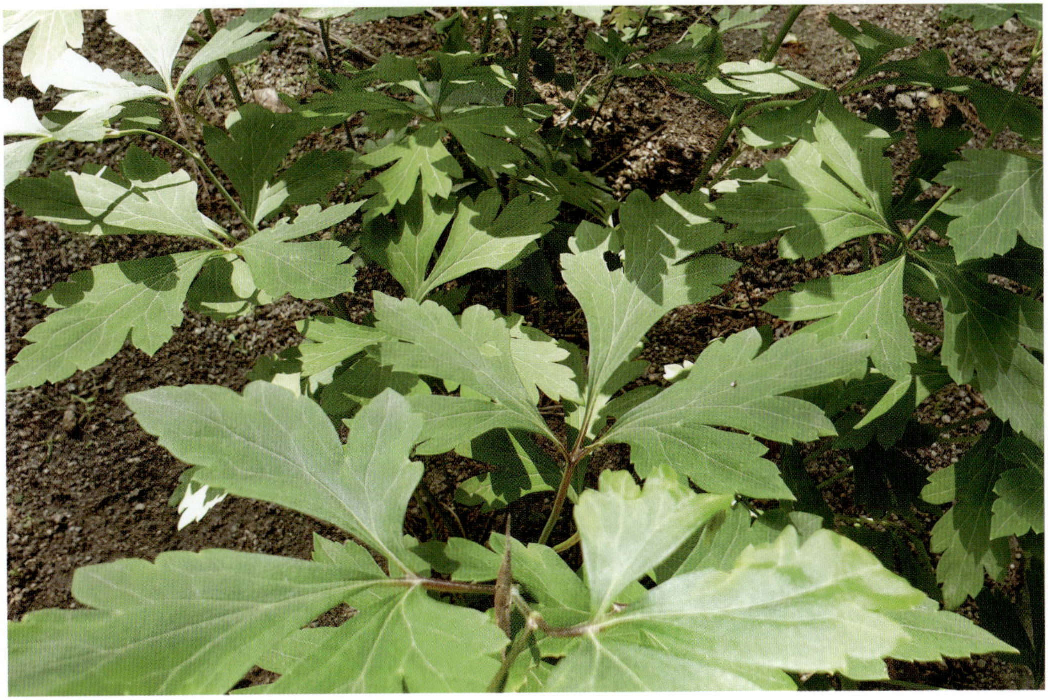

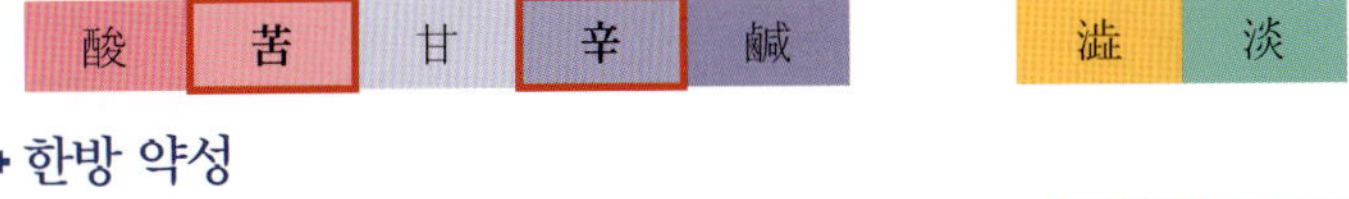
▲ 세잎돌쩌귀 지상부(잎)

濕止痺痛藥, 풍습을 제거하며 저리고 아픈 것을 멈추는 약)

◎ 한방 약미(藥味)와 약성(藥性) : 맛은 맵고 쓰며 성질은 뜨겁고 독성은 매우 크다.

＋ 한방 약미

酸	**苦**	甘	**辛**	鹹		澀	淡

＋ 한방 약성

大寒	寒	微寒	凉	平	微溫	溫	**熱**	大熱

◎ 한방 작용부위(귀경, 歸經) : 초오는 주로 심장, 간장, 신장, 비장 질환에 영향을 미친다.

◎ 한방 효능 : 팔다리를 잘 쓰지 못하고 마비되며 아픈 증상을 치료한다(祛風除濕, 거풍제습). 경락을 따뜻하게 하여 통증을 멎게 한다(溫經止痛, 온경지통).

◎ 약효 해설 : 두통, 수족 마비, 구안와사에 효과가 있다. 관절 부위의 통증 제거에 좋다. 가슴과 배가 차면서 아픈 증상을 낫게 한다. 감각을 무뎌지게 함으로써 통증을 가라앉힌다.

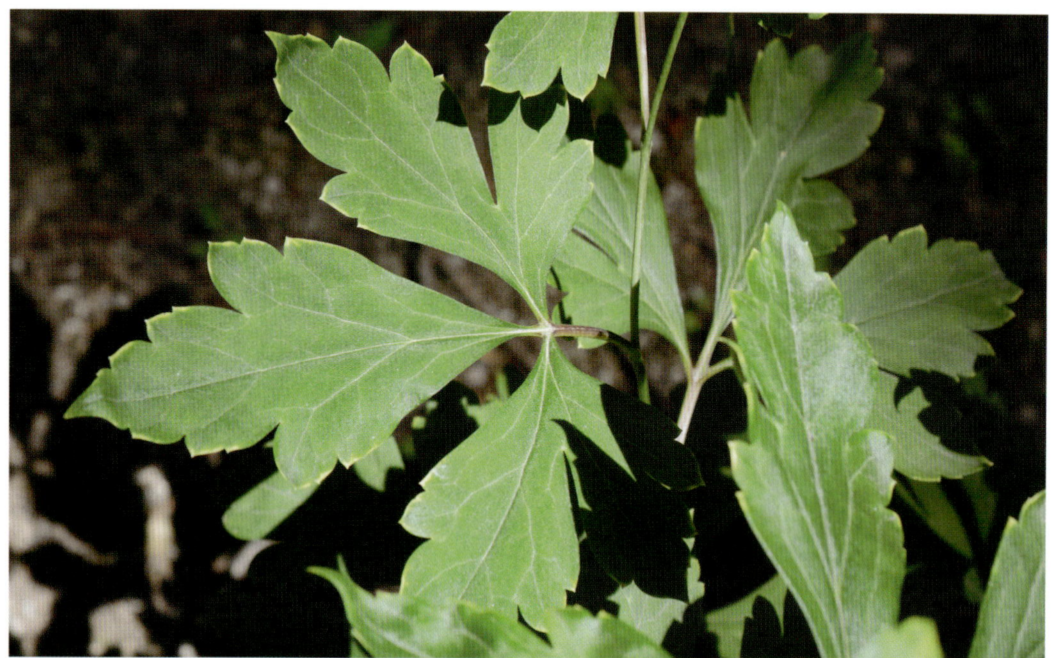

▲ 세잎돌쩌귀 잎

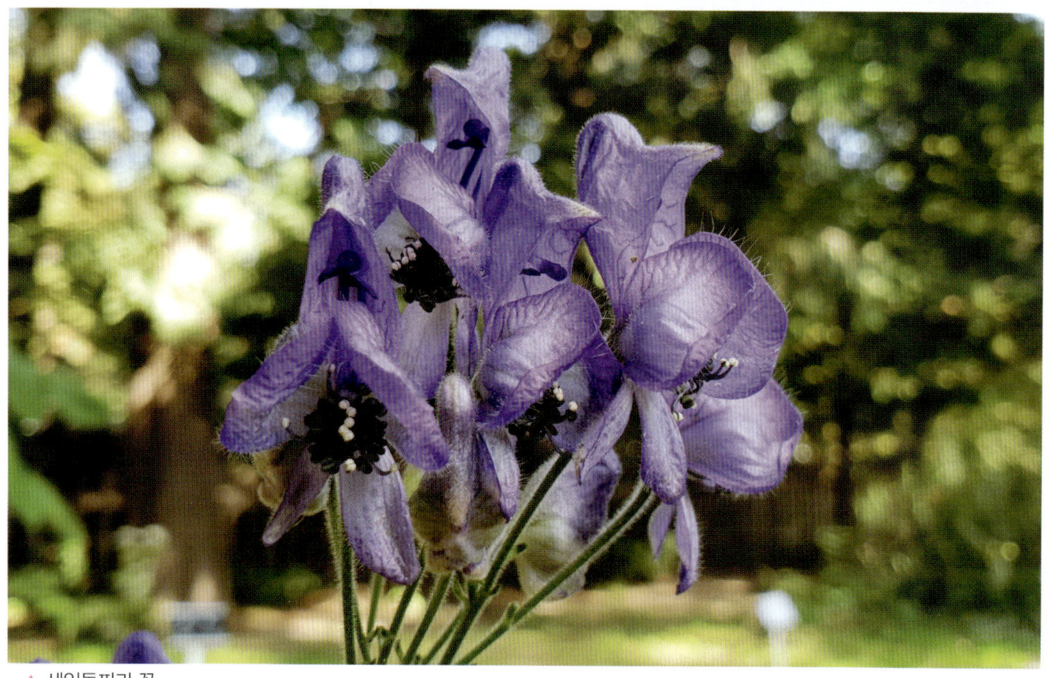

▲ 세잎돌쩌귀 꽃

140

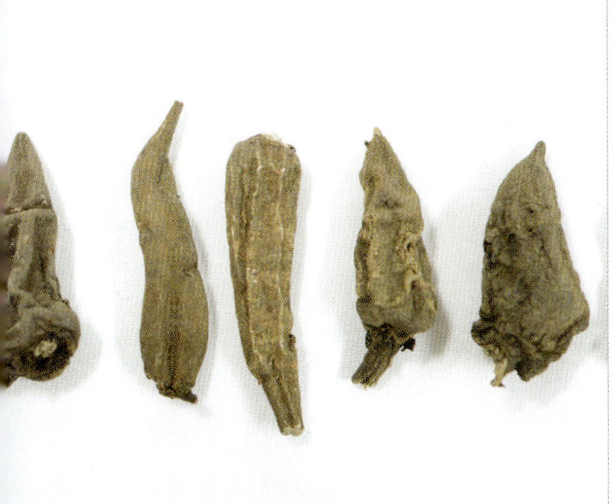

▲ 초오(약재, 전형)

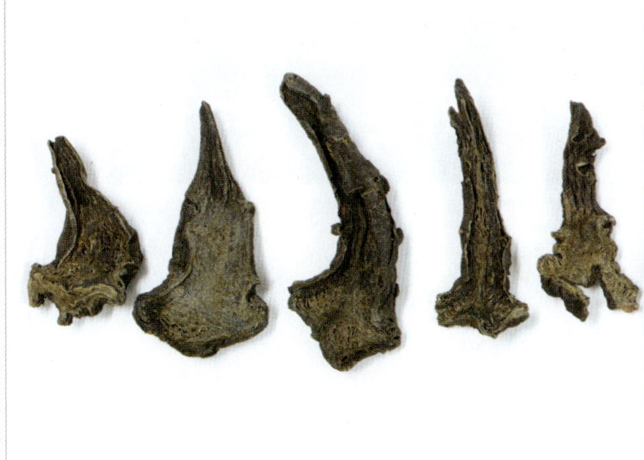

▲ 초오(약재, 절편)

○ **임상응용** : 관절통, 마비, 빈뇨(頻尿), 복통에 쓴다.

| **북한에서의 효능** | 거풍습약으로서 풍습을 없애고 아픔을 멈춘다.

| **수치(修治)** | 한방이론에 근거하여 약재를 가공 처리함으로써 약재 본래의 성질을 변화시키는 제약 기술의 일종으로, 포제(炮製)라고도 한다.

○ 이물질을 제거한 다음 포제(炮製)하여 사용한다.

| **약용법** | 수치(修治)한 덩이뿌리 3~6g을 물 800mL에 넣고 달여서 반으로 나누어 아침 저녁으로 마시거나 또는 가루나 환(丸)으로 만들어 복용한다. 외용할 때는 적당량을 가루 내어 환부에 붙인다.

| **주의사항** | 초오는 독성이 있으므로 수치(修治)한 후 사용해야 한다. 허약한 사람과 임신부에게는 쓰지 않는다.

약초명

능소화
미국능소화

약재명

능소화 凌霄花

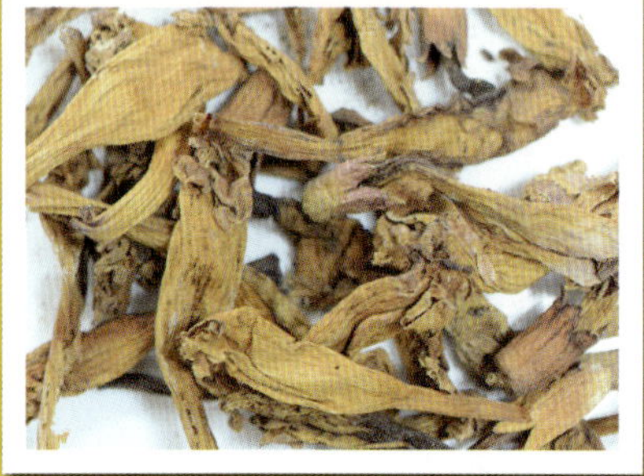

《동의보감》 탕액편에 기재된
조선시대(1610년)의 우리글 약초명

금등화

약초명 및 학명
능소화
Campsis grandiflora Schumann
미국능소화
Campsis radicans Seemen

과명
능소화과

약용부위
꽃

| 약재의 조선시대 의서(醫書) 수재 |

능소화는 《동의보감》 탕액편(湯液篇)의 나무부(部)에 수재되어 있다.

| 《동의보감》 탕액편의 효능 |

자위(紫葳, 능소화, 미국능소화 꽃)의 성질은 약간 차며[微寒] 맛이 시고[酸](달다[甘]고도 한다) 독이 없다. 출산 및 수유기의 온갖 질환, 여성의 부정기 자궁출혈, 배 속에 생긴 덩어리, 월경이 중단된 것을 낫게 한다. 출산 후 어혈이 이리저리 돌아다니는 것, 자궁에서 분비물이 나오는 것에 주로 쓴다. 혈을 보(補)하고 태아를 안정시킨다. 코끝이 빨갛게 되는 것, 열독, 여드름 같은 피부병[風刺, 풍자]을 치료하며 대소변이 잘 통하게 한다. ○ 일명 능소화(凌霄花)라고도 하는데 곳곳에 있다. 처음 덩굴로 자라면서 큰 나무를 휘감아 자란다. 오랜 시간이 지나면 나무 꼭대기까지 올라가서 황적색 꽃이 핀다. 여름에 꽃이 활짝 필 때 따서 말려 쓴다[본초].

| 《동의보감》 탕액편의 원문 |

자위(紫葳) 금등화 : 性微寒 味酸[一云甘] 無毒. 主婦人産乳餘疾 崩中 癥瘕 血閉 産後奔血不定 及崩中 帶下. 能養血安胎 治酒皶 熱毒 風刺 利大小便. ○ 一名凌霄花 在處有之. 初作藤蔓生依大木 歲久延引至巓而有花 其花黃赤色. 夏中乃盛 採花乾用.[本草] ○ 凌霄花 治血中痛之要藥也. 且補陰甚捷.[丹心]

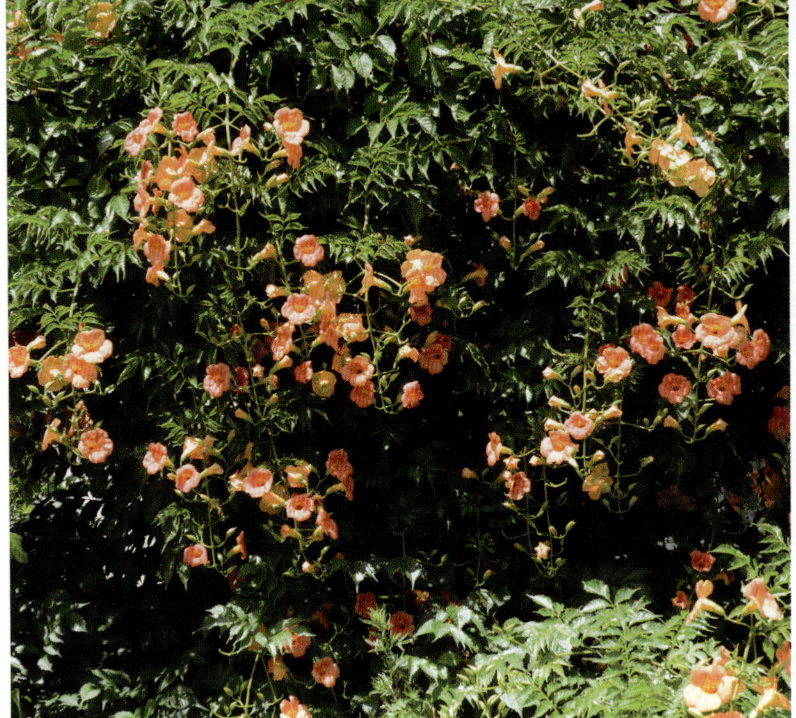

▲ 능소화 지상부

紫葳 금등화
性微寒味酸甘云無毒主婦人産乳餘疾
崩中癥瘕血閉産後奔血不定及崩中帶下
血安胎治酒皶熱毒風刺利大小便○一名陵苕
花在處有之初作藤蔓生惓利大木歲久延引至巓霄
而有花治血中痛之要藥也乃且盛採花乾甚揀用陰草○

| 약초 · 약재의 해설 |

KHP에서 식물명인 '미주능소화'의 '미주'는 아메리카 대륙을 가리키는 말이므로 '미국능소화' 또는 '아메리카능소화'로 수정하는 것이 바람직하다. [참고문헌: 16]

| 식약처 인정 약초와 약재 |

- **약초·약재의 식약처 공정서 수재** : 능소화는 식품의약품안전처의 의약품 공정서인 《대한민국약전외한약(생약)규격집(KHP)》에 수재되어 있다.

- **약재의 라틴어 생약명** : Campsitis Flos

- **약재의 이명 또는 영명** : 타태화(墮胎花)

- **식약처의 법정 기원식물과 약용부위** : 약재 능소화는 능소화 *Campsis grandiflora* Schumann 또는 미국능소화 *Campsis radicans* Seemen(능소화과 Bignoniaceae)의 꽃이다.

- **약재의 외부 형태** : 능소화의 꽃은 거의가 쭈그러지고 겹쳐져 있으며, 온전한 것은 길이 6~7cm이다. 꽃받침은 어두운 갈색으로 아랫부분은 합쳐져 관 모양으로 되고 윗부분은 5개로 갈라지며 갈라진 조각은 끝이 뾰족한 삼각형을 이룬다.

● **약재 저장법** : 밀폐용기(고형의 이물이 들어가는 것을 방지하고 내용의약품이 손실되지 않도록 보호할 수 있는 용기)

| 약재의 효능 |

● **한방 효능 분류** : 활혈거어약(活血祛瘀藥, 혈액순환을 촉진하고 어혈을 제거하는 약)

● **한방 약미(藥味)와 약성(藥性)** : 맛은 달고 시며 성질은 차다.

+ 한방 약미

酸	苦	甘	辛	鹹		澁	淡

+ 한방 약성

大寒	寒	微寒	凉	平	微溫	溫	熱	大熱

● **한방 작용부위(귀경, 歸經)** : 능소화는 주로 간장, 심포(心包) 질환에 영향을 미친다.

● **한방 효능** : 혈액순환을 촉진하여 월경이 잘 나오게 한다(活血通經, 활혈통경). 혈열(血熱)을 식히고 풍(風)을 제거한다(凉血祛風, 양혈거풍).

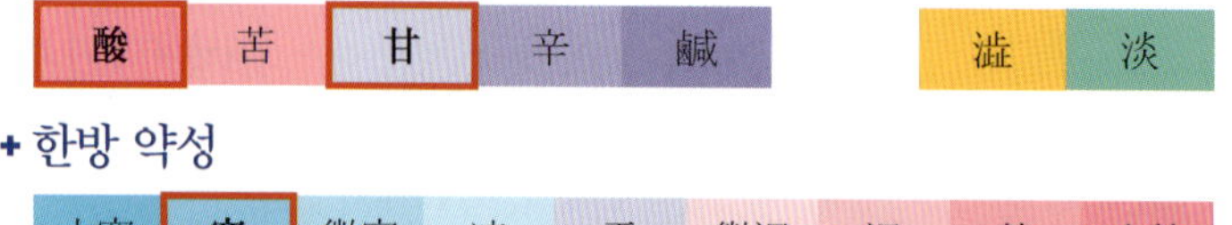

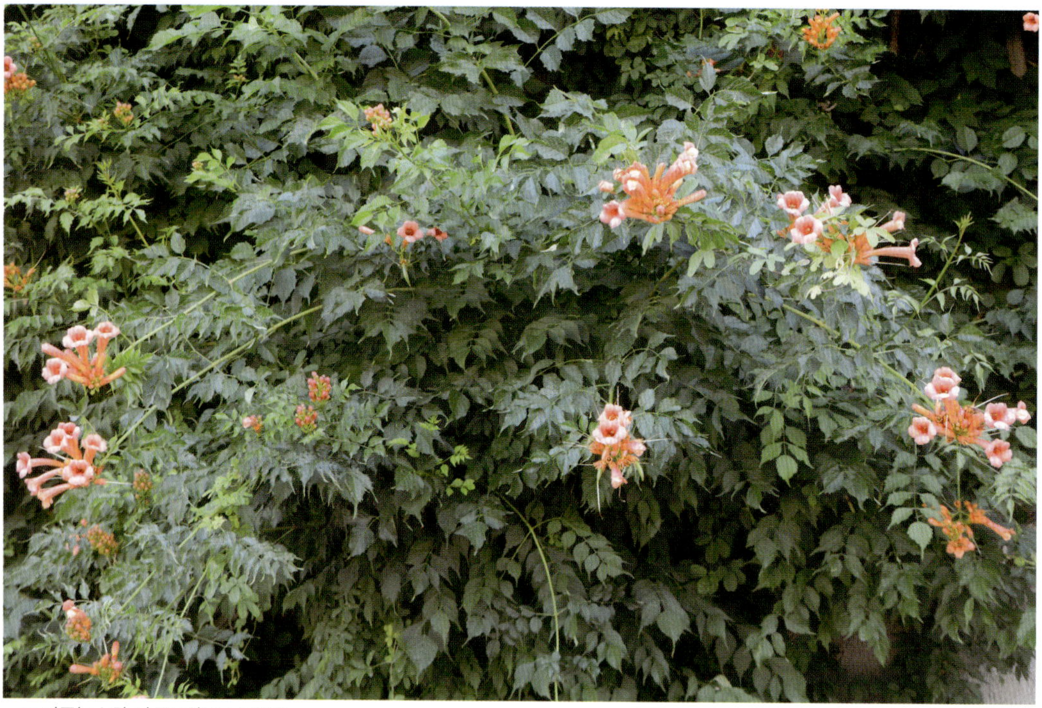

▲ 미국능소화 나무모양(오스트리아)

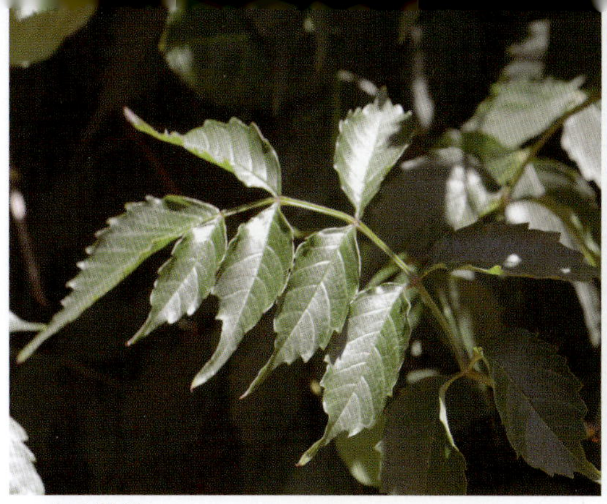

▲ 능소화 잎

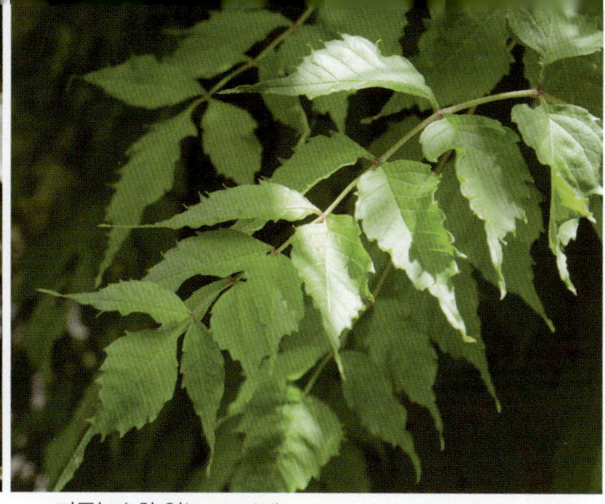

▲ 미국능소화 잎(오스트리아)

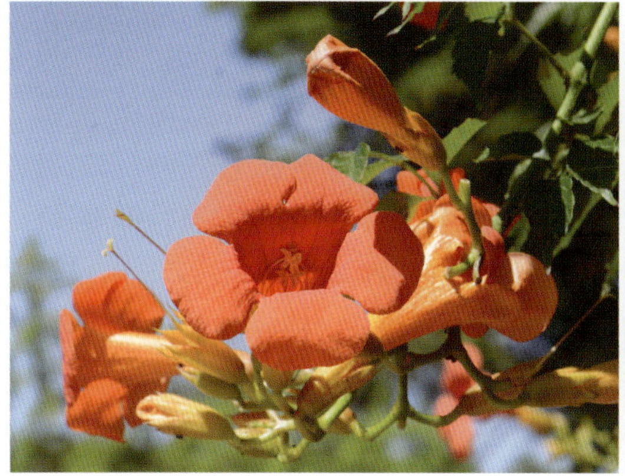

▲ 능소화 꽃

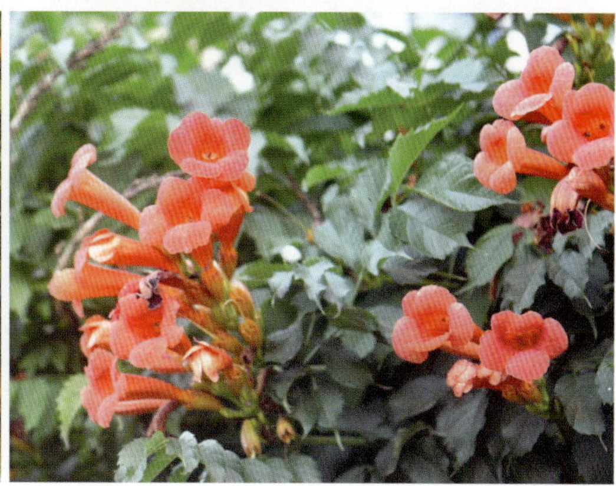

▲ 미국능소화 꽃(키르기스스탄). 이 식물의 꽃부리는 능소화에 비해 길다.

- **약효 해설** : 출산 후에 젖이 붓는 증상을 낫게 한다. 월경불순 치료에 쓰인다. 여성의 부정기 자궁출혈을 멎게 한다. 코끝이 빨갛게 되는 증상에 유효하다. 피부 가려움증을 없애준다.
- **임상응용** : 대소변이 잘 나오지 않는 증상, 월경불순, 대하(帶下)에 쓴다.

| **약용법** | 꽃 5~9g을 물 800mL에 넣고 달여서 반으로 나누어 아침저녁으로 마신다.

| **주의사항** | 임신부는 사용을 삼간다.

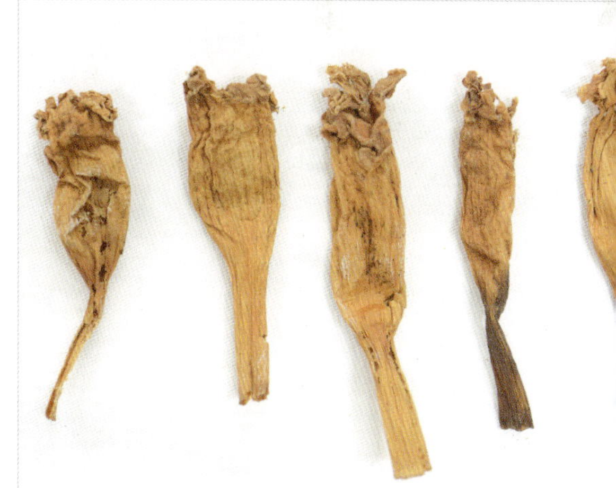

▲ 능소화(약재, 전형)

<table>
<tr><td>약초명</td><td># 다닥냉이</td></tr>
</table>

약재명

정력자 葶藶子

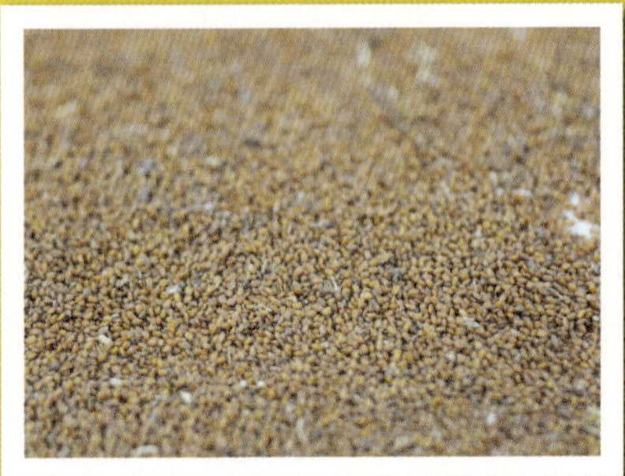

《동의보감》 탕액편에 기재된
조선시대(1610년)의 우리글 약초명

두루믜나이삐

약초명 및 학명

다닥냉이
Lepidium apetalum Willdenow

과명

십자화과

약용부위

씨

| 약재의 조선시대 의서(醫書) 수재 |

정력자는 《동의보감》 탕액편(湯液篇)의 풀부(部)와 《방약합편》의 습초(濕草)편에 수재되어 있다.

| 《동의보감》 탕액편의 효능 |

정력자(葶藶子, 다닥냉이 씨)의 성질은 차고[寒] 맛은 매우며[辛] 쓰고[苦] 독이 없다. 폐에 고름이 차서 숨이 가빠지고 기침하는 것을 낫게 한다. 숨이 찬 것을 진정시키고 가슴 속 담음(痰飮)을 삭인다. 피부에 물이 차오르는 것, 얼굴과 눈이 붓는 것을 낫게 하고 소변을 잘 나오게 한다. ○ 곳곳에 자란다. 싹과 잎은 냉이[薺, 제]와 비슷하다. 음력 3월에 연한 노란색의 꽃이 피고 꼬투리가 달린다. 씨는 기장처럼 작고 납작하며 노란색이다. 입하(立夏) 후에 씨를 거두어 햇볕에 말린다[본초].

| 《동의보감》 탕액편의 원문 |

정력자(葶藶子) 두루믜나이삐 : 性寒 味辛苦 無毒. 主肺癰上氣咳嗽. 定喘促 除胸中痰飮 療皮間邪水上溢 面目浮腫 利小便. ○ 在處有之 苗葉似薺. 三月開花 微黃結角 子扁小如黍粒 色黃. 立夏後 採實暴乾.[本草] ○ 性急 善逐水 有苦甛二種. 苦則下泄 甛則少緩.[湯液] ○ 隔紙炒香 或蒸熟用之. 此藥性急 走泄爲功 苦者尤甚 甛者少緩.[入門]

| 약초 · 약재의 해설 |

KHP에서 기원식물 재쑥의 학명이 '*Descurainia sophia* Webb ex Prantl'로 되어 있는데, 누락

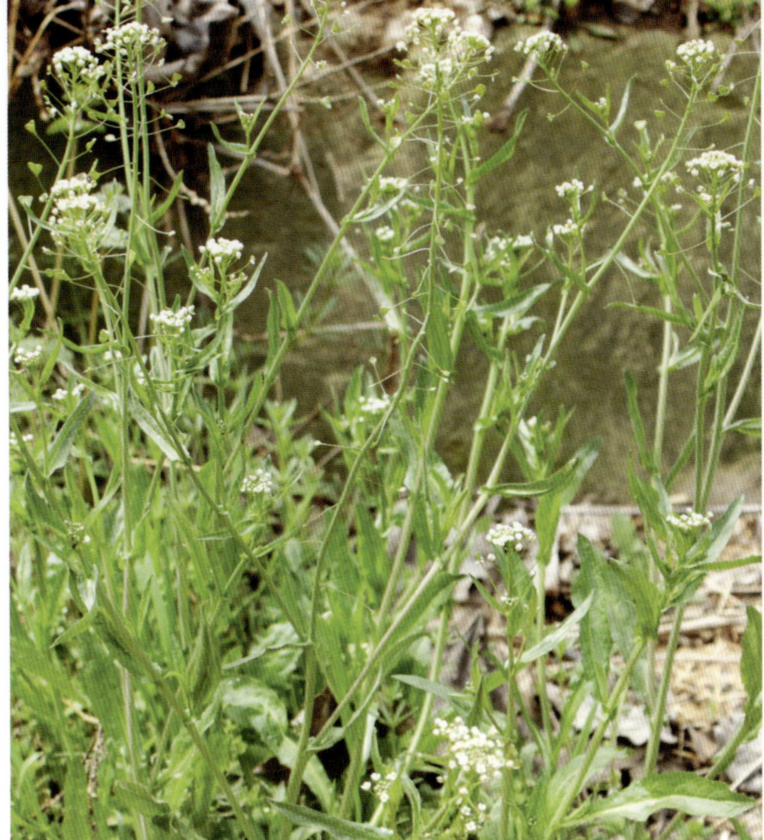

▲ 다닥냉이 지상부

허준, 《원본 동의보감》, 733쪽,
남산당(2014)
《동의보감》 세갑술중동 내의원교
정 완영중간(歲甲戌仲冬 內醫院校
正 完營重刊) 영인본

된 기본명 명명자를 포함해 올바르게 표기하면 '*Descurainia sophia*
(L.) Webb ex Prantl'이다. [참고문헌: 16]

※ 저자 주: 현재의 공정서에는 재쑥의 학명이 '*Descurainia sophia* (L.) Webb
  ex Prantl'로 개정되었다.

| 식약처 인정 약초와 약재 |

○ **약초·약재의 식약처 공정서 수재** : 정력자는 식품의약품안전처의 의약품 공정서인 《대한
  민국약전외한약(생약)규격집(KHP)》에 수재되어 있다.

○ **약재의 라틴어 생약명** : Lepidii seu Descurainiae Semen

○ **약재의 이명 또는 영명** : 정력(丁藶)

○ **식약처의 법정 기원식물과 약용부위** : 약재 정력자는 다닥냉이 *Lepidium apetalum*
  Willdenow 또는 재쑥 *Descurainia sophia* (L.) Webb ex Prantl(십자화과 Cruciferae)의 씨
  이다.

- **약재의 외부 형태 :** 다닥냉이의 씨는 납작한 달걀 모양이고 길이 1~1.5mm이며 너비 0.5~1mm이다. 바깥면은 갈색~적갈색이고 약간 광택이 난다. 양옆에는 세로로 난 홈이 1개씩 있는데 그중 한쪽은 뚜렷하고 다른 한쪽은 뚜렷하지 않다.
- **약재 저장법 :** 밀폐용기(고형의 이물이 들어가는 것을 방지하고 내용의약품이 손실되지 않도록 보호할 수 있는 용기)

| 약재의 효능 |

- **한방 효능 분류 :** 화담지해평천약(化痰止咳平喘藥, 담음을 없애고 기침을 멈추며 천식을 안정시키는 약) - 지해평천약(止咳平喘藥, 기침을 멈추고 천식을 안정시키는 약)
- **한방 약미(藥味)와 약성(藥性) :** 맛은 맵고 쓰며 성질은 매우 차다.

+ 한방 약미

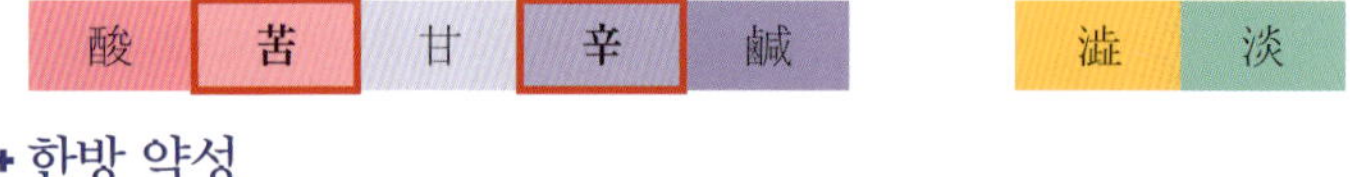

+ 한방 약성

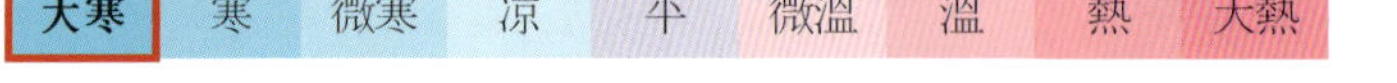

- **한방 작용부위(귀경, 歸經) :** 정력자는 주로 폐, 방광 질환에 영향을 미친다.
- **한방 효능 :** 폐의 열을 떨어뜨려 천식을 편안하게 한다(瀉肺平喘, 사폐평천). 수분 배출을 촉진하여 종기를 가라앉힌다(行水消腫, 행수소종).

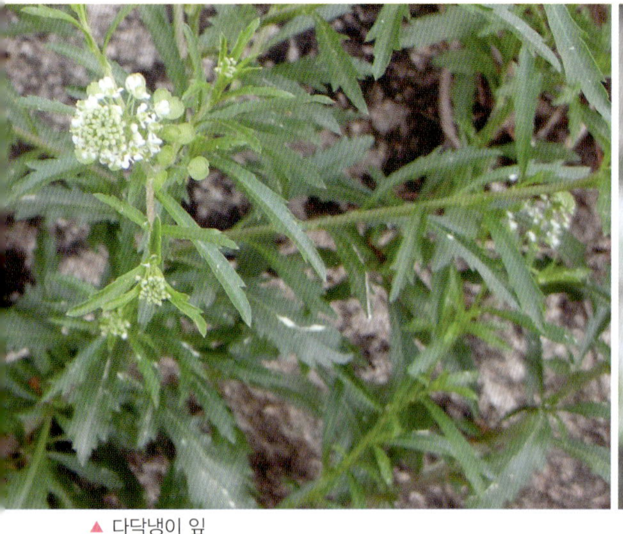

▲ 다닥냉이 잎

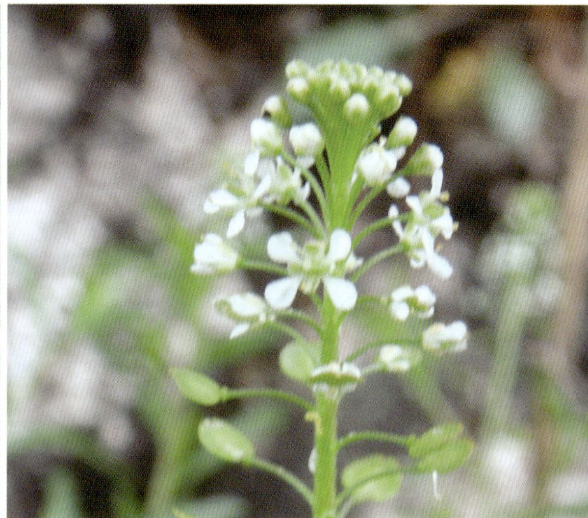

▲ 다닥냉이 꽃

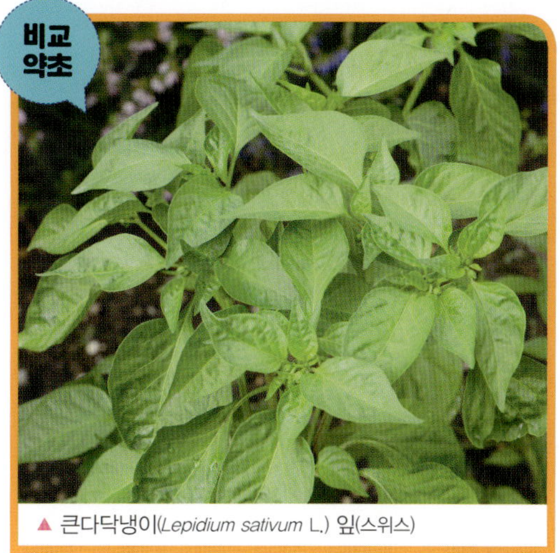

▲ 큰다닥냉이(*Lepidium sativum* L.) 잎(스위스)

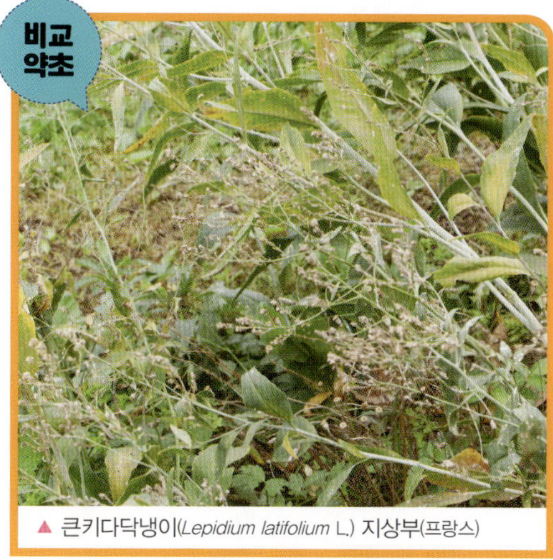

▲ 큰키다닥냉이(*Lepidium latifolium* L.) 지상부(프랑스)

- **약효 해설 :** 소변량이 줄거나 잘 나오지 않는 증상에 효과가 있다. 수종(水腫)으로 배가 부르며 속이 그득하여 답답한 증상을 치료한다. 숨이 차고 기침하면서 담(痰)이 많이 나오는 병증을 낫게 한다. 가슴과 옆구리가 단단하면서 그득한 증상에 쓰인다.
- **임상응용 :** 기침, 호흡곤란, 가래, 복부가 비정상적으로 나온 증상, 수종(水腫), 소변량 감소에 쓴다.

| **북한에서의 효능** | 오줌내기약으로서 가래를 삭이고 오줌을 잘 나가게 한다.

▲ 정력자(약재, 전형)

| **약용법** | 씨 3~10g을 거즈에 싸서 물 800mL에 넣고 달인 후 반으로 나누어 아침저녁으로 마신다.

약초명

약재명

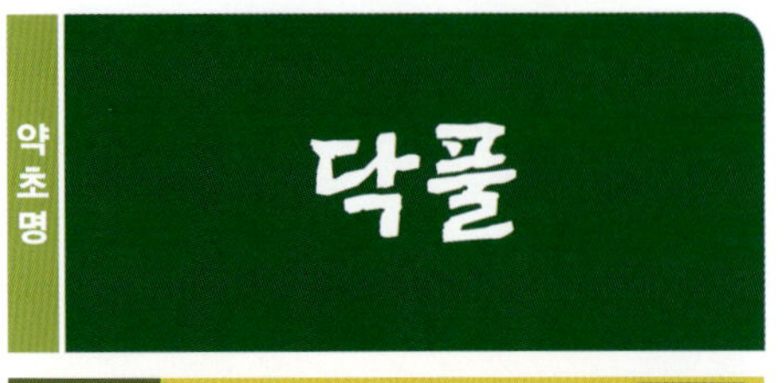

황촉규 黃蜀葵

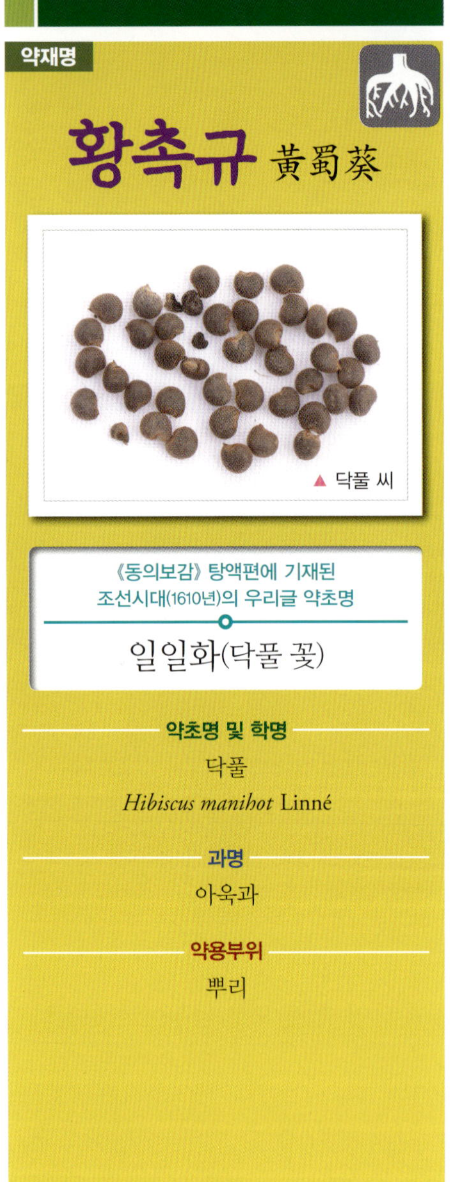

▲ 닥풀 씨

《동의보감》 탕액편에 기재된
조선시대(1610년)의 우리글 약초명

일일화(닥풀 꽃)

약초명 및 학명

닥풀
Hibiscus manihot Linné

과명

아욱과

약용부위

뿌리

| 약재의 조선시대 의서(醫書) 수재 |

황촉규는 《동의보감》 탕액편(湯液篇)의 채소부 (部)에 수재되어 있다.

| 《동의보감》 탕액편의 효능 |

황촉규화(黃蜀葵花, 닥풀 꽃)는 임병(淋病)과 난 산(難産)을 치료한다. 또 온갖 악창(惡瘡)에서 고름이 나오는 것이 오래도록 낫지 않는 것을 치료한다. ○ 접시꽃과는 다른 종류이다. 접시 꽃 중에 노란 꽃이 달린 것을 말하는 것이 아 니다. 잎은 여러 개로 가늘고 길게 갈라져 있 는데 늦여름에 옅은 황색 꽃을 피운다. 음력 6~7월에 꽃을 따서 그늘에 말려 쓴다[본초]. 황촉규자(黃蜀葵子, 닥풀 씨)는 소변이 찔끔찔 끔 잘 나오지 않는 데 주로 쓴다. 부인의 출산 을 돕는다[본초].

| 《동의보감》 탕액편의 원문 |

황촉규화(黃蜀葵花) 일일화 : 治小便淋及難産. 又主諸惡瘡 膿水久不差. ○ 與蜀葵別種 非謂 蜀葵中花黃者. 葉尖狹 多刻缺 夏末開花淺黃 色. 六七月採花 陰乾用.[本草]

황촉규자(黃蜀葵子) : 主小便淋澁. 令婦人易 産.[本草]

| 식약처 인정 약초와 약재 |

○ **약초·약재의 식약처 공정서 수재** : 황촉규는 식 품의약품안전처의 의약품 공정서인 《대한 약전외한약(생약)규격집(KHP)》 제3개정에서 삭제되었다.

○ **약재의 라틴어 생약명** : Hibisci Radix

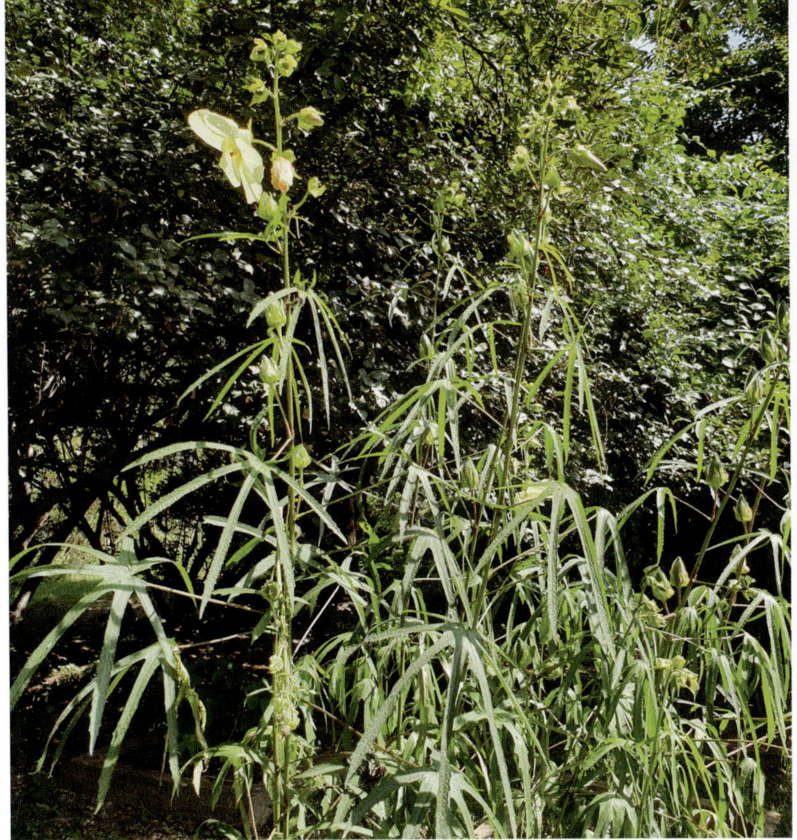
▲ 닥풀 지상부

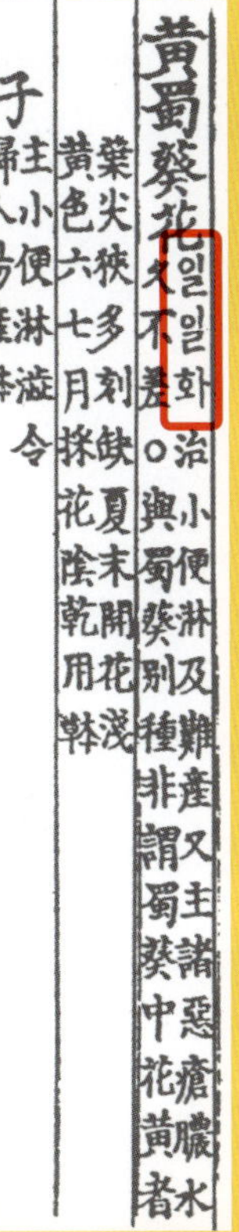

허준, 《원본 동의보감》,
715쪽, 남산당(2014)
《동의보감》 세갑술중동 내의
원교정 완영중간(歲甲戌仲冬
內醫院校正 完營重刊) 영인본

- **약재의 이명 또는 영명** : 촉규근(蜀葵根), Hibiscus Root
- **식약처의 법정 기원식물과 약용부위** : 약재 황촉규는 닥풀 *Hibiscus manihot* Linné(아욱과 Malvaceae)의 뿌리이다.
- **약재 저장법** : 밀폐용기(고형의 이물이 들어가는 것을 방지하고 내용의약품이 손실되지 않도록 보호할 수 있는 용기)

| 약재의 효능 |

- **한방 약미(藥味)와 약성(藥性)** : 맛은 달고 쓰며 성질은 차다.

  + 한방 약미

酸	**苦**	**甘**	辛	鹹	澁	淡

  + 한방 약성

大寒	**寒**	微寒	凉	平	微溫	溫	熱	大熱

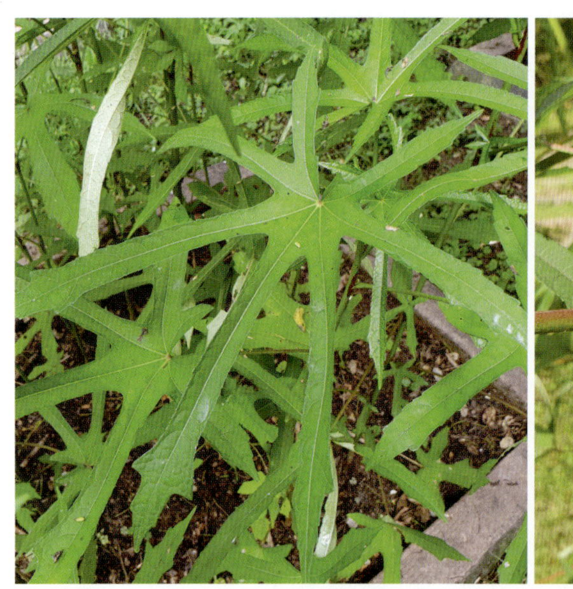

▲ 닥풀 잎

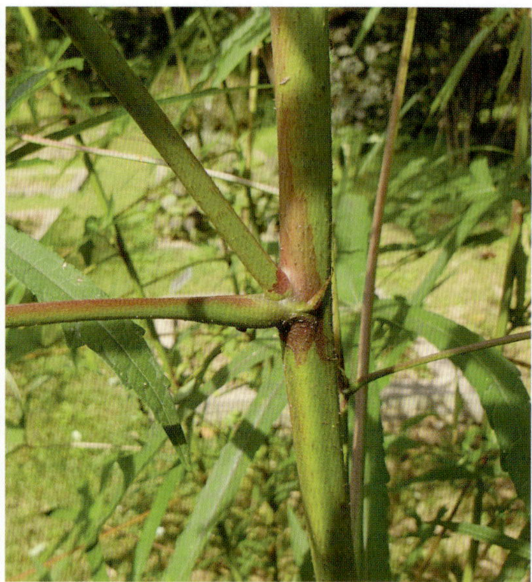

▲ 닥풀 줄기

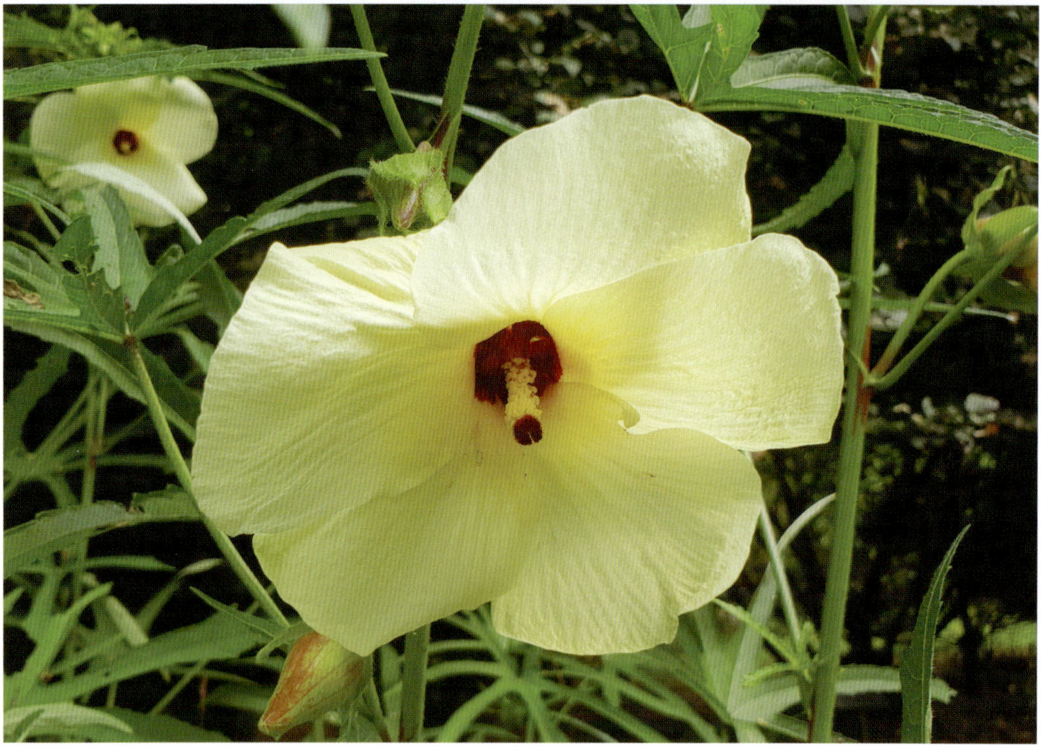

▲ 닥풀 꽃

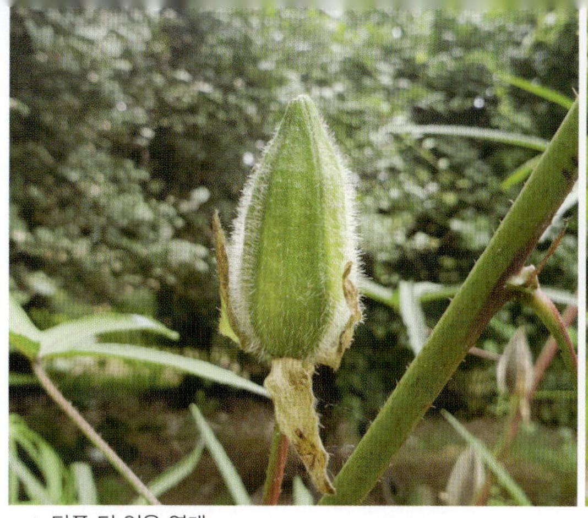

▲ 닥풀 덜 익은 열매

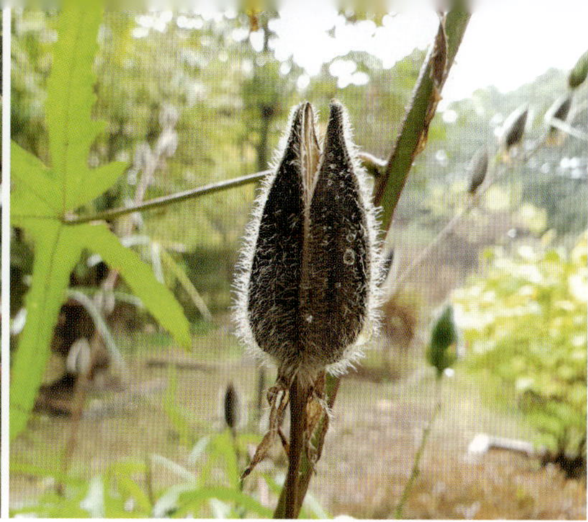

▲ 닥풀 익은 열매

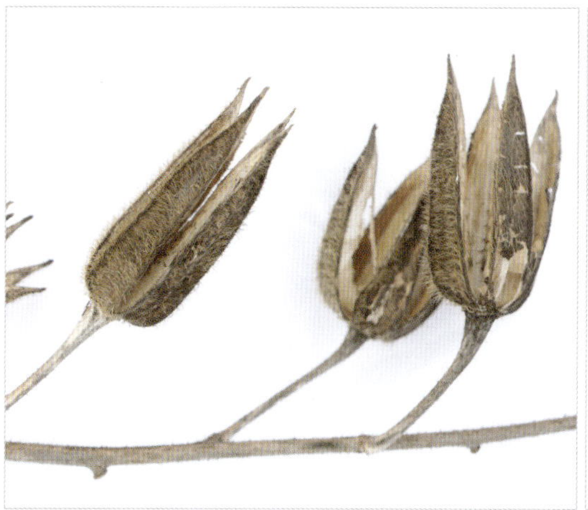

▲ 닥풀 열매껍질

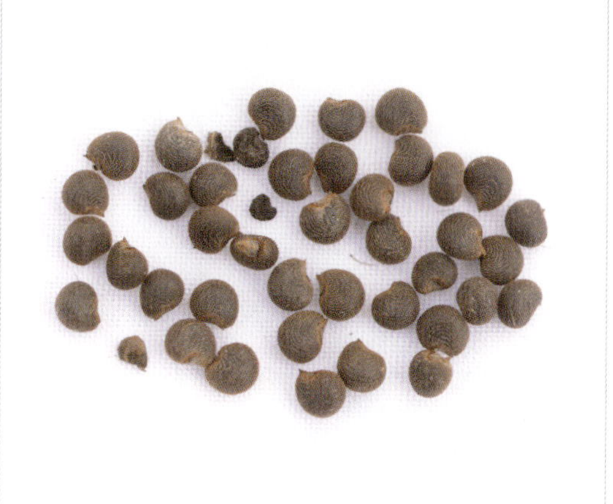

▲ 닥풀 씨

○ **약효 해설 :** 소변을 잘 나오게 하고 어혈을 없애준다. 귀밑샘염, 임병, 변비에 사용한다. 출산한 뒤에도 젖이 잘 나오지 않는 증상에 유효하다.

| **북한에서의 효능** | 오줌내기약으로서 오줌을 잘 나가게 하고 어혈을 없애며 부종을 내리우고 독을 푼다.

| **약용법** | 뿌리 9~15g을 물 800mL에 넣고 달여서 반으로 나누어 아침저녁으로 마시거나 또는 분말로 만들어 매회 1.5~3g을 복용한다. 외용할 때는 적당량을 가루 내어 환부에 붙인다.

약초명

담배풀

약재명

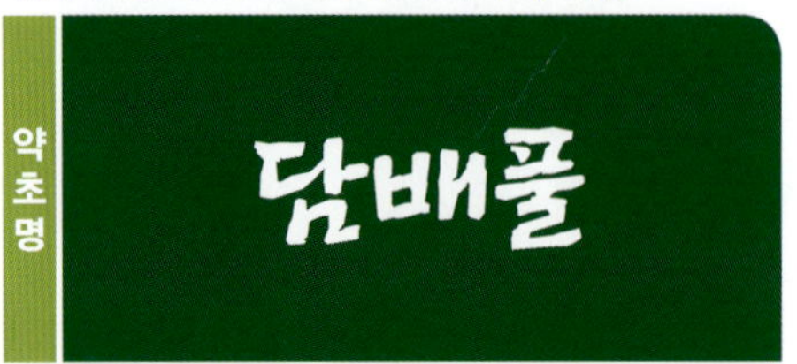

학슬 鶴虱

《동의보감》 탕액편에 기재된
조선시대(1610년)의 우리글 약초명

여의오좀

약초명 및 학명
담배풀
Carpesium abrotanoides Linné

과명
국화과

약용부위
열매

| 약재의 조선시대 의서(醫書) 수재 |

학슬은 《동의보감》 탕액편(湯液篇)의 풀부(部)와 《방약합편》의 습초(濕草)편에 수재되어 있다.

| 《동의보감》 탕액편의 효능 |

학슬(鶴虱, 담배풀 열매)의 성질은 보통이고[平] (서늘하다[凉]고도 한다) 맛은 쓰며[苦] 독이 조금 있다. 오장(五藏)에 있는 충과 회충을 죽이며 말라리아를 낫게 한다. 피부가 헐어 아프고 가려우며 벌겋게 부어 곪는 데 붙인다. ○ 싹과 잎이 차즈기[紫蘇, 자소]처럼 주름져 있다. 음력 7월에 황백색의 꽃이 핀다. 8월에 열매가 달리는데 씨가 아주 잘다. 아무 때나 줄기와 잎을 따서 함께 쓴다[본초].

| 《동의보감》 탕액편의 원문 |

학슬(鶴虱) 여의오좀 : 性平 [一云凉] 味苦 有小毒. 殺五藏蟲及蛔蟲 止瘧 幷付惡瘡. ○ 苗葉皺似紫蘇. 七月開黃白花 八月結實 子極細. 採無時 合莖葉用之.[本草]

| 약초 · 약재의 해설 |

담배풀의 꽃은 8~10월에 황색으로 피며 지름 6~8mm로 가지 끝과 원줄기 끝에 밑을 향해 달린다. 흡사 곰방대에 봉초(封草, 잘게 썰어 봉지로 포장한 담배)를 꾹꾹 눌러 넣은 모습이다.

| 식약처 인정 약초와 약재 |

○ 약초·약재의 식약처 공정서 수재 : 학슬은 식품의약품안전처의 의약품 공정서인 《대한민국

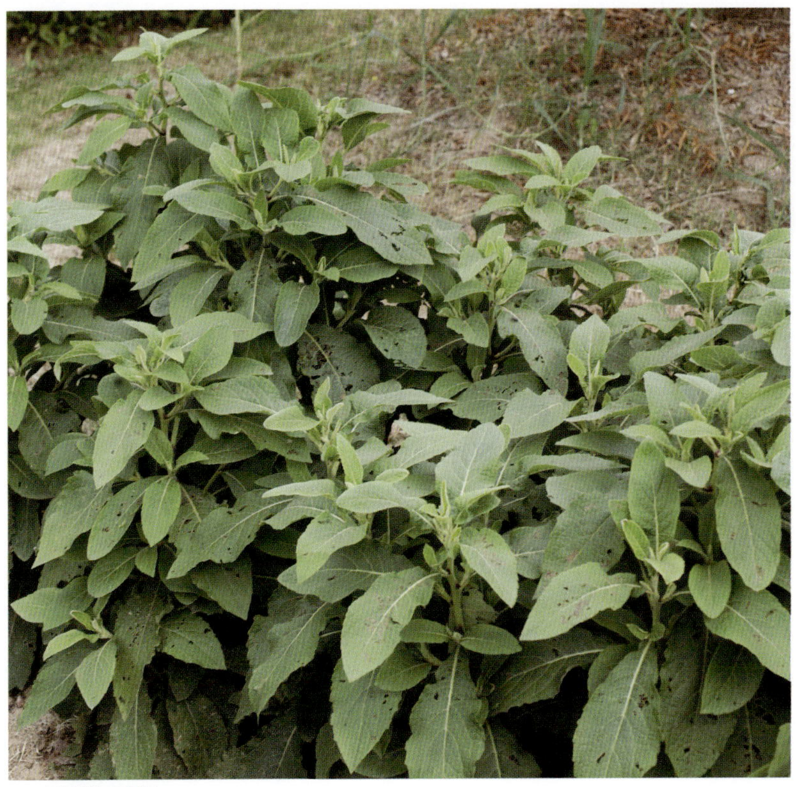

▲ 담배풀 지상부

허준, 《원본 동의보감》, 736쪽, 남산당(2014)
《동의보감》 세갑술중동 내의원교정 완영중간(歲甲戌仲冬 內醫院校正 完營重刊) 영인본

약전외한약(생약)규격집(KHP)》에 수재되어 있다.

- **약재의 라틴어 생약명 :** Carpesii Fructus

- **식약처의 법정 기원식물과 약용부위 :** 약재 학슬은 담배풀 *Carpesium abrotanoides* Linné(국화과 Compositae)의 열매이다.

- **약재의 외부 형태 :** 이 약은 열매로 가는 원기둥 모양이며 길이 3~4mm, 지름 1mm 이하이다. 바깥면은 황갈색~어두운 갈색으로 많은 세로 주름이 있다.

- **약재 저장법 :** 밀폐용기(고형의 이물이 들어가는 것을 방지하고 내용의약품이 손실되지 않도록 보호할 수 있는 용기)

| 약재의 효능 |

- **한방 효능 분류 :** 구충약(驅蟲藥, 소화기 기생충을 구제하는 약)

- **한방 약미(藥味)와 약성(藥性) :** 맛은 쓰고 매우며 성질은 보통이고 독이 약간 있다.
  - **＋ 한방 약미**

| 酸 | **苦** | 甘 | **辛** | 鹹 | | 澁 | 淡 |

  - **＋ 한방 약성**

| 大寒 | 寒 | 微寒 | 凉 | **平** | 微溫 | 溫 | 熱 | 大熱 |

- **한방 작용부위(귀경, 歸經) :** 학슬은 주로 비장, 위장 질환에 영향을 미친다.

- **한방 효능 :** 기생충을 죽이고 배가 더부룩하거나 아픈 병증인 적취를 가라앉힌다(殺蟲消積, 살충소적).

- **약효 해설 :** 기생충에 의해서 일어나는 복통을 치료한다. 어린 아이가 비위(脾胃)의 기능 장애로 여위는 증상에 유효하다.

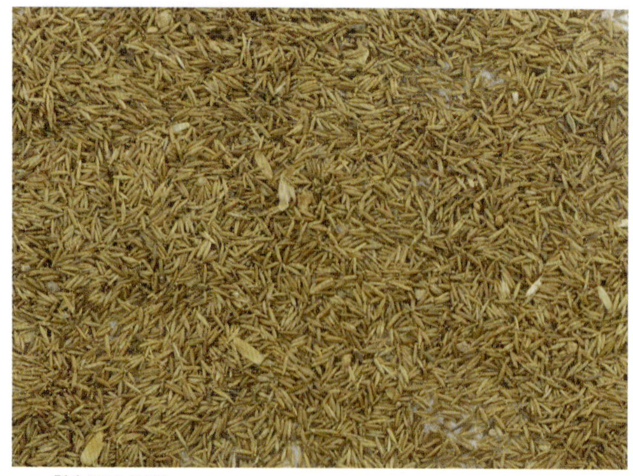

▲ 학슬(약재, 전형)

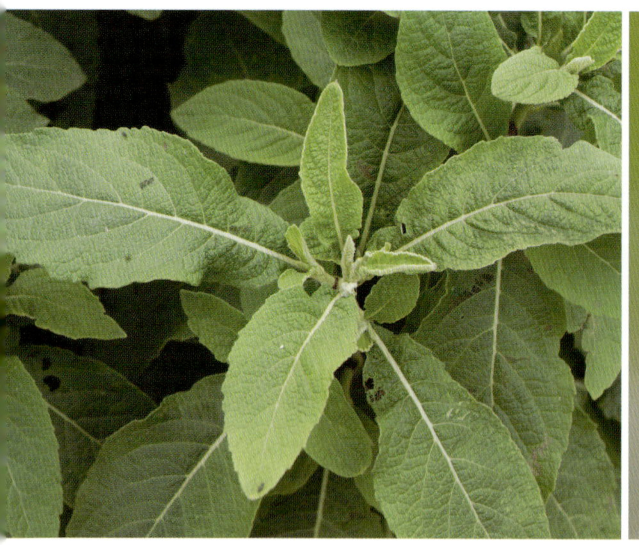

▲ 담배풀 잎

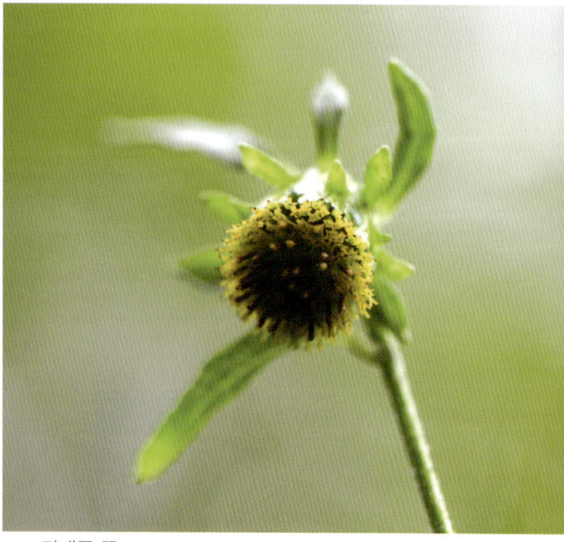

▲ 담배풀 꽃

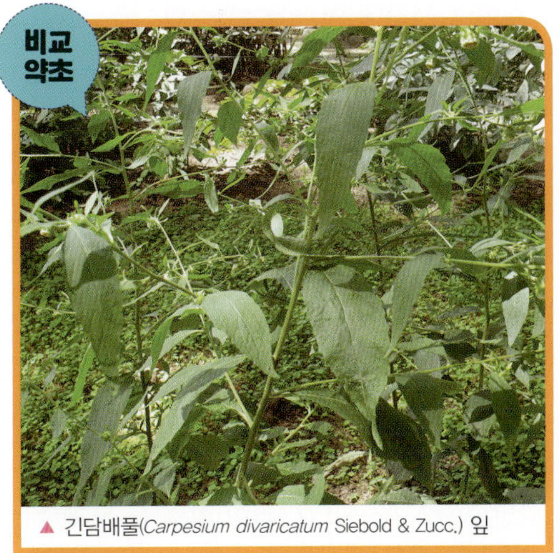

▲ 긴담배풀(*Carpesium divaricatum* Siebold & Zucc.) 잎

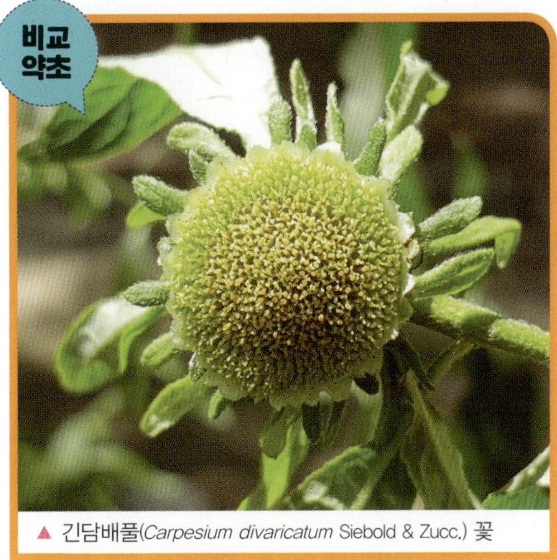

▲ 긴담배풀(*Carpesium divaricatum* Siebold & Zucc.) 꽃

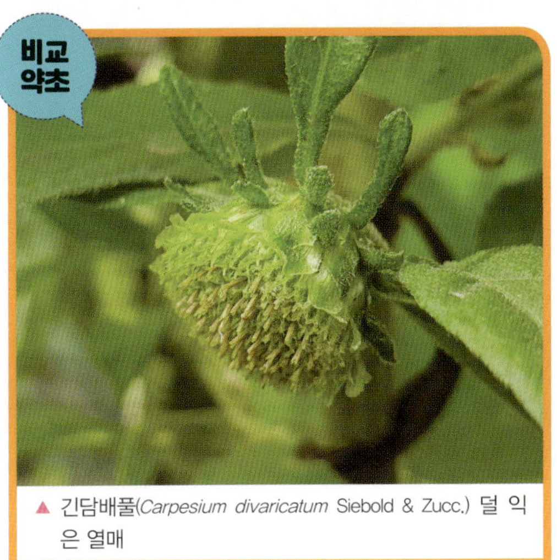

▲ 긴담배풀(*Carpesium divaricatum* Siebold & Zucc.) 덜 익은 열매

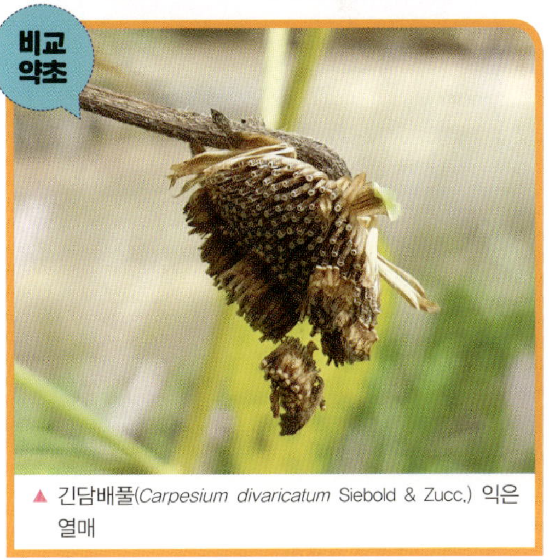

▲ 긴담배풀(*Carpesium divaricatum* Siebold & Zucc.) 익은 열매

○ **임상응용** : 회충, 요충, 조충의 구제와 복통에 쓴다.

| **약용법** | 열매 3~9g을 물 800mL에 넣고 달여서 반으로 나누어 아침저녁으로 마신다.

약초명

대극

약재명

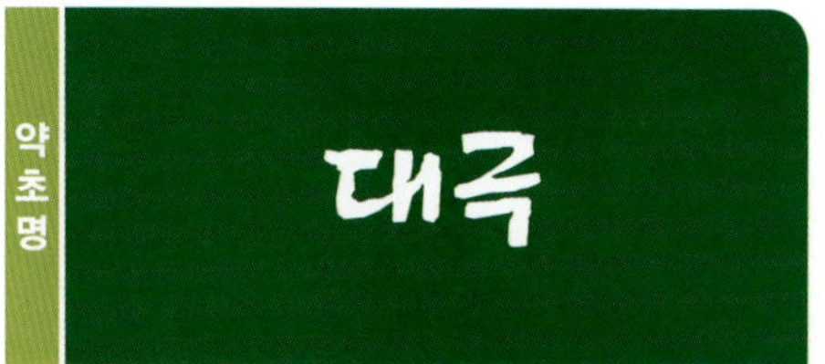

대극 大戟

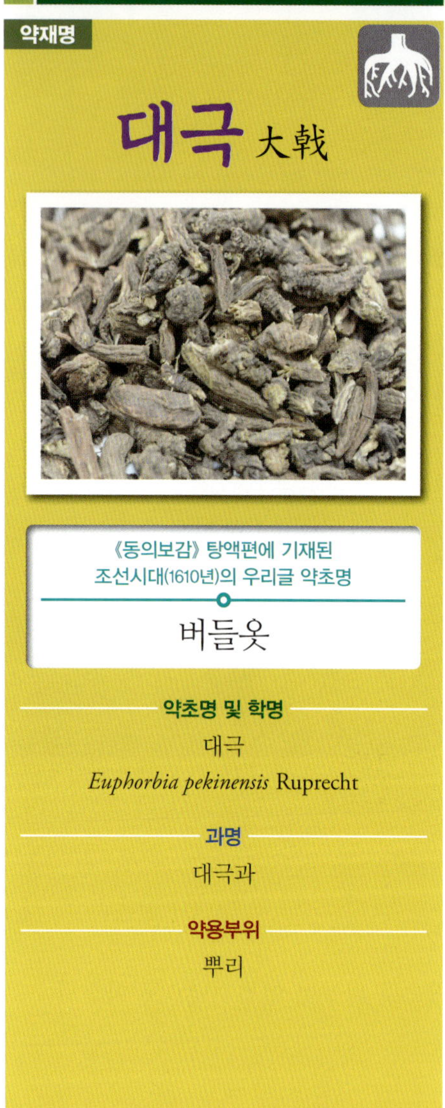

《동의보감》 탕액편에 기재된
조선시대(1610년)의 우리글 약초명

버들웃

약초명 및 학명
대극
Euphorbia pekinensis Ruprecht

과명
대극과

약용부위
뿌리

| 약재의 조선시대 의서(醫書) 수재 |

대극은 《동의보감》 탕액편(湯液篇)의 풀부(部)와 《방약합편》의 독초편에 수재되어 있다.

|《동의보감》 탕액편의 효능 |

대극(大戟, 대극 뿌리)의 성질은 차고[寒] 맛은 쓰며[苦] 달고[甘] 독이 조금 있다. 고독(蠱毒), 열두 가지 몸이 붓는 것, 배가 몹시 부르며 속이 그득한 감을 주는 것을 낫게 한다. 대소장을 잘 통하게 하고 독약을 내려 보낸다. 유행성 황달[天行黃疸]과 말라리아[溫瘧]를 낫게 하며 덩어리가 맺힌 것을 깨뜨리고 유산시킨다. ○ 택칠의 뿌리[澤漆根, 택칠근]이다. 가을과 겨울에 뿌리를 캐어 그늘에서 말린다[본초].

|《동의보감》 탕액편의 원문 |

대극(大戟) 버들웃 : 性寒 味苦甘 有小毒. 主蠱毒 十二水腫滿. 利大小腸 瀉毒藥 泄天行黃疸 溫瘧 破癥結 墮胎. ○ 澤漆根也. 秋冬採根 陰乾.[本草] ○ 春生紅芽 故方用多云紅芽大戟. 與甘遂同爲泄水之藥 細剉 蒸或微炒.[入門]

| 식약처 인정 약초와 약재 |

○ **약초·약재의 식약처 공정서 수재** : 대극은 식품의약품안전처의 의약품 공정서인 《대한민국약전외한약(생약)규격집(KHP)》에 수재되어 있다.

○ **약재의 라틴어 생약명** : Euphorbiae Pekinensis Radix

○ **약재의 이명 또는 영명** : 경대극(京大戟)

○ **식약처의 법정 기원식물과 약용부위** : 약재 대

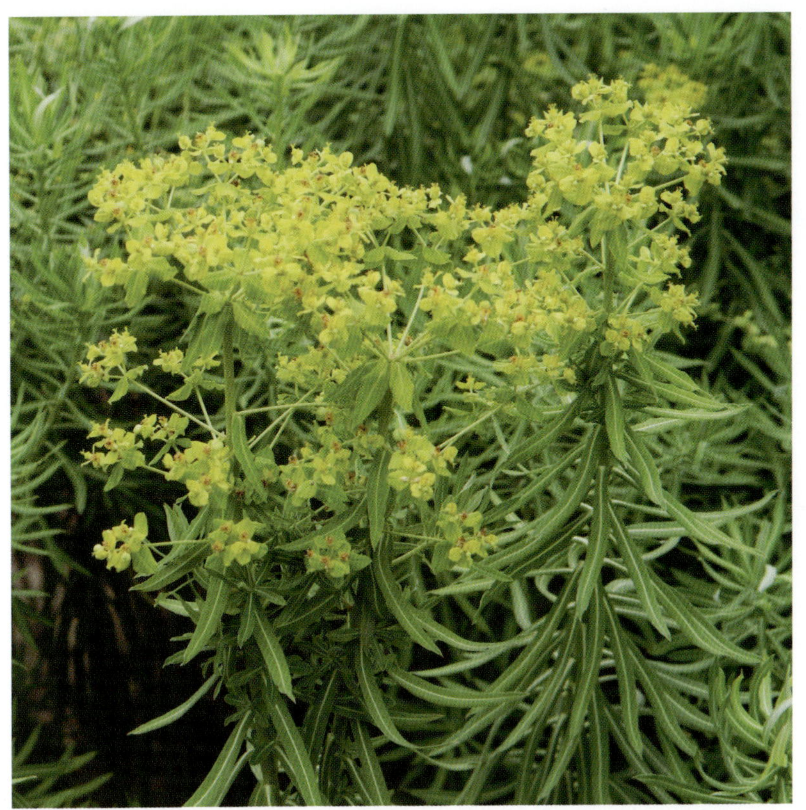

▲ 대극 지상부

허준, 《원본 동의보감》,
734쪽, 남산당(2014)
《동의보감》 세갑술중동 내의
원교정 완영중간(歲甲戌仲冬
內醫院校正 完營重刊) 영인본

극은 대극 *Euphorbia pekinensis* Ruprecht(대극과 Euphorbiaceae)의 뿌리이다.

- **약재의 외부 형태** : 이 약은 뿌리로 고르지 않은 긴 원뿔 모양으로 약간 구부러졌고 곁뿌리가 난 것도 있다. 바깥면은 회황색~회갈색으로 엉성하고 세로 주름무늬와 가로로 된 껍질눈이 있다.

- **약재 저장법** : 밀폐용기(고형의 이물이 들어가는 것을 방지하고 내용의약품이 손실되지 않도록 보호할 수 있는 용기)

| 약재의 효능 |

- **한방 효능 분류** : 사하약(瀉下藥, 설사시키는 약) - 준하축수약(峻下逐水藥, 매우 강렬하게 설사시켜 체내에 고인 물을 몰아내는 약)

○ 한방 약미(藥味)와 약성(藥性) : 맛은 쓰고 성질은 차며 독이 있다.

+ 한방 약미

酸	**苦**	甘	辛	鹹		澁	淡

+ 한방 약성

大寒	**寒**	微寒	凉	平	微溫	溫	熱	大熱

○ 한방 작용부위(귀경, 歸經) : 대극은 주로 폐, 비장, 신장 질환에 영향을 미친다.

○ 한방 효능 : 과도한 수분을 배출시킨다(瀉水逐飮, 사수축음). 종기를 가라앉히고 뭉친 것을 풀어준다(消腫散結, 소종산결).

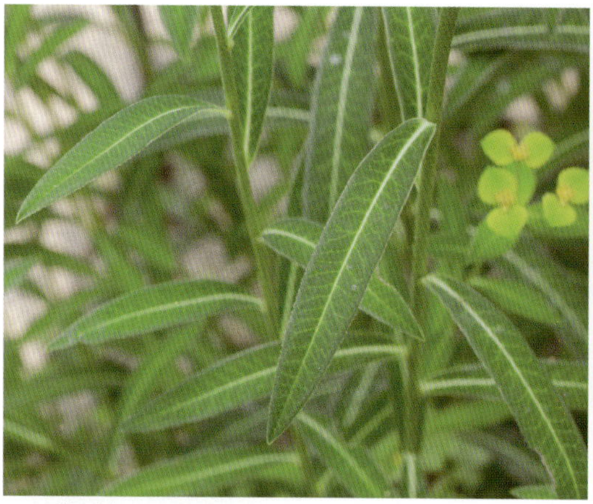

▲ 대극 잎

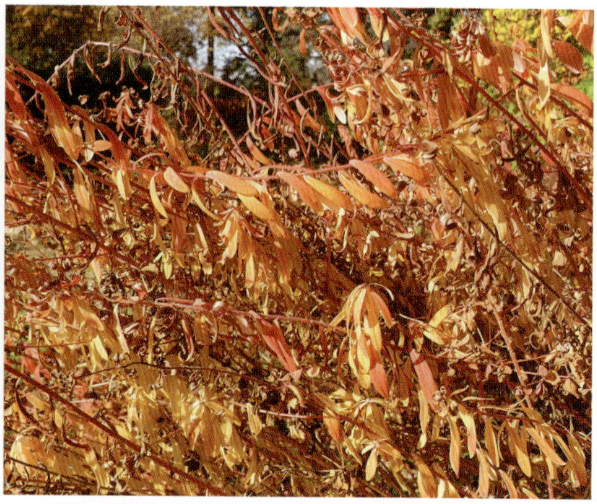

▲ 대극 단풍이 든 잎

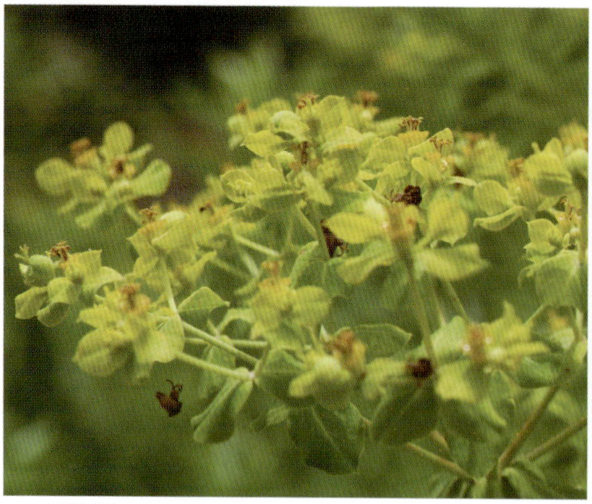

▲ 대극 꽃

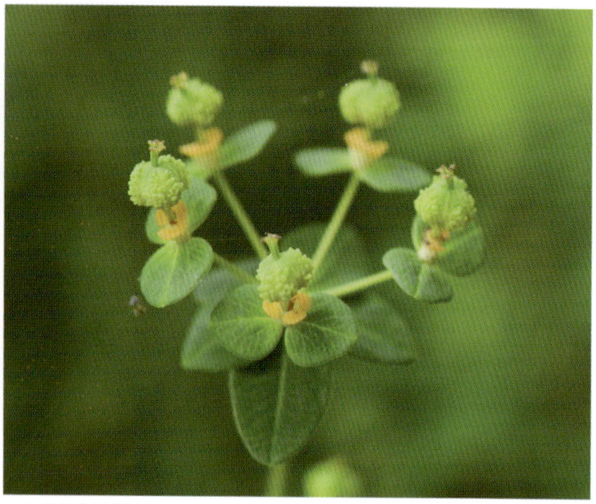

▲ 대극 열매

- **약효 해설** : 기가 치밀어 올라 기침 나고 숨차는 증세에 사용한다. 몸이 붓고 배가 몹시 불러 오면서 속이 그득한 증상에 쓰인다. 대소변이 잘 나오게 한다. 독성이 있으므로 주의해야 한다.
- **임상응용** : 수종(水腫), 가슴이 그득한 증상, 소변량 감소, 흉통, 배 속에 덩어리가 생겨 아픈 병증, 변비, 기침에 쓴다.

| **북한에서의 효능** | 설사약으로서 센 설사를 일으키고 적을 없애며 오줌을 잘 나가게 한다.

| **수치(修治)** | 한방이론에 근거하여 약재를 가공 처리함으로써 약재 본래의 성질을 변화시키는 제약 기술의 일종으로, 포제(炮製)라고도 한다.
- 이물질을 제거한 후, 외용할 경우에는 생대극을 사용하고 내복할 때는 초초(醋炒, 한약에 식초를 넣고 볶아서 사용하는 방법)하여 사용한다.

| **약용법** | 수치(修治)한 뿌리 0.5~3g을 물 800mL에 넣고 달여서 반으로 나누어 아침 저녁으로 마시거나 또는 가루나 환(丸)으로 만들어 복용한다. 외용할 경우에는 적당량 사용한다.

| **주의사항** | 대극의 뿌리는 독성이 있으므로 수치(修治)한 후 사용해야 한다. 임신부와 몸이 허약한 사람에게는 쓰지 않는다.

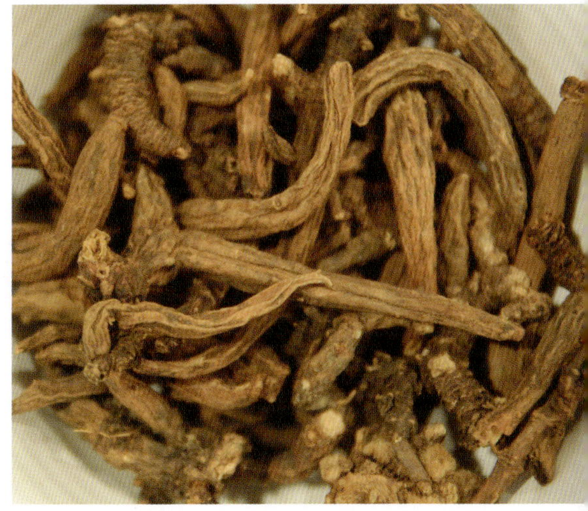

▲ 대극(약재, 절단)

약초명

대추나무

약재명

대추 大棗

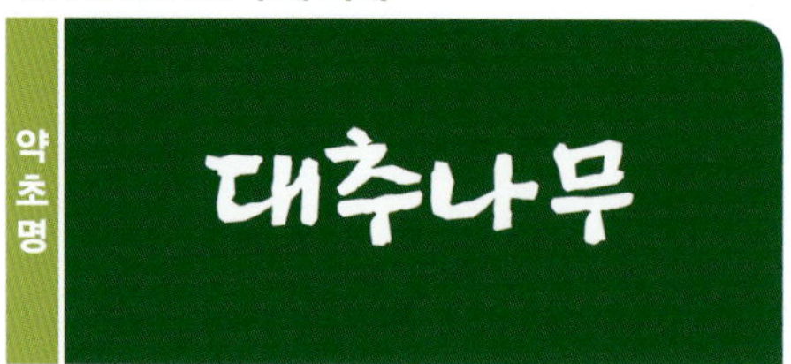

《동의보감》 탕액편에 기재된
조선시대(1610년)의 우리글 약초명

대쥬

약초명 및 학명

대추나무
Zizyphus jujuba Miller var. *inermis* Rehder

과명

갈매나무과

약용부위

잘 익은 열매

| 약재의 조선시대 의서(醫書) 수재 |

대추는 《동의보감》 탕액편(湯液篇)의 과일부(部)와 《방약합편》의 오과(五果, 다섯 가지 과일)편에 수재되어 있다.

|《동의보감》 탕액편의 효능 |

대조(大棗, 대추나무 열매)의 성질은 보통이고 [平](따뜻하다[溫]고도 한다) 맛은 달며[甘] 독이 없다. 속을 편하게 하고 비(脾)를 영양한다[養脾]. 오장(五藏)을 보하고 십이경맥을 도와준다. 진액(津液)을 보하고 몸에 있는 9개의 구멍을 통하게 한다. 의지를 강하게 하고[强志] 온갖 약을 조화시킨다. ○ 일명 건조(乾棗)라고 하는데 어느 곳에나 다 있다. 음력 8월에 따서 볕에 말린다.

|《동의보감》 탕액편의 원문 |

대조(大棗) 대쥬 : 性平[一云溫] 味甘 無毒. 安中養脾 補五藏 助十二經脈 補津液 通九竅 強志 和百藥. ○ 一名乾棗 處處有之. 八月採 暴乾. ○ 其皮裏肉補虛 所以合湯 皆擘之也.[本草] ○ 味甘 補經不足 以緩陰血. 血緩則脈生 故能助十二經脈.[入門]

| 식약처 인정 약초와 약재 |

○ 약초·약재의 식약처 공정서 수재 : 대추는 식품의약품안전처의 의약품 공정서인 《대한민국약전(KP)》에 수재되어 있다.

○ 약재의 라틴어 생약명 : Zizyphi Fructus

○ 약재의 이명 또는 영명 : Jujube

○ 식약처의 법정 기원식물과 약용부위 : 약재 대

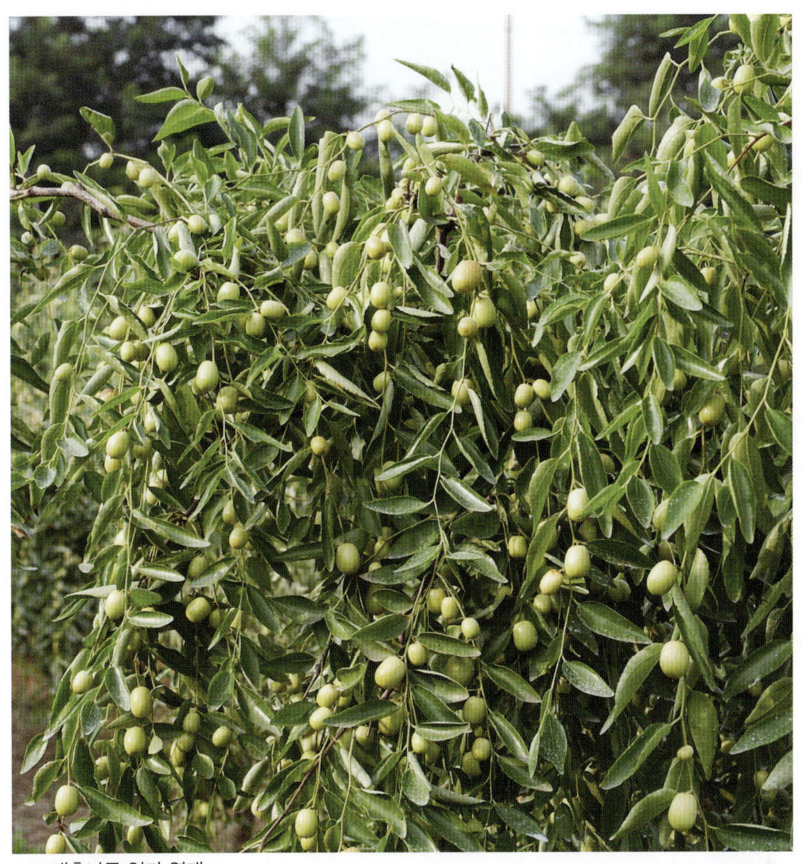

▲ 대추나무 잎과 열매

허준, 《원본 동의보감》,
710쪽, 남산당(2014)
《동의보감》 세갑술중동 내의
원교정 완영중간(歲甲戌仲冬
內醫院校正 完營重刊) 영인본

추는 대추나무 *Zizyphus jujuba* Miller var. *inermis* Rehder 또는 보
은대추나무 *Zizyphus jujuba* Miller var. *hoonensis* T. B. Lee(갈매나무과 Rhamnaceae)의 잘
익은 열매이다.

○ **약재의 외부 형태 :** 이 약은 열매로 타원형 또는 구형이다. 바깥면은 적갈색~어두운 붉
은색으로 쭈글쭈글하며 잔주름이 있고 광택이 있다.

○ **약재 저장법 :** 밀폐용기(고형의 이물이 들어가는 것을 방지하고 내용의약품이 손실되지 않도록
보호할 수 있는 용기)

| 약재의 효능 |

○ **한방 효능 분류 :** 보익약(補益藥, 보약) - 보기약(補氣藥, 기운을 보하는 약)

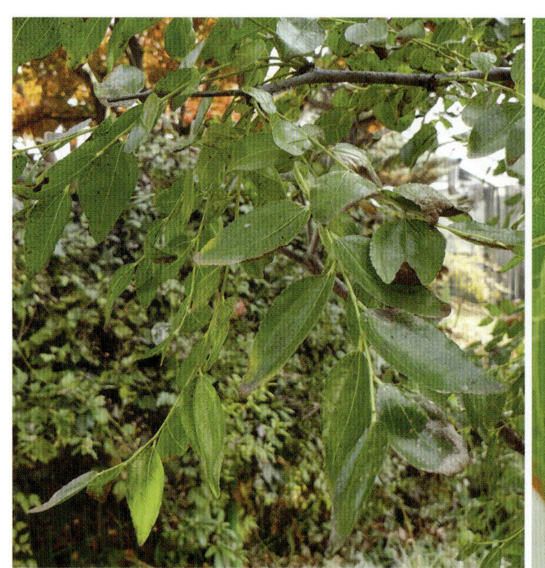 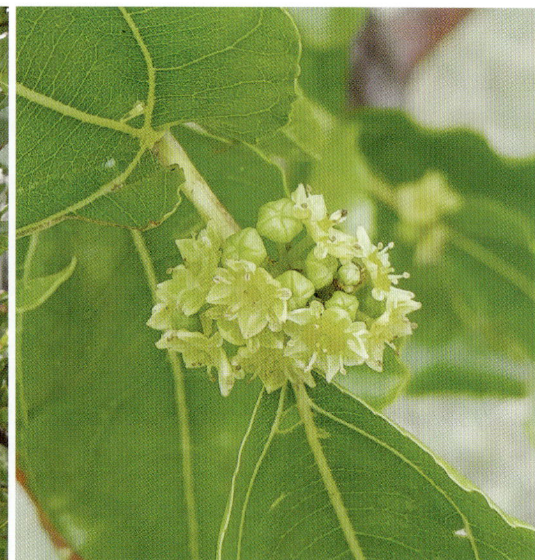

▲ 대추나무 잎

▲ 대추나무 꽃

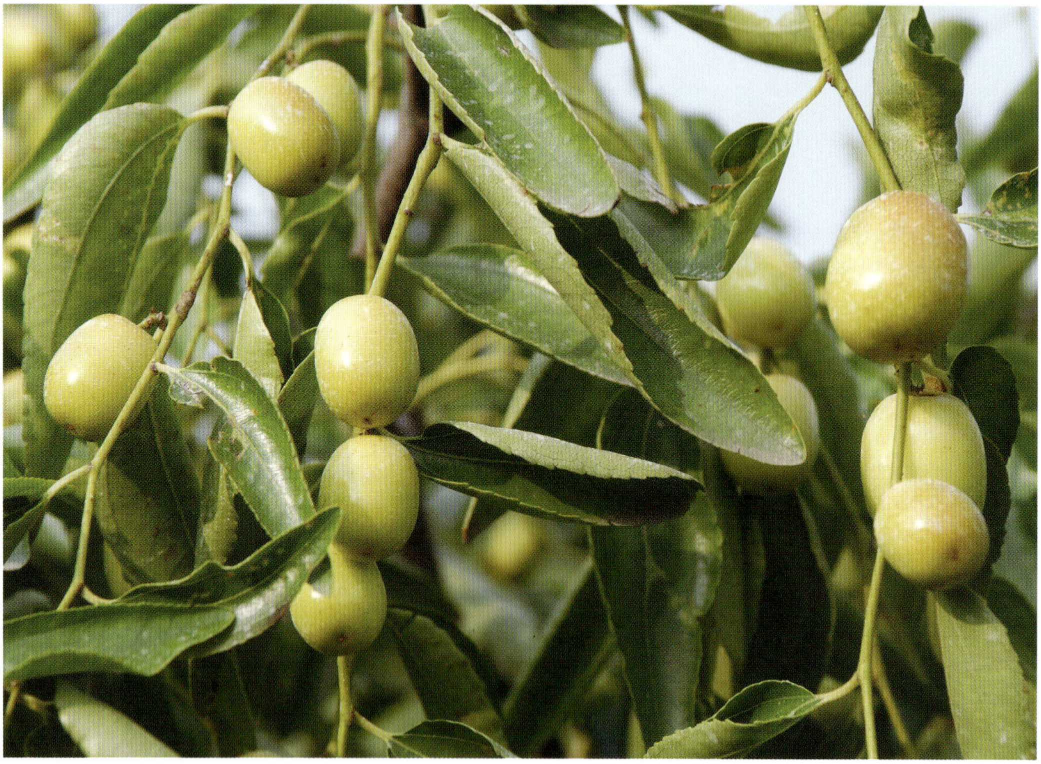

▲ 대추나무 덜 익은 열매

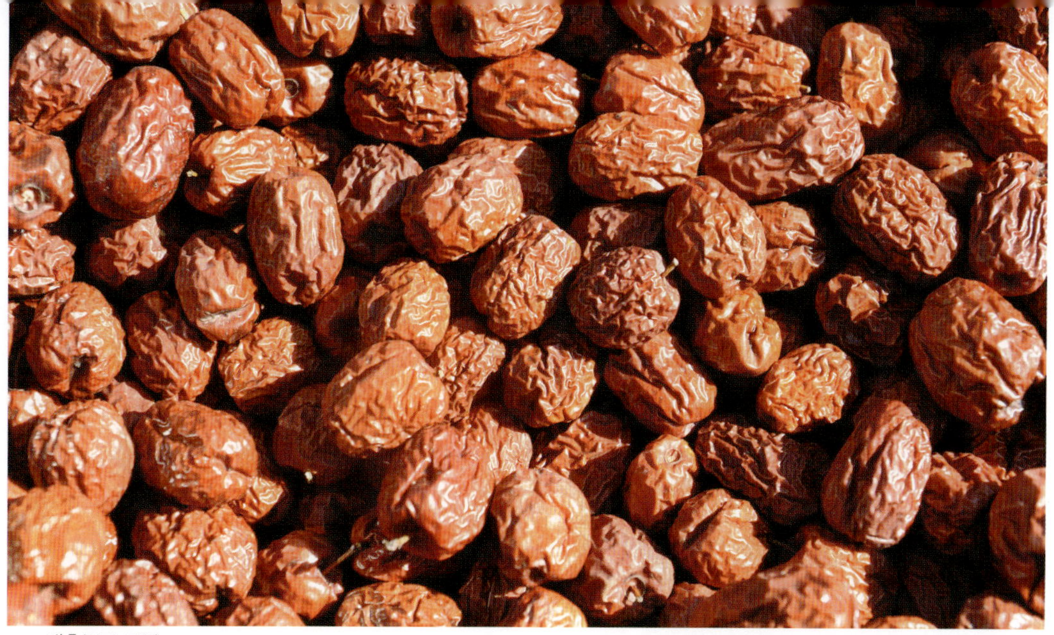

▲ 대추(약재, 전형)

- **한방 약미(藥味)와 약성(藥性)** : 맛은 달고 성질은 따뜻하다.

  + 한방 약미

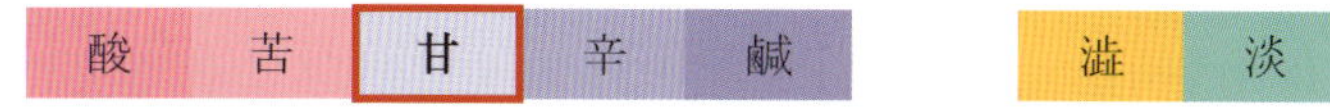

  + 한방 약성

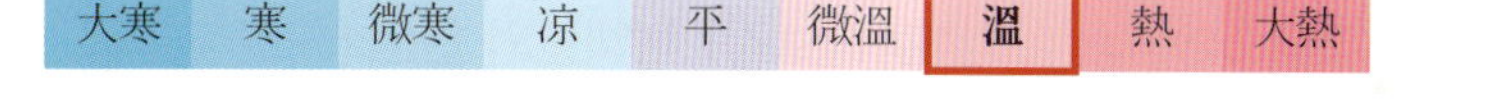

- **한방 작용부위(귀경, 歸經)** : 대추는 주로 비장, 위장, 심장 질환에 영향을 미친다.

- **한방 효능** : 비위(脾胃)를 보하고 원기를 보충한다(補中益氣, 보중익기). 혈(血)을 보충하고 정신을 안정시킨다(養血安神, 양혈안신).

- **약효 해설** : 비위(脾胃)를 보하여 원기를 돕는다. 가슴이 두근거리면서 불안해하고 잠이 잘 오지 않는 증상에 쓴다. 몸이 피곤하여 움직이기 싫고 힘이 없는 증상에 사용한다. 여성의 히스테리를 치료한다. 식욕이 없고 대변이 무른 증상을 낫게 한다.

- **임상응용** : 권태감, 식욕부진, 불안감, 불면증, 기침, 복통에 쓴다.

| **북한에서의 효능** | 보기약으로서 기를 보하고 비, 위, 심, 폐를 보하며 진액을 생겨나게 하고 완화작용을 한다. 생강을 섞어쓰면 영위를 고르롭게 한다.

| **약용법** | 열매 9~15g을 물 800mL에 넣고 달여서 반으로 나누어 아침저녁으로 마신다.

약재명

지부자 地膚子

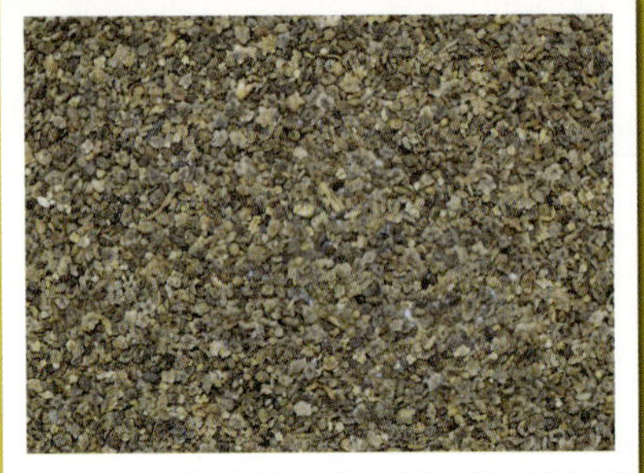

《동의보감》 탕액편에 기재된 조선시대(1610년)의 우리글 약초명

대반리여름

약초명 및 학명

댑싸리
Kochia scoparia Schrader

과명

명아주과

약용부위

잘 익은 열매

| 약재의 조선시대 의서(醫書) 수재 |

지부자는 《동의보감》 탕액편(湯液篇)의 풀부(部)와 《방약합편》의 습초(濕草)편에 수재되어 있다.

|《동의보감》 탕액편의 효능 |

지부자(地膚子, 댑싸리 열매)의 성질은 차고[寒] 맛이 쓰며[苦] 독이 없다. 방광에 열이 있을 때 주로 쓴다. 소변을 잘 나오게 하고 음낭이 붓는 것, 열이 있는 단독(丹毒)으로 부은 것을 치료한다. ○ 어느 곳에나 다 있다. 줄기는 붉고 잎은 녹색이며 크기는 형개(荊芥)만 하다. 꽃은 황백색이고 씨는 청백색이다. 한 잠 잔 누에 똥[一眠起蠶沙, 일면기잠사]과 비슷하다. 댑싸리의 전초를 빗자루로 쓸 수 있으므로 낙추자(落篲子)라고도 한다. 음력 8월과 9월에 씨를 받아 그늘에서 말린다[본초].

|《동의보감》 탕액편의 원문 |

지부자(地膚子) 대반리여름 : 性寒 味苦 無毒. 主膀胱熱. 利小便 治陰卵癀疾 及客熱丹腫. ○ 處處有之 莖赤葉靑 大似荊芥 花黃白 子靑白色 似一眠起蠶沙. 堪爲掃篲 一名落篲子. 八九月採實 陰乾.[本草] ○ 一名千頭子.[回春]

| 약초 · 약재의 해설 |

늦가을 수확한 댑싸리는 말렸다가 엮어 마당을 청소하는 댑싸리 빗자루로 사용하기도 했다.

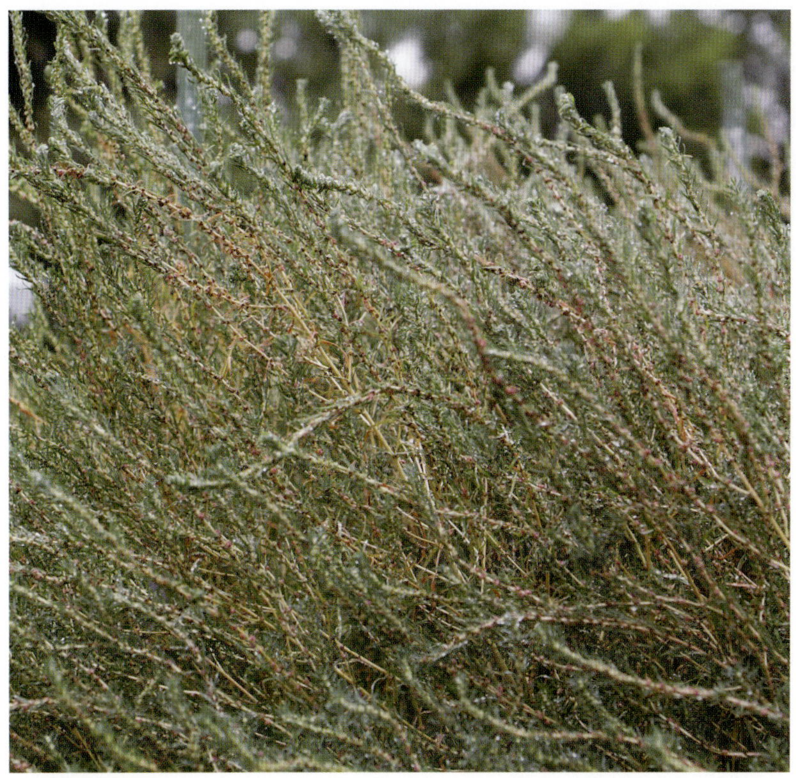

地膚子 대ᄡᅵ리여름
性寒味苦無毒主膀胱熱利小便
治陰卵㿉疾及客熱丹腫○處處有之莖赤葉
青大似荊芥花黃白子青白色似一眠起蚕沙堜一名
子千爲頭掃帚一名落帚子八九月採實陰乾鼾○一名

허준, 《원본 동의보감》,
725쪽, 남산당(2014)
《동의보감》 세갑술중동 내의
원교정 완영중간(歲甲戌仲冬
內醫院校正 完營重刊) 영인본

| 식약처 인정 약초와 약재 |

- **약초·약재의 식약처 공정서 수재** : 지부자는 식품의약품안전처의 의약품 공정서인 《대한민국약전(KP)》에 수재되어 있다.

- **약재의 라틴어 생약명** : Kochiae Fructus

- **약재의 이명 또는 영명** : Kochia Fruit

- **식약처의 법정 기원식물과 약용부위** : 약재 지부자는 댑싸리 *Kochia scoparia* Schrader(명아주과 Chenopodiaceae)의 잘 익은 열매이다.

- **약재의 외부 형태** : 이 약은 열매로 납작한 구형의 5각 별 모양이며, 지름 1~3mm이다. 바깥면은 회녹색~연한 갈색이며 둘레에는 막질의 작은 날개 5개가 달려 있다.

- **약재 저장법** : 밀폐용기(고형의 이물이 들어가는 것을 방지하고 내용의약품이 손실되지 않도록 보호할 수 있는 용기)

| **약재의 효능** |

- **한방 효능 분류** : 이수삼습약(利水滲濕藥, 소변을 잘 나가게 하는 약) - 이뇨통림약(利尿通淋藥, 소변을 잘 나가게 하고 요로 염증을 해소하는 약)

- **한방 약미(藥味)와 약성(藥性)** : 맛은 맵고 쓰며 성질은 차다.

  + 한방 약미

  | 酸 | 苦 | 甘 | 辛 | 鹹 | | 澀 | 淡 |

  + 한방 약성

  | 大寒 | 寒 | 微寒 | 涼 | 平 | 微溫 | 溫 | 熱 | 大熱 |

- **한방 작용부위(귀경, 歸經)** : 지부자는 주로 신장, 방광 질환에 영향을 미친다.

- **한방 효능** : 열기를 식히고 습기를 배출시킨다(清熱利濕, 청열이습). 풍(風)으로 인한 가려움증을 멎게 한다(祛風止痒, 거풍지양).

- **약효 해설** : 소변이 잘 나오지 않는 증상에 유효하다. 습진, 피부 가려움증을 치료한다. 자궁에서 분비물이 나오는 증상을 치료한다.

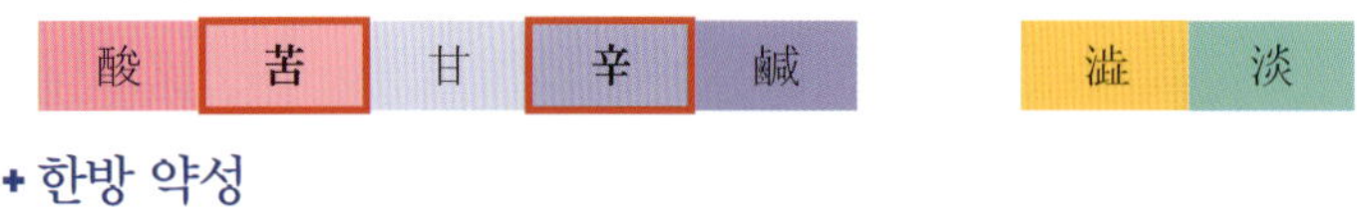

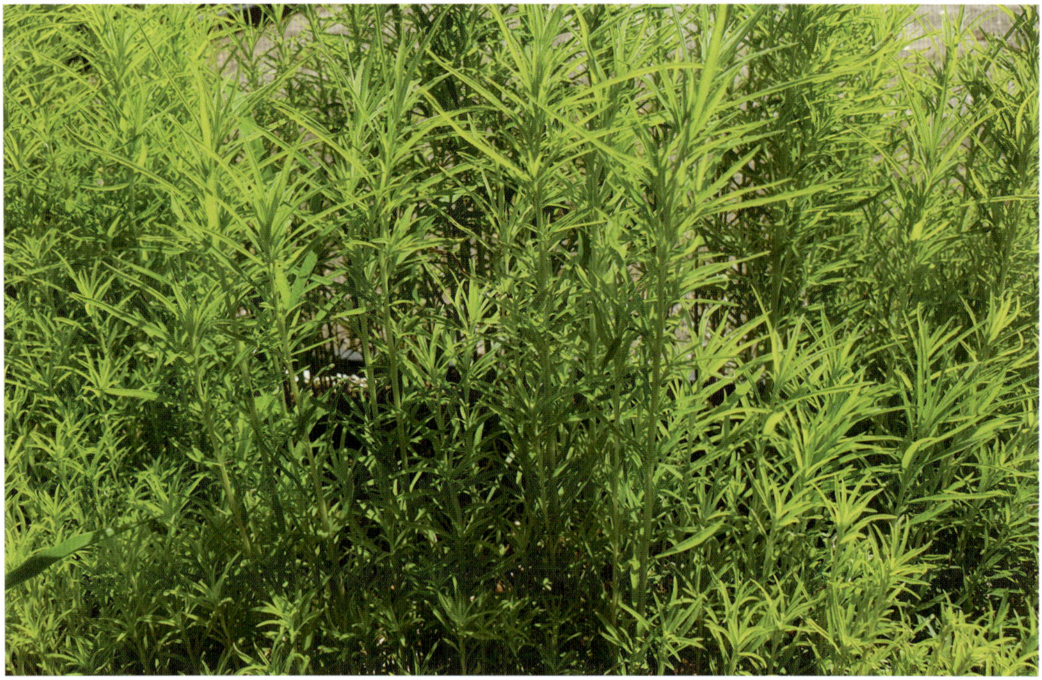

▲ 댑싸리 재배지

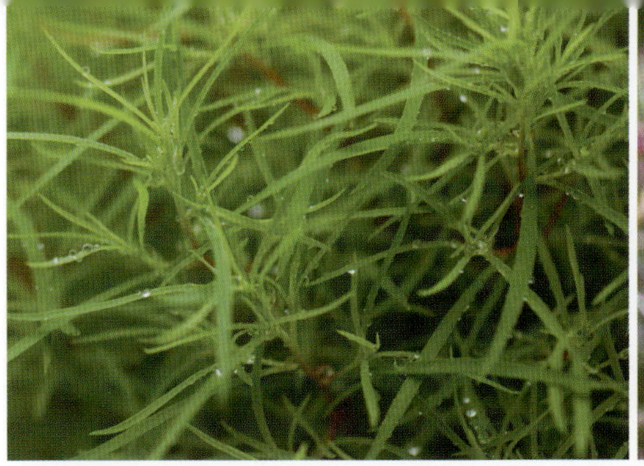

▲ 댑싸리 잎

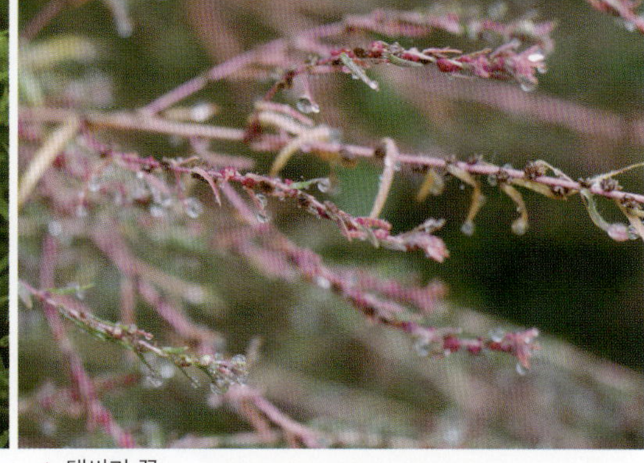

▲ 댑싸리 꽃

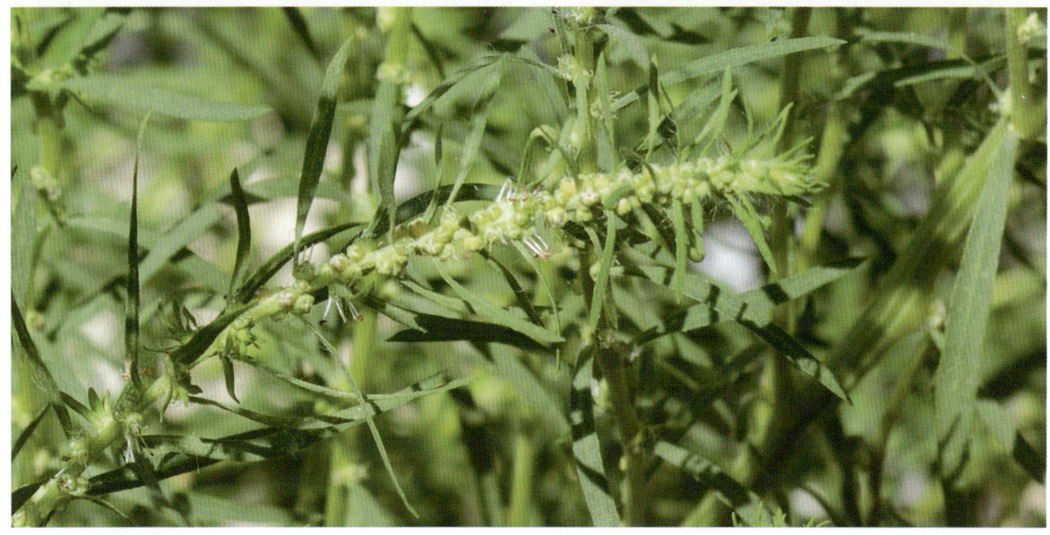

▲ 댑싸리 어린 열매

○ **임상응용 :** 배뇨곤란, 배뇨통, 질염, 각기(脚氣), 수종(水腫)에 쓴다.

| **북한에서의 효능** | 오줌내기약으로서 오줌을 잘 나가게 하고 열을 내리운다.

| **약용법** | 열매 9~15g을 물 800mL에 넣고 달여서 반으로 나누어 아침저녁으로 마신다.

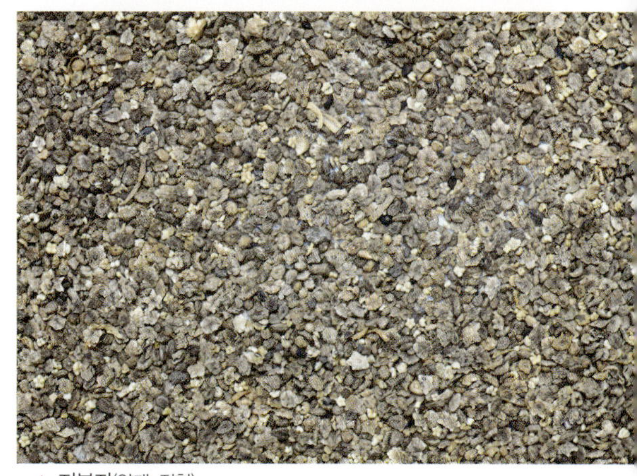

▲ 지부자(약재, 전형)

약초명

도라지

약재명

길경 桔梗

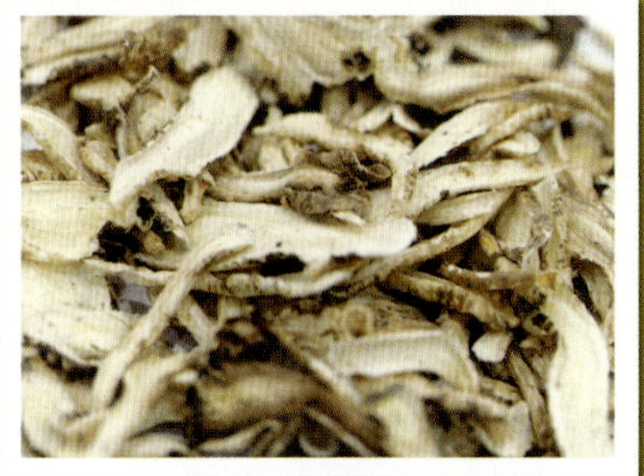

《동의보감》 탕액편에 기재된
조선시대(1610년)의 우리글 약초명

도랏

약초명 및 학명

도라지
Platycodon grandiflorum A. De Candolle

과명

초롱꽃과

약용부위

뿌리로서 그대로 또는 주피를 제거한 것

| 약재의 조선시대 의서(醫書) 수재 |

길경은 《동의보감》 탕액편(湯液篇)의 채소부(部)와 《방약합편》의 산초(山草)편에 수재되어 있다.

|《동의보감》 탕액편의 효능 |

길경(桔梗, 도라지 뿌리)은 성질이 약간 따뜻하고[微溫](보통이다[平]고도 한다) 맛이 매우며[辛] 쓰고[苦] 독이 약간 있다. 폐기(肺氣)로 숨이 가쁜 것을 치료하고 온갖 기를 내린다. 목구멍이 아픈 것과 가슴, 옆구리가 아픈 것을 치료한다. 고독(蠱毒)을 없앤다. ○ 어느 곳에나 다 있는데 산속에서 자란다. 음력 2월과 8월에 뿌리를 캐어 햇볕에 말린다[본초].

|《동의보감》 탕액편의 원문 |

길경(桔梗) 도랏 : 性微溫[一云平] 味辛苦 有小毒. 治肺氣喘促 下一切氣 療咽喉痛 及胸脇諸痛 下蠱毒. ○ 處處有之 生山中. 二月八月採根 暴乾.[本草] ○ 桔梗能載諸藥 使不下沈 升提氣血 爲舟楫之劑. 手太陰引經藥也.[丹心] ○ 今人作菜茹 四時長食之物也.[俗方]

| 식약처 인정 약초와 약재 |

- 약초·약재의 식약처 공정서 수재 : 길경은 식품의약품안전처의 의약품 공정서인 《대한민국약전(KP)》에 수재되어 있다.
- 약재의 라틴어 생약명 : Platycodonis Radix
- 약재의 이명 또는 영명 : 길경근(桔梗根), Platycodon Root
- 식약처의 법정 기원식물과 약용부위 : 약재

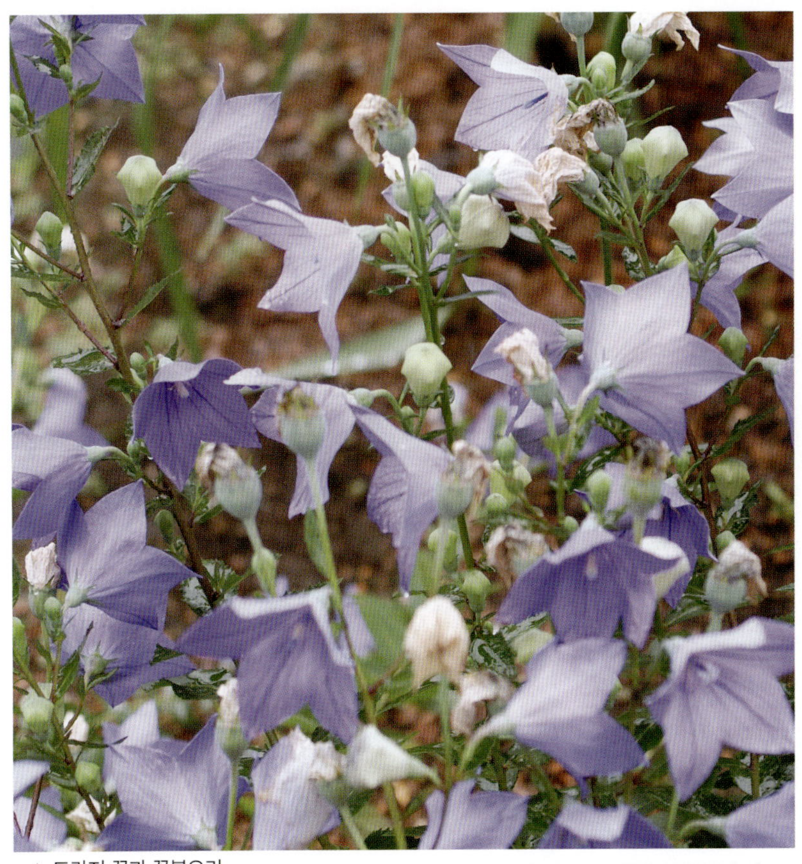

▲ 도라지 꽃과 꽃봉오리

허준, 《원본 동의보감》, 717쪽, 남산당(2014)
《동의보감》 세갑술중동 내의원교정 완영중간(歲甲戌仲冬 內醫院校正 完營重刊) 영인본

길경은 도라지 *Platycodon grandiflorum* A. De Candolle(초롱꽃과 Campanulaceae)의 뿌리로서 그대로 또는 주피를 제거한 것이다.

- **약재의 외부 형태** : 이 약은 뿌리로 가늘고 긴 방추형 또는 원뿔 모양이며 때로 가지가 갈리기도 한다. 바깥면은 회갈색, 연한 갈색 또는 흰색이다.

- **약재 저장법** : 밀폐용기(고형의 이물이 들어가는 것을 방지하고 내용의약품이 손실되지 않도록 보호할 수 있는 용기)

| 약재의 효능 |

- **한방 효능 분류** : 화담지해평천약(化痰止咳平喘藥, 담음을 없애고 기침을 멈추며 천식을 안정시키는 약) - 청화열담약(清化熱痰藥, 뜨거운 담음을 없애는 약)

○ **한방 약미(藥味)와 약성(藥性) :** 맛은 쓰고 매우며 성질은 보통이다.

+ 한방 약미

+ 한방 약성

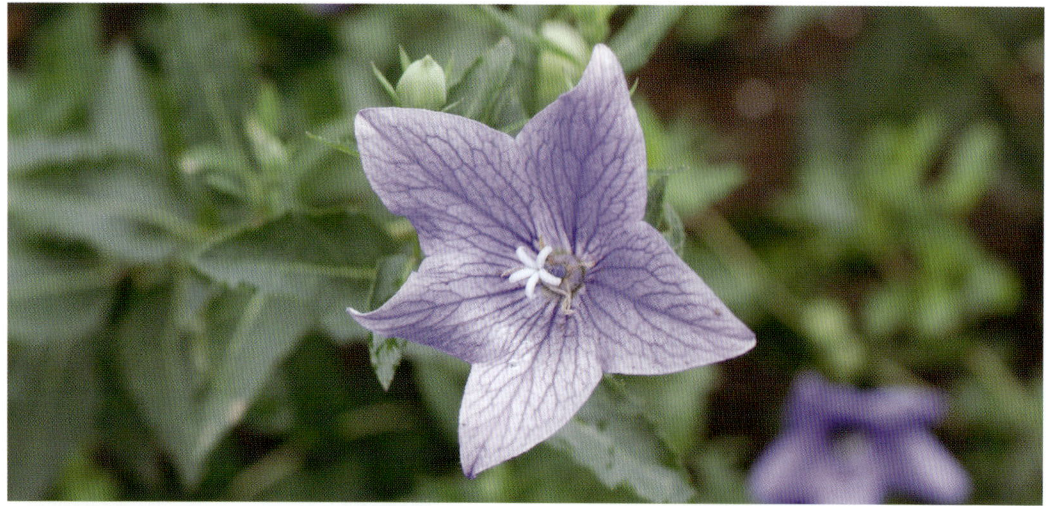

▲ 도라지 꽃

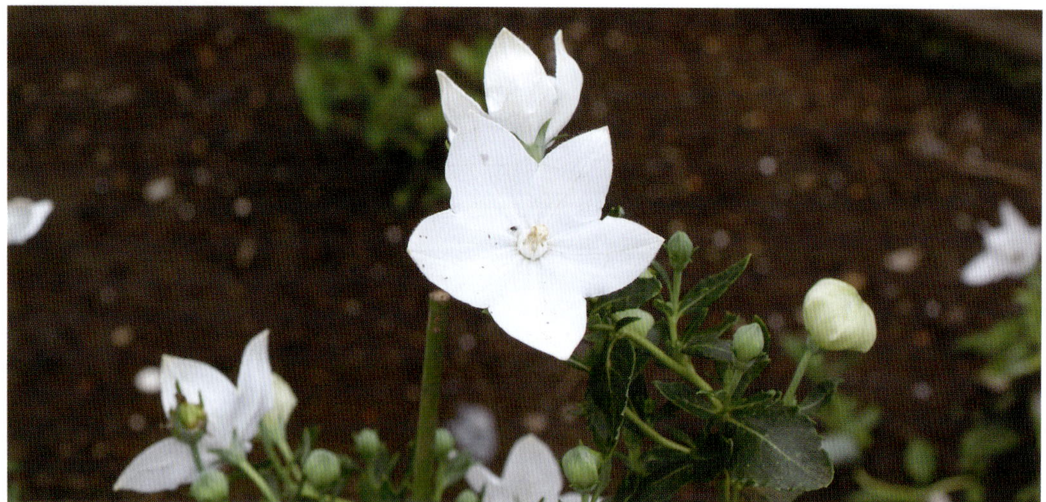

▲ 백도라지(*Platycodon grandiflorum* for. *albiflorum*) 꽃

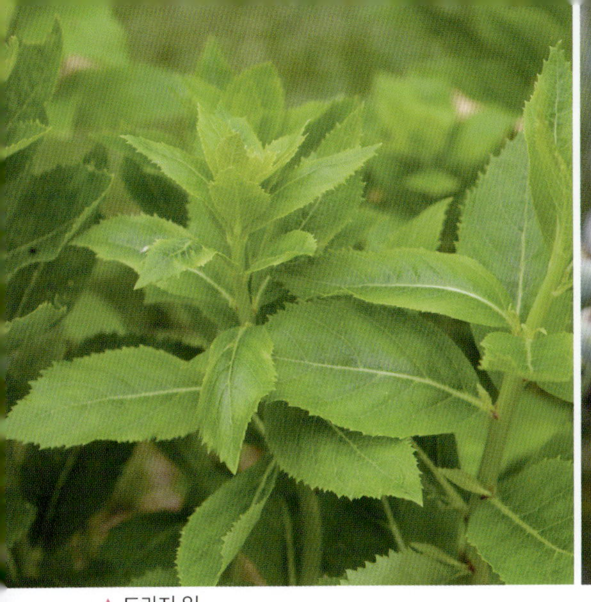

▲ 도라지 잎

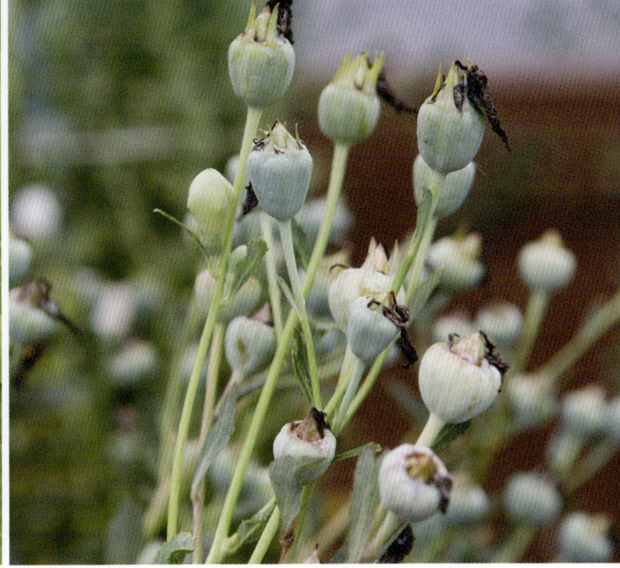

▲ 도라지 열매

- **한방 작용부위(귀경, 歸經)** : 길경은 주로 폐 질환에 영향을 미친다.
- **한방 효능** : 폐의 기능을 정상화한다(宣肺, 선폐). 목구멍을 편안하게 한다(利咽, 이인). 담(痰)을 제거한다(祛痰, 거담). 고름이 잘 배출되게 한다(排膿, 배농).
- **약효 해설** : 가래가 많은 기침을 낮게 하고 인후를 편하게 한다. 목구멍이 붓고 아픈 증상에 유효하다. 가슴이 답답하고 초조한 증상에 쓰인다. 이질에 의한 복통을 치료한다.
- **임상응용** : 기침, 기관지염, 화농성 질환, 인후통에 사용한다.

| **북한에서의 효능** | 진해평천약으로서 가래를 삭이고 기침을 멈추며 고름을 빼내고 폐기를 잘 통하게 한다.

| **약용법** | 뿌리 3~10g을 물 800mL에 넣고 달여서 반으로 나누어 아침저녁으로 마신다.

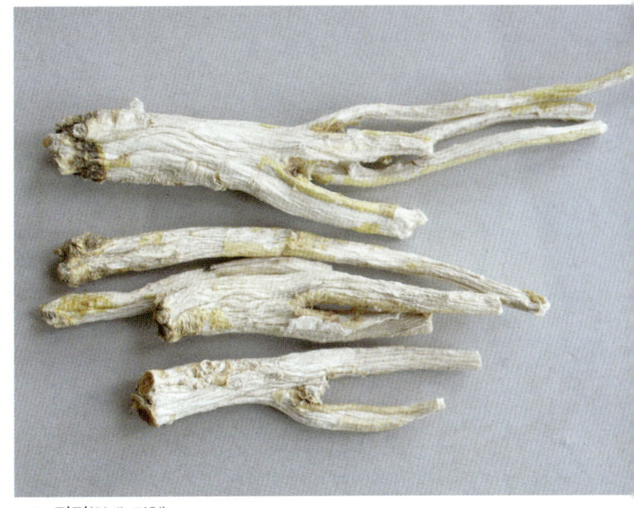

▲ 길경(약재, 전형)

약초명

도코로마

약재명

비해 草薢

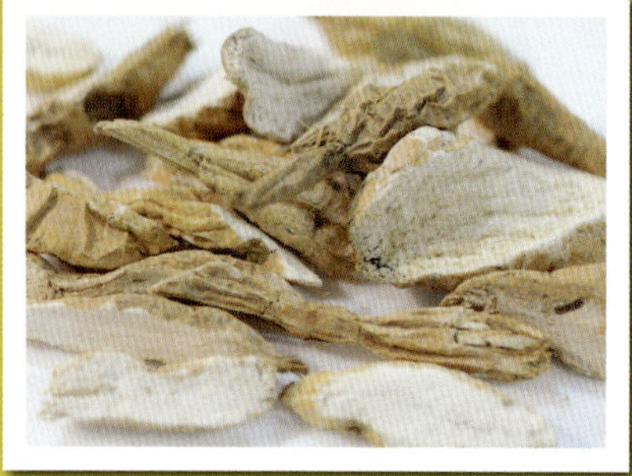

《동의보감》 탕액편에 기재된
조선시대(1610년)의 우리글 약초명

멸앳불휘

약초명 및 학명
도코로마
Dioscorea tokora Makino

과명
마과

약용부위
뿌리줄기

| 약재의 조선시대 의서(醫書) 수재 |

비해는 《동의보감》 탕액편(湯液篇)의 풀부(部)와 《방약합편》의 만초(蔓草, 덩굴풀)편에 수재되어 있다.

|《동의보감》 탕액편의 효능 |

비해(草薢, 도코로마 뿌리줄기)의 성질은 보통이고[平] 맛은 쓰며[苦] 달고[甘] 독이 없다. 풍습(風濕)으로 몸의 이곳저곳이 아프고 마비가 생기는 것, 악창(惡瘡)이 낫지 않는 것, 냉풍으로 손발이 저리고 허리와 다리를 쓰지 못하는 것, 갑자기 허리가 아픈 것을 치료한다. 오래된 냉증은 신장 사이에 방광의 고인 물이 있는 것이다. 발기부전과 소변이 저절로 나오는 것을 낫게 한다. ○ 곳곳에서 자란다. 잎은 마[薯蕷, 서여]와 비슷하며 덩굴로 뻗어 나간다. 음력 2월과 8월에 뿌리를 캐어 햇볕에 말린다.

|《동의보감》 탕액편의 원문 |

비해(草薢) 멸앳불휘 : 性平 味苦甘 無毒. 主風濕周痺 惡瘡不瘳 冷風㿆痺 腰脚不遂 腎腰痛. 久冷是腎間有膀胱宿水. 療陽痿失尿. ○ 處處有之 葉似薯蕷 蔓生. 二月八月採根 暴乾. ○ 有二種. 莖有刺 根白實 無刺者 根虛軟 以軟者爲佳.[本草] ○ 一名土茯苓 一名仙遺粮 又名冷飯團. 性熱 味甘辛 無毒. 善治久病楊梅瘡漏 及曾誤服輕粉 肢體廢壞 筋骨痠疼者. 能收其毒而袪其風 補其虛 尋常老弱亦可服. 酒浸或鹽水煮 焙乾用. 若初起 肺熱便秘者 不宜服.[入門]

萆薢 [멀앳불휘] 性平味苦甘無毒主風濕周痺惡瘡不瘳冷風瘍痺腰脚不遂隱腰痛久冷是腎間有膀胱宿水療陽瘻失尿○○有處二種莖有之葉似森白蕷蔓生仙遺粮根又名冷以飯圍性熱味甘○一名土茯苓又一病名能收其毒而祛其風補其虛尋常老壞弱筋亦骨瘮可服酒楊梅瘡漏及曾誤服輕粉肢體廢壤筋骨瘮酒起肺熱塩硬水秘煮者焙不乾宜用服若門入初

허준, 《원본 동의보감》, 729쪽, 남산당(2014)

《동의보감》 세갑술중동 내의원교정 완영 중간(歲甲戌仲冬 內醫院校正 完營重刊) 영인본

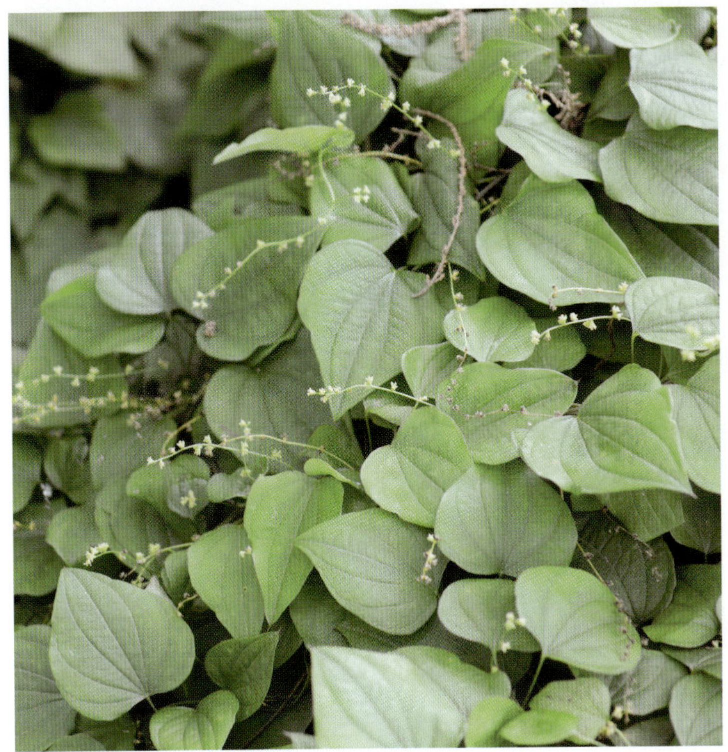

▲ 도코로마 지상부

| 약초 · 약재의 해설 |

우리나라 '국가표준식물목록'에는 *Dioscorea tokoro* Makino ex Miyabe의 식물명을 '도코로마'가 아닌 '도꼬로마'로 추천하고 있다.

| 식약처 인정 약초와 약재 |

- **약초·약재의 식약처 공정서 수재 :** 비해는 식품의약품안전처의 의약품 공정서인 《대한민국약전외한약(생약)규격집(KHP)》에 수재되어 있다.

- **약재의 라틴어 생약명 :** Tokoro Rhizoma

- **약재의 이명 또는 영명 :** 산비해(山萆薢), 백지(百枝)

- **식약처의 법정 기원식물과 약용부위 :** 약재 비해는 도코로마 *Dioscorea tokora* Makino(마과 Dioscoreaceae)의 뿌리줄기이다.

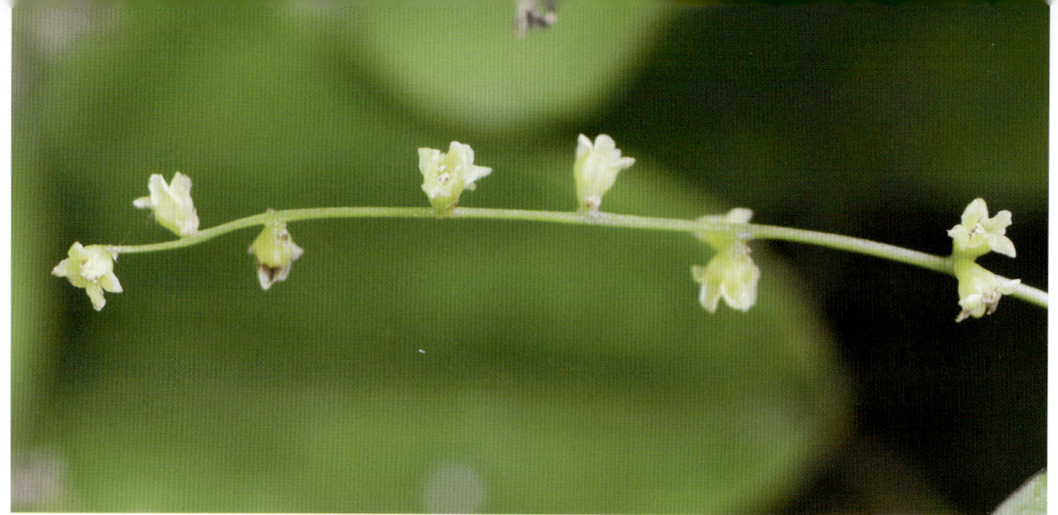

▲ 도코로마 꽃

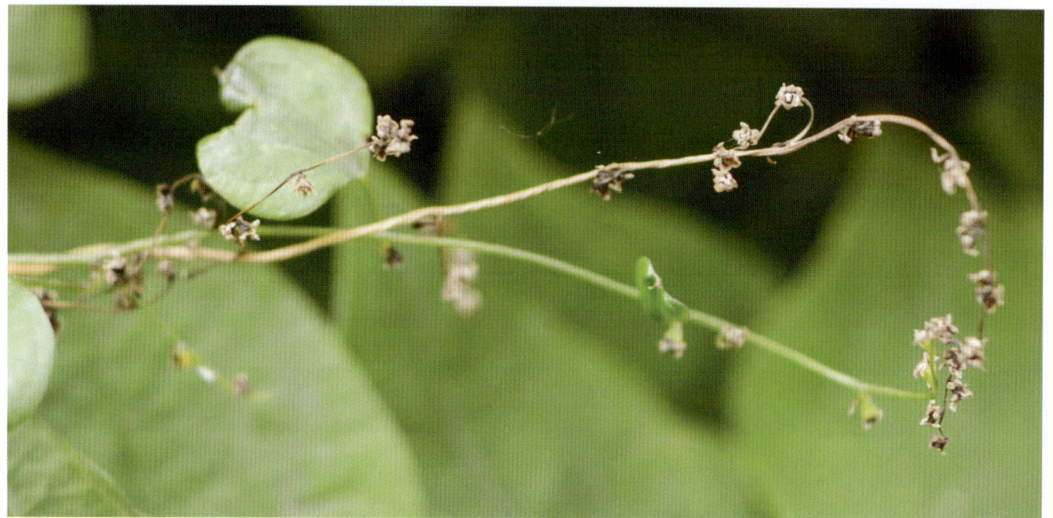

▲ 도코로마 열매

- **약재의 외부 형태 :** 이 약은 뿌리줄기로 원기둥 모양이고 불규칙한 분지가 있다. 바깥면은 회갈색~갈색으로 면이 고르지 않고 구부러졌으며 가는뿌리가 붙어 있던 자국이 있다.
- **약재 저장법 :** 밀폐용기(고형의 이물이 들어가는 것을 방지하고 내용의약품이 손실되지 않도록 보호할 수 있는 용기)

| 약재의 효능 |

- **한방 효능 분류 :** 이수삼습약(利水滲濕藥, 소변을 잘 나가게 하는 약) - 이뇨통림약(利尿通淋藥, 소변을 잘 나가게 하고 요로 염증을 해소하는 약)

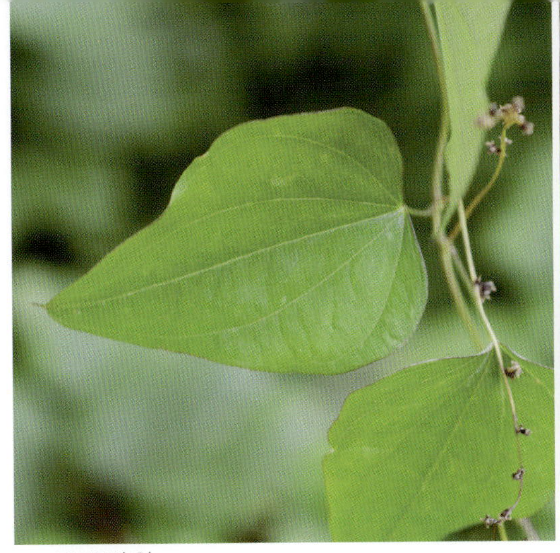

▲ 도코로마 잎

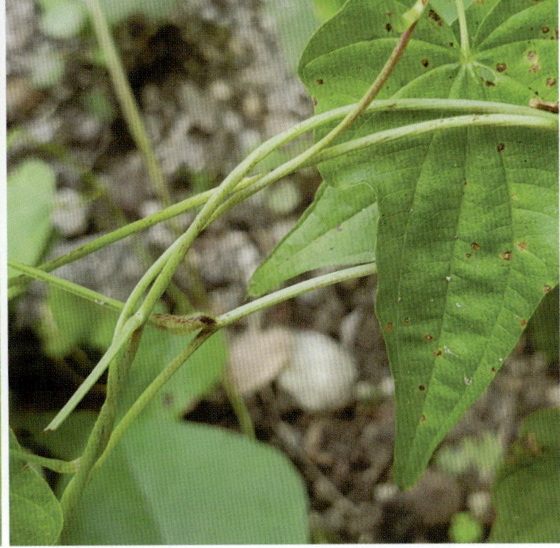

▲ 도코로마 줄기

○ **한방 약미(藥味)와 약성(藥性)** : 맛은 쓰고 성질은 보통이다.

　+ 한방 약미

| 酸 | **苦** | 甘 | 辛 | 鹹 | | 澁 | 淡 |

　+ 한방 약성

| 大寒 | 寒 | 微寒 | 凉 | **平** | 微溫 | 溫 | 熱 | 大熱 |

○ **한방 작용부위(귀경, 歸經)** : 비해는 주로 간장, 위장, 방광 질환에 영향을 미친다.

○ **한방 효능** : 풍사(風邪)와 습사(濕邪)를 없앤다(祛風濕, 거풍습). 습하고 탁(濁)한 기운을 없앤다(利濕濁, 이습탁).

○ **약효 해설** : 팔다리를 잘 쓰지 못하고 마비되며 아픈 증상을 치료한다. 무의식중에 정액이 나오는 증상에 사용한다. 자궁에서 분비물이 나오는 증상을 낫게 한다. 이뇨 작용이 있다.

| **약용법** | 뿌리줄기 10~15g을 물 800mL에 넣고 달여서 반으로 나누어 아침저녁으로 마시거나 또는 가루나 환(丸)으로 만들어 복용한다.

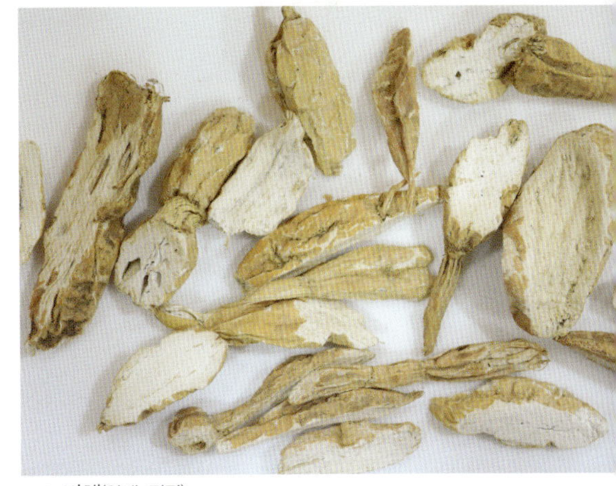

▲ 비해(약재, 절편)

약초명

독활

약재명

독활 獨活

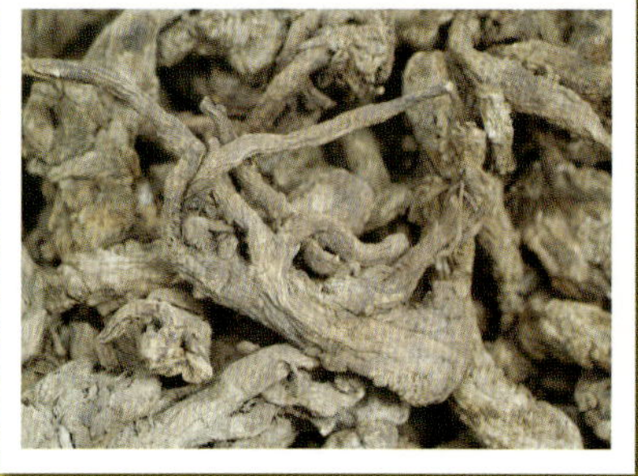

《동의보감》 탕액편에 기재된
조선시대(1610년)의 우리글 약초명

싯둘흡

약초명 및 학명

독활
Aralia continentalis Kitagawa

과명

두릅나무과

약용부위

뿌리

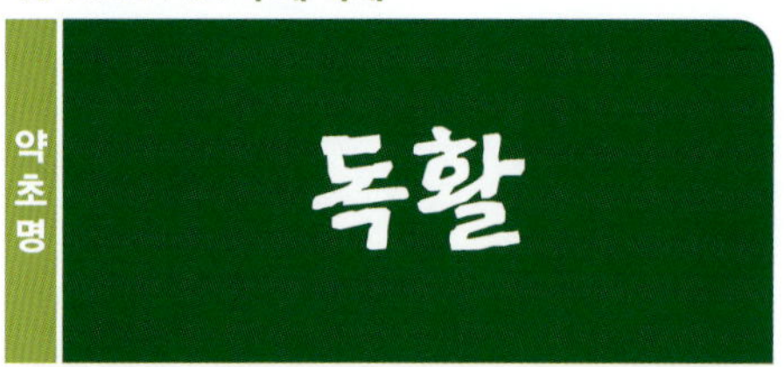

| 약재의 조선시대 의서(醫書) 수재 |

독활은 《동의보감》 탕액편(湯液篇)의 풀부(部)와 《방약합편》의 산초(山草)편에 수재되어 있다.

| 《동의보감》 탕액편의 효능 |

독활(獨活, 독활 뿌리)의 성질은 보통이며[平](약간 따뜻하다[微溫]고도 한다) 맛이 달고[甘] 쓰며[苦](맵다[辛]고도 한다) 독이 없다. 온갖 적풍(賊風)과 전신의 관절에 생긴 통풍(痛風)이 금방 생겼거나 오래되었거나 할 것 없이 다 치료한다. 중풍으로 말을 못하는 것, 구안와사, 반신불수, 온몸에 감각이 없는 것, 근육과 뼈에 경련이 일면서 아픈 것을 치료한다. ○ 산이나 들에서 자란다. 음력 2월과 3월, 9월과 10월에 뿌리를 캐어 햇볕에 말린다. 이 풀은 바람 불 때 흔들리지 않으며 바람이 없을 때는 저절로 움직이므로 독요초(獨搖草)라고도 한다[본초].

| 《동의보감》 탕액편의 원문 |

독활(獨活) 싯둘흡 : 性平[一云微溫] 味甘苦[一云辛] 無毒. 療諸賊風 百節痛風 無久新者. 治中風失音 喎斜癰瘓 遍身瘙瘴 及筋骨攣痛. ○ 生山野中 二月三月九月十月採根 暴乾. 此草得風不搖 無風自動 故一名獨搖草. [本草] ○ 一莖直上 得風不搖 故曰獨活 乃足少陰行經藥也. 獨活氣細 羌活氣雄. [入門] ○ 療風宜用獨活 兼水宜用羌活. 今人以紫色節密者爲羌活 黃色而作塊者爲獨活. [本草] ○ 獨活氣細而色白 治足少陰伏風. 故兩足寒濕痺不能動 非此不除. [湯液]

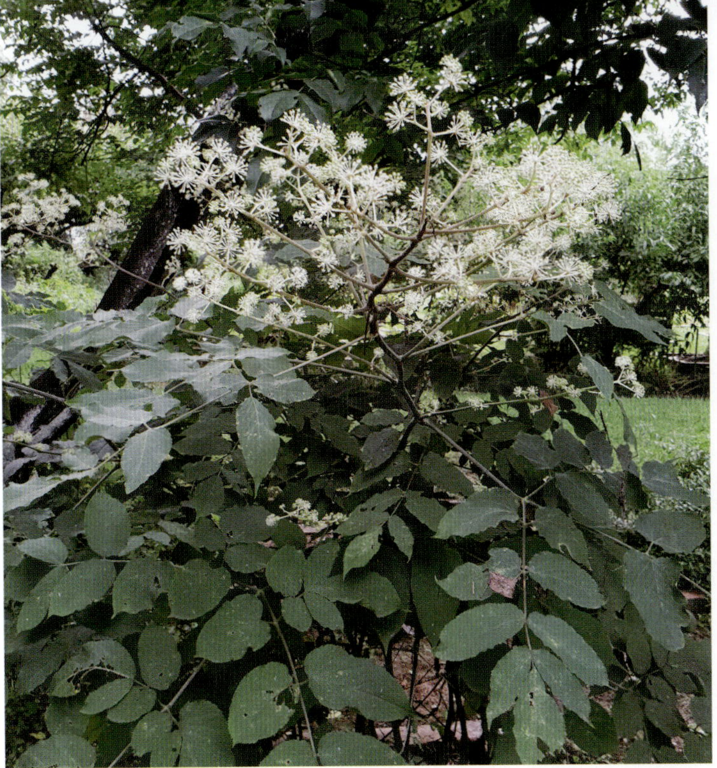

▲ 독활 나무모양

허준, 《원본 동의보감》, 721쪽, 남산당(2014)
《동의보감》 세갑술중동 내의원교정 완영 중간(歲甲戌仲冬 內醫院校正 完營重刊) 영인본

| 약초·약재의 해설 |

- 우리나라 '국가표준식물목록'에서 독활의 학명을 두릅나무과의 *Aralia cordata* Thunb. var. *continentalis* (Kitag.) Y.C.Chu로 기재하고 있다. 이는 *Aralia continentalis* Kitag. 의 이명이다. 《중국약전》은 한약 독활을 한국과 달리 산형과에 속하는 중치모당귀(重齒毛當歸, *Angelica pubescens* f. *biserrata* R.H.Shan & C.Q.Yuan)의 뿌리로 규정하고 있다. 이 학명은 이명이며 정명은 *Angelica biserrata* (R.H.Shan & C.Q.Yuan) C.Q.Yuan & R.H.Shan이다.

- 독활의 위품(가짜품)인 구당귀(歐當歸, *Levisticum officinale* W.D.J.Koch)가 우리나라와 중국에서 일부 유통되는 것으로 알려져 있다.

| 식약처 인정 약초와 약재 |

- **약초·약재의 식약처 공정서 수재** : 독활은 식품의약품안전처의 의약품 공정서인 《대한민국약전(KP)》에 수재되어 있다.

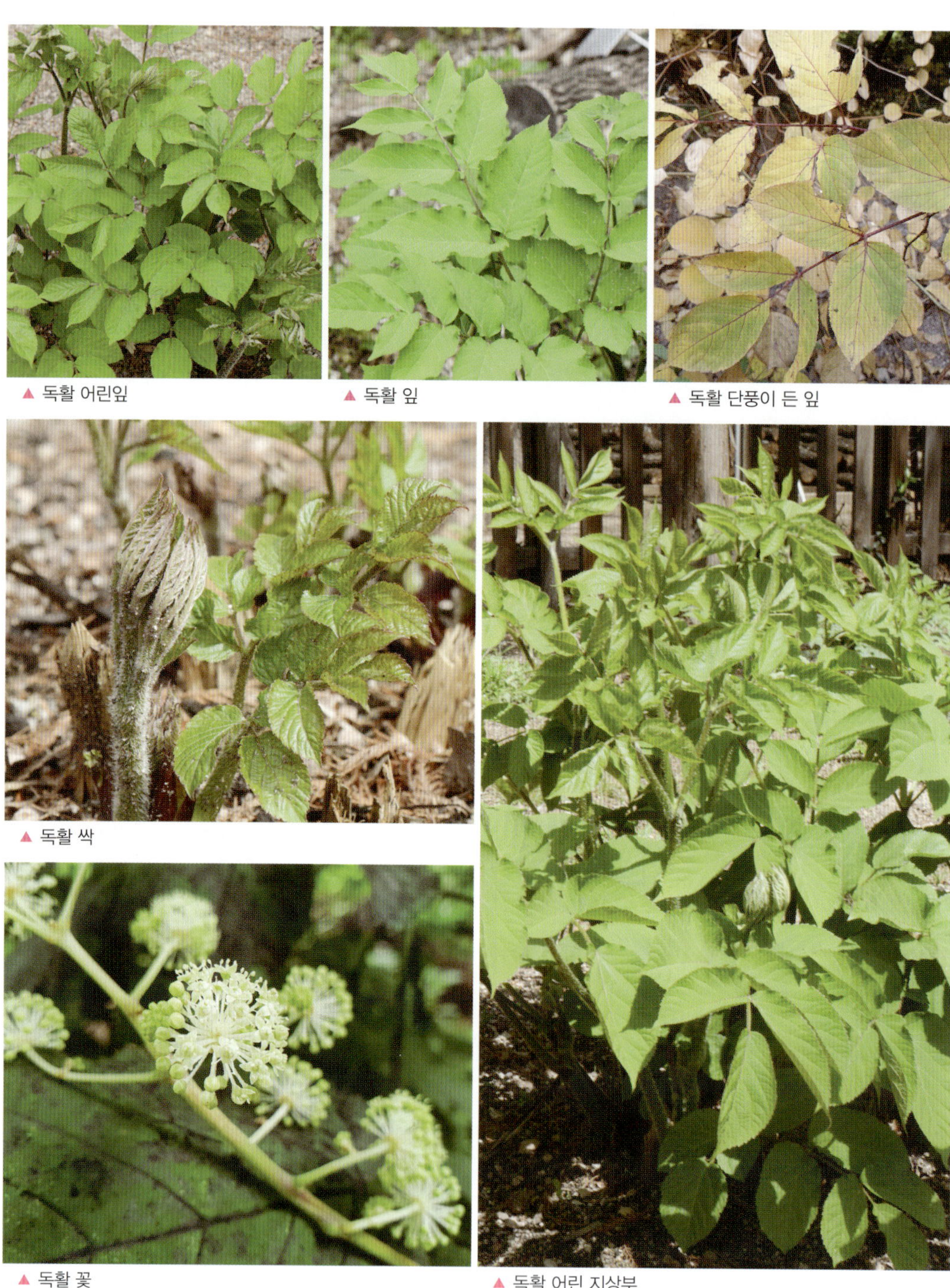

▲ 독활 어린잎　　　　　▲ 독활 잎　　　　　▲ 독활 단풍이 든 잎

▲ 독활 싹

▲ 독활 꽃

▲ 독활 어린 지상부

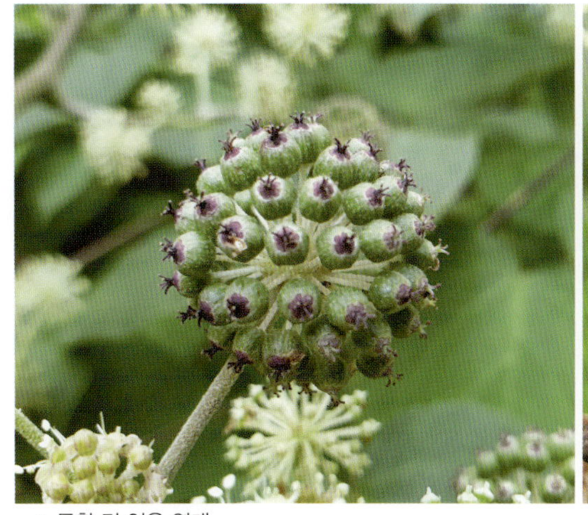

▲ 독활 덜 익은 열매

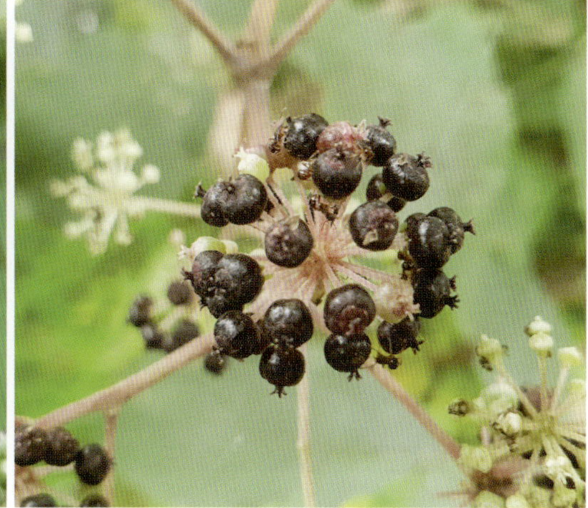

▲ 독활 익은 열매

- **약재의 라틴어 생약명** : Araliae Continentalis Radix
- **약재의 이명 또는 영명** : Aralia Continentalis Root
- **식약처의 법정 기원식물과 약용부위** : 약재 독활은 독활 *Aralia continentalis* Kitagawa(두릅나무과 Araliaceae)의 뿌리이다.
- **약재의 외부 형태** : 이 약은 뿌리로 긴 원기둥 모양~막대 모양이고 길이 10~30cm, 지름 5~20mm이다. 바깥면은 회백색~회갈색이며 세로 주름과 잔뿌리 자국이 있다.
- **약재 저장법** : 밀폐용기(고형의 이물이 들어가는 것을 방지하고 내용의약품이 손실되지 않도록 보호할 수 있는 용기)

| 약재의 효능 |

- **한방 효능 분류** : 거풍습약(祛風濕藥, 저리고 아픈 것을 치료하는 약) - 거풍습지비통약(祛風濕止痺痛藥, 풍습을 제거하며 저리고 아픈 것을 멈추는 약)
- **한방 약미(藥味)와 약성(藥性)** : 맛은 맵고 쓰며 성질은 따뜻하다.

+ **한방 약미**

酸	苦	甘	辛	鹹		澁	淡

+ **한방 약성**

大寒	寒	微寒	凉	平	微溫	溫	熱	大熱

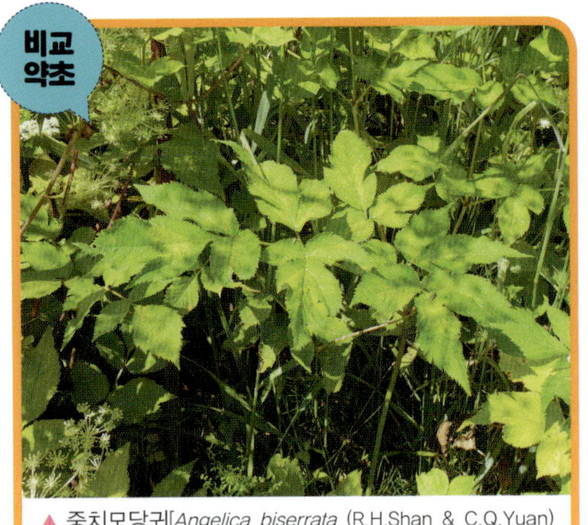

▲ 중치모당귀[*Angelica biserrata* (R.H.Shan & C.Q.Yuan) C.Q.Yuan & R.H.Shan] 잎(중국). 《중국약전》은 독활의 기원식물을 중치모당귀로 규정하고 있다.

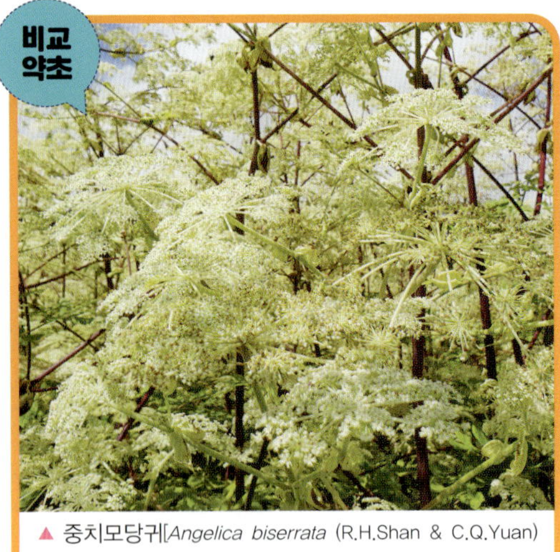

▲ 중치모당귀[*Angelica biserrata* (R.H.Shan & C.Q.Yuan) C.Q.Yuan & R.H.Shan] 꽃(중국)

○ **한방 효능** : 팔다리를 잘 쓰지 못하고 마비되며 아픈 증상을 치료한다(祛風除濕, 거풍제습). 혈액순환을 촉진한다(活血, 활혈). 독성을 없앤다(解毒, 해독).

○ **약효 해설** : 팔다리를 잘 쓰지 못하고 마비되며 아픈 증상을 치료한다. 허리와 무릎이 시리고 아픈 증상을 낫게 한다. 만성 기관지염에 유효하다. 두통, 치통에 사용한다. 타박상에 효과가 있다.

○ **임상응용** : 감기, 발열, 두통, 관절통, 류머티즘, 반신불수에 쓴다.

| **북한에서의 효능** | 거풍습약으로서 풍습을 없애고 아픔을 멈춘다.

| **약용법** | 뿌리 3~10g을 물 800mL에 넣고 달여서 반으로 나누어 아침저녁으로 마시거나 외용으로 적당량 사용한다.

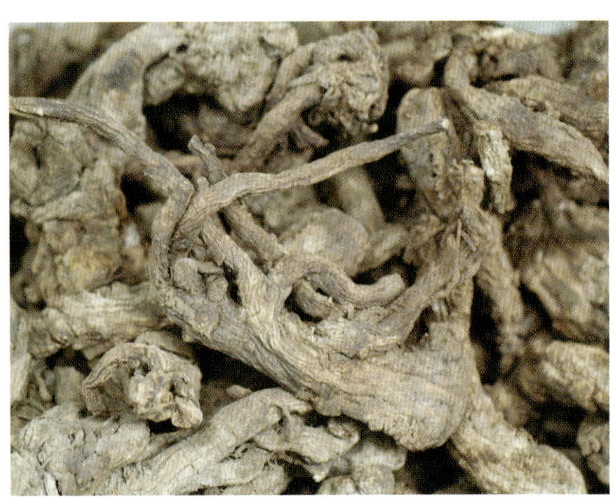

▲ 독활(약재, 전형)

약초명

들깨

약재명

임자 荏子

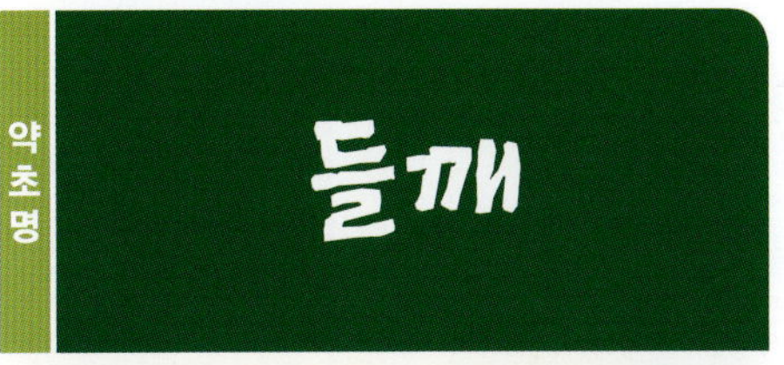

《동의보감》 탕액편에 기재된
조선시대(1610년)의 우리글 약초명

들빼

──────── 약초명 및 학명 ────────

들깨
Perilla frutescens Britton var. *japonica* Hara

──────── 과명 ────────

꿀풀과

──────── 약용부위 ────────

씨

| 약재의 조선시대 의서(醫書) 수재 |

임자는 《동의보감》 탕액편(湯液篇)의 채소부(部)와 《방약합편》의 마맥도(麻麥稻, 삼, 보리, 벼류)편에 수재되어 있다.

| 《동의보감》 탕액편의 효능 |

임자(荏子, 들깨 씨)는 성질이 따뜻하고[溫] 맛이 매우며[辛] 독이 없다. 기를 내리고 기침과 갈증을 멎게 한다. 폐(肺)를 적셔주고 중초를 보하며[補中] 정수(精髓)를 보충해준다. ○ 많이 심는데 씨를 갈아 쌀과 섞어 죽을 쑤어 먹는다. 살이 찌고 아름다워지며 기를 내리고 보(補)한다.

| 《동의보감》 탕액편의 원문 |

임자(荏子) 들빼 : 性溫 味辛 無毒. 下氣 止嗽 止渴 潤肺 補中 塡精髓. ○ 人多種之 取子研之 雜米作糜食之. 甚肥美 下氣 補益人. ○ 笮取油 日煎之 卽今油帛及和漆所用者. ○ 荏子 欲熟 採其角食之 甚香美 [속소리]. [本草]

| 식약처 인정 약초와 약재 |

○ 약초·약재의 식약처 공정서 수재 : 임자는 식품의약품안전처의 의약품 공정서인 《대한민국약전외한약(생약)규격집(KHP)》에 수재되어 있다.

○ 약재의 라틴어 생약명 : Perillae Japonicae Semen

○ 식약처의 법정 기원식물과 약용부위 : 약재 임자는 들깨 *Perilla frutescens* Britton var. *japonica* Hara(꿀풀과 Labiatae)의 씨이다.

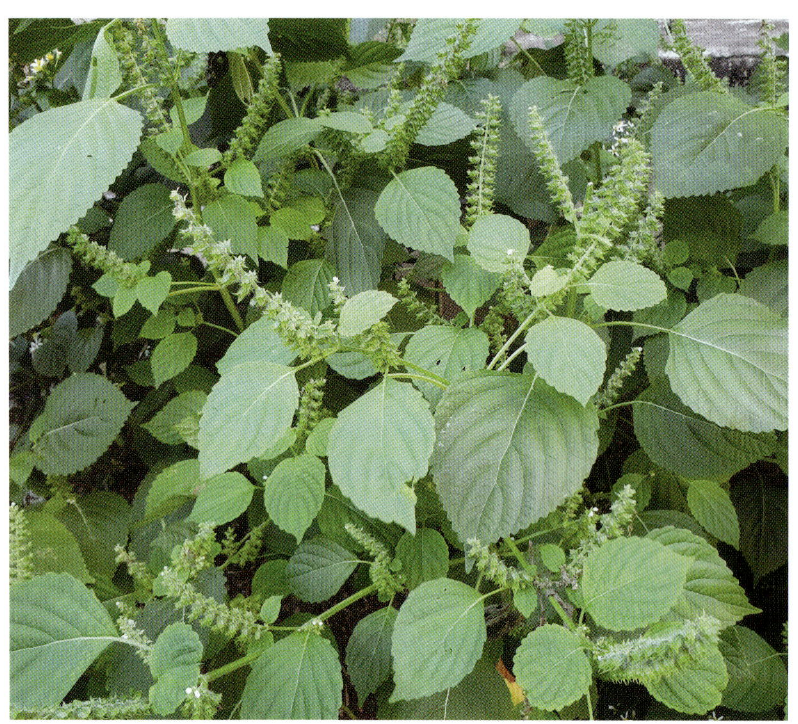

▲ 들깨 지상부

허준, 《원본 동의보감》, 718쪽, 남산당(2014)
《동의보감》 세갑술중동 내의원교정 완영중간(歲甲戌仲冬 內醫院校正 完營重刊) 영인본

- **약재의 외부 형태** : 이 약은 씨로 달걀 모양~세모꼴의 원뿔 모양이며 지름 2~4mm이다. 바깥면은 회백색~황백색으로 그물무늬가 있다.

- **약재 저장법** : 밀폐용기(고형의 이물이 들어가는 것을 방지하고 내용의약품이 손실되지 않도록 보호할 수 있는 용기)

| 약재의 효능 |

- **한방 약미(藥味)와 약성(藥性)** : 맛은 맵고 성질은 따뜻하다.

  + 한방 약미

酸	苦	甘	**辛**	鹹		澁	淡

  + 한방 약성

大寒	寒	微寒	凉	平	微溫	**溫**	熱	大熱

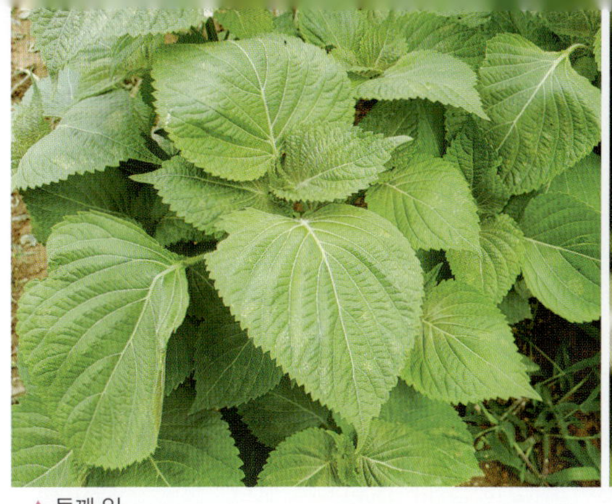

▲ 들깨 잎

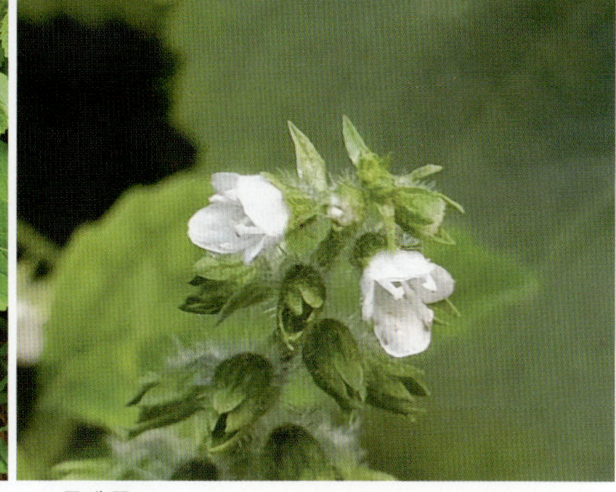

▲ 들깨 꽃

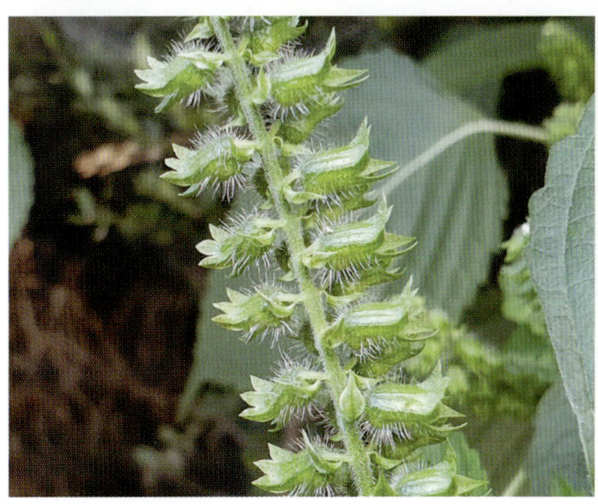

▲ 들깨 덜 익은 열매

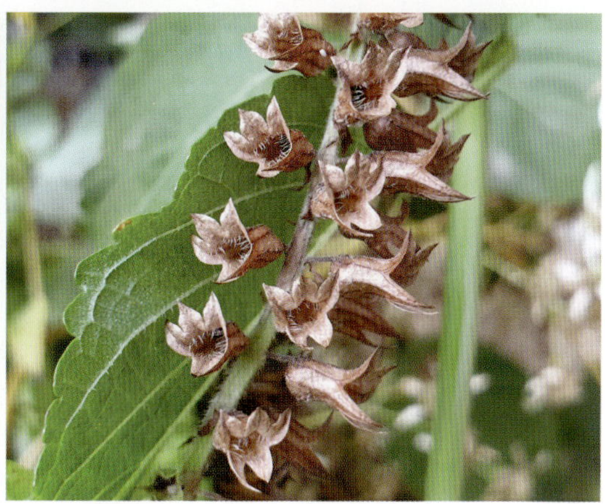

▲ 들깨 익은 열매

- **한방 작용부위(귀경, 歸經) :** 임자는 주로 폐, 위장, 대장 질환에 영향을 미친다.
- **한방 효능 :** 치밀어 오른 기(氣)를 내리고 담(痰)을 없앤다(降氣祛痰, 강기거담). 대변이 잘 나오게 한다(潤腸通便, 윤장통변).
- **약효 해설 :** 기침을 하면서 기운이 치밀어 올라 숨이 차는 증상을 낫게 한다. 가래가 심한 천식에 쓰인다. 위장의 기의 순환이 막혀서 생기는 변비를 치료한다. 대장암 예방 작용이 있다.

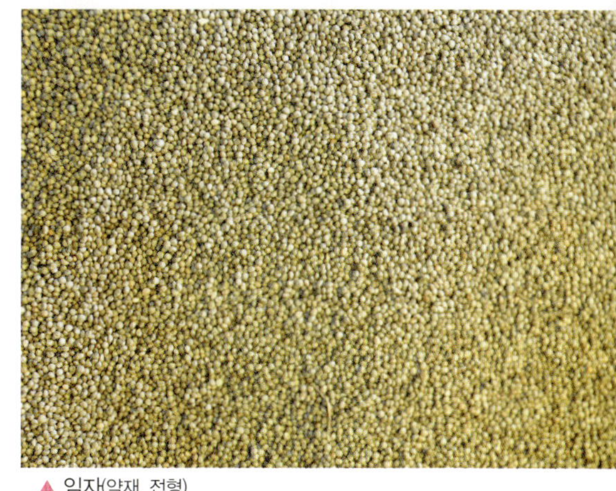

▲ 임자(약재, 전형)

| **약용법** | 씨 5~10g을 물 800mL에 넣고 달여서 반으로 나누어 아침저녁으로 마신다.

약초명

딱총나무

약재명

접골목 接骨木

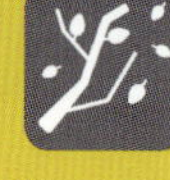

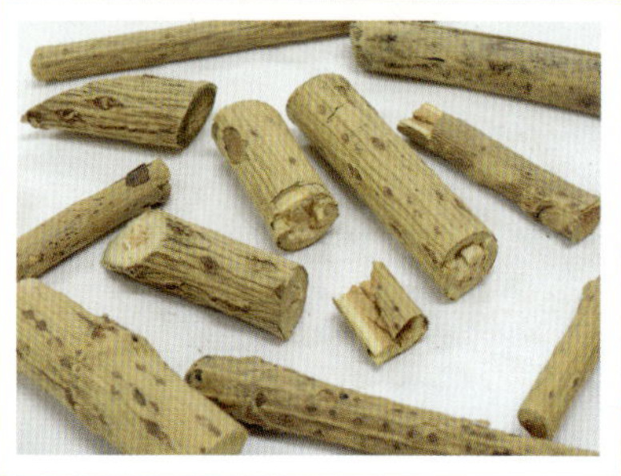

《동의보감》 탕액편에 기재된
조선시대(1610년)의 우리글 약초명

몰오좀나무

약초명 및 학명

딱총나무
Sambucus williamsii var. *coreana* Nakai

과명

인동과

약용부위

줄기 및 가지

| 약재의 조선시대 의서(醫書) 수재 |

접골목은 《동의보감》 탕액편(湯液篇)의 풀부(部)에 수재되어 있다.

| 《동의보감》 탕액편의 효능 |

삭조(蒴藋, 딱총나무 줄기 및 가지)의 성질은 따뜻하고[溫](서늘하다[凉]고도 한다) 맛은 시며[酸] 독이 있다. 풍으로 가려운 것, 두드러기와 몸이 가려운 것, 과라(瘑癩)를 치료한다. 몸과 팔다리가 마비되고 감각과 동작이 자유롭지 못한 것을 낫게 한다. ○ 일명 접골목(接骨木)이라고도 하며 곳곳에 있다. 봄과 여름에는 잎을 따고 가을과 겨울에는 줄기와 뿌리를 채취한다. 달인 물로 목욕하는 것이 좋다[본초].

| 《동의보감》 탕액편의 원문 |

삭조(蒴藋) 몰오좀나무 : 性溫[一云凉] 味酸 有毒. 主風瘙 癮疹 身痒 瘑癩 風痺. ○ 一名接骨木 處處有之. 春夏採葉 秋冬採莖根 可作浴湯.[本草]

| 식약처 인정 약초와 약재 |

- 약초·약재의 식약처 공정서 수재 : 접골목은 식품의약품안전처의 의약품 공정서인 《대한민국약전외한약(생약)규격집(KHP)》에 수재되어 있다.
- 약재의 라틴어 생약명 : Sambuci Lignum
- 식약처의 법정 기원식물과 약용부위 : 약재 접골목은 딱총나무 *Sambucus williamsii* var. *coreana* Nakai 또는 동속 근연식물(인동과 Caprifoliaceae)의 줄기 및 가지이다.

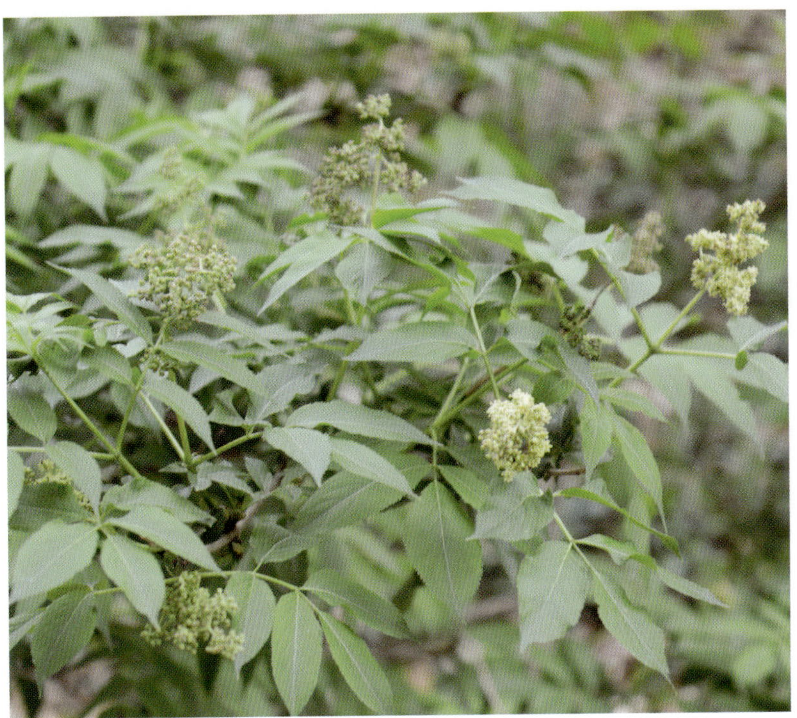

▲ 딱총나무 꽃과 잎

허준,《원본 동의보감》, 734쪽, 남산당(2014)
《동의보감》 세갑술중동 내의 원교정 완영중간(歲甲戌仲冬 內醫院校正 完營重刊) 영인본

○ **약재의 외부 형태 :** 이 약은 줄기 및 가지로 가는 원기둥 모양이고 지름 5~12mm이다. 바깥면은 녹갈색이고 세로 주름과 돌출된 흑갈색의 껍질눈이 있다.

○ **약재 저장법 :** 밀폐용기(고형의 이물이 들어가는 것을 방지하고 내용의약품이 손실되지 않도록 보호할 수 있는 용기)

| 약재의 효능 |

○ **한방 약미(藥味)와 약성(藥性) :** 맛은 달고 쓰며 성질은 보통이다.

+ 한방 약미

| 酸 | 苦 | 甘 | 辛 | 鹹 | | 澁 | 淡 |

+ 한방 약성

| 大寒 | 寒 | 微寒 | 凉 | 平 | 微溫 | 溫 | 熱 | 大熱 |

◦ **한방 작용부위(귀경, 歸經) :** 접골목은 주로 간장 질환에 영향을 미친다.

◦ **한방 효능 :** 풍사(風邪)와 습사(濕邪)로 인한 질병을 치료한다(祛風利濕, 거풍이습). 혈액순환을 촉진한다(活血, 활혈). 출혈을 멎게 한다(止血, 지혈).

◦ **약효 해설 :** 팔다리를 잘 쓰지 못하고 마비되며 아픈 증상을 치료한다. 골절상에 유효하다. 급만성 신염 치료에 도움이 된다. 산후 빈혈, 타박상에 의한 부종을 낫게 한다.

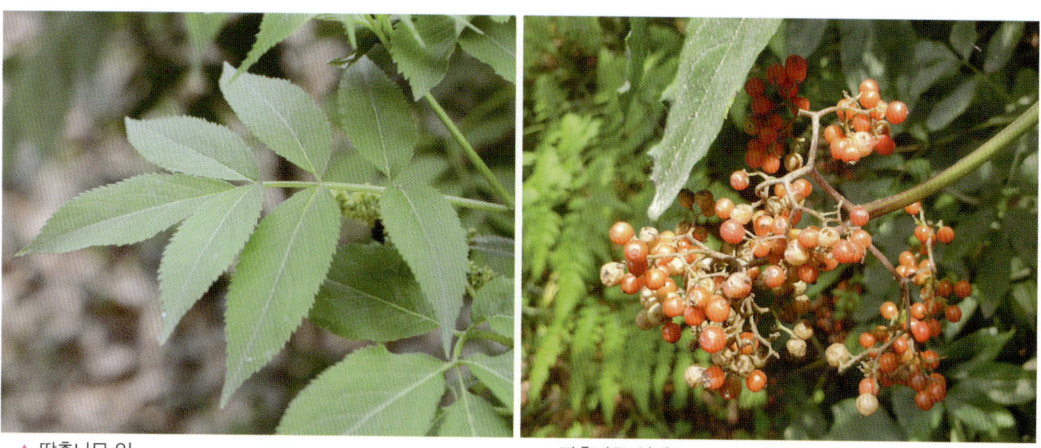

▲ 딱총나무 잎

▲ 딱총나무 열매

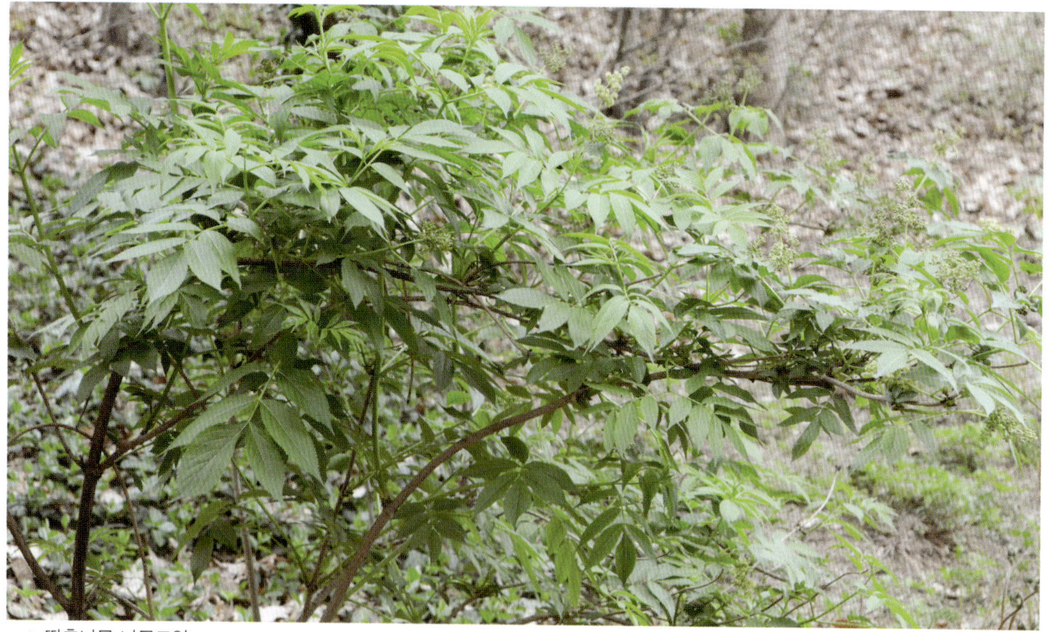

▲ 딱총나무 나무모양

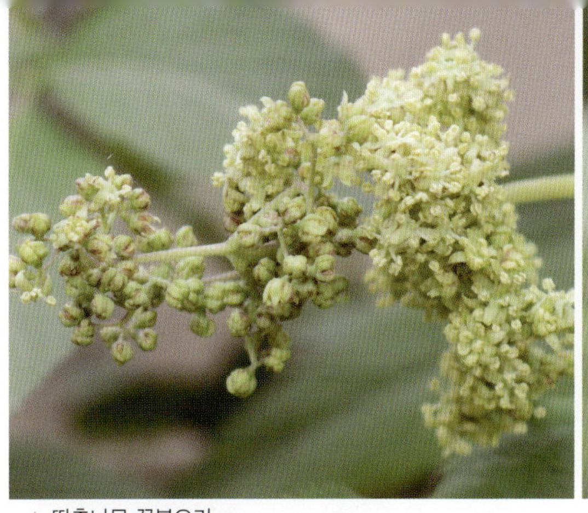
▲ 딱총나무 꽃봉오리

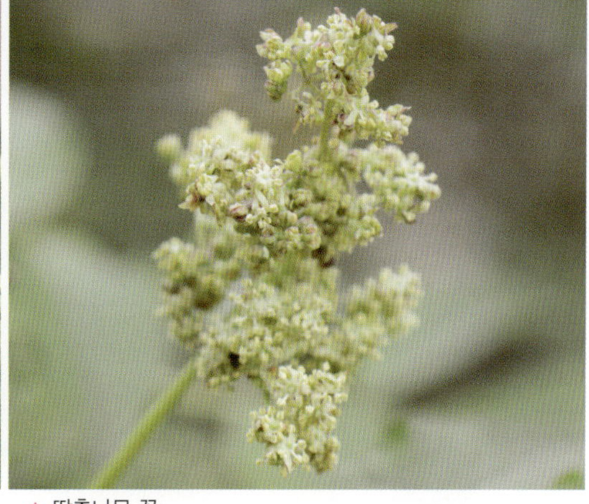
▲ 딱총나무 꽃

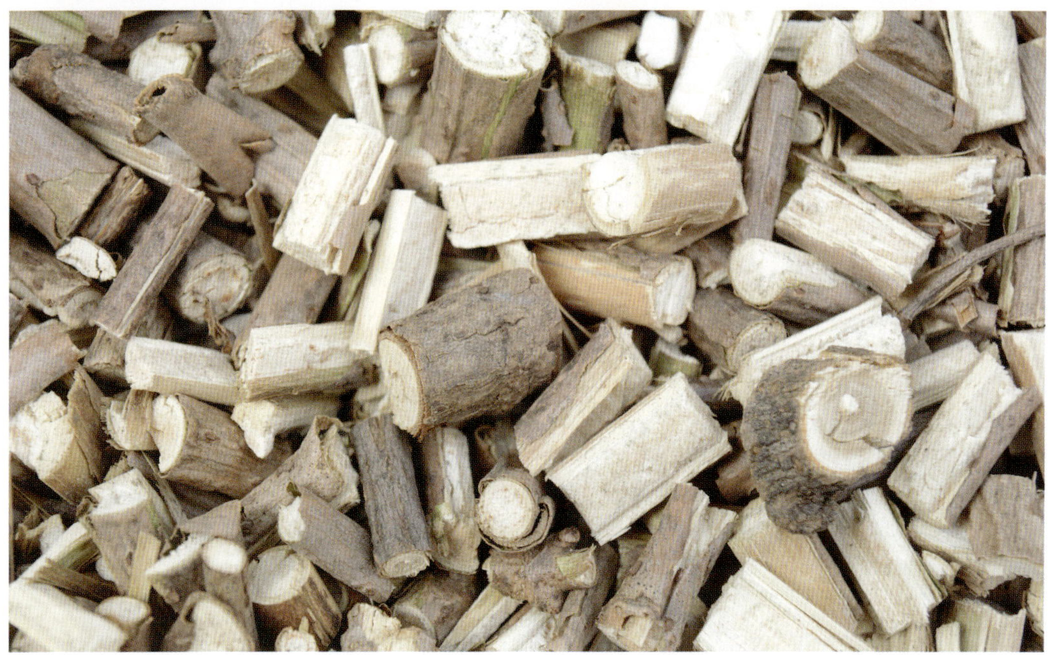
▲ 접골목(약재, 절단)

○**임상응용** : 배뇨곤란, 골절, 타박상, 수종, 신염, 류머티즘, 통풍, 인후통, 출혈에 쓴다.

|**약용법**| 줄기 및 가지 15~30g을 물 800mL에 넣고 달여서 반으로 나누어 아침저녁으로 마시거나 또는 가루나 환(丸)으로 만들어 복용한다. 외용할 때는 적당량을 짓찧어서 환부에 붙인다.

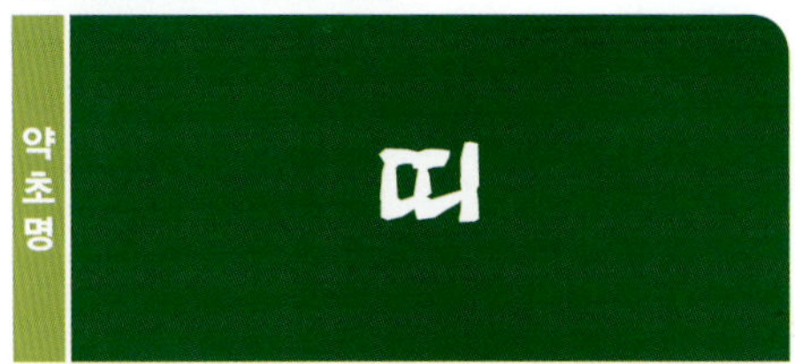

모근 茅根

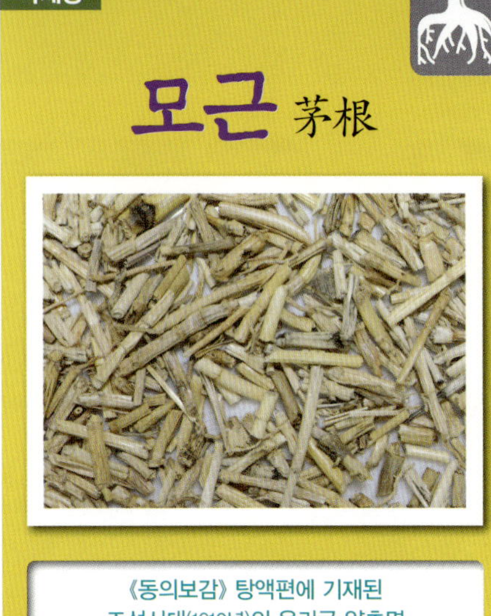

《동의보감》 탕액편에 기재된
조선시대(1610년)의 우리글 약초명

뛰불휘

약초명 및 학명

띠
Imperata cylindrica Beauvois var. *koenigii*
Durand et Schinz ex A. Camus

과명

벼과

약용부위

뿌리줄기로서 가는뿌리와 비늘 모양의 잎
을 제거한 것

| 약재의 조선시대 의서(醫書) 수재 |

모근은《동의보감》탕액편(湯液篇)의 풀부(部)와
《방약합편》의 산초(山草)편에 수재되어 있다.

|《동의보감》 탕액편의 효능 |

모근(茅根, 띠 뿌리줄기)의 성질은 차며[寒](서늘
하다[凉]고도 한다) 맛은 달고[甘] 독이 없다. 어
혈, 월경이 나오지 않는 것, 추웠다 열이 났다
하는 것을 없앤다. 소변을 잘 나오게 하며 다
섯 가지 임병[五淋]을 낫게 한다. 외감열[客熱]
을 없애고 소갈(消渴), 토혈(吐血), 코피를 멎게
한다. ○ 즉 백모근(白茅根)이다. 곳곳에서 자
란다. 음력 6월에 뿌리를 채취하여 햇볕에 말
린다[본초].

|《동의보감》 탕액편의 원문 |

모근(茅根) 뛰불휘 : 性寒[一云凉] 味甘 無毒.
除瘀血血閉寒熱 利小便 下五淋 除客熱 止消
渴及吐衄血. ○ 即白茅根. 處處有之. 六月採
根 暴乾.[本草]

| 식약처 인정 약초와 약재 |

○ **약초·약재의 식약처 공정서 수재 :** 모근은 식품
의약품안전처의 의약품 공정서인《대한민국
약전(KP)》에 수재되어 있다.

○ **약재의 라틴어 생약명 :** Imperatae Rhizoma

○ **약재의 이명 또는 영명 :** 백모근, Imperata
Rhizome

○ **식약처의 법정 기원식물과 약용부위 :** 약재 모
근은 띠 *Imperata cylindrica* Beauvois var.
koenigii Durand et Schinz ex A. Camus(벼과

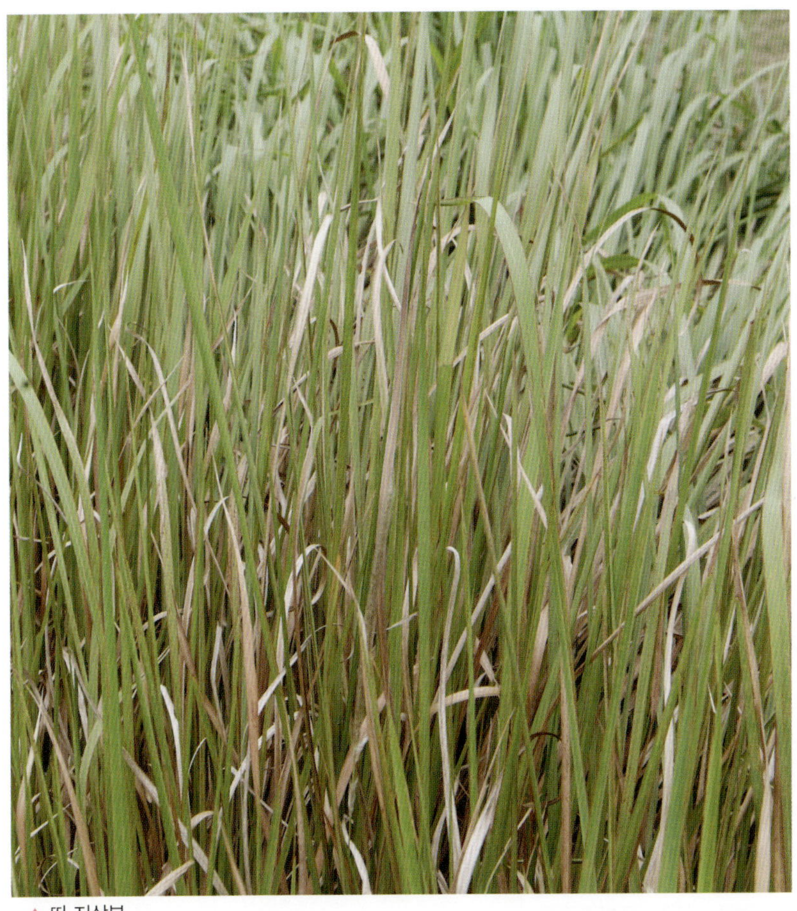

▲ 띠 지상부

허준, 《원본 동의보감》,
728쪽, 남산당(2014)
《동의보감》 세갑술중동 내의
원교정 완영중간(歲甲戌仲冬
內醫院校正 完營重刊) 영인본

Gramineae)의 뿌리줄기로서 가는뿌리와 비늘 모양의 잎을 제거한 것이다.

- **약재의 외부 형태** : 이 약은 뿌리줄기로 가늘고 긴 원기둥 모양이며 길이 30~60cm, 지름 2~4mm이다. 바깥면은 황백색 또는 연한 노란색이고 약간의 광택이 난다.

- **약재 저장법** : 밀폐용기(고형의 이물이 들어가는 것을 방지하고 내용의약품이 손실되지 않도록 보호할 수 있는 용기)

| 약재의 효능 |

- **한방 효능 분류** : 지혈약(止血藥, 출혈을 멈추는 약) - 양혈지혈약(凉血止血藥, 혈열을 식히고 지혈하는 약)

- **한방 약미(藥味)와 약성(藥性)** : 맛은 달고 성질은 차다.
  - **한방 약미**

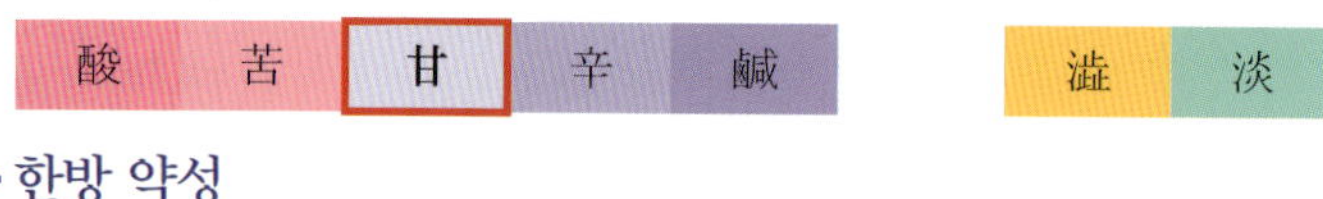

酸	苦	**甘**	辛	鹹	澁	淡

  - **한방 약성**

大寒	**寒**	微寒	凉	平	微溫	溫	熱	大熱

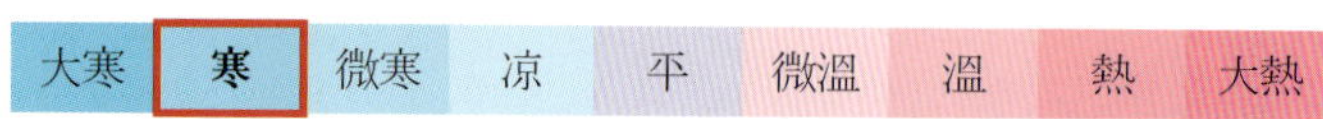

- **한방 작용부위(귀경, 歸經)** : 모근은 주로 폐, 위장, 방광 질환에 영향을 미친다.
- **한방 효능** : 혈열(血熱)을 식히고 지혈한다(凉血止血, 양혈지혈). 열기를 식히고 소변이 잘 나오게 한다(清熱利尿, 청열이뇨).

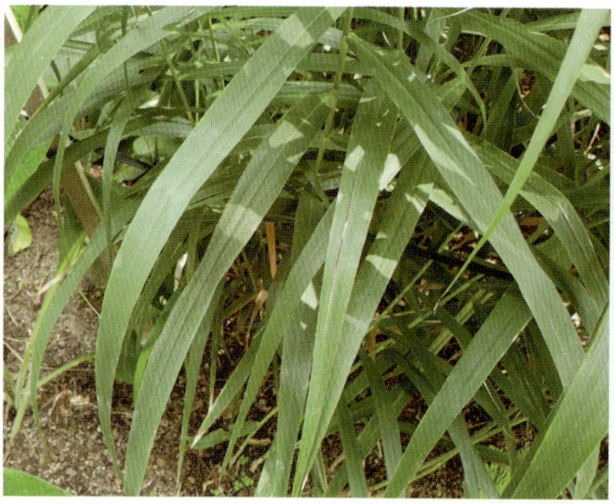

▲ 띠 잎

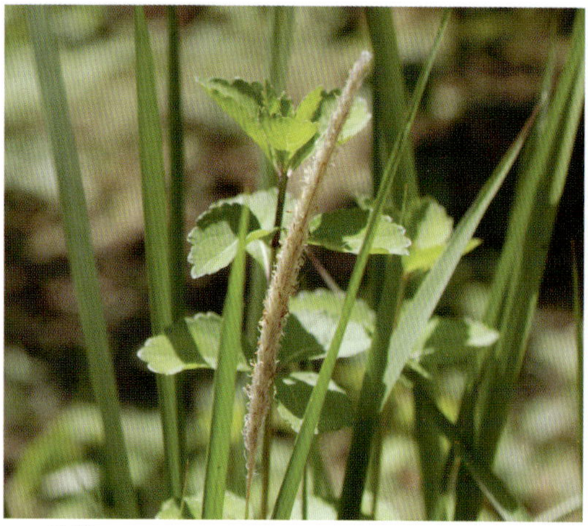

▲ 띠 꽃

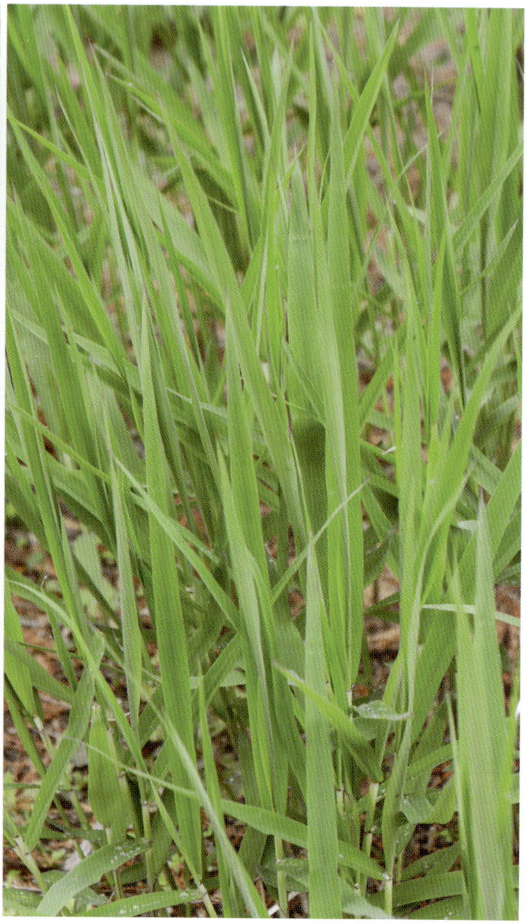

▲ 띠 어린 지상부

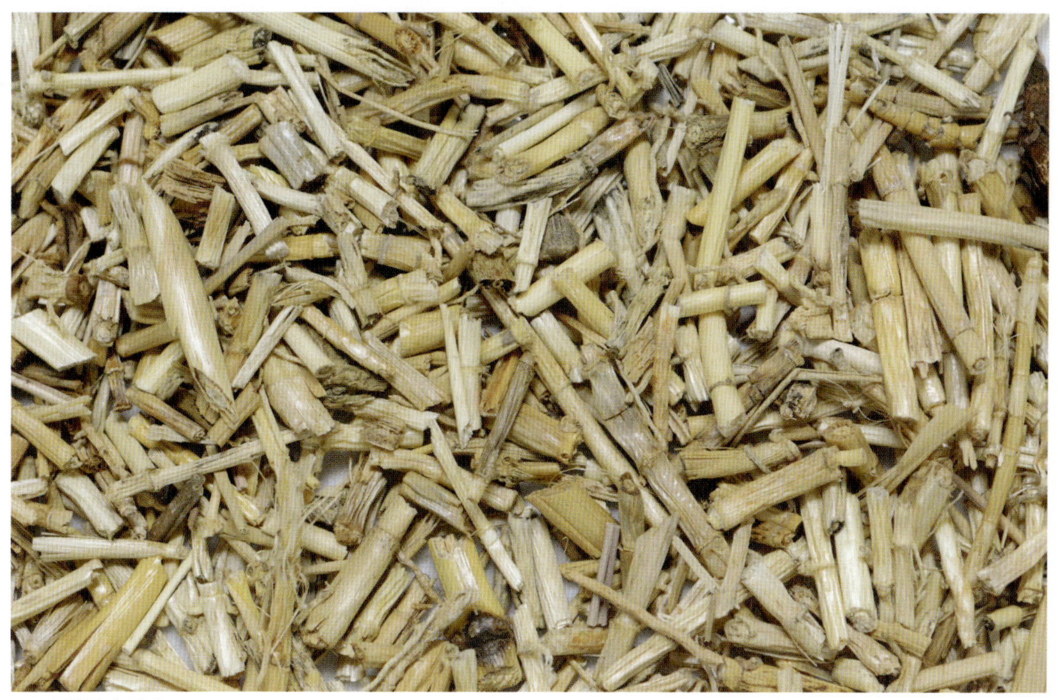

▲ 모근(약재, 절단)

- ○ **약효 해설 :** 열병(熱病)으로 인해 가슴이 답답하고 목이 마른 증상에 유효하다. 소변을 볼 때 피가 섞여 나오는 증상을 낫게 한다. 열을 내리고 소변을 잘 보게 한다. 몸이 부으며 소변량이 적은 증상을 치료한다. 지혈 작용이 있다. 임병, 황달에 쓰인다.
- ○ **임상응용 :** 토혈, 비출혈(鼻出血), 혈뇨, 구갈, 오심, 구토, 고열, 기침, 황달, 급성신염, 배뇨통, 배뇨곤란에 쓴다.

| 북한에서의 효능 | 피멎이약으로서 열을 내리우고 혈열을 없애며 출혈을 멈추고 어혈을 없애며 오줌을 잘 나가게 하고 갈증을 멈춘다.

| 약용법 | 뿌리줄기 9~30g을 물 800mL에 넣고 달여서 반으로 나누어 아침저녁으로 마신다.

약초명

마
참마

약재명

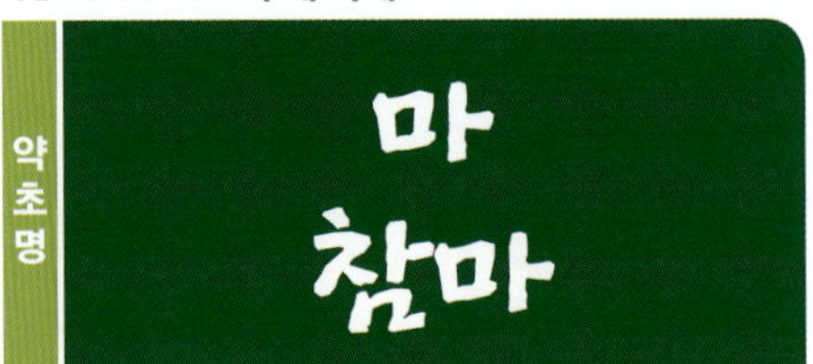

산약 山藥

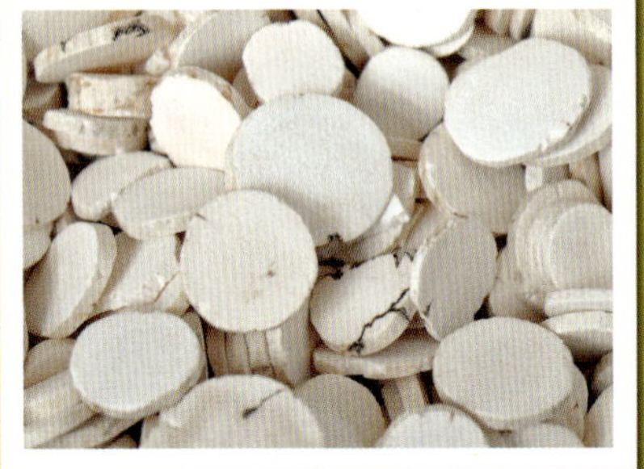

《동의보감》 탕액편에 기재된
조선시대(1610년)의 우리글 약초명

마

약초명 및 학명

마
Dioscorea batatas Decaisne
참마
Dioscorea japonica Thunberg

과명

마과

약용부위

주피를 제거한 뿌리줄기(담근체)로서 그대로 또는 쪄서 말린 것

| 약재의 조선시대 의서(醫書) 수재 |

산약은 《동의보감》 탕액편(湯液篇)의 풀부(部)와 《방약합편》의 만초(蔓草, 덩굴풀)편에 수재되어 있다.

|《동의보감》 탕액편의 효능 |

서여(薯蕷, 마, 참마 뿌리줄기)의 성질은 따뜻하고[溫](보통이다[平]고도 한다) 맛이 달며[甘] 독이 없다. 허로로 야윈 것을 보하며 오장(五藏)을 충실하게 한다. 기력을 도와주며 살찌게 하고 근육과 뼈를 튼튼하게 한다. 심규[心孔]를 잘 통하게 하고 정신을 안정시키며 의지를 강하게 한다[安神長志]. ○ 어느 곳에나 다 있다. 일명 산우(山芋) 또는 옥연(玉延)이라고도 한다. 송(宋)나라 때 임금의 이름과 같으므로 이것을 피하기 위하여 산약(山藥)이라고 부르게 되었다. 음력 2월, 8월에 뿌리를 캐어 껍질을 깎는다. 흰 것이 제일 좋고 검푸른 것은 약으로 쓰지 못한다.

|《동의보감》 탕액편의 원문 |

서여(薯蕷) 마 : 性溫[一云平] 味甘 無毒. 補虛勞羸瘦 充五藏 益氣力 長肌肉 强筋骨 開達心孔 安神長志. ○ 處處有之 一名山芋 一名玉延. 宋時避諱 又號爲山藥. 二月八月採根 刮之 白色者爲上 靑黑者不堪. ○ 此物貴生乾方入藥. 生濕則滑 只消腫核 不可入藥. 熟則只堪啖 亦滯氣. ○ 乾法 取肥大者 刮去黃皮 以水浸 末白礬少許摻水中 經宿 取洗去涎 焙乾. [本草] ○ 山藥 手太陰肺經藥也. [入門]

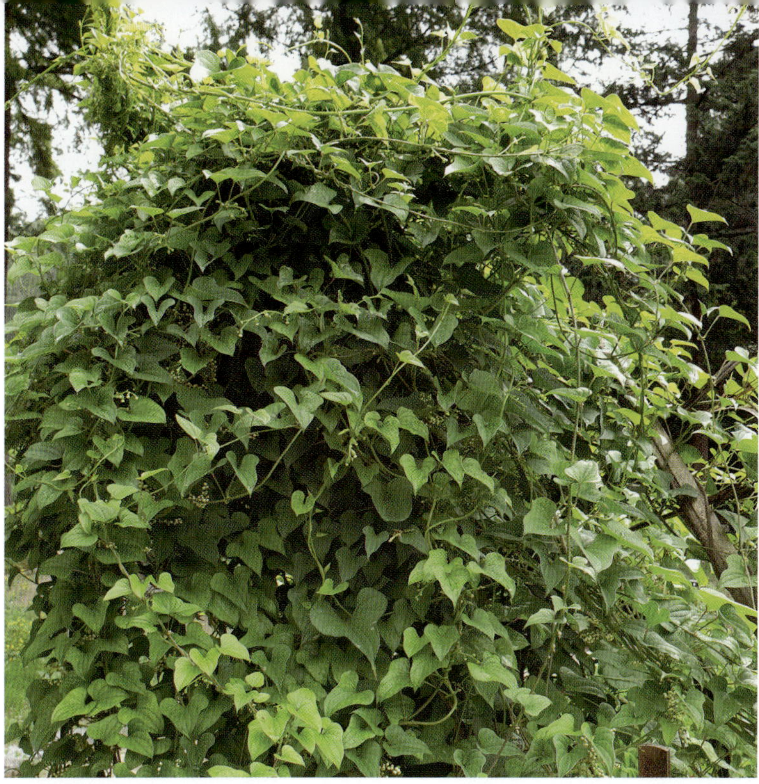

▲ 마 지상부

薯蕷 마

性溫(一云平) 味甘無毒 補虛勞羸瘦 充五藏 益氣力 長肌肉 強筋骨 開達心孔 安神長志 ○一名山芋 一名玉延 宋時避諱 又號爲山藥 此二月八月採根 刮之白色者爲上 青黑者不堪 ○生濕則滑 只消腫核 不可入藥 熟則只堪噉 亦滯氣 物貴生乾 只堪噉 方入藥 ○乾則法取肥大者 刮去黃皮 以水浸末 ○白礬少許 摻水中 經宿取洗去涎 燒乾爲末 ○山藥 手太陰肺經藥也

허준, 《원본 동의보감》, 722쪽, 남산당(2014)

《동의보감》 세갑술중동 내의원교정 완영중간(歲甲戌仲冬 內醫院校正 完營重刊) 영인본

| 약초 · 약재의 해설 |

- KP에서 기원식물로 '마 *Dioscorea batatas* Decaisne 또는 참마 *Dioscorea japonica* Thunberg'를 제시하고 있는데, 여기서 '마'의 학명은 *Dioscorea polystachya* Turcz.가 정명이며, *Dioscorea batatas* Decne.는 그 이명이다.[참고문헌: 16]

- 회산약(懷山藥)은 중국 허난(河南)성의 특산 약재로 4대 회약(懷藥) 중 하나다. 중국에서 인삼의 효능과 비슷하다고 알려져 회삼(懷參) 또는 철곤산약(鐵棍山藥)으로 부르기도 한다. 4대 회약은 회산약(懷山藥), 회지황(懷地黃), 회우슬(懷牛膝), 회국화(懷菊花)이다. 회약은 북위시대 이후 이곳의 옛 지명인 회주(懷州)에서 유래했다.[참고문헌: 7]

| 식약처 인정 약초와 약재 |

- **약초·약재의 식약처 공정서 수재** : 산약은 식품의약품안전처의 의약품 공정서인 《대한민국약전(KP)》에 수재되어 있다.

- **약재의 라틴어 생약명** : Dioscoreae Rhizoma

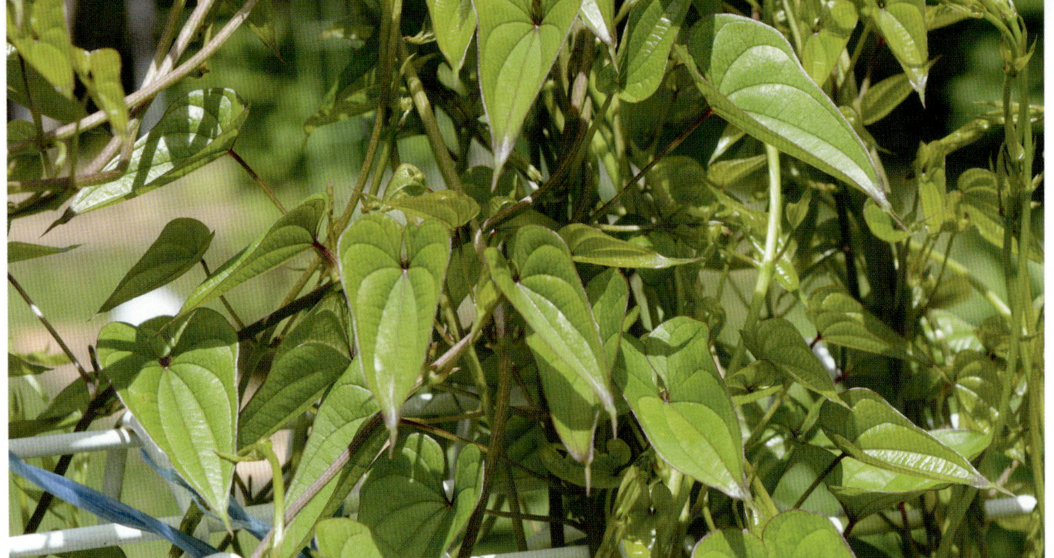

▲ 마 잎

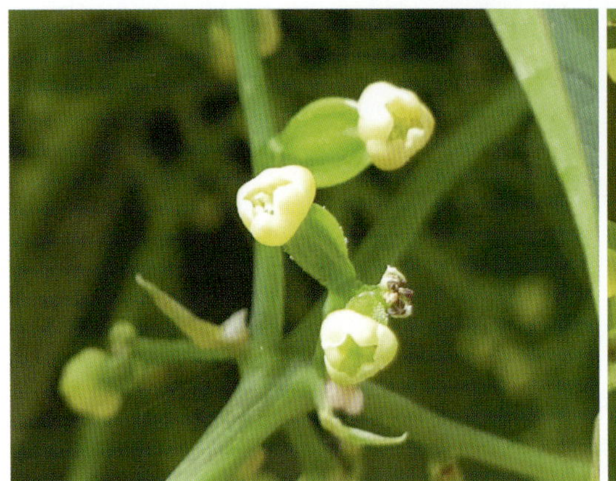

▲ 마 암꽃

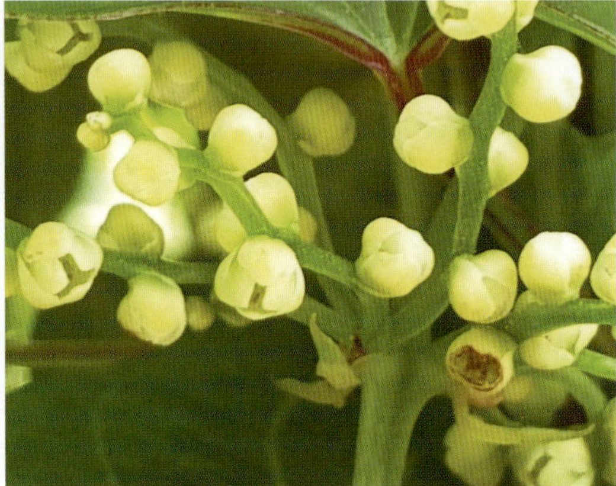

▲ 마 수꽃

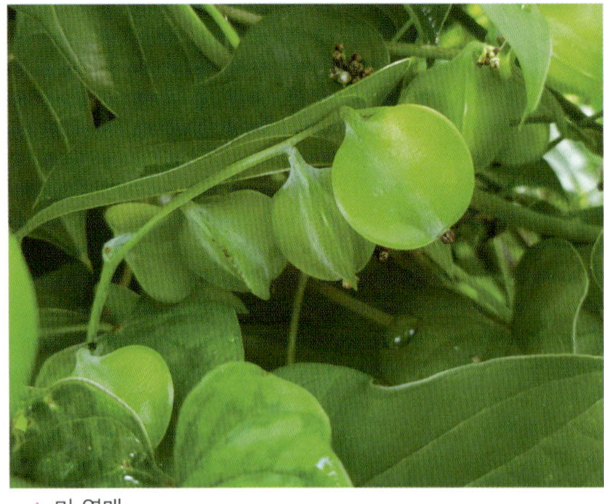

▲ 마 열매

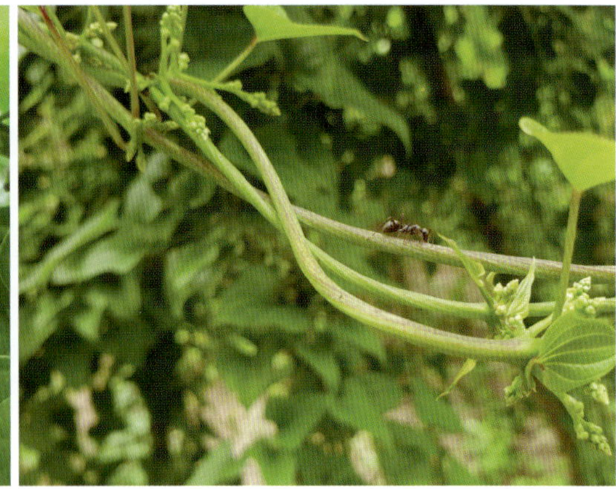

▲ 마 줄기

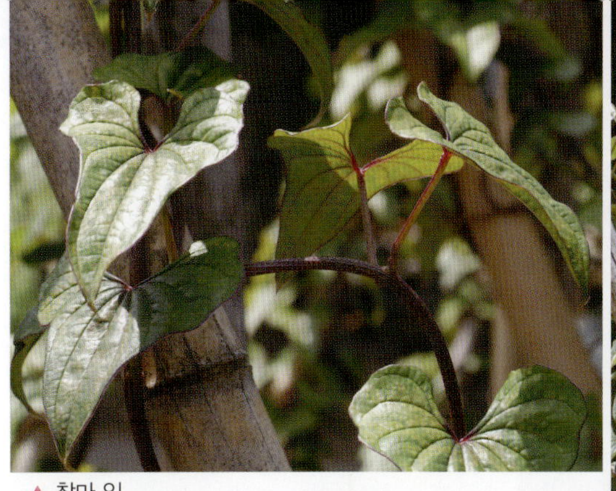

▲ 참마 잎

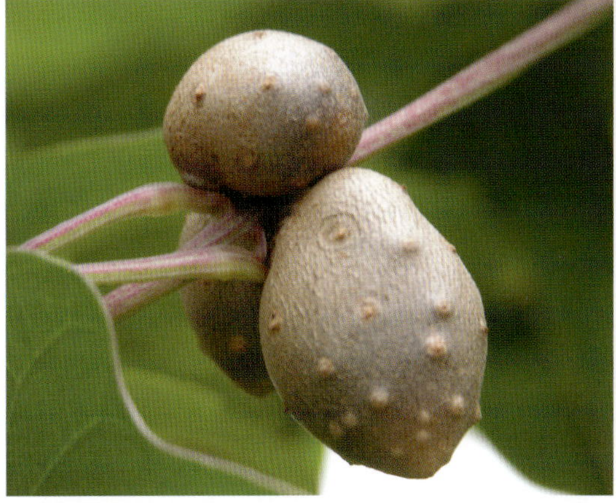

▲ 참마 주아

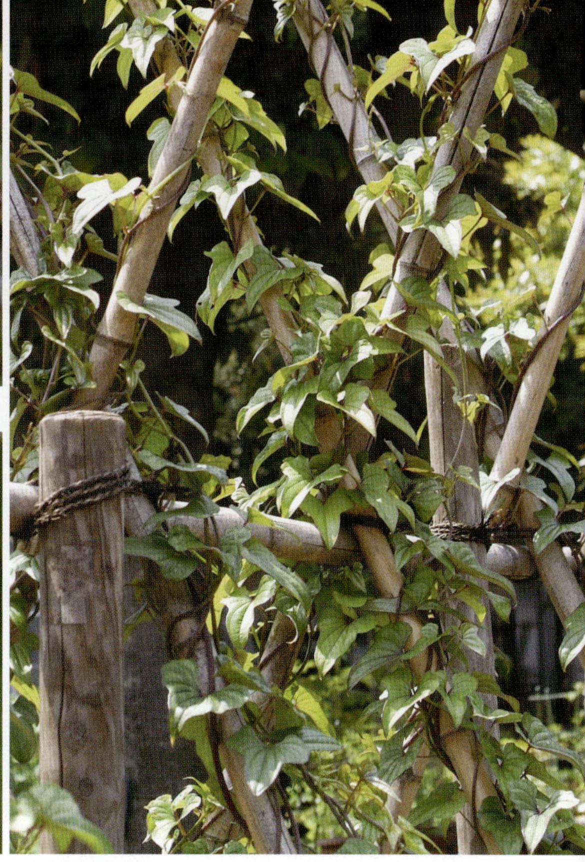

▲ 참마 지상부

- **약재의 이명 또는 영명** : Dioscorea Rhizome
- **식약처의 법정 기원식물과 약용부위** : 약재 산약은 마 *Dioscorea batatas* Decaisne 또는 참마 *Dioscorea japonica* Thunberg(마과 Dioscoreaceae)의 주피를 제거한 뿌리줄기(담근체)로서 그대로 또는 쪄서 말린 것이다.
- **약재의 외부 형태** : 이 약은 뿌리줄기로 대개 원기둥 모양이고 때로 가로나 세로로 자른 것도 있다. 바깥면은 흰색~연한 노란색이고, 세로 홈, 세로 주름무늬 및 수염뿌리 자국이 있거나 연한 갈색의 겉껍질이 남아 있기도 하다.
- **약재 저장법** : 밀폐용기(고형의 이물이 들어가는 것을 방지하고 내용의약품이 손실되지 않도록 보호할 수 있는 용기)

| 약재의 효능 |

- **한방 효능 분류** : 보익약(補益藥, 보약) - 보기약(補氣藥, 기운을 보하는 약)

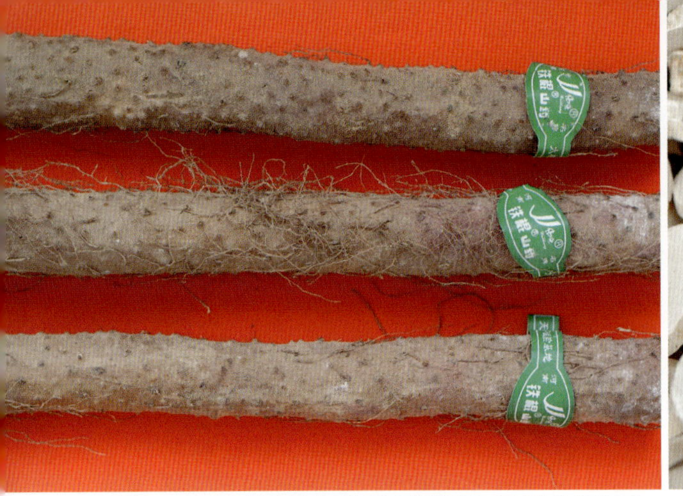
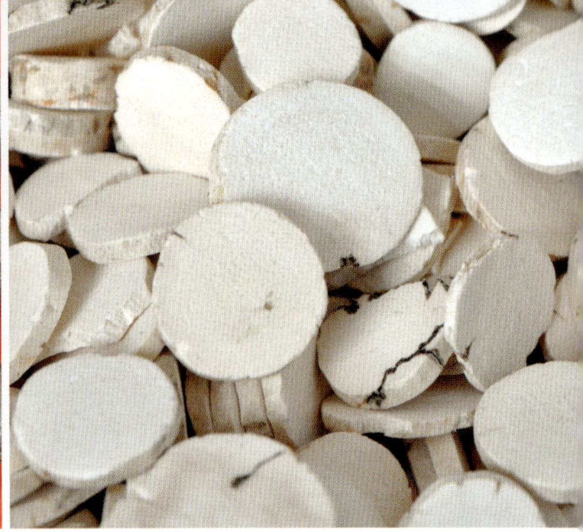

▲ 산약(약재, 판매품). 중국 허난성의 4대 회약(懷藥)의 하나인 회산약이다.　　▲ 산약(약재, 절편)

○ **한방 약미(藥味)와 약성(藥性)** : 맛은 달고 성질은 보통이다.

+ 한방 약미

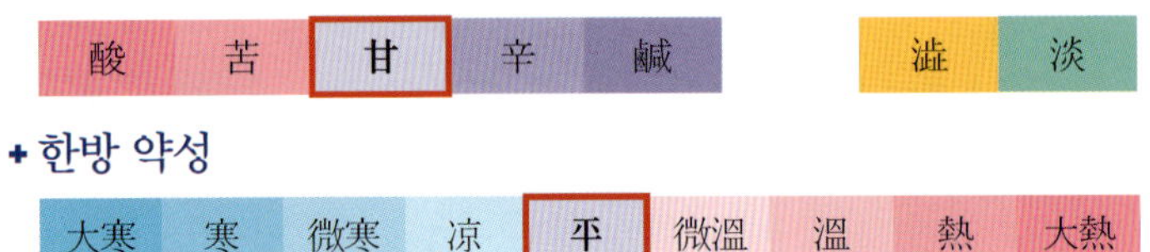

+ 한방 약성

○ **한방 작용부위(귀경, 歸經)** : 산약은 주로 비장, 폐, 신장 질환에 영향을 미친다.

○ **한방 효능** : 비(脾)를 보하고 위(胃)를 건강하게 한다(補脾養胃, 보비양위). 진액 생성을 촉진하고 폐(肺)를 보한다(生津益肺, 생진익폐). 신(腎)을 보하고 정액이 새어 나가지 않게 한다(補腎澀精, 보신삽정).

○ **약효 해설** : 신허(腎虛)로 무의식중에 정액이 몸 밖으로 나오는 증상에 유효하다. 비장이 허약하여 생기는 권태감, 설사를 치료한다. 폐허(肺虛)로 숨이 차고 기침하는 증상을 낫게 한다. 자궁에서 분비물이 나오는 증상에 쓰인다. 오랜 이질에 사용한다.

○ **임상응용** : 식욕부진, 기운이 없는 증상, 복부가 비정상적으로 불룩 나온 증상, 장염, 구갈, 야뇨증, 잘 때 땀이 많이 나는 증상, 대하에 쓴다.

| **북한에서의 효능** | 보기약으로서 기를 보하고 비위를 보하며 설사를 멈추고 폐와 신을 보하며 진액이 생겨나게 하고 귀와 눈을 밝게 한다.

| **약용법** | 뿌리줄기 15~30g을 물 800mL에 넣고 달여서 반으로 나누어 아침저녁으로 마신다.

198

약초명

마늘

약재명

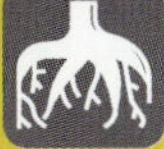

대산 大蒜

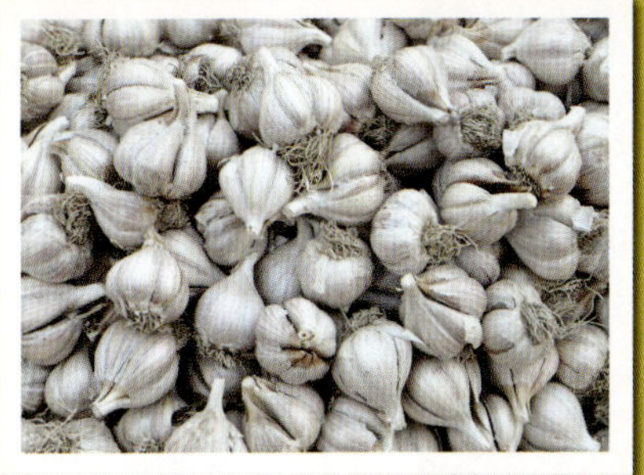

《동의보감》 탕액편에 기재된
조선시대(1610년)의 우리글 약초명

마늘

약초명 및 학명

마늘
Allium sativum Linné

과명

백합과

약용부위

비늘줄기

| 약재의 조선시대 의서(醫書) 수재 |

대산은 《동의보감》 탕액편(湯液篇)의 채소부(部)와 《방약합편》의 훈신채(葷辛菜, 매운맛이 나는 채소)편에 수재되어 있다.

| 《동의보감》 탕액편의 효능 |

대산(大蒜, 마늘 비늘줄기)은 성질이 따뜻하고 [溫](뜨겁다[熱]고도 한다) 맛이 매우며[辛] 독이 있다. 주로 옹종(癰腫)을 깨뜨린다. 팔다리를 잘 쓰지 못하고 마비되며 아픈 것을 낫게 한다. 장기(瘴氣)를 없애며 옆구리 부위에 덩어리가 생긴 것을 깨뜨린다. 냉과 풍을 없앤다. 비(脾)를 튼튼하게 하고 위(胃)를 따뜻하게 하며 곽란(霍亂)으로 쥐가 나는 것을 멎게 한다. 급성 전염병을 물리치며 오래된 말라리아[勞瘧, 노학]를 치료한다. 고독(蠱毒)을 없애며 뱀이나 벌레에 물린 것을 낫게 한다. ○ 밭에는 다 심을 수 있다. 캐낸 후에 여러 해 묵은 것이 좋다. 음력 5월 5일에 캔다.

| 《동의보감》 탕액편의 원문 |

대산(大蒜) 마늘 : 性溫[一云熱] 味辛 有毒. 主散癰腫 除風濕 去瘴氣 爛痃癖 破冷除風 健脾溫胃 止霍亂轉筋 辟瘟疫 療勞瘧 去蠱毒 療蛇蟲傷. ○ 園圃皆種之 經年者良. 五月五日採. ○ 蒜 葷菜也. 今人謂葫爲大蒜 性最葷臭 不可食. 久食傷肝損目. ○ 獨顆者 謂之獨頭蒜 殺鬼去痛. 灸癰疽方 多用之 도야마놀. ○ 久食能淸血 令髮早白.[本草]

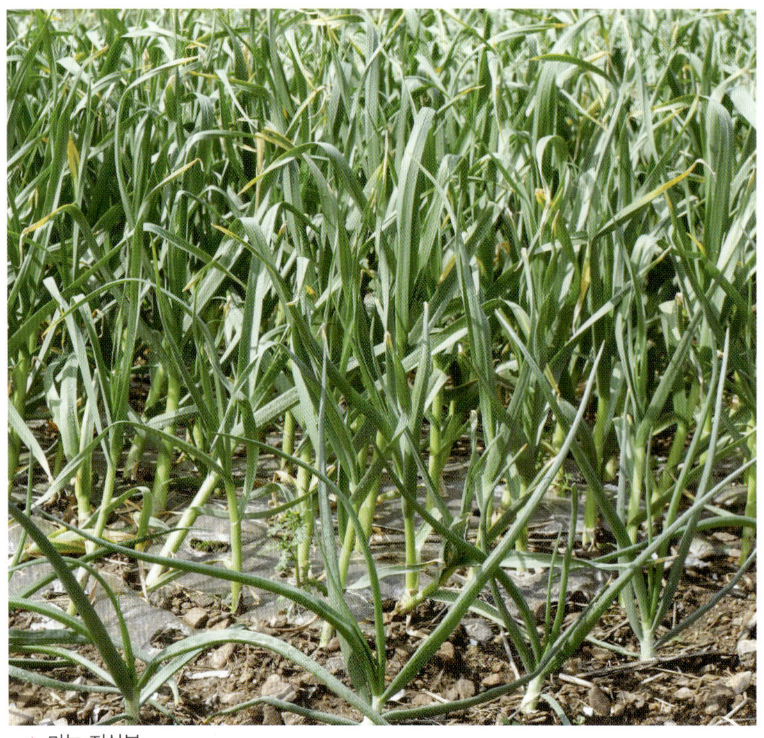
▲ 마늘 지상부

허준, 《원본 동의보감》, 717쪽,
남산당(2014)
《동의보감》 세갑술중동 내의원교
정 완영중간(歲甲戌仲冬 內醫院校
正 完營重刊) 영인본

| 식약처 인정 약초와 약재 |

○ **약초·약재의 식약처 공정서 수재** : 대산은 식품의약품안전처의 의
약품 공정서인 《대한민국약전외한약(생약)규격집(KHP)》에 수재
되어 있다.

○ **약재의 라틴어 생약명** : Allii Bulbus

○ **약재의 이명 또는 영명** : 호산(葫蒜), Garlic

○ **식약처의 법정 기원식물과 약용부위** : 약재 대산은 마늘 *Allium sativum* Linné(백합과
Liliaceae)의 비늘줄기이다.

○ **약재의 외부 형태** : 이 약은 비늘줄기로 납작한 구형이고 위쪽은 뾰족하다. 바깥면은 회
백색~연한 갈색의 껍질로 덮여 있다.

○ **약재 저장법** : 밀폐용기(고형의 이물이 들어가는 것을 방지하고 내용의약품이 손실되지 않도록
보호할 수 있는 용기)

● 한방 약미(藥味)와 약성(藥性) : 맛은 맵고 성질은 따뜻하다.

＋ 한방 약미

| 酸 | 苦 | 甘 | **辛** | 鹹 | | 澁 | 淡 |

＋ 한방 약성

| 大寒 | 寒 | 微寒 | 凉 | 平 | 微溫 | **溫** | 熱 | 大熱 |

● 한방 작용부위(귀경, 歸經) : 대산은 주로 비장, 위장, 폐 질환에 영향을 미친다.

● 한방 효능 : 해독하고 종기를 가라앉힌다(解毒消腫, 해독소종). 기생충을 죽인다(殺蟲, 살충). 이질(痢疾)을 멎게 한다(止痢, 지리).

● 약효 해설 : 발작적으로 하는 연속성 기침 증상에 사용한다. 과로로 폐를 손상시킴으로써 발생하는 병증에 쓰인다. 설사, 이질에 효과가 있다. 인체 간암세포, 결장 암세포의 억제 작용이 있다. 건위(健胃), 발한, 살균, 정장, 살충 작용이 있다.

| **약용법** | 비늘줄기 9~15g을 물 800mL에 넣고 달여서 반으로 나누어 아침저녁으로 마신다.

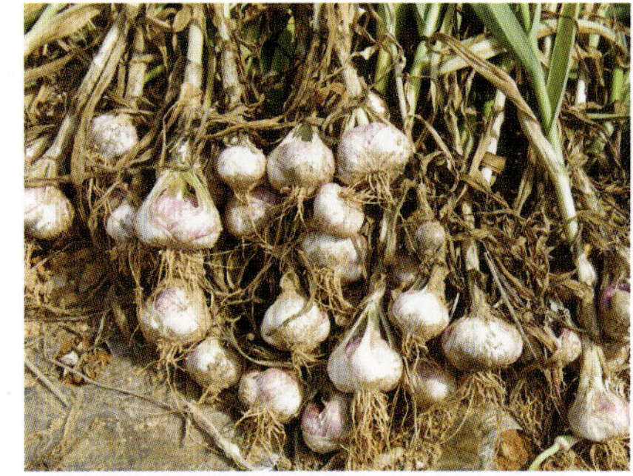

▲ 마늘 비늘줄기(채취품)

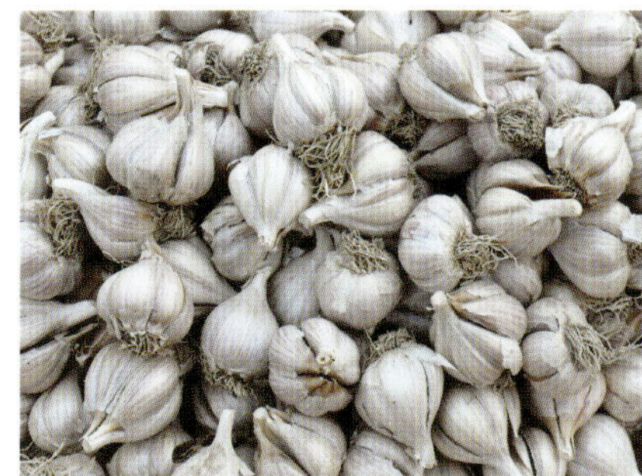

▲ 마늘 비늘줄기(껍질 제거 전)

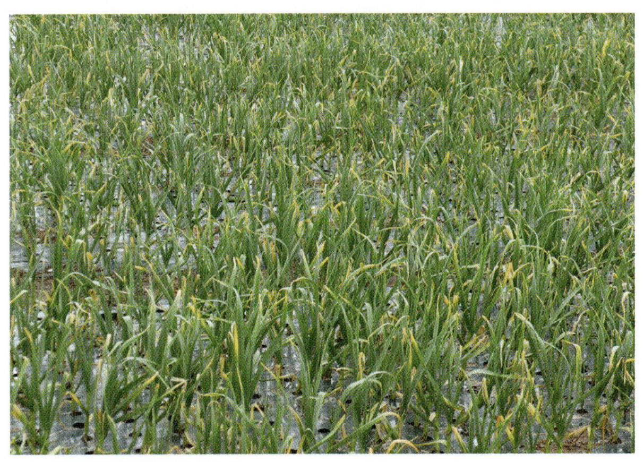

▲ 마늘 재배지(전라남도 고흥)

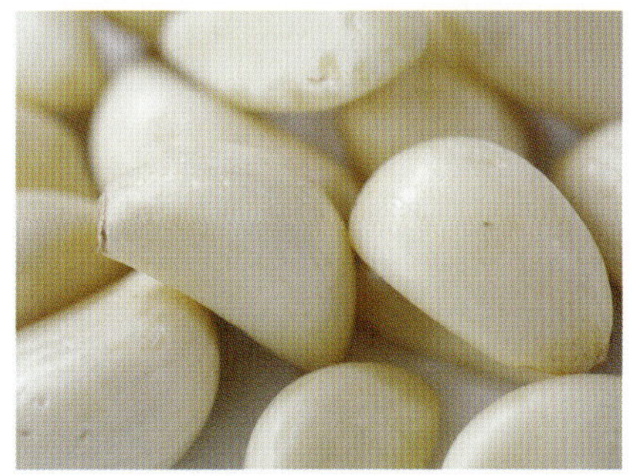

▲ 마늘 비늘줄기(껍질 제거 후)

마디풀

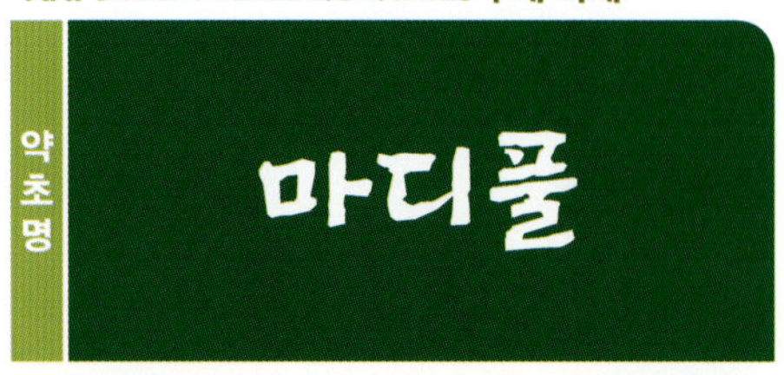

편축 萹蓄

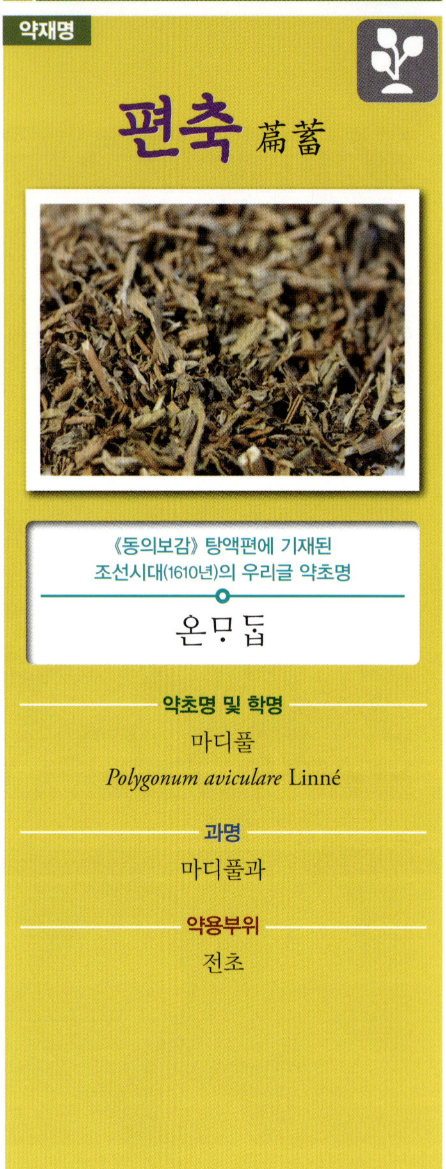

《동의보감》 탕액편에 기재된
조선시대(1610년)의 우리글 약초명

온ᄆᆞ듭

약초명 및 학명

마디풀
Polygonum aviculare Linné

과명

마디풀과

약용부위

전초

| 약재의 조선시대 의서(醫書) 수재 |

편축은 《동의보감》 탕액편(湯液篇)의 풀부(部)와 《방약합편》의 습초(濕草)편에 수재되어 있다.

| 《동의보감》 탕액편의 효능 |

편축(萹蓄, 마디풀 전초)의 성질은 보통이고[平] 맛은 쓰며[苦](달다[甘]고도 한다) 독이 없다. 가려운 종기, 치질을 낫게 한다. 삼충(三蟲)을 죽이며 회충으로 인한 통증을 없앤다. 열로 생긴 임증(淋證)을 낫게 하며 소변을 잘 나오게 한다. ○ 곳곳에 있다. 싹은 패랭이꽃[瞿麥, 구맥]과 비슷하고 잎은 가늘면서 댓잎[竹, 죽]처럼 푸르다. 꽃은 마디 사이에서 피며 매우 잘다. 음력 5월에 캐어 그늘에서 말린다[본초].

| 《동의보감》 탕액편의 원문 |

편축(萹蓄) 온ᄆᆞ듭 : 性平 味苦 [一云甘] 無毒. 主浸淫疥瘙 痔痔. 殺三蟲 療蚘痛 除熱淋 通小便. ○ 處處有之. 苗似瞿麥 葉細綠如竹 花生節間 甚微細. 五月採 陰乾. [本草] ○ 主大小便不通. 生水邊. 開紫花者爲佳. 搗取汁服. [經驗]

| 약초 · 약재의 해설 |

KHP에서 과명 Polygonaceae의 국문명을 '여뀌과'로 표기하고 있으나, 우리나라 '국가표준식물목록'에서는 이를 '마디풀과'로 하고 있으며, 여뀌의 속명이 *Persicaria*인데 비해 마디풀의 속명은 *Polygonum*이므로 여뀌과보다는 마디풀과가 과명인 Polygonaceae에 더 타당한 국명이다. [참고문헌: 16]

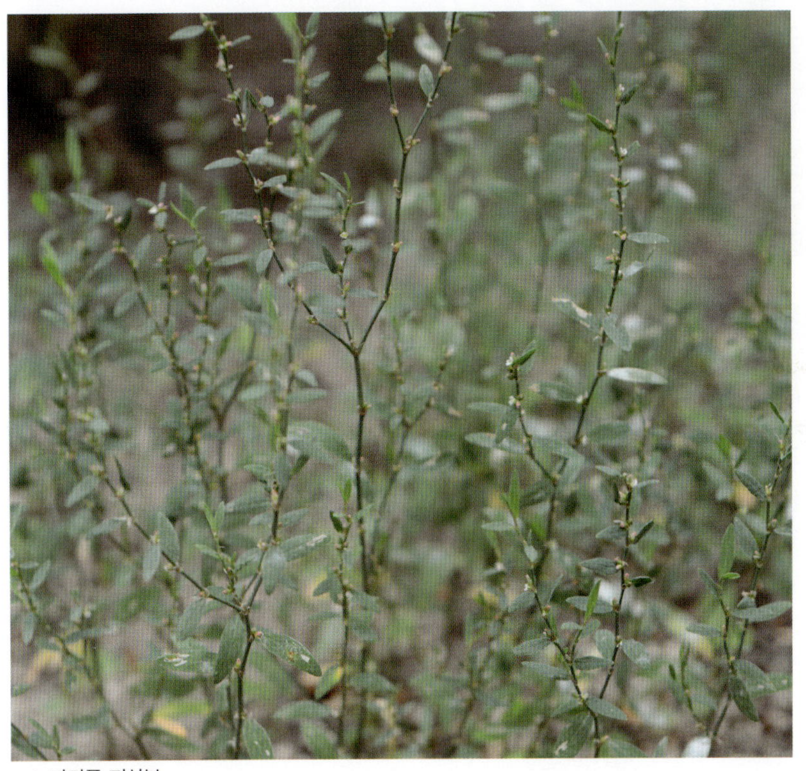

▲ 마디풀 지상부

扁蓄 온ㅁ둡
性平味苦甘一云無毒主浸淫疥瘑疸似痔殺
三虫療就痛除熱淋通小便○處處有之苗似瞿
麥葉細綠如竹花生節間甚微細五月採陰乾體
○主大小便不通生水邊陶紫花者爲佳搗取汁服

허준, 《원본 동의보감》, 735쪽, 남산당(2014)
《동의보감》 세갑술중동 내의원교정 완영중간(歲甲戌仲冬 內醫院校正 完營重刊) 영인본

※ 저자 주: 현재의 공정서에는 '마디풀과'로 수정되어 있다.

| 식약처 인정 약초와 약재 |

- **약초·약재의 식약처 공정서 수재** : 편축은 식품의약품안전처의 의약품 공정서인 《대한민국약전외한약(생약)규격집(KHP)》에 수재되어 있다.

- **약재의 라틴어 생약명** : Polygoni Avicularis Herba

- **약재의 이명 또는 영명** : 편죽(萹竹)

- **식약처의 법정 기원식물과 약용부위** : 약재 편축은 마디풀 *Polygonum aviculare* Linné(마디풀과 Polygonaceae)의 전초이다.

- **약재의 외부 형태** : 이 약은 전초로 줄기는 가는 원기둥 모양이고 잎은 긴 타원형이며 어긋나 있다. 바깥면은 연한 녹색~녹갈색이며 마디에는 연한 노란색~갈색의 얇은 엽초와 꽃이 붙어 있다.

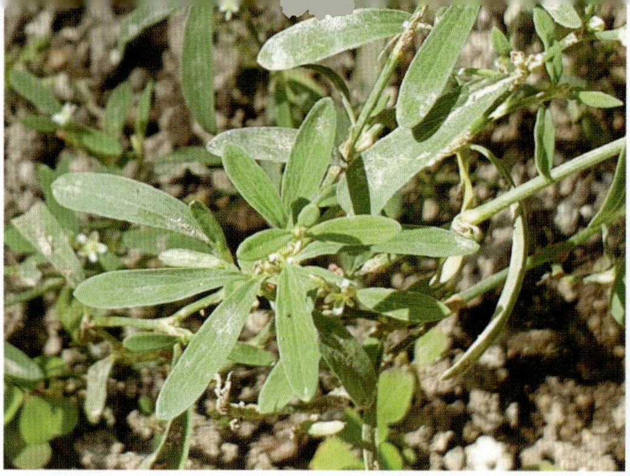

▲ 마디풀 잎

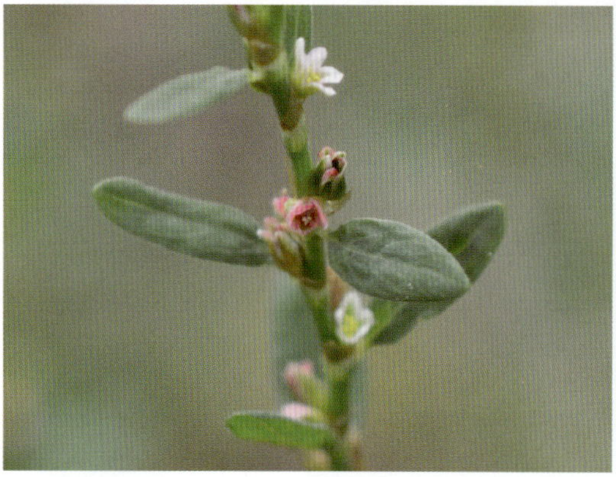

▲ 마디풀 꽃

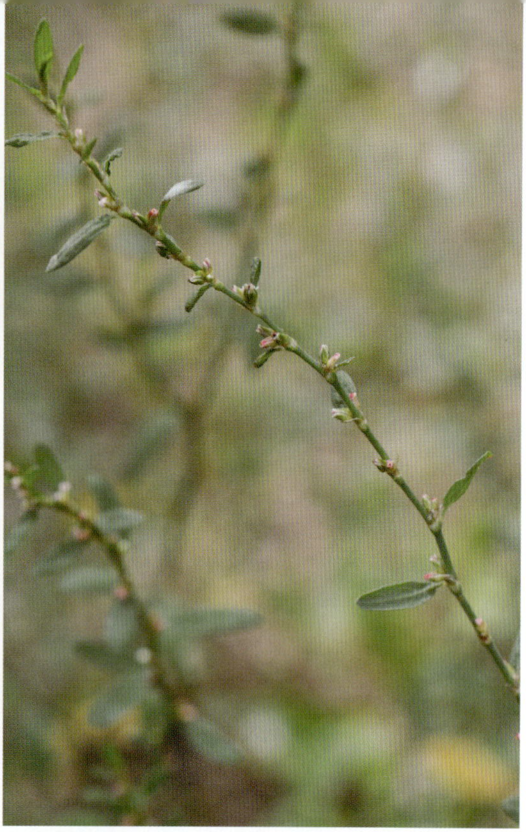

▲ 마디풀 줄기

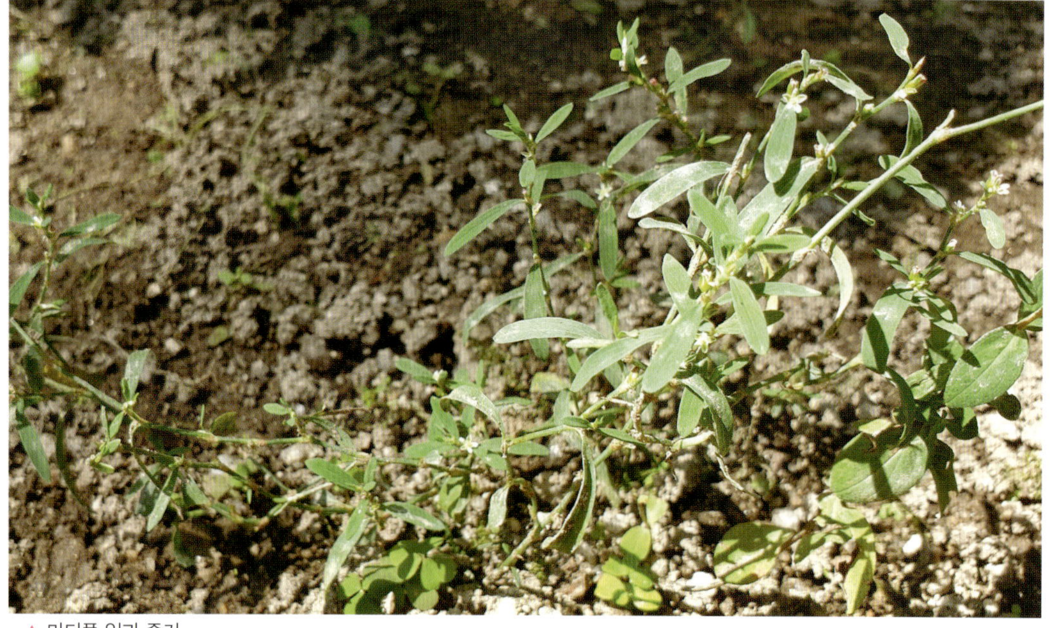

▲ 마디풀 잎과 줄기

- **약재 저장법 :** 밀폐용기(고형의 이물이 들어가는 것을 방지하고 내용의약품이 손실되지 않도록 보호할 수 있는 용기)

| 약재의 효능 |

- **한방 효능 분류 :** 이수삼습약(利水滲濕藥, 소변을 잘 나가게 하는 약) - 이뇨통림약(利尿通淋藥, 소변을 잘 나가게 하고 요로 염증을 해소하는 약)

- **한방 약미(藥味)와 약성(藥性) :** 맛은 쓰고 성질은 약간 차다.

+ 한방 약미

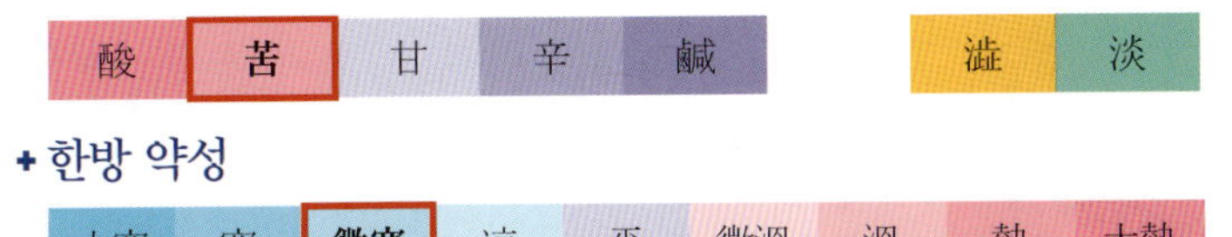

+ 한방 약성

- **한방 작용부위(귀경, 歸經) :** 편축은 주로 방광 질환에 영향을 미친다.

- **한방 효능 :** 소변을 잘 나오게 하고 배뇨장애를 해소한다(利尿通淋, 이뇨통림). 기생충을 죽인다(殺蟲, 살충). 가려움증을 멎게 한다(止痒, 지양).

- **약효 해설 :** 소변이 잘 나오지 않으며 조금씩 자주 보고 아픈 증상에 유효하다. 자궁에서 분비물이 계속 나오며 가려운 증상을 낫게 한다. 임증, 황달, 피부 습진을 치료한다. 회충을 제거한다.

| 북한에서의 효능 |

오줌내기약으로서 열을 내리우고 오줌이 잘 나가게 하며 벌레를 죽인다.

| 약용법 |

전초 9~15g을 물 800mL에 넣고 달여서 반으로 나누어 아침저녁으로 마신다. 외용으로 적당량 사용한다.

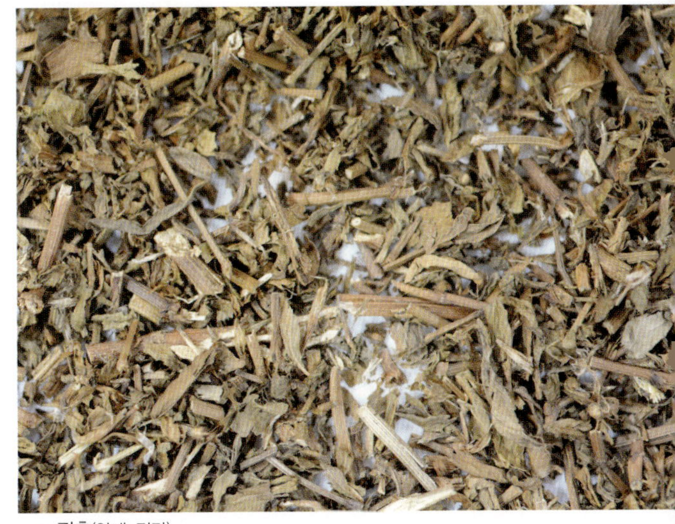

▲ 편축(약재, 절단)

약초명

마삭줄
털마삭줄

약재명

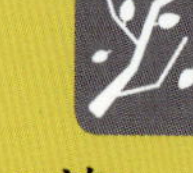

낙석등 絡石藤

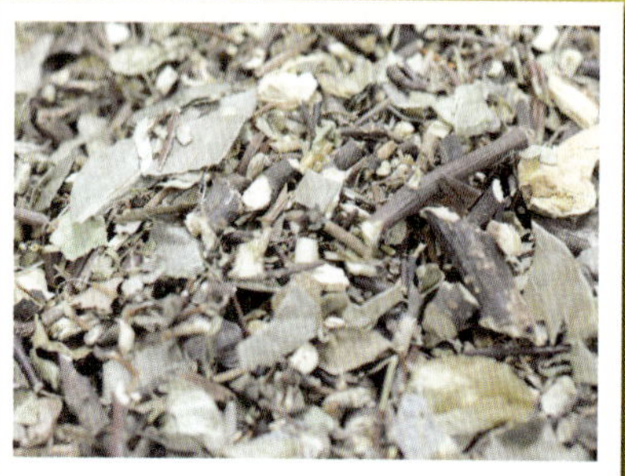

《동의보감》 탕액편에 기재된
조선시대(1610년)의 우리글 약초명

담쟝이

약초명 및 학명

마삭줄
Trachelospermum asiaticum Nakai
털마삭줄
Trachelospermum jasminoides var. *pubescens*
Makino

과명

협죽도과

약용부위

잎이 있는 덩굴성 줄기

| 약재의 조선시대 의서(醫書) 수재 |

낙석등은 《동의보감》 탕액편(湯液篇)의 풀부(部)에 수재되어 있다.

| 《동의보감》 탕액편의 효능 |

낙석(絡石, 마삭줄, 털마삭줄 덩굴성 줄기)의 성질은 약간 차고[微寒](따뜻하다[溫]고도 한다) 맛이 쓰며[苦] 독이 없다. 옹종(癰腫)이 잘 삭지 않는 데와 목 안과 혀가 부은 것, 쇠붙이에 상한 데 쓴다. 뱀독으로 가슴이 답답한 것을 없앤다. 옹저와 입, 혀가 마르는 것을 치료한다. ○ 일명 석벽려(石薜荔)라고도 한다. 바위나 나무에 달라 붙어서 자라며 겨울에도 잘 시들지 않는다. 잎은 작은 귤(橘) 잎 비슷하며 나무와 바위에 붙어 덩굴로 뻗어 나간다. 줄기의 마디가 생기는 곳에 잔뿌리가 내려서 돌에 달라붙는다. 꽃은 희고 씨는 검다. 음력 6월, 7월에 줄기와 잎을 뜯어서 햇볕에 말린다[본초].

| 《동의보감》 탕액편의 원문 |

낙석(絡石) 담쟝이 : 性微寒[一云溫] 味苦 無毒. 主癰腫不消 喉舌腫 金瘡. 去蛇毒心悶 療癰傷 口乾舌焦. ○ 一名石薜荔 生木石間 凌冬不凋. 葉似細橘 蔓延木石之陰. 莖節着處 卽生根鬚 包絡石傍 花白子黑. 六七月採莖葉日乾.[本草] ○ 根鬚包絡石上而生 葉細圓者良. 絡木者不用.[入門]

| 식약처 인정 약초와 약재 |

○ 약초·약재의 식약처 공정서 수재 : 낙석등은 식

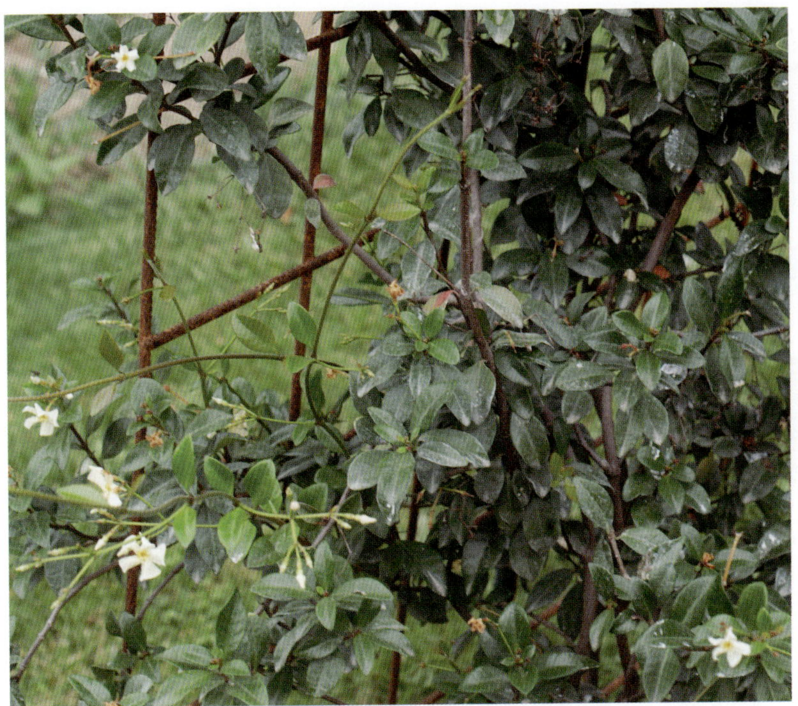
▲ 마삭줄 지상부

품의약품안전처의 의약품 공정서인 《대한민국약전외한약(생약)규격집(KHP)》에 수재되어 있다.

- **약재의 라틴어 생약명** : Trachelospermi Caulis
- **식약처의 법정 기원식물과 약용부위** : 약재 낙석등은 털마삭줄 *Trachelospermum jasminoides* var. *pubescens* Makino 또는 마삭줄 *Trachelospermum asiaticum* Nakai(협죽도과 Apocynaceae)의 잎이 있는 덩굴성 줄기이다.
- **약재의 외부 형태** : 이 약은 잎이 있는 덩굴성 줄기로 구부러진 원기둥 모양이며 바깥면은 적갈색이고 점 모양의 껍질눈[皮孔]이 있다.
- **약재 저장법** : 밀폐용기(고형의 이물이 들어가는 것을 방지하고 내용의약품이 손실되지 않도록 보호할 수 있는 용기)

| 약재의 효능 |

- **한방 효능 분류** : 거풍습약(祛風濕藥, 저리고 아픈 것을 치료하는 약) - 서근활락약(舒筋活絡

藥, 근육을 이완시키고 경락을 원활하게 하는 약)

- **한방 약미(藥味)와 약성(藥性)** : 맛은 쓰고 성질은 약간 차다.

  + 한방 약미

  | 酸 | **苦** | 甘 | 辛 | 鹹 | | 澁 | 淡 |

  + 한방 약성

  | 大寒 | 寒 | **微寒** | 涼 | 平 | 微溫 | 溫 | 熱 | 大熱 |

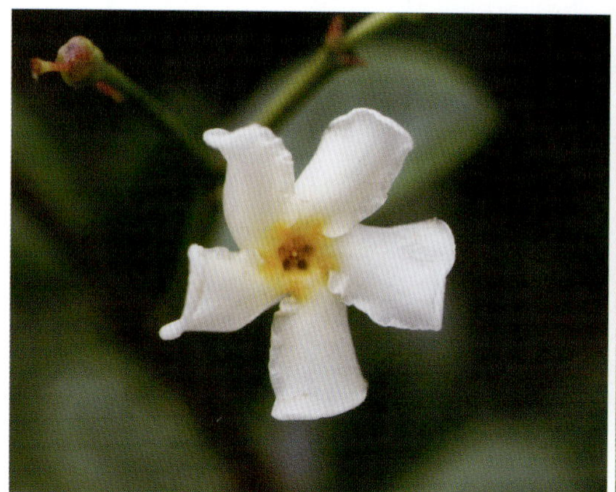

▲ 마삭줄 꽃

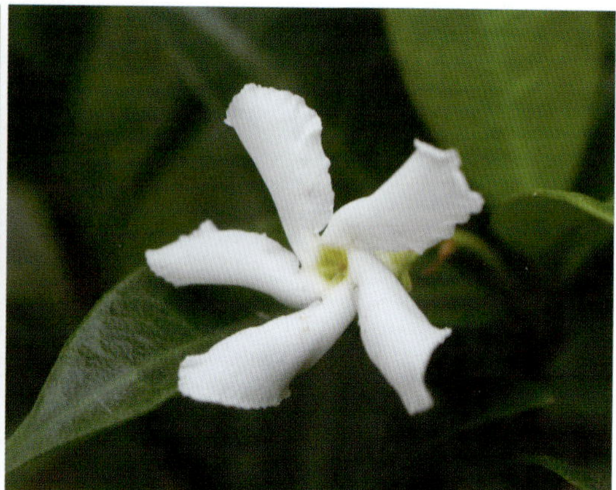

▲ 털마삭줄 꽃

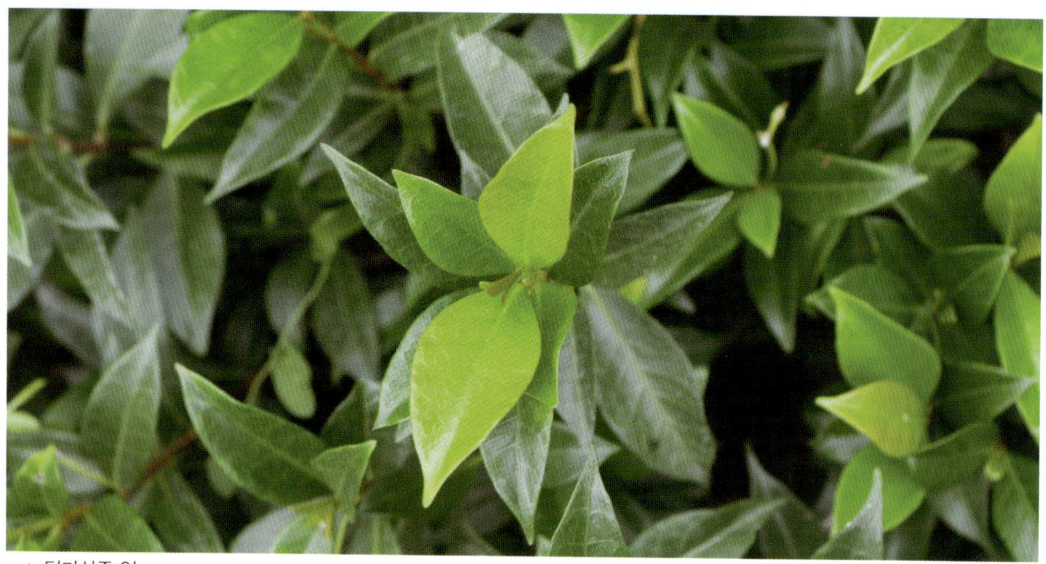

▲ 털마삭줄 잎

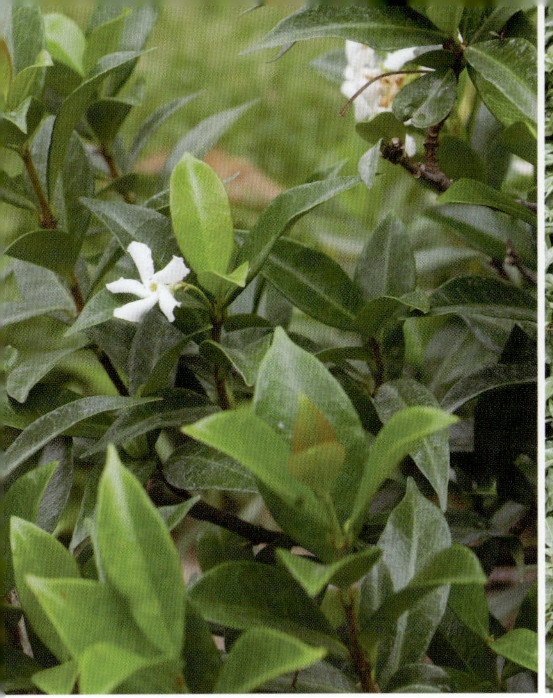
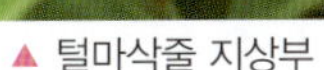
▲ 털마삭줄 지상부

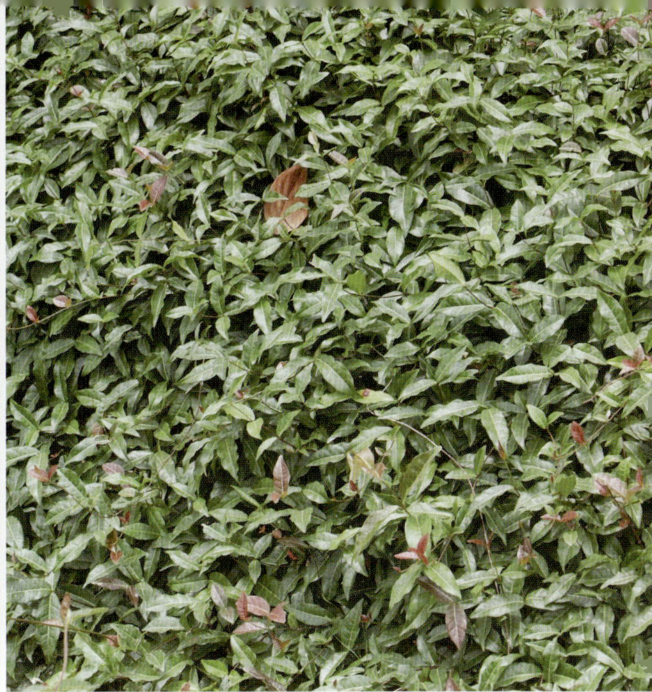
▲ 털마삭줄 재배지

● **한방 작용부위(귀경, 歸經)** : 낙석등은 주로 심장, 간장, 신장 질환에 영향을 미친다.

● **한방 효능** : 풍(風)으로 인해 막힌 경락을 잘 통하게 한다(袪風通絡, 거풍통락). 혈열(血熱)을 식히고 종기를 가라앉힌다(凉血消腫, 양혈소종).

● **약효 해설** : 풍(風)을 제거하고 경락에 기가 잘 통하게 한다. 허리와 무릎 부위가 시큰거리고 아픈 병증을 치료한다. 팔다리에 작열감, 발적이 있고 몹시 아픈 증상에 사용한다. 목구멍이 붓고 아프며 무언가 막혀 있는 느낌이 드는 증상을 낫게 한다. 토혈, 타박상 치료에 도움이 된다. 혈압강하 약리작용이 있다.

● **임상응용** : 류머티즘 동통, 인후통, 관절통에 쓴다.

| **약용법** | 덩굴성 줄기 6~12g을 물 800mL에 넣고 달여서 반으로 나누어 아침저녁으로 마신다. 외용할 때는 신선한 줄기 적당량을 짓찧어서 환부에 붙인다.

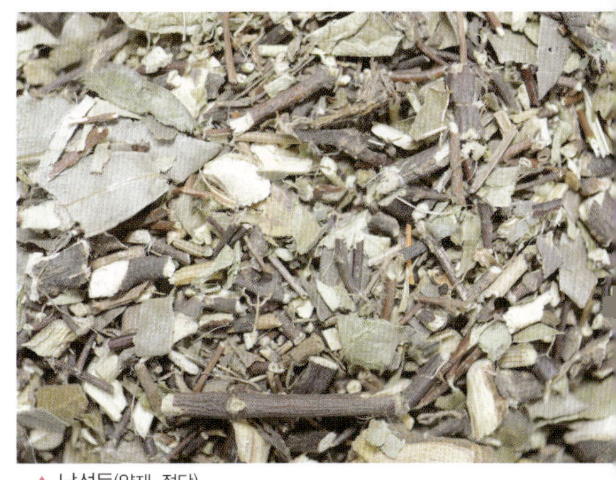
▲ 낙석등(약재, 절단)

약초명 만주자작나무

약재명

화피 樺皮

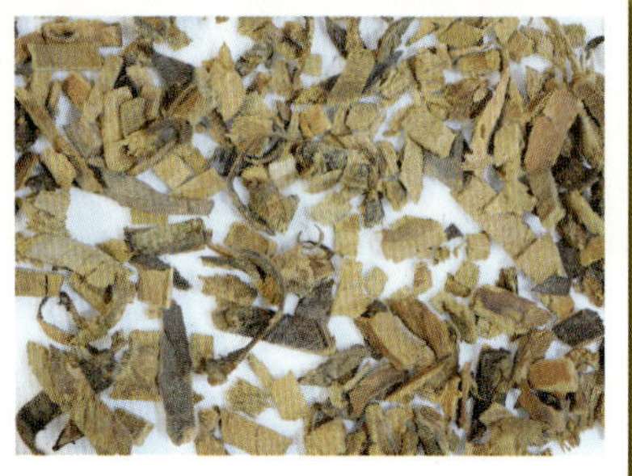

《동의보감》 탕액편에 기재된
조선시대(1610년)의 우리글 약초명

붓

약초명 및 학명
만주자작나무
Betula platyphylla Suk.

과명
자작나무과

약용부위
나무껍질

| 약재의 조선시대 의서(醫書) 수재 |

화피는 《동의보감》 탕액편(湯液篇)의 나무부(部)와 《방약합편》의 교목(喬木, 줄기가 곧고 굵으며 높이 자라는 나무)편에 수재되어 있다.

|《동의보감》 탕액편의 효능 |

화목피(樺木皮, 만주자작나무 나무껍질)의 성질은 보통이며[平] 맛은 쓰고[苦] 독이 없다. 황달(黃疸), 젖멍울[乳癰, 유옹], 폐풍창(肺風瘡)과 소아 마마, 홍역을 낫게 한다. ○ 요즘 활[弓]을 장식하는 자작나무 껍질[樺皮]이다. 나무는 산복숭아나무[山桃]와 비슷하고 껍질에는 꽃무늬가 있다. 북쪽 지방에서 자란 것이 좋다[본초].

|《동의보감》 탕액편의 원문 |

화목피(樺木皮) 붓 : 性平 味苦 無毒. 主黃疸及 乳癰 肺風瘡 小兒瘡疹. ○ 今之裝弓樺皮也. 木似山桃 皮有花紋 北來者佳.[本草]

| 약초 · 약재의 해설 |

KHP에서 기원식물 만주자작나무의 학명이 '*Betula platyphylla* Suk.'로 되어 있는데, 여기서 명명자 'Suk.'는 올바른 표준 약칭이 아니다. 이 종의 명명자인 Vladimir Nikolajevich Sukaczev의 표준 약칭은 'Sukaczev'이므로, '*Betula platyphylla* Sukaczev'로 표기하는 것이 옳다.[참고문헌: 16]

| 식약처 인정 약초와 약재 |

○ 약초·약재의 식약처 공정서 수재 : 화피는 식품의약품안전처의 의약품 공정서인 《대한민국

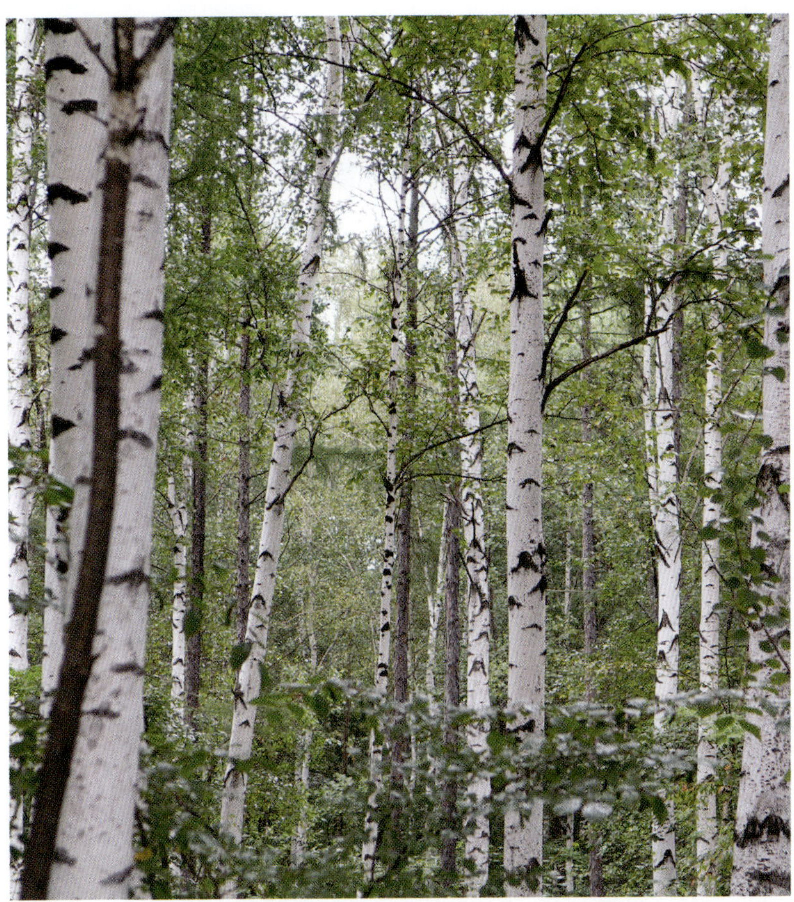

▲ 만주자작나무 나무껍질(백두산)

허준, 《원본 동의보감》,
746쪽, 남산당(2014)
《동의보감》 세갑술중동 내의
원교정 완영중간(歲甲戌仲冬
內醫院校正 完營重刊) 영인본

약전외한약(생약)규격집(KHP)》에 수재되어 있다.

- **약재의 라틴어 생약명** : Betulae Cortex
- **식약처의 법정 기원식물과 약용부위** : 약재 화피는 만주자작나무 *Betula platyphylla* Suk. 또 는 기타 동속식물(자작나무과 Betulaceae)의 나무껍질이다.
- **약재의 외부 형태** : 이 약은 나무껍질로 말려든 원통 모양이다. 바깥면은 회백색~연한 붉은색이고 흑갈색의 가지 자국이 있다.
- **약재 저장법** : 밀폐용기(고형의 이물이 들어가는 것을 방지하고 내용의약품이 손실되지 않도록 보호할 수 있는 용기)

| 약재의 효능 |

○ 한방 약미(藥味)와 약성(藥性) : 맛은 쓰고 성질은 보통이다.

+ 한방 약미

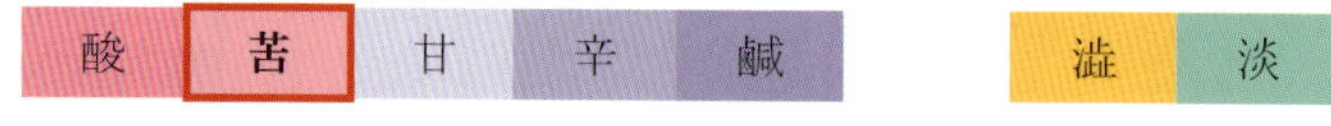

酸	**苦**	甘	辛	鹹	澁	淡

+ 한방 약성

大寒	寒	微寒	凉	**平**	微溫	溫	熱	大熱

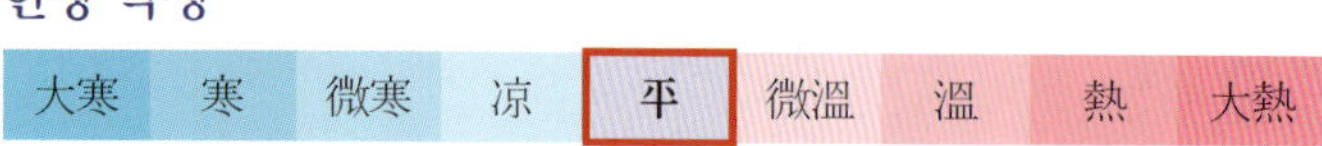

○ 한방 작용부위(귀경, 歸經) : 화피는 주로 폐, 위장, 대장 질환에 영향을 미친다.

○ 한방 효능 : 열기를 식히고 습기를 배출시킨다(淸熱利濕, 청열이습). 담(痰)을 제거하고 기침을 멎게 한다(祛痰止咳, 거담지해). 독성을 없앤다(解毒, 해독).

○ 약효 해설 : 목 안이 붓고 아픈 증상을 치료한다. 기침할 때 숨이 가쁜 증상에 효과가 있

▲ 자작나무 숲(강원도 인제)

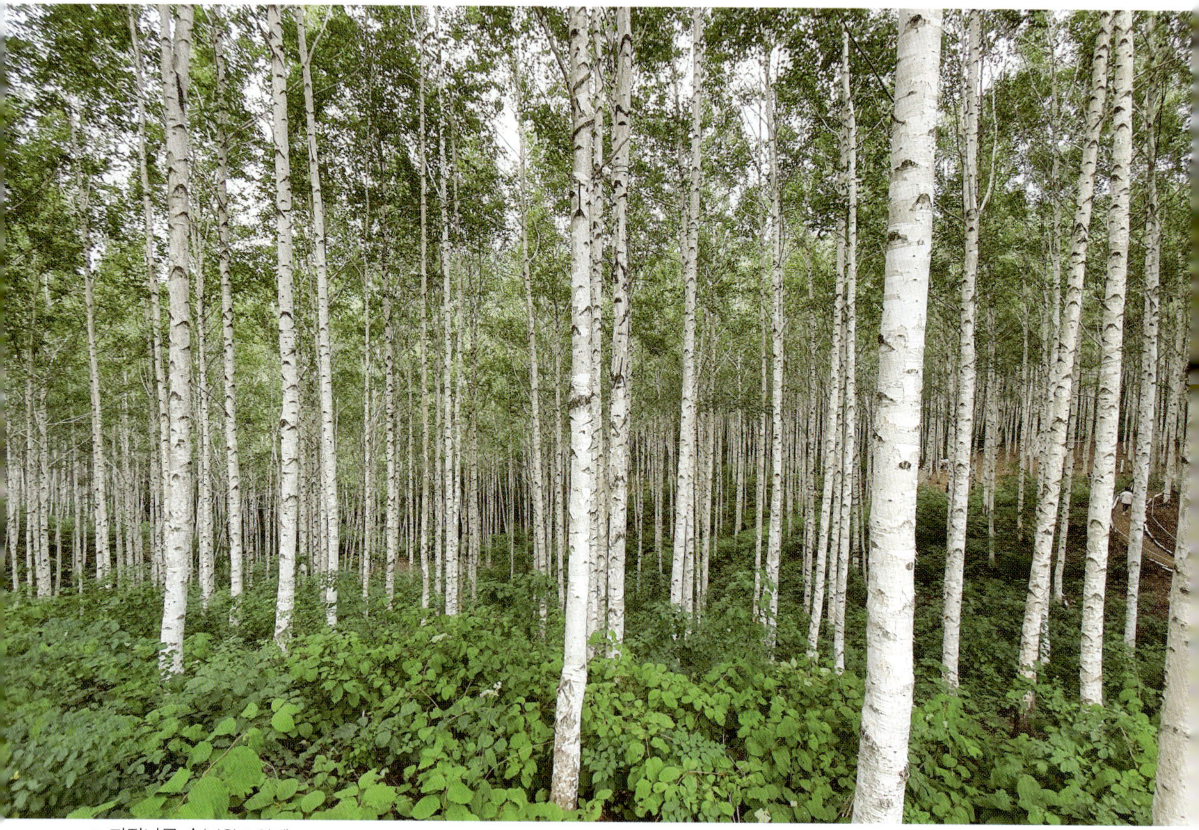

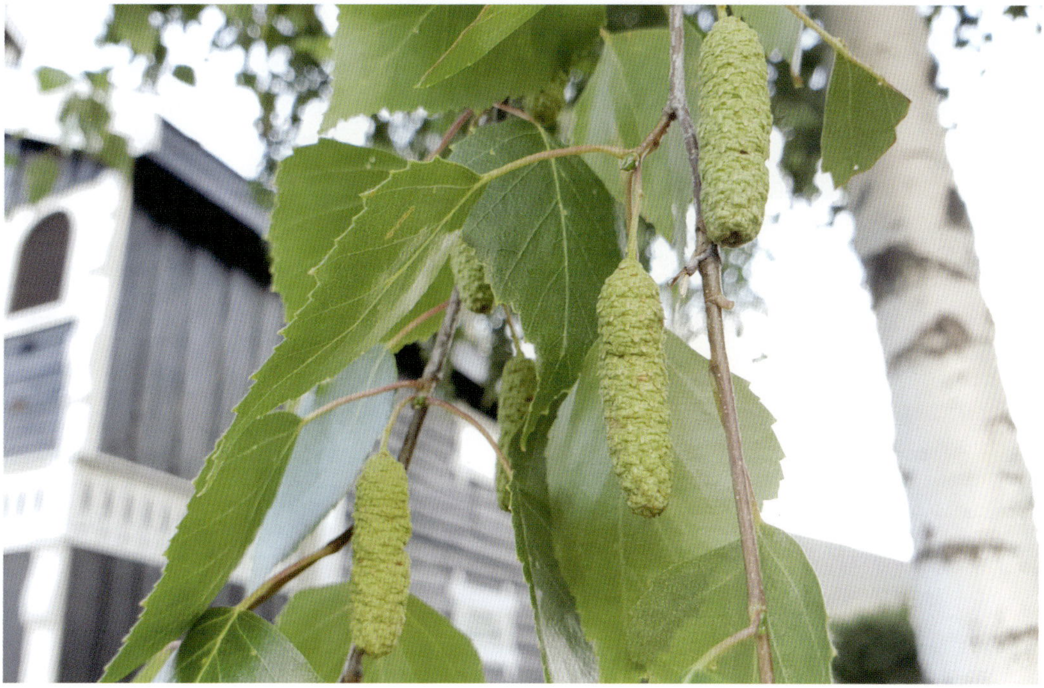

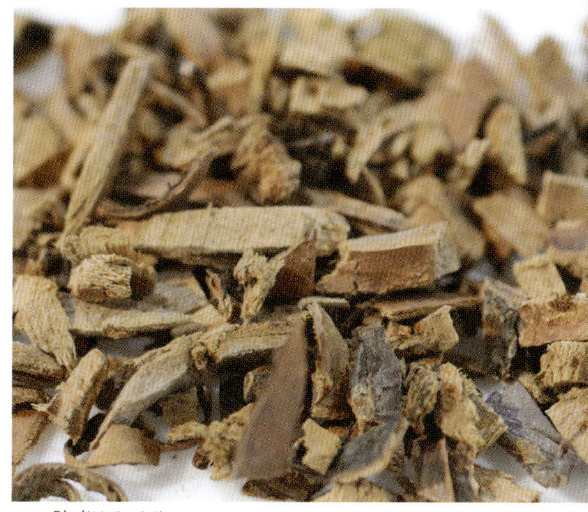

▲ 자작나무 열매(노르웨이)

다. 만성 기관지염, 급성 편도염, 치주염에 쓰인다. 소변량이 줄거나 잘 나오지 않는 병증에 사용한다. 황달, 이질에 유효하다.

| **약용법** | 나무껍질 10~15g을 물 800mL에 넣고 달여서 반으로 나누어 아침저녁으로 마신다. 외용할 때는 가루 내어 적당량을 환부에 붙인다.

▲ 화피(약재, 절단)

약초명

맥문동

약재명

맥문동 麥門冬

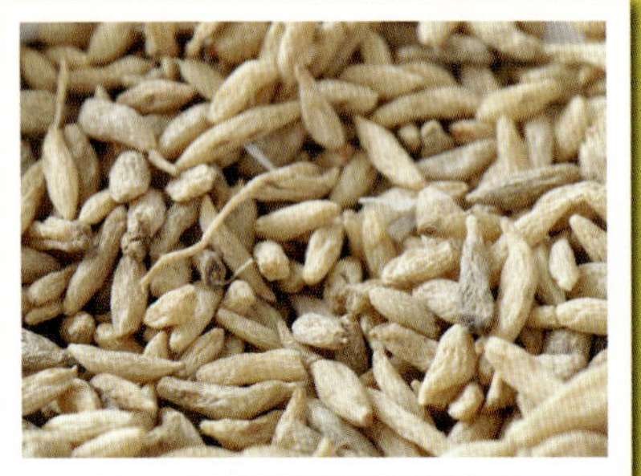

《동의보감》 탕액편에 기재된
조선시대(1610년)의 우리글 약초명

겨으사리불휘

약초명 및 학명

맥문동
Liriope platyphylla Wang et Tang

과명

백합과

약용부위

뿌리의 팽대부(膨大部)

| 약재의 조선시대 의서(醫書) 수재 |

맥문동은 《동의보감》 탕액편(湯液篇)의 풀부(部)와 《방약합편》의 습초(濕草)편에 수재되어 있다.

|《동의보감》 탕액편의 효능 |

맥문동(麥門冬, 맥문동 뿌리의 팽대부)의 성질은 약간 차고[微寒](보통이다[平]고도 한다) 맛이 달며[甘] 독이 없다. 허로에 열이 나고 입이 마르며 갈증 나는 것을 낫게 한다. 폐열(肺熱)로 진액이 소모되어 기침하고 숨차는 것, 피고름을 토하는 것을 치료한다. 열독으로 몸이 검고 눈이 누렇게 되는 것을 낫게 한다. 심(心)을 보하고 폐를 식혀주며 정신을 진정시키고 맥기(脈氣)를 안정시킨다. ○ 잎은 푸르고 향부자[莎草, 사초]와 비슷하며 사계절 내내 시들지 않는다. 뿌리에 겉보리[穬麥, 광맥] 낟알같이 생긴 덩이뿌리가 달려 있어 맥문동이라 부른다. 음력 2월과 3월, 9월과 10월에 뿌리를 캐어 그늘에서 말린다. 살지고 큰 것이 좋다. 쓸 때에는 끓는 물에 불려 심을 빼버린다. 그렇게 하지 않으면 답답하게[煩, 번] 된다[본초].

|《동의보감》 탕액편의 원문 |

맥문동(麥門冬) 겨으사리불휘 : 性微寒[一云平] 味甘 無毒. 主虛勞客熱 口乾燥渴. 治肺痿吐膿 療熱毒身黑目黃. 補心清肺 保神 定脈氣. ○ 葉靑似莎草 四季不凋. 根作連珠 形似穬麥顆 故名麥門冬. 二三月九十月採根 陰乾. 以肥大者爲好. 用之 湯潤 抽去心 不爾令人

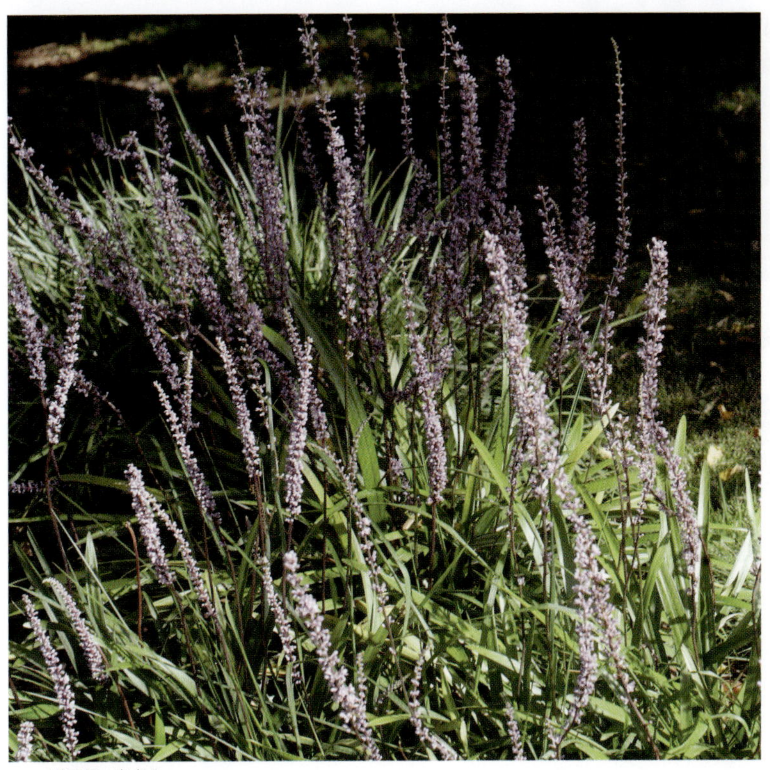

▲ 맥문동 지상부

麥門冬 겨으사리불휘

허준, 《원본 동의보감》, 721쪽, 남산당(2014)

《동의보감》 세갑술중동 내의원교정 완영중간(歲甲戌仲冬 內醫院校正 完營重刊) 영인본

煩.[本草] ○ 入手太陰經 行經酒浸.[入門] ○ 我國慶尙全羅忠淸道有之 生肥土及海島中.[俗方]

| 약초 · 약재의 해설 |

○ 동속식물인 개맥문동[*Liriope spicata* (Thunb.) Lour.]은 맥문동과 달리 뿌리에서 옆으로 달리는 줄기가 발달한 것이 특징이다.

○ 《중국약전》에서 맥문동의 기원식물은 우리 공정서와 달리 소엽맥문동[맥동(麥冬), *Ophiopogon japonicus* (L.f.) Ker-Gawl.]이다.

| 식약처 인정 약초와 약재 |

○ **약초·약재의 식약처 공정서 수재** : 맥문동은 식품의약품안전처의 의약품 공정서인 《대한민국약전(KP)》에 수재되어 있다.

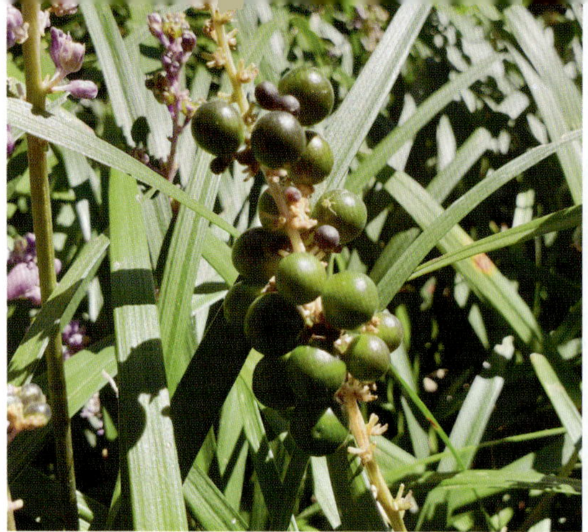

▲ 맥문동 덜 익은 열매

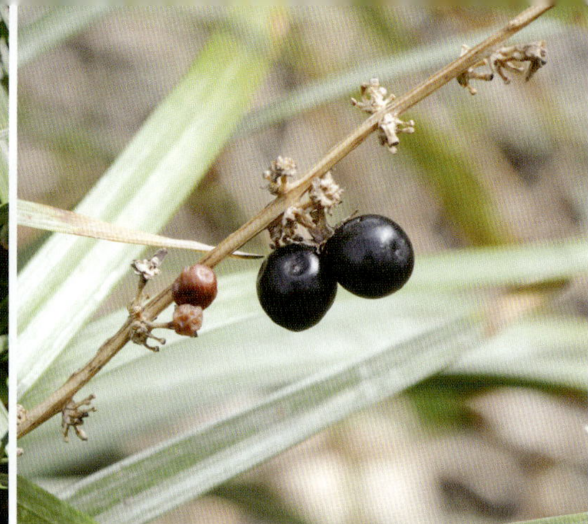

▲ 맥문동 익은 열매

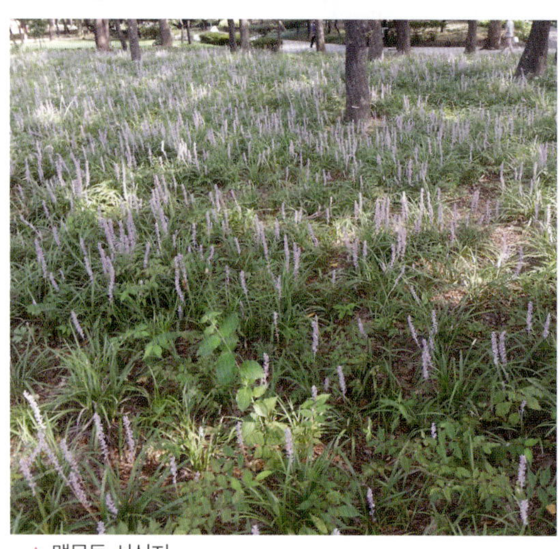

▲ 맥문동 서식지

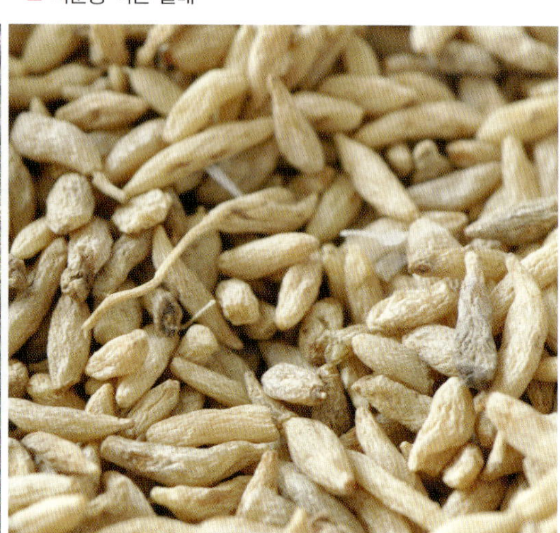

▲ 맥문동(약재, 전형)

- **약재의 라틴어 생약명** : Liriopis seu Ophiopogonis Tuber

- **약재의 이명 또는 영명** : Liriope Tuber

- **식약처의 법정 기원식물과 약용부위** : 약재 맥문동은 맥문동 *Liriope platyphylla* Wang et Tang 또는 소엽맥문동 *Ophiopogon japonicus* Ker-Gawler(백합과 Liliaceae)의 뿌리의 팽대부(膨大部)이다.

- **약재의 외부 형태** : 맥문동의 뿌리 팽대부는 긴 네모기둥 또는 둥근 네모기둥 모양이고, 길이 12~40mm, 지름 4~9mm이다. 바깥면은 황백색이고 세로 주름이 있다.

- **약재 저장법** : 밀폐용기(고형의 이물이 들어가는 것을 방지하고 내용의약품이 손실되지 않도록 보호할 수 있는 용기)

| 약재의 효능 |

- **한방 효능 분류 :** 보익약(補益藥, 보약) - 보음약(補陰藥, 진액을 보하는 약)
- **한방 약미(藥味)와 약성(藥性) :** 맛은 달고 약간 쓰며 성질은 약간 차다.

  + 한방 약미

  | 酸 | **苦** | **甘** | 辛 | 鹹 | | 澁 | 淡 |

  + 한방 약성

  | 大寒 | 寒 | **微寒** | 涼 | 平 | 微溫 | 溫 | 熱 | 大熱 |

- **한방 작용부위(귀경, 歸經) :** 맥문동은 주로 심장, 폐, 위장 질환에 영향을 미친다.

- **한방 효능 :** 진액을 보충한다(養陰生津, 양음생진). 폐를 촉촉하게 하고 심열(心熱)을 식힌다(潤肺淸心, 윤폐청심).

- **약효 해설 :** 가슴이 답답하여 잠을 잘 못 자는 증상에 유효하다. 마른기침이 나고 가래가 없는 증상에 사용한다. 목 안이 벌겋게 붓고 아프며 막힌 감이 있는 증상을 치료한다. 음(陰)이 허해서 몸이 허약해지고 기침과 오한이 있으며 열나는 증상을 낮게 한다. 장(腸)의 진액이 부족하여 생기는 변비를 없애준다. 각혈을 멎게 한다.

- **임상응용 :** 마른기침, 구갈, 기운이 없는 증상, 권태감, 불면증, 초조, 변비에 쓴다.

| 북한에서의 효능 |

보음약으로서 폐를 눅여주고 폐열과 심열을 내리우며 진액을 생겨나게 하고 오줌을 잘 나가게 한다.

| 약용법 |

뿌리의 팽대부 6~12g을 물 800mL에 넣고 달여서 반으로 나누어 아침저녁으로 마신다.

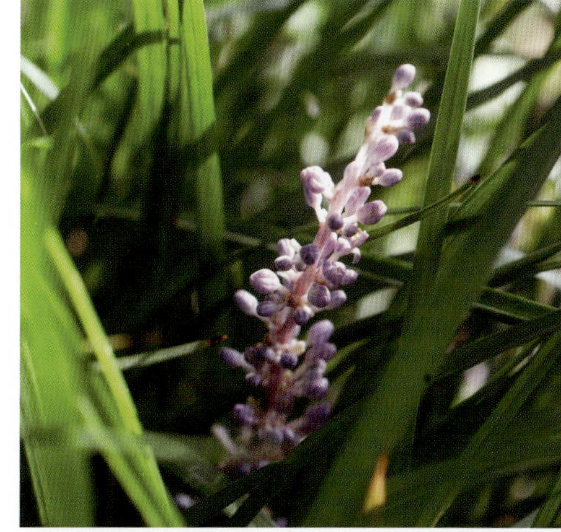

▲ 소엽맥문동 꽃봉오리

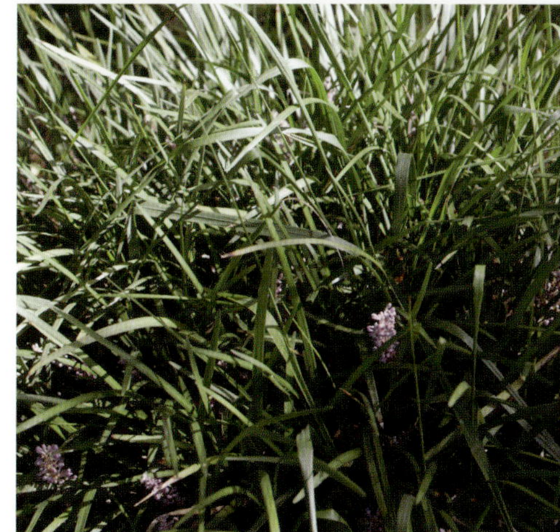

▲ 소엽맥문동 지상부

약초명

맨드라미

약재명

계관화 鷄冠花

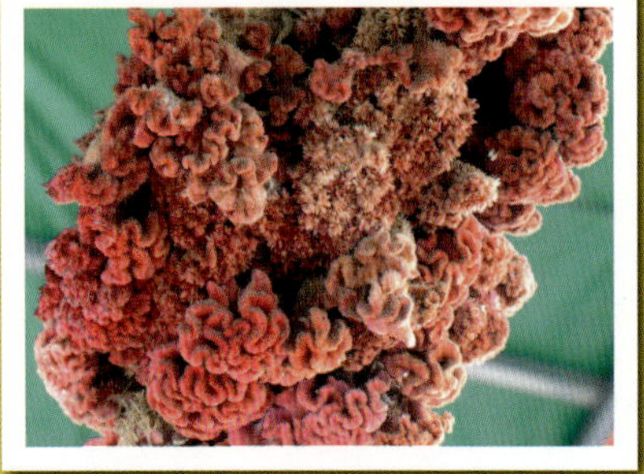

《동의보감》 탕액편에 기재된
조선시대(1610년)의 우리글 약초명

만득라미곳

약초명 및 학명

맨드라미
Celosia cristata Linné

과명

비름과

약용부위

화서(꽃차례)

| 약재의 조선시대 의서(醫書) 수재 |

계관화는 《동의보감》 탕액편(湯液篇)의 풀부(部)에 수재되어 있다.

| 《동의보감》 탕액편의 효능 |

계관화(鷄冠花, 맨드라미 꽃차례)의 성질은 서늘하고[凉] 독이 없다. 치질[腸風, 장풍]로 피를 쏟는 것, 적백이질, 부인의 붕루, 자궁에서 분비물이 나오는 것을 멎게 한다. ○ 꽃이 닭의 볏과 비슷하기 때문에 계관(雞冠)이라고 한다. 약에 넣을 때는 볶아서 쓴다[본초].

| 《동의보감》 탕액편의 원문 |

계관화(雞冠花) 만득라미곳 : 性凉 無毒. 止腸風瀉血 赤白痢 婦人崩中帶下. ○ 花似雞冠 故以名之. 入藥炒用. [本草]

| 식약처 인정 약초와 약재 |

- **약초·약재의 식약처 공정서 수재** : 계관화는 식품의약품안전처의 의약품 공정서인 《대한민국약전외한약(생약)규격집(KHP)》에 수재되어 있다.

- **약재의 라틴어 생약명** : Celosiae Cristatae Flos

- **식약처의 법정 기원식물과 약용부위** : 약재 계관화는 맨드라미 *Celosia cristata* Linné(비름과 Amaranthaceae)의 화서이다.

- **약재의 외부 형태** : 이 약은 화서로 주로 평평하고 두툼한 닭볏 모양이며 바깥면은 밝은 빨간색, 자홍색 또는 황백색이다. 씨는 납작한 콩팥형으로 검은색이고 윤기가 있으며 가볍다.

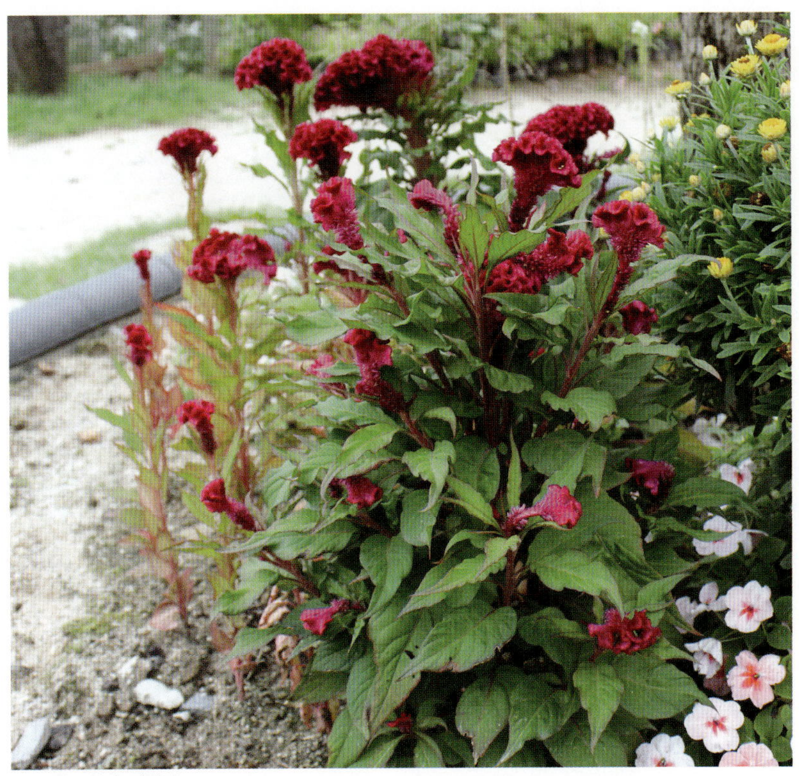

▲ 맨드라미 지상부

허준, 《원본 동의보감》,
734쪽, 남산당(2014)
《동의보감》 세갑술중동 내의
원교정 완영중간(歲甲戌仲冬
內醫院校正 完營重刊) 영인본

○ **약재 저장법** : 밀폐용기(고형의 이물이 들어가는 것을 방지하고 내용의
약품이 손실되지 않도록 보호할 수 있는 용기)

| 약재의 효능 |

○ **한방 약미(藥味)와 약성(藥性)** : 맛은 달고 떫으며 성질은 서늘하다.

+ 한방 약미

酸	苦	**甘**	辛	鹹		**澁**	淡

+ 한방 약성

大寒	寒	微寒	**凉**	平	微溫	溫	熱	大熱

○ **한방 작용부위(귀경, 歸經)** : 계관화는 주로 간장, 대장 질환에 영향을 미친다.

○ **한방 효능** : 상처를 아물게 하여 지혈한다(收斂止血, 수렴지혈). 냉을 멎게 한다(止帶, 지

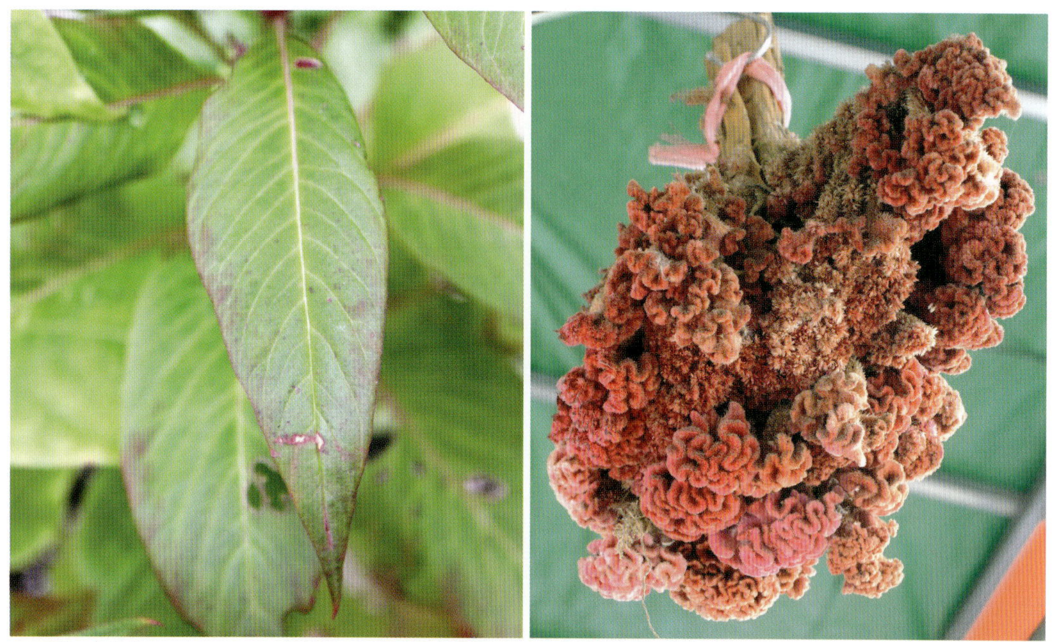

▲ 맨드라미 잎　　　　　　　　　　　▲ 계관화(약재, 전형)

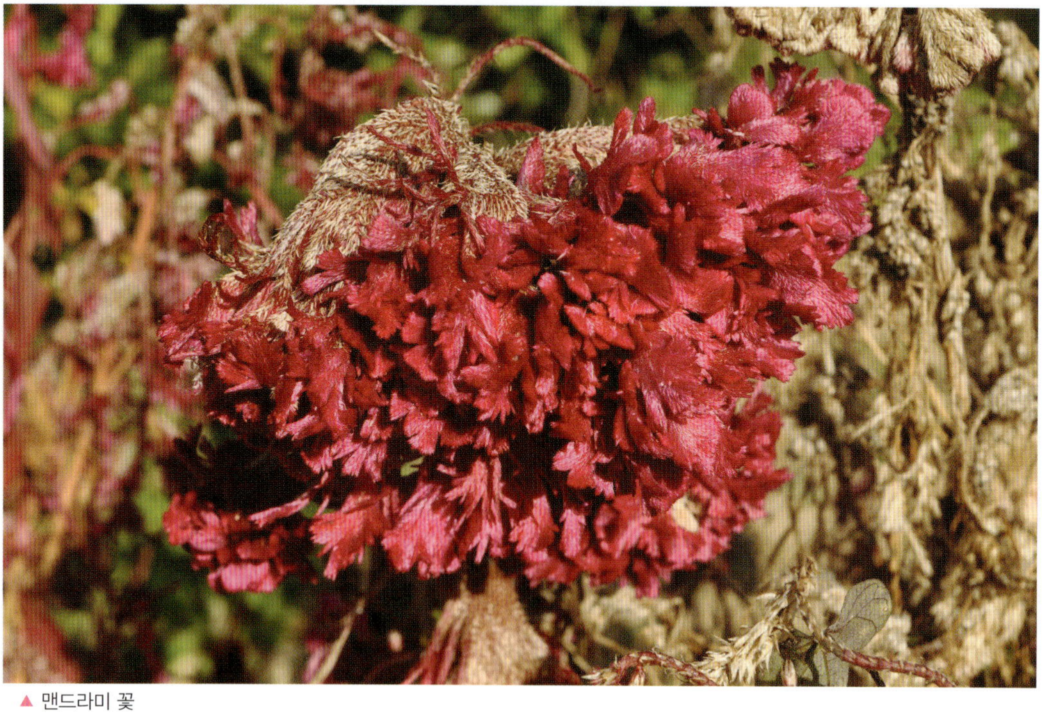

▲ 맨드라미 꽃

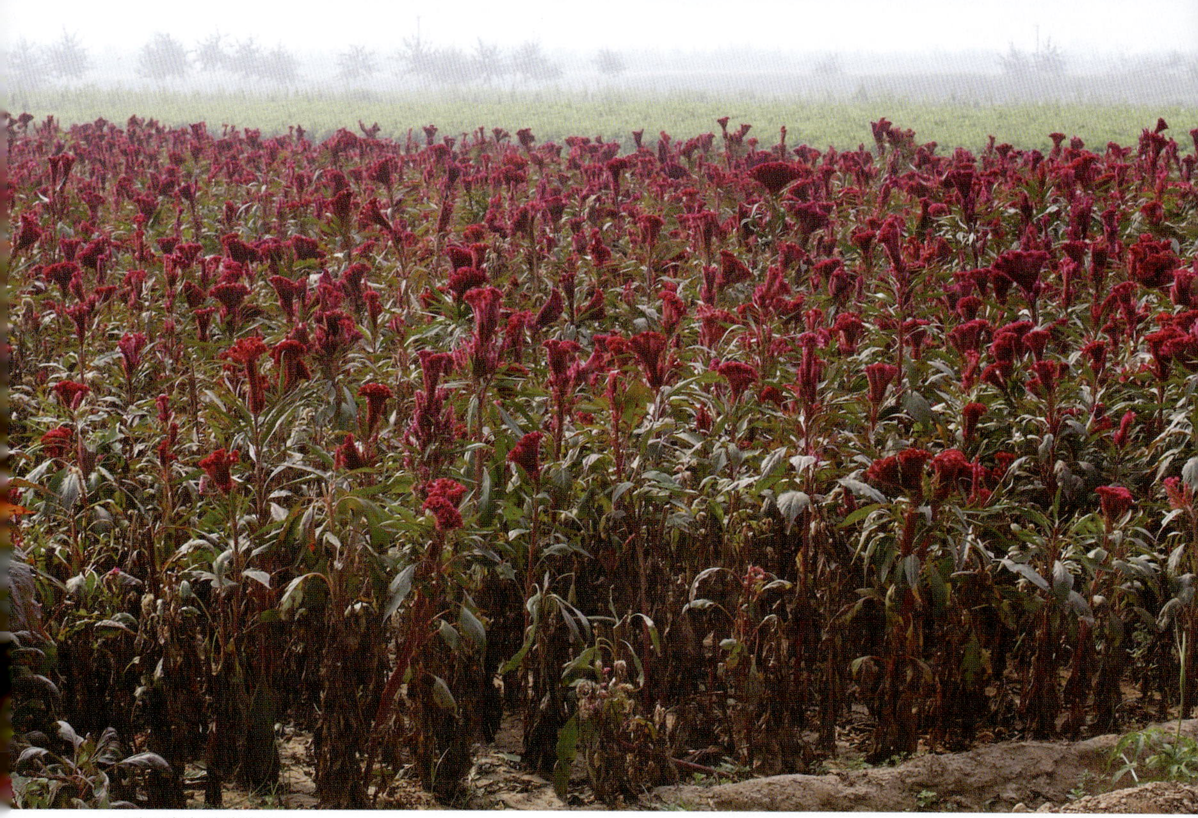

▲ 맨드라미 재배지(중국)

대). 이질을 멎게 한다(止痢, 지리).

○ **약효 해설 :** 여성의 부정기 자궁출혈, 자궁에서 분비물이 나오는 증상에 사용한다. 혈변 (血便), 토혈, 치혈(痔血)을 멈추게 한다. 오래된 이질(痢疾)로 설사가 그치지 않는 병증 에 쓰인다.

| **북한에서의 효능** | 피멎이약으로서 출혈을 멈추고 설사를 멈춘다.

| **약용법** | 화서(꽃차례) 6~12g을 물 800mL에 넣고 달여서 반으로 나누어 아침저녁으로 마신다.

약초명

모과나무 명자나무

약재명

모과 木瓜

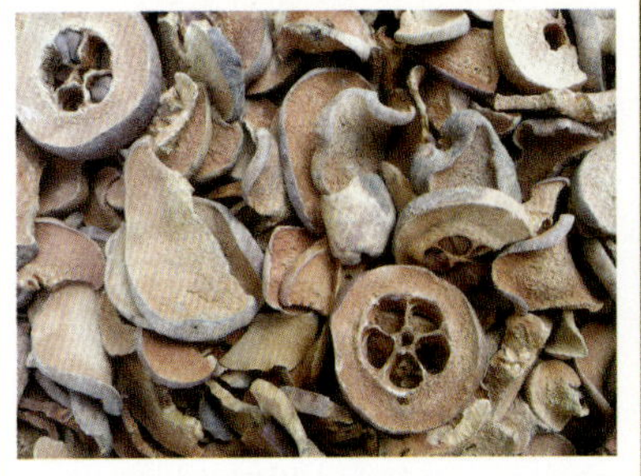

《동의보감》 탕액편에 기재된
조선시대(1610년)의 우리글 약초명

모과

약초명 및 학명

모과나무
Chaenomeles sinensis (Thouin) Koehne
명자나무
Chaenomeles speciosa (Sweet) Nakai

과명

장미과

약용부위

잘 익은 열매

| 약재의 조선시대 의서(醫書) 수재 |

모과는 《동의보감》 탕액편(湯液篇)의 과일부(部)와 《방약합편》의 산과(山果)편에 수재되어 있다.

|《동의보감》 탕액편의 효능 |

목과(木瓜, 모과나무, 명자나무 열매)의 성질은 따뜻하며[溫] 맛이 시고[酸] 독은 없다. 곽란(霍亂)으로 심하게 토하고 설사하는 것을 낫게 한다. 쥐가 나서 근육이 뒤틀리고 오그라지는 것을 치료한다. 음식을 소화시키고 이질 후에 생긴 갈증을 멎게 한다. 아랫배에서 생긴 통증이 명치까지 치밀어 오르는 것을 낫게 한다. 각기(脚氣), 몸이 붓는 것, 소갈(消渴), 속이 메슥메슥하여 토하려는 것, 가래침을 치료한다. 근육과 뼈를 튼튼하게 하고 다리와 무릎에 힘이 없는 것을 낫게 한다. ○ 남방에서 자란다. 나뭇가지는 사과나무와 비슷하고 꽃에는 씨방이 달리며 모양이 하늘타리 씨(과루인)같이 생겼다. 불에 말려 쓰는데 매우 향기롭다. 음력 9월에 딴다.

|《동의보감》 탕액편의 원문 |

목과(木瓜) 모과 : 性溫 味酸 無毒. 主霍亂大吐下 轉筋不止. 消食 止痢後渴. 治奔豚及脚氣水腫 消渴 嘔逆 痰唾. 强筋骨 療足膝無力. ○ 生南方 其樹枝狀如柰 花作房生子 形如瓜蔞. 火乾甚香 九月採. ○ 實如小瓜 醋可食. 然不可多食 損齒及骨. ○ 此物入肝 故益筋與血. ○ 勿令犯鐵 用銅刀削去皮及子 薄切暴乾. ○

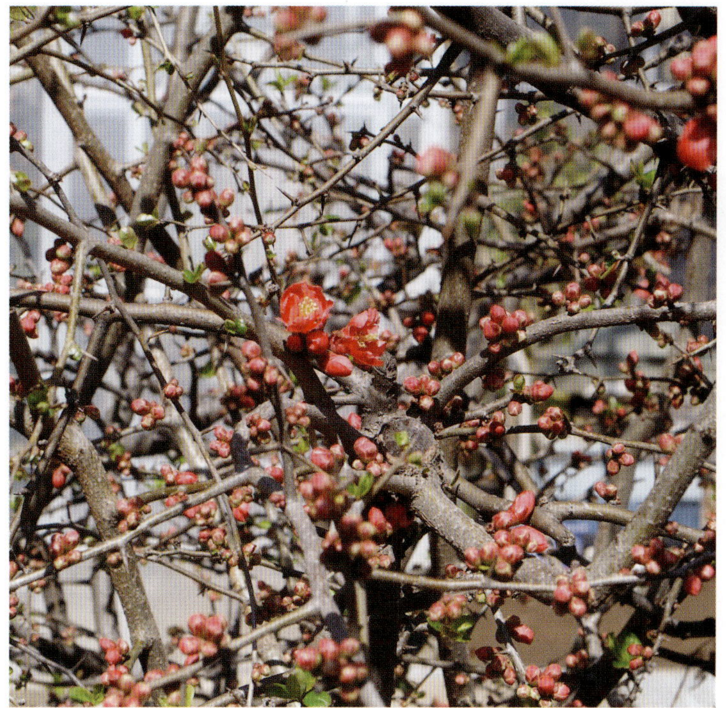

▲ 명자나무 지상부

木瓜
性溫 味酸 無毒 主霍亂 大吐下 轉筋不止 消渴 奔豚 及脚氣水腫 消渴嘔逆 痰唾後 可食 止渴 ○ 强筋骨 療足膝無力 ○ 生南方 其樹枝狀 實如柰小 作房生于 形如瓜 無姜火乾 甚香 九月採枝 ○ 益筋與血 ○ 然勿令多食 損齒及骨 ○ 不可犯鐵 用銅刀及削骨去皮 ○ 此物及子入肝 薄切故 ○ 暴乾 受木瓜之得 制木故也 正故入筋 ○ 木實如瓜 良果也 ○ 以鉛白霜塗之 則失酸味 ○ 手足太陰經 益肺而去濕 和胃而滋脾門

허준, 《원본 동의보감》, 711쪽, 남산당(2014)
《동의보감》 세갑술중동 내의원교정 완영 중간(歲甲戌仲冬 內醫院校正 完營重刊) 영인본

木瓜得木之正 故入筋. 以鉛白霜塗之 則失酸味 受金之制故也.[本草] ○ 木實如瓜 良果也. 入手 足太陰經 益肺而去濕 和胃而滋脾.[入門]

| 약초 · 약재의 해설 |

KHP에 기재되었던 약재명인 목과(木瓜)는 현재 '모과'로 수정되었다. 중국에서 木瓜(목과)는 열대과일인 파파야(*Carica papaya* L.)를 가리킨다.

| 식약처 인정 약초와 약재 |

- **약초·약재의 식약처 공정서 수재** : 모과는 식품의약품안전처의 의약품 공정서인《대한민국약전외한약(생약)규격집(KHP)》에 수재되어 있다.
- **약재의 라틴어 생약명** : Chaenomelis Fructus
- **약재의 이명 또는 영명** : 목과실(木瓜實), 목과

● **식약처의 법정 기원식물과 약용부위 :** 약재 모과는 모과나무 *Chaenomeles sinensis* (Thouin) Koehne 또는 명자나무 *Chaenomeles speciosa* (Sweet) Nakai(장미과 Rosaceae)의 잘 익은 열매이다.

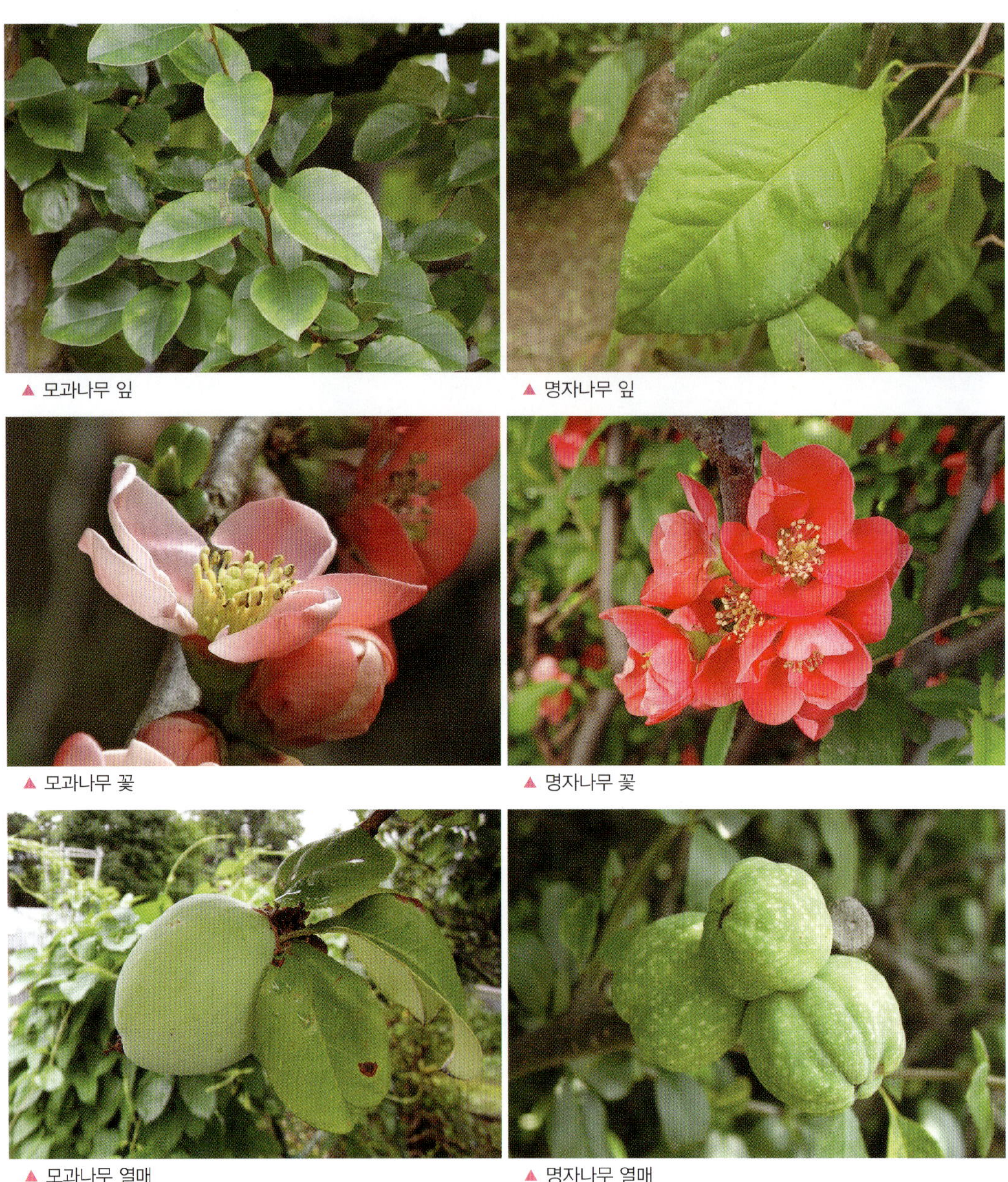

▲ 모과나무 잎　　　　　　　　　　　　　　　▲ 명자나무 잎

▲ 모과나무 꽃　　　　　　　　　　　　　　　▲ 명자나무 꽃

▲ 모과나무 열매　　　　　　　　　　　　　　▲ 명자나무 열매

- **약재의 외부 형태 :** 모과나무의 열매는 긴 원반 모양~달걀 모양 반구형이며 길이 6~10cm, 너비 30~50mm이다. 바깥면은 적갈색~적자색으로 약간의 광택이 있다.
- **약재 저장법 :** 밀폐용기(고형의 이물이 들어가는 것을 방지하고 내용의약품이 손실되지 않도록 보호할 수 있는 용기)

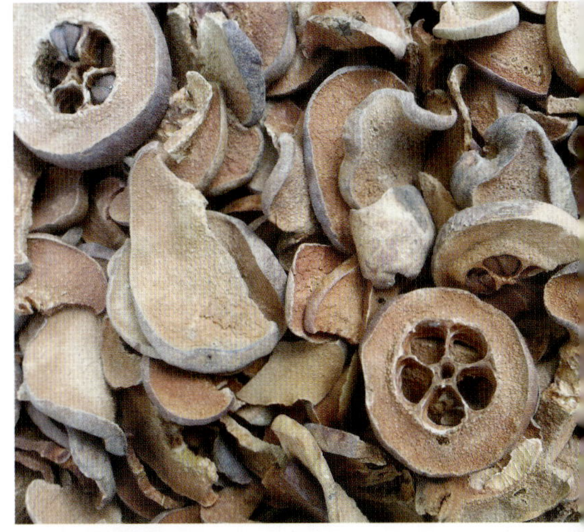
▲ 모과(약재, 절편)

| 약재의 효능 |

- **한방 효능 분류 :** 거풍습약(祛風濕藥, 저리고 아픈 것을 치료하는 약) - 서근활락약(舒筋活絡藥, 근육을 이완시키고 경락을 원활하게 하는 약)
- **한방 약미(藥味)와 약성(藥性) :** 맛은 시고 성질은 따뜻하다.

  + 한방 약미

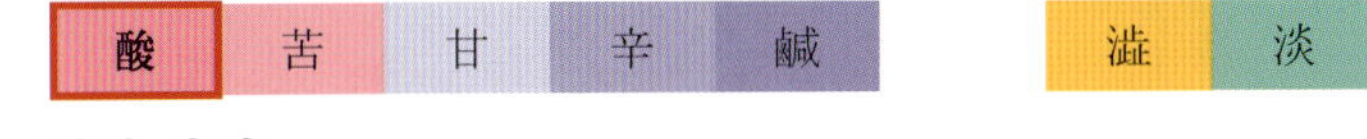

  + 한방 약성

大寒	寒	微寒	涼	平	微溫	**溫**	熱	大熱

- **한방 작용부위(귀경, 歸經) :** 모과는 주로 간장, 비장 질환에 영향을 미친다.
- **한방 효능 :** 〈모과나무〉 위장을 편안하게 하고 근육을 이완시킨다(和胃舒筋, 화위서근). 풍사(風邪)와 습사(濕邪)를 없앤다(祛風濕, 거풍습). 담(痰)을 삭이고 기침을 멎게 한다(消痰止咳, 소담지해). 〈명자나무〉 근육을 이완시키고 경락을 소통시킨다(舒筋活絡, 서근활락). 위장을 편안하게 하고 습기를 없앤다(和胃化濕, 화위화습).
- **약효 해설 :** 팔다리에 경련이 일어 당기고 아픈 증상을 치료한다. 근육을 이완시켜 혈맥과 경락이 잘 통하게 한다. 각기병, 몸이 붓는 증상, 이질에 사용한다. 소화불량에 유효하다.
- **임상응용 :** 근육경련, 관절통, 하지무력, 기침, 구토, 하리에 쓴다.

| 북한에서의 효능 | 거풍습약으로서 풍습을 없애고 위기능을 정상화하며 경련을 푼다.

| 약용법 | 열매 6~9g을 물 800mL에 넣고 달여서 반으로 나누어 아침저녁으로 마신다.

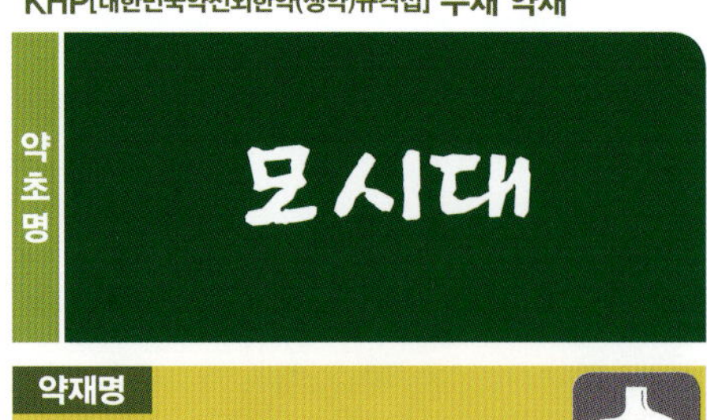

모시대

약재명

제니 薺苨

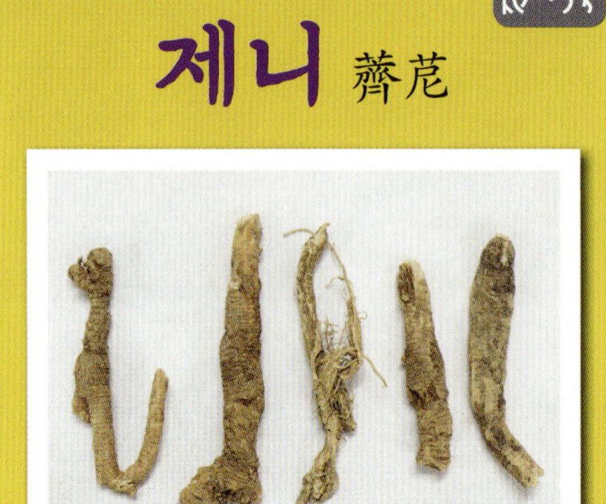

《동의보감》 탕액편에 기재된
조선시대(1610년)의 우리글 약초명

계로기

약초명 및 학명

모시대
Adenophora remotiflorus Miquel

과명

초롱꽃과

약용부위

뿌리

| 약재의 조선시대 의서(醫書) 수재 |

제니는 《동의보감》 탕액편(湯液篇)의 채소부(部)와 《방약합편》의 산초(山草)편에 수재되어 있다.

|《동의보감》 탕액편의 효능 |

제니(薺苨, 모시대 뿌리)는 성질이 차고[寒] 맛이 달며[甘] 독이 없다. 온갖 약독(藥毒)을 풀고 고독(蠱毒)을 없앤다. 뱀이나 벌레에 물린 것을 치료한다. 독화살에 맞은 데[毒箭傷, 독전상]에 붙인다. ○ 인삼과 비슷한데 잎이 작은 것이 다르다. 뿌리는 도라지와 비슷한데 가운데에 심(心)이 없는 것이 다르다. 음력 2월과 8월에 뿌리를 캐어 햇볕에 말린다.

|《동의보감》 탕액편의 원문 |

제니(薺苨) 계로기 : 性寒 味甘 無毒. 解百藥毒 殺蠱毒. 治蛇蟲咬 晉毒箭傷. ○ 似人參而葉少異. 根似桔梗 但無心爲異. 二月八月採根暴乾. ○ 處處有之 生山中. 今人採收以爲果菜. 取苗煮食 採根作脯 味甚美.[本草]

| 약초 · 약재의 해설 |

시중에는 사삼이 제니라는 이름으로 유통되는 경우가 많다. 사삼은 별개의 약재이다.[참고문헌: 3]

| 식약처 인정 약초와 약재 |

○ 약초·약재의 식약처 공정서 수재 : 제니는 식품의약품안전처의 의약품 공정서인 《대한민국약전외한약(생약)규격집(KHP)》에 수재되어 있다.

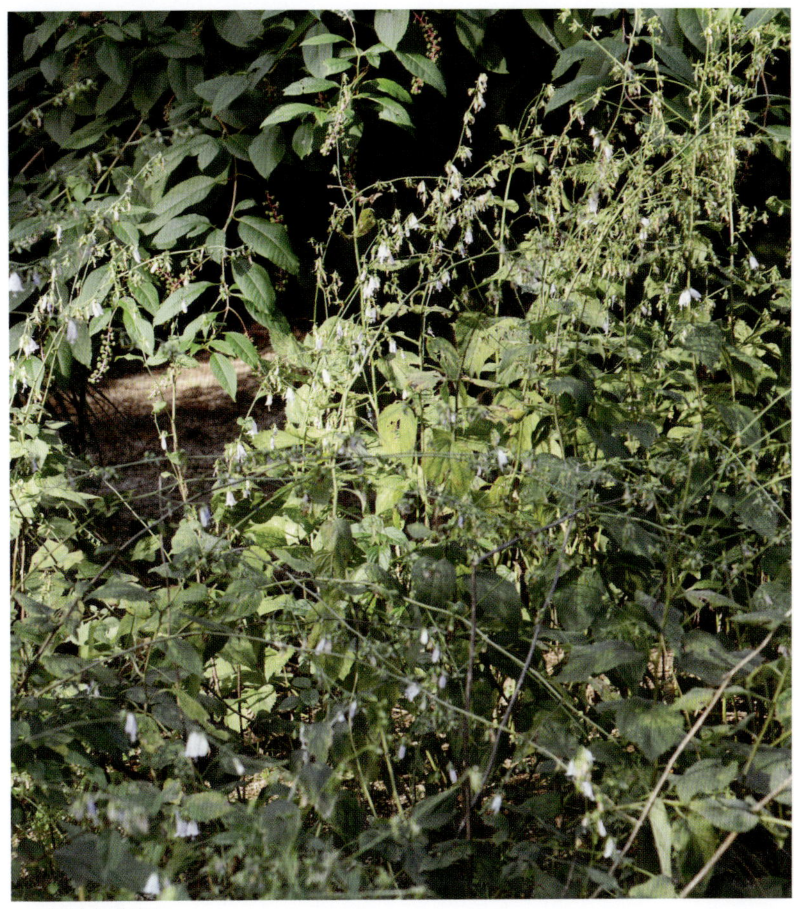

▲ 모시대 지상부

薺苨　계로기
性寒味甘無毒解百藥毒殺蠱毒治蛇虫咬醫毒箭傷○似人參而葉少異根似桔梗但無心爲異二月八月採根暴乾○處處有之生山中今人採苗煮食採根作脯味甚美韓

허준, 《원본 동의보감》, 717쪽, 남산당(2014)
《동의보감》 세갑술중동 내의원교정 완영중간(歲甲戌仲冬 內醫院校正 完營重刊) 영인본

- **약재의 라틴어 생약명 :** Adenophorae Remotiflori Radix
- **식약처의 법정 기원식물과 약용부위 :** 약재 제니는 모시대 *Adenophora remotiflorus* Miquel(초롱꽃과 Campanulaceae)의 뿌리이다.
- **약재의 외부 형태 :** 이 약은 뿌리로 원기둥 모양이며 윗부분에는 조밀한 가로무늬가 있고 아래로 내려감에 따라 현저하지 않다. 바깥면은 황백색~갈색이며 밑으로 가면서 잔뿌리가 붙어 있다.
- **약재 저장법 :** 밀폐용기(고형의 이물이 들어가는 것을 방지하고 내용의약품이 손실되지 않도록 보호할 수 있는 용기)

| 약재의 효능 |

○ **한방 약미(藥味)와 약성(藥性)** : 맛은 달고 성질은 차다.

+ 한방 약미

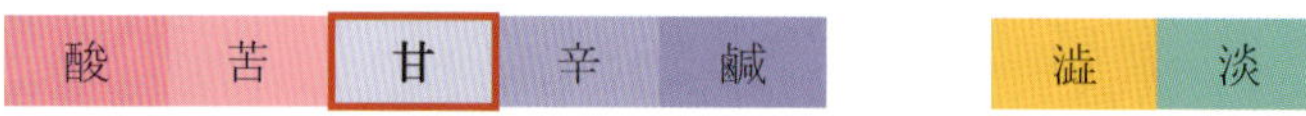

+ 한방 약성

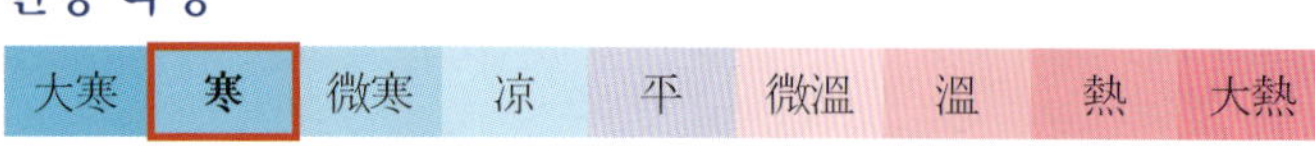

○ **한방 작용부위(귀경, 歸經)** : 제니는 주로 폐, 비장 질환에 영향을 미친다.

○ **한방 효능** : 건조한 것을 촉촉하게 하여 가래를 없앤다(潤燥化痰, 윤조화담). 열독(熱毒)을

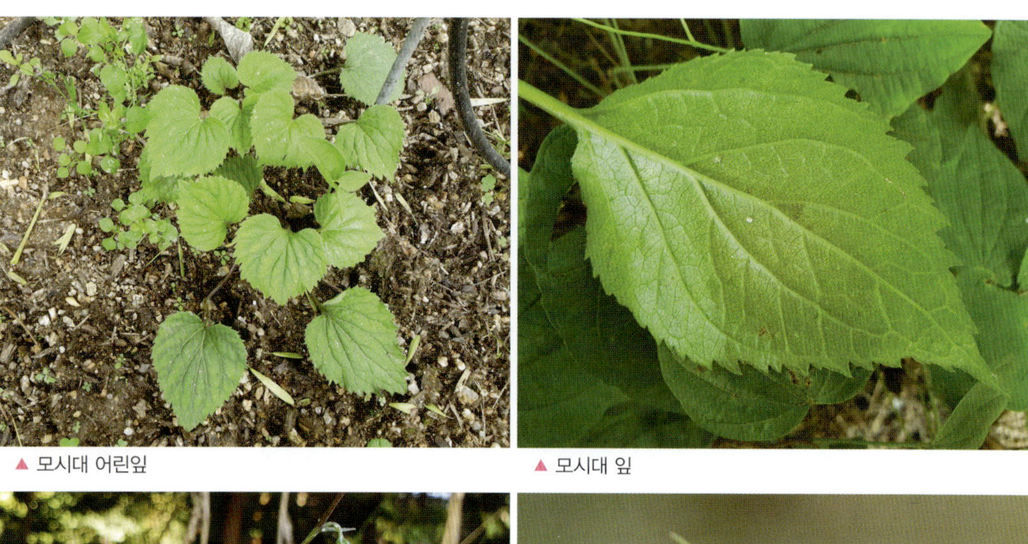

▲ 모시대 어린잎

▲ 모시대 잎

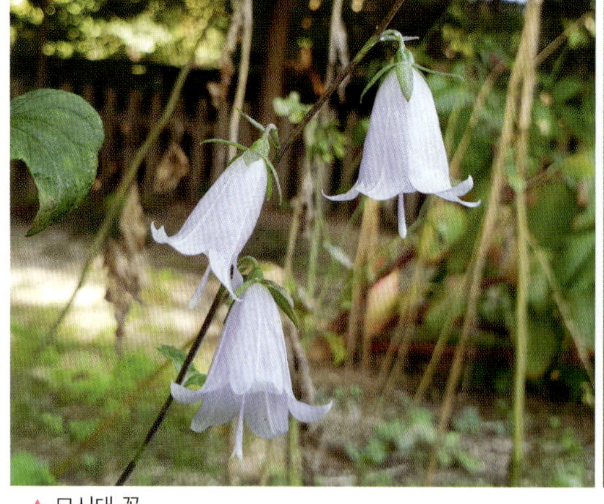

▲ 모시대 꽃

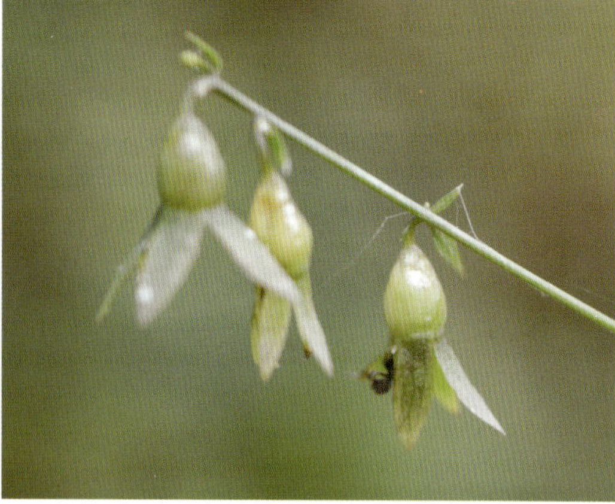

▲ 모시대 열매

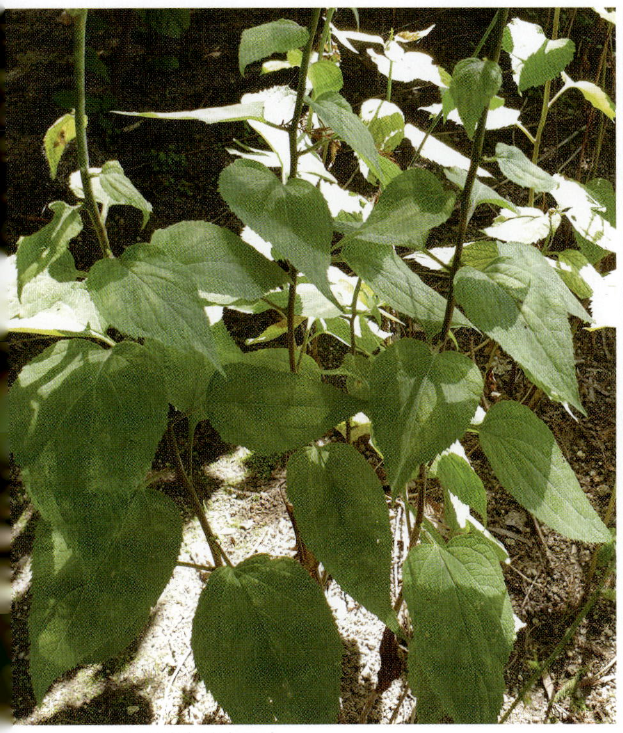

▲ 모시대 잎과 줄기

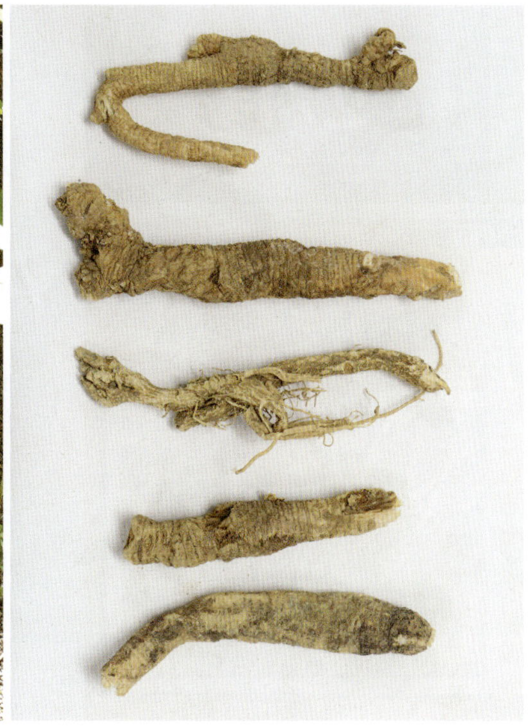

▲ 제니(약재, 전형)

해소한다(淸熱解毒, 청열해독).

○ **약효 해설** : 폐의 진액 부족으로 생긴 기침에 유효하다. 목 안이 붓고 아픈 증상을 치료한다. 약물 중독에 사용한다.

| **북한에서의 효능** | 진해평천약으로서 가래를 삭이고 기침을 멈추며 갈증을 멈추고 독을 푼다.

| **약용법** | 뿌리 5~10g을 물 800mL에 넣고 달여서 반으로 나누어 아침저녁으로 마신다. 외용할 때는 적당량을 짓찧어서 환부에 붙인다.

모시풀

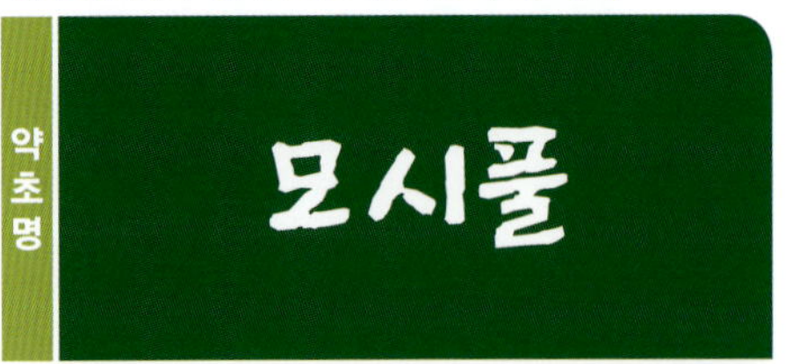

저마근 苧麻根

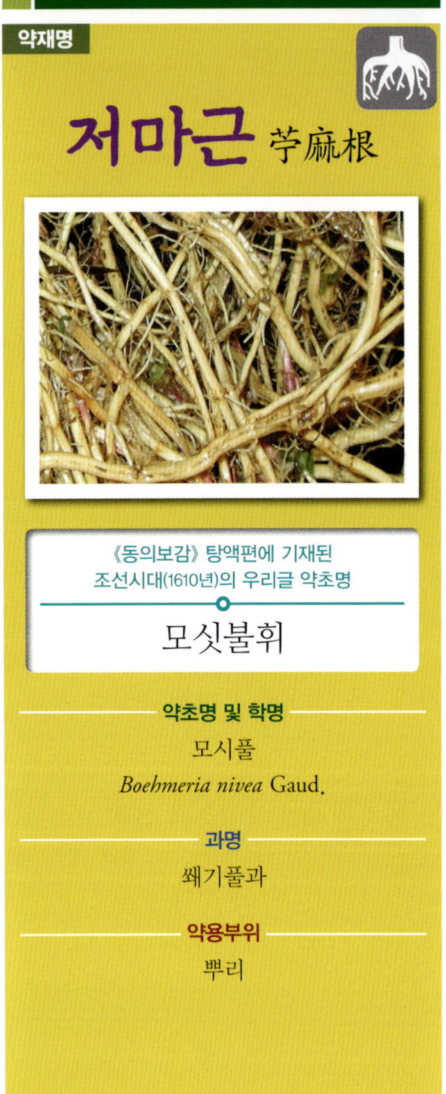

《동의보감》 탕액편에 기재된
조선시대(1610년)의 우리글 약초명

모싯불휘

약초명 및 학명

모시풀
Boehmeria nivea Gaud.

과명

쐐기풀과

약용부위

뿌리

| 약재의 조선시대 의서(醫書) 수재 |

저마근은 《동의보감》 탕액편(湯液篇)의 풀부 (部)와 《방약합편》의 습초(濕草)편에 수재되어 있다.

|《동의보감》 탕액편의 효능 |

저근(苧根, 모시풀 뿌리)의 성질은 차고[寒](보통 이다[平]고도 한다) 맛은 달며[甘] 독이 없다. 소아의 단독[赤丹], 독성이 있는 종기[毒腫], 임신 중 하혈하는 것, 출산 전후에 가슴에 열이 있어서 답답한 것을 낫게 한다. 오림(五淋)을 없앤다. 유행성 열병으로 몹시 갈증이 나고 미쳐 날뛰는 것, 독약을 묻힌 화살에 의한 상처, 뱀, 벌레에 물린 것을 치료한다[본초]. ○ 즉 요즘 천을 짜는 모시의 뿌리[苧根, 저근]이다. 음(陰)을 보(補)하고 몰린 혈이 막힌 것을 돌게 한다[단심].

|《동의보감》 탕액편의 원문 |

저근(苧根) 모싯불휘 : 性寒[一云平] 味甘 無毒. 主小兒赤丹毒腫 婦人漏胎下血 産前後心熱煩悶. 除五淋 療天行熱疾 大渴大狂 署毒箭 蛇蟲咬.[本草] ○ 卽今績布之苧根也. 補陰 行滯血.[丹心]

| 식약처 인정 약초와 약재 |

○ **약초·약재의 식약처 공정서 수재** : 저마근은 식품의약품안전처의 의약품 공정서인 《대한민국약전외한약(생약)규격집(KHP)》에 수재되어 있다.

○ **약재의 라틴어 생약명** : Boehmeriae Radix

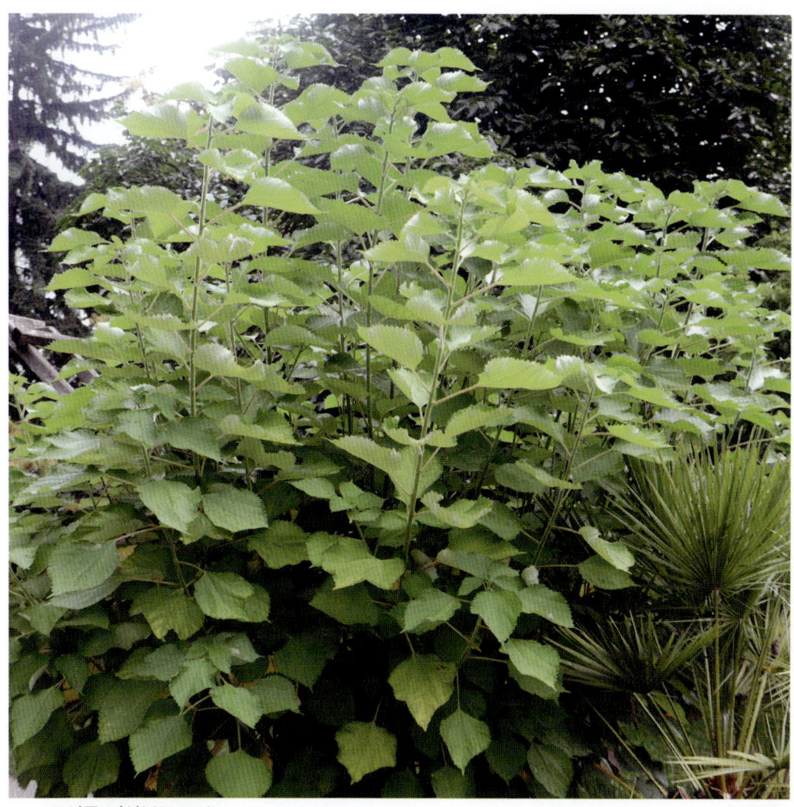

▲ 모시풀 지상부(스위스)

허준, 《원본 동의보감》,
735쪽, 남산당(2014)
《동의보감》 세갑술중동 내의
원교정 완영중간(歲甲戌仲冬
內醫院校正 完營重刊) 영인본

● **약재의 이명 또는 영명** : 저근(苧根), 저마(苧麻)

● **식약처의 법정 기원식물과 약용부위** : 약재 저마근은 모시풀
  Boehmeria nivea Gaud.(쐐기풀과 Urticaceae)의 뿌리이다.

● **약재의 외부 형태** : 이 약은 뿌리로 불규칙한 원기둥 모양이고 약간 구부러져 있다. 바깥
  면은 회갈색이고 매우 거칠며 세로 주름과 가로로 긴 껍질눈이 있다.

● **약재 저장법** : 밀폐용기(고형의 이물이 들어가는 것을 방지하고 내용의약품이 손실되지 않도록
  보호할 수 있는 용기)

| 약재의 효능 |

● **한방 효능 분류** : 지혈약(止血藥, 출혈을 멈추는 약) - 양혈지혈약(凉血止血藥, 혈열을 식히고
  지혈하는 약)

● **한방 약미(藥味)와 약성(藥性)** : 맛은 달고 성질은 차다.

+ 한방 약미

| 酸 | 苦 | **甘** | 辛 | 鹹 | | 澁 | 淡 |

+ 한방 약성

| 大寒 | **寒** | 微寒 | 凉 | 平 | 微溫 | 溫 | 熱 | 大熱 |

● **한방 작용부위(귀경, 歸經)** : 저마근은 주로 간장, 심장, 방광 질환에 영향을 미친다.

● **한방 효능** : 혈열(血熱)을 식히고 지혈한다(凉血止血, 양혈지혈). 열기를 식히고 태아를 안정시킨다(淸熱安胎, 청열안태). 소변을 잘 나오게 한다(利尿, 이뇨). 독성을 없앤다(解毒, 해독).

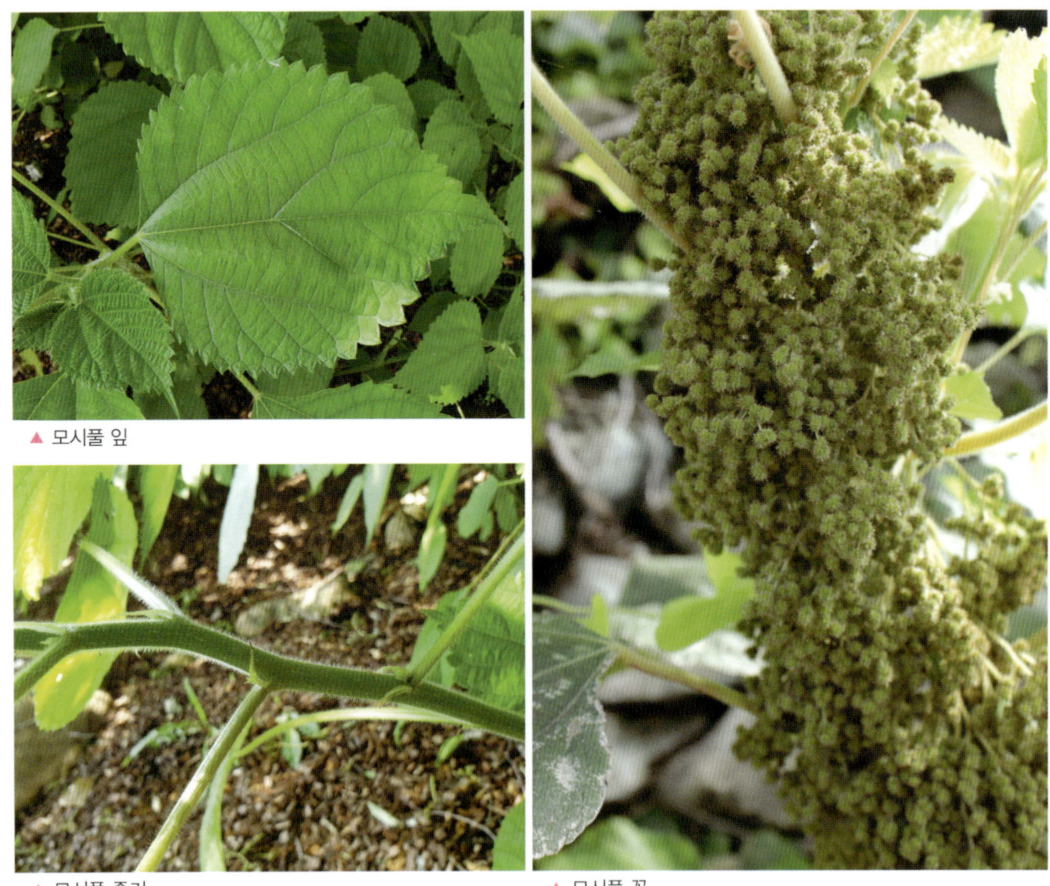

▲ 모시풀 잎

▲ 모시풀 줄기

▲ 모시풀 꽃

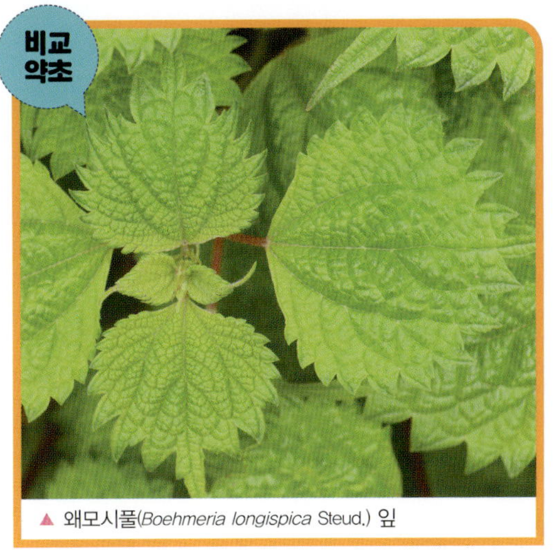

▲ 왜모시풀(*Boehmeria longispica* Steud.) 잎

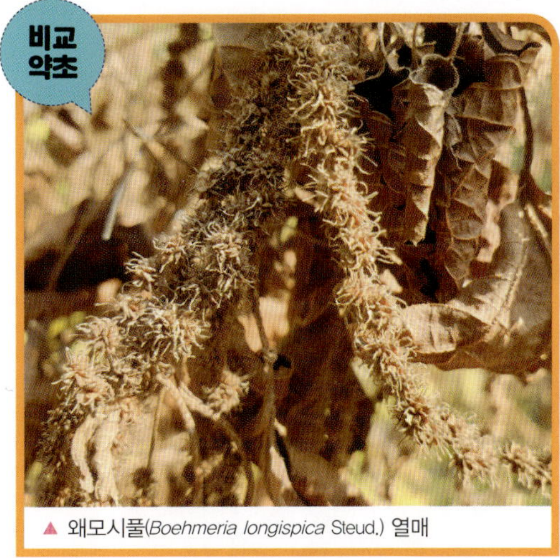

▲ 왜모시풀(*Boehmeria longispica* Steud.) 열매

- **약효 해설 :** 혈변(血便), 토혈, 각혈에 쓰인다. 여성의 부정기 자궁출혈에 사용한다. 임신 중에 태아가 빈번하게 움직여서 배가 아프고 당기는 느낌이 있으며 심하면 질에서 약간의 출혈이 나는 증상 치료에 도움이 된다.

- **임상응용 :** 토혈, 혈뇨, 태동불안(胎動不安), 하혈, 배뇨곤란, 배뇨통, 피부 화농증에 쓴다.

| **약용법** | 뿌리 5~30g을 물 800mL에 넣고 달여서 반으로 나누어 아침

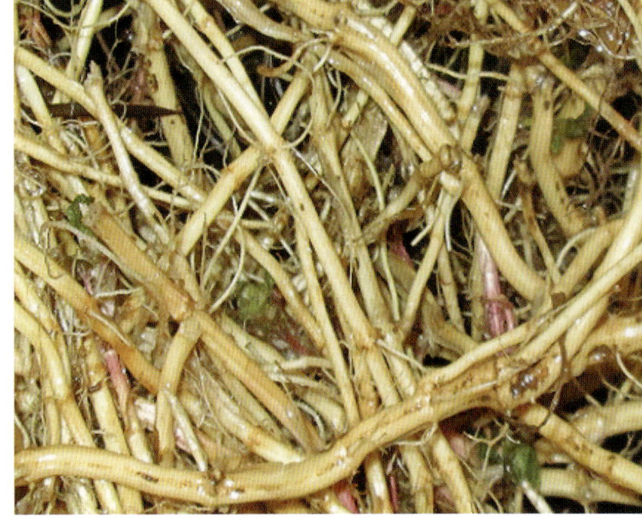

▲ 모시풀 뿌리(채취품)

저녁으로 마신다. 외용할 때는 신선한 재료 적당량을 짓찧어서 환부에 붙인다.

약초명

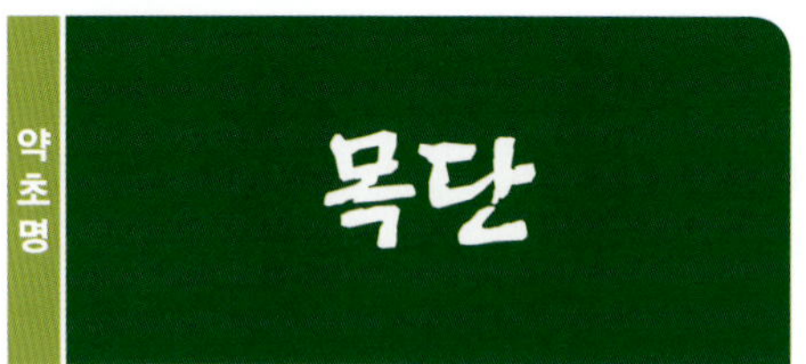

약재명

목단피 牡丹皮

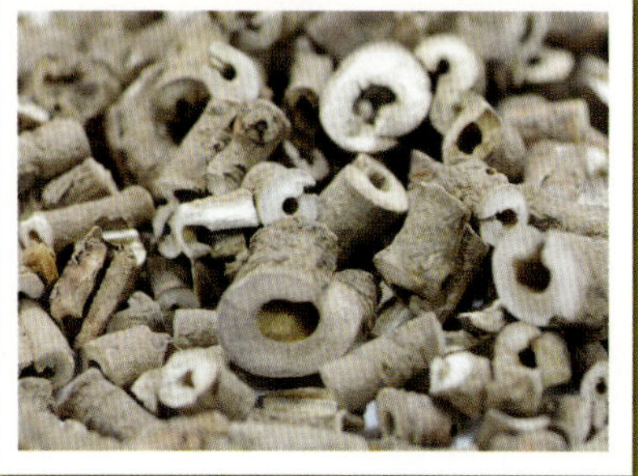

《동의보감》 탕액편에 기재된
조선시대(1610년)의 우리글 약초명

모란씃불휘겁질

약초명 및 학명
목단
Paeonia suffruticosa Andrews

과명
작약과

약용부위
뿌리껍질

| 약재의 조선시대 의서(醫書) 수재 |

목단피는 《동의보감》 탕액편(湯液篇)의 풀부 (部)와 《방약합편》의 관목(灌木)편에 수재되어 있다.

|《동의보감》 탕액편의 효능 |

목단(牡丹, 모란 뿌리껍질)의 성질은 약간 차며 [微寒] 맛은 맵고[辛] 쓰며[苦] 독이 없다. 배 속 에 생긴 덩어리와 어혈(瘀血)을 없앤다. 여자 의 월경이 나오지 않는 것, 피가 몰린 것, 요통 (腰痛)을 낫게 한다. 유산시키고 태반을 나오게 한다. 산후의 모든 혈병(血病)과 기병(氣病), 옹 창(癰瘡)을 낫게 한다. 고름을 빼내고 타박상의 어혈을 풀어준다. ○ 즉 모란꽃의 뿌리이다. 산에서 자란다. 꽃이 홑잎인 것이 좋다. 음력 2월, 8월에 뿌리를 채취하여 구리칼로 쪼개서 심을 버린 후 그늘에서 말린다[본초].

|《동의보감》 탕액편의 원문 |

목단(牡丹) 모란씃불휘겁질 : 性微寒 味辛苦 無 毒. 除癥堅瘀血. 治女子經脈不通 血瀝腰痛 落胎 下胞衣. 産後一切血氣 療癰瘡 排膿 消 撲損瘀血. ○ 卽牧丹花根也. 生山中 單葉者 佳. 二月八月採根 銅刀劈去骨 陰乾.[本草] ○ 入足少陰‧手厥陰 治無汗之骨蒸 能瀉陰中之 火. 酒拌蒸用 白者補 赤者利.[入門]

| 약초 · 약재의 해설 |

'丹'은 '단' 또는 '란'으로 읽을 수 있지만, '牡'는 '모'라고 읽을 뿐 '목'으로 발음되는 일이 없다. 또한 본 기원식물의 이름도 '모란(牡丹)'이므로

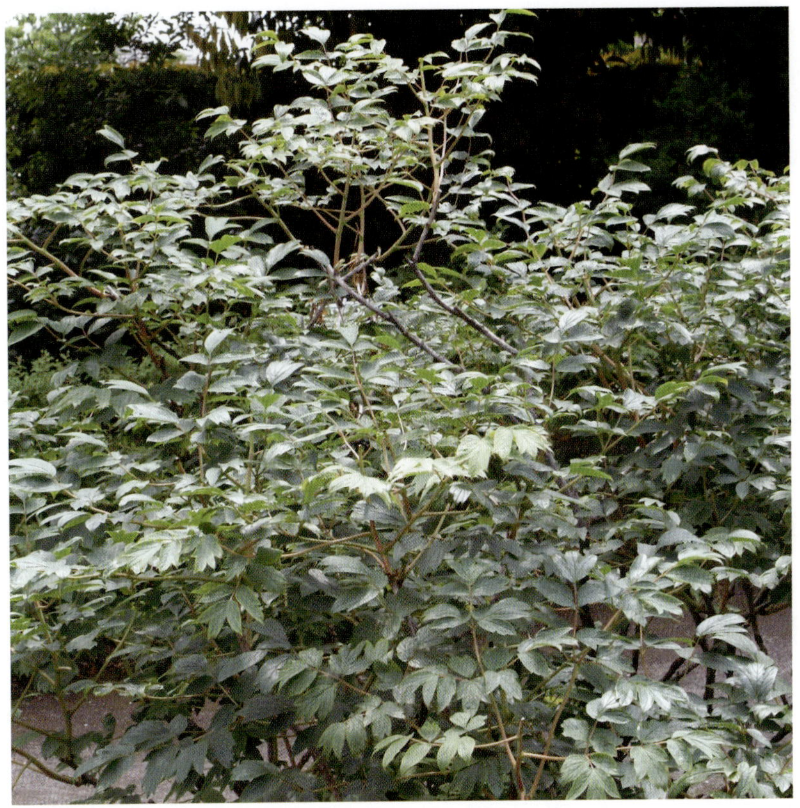

▲ 목단 나무모양

허준, 《원본 동의보감》,
731쪽, 남산당(2014)
《동의보감》 세갑술중동 내의
원교정 완영중간(歲甲戌仲冬
內醫院校正 完營重刊) 영인본

牡丹皮 또한 '모란피'로 읽는 것이 옳다. 다만, 조선시대의 문헌에서
牡丹皮를 '牧丹皮'로 바꾸어 기재한 사례가 많은데, 이 경우에만 '목
단피'로 읽는 것이 타당하다.[참고문헌: 23]

| 식약처 인정 약초와 약재 |

○ **약초·약재의 식약처 공정서 수재** : 목단피는 식품의약품안전처의 의약품 공정서인 《대한
  민국약전(KP)》에 수재되어 있다.

○ **약재의 라틴어 생약명** : Moutan Radicis Cortex

○ **약재의 이명 또는 영명** : Moutan Root Bark

○ **식약처의 법정 기원식물과 약용부위** : 약재 목단피는 목단 *Paeonia suffruticosa* Andrews(작약
  과 Paeoniaceae)의 뿌리껍질이다.

○ **약재의 외부 형태 :** 이 약은 뿌리껍질로 원통 모양~반원통 모양이며 세로로 쪼개서 벌려 놓으면 안으로 약간 굽어 있거나 길게 벌어져 있다. 바깥면은 회갈색 또는 황갈색이고, 가로로 긴 껍질눈 및 가는뿌리의 자국이 많이 있다.

○ **약재 저장법 :** 밀폐용기(고형의 이물이 들어가는 것을 방지하고 내용의약품이 손실되지 않도록 보호할 수 있는 용기)

| 약재의 효능 |

○ **한방 효능 분류 :** 청열약(淸熱藥, 열을 식히는 약) - 청열양혈약[淸熱凉血藥, (출혈을 일으키는) 혈열을 식히는 약]

○ **한방 약미(藥味)와 약성(藥性) :** 맛은 쓰고 매우며 성질은 약간 차다.

+ 한방 약미

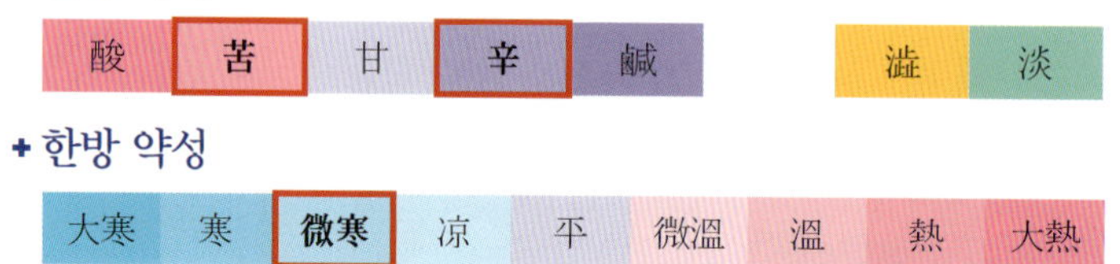

+ 한방 약성

○ **한방 작용부위(귀경, 歸經) :** 목단피는 주로 심장, 간장, 신장 질환에 영향을 미친다.

○ **한방 효능 :** 열기로 인한 혈열(血熱)을 식힌다(淸熱凉血, 청열양혈). 혈액순환을 촉진하고

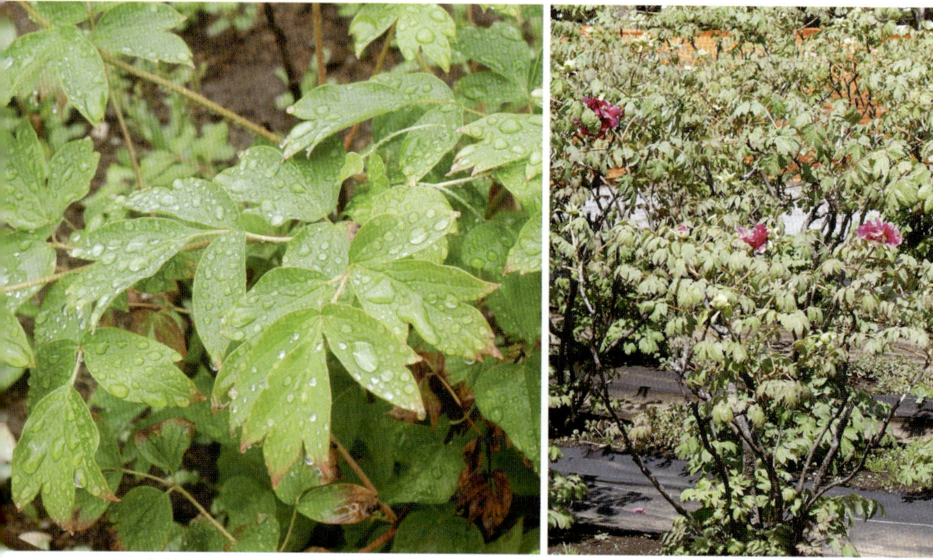

▲ 목단 잎　　　　　　　　　▲ 목단 재배지

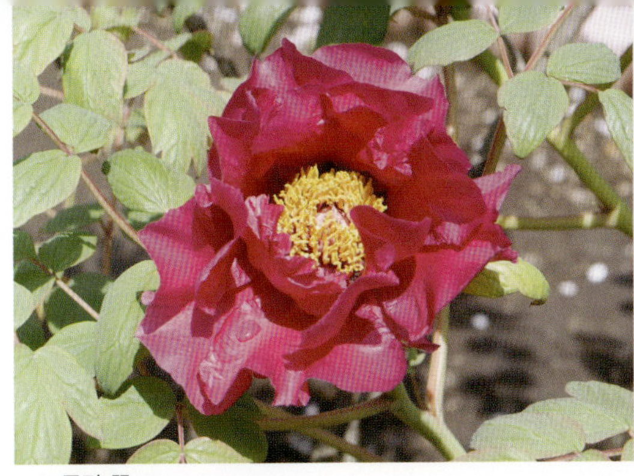
▲ 목단 꽃

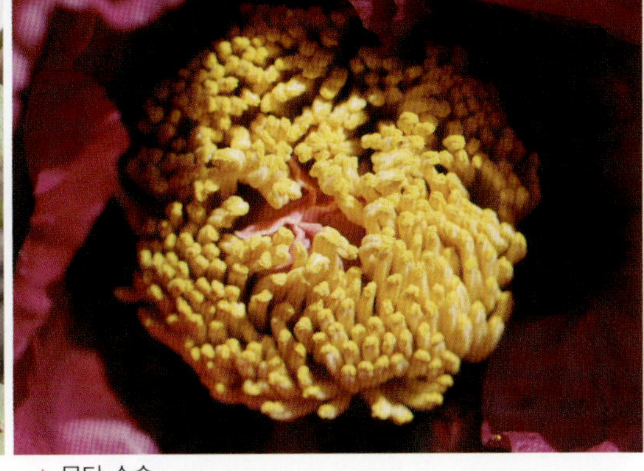
▲ 목단 수술

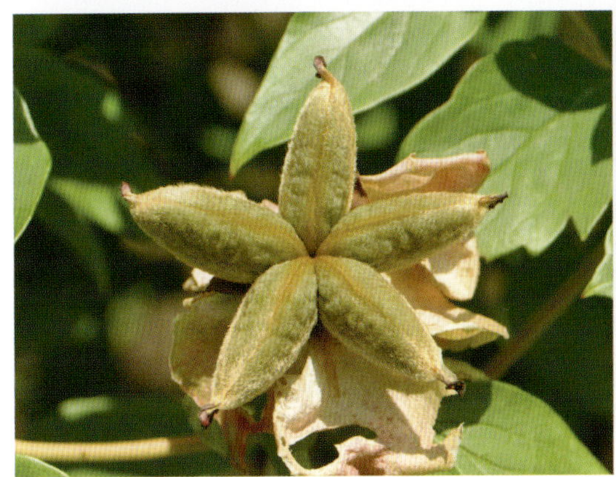
▲ 목단 열매

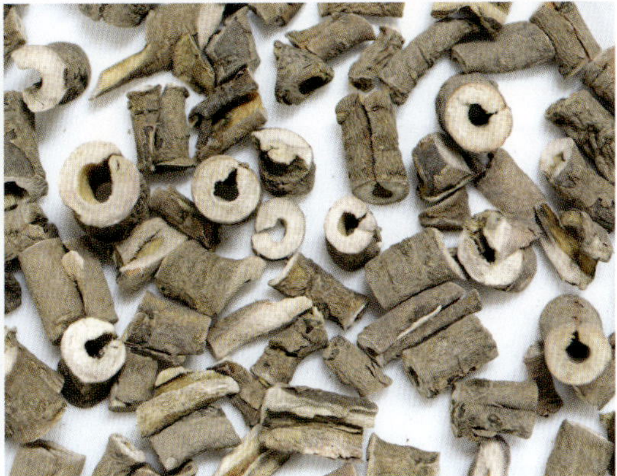
▲ 목단피(약재, 절편)

어혈(瘀血)을 없앤다(活血化瘀, 활혈화어).

○ **약효 해설 :** 땀이 나지 않고 뼈에서 열이 나는 증상을 치료한다. 밤에 열이 나고 아침에 추위를 타는 증상을 낫게 한다. 타박상에 사용한다. 토혈, 코피, 혈변(血便) 증상을 멎게 한다. 진경, 통경, 소염의 약리작용이 있다.

○ **임상응용 :** 두통, 복통, 토혈, 산부인과 질환, 월경불순, 눈 충혈, 구갈, 피부 화농증에 쓴다.

| **북한에서의 효능** | 청열량혈약으로서 열을 내리우고 혈열을 없애며 피순환을 돕고 어혈을 없애며 고름을 뺀다.

| **약용법** | 뿌리껍질 6~12g을 물 800mL에 넣고 달여서 반으로 나누어 아침저녁으로 마신다.

| **주의사항** | 임신부에게는 쓰지 않는다.

약초명

목련, 백목련, 무당목련

약재명

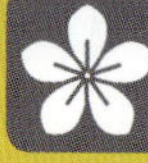

신이 辛夷

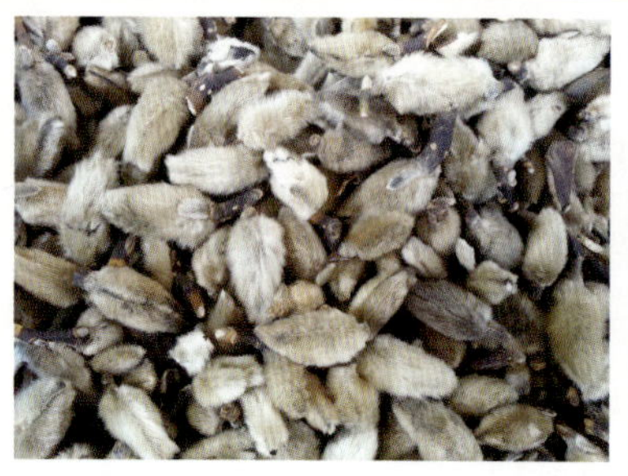

《동의보감》 탕액편에 기재된
조선시대(1610년)의 우리글 약초명

붇곳

약초명 및 학명

목련
Magnolia kobus De Candolle
백목련
Magnolia denudata Desrousseaux
무당목련
Magnolia sprengeri Pampanini

과명

목련과

약용부위

꽃봉오리

| 약재의 조선시대 의서(醫書) 수재 |

신이는 《동의보감》 탕액편(湯液篇)의 나무부(部)와 《방약합편》의 향목(香木, 향나무)편에 수재되어 있다.

| 《동의보감》 탕액편의 효능 |

신이(辛夷, 목련, 백목련, 무당목련 꽃봉오리)의 성질은 따뜻하며[溫] 맛은 맵고[辛] 독이 없다. 풍으로 머리가 아픈 것과 얼굴 기미에 주로 쓴다. 코 막힌 것을 뚫어 콧물이 나오게 한다. 얼굴이 부으면서 치아까지 당기며 아픈 것을 치료한다. 눈을 밝게 하며 머리카락과 수염을 나게 한다. 기름을 만들어 얼굴에 바르면 광택이 난다. ○ 음력 정월과 2월에 꽃이 피는데 털이 작은 복숭아 같다. 자주색을 띤 흰색으로 꽃 피기 전에 따야 한다. 활짝 핀 것은 약효가 떨어진다.

| 《동의보감》 탕액편의 원문 |

신이(辛夷) 붇곳 : 性溫 味辛 無毒. 主風頭腦痛 面䵟. 通鼻塞涕出. 治面腫引齒痛 明目 生鬚髮. 作面脂 生光澤. ○ 正月二月生花 似着毛小桃子. 色白帶紫 當未拆時取之 已開者劣. ○ 北方地寒 二月開花 呼爲木筆 南方地煖 正月開花 呼爲迎春. ○ 用時 去心及外毛苞用之.[本草]

| 식약처 인정 약초와 약재 |

○ **약초·약재의 식약처 공정서 수재** : 신이는 식품의약품안전처의 의약품 공정서인 《대한민국약전외한약(생약)규격집(KHP)》에 수재되어

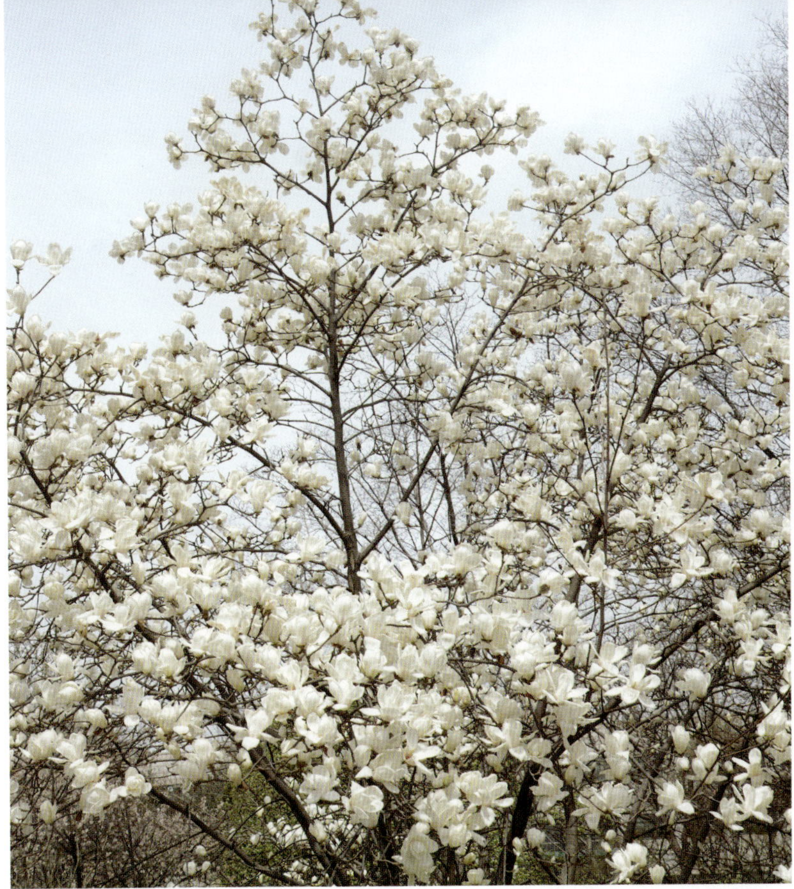

▲ 백목련 나무모양

있다.

- **약재의 라틴어 생약명** : Magnoliae Flos
- **약재의 이명 또는 영명** : 목필화(木筆花), Magnolia Bud
- **식약처의 법정 기원식물과 약용부위** : 약재 신이는 망춘화 *Magnolia biondii* Pampanini, 백목련 *Magnolia denudata* Desrousseaux, 목련 *Magnolia kobus* De Candolle 및 무당목련 *Magnolia sprengeri* Pampanini(목련과 Magnoliaceae)의 꽃봉오리이다.
- **약재의 외부 형태** : 목련의 꽃봉오리는 끝쪽이 약간 뾰족한 털붓[毛筆]의 붓털 비슷한 달걀 모양~방추형을 이룬다. 바깥면은 황백색~녹갈색의 부드럽고 윤이 있는 5mm가량의 털이 밀생한다.
- **약재 저장법** : 밀폐용기(고형의 이물이 들어가는 것을 방지하고 내용의약품이 손실되지 않도록 보호할 수 있는 용기)

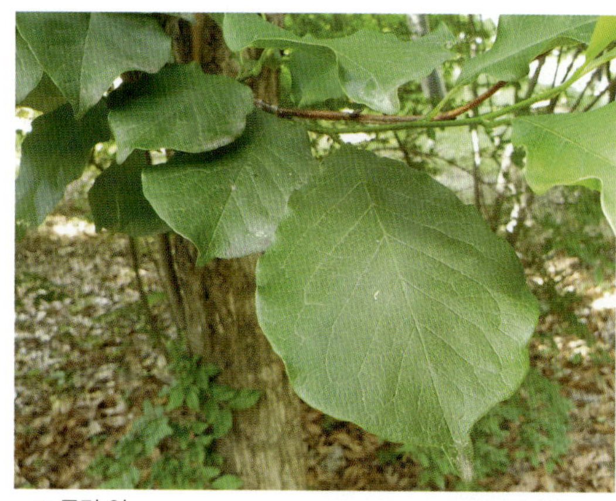

▲ 목련 잎

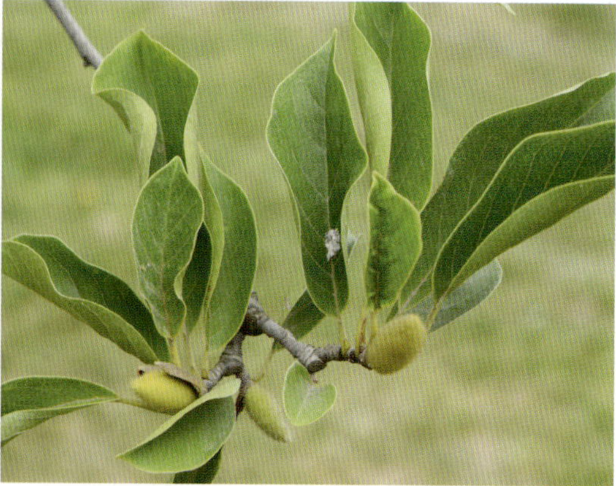

▲ 무당목련 잎(중국)

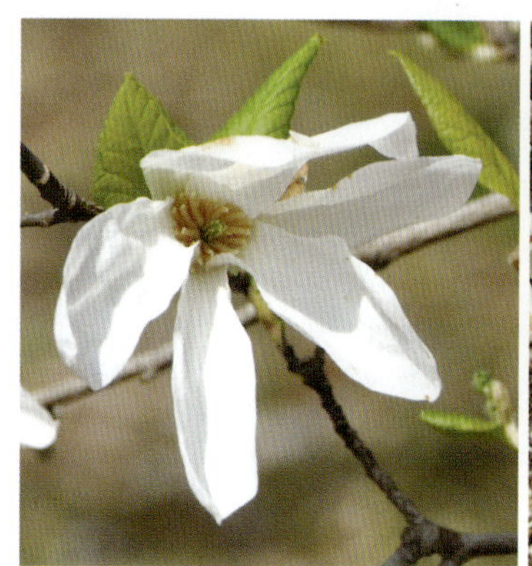

▲ 목련 꽃

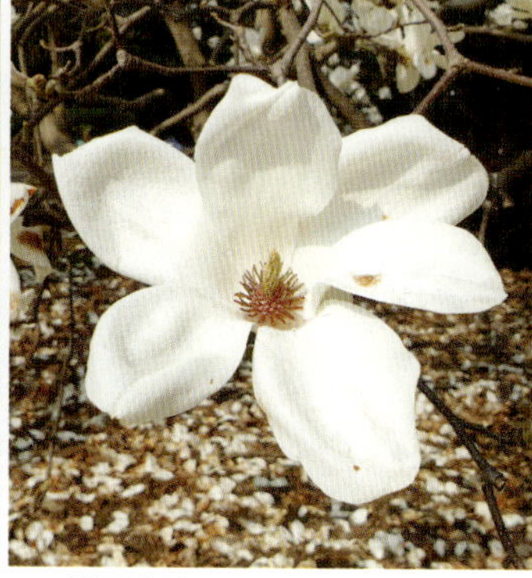

▲ 백목련 꽃

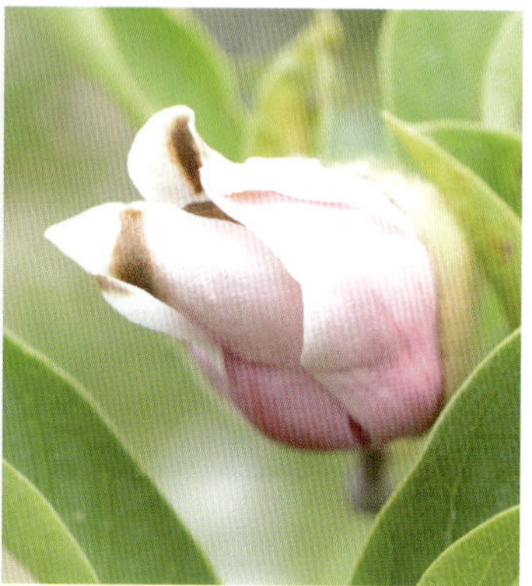

▲ 무당목련 꽃(중국)

| 약재의 효능 |

● **한방 효능 분류 :** 해표약[解表藥, (땀을 내어) 체표를 풀어주는 약] - 발산풍한약(發散風寒藥, 체표에 머물러 있는 차가운 기운을 발산시키는 약)

● **한방 약미(藥味)와 약성(藥性) :** 맛은 맵고 성질은 따뜻하다.

+ 한방 약미

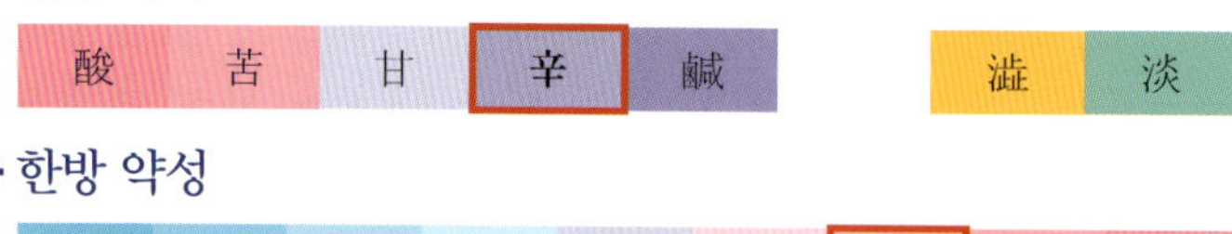

| 酸 | 苦 | 甘 | **辛** | 鹹 | | 澁 | 淡 |

+ 한방 약성

| 大寒 | 寒 | 微寒 | 涼 | 平 | 微溫 | **溫** | 熱 | 大熱 |

● **한방 작용부위(귀경, 歸經) :** 신이는 주로 폐, 위장 질환에 영향을 미친다.

240

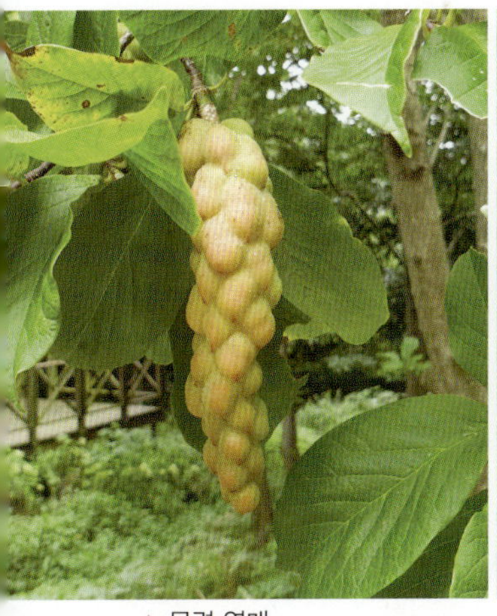

▲ 목련 열매

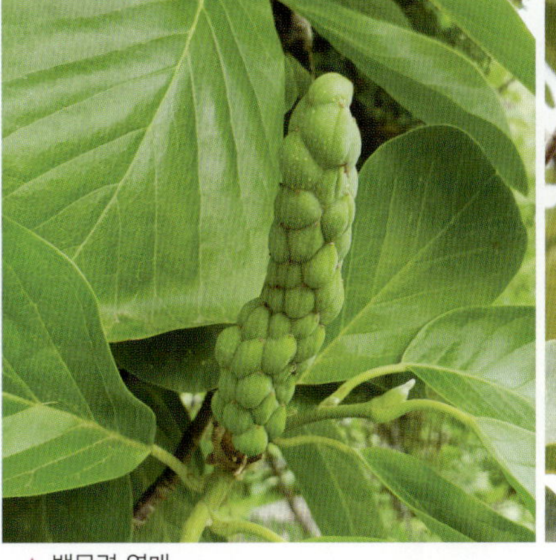

▲ 백목련 열매

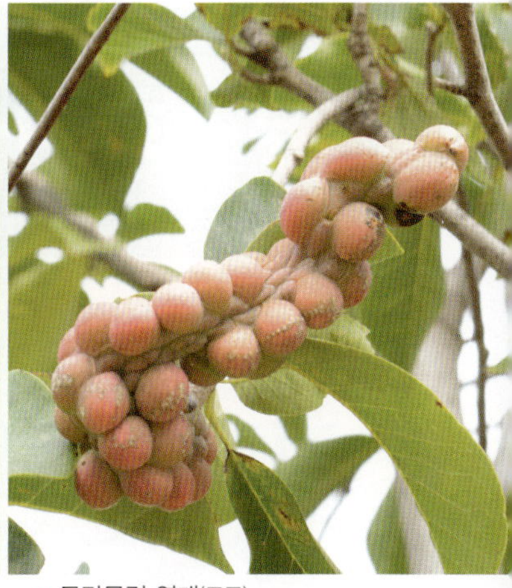

▲ 무당목련 열매(중국)

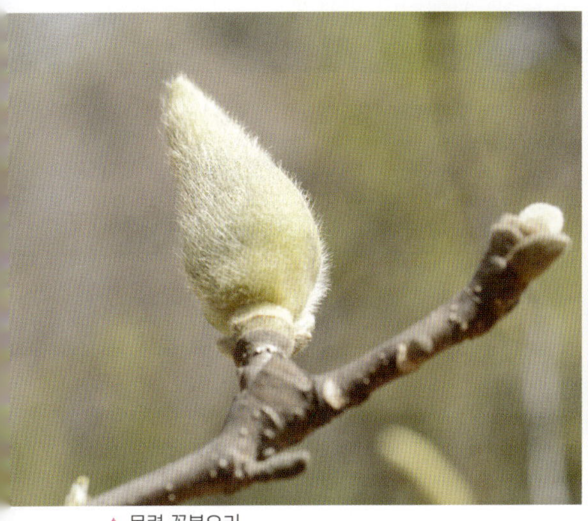

▲ 목련 꽃봉오리

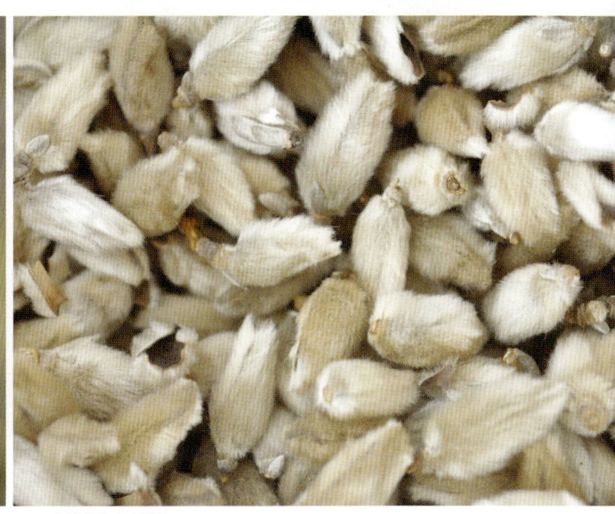

▲ 신이(약재, 전형)

● **한방 효능** : 풍한(風寒)을 없앤다(散風寒, 산풍한). 코가 막힌 것을 잘 통하게 한다(通鼻竅, 통비규).

● **약효 해설** : 축농증, 코막힘을 치료한다. 두통, 치통을 없애준다.

● **임상응용** : 두통, 비염, 코막힘, 축농증에 쓴다.

| **약용법** | 꽃봉오리 3~10g을 거즈에 싸서 물 800mL에 넣고 달여서 반으로 나누어 아침 저녁으로 마신다.

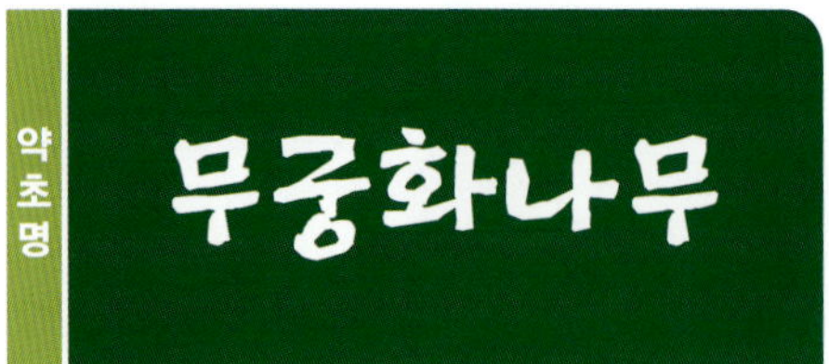

약초명

무궁화나무

약재명

목근피 木槿皮

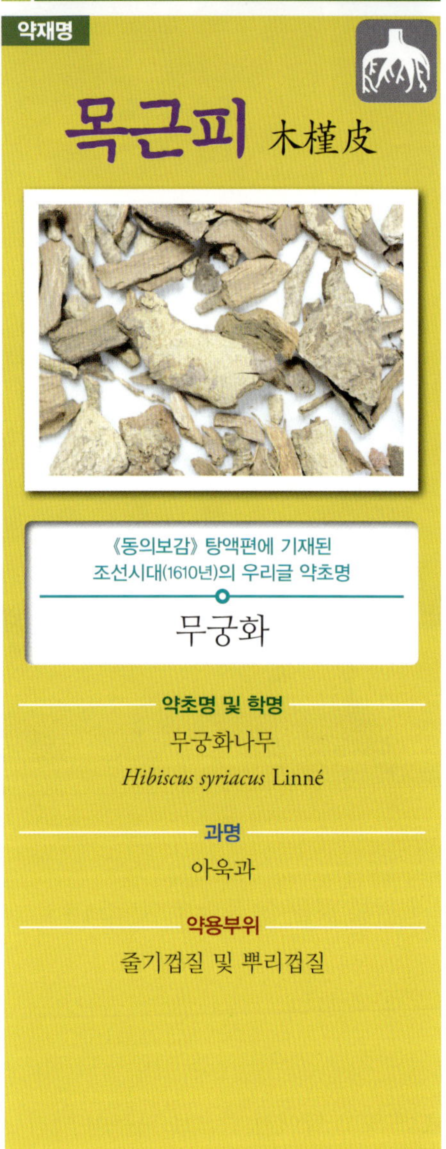

《동의보감》 탕액편에 기재된
조선시대(1610년)의 우리글 약초명

무궁화

약초명 및 학명

무궁화나무
Hibiscus syriacus Linné

과명

아욱과

약용부위

줄기껍질 및 뿌리껍질

| 약재의 조선시대 의서(醫書) 수재 |

목근피는 《동의보감》 탕액편(湯液篇)의 나무부(部)에 수재되어 있다.

|《동의보감》 탕액편의 효능 |

목근(木槿, 무궁화나무 줄기껍질 및 뿌리껍질)의 성질은 보통이며[平] 독이 없다. 치질[腸風, 장풍]로 피를 쏟는 것과 이질을 앓은 뒤에 목마른 것을 멈춘다. ○ 곳곳에 있다. 달여 먹으면 잠을 잘 자게 한다. 아무 때나 채취한다[본초].

|《동의보감》 탕액편의 원문 |

목근(木槿) 무궁화 : 性平 無毒. 止腸風瀉血 及痢後渴. ○ 處處有之. 作飮服 令人得睡. 採無時. [本草]

| 식약처 인정 약초와 약재 |

○ **약초·약재의 식약처 공정서 수재** : 목근피는 식품의약품안전처의 의약품 공정서인《대한민국약전외한약(생약)규격집(KHP)》에 수재되어 있다.

○ **약재의 라틴어 생약명** : Hibisci Cortex

○ **약재의 이명 또는 영명** : 천근피(川槿皮), Hybiscus Bark

○ **식약처의 법정 기원식물과 약용부위** : 약재 목근피는 무궁화나무 *Hibiscus syriacus* Linné(아욱과 Malvaceae)의 줄기껍질 및 뿌리껍질이다.

○ **약재의 외부 형태** : 이 약은 줄기껍질 및 뿌리껍질로 원통 또는 반원통 모양이다. 바깥면은 거칠며 세로 주름이 많고 작은 돌기가 나 있다.

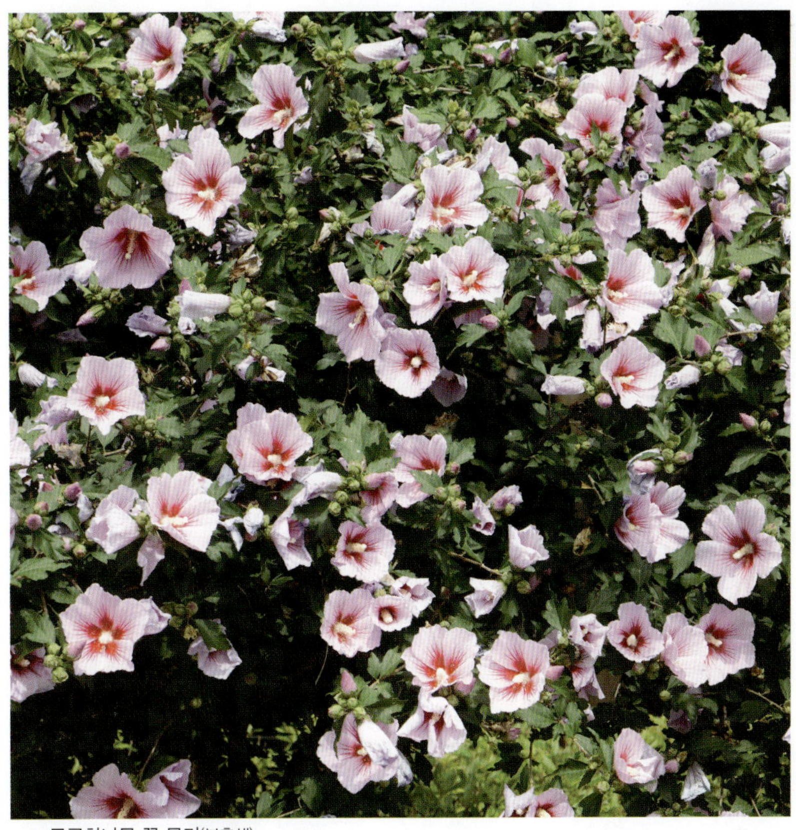
▲ 무궁화나무 꽃 무리(분홍색)

木槿
○무궁화성
○處處有之
作欲服令人得睡採無時

허준, 《원본 동의보감》,
747쪽, 남산당(2014)
《동의보감》 세갑술중동 내의
원교정 완영중간(歲甲戌仲冬
內醫院校正 完營重刊) 영인본

○ **약재 저장법 :** 밀폐용기(고형의 이물이 들어가는 것을 방지하고 내용의 약품이 손실되지 않도록 보호할 수 있는 용기)

| 약재의 효능 |

○ **한방 약미(藥味)와 약성(藥性) :** 맛은 달고 쓰며 성질은 약간 차다.

+ 한방 약미

酸	苦	甘	辛	鹹	澁	淡

+ 한방 약성

大寒	寒	微寒	凉	平	微溫	溫	熱	大熱

○ **한방 작용부위(귀경, 歸經) :** 목근피는 주로 대장, 간장, 비장 질환에 영향을 미친다.

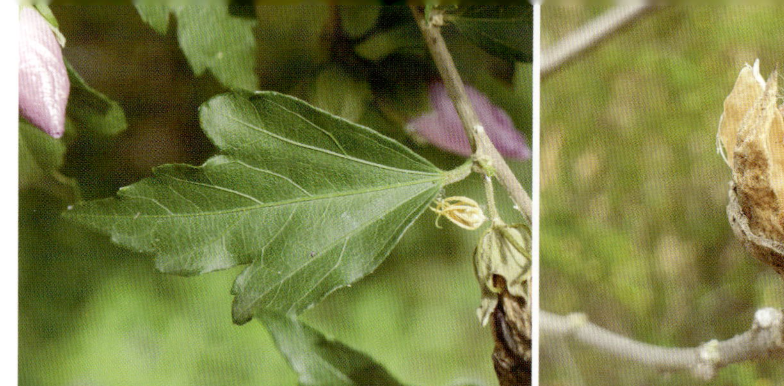

▲ 무궁화나무 잎

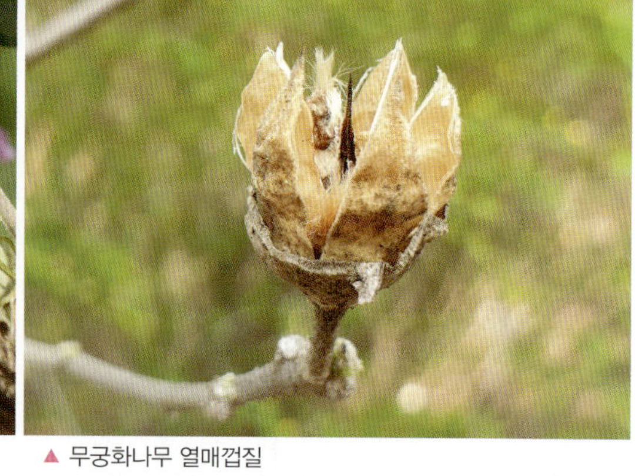

▲ 무궁화나무 열매껍질

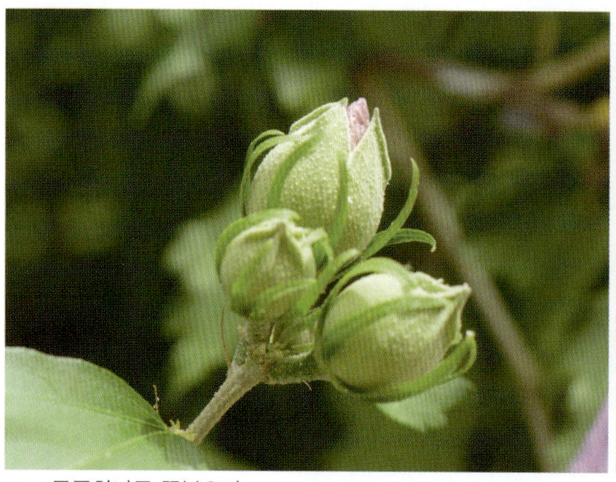

▲ 무궁화나무 꽃봉오리

▲ 무궁화나무 꽃

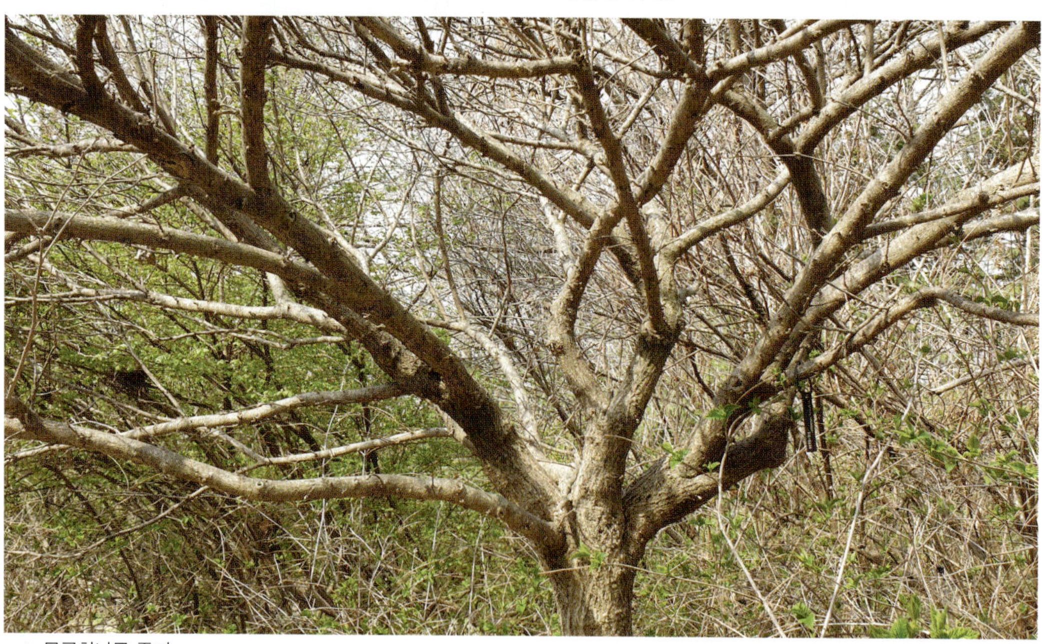

▲ 무궁화나무 줄기

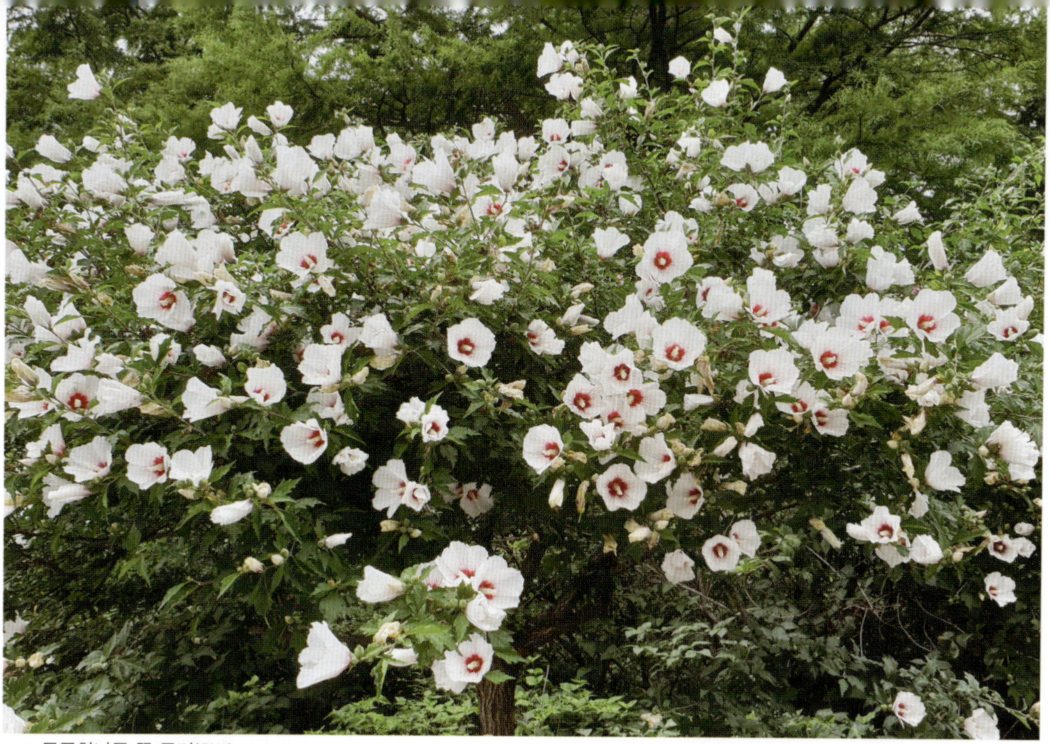

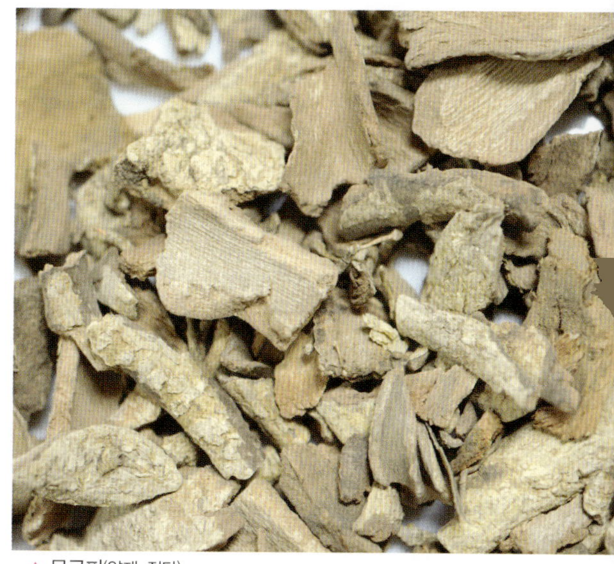
▲ 무궁화나무 꽃 무리(흰색)

● **한방 효능** : 열기를 식히고 습기를 배출시킨다(淸熱利濕, 청열이습). 기생충을 죽이고 가려움증을 멎게 한다(殺蟲止痒, 살충지양).

● **약효 해설** : 가려움증을 없앤다. 탈항(脫肛), 자궁에서 분비물이 나오는 증상 치료에 효과가 있다. 치질의 하나로 직장에서 생긴 출혈을 멎게 한다. 열을 내리고 습(濕)을 배출시킨다.

● **임상응용** : 가려움증, 이질, 대하, 치질, 개선에 쓴다.

| **약용법** | 줄기껍질 및 뿌리껍질 적당량을 외용으로 사용한다. 내복할 경우에는 줄기껍질 및 뿌리껍질 3~9g을 물 800mL에 넣고 달여서 반으로 나누어 아침저녁으로 마신다.

▲ 목근피(약재, 절단)

약초명

물푸레나무

약재명

진피 秦皮

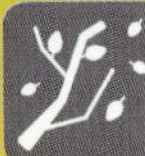

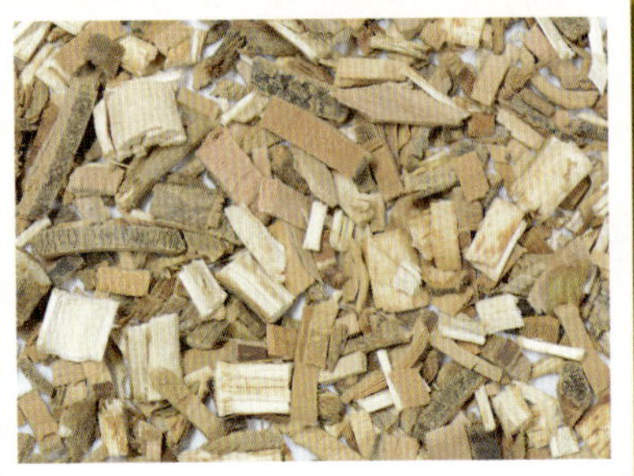

《동의보감》 탕액편에 기재된
조선시대(1610년)의 우리글 약초명

무프렛겁질

약초명 및 학명
물푸레나무
Fraxinus rhynchophylla Hance

과명
물푸레나무과

약용부위
줄기껍질 또는 가지껍질

| 약재의 조선시대 의서(醫書) 수재 |

진피는《동의보감》탕액편(湯液篇)의 나무부(部)와《방약합편》의 교목(喬木, 줄기가 곧고 굵으며 높이 자라는 나무)편에 수재되어 있다.

|《동의보감》 탕액편의 효능 |

진피(秦皮, 물푸레나무 줄기껍질 또는 가지껍질)의 성질은 차며[寒] 맛은 쓰고[苦] 독이 없다. 간열(肝熱)이 오래되어 두 눈이 벌겋게 부으면서 아픈 것과 바람을 쏘이면 눈물이 멎지 않는 데 주로 쓴다. 눈 속의 푸르거나 흰 예막을 없앤다. 눈을 씻으면 정기를 보하고 눈을 밝게 한다. 열이 나면서 설사하는 것, 자궁에서 분비물이 나오는 것, 소아의 열(熱)을 겸한 간질을 치료한다. ○ 곳곳에서 난다. 박달나무와 비슷하다. 잎은 가늘고, 껍질에 흰 반점이 있으며 울퉁불퉁하지 않다. 껍질에 흰 반점이 있어서 민간에서는 백심목(白樳木)이라고 한다. 음력 2월과 8월에 껍질을 벗겨 그늘에 말린다.

|《동의보감》 탕액편의 원문 |

진피(秦皮) 무프렛겁질 : 性寒 味苦 無毒. 主肝中久熱 兩目赤腫疼痛 風淚不止. 除目中青瞖白膜 洗眼益精明目. 療熱痢 婦人帶下 小兒癎熱. ○ 處處有之 樹似檀. 葉細 皮有白點而不麤錯. 皮有白點 故俗呼爲白樳木. 二月八月採皮 陰乾. ○ 取皮水漬 便碧色 書紙看青色者眞也.[本草]

| 약초 · 약재의 해설 |

KHP에서 기원식물 물푸레나무의 학명이

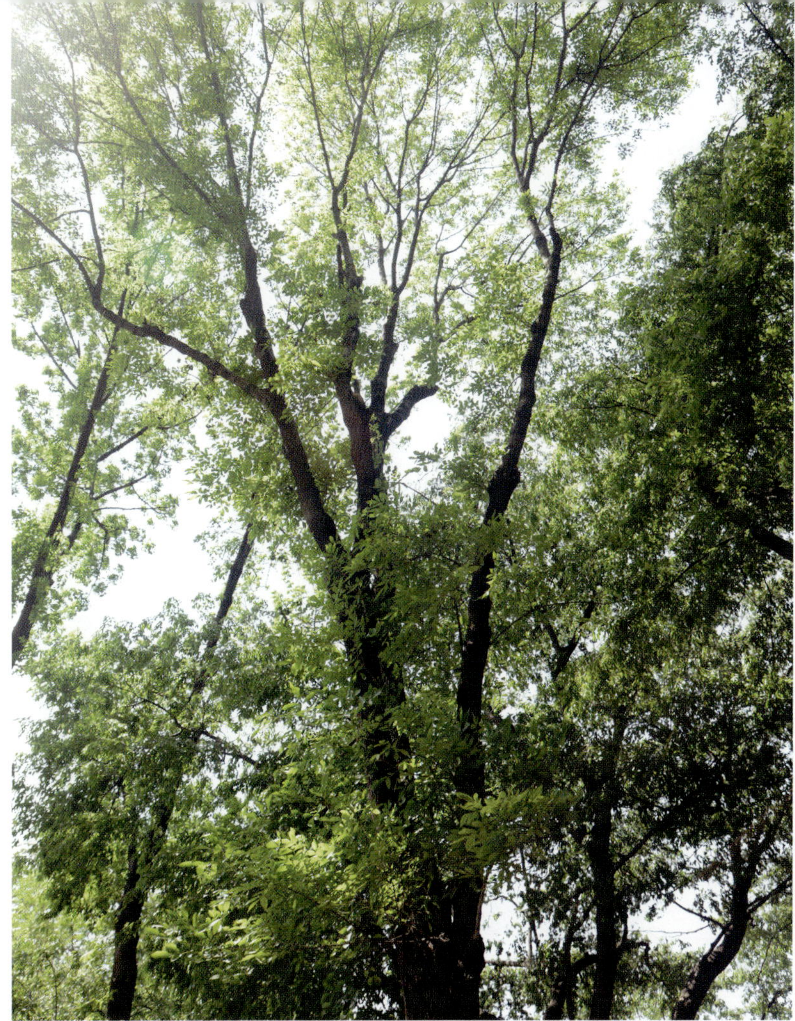

▲ 물푸레나무 나무모양

秦皮
무프렛딥집
性寒味苦無毒主肝中久熱兩目赤腫疼痛風淚不止除目中青瞖白膜洗眼益精明目療熱痢婦人帶下小兒癎熱○處處有之樹似檀葉細皮有白點而不麁錯皮有白點故俗呼爲白樗木二月八月採皮陰乾○取體皮水漬便碧色書紙看青色者真也

허준, 《원본 동의보감》, 743쪽, 남산당(2014)
《동의보감》세갑술중동 내의원교정 완영중간(歲甲戌仲冬 內醫院校正 完營重刊) 영인본

'*Fraxinus rhynchophylla* Hance'로 되어 있다. 우리나라 '국가표준식물목록'에서는 이를 지지하고 있으나 〈The Plant List〉와 〈Flora of China〉에서는 중국물푸레(*Fraxinus chinensis* Roxb.)의 아종으로 보아 *Fraxinus chinensis* subsp. *rhynchophylla* (Hance) A.E.Murray를 그 정명으로 하고 있다. [참고문헌: 16]

| 식약처 인정 약초와 약재 |

● **약초·약재의 식약처 공정서 수재 :** 진피는 식품의약품안전처의 의약품 공정서인 《대한민국약전외한약(생약)규격집(KHP)》에 수재되어 있다.

● **약재의 라틴어 생약명 :** Fraxini Cortex

- **식약처의 법정 기원식물과 약용부위** : 약재 진피는 물푸레나무 *Fraxinus rhynchophylla* Hance 또는 동속 근연식물(물푸레나무과 Oleaceae)의 줄기껍질 또는 가지껍질이다.

- **약재의 외부 형태** : 이 약은 줄기 또는 가지의 껍질로 원통 모양이고 길이는 일정하지 않으며 두께는 1~6mm이다. 바깥면은 회백색 또는 회갈색~흑갈색으로 서로 혼합된 반점이 있다.

- **약재 저장법** : 밀폐용기(고형의 이물이 들어가는 것을 방지하고 내용의약품이 손실되지 않도록 보호할 수 있는 용기)

| 약재의 효능 |

- **한방 효능 분류** : 청열약(淸熱藥, 열을 식히는 약) - 청열해독약(淸熱解毒藥, 열독을 없애는 약)

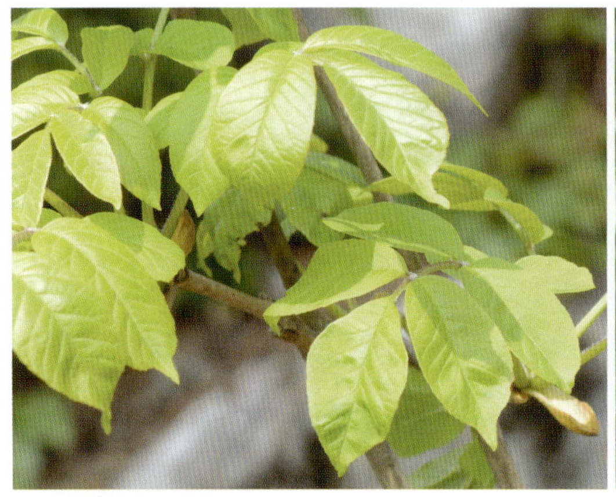

▲ 물푸레나무 어린잎

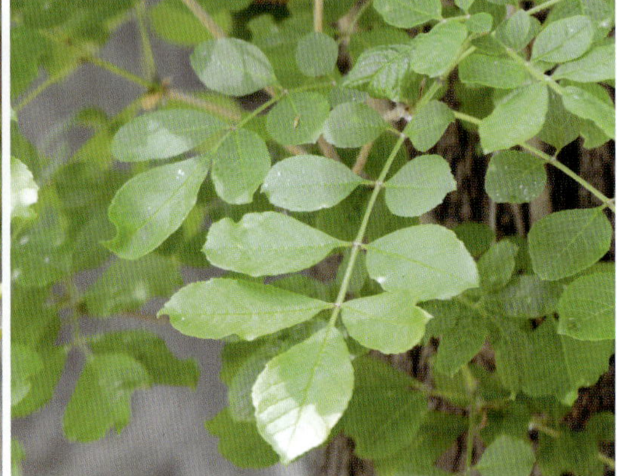

▲ 물푸레나무 잎

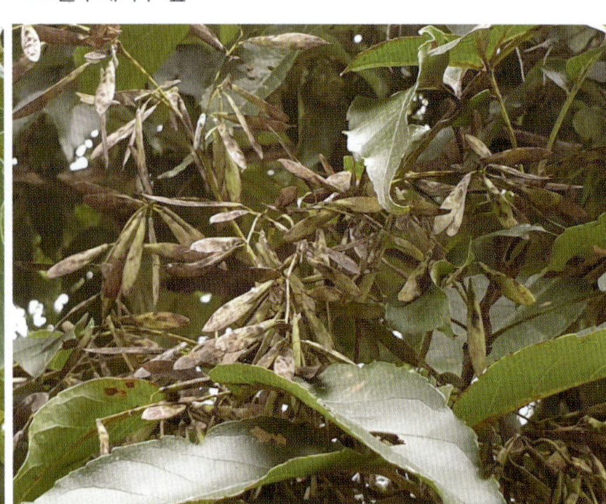

▲ 물푸레나무 덜 익은 열매

▲ 물푸레나무 익은 열매

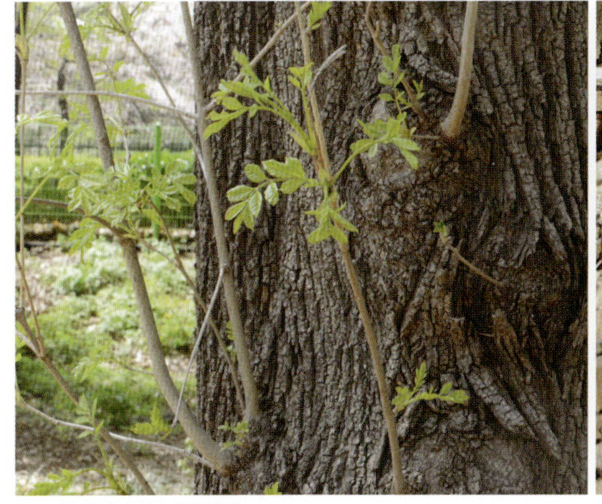
▲ 물푸레나무 나무껍질

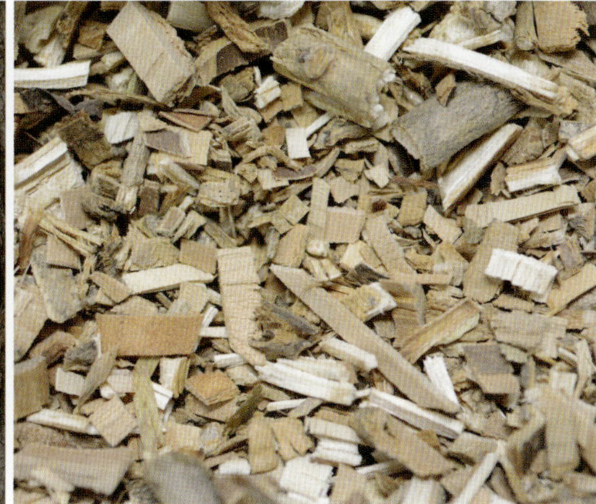
▲ 진피(약재, 절편)

○ **한방 약미(藥味)와 약성(藥性)** : 맛은 쓰고 떫으며 성질은 차다.

+ **한방 약미**

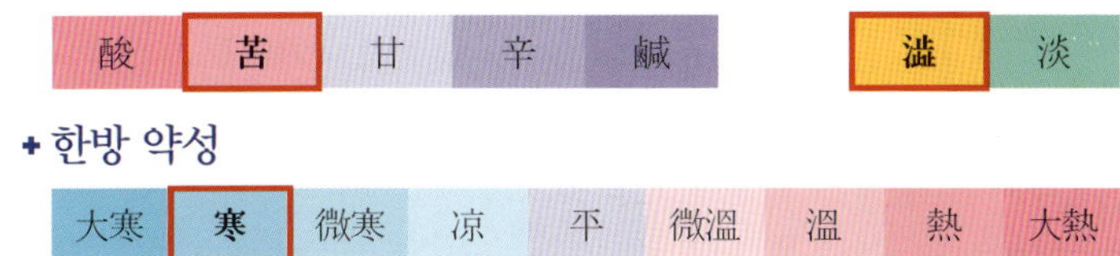

+ **한방 약성**

○ **한방 작용부위(귀경, 歸經)** : 진피는 주로 간장, 담낭, 대장 질환에 영향을 미친다.

○ **한방 효능** : 열기를 식히고 습기를 말린다(淸熱燥濕, 청열조습). 체액의 배출을 억제하고 이질을 멎게 한다(收澁止痢, 수삽지리). 냉을 멎게 한다(止帶, 지대). 눈을 밝게 한다(明目, 명목).

○ **약효 해설** : 눈이 충혈되면서 붓고 아픈 증상에 사용한다. 각막이 뿌옇게 흐려지고 시력 장애가 생기는 증상을 치료한다. 세균성 이질, 장염, 적백대하에 유효하다. 만성 기관지염을 낮게 한다.

| **북한에서의 효능** | 청열조습약으로서 열을 내리우고 습을 없애며 간열을 내리우고 눈을 밝게 한다.

| **약용법** | 줄기껍질 또는 가지껍질 6~12g을 물 800mL에 넣고 달여서 반으로 나누어 아침저녁으로 마시거나 외용으로 적당량 사용한다.

약초명

민들레
서양민들레

약재명

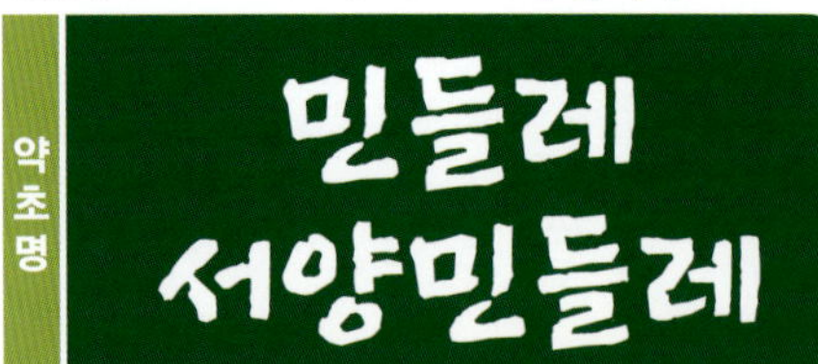

포공영 蒲公英

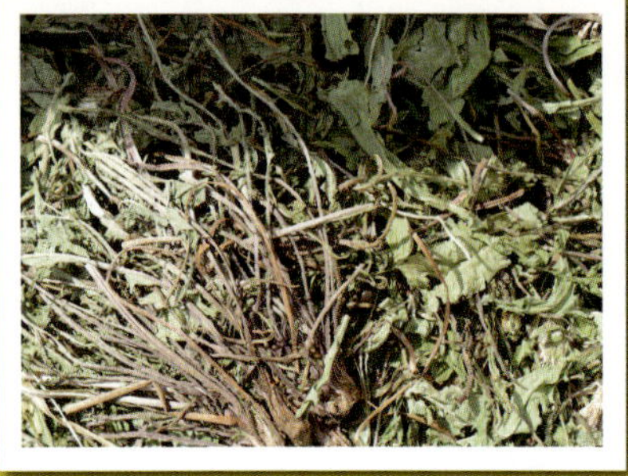

《동의보감》 탕액편에 기재된
조선시대(1610년)의 우리글 약초명

안준방이, 므음드레

약초명 및 학명

민들레
Taraxacum platycarpum H. Dahlstedt
서양민들레
Taraxacum officinale Weber

과명
국화과

약용부위
전초

| 약재의 조선시대 의서(醫書) 수재 |

포공영은 《동의보감》 탕액편(湯液篇)의 풀부(部)와 《방약합편》의 습초(濕草)편에 수재되어 있다.

| 《동의보감》 탕액편의 효능 |

포공초(蒲公草, 민들레, 서양민들레 전초)의 성질은 보통이고[平] 맛은 달며[甘] 독이 없다. 부인의 젖에 옹종(癰腫)이 생긴 것을 없애준다. ○ 곳곳에서 난다. 잎은 거의 씀바귀[苦苣, 고거]와 비슷하다. 음력 3월, 4월에 국화[菊, 국] 같은 노란 꽃이 핀다. 줄기와 잎을 따면 흰 즙이 나오는데 사람들이 이것을 다 먹는다. 민간에서는 포공영(蒲公英)이라고 한다[본초].

| 《동의보감》 탕액편의 원문 |

포공초(蒲公草) 안준방이 又名 므음드레 : 性平味甘 無毒. 主婦人乳癰腫. ○ 處處有之. 葉如苦苣 三四月開黃花似菊 莖葉斷之有白汁出 人皆啖之. 俗呼爲蒲公英.[本草] ○ 化熱毒 消惡腫 散結核 解食毒 散滯氣 有奇功. 可入陽明太陰經.[入門] ○ 一名地丁 治疔腫 最效.[入門]

| 약초·약재의 해설 |

민들레는 꽃의 총포조각이 뒤로 젖혀지지 않고 꽃차례 밑에 곧게 서서 붙어 있지만, 서양민들레는 꽃의 총포조각이 꽃차례 밑에 뒤로 젖혀진 채 밑으로 처져서 붙어 있어 구별이 가능하다.

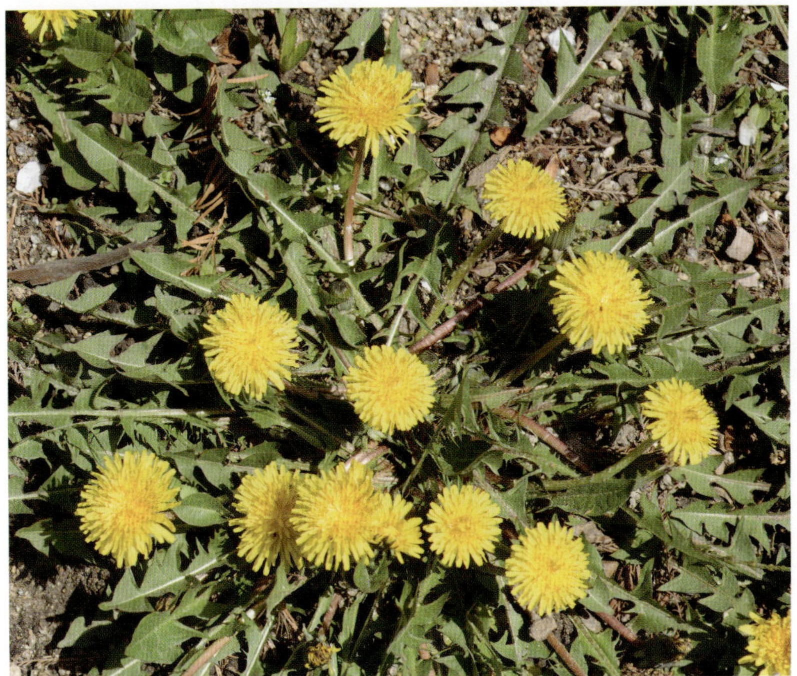

▲ 서양민들레 지상부

蒲公草

안즌방이 ○又名 므음드레

性平味甘無毒主婦人乳癰腫○處處有之葉如苦苣三四月黃花似菊莖葉斷之有白汁出人皆嗼之俗呼為蒲公英韓○化熱毒消惡腫散結核解食毒散滯氣○有奇功可入陽明太陰絅門○一名地丁治疔腫最效門

허준, 《원본 동의보감》, 736쪽, 남산당(2014)
《동의보감》 세갑술중동 내의원교정 완영중간(歲甲戌仲冬 內醫院校正 完營重刊) 영인본

| 식약처 인정 약초와 약재 |

○ **약초·약재의 식약처 공정서 수재** : 포공영은 식품의약품안전처의 의약품 공정서인 《대한민국약전외한약(생약)규격집(KHP)》에 수재되어 있다.

○ **약재의 라틴어 생약명** : Taraxaci Herba

○ **약재의 이명 또는 영명** : 황화지정(黃花地丁), Dandelion

○ **식약처의 법정 기원식물과 약용부위** : 약재 포공영은 민들레 *Taraxacum platycarpum* H. Dahlstedt, 서양민들레 *Taraxacum officinale* Weber, 털민들레 *Taraxacum mongolicum* Handel-Mazzetti, 흰민들레 *Taraxacum coreanum* Nakai(국화과 Compositae)의 전초이다.

○ **약재의 외부 형태** : 이 약은 전초로 긴 방추형의 뿌리와 근두부에 날개 모양으로 갈라진 긴 타원형의 잎이 여러 개 붙어 있다. 길이 5~30cm, 뿌리의 지름 5~20mm이다.

○ **약재 저장법** : 밀폐용기(고형의 이물이 들어가는 것을 방지하고 내용의약품이 손실되지 않도록 보호할 수 있는 용기)

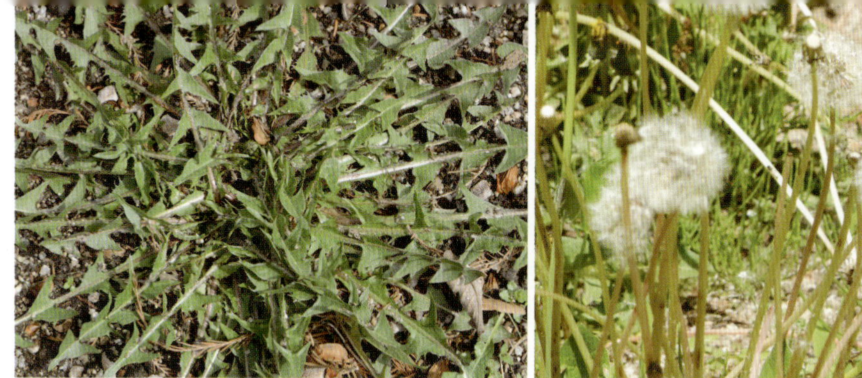

▲ 서양민들레 어린잎

▲ 서양민들레 갓털

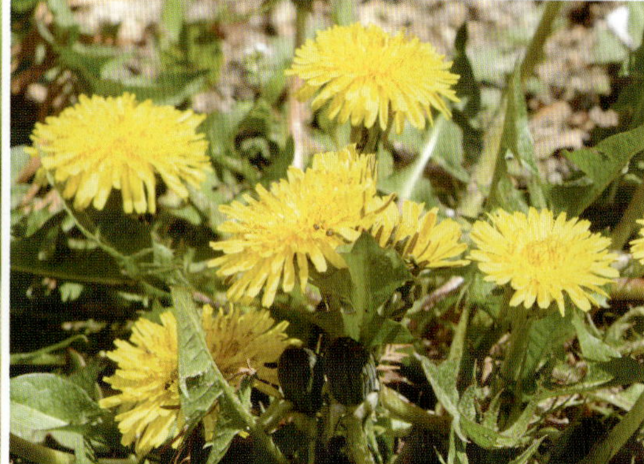

▲ 서양민들레 총포조각. 총포조각이 뒤로 젖혀진다.

▲ 서양민들레 꽃

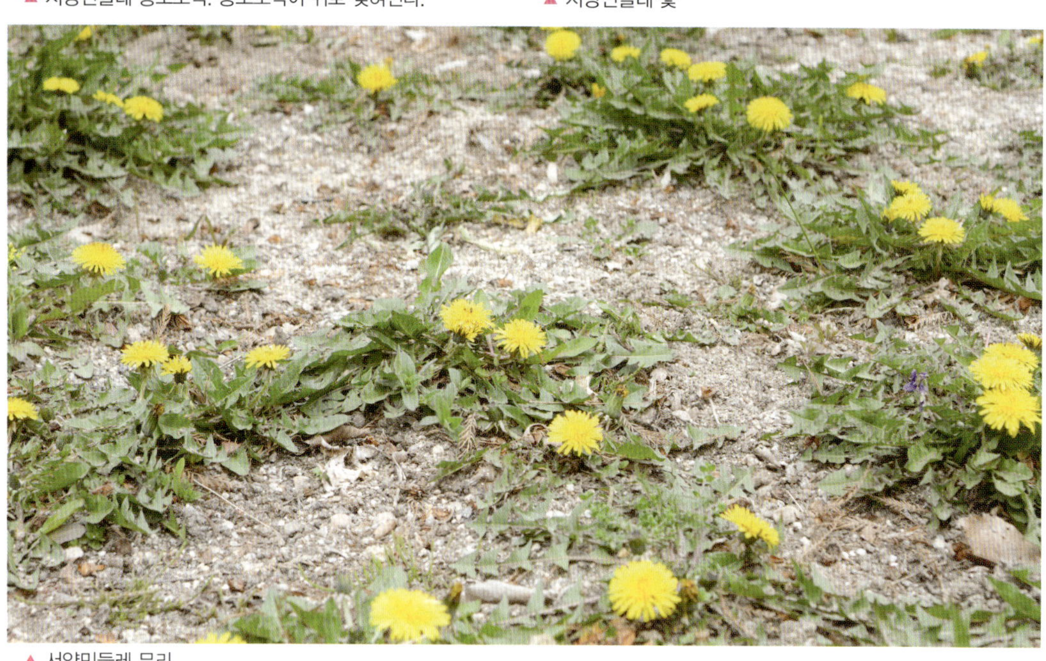

▲ 서양민들레 무리

| 약재의 효능 |

- **한방 효능 분류** : 청열약(清熱藥, 열을 식히는 약) - 청열해독약(清熱解毒藥, 열독을 없애는 약)
- **한방 약미(藥味)와 약성(藥性)** : 맛은 쓰고 달며 성질은 차다.

  + 한방 약미

酸	**苦**	**甘**	辛	鹹		澁	淡

  + 한방 약성

大寒	**寒**	微寒	凉	平	微溫	溫	熱	大熱

- **한방 작용부위(귀경, 歸經)** : 포공영은 주로 간장, 위장 질환에 영향을 미친다.
- **한방 효능** : 열독(熱毒)을 해소한다(清熱解毒, 청열해독). 종기를 가라앉히고 뭉친 것을 풀어준다(消癰散結, 소옹산결). 소변을 잘 나오게 하고 배뇨장애를 해소한다(利尿通淋, 이뇨통림).
- **약효 해설** : 눈이 충혈되면서 붓고 아픈 증상에 유효하다. 목 안이 붓고 아픈 증상에 사용한다. 젖멍울을 낫게 한다. 위염, 장염, 간염, 담낭염을 치료한다. 감기 발열, 요로 감염의 치료에 쓰인다.
- **임상응용** : 유선염, 소화불량, 습관성 변비, 상기도염, 편도염, 급성 결막염에 쓴다.

| 북한에서의 효능 | 청열해독약으로서 열을 내리우고 독을 풀며 뭉친것을 흩어지게 한다.

| 약용법 | 전초 10~30g을 물 800mL에 넣고 달여서 반으로 나누어 아침저녁으로 마시며 60g까지 사용할 수 있다. 또는 가루로 만들어 복용한다. 외용할 때는 적당량을 짓찧어서 환부에 붙인다.

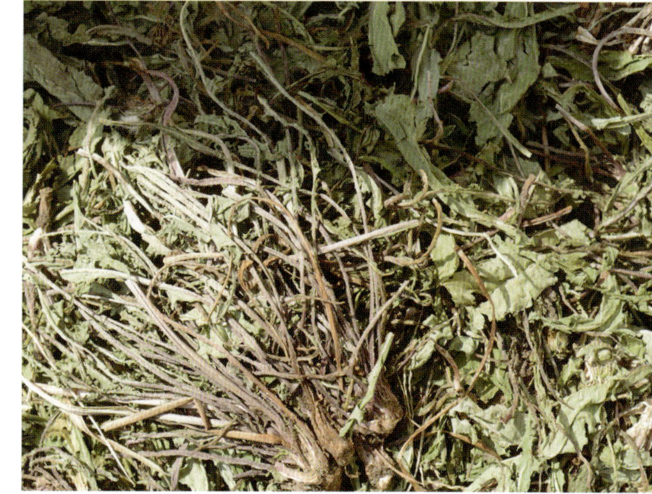

▲ 포공영(약재, 전형)

약초명

밀

약재명

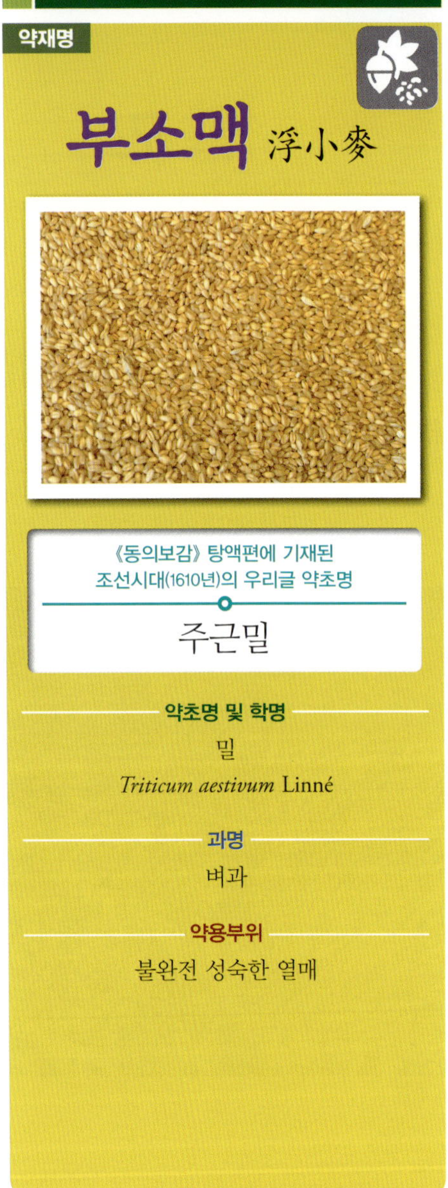

부소맥 浮小麥

《동의보감》 탕액편에 기재된
조선시대(1610년)의 우리글 약초명

주근밀

약초명 및 학명

밀
Triticum aestivum Linné

과명

벼과

약용부위

불완전 성숙한 열매

| 약재의 조선시대 의서(醫書) 수재 |

부소맥은 《동의보감》 탕액편(湯液篇)의 곡식부(部)에 수재되어 있다.

| 《동의보감》 탕액편의 효능 |

부소맥(浮小麥, 밀 덜 익은 열매)은 심(心)을 보한다. 대추와 같이 달여서 먹으면 식은땀[盜汗]을 멎게 한다[의감]. ○ 식은땀이 나는 것을 멎게 한다. 어른이나 소아의 몸이 허약하여 식은땀이 흐르고 뼛속이 달아오르는 것, 근육에 열증이 있는 것, 부인의 몸과 마음이 허약하고 피로하여 열나는 것을 치료한다. 약간 볶아 써야 한다[입문].

| 《동의보감》 탕액편의 원문 |

부소맥(浮小麥) 주근밀 : 養心 同大棗煎 止盜汗.[醫鑑] ○ 止盜汗. 治大小人骨蒸肌熱 婦人勞熱. 微炒用之.[入門]

| 식약처 인정 약초와 약재 |

○ **약초·약재의 식약처 공정서 수재** : 부소맥은 식품의약품안전처의 의약품 공정서인 《대한민국약전외한약(생약)규격집(KHP)》에 수재되어 있다.

○ **약재의 라틴어 생약명** : Tritici Fructus Levis

○ **식약처의 법정 기원식물과 약용부위** : 약재 부소맥은 밀 *Triticum aestivum* Linné(벼과 Gramineae)의 불완전 성숙한 열매로서 물에 뜨는 것이다.

○ **약재의 외부 형태** : 이 약은 불완전 성숙된 열매로 영과(穎果)이며 긴 타원형이고 길이

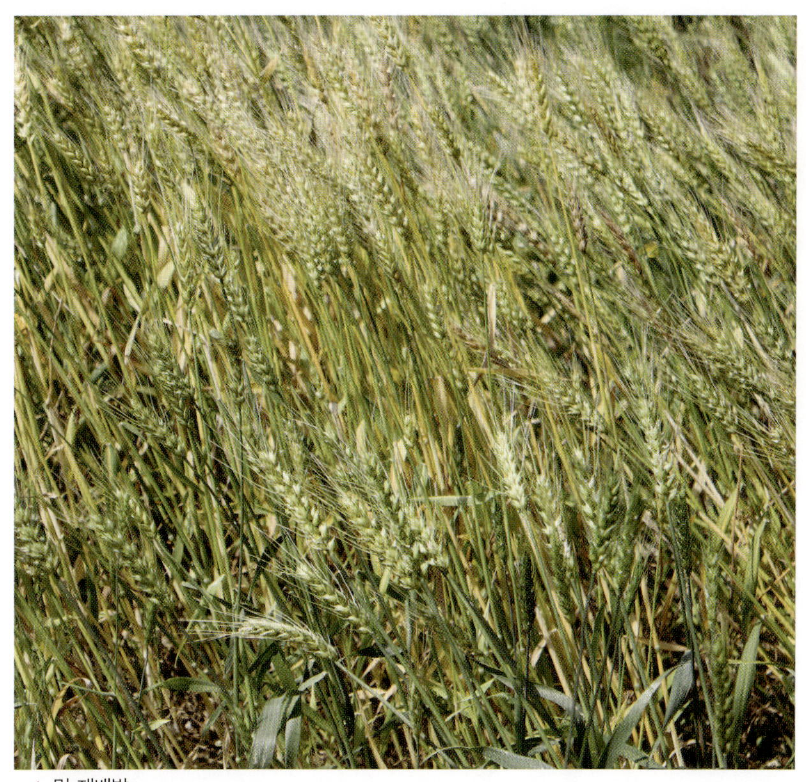
▲ 밀 재배밭

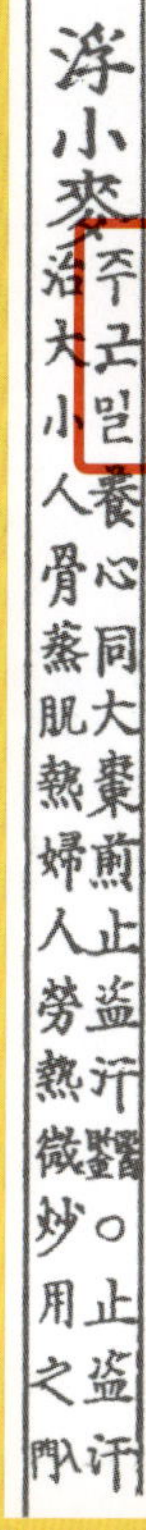

허준, 《원본 동의보감》,
684쪽, 남산당(2014)
《동의보감》 세갑술중동 내의
원교정 완영중간(歲甲戌仲冬
內醫院校正 完營重刊) 영인본

4∼6mm, 지름 약 2mm이다. 바깥면은 연한 황갈색∼노란색이다.

- **약재 저장법** : 밀폐용기(고형의 이물이 들어가는 것을 방지하고 내용의 약품이 손실되지 않도록 보호할 수 있는 용기)

| 약재의 효능 |

- **한방 효능 분류** : 수삽약(收澁藥, 수렴시키는 약) - 지한약(止汗藥, 땀을 멈추는 약)
- **한방 약미(藥味)와 약성(藥性)** : 맛은 달고 성질은 서늘하다.

+ 한방 약미

酸	苦	**甘**	辛	鹹		澁	淡

+ 한방 약성

大寒	寒	微寒	**凉**	平	微溫	溫	熱	大熱

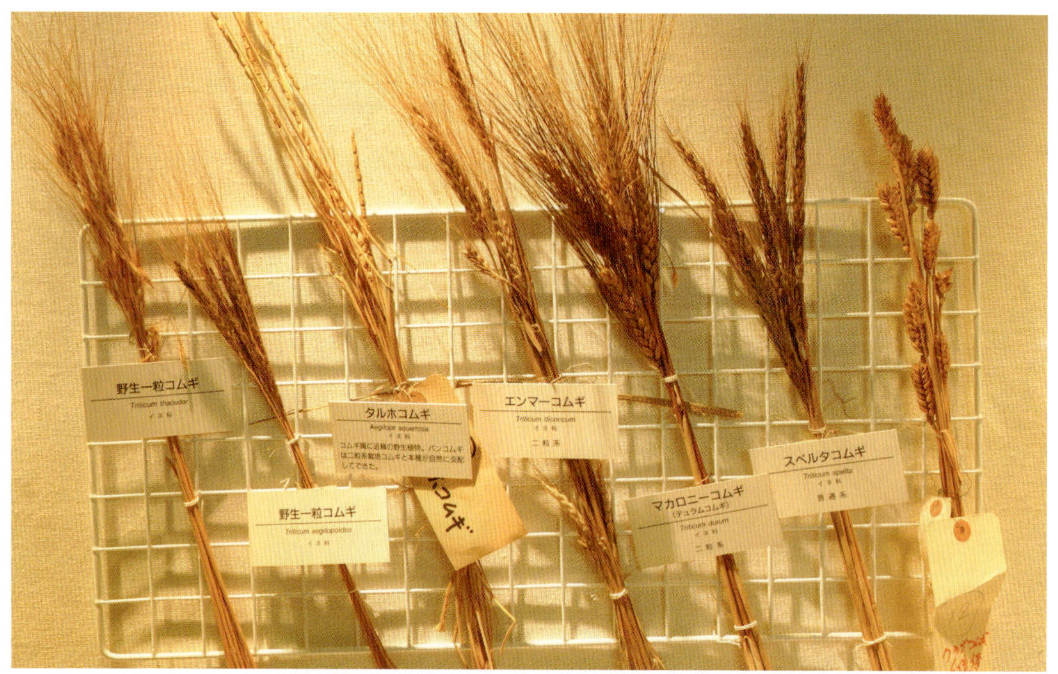

▲ 일본산 밀 종류(일본 오사카시립나가이식물원 전시품)

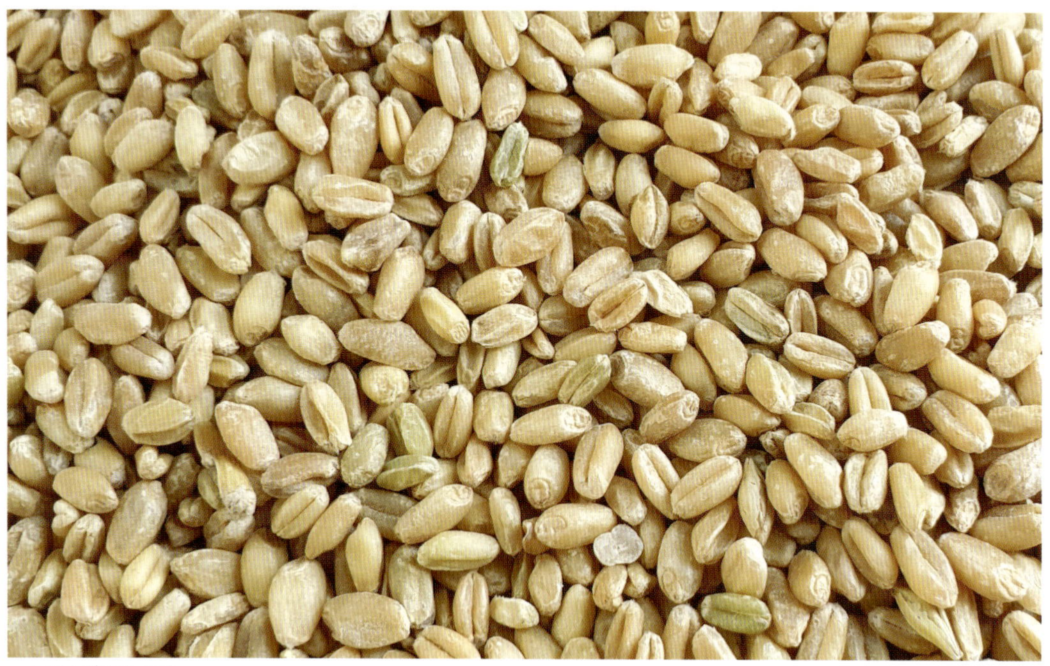

▲ 부소맥(약재, 전형)

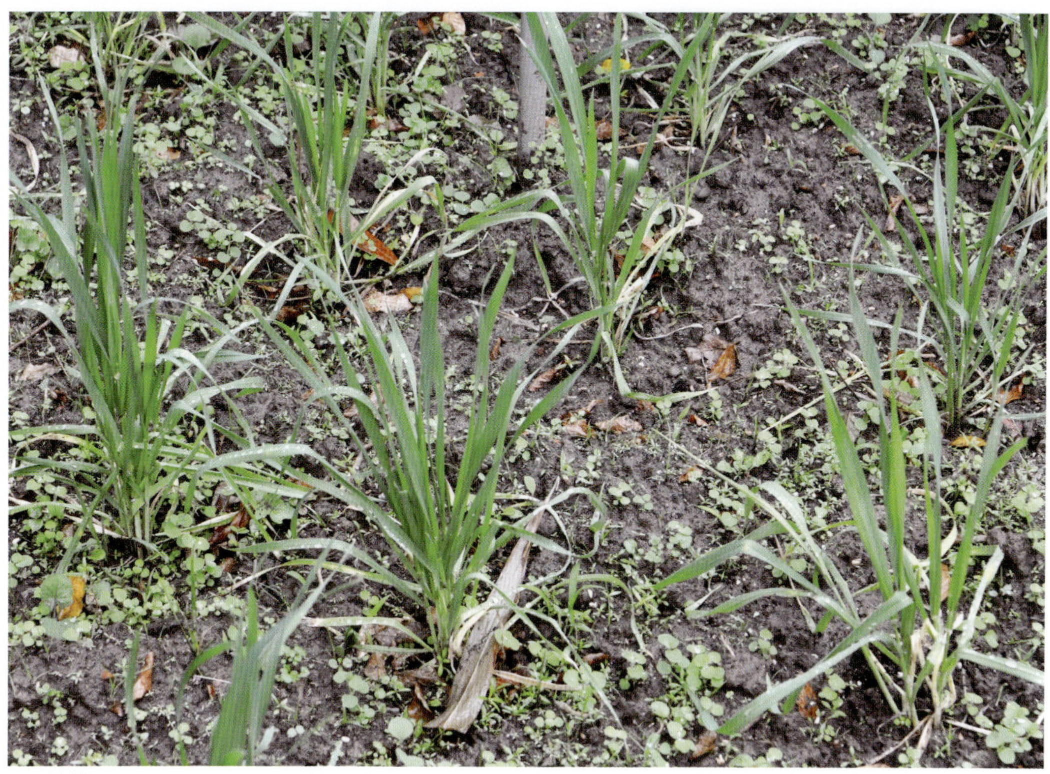

▲ 밀 싹

- **한방 작용부위(귀경, 歸經)** : 부소맥은 주로 심장 질환에 영향을 미친다.
- **한방 효능** : 허열(虛熱)을 없앤다(除虛熱, 제허열). 땀을 멎게 한다(止汗, 지한).
- **약효 해설** : 심신이 허약하여 잠자는 사이에 저절로 식은땀이 나는 증상을 치료한다. 정신이 멀쩡하고 움직이지도 않았는데 저절로 땀이 나는 증상을 낫게 한다. 음허(陰虛)로 열나는 증상에 유효하다. 기관지염에 사용한다. 진정, 항이뇨 작용이 있다.

| 약용법 | 부소맥 15~30g을 물 800mL에 넣고 달여서 반으로 나누어 아침저녁으로 마신다.

약초명

바디나물

약재명

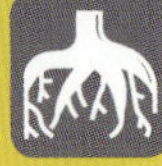

전호 前胡

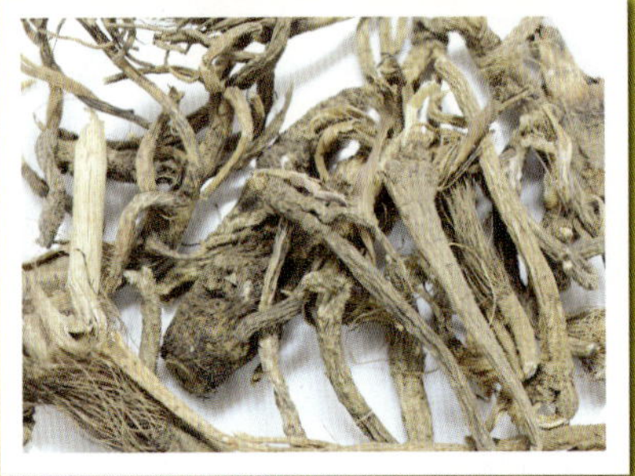

《동의보감》 탕액편에 기재된
조선시대(1610년)의 우리글 약초명

샤양칫불휘

약초명 및 학명

바디나물
Angelica decursiva Franchet et Savatier
(= *Peucedanum decursivum* Maximowicz)

과명

산형과

약용부위

뿌리

| 약재의 조선시대 의서(醫書) 수재 |

전호는 《동의보감》 탕액편(湯液篇)의 풀부(部)와 《방약합편》의 산초(山草)편에 수재되어 있다.

|《동의보감》 탕액편의 효능 |

전호(前胡, 바디나물 뿌리)의 성질은 약간 차며 [微寒] 맛은 달고[甘] 매우며[辛] 독이 없다. 몸과 마음이 허약하고 피로한 것을 치료하며 온갖 기운을 내린다. 가슴과 옆구리에 담(痰)이 있어 그득한 것, 속이 막힌 것, 명치에 기가 몰린 것을 낫게 한다. 담이 실한 것을 삭이고 기를 내려서 기침을 멈추게 한다. 식욕을 돋우고 소화를 잘 시킨다. ○ 곳곳에 다 자란다. 음력 2월, 8월에 뿌리를 캐어 햇볕에 말려 쓴다[본초].

|《동의보감》 탕액편의 원문 |

전호(前胡) 샤양칫불휘 : 性微寒 味甘辛 無毒. 治一切勞 下一切氣 療痰滿胸脇 中痞 心腹結氣 去痰實 下氣止嗽 開胃下食. ○ 處處有之. 二月八月採根 暴乾用之.[本草]

| 약초 · 약재의 해설 |

우리나라 '국가표준식물목록'에는 *Anthriscus sylvestris* (L.) Hoffm.의 식물명을 '전호'로 추천하고 있으며 이는 공정서 한약의 전호와 다른 식물이다.

| 식약처 인정 약초와 약재 |

○ 약초·약재의 식약처 공정서 수재 : 전호는 식품의약품안전처의 의약품 공정서인 《대한민국

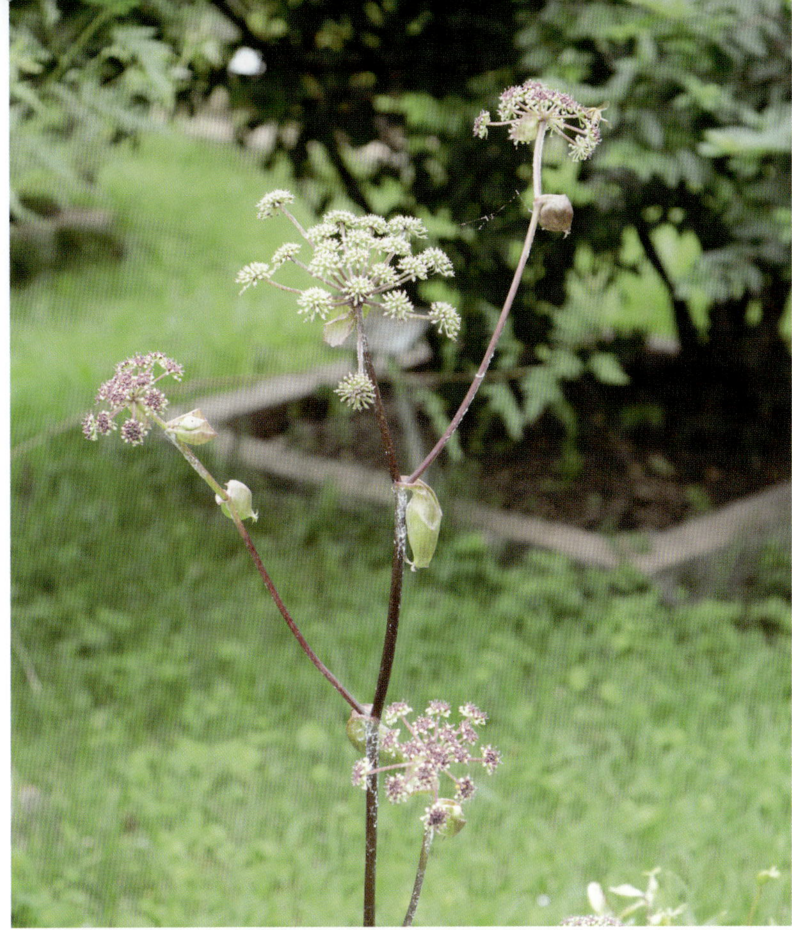

▲ 바디나물 지상부

허준, 《원본 동의보감》,
729쪽, 남산당(2014)
《동의보감》 세갑술중동 내의
원교정 완영중간(歲甲戌仲冬
內醫院校正 完營重刊) 영인본

약전외한약(생약)규격집(KHP)》에 수재되어 있다.

- **약재의 라틴어 생약명 :** Peucedani Radix(백화전호)

- **약재의 이명 또는 영명 :** 전호(全胡)

- **식약처의 법정 기원식물과 약용부위 :** 약재 전호는 백화전호(白花前胡) *Peucedanum praeruptorum* Dunn 또는 바디나물 *Angelica decursiva* Franchet et Savatier(= *Peucedanum decursivum* Maximowicz)(산형과 Umbelliferae)의 뿌리이다.

- **약재의 외부 형태 :** 바디나물의 뿌리는 뿌리의 머리 끝부분에 줄기 자국이 남아 있고 그 주위에는 막 모양을 한 엽초의 그루가 남아 있다.

- **약재 저장법 :** 밀폐용기(고형의 이물이 들어가는 것을 방지하고 내용의약품이 손실되지 않도록 보호할 수 있는 용기)

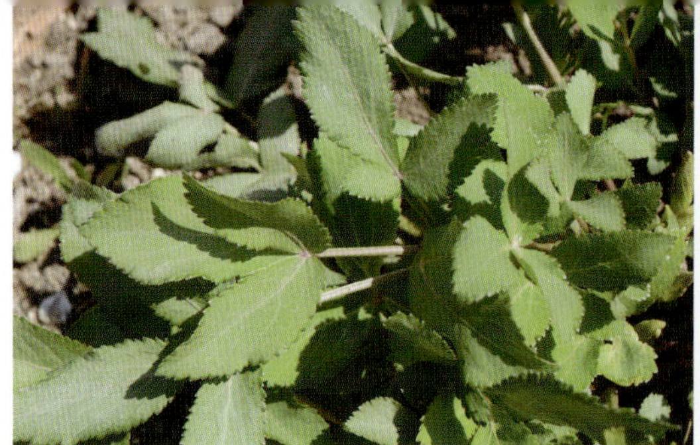

▲ 바디나물 잎

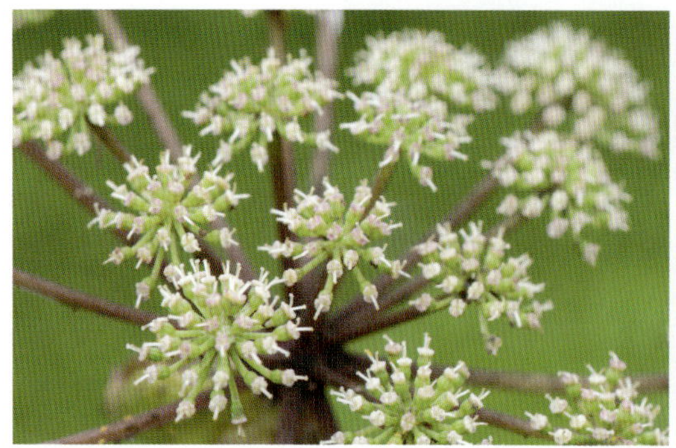

▲ 바디나물 어린 열매

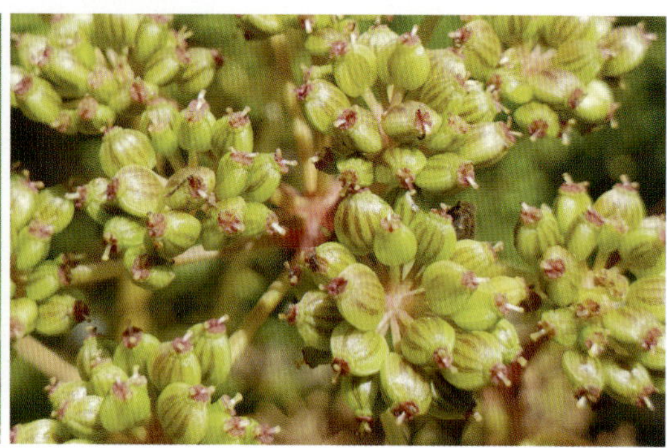

▲ 바디나물 꽃

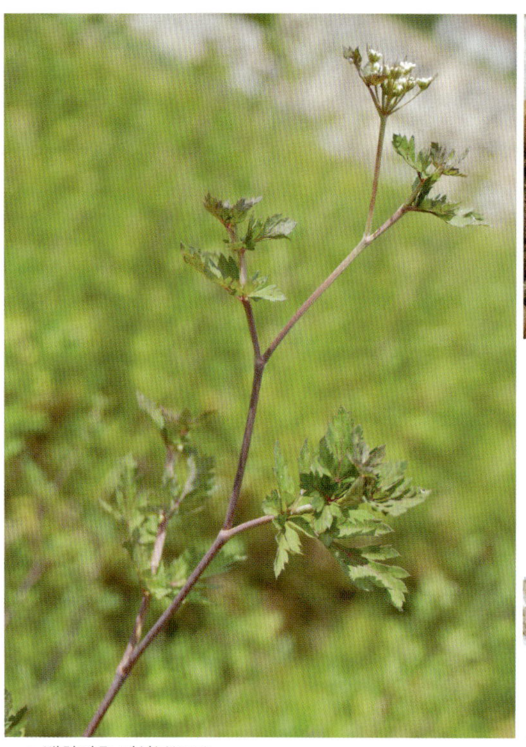

▲ 백화전호 지상부(중국)

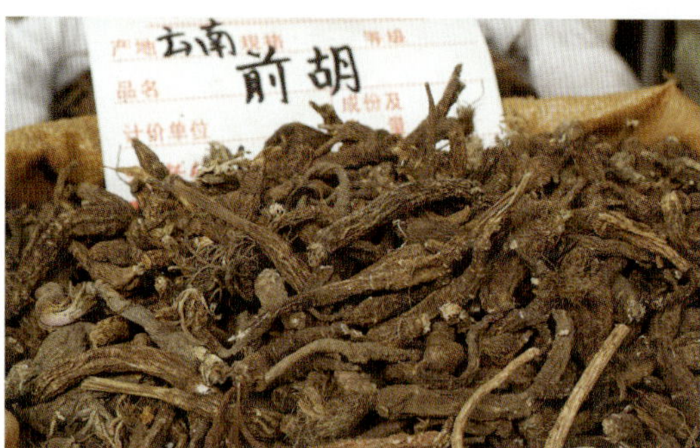

▲ 전호(약재, 판매품, 중국). 중국에서 전호는 백화전호의 뿌리를 가리킨다.

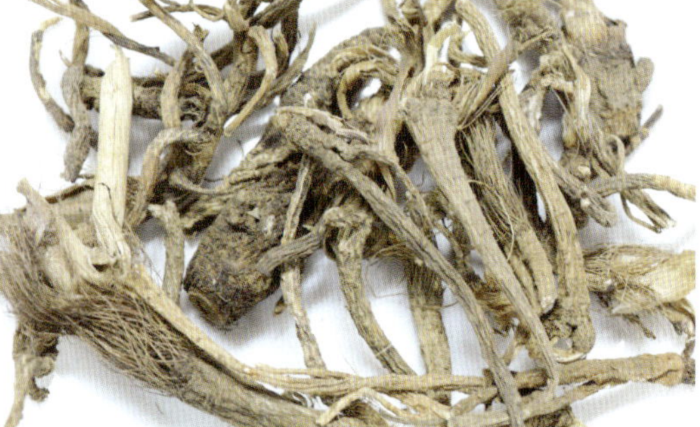

▲ 전호(약재, 백화전호 뿌리)

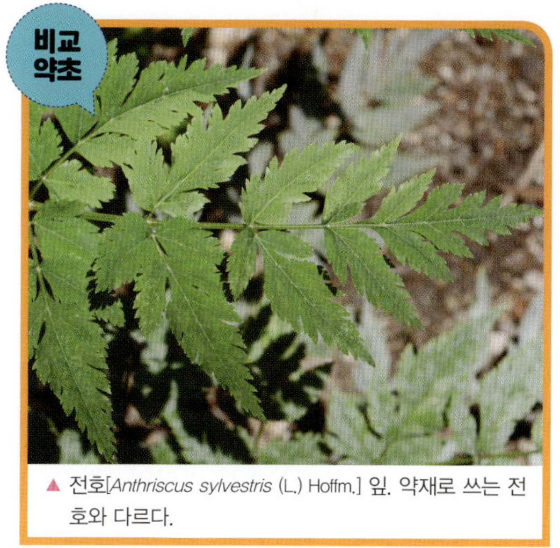

▲ 전호[*Anthriscus sylvestris* (L.) Hoffm.] 잎. 약재로 쓰는 전호와 다르다.

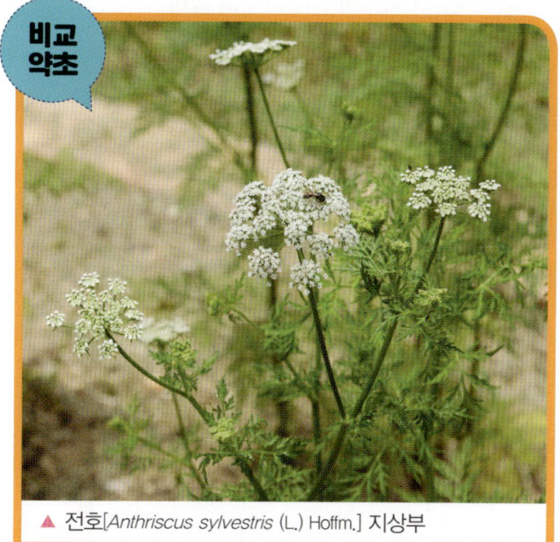

▲ 전호[*Anthriscus sylvestris* (L.) Hoffm.] 지상부

| 약재의 효능 |

● **한방 효능 분류** : 화담지해평천약(化痰止咳平喘藥, 담음을 없애고 기침을 멈추며 천식을 안정시키는 약) - 청화열담약(淸化熱痰藥, 뜨거운 담음을 없애는 약)

● **한방 약미(藥味)와 약성(藥性)** : 맛은 쓰고 매우며 성질은 약간 차다.

+ 한방 약미

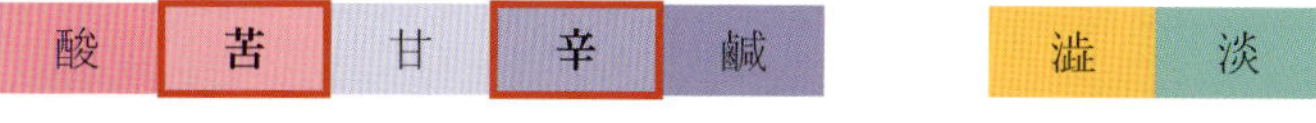

| 酸 | **苦** | 甘 | **辛** | 鹹 | | 澁 | 淡 |

+ 한방 약성

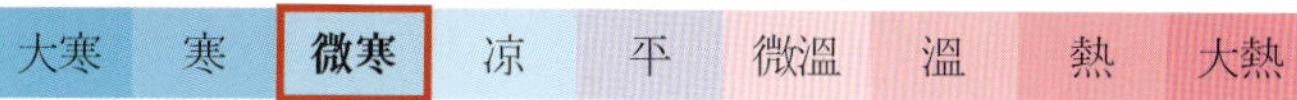

| 大寒 | 寒 | **微寒** | 凉 | 平 | 微溫 | 溫 | 熱 | 大熱 |

● **한방 작용부위(귀경, 歸經)** : 전호는 주로 폐 질환에 영향을 미친다.

● **한방 효능** : 치밀어 오른 기(氣)를 내리고 담(痰)을 녹인다(降氣化痰, 강기화담). 풍열(風熱)을 없앤다(散風淸熱, 산풍청열).

● **약효 해설** : 열독(熱毒)에 의한 기침을 제거한다. 가래가 많은 기침에 쓰인다. 해열, 진통 작용이 있다.

● **임상응용** : 기침, 가래가 많은 증상, 호흡촉박, 목구멍이 붓고 아픈 병증에 쓴다.

| **북한에서의 효능** | 감기, 기관지염, 류마치스, 머리아픔, 열성질병, 신경쇠약에 쓴다.

| **약용법** | 뿌리 3~10g을 물 800mL에 넣고 달여서 반으로 나누어 아침저녁으로 마신다.

약초명

바위솔

약재명

와송 瓦松

《동의보감》 탕액편에 기재된
조선시대(1610년)의 우리글 약초명

집우디기

약초명 및 학명

바위솔
Orostachys japonicus (Maxim.) A. Berger

과명

돌나물과

약용부위

전초

| 약재의 조선시대 의서(醫書) 수재 |

와송은 《동의보감》 탕액편(湯液篇)의 풀부(部)에 수재되어 있다.

| 《동의보감》 탕액편의 효능 |

작엽하초(昨葉荷草, 바위솔 전초)의 성질은 보통이고[平] 맛은 시며[酸] 독이 없다. 음식이 소화되지 않고 점액과 함께 나오는 설사병[水穀痢, 수곡리]과 대변에 피가 섞여 나오는 것을 낫게 한다. 오래된 기와지붕 위에서 자란다. 멀리서 바라보면 소나무와 비슷하기 때문에 일명 와송(瓦松)이라고도 한다. 음력 6월, 7월에 캐서 햇볕에 말린다[본초].

| 《동의보감》 탕액편의 원문 |

작엽하초(昨葉荷草) 집우디기 : 性平 味酸 無毒. 主水穀血痢. ○ 生年久瓦屋上 遠望如松 故一名瓦松. 六月七月採 日乾.[本草]

| 약초 · 약재의 해설 |

*Orostachys*는 여성이므로 종소명의 어미도 남성형인 -*cus*(*japonicus*)가 아니라 여성형인 -*ca*(*japonica*)로 해야 한다. [참고문헌: 23]

| 식약처 인정 약초와 약재 |

- 약초·약재의 식약처 공정서 수재 : 와송은 식품의약품안전처의 의약품 공정서인 《대한민국약전외한약(생약)규격집(KHP)》에 수재되어 있다.

- 약재의 라틴어 생약명 : Orostachydis Herba

- 식약처의 법정 기원식물과 약용부위 : 약재

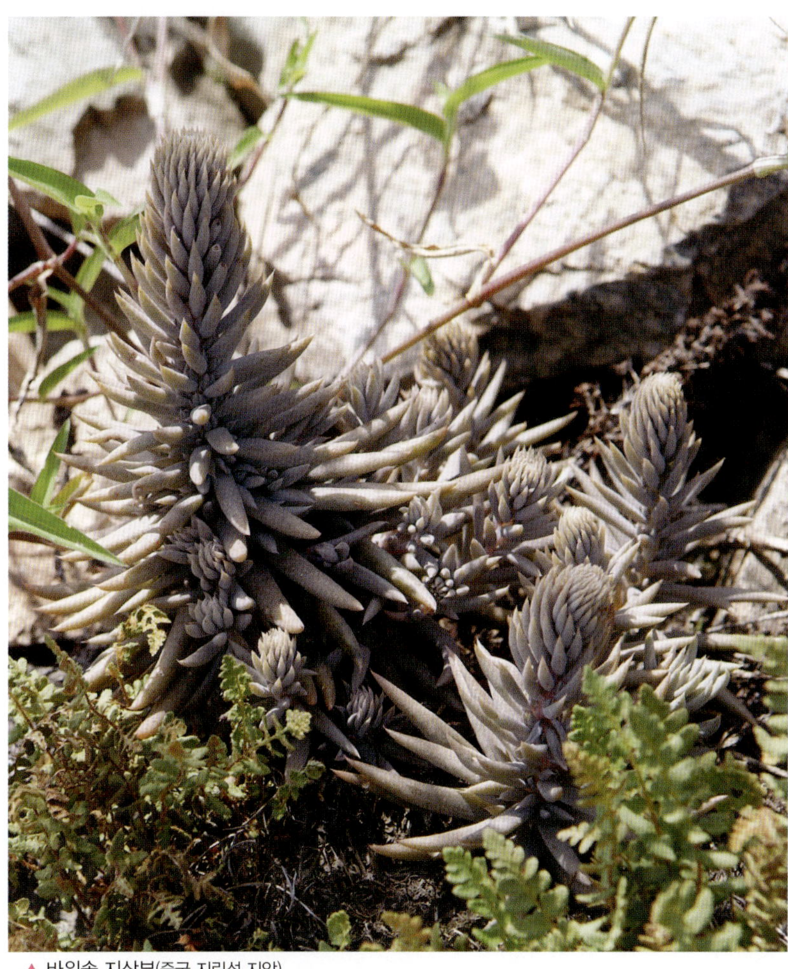

▲ 바위솔 지상부(중국 지린성 지안)

허준, 《원본 동의보감》,
737쪽, 남산당(2014)
《동의보감》 세갑술중동 내의
원교정 완영중간(歲甲戌仲冬
內醫院校正 完營重刊) 영인본

와송은 바위솔 *Orostachys japonicus* (Maxim.) A.Berger 또는 기타 동속식물(돌나물과 Crassulaceae)의 전초이다.

○ **약재의 외부 형태 :** 이 약은 전초로 줄기는 가는 원기둥 모양이며 잎의 바깥면은 연한 녹색이나 때로 보라색을 띠는 것도 있다. 뿌리잎은 뭉쳐나고 끝이 뾰족하며 원줄기의 잎은 다닥다닥 달리며 잎자루는 없다.

○ **약재 저장법 :** 밀폐용기(고형의 이물이 들어가는 것을 방지하고 내용의약품이 손실되지 않도록 보호할 수 있는 용기)

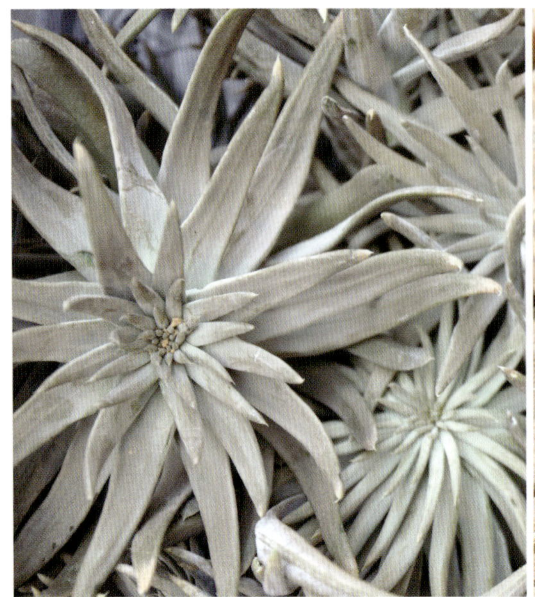

▲ 바위솔 싹

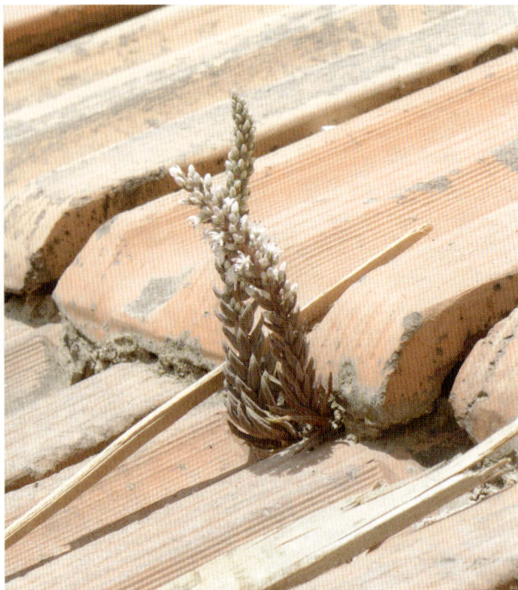

▲ 바위솔 꽃(중국 간쑤성). 바위솔이 지붕 위에서 자라고 있다.

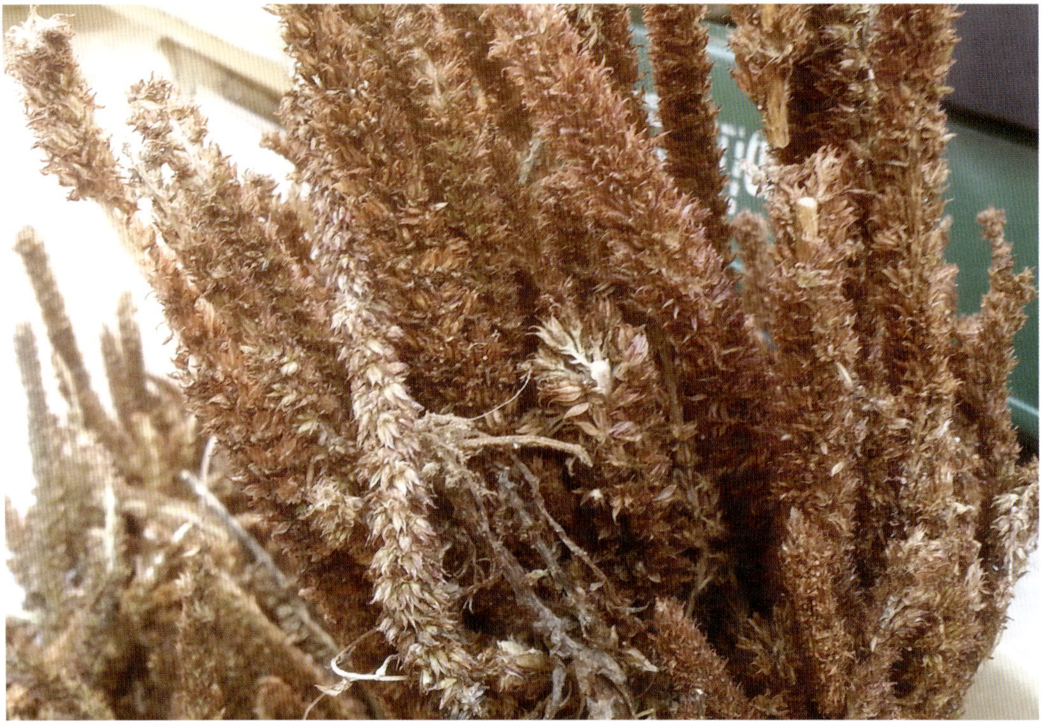

▲ 와송(약재, 전형, 판매품)

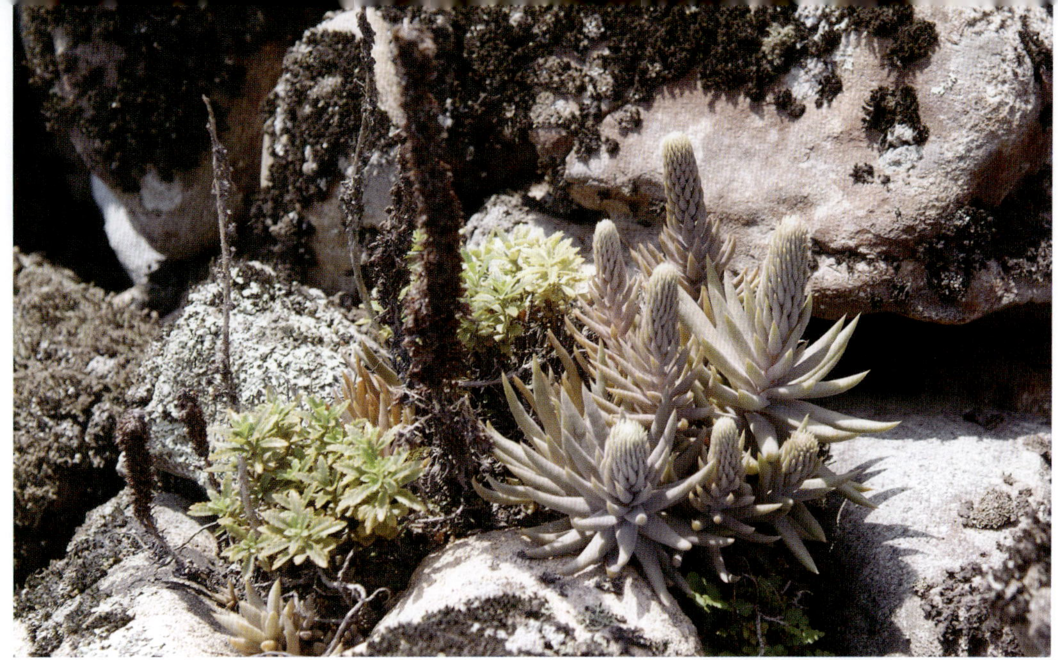

▲ 바위솔 무리(중국 지린성 지안)

| 약재의 효능 |

○ **한방 약미(藥味)와 약성(藥性) :** 맛은 시고 쓰며 성질은 서늘하고 독이 있다.

＋ 한방 약미

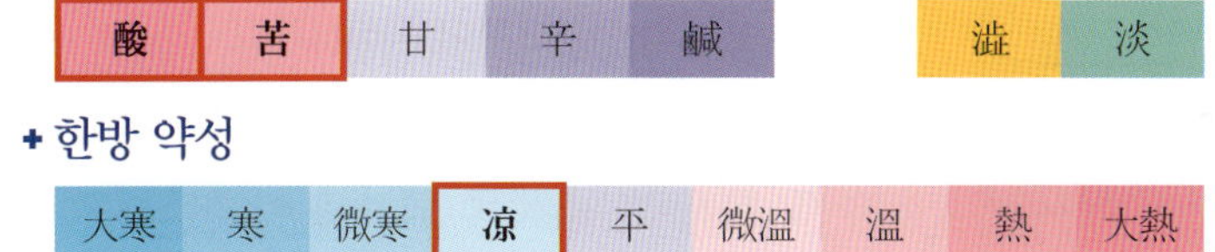

＋ 한방 약성

○ **한방 작용부위(귀경, 歸經) :** 와송은 주로 간장, 폐 질환에 영향을 미친다.

○ **한방 효능 :** 혈열(血熱)을 식히고 지혈한다(凉血止血, 양혈지혈). 열독(熱毒)을 해소한다(清熱解毒, 청열해독). 습기를 거두어들이고 상처를 아물게 한다(收濕斂瘡, 수습염창).

○ **약효 해설 :** 간염, 폐렴, 말라리아를 치료한다. 월경불순을 낫게 한다. 소변이 우유와 같은 백탁(白濁) 증상에 효과가 있다. 코피, 토혈, 혈변(血便)에 유효하다. 치질, 습진, 화상에 외용(外用)한다. 간독성 보호, 알코올 해독의 약리작용이 있다.

| **약용법** | 전초 5~15g을 물 800mL에 넣고 달여서 반으로 나누어 아침저녁으로 마시거나 또는 가루나 환(丸)으로 만들어 복용한다. 외용할 때는 적당량을 짓찧거나 가루 내어 환부에 붙인다.

약초명

박새 참여로

약재명

여로 藜蘆

《동의보감》 탕액편에 기재된
조선시대(1610년)의 우리글 약초명

박새

약초명 및 학명

박새
Veratrum oxysepalum Turcz.
참여로
Veratrum nigrum Linné var. *ussuriense*
Loes. fil.

과명

백합과

약용부위

뿌리줄기와 뿌리

| 약재의 조선시대 의서(醫書) 수재 |

여로는 《동의보감》 탕액편(湯液篇)의 풀부(部)
와 《방약합편》의 독초편에 수재되어 있다.

| 《동의보감》 탕액편의 효능 |

여로(藜蘆, 박새, 참여로 뿌리줄기와 뿌리)의 성
질은 차고[寒] 맛은 맵고[辛] 쓰며[苦] 독이 많
다. 머리에 난 부스럼, 옴으로 가려운 것, 피
부가 헐어 아프고 가려우며 벌겋게 부어 곪는
것, 버짐을 낫게 한다. 괴사한 조직[死肌]을 없
애며 여러 가지 벌레를 죽이고 가슴의 풍담(風
痰)을 토하게 한다. ○ 산에서 자란다. 뿌리는
파[葱, 총]와 비슷하고 털이 많다. 용담초[龍膽,
용담]와도 비슷하다. 음력 2월, 3월, 8월에 뿌
리를 캐어 그늘에서 말린다. 일명 녹총(鹿葱)
이라고도 한다[본초].

| 《동의보감》 탕액편의 원문 |

여로(藜蘆) 박새 : 性寒 味辛苦 有大毒. 主頭瘍
疥瘙 惡瘡癩. 去死肌 殺諸蟲 吐膈上風痰. ○
生山中. 根似葱而多毛 又如龍膽. 二月三月
八月採根 陰乾. 一名鹿葱.[本草] ○ 糯米泔煮
曬乾 微炒用之.[本草]

| 약초 · 약재의 해설 |

여로의 기원식물은 박새와 참여로이다. 우
리나라 '국가표준식물목록'에서 약재 여로
가 아닌 식물 여로의 학명은 *Veratrum maackii*
Regel var. *japonicum* (Baker) Shimizu로 기재
하고 있다.

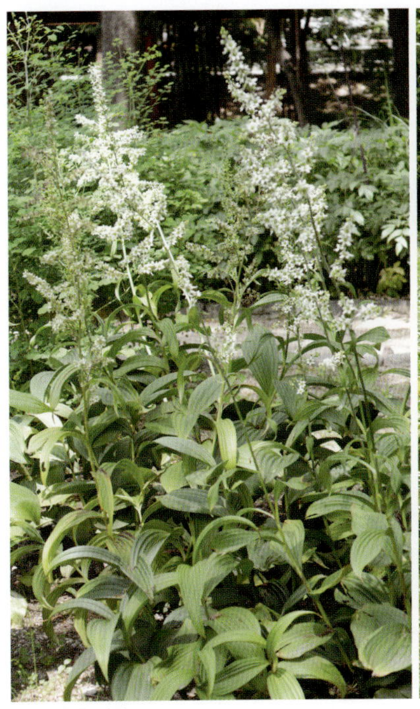

▲ 박새 지상부

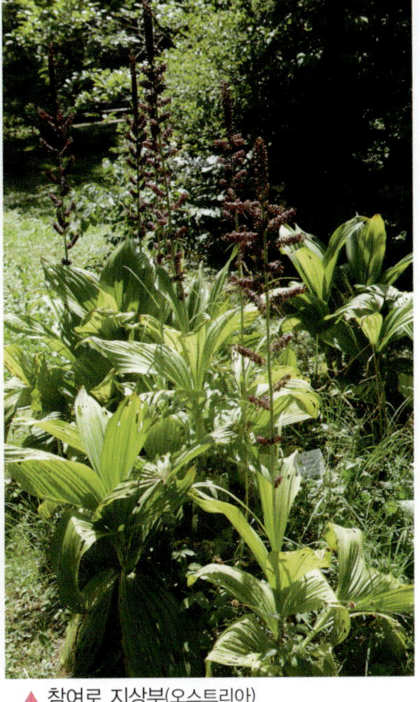

▲ 참여로 지상부(오스트리아)

藜蘆
박새
性寒味辛苦有大毒主頭瘍疥癬惡瘡而多去死肌殺諸蟲吐膈上風痰○生山中根似葱名鹿葱軆如龍膽○糯米泔煮晒乾微炒用之毛又二月三月八月採根陰乾一草本

허준, 《원본 동의보감》, 733쪽, 남산당(2014)
《동의보감》 세갑술중동 내의원교정 완영중간(歲甲戌仲冬 內醫院校正 完營重刊) 영인본

| 식약처 인정 약초와 약재 |

● **약초·약재의 식약처 공정서 수재** : 여로는 식품의약품안전처의 의약품 공정서인 《대한민국약전외한약(생약)규격집(KHP)》에 수재되어 있다.

● **약재의 라틴어 생약명** : Veratri Rhizoma et Radix

● **약재의 이명 또는 영명** : 여로두(藜蘆頭)

● **식약처의 법정 기원식물과 약용부위** : 약재 여로는 참여로 *Veratrum nigrum* Linné var. *ussuriense* Loes. fil. 또는 박새 *Veratrum oxysepalum* Turcz.(백합과 Liliaceae)의 뿌리줄기와 뿌리이다.

● **약재의 외부 형태** : 이 약은 뿌리줄기와 뿌리로 뿌리줄기는 짧고 굵은 원기둥 모양이며 바깥면은 엽초가 썩어서 남은 섬유로 싸여 있고 흑갈색~적갈색을 띠고 있다.

● **약재 저장법** : 밀폐용기(고형의 이물이 들어가는 것을 방지하고 내용의약품이 손실되지 않도록 보호할 수 있는 용기)

- **한방 효능 분류** : 용토약(涌吐藥, 구토하게 하는 약)
- **한방 약미(藥味)와 약성(藥性)** : 맛은 맵고 쓰며 성질은 차고 독이 있다.

+ 한방 약미

| 酸 | **苦** | 甘 | **辛** | 鹹 | | 澁 | 淡 |

+ 한방 약성

| 大寒 | **寒** | 微寒 | 凉 | 平 | 微溫 | 溫 | 熱 | 大熱 |

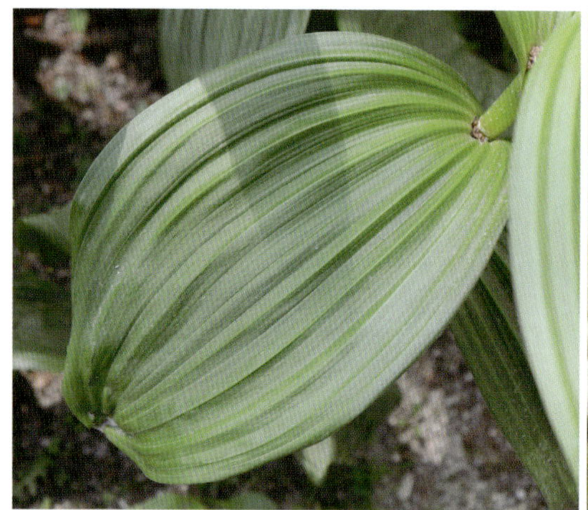

▲ 박새 잎

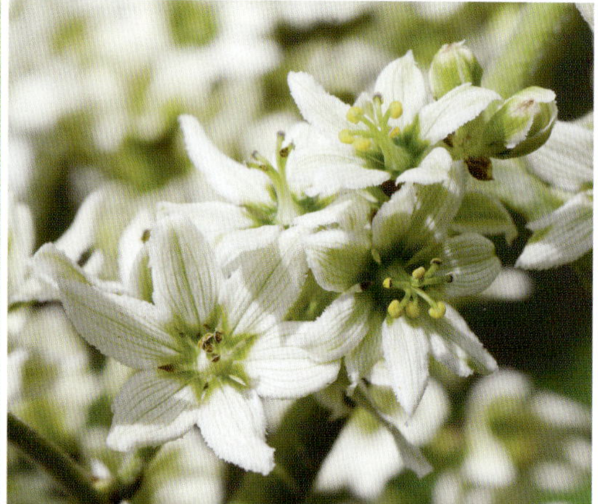

▲ 박새 꽃

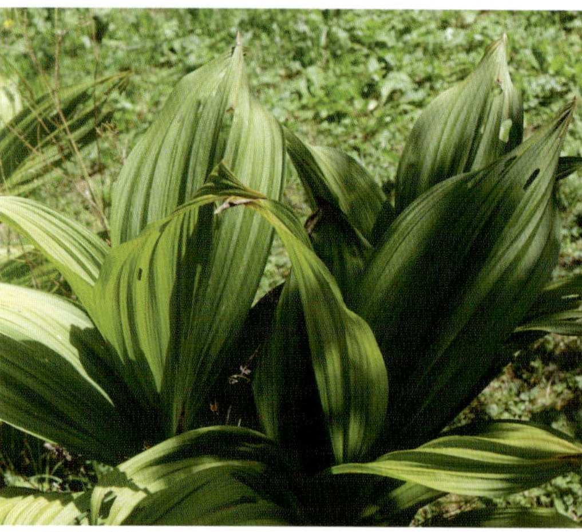

▲ 참여로 잎(오스트리아)

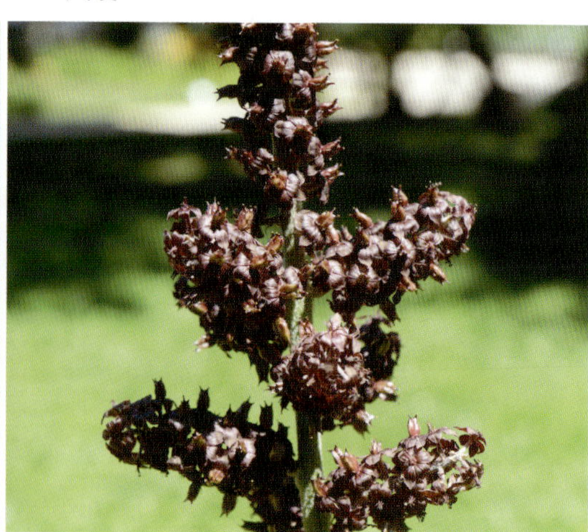

▲ 참여로 꽃(오스트리아)

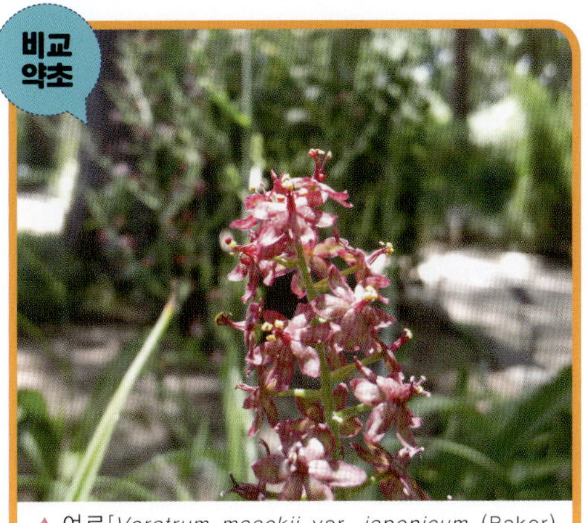

▲ 여로[*Veratrum maackii* var. *japonicum* (Baker) T.Schmizu] 꽃

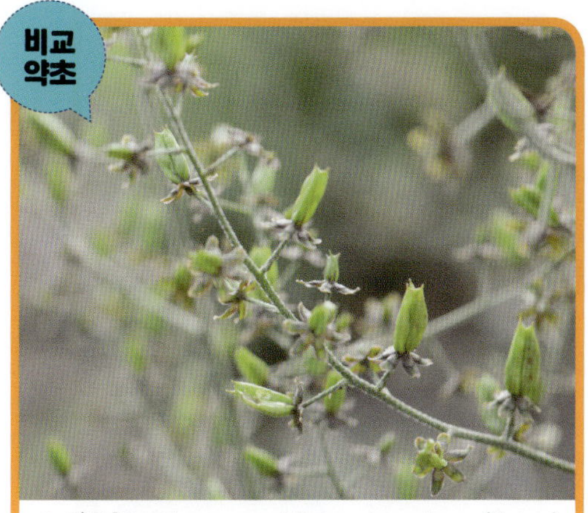

▲ 여로[*Veratrum maackii* var. *japonicum* (Baker) T.Schmizu] 열매

- **한방 작용부위(귀경, 歸經)** : 여로는 주로 간장, 폐, 위장 질환에 영향을 미친다.
- **한방 효능** : 풍증(風症)을 일으키는 담(痰)을 토해내게 한다(涌吐風痰, 용토풍담). 기생충을 죽인다(殺蟲, 살충).
- **약효 해설** : 중풍으로 담(痰)이 뭉쳐 기(氣)가 막히는 병증에 사용한다. 오랫동안 낫지 않는 말라리아를 치료한다. 살충, 혈압강하 작용이 있다. 감각마비, 복통, 서맥(徐脈, 느린 맥박), 심장 기능 이상과 같은 중독 증상이 나타날 수 있다.

| **북한에서의 효능** | 살충약으로서 먹으면 게우게 하고 외용약으로 쓰면 벌레를 죽인다.

| **약용법** | 뿌리줄기와 뿌리 0.3~0.6g을 가루 또는 환(丸)으로 만들어 복용하거나 외용으로 적당량 사용한다. 독성이 있으므로 사용에 주의한다.

| **주의사항** | 여로의 뿌리줄기와 뿌리는 독성이 있으므로 조심해야 한다.

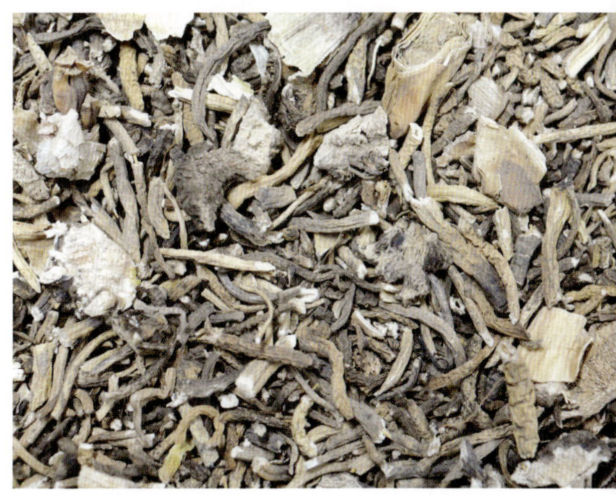

▲ 여로(약재, 절단)

약초명

박하

약재명

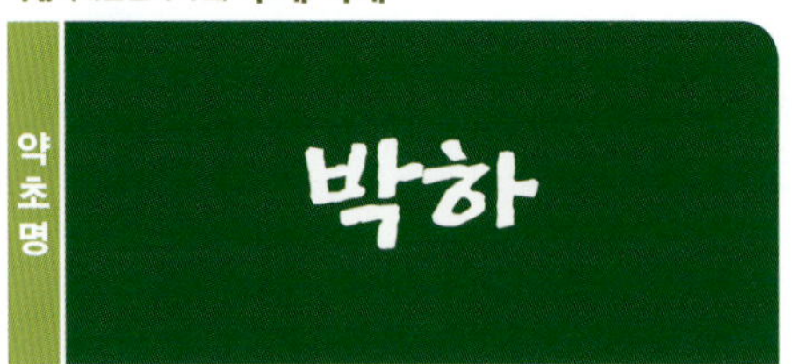

박하 薄荷

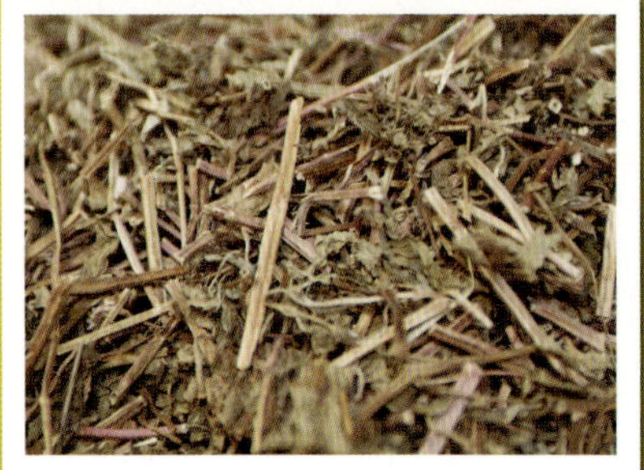

《동의보감》 탕액편에 기재된
조선시대(1610년)의 우리글 약초명

영싱이

약초명 및 학명

박하
Mentha arvensis Linné var. *piperascens*
Malinvaud ex Holmes

과명

꿀풀과

약용부위

지상부

| 약재의 조선시대 의서(醫書) 수재 |

박하는 《동의보감》 탕액편(湯液篇)의 채소부(部)와 《방약합편》의 방초(芳草, 향기가 좋은 풀)편에 수재되어 있다.

|《동의보감》 탕액편의 효능 |

박하(薄荷, 박하 지상부)는 성질이 따뜻하고[溫] (보통이다[平]고도 한다) 맛이 매우면서[辛] 쓰며[苦] 독이 없다. 여러 약들을 영위(榮衛)로 끌고 가서 땀을 내고 독을 내보낼 수 있어 상한두통(傷寒頭痛)을 치료한다. 중풍(中風), 적풍(賊風), 두풍(頭風)도 치료한다. 관절을 잘 통하게 하고 몹시 피로한 것을 풀리게 한다. ○ 밭에 심는데 생것으로 먹을 수 있다. 또는 김치[菹, 저]를 담가 먹는다. 여름과 가을에 줄기와 잎을 따서 햇볕에 말려 쓴다[본초].

|《동의보감》 탕액편의 원문 |

박하(薄荷) 영싱이 : 性溫[一云平] 味辛苦 無毒. 能引諸藥入榮衛 發毒汗 療傷寒頭痛. 治中風賊風頭風. 通利關節 大解勞乏. ○ 圃中種蒔 可生啖 亦宜作菹. 夏秋採莖葉 暴乾用.[本草] ○ 性味辛涼. 最清頭目 治骨蒸. 入手太陰 · 手厥陰經 上行之藥也.[湯液] ○ 猫食薄荷則醉.[食物]

| 식약처 인정 약초와 약재 |

- 약초·약재의 식약처 공정서 수재 : 박하는 식품의약품안전처의 의약품 공정서인 《대한민국약전(KP)》에 수재되어 있다.

- 약재의 라틴어 생약명 : Menthae Herba

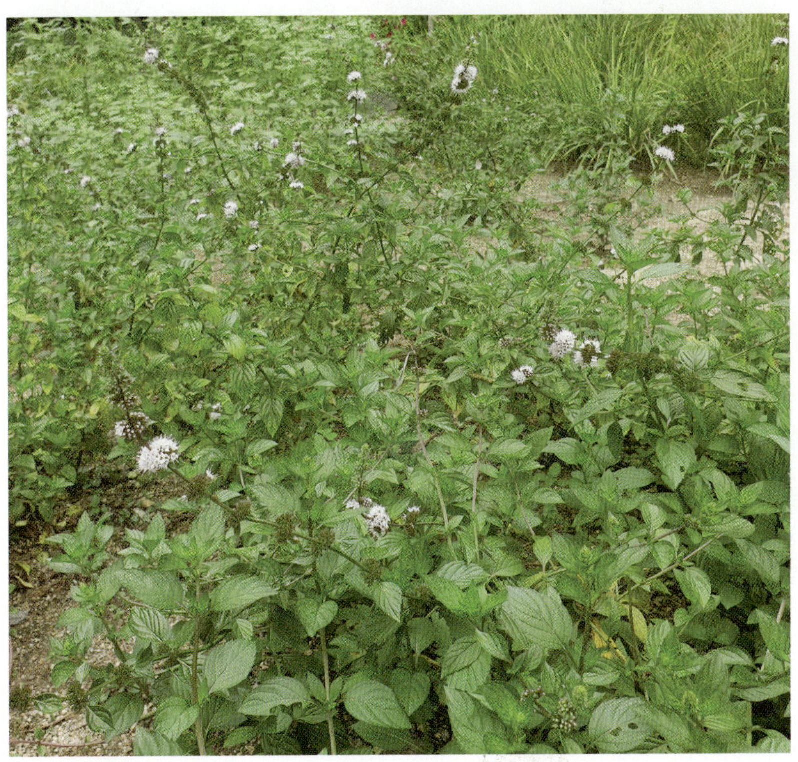
▲ 박하 지상부

허준, 《원본 동의보감》,
718쪽, 남산당(2014)
《동의보감》 세갑술중동 내의
원교정 완영중간(歲甲戌仲冬
內醫院校正 完營重刊) 영인본

○ **식약처의 법정 기원식물과 약용부위** : 약재 박하는 박하 *Mentha arvensis* Linné var. *piperascens* Malinvaud ex Holmes(꿀풀과 Labiatae)의 지상부이다.

○ **약재의 외부 형태** : 이 약은 지상부로 줄기와 여기에 마주난 잎으로 되어 있다. 줄기는 네모기둥 모양으로, 길이 15~40cm, 지름 0.2~0.4cm이다. 바깥면은 자갈색 또는 연한 녹색이고 모서리 근처에는 짧은 털이 있다.

○ **약재 저장법** : 밀폐용기(고형의 이물이 들어가는 것을 방지하고 내용의약품이 손실되지 않도록 보호할 수 있는 용기)

| 약재의 효능 |

○ **한방 효능 분류** : 해표약[解表藥, (땀을 내어) 체표를 풀어주는 약] - 발산풍열약(發散風熱藥, 체표에 머물러 있는 뜨거운 기운을 발산시키는 약)

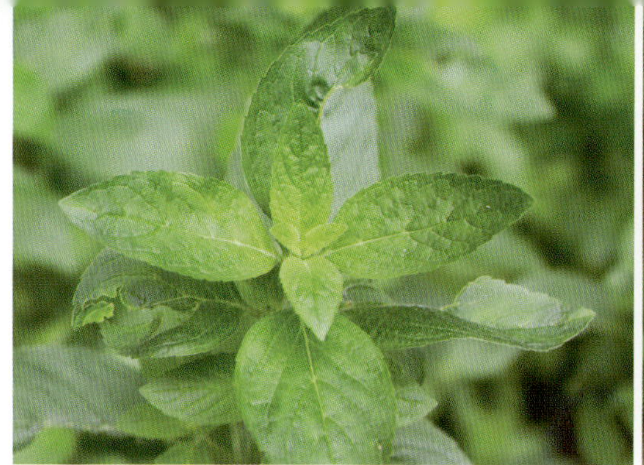

▲ 박하 잎

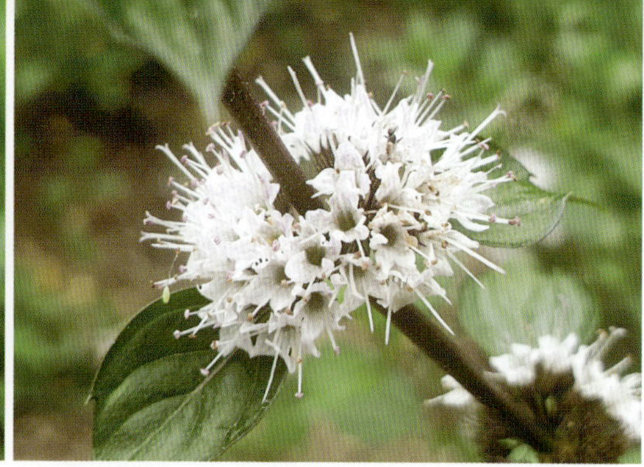

▲ 박하 꽃

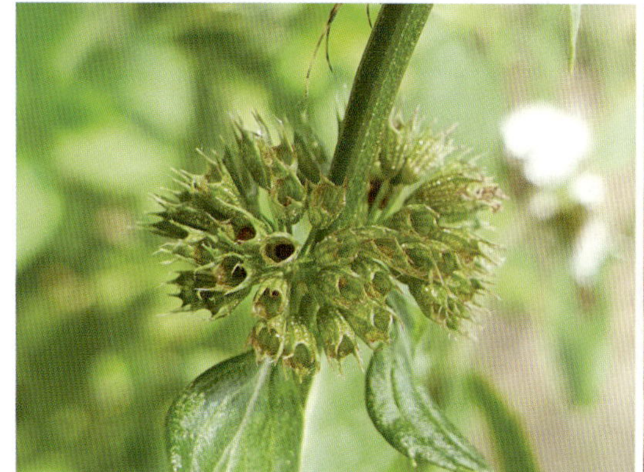

▲ 박하 열매

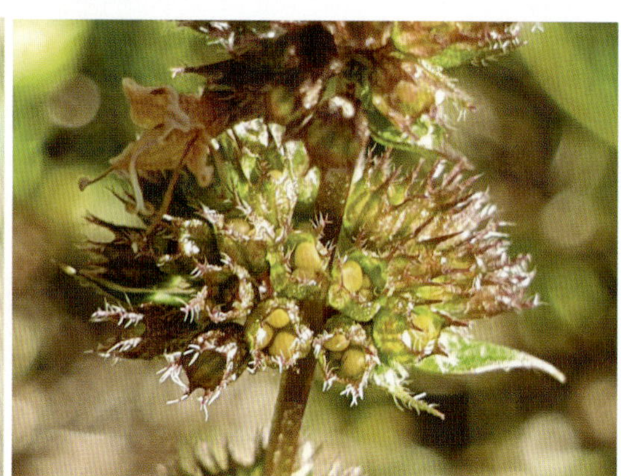

▲ 박하 씨

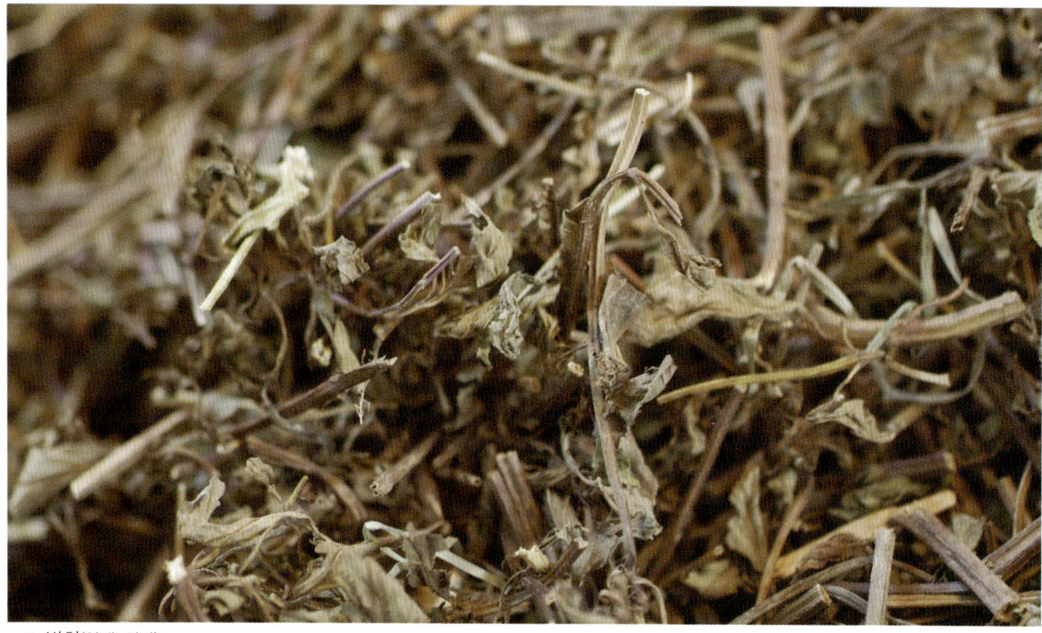

▲ 박하(약재, 절단)

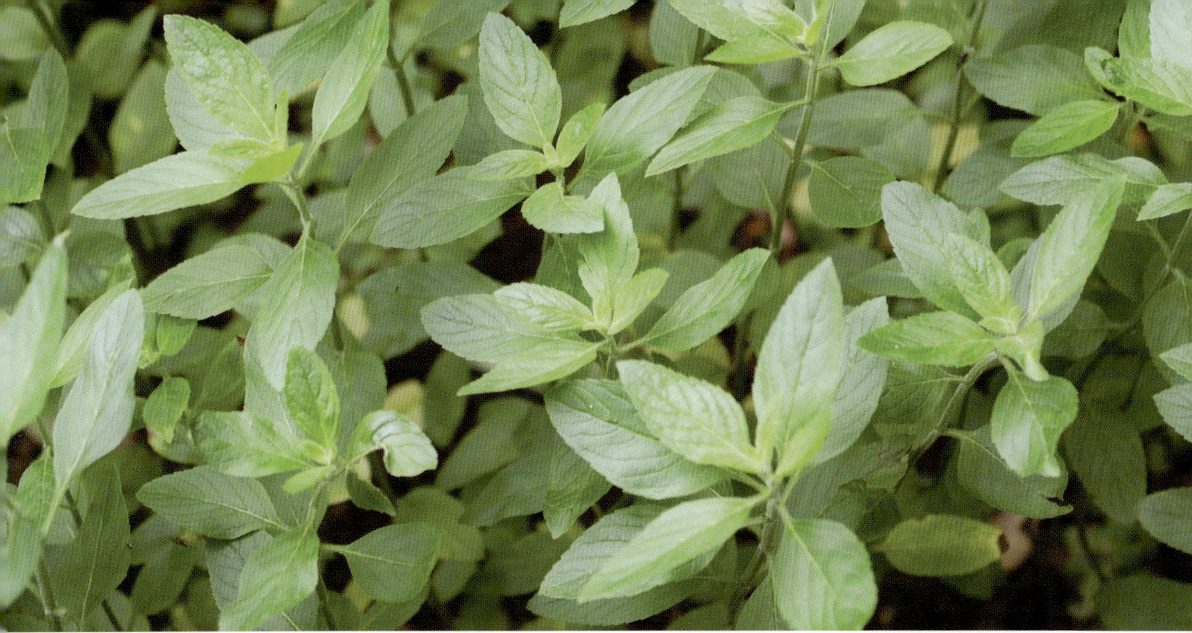

▲ 박하 재배지

○ **한방 약미(藥味)와 약성(藥性)** : 맛은 맵고 성질은 서늘하다.

+ 한방 약미

| 酸 | 苦 | 甘 | **辛** | 鹹 | | 澁 | 淡 |

+ 한방 약성

| 大寒 | 寒 | 微寒 | **凉** | 平 | 微溫 | 溫 | 熱 | 大熱 |

○ **한방 작용부위(귀경, 歸經)** : 박하는 주로 폐, 간장 질환에 영향을 미친다.

○ **한방 효능** : 풍열(風熱)을 해소한다(消散風熱, 소산풍열). 머리와 눈의 발열을 해소한다(淸利頭目, 청리두목).

○ **약효 해설** : 머리와 눈을 맑게 해준다. 목 안이 붓고 아픈 증상에 도움이 된다. 인후(咽喉)를 편하게 한다. 열나고 기침하는 증상의 초기에 사용한다. 눈 충혈 제거에 좋다.

○ **임상응용** : 두통, 발열, 오한, 눈 충혈, 현기증, 복통, 구토, 하리에 쓴다.

| **북한에서의 효능** | 풍열표증약으로서 풍열을 없애고 아픔을 멈추며 발진을 약하게 하고 간기를 잘 통하게 한다.

| **약용법** | 지상부 3~6g을 물 800mL에 넣고 달여서 아침저녁으로 마신다. 오래 끓이지 않는다. 가루 또는 환(丸)으로 만들어 복용하거나 외용으로 적당량 사용한다.

반하

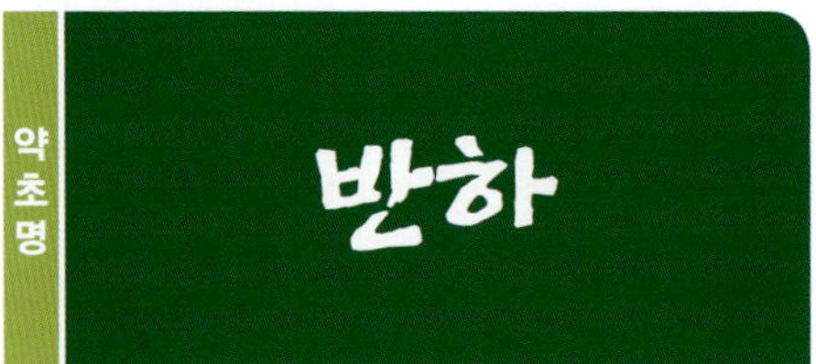

반하 半夏

《동의보감》 탕액편에 기재된 조선시대(1610년)의 우리글 약초명

씌믈웃

약초명 및 학명

반하
Pinellia ternata Breitenbach

과명

천남성과

약용부위

덩이줄기로서 주피를 완전히 제거한 것

| 약재의 조선시대 의서(醫書) 수재 |

반하는 《동의보감》 탕액편(湯液篇)의 풀부(部)와 《방약합편》의 독초편에 수재되어 있다.

|《동의보감》 탕액편의 효능 |

반하(半夏, 반하 덩이줄기)의 성질은 보통이고[平](생것은 약간 차고[微寒] 익히면 따뜻하다[溫]) 맛은 매우며[辛] 독이 있다. 추위로 인하여 추웠다 열이 났다 하는 것을 낫게 한다. 명치에 담열(痰熱)이 가득한 것과 기침하고 숨이 찬 것을 낫게 하며 가래침을 없앤다. 식욕을 돋우고 비(脾)를 튼튼하게 한다. 토하는 것을 멎게 하며 가슴 속의 가래나 침을 없앤다. 또 말라리아를 치료하고 유산시킨다. ○ 곳곳에 있으며 밭과 들에서 자란다. 음력 5월, 8월에 뿌리를 캐어 햇볕에 말린다. 둥글고 희며 오래 묵은 것이 좋다[본초].

|《동의보감》 탕액편의 원문 |

반하(半夏) 씌믈웃 : 性平[生微寒熟溫] 味辛 有毒. 主傷寒寒熱. 消心腹痰熱滿結 咳嗽上氣 消痰涎. 開胃健脾 止嘔吐 去胸中痰涎 療瘧 墮胎. ○ 處處有之 生田野中. 五月八月採根 暴乾. 以圓白陳久者 爲勝.[本草] ○ 湯浸切片 淋洗七遍 去涎盡 以生薑汁浸一宿 焙乾用.[本草] ○ 入足陽明・太陰・少陽經. 臘月泡洗 置露天氷過 又泡共七次 留久極妙.[入門] ○ 三消及血虛者 乾咽痛者 腸燥大便難者 汗多者 皆勿用.[丹心]

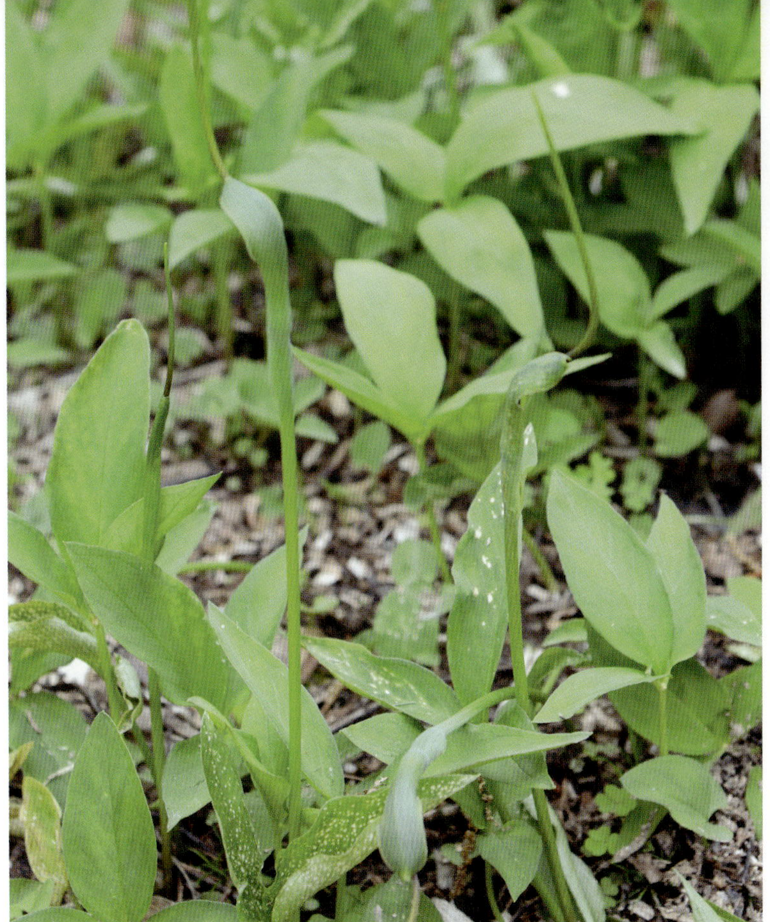

▲ 반하 지상부

半夏 〔끠믈읏〕

性平(一云生微寒熟溫)味辛有毒 主傷寒寒熱 消心腹痰熱滿結 咳嗽上氣 消痰涎 開胃健脾 止嘔吐 去胷中痰涎 療瘧墮胎 ○在處處有之 生田野 二月八月採根暴乾 以圓白陳久者爲之勝〔本草〕 ○湯浸五七遍 去涎盡 以生薑汁浸一宿焙乾用 ○切作片淋洗七遍 去滑盡 入足陽明太陰少陽經〔入門〕 ○臘月疱洗置露天氷乾 過又泡共七次 畱久極妙〔入門〕 ○三消及血虛者 乾咽痛者 腸燥大便難者 汗多者 皆勿用〔丹心〕

허준, 《원본 동의보감》, 733쪽, 남산당(2014)

《동의보감》 세갑술중동 내의원교정 완영중간(歲甲戌仲冬 內醫院校正 完營重刊) 영인본

| 약초 · 약재의 해설 |

유통시장에서는 반하와 속(屬)이 다른 수반하[*Typhonium flagelliforme* (Lodd.) Blume = *Arum flagelliforme* Lodd.]가 오용되기도 한다.[참고문헌: 20]

| 식약처 인정 약초와 약재 |

○ **약초·약재의 식약처 공정서 수재** : 반하는 식품의약품안전처의 의약품 공정서인 《대한민국약전(KP)》에 수재되어 있다.

○ **약재의 라틴어 생약명** : Pinelliae Tuber

○ **약재의 이명 또는 영명** : Pinellia Tuber

○ **식약처의 법정 기원식물과 약용부위** : 약재 반하는 반하 *Pinellia ternata* Breitenbach(천남성과 Araceae)의 덩이줄기로서 주피를 완전히 제거한 것이다.

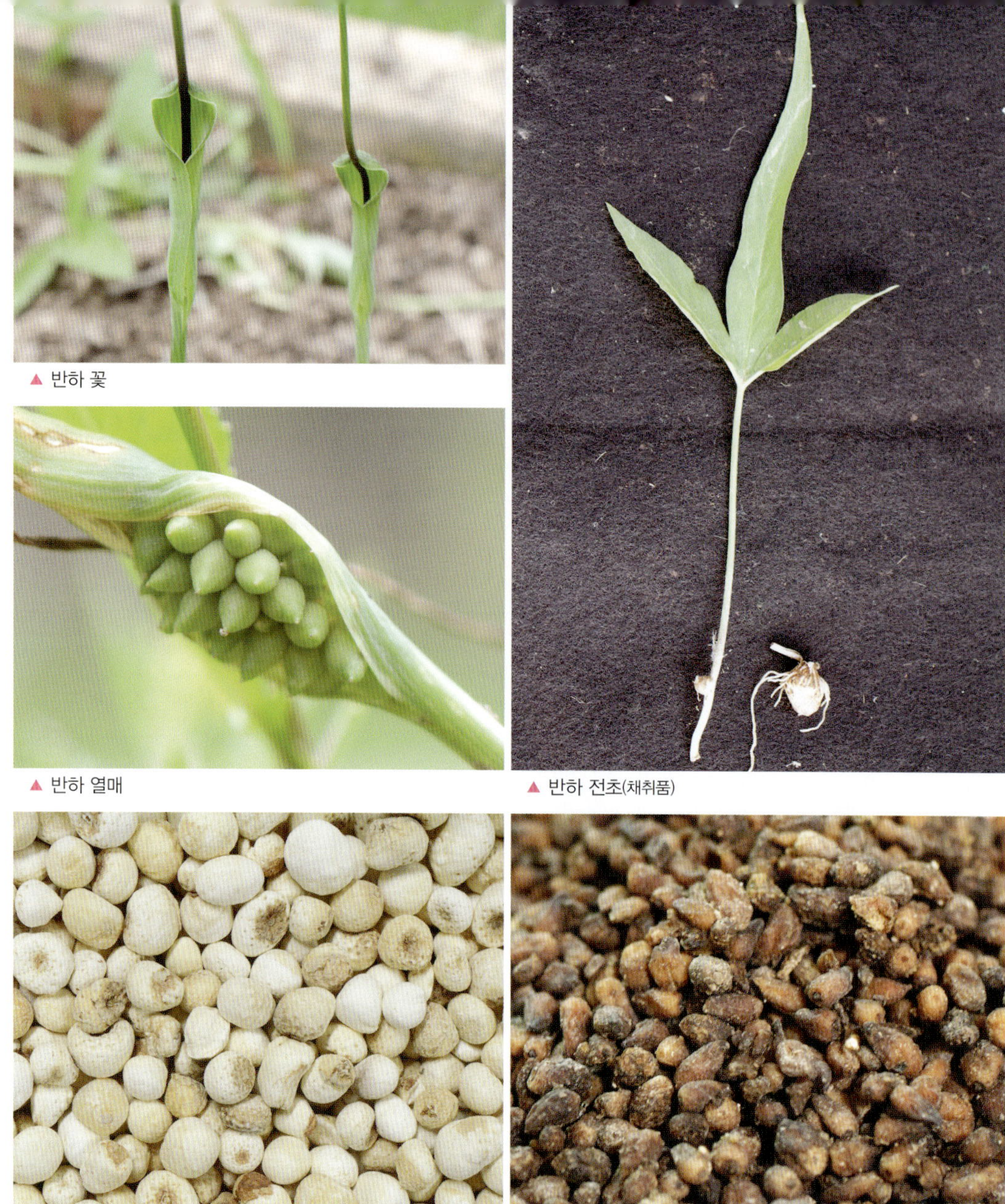

▲ 반하 꽃

▲ 반하 열매

▲ 반하 전초(채취품)

▲ 반하(약재, 전형)

▲ 반하(수치 약재, 판매품)

○ **약재의 외부 형태 :** 이 약은 주피를 완전히 제거한 덩이줄기로 약간 눌려 있는 구형이거나 불규칙한 구형이다. 바깥면은 흰색~회황백색이고 위쪽에는 줄기 자국이 오목하게 남아 있다.

276

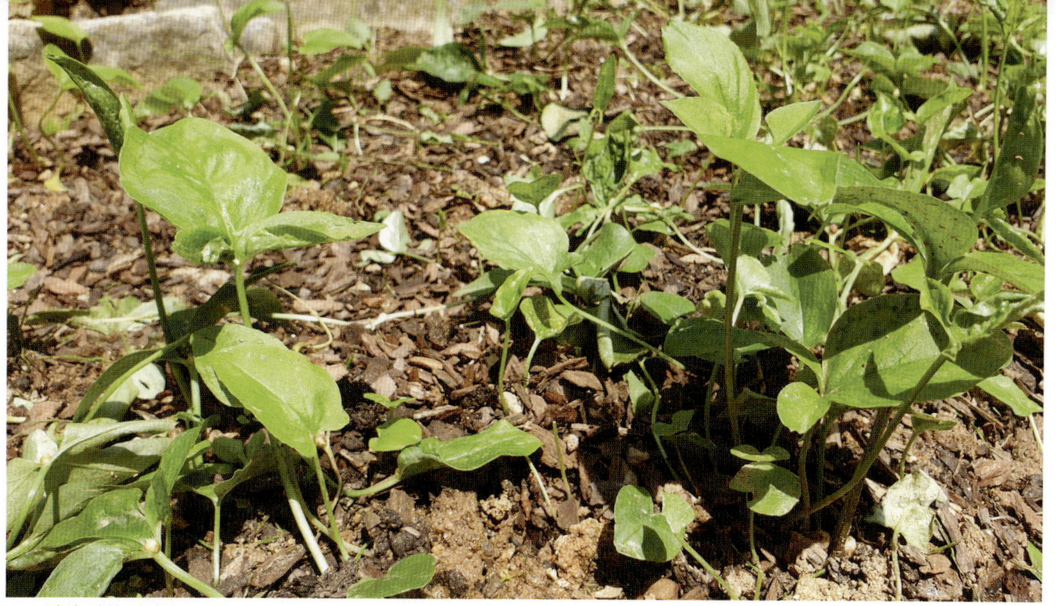

▲ 반하 어린 지상부

○ **약재 저장법 :** 밀폐용기(고형의 이물이 들어가는 것을 방지하고 내용의약품이 손실되지 않도록 보호할 수 있는 용기)

| 약재의 효능 |

○ **한방 효능 분류 :** 화담지해평천약(化痰止咳平喘藥, 담음을 없애고 기침을 멈추며 천식을 안정시키는 약) - 온화한담약(溫化寒痰藥, 차가운 담음을 없애는 약)

○ **한방 약미(藥味)와 약성(藥性) :** 맛은 맵고 성질은 따뜻하며 독성이 있다.

+ 한방 약미

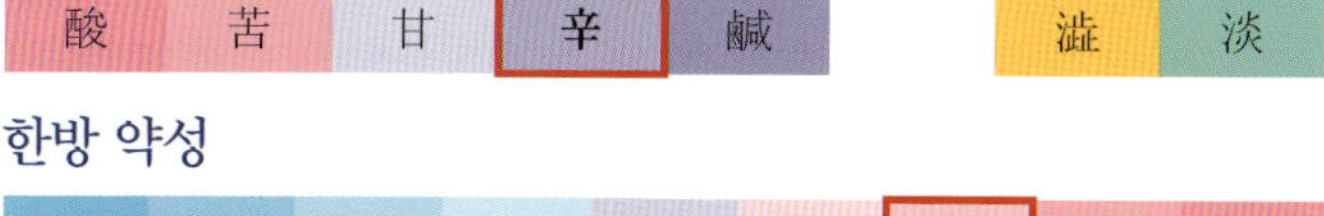

+ 한방 약성

○ **한방 작용부위(귀경, 歸經) :** 반하는 주로 비장, 위장, 폐 질환에 영향을 미친다.

○ **한방 효능 :** 습기를 말리고 가래를 없앤다(燥濕化痰, 조습화담). 기(氣)가 거슬러 오르는 것을 내리고 구토를 멎게 한다(降逆止嘔, 강역지구). 관절이 아프고 저린 비증(痺症)을 해소하고 뭉친 것을 풀어준다(消痞散結, 소비산결).

○ **약효 해설 :** 가래가 많고 기침하며 숨이 찬 것을 낫게 한다. 기가 치솟는 것을 내리게 하여 구토를 멎게 한다. 어지럽고 머리가 아픈 증상을 치료한다. 진정 작용이 있다. 아린

맛 성분인 homogenstisic acid가 있다. 자극이 심하므로 수치(修治)하여 사용하여야 한다.

○ **임상응용 :** 기침, 가래, 오심, 구토, 현기증, 가슴이 두근거리는 증상, 불면증, 두통, 급성위염에 쓴다.

| **북한에서의 효능** | 습을 없애고 가래를 삭이며 게우기를 멈추고 입맛을 돋구며 비를 보하고 옹종을 낫게 한다.

| **수치(修治)** | 한방이론에 근거하여 약재를 가공 처리함으로써 약재 본래의 성질을 변화시키는 제약 기술의 일종으로, 포제(炮製)라고도 한다.

○ 생반하(生半夏) : 이물질을 제거하고 작은 부스러기는 체로 쳐서 가려낸다.

○ 법반하(法半夏) : 반하를 크고 작은 것으로 나누어 햇볕을 피하고 냉수에 축여 둔다. 10일 정도 담가서 흰 거품이 나오면 백반을 넣고 물을 매일 갈아준다. 아린 맛이 나지 않으면 꺼내어 햇볕에 약간 말린다. 별도로 감초 달인 액을 준비하여 여기에 반하를 넣고 매일 저어 혼합한다. 반하 중심부의 흰색이 없어지고 고루 스며들어 황색으로 되면 꺼내어 그늘에서 말린다. 함량 비율은 반하 1000g : 백반 20g : 감초 160g이다.

○ 강반하(薑半夏) : 정선된 반하를 위의 방법으로 처리한 다음 백반(白礬)과 생강편(生薑片)을 넣어 액이 충분히 스며들도록 쪄서 음건한다. 함량 비율은 반하 1000g : 생강 250g : 백반 13g이다.

○ 청반하(淸半夏) : 정선된 반하를 위의 방법에 따라 처리한 다음 백반수(白礬水)를 넣고 쪄서 통풍이 잘되는 곳에서 건조한다.

| **약용법** | 수치(修治)한 덩이줄기 3~9g을 물 800mL에 넣고 달여서 반으로 나누어 아침저녁으로 마신다.

| **주의사항** | 반하의 덩이줄기는 독성이 있으므로 수치(修治)한 후 사용해야 한다. 임신부에게는 쓰지 않는다.

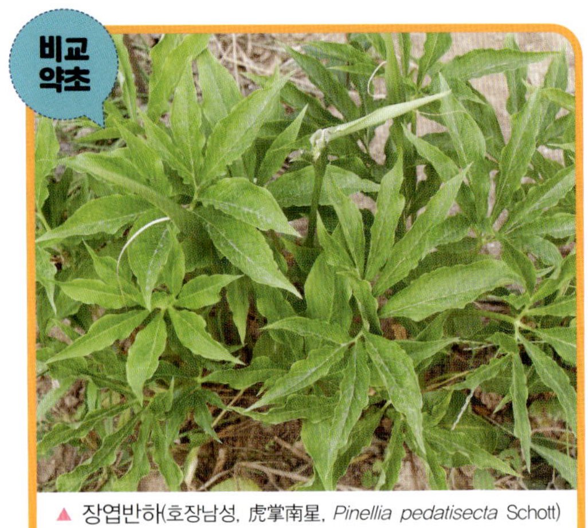

▲ 장엽반하(호장남성, 虎掌南星, *Pinellia pedatisecta* Schott) 지상부(중국)

밤나무

약재명

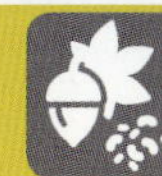

건율 乾栗

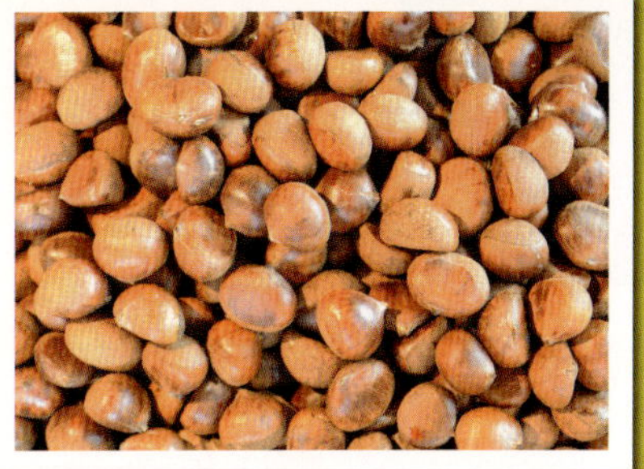

《동의보감》 탕액편에 기재된
조선시대(1610년)의 우리글 약초명

밤

약초명 및 학명

밤나무
Castanea crenata Siebold et Zuccarini

과명

참나무과

약용부위

씨껍질을 벗긴 씨

| 약재의 조선시대 의서(醫書) 수재 |

건율은 《동의보감》 탕액편(湯液篇)의 과일부(部)와 《방약합편》의 오과(五果, 다섯 가지 과일)편에 수재되어 있다.

| 《동의보감》 탕액편의 효능 |

율자(栗子, 밤나무 씨)의 성질은 따뜻하고[溫] 맛은 짜며[鹹] 독이 없다. 기운을 돕고 위와 대소장[腸胃]을 튼튼하게 하며 신장의 기운[腎氣]을 돕고 배고프지 않게 한다. ○ 어느 곳에나 있는데 음력 9월에 딴다.

| 《동의보감》 탕액편의 원문 |

율자(栗子) 밤 : 性溫 味鹹 無毒. 益氣 厚腸胃 補腎氣 令人耐飢. ○ 處處有之 九月採. ○ 果中 栗最有益. 欲乾莫如暴. 欲生收 莫如潤沙中藏 至春末夏初 向如初採摘. ○ 生栗 可於熱灰中 煨令汁出 食之良. 不得通熟. 熟則壅氣 生則發氣 故火煨 殺其木氣耳. ○ 有一種栗 [피덕눌] 頂圓末尖 謂之旋栗 但形差小耳. [本草]

| 식약처 인정 약초와 약재 |

- 약초·약재의 식약처 공정서 수재 : 건율은 식품의약품안전처의 의약품 공정서인 《대한민국약전외한약(생약)규격집(KHP)》에 수재되어 있다.
- 약재의 라틴어 생약명 : Castaneae Semen
- 약재의 이명 또는 영명 : 율자(栗子)
- 식약처의 법정 기원식물과 약용부위 : 약재 건율은 밤나무 *Castanea crenata* Siebold et

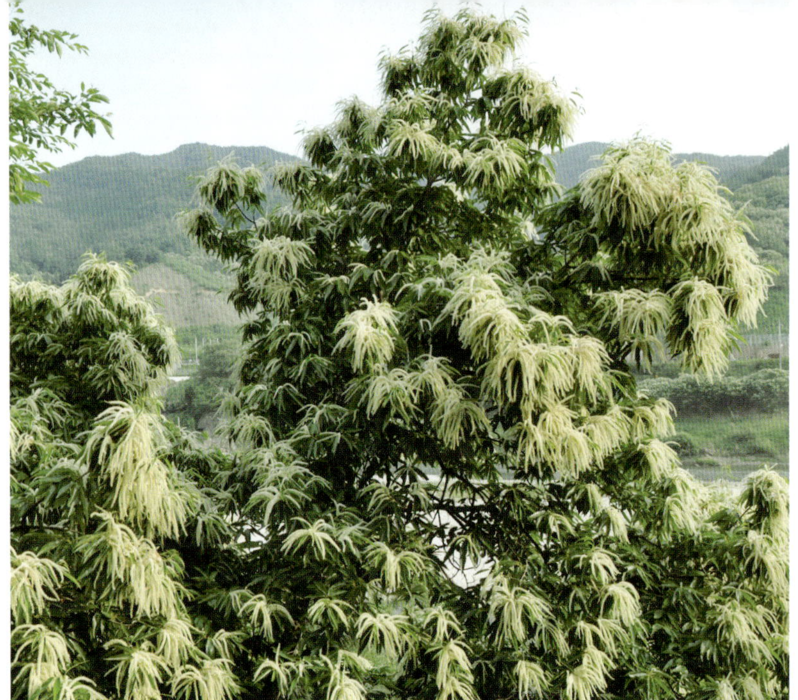

▲ 밤나무 나무모양

허준, 《원본 동의보감》,
710쪽, 남산당(2014)
《동의보감》 세갑술중동 내의
원교정 완영중간(歲甲戌仲冬
內醫院校正 完營重刊) 영인본

Zuccarini(참나무과 Fagaceae)의 씨껍질을 벗긴 씨이다.

- **약재의 외부 형태** : 이 약은 씨로 둔한 반원뿔 모양~원뿔을 등분한 모양이며, 길이 2~3cm, 너비 1~2cm이다.

- **약재 저장법** : 밀폐용기(고형의 이물이 들어가는 것을 방지하고 내용의 약품이 손실되지 않도록 보호할 수 있는 용기)

| 약재의 효능 |

- **한방 약미(藥味)와 약성(藥性)** : 맛은 달고 약간 짜며 성질은 보통이다.

  + 한방 약미

  | 酸 | 苦 | **甘** | 辛 | **鹹** | | 澁 | 淡 |

  + 한방 약성

  | 大寒 | 寒 | 微寒 | 凉 | **平** | 微溫 | 溫 | 熱 | 大熱 |

- **한방 작용부위(귀경, 歸經)** : 건율은 주로 비장, 신장 질환에 영향을 미친다.

- **한방 효능** : 원기를 보충하고 비(脾)를 건강하게 한다(益氣建脾, 익기건비). 신(腎)을 보하고 근육을 튼튼하게 한다(補腎强筋, 보신강근). 혈액순환을 촉진하고 종기를 가라앉힌다

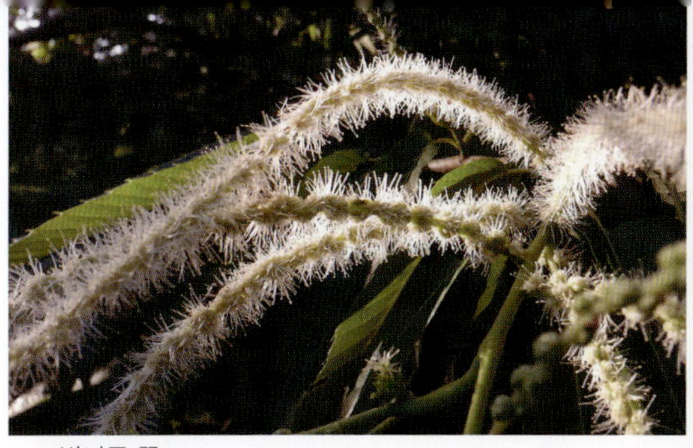

▲ 밤나무 꽃

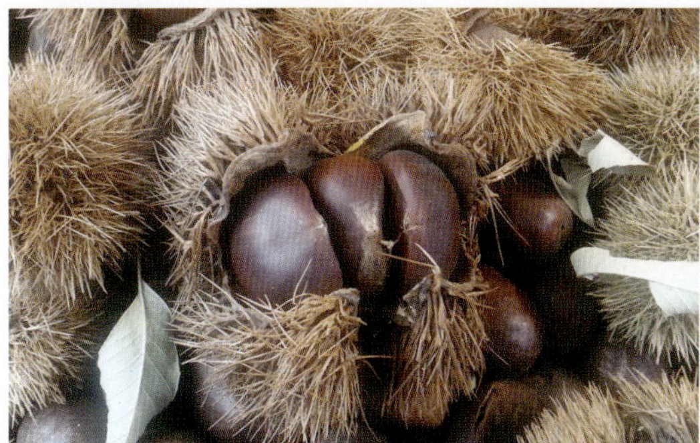

▲ 밤나무 열매(채취품)

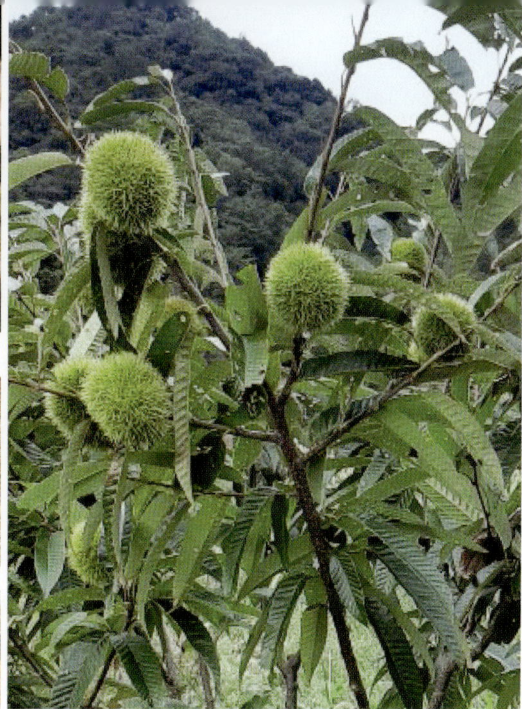

▲ 밤나무 덜 익은 열매

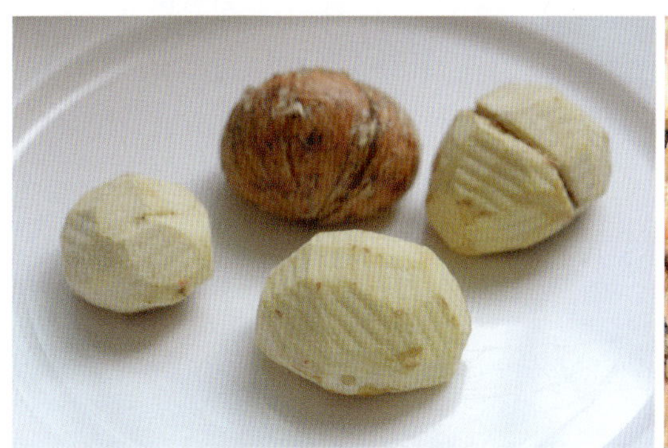

▲ 건율(약재, 전형)

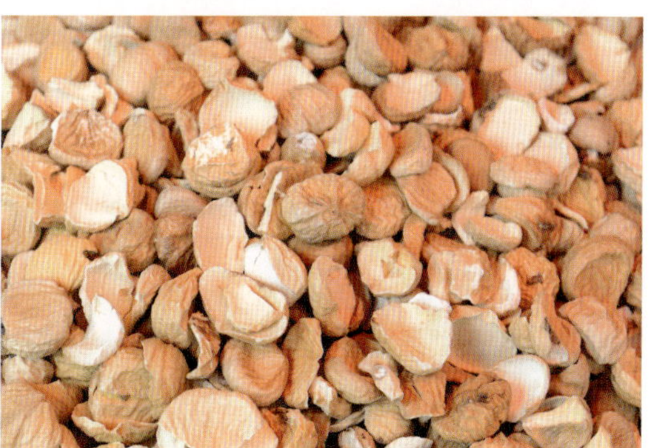

▲ 건율(약재, 절편, 판매품)

(活血消腫, 활혈소종). 출혈을 멎게 한다(止血, 지혈).

● **약효 해설** : 다리와 무릎이 시큰거리고 힘이 없어지는 증상에 쓰인다. 힘줄과 뼈가 부러져 붓고 아픈 증상에 유효하다. 음식물이 들어가면 토하는 병증에 사용한다. 토혈, 코피, 혈변(血便)을 멎게 한다.

| **북한에서의 효능** | 보기약으로서 기를 보하고 비위를 보하며 신을 보한다.

| **약용법** | 씨껍질을 벗긴 씨를 그대로 또는 삶아 익혀서 먹는다.

방풍

방풍 防風

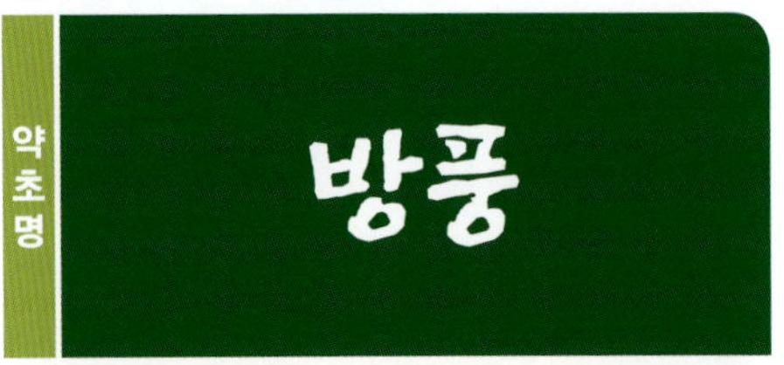

《동의보감》 탕액편에 기재된
조선시대(1610년)의 우리글 약초명

병풍느물불휘

약초명 및 학명

방풍(防風)
Saposhnikovia divaricata Schischkin

과명

산형과

약용부위

뿌리

| 약재의 조선시대 의서(醫書) 수재 |

방풍은 《동의보감》 탕액편(湯液篇)의 풀부(部)와 《방약합편》의 산초(山草)편에 수재되어 있다.

| 《동의보감》 탕액편의 효능 |

방풍(防風, 방풍 뿌리)의 성질은 따뜻하며[溫] 맛이 달고[甘] 매우며[辛] 독이 없다. 36가지 풍증을 치료하며 오장(五藏)을 좋게 하고 맥풍(脈風)을 몰아내며 어지럼증, 통풍(痛風), 눈이 충혈되고 눈물이 나는 것, 온몸의 관절이 아프고 저린 것을 치료한다. 식은땀을 멈추고 마음과 정신을 안정시킨다. ○ 산과 들에서 자라며 곳곳에 다 있다. 음력 2월, 10월에 뿌리를 캐어 햇볕에 말린다. 뿌리가 실하면서 눅눅하고[脂潤, 지윤], 머리마디가 단단하면서 지렁이 머리처럼 된 것이 좋다. 노두를 떼버리고, 머리가 두 가닥 진 것, 꼬리가 두 가닥 진 것도 버린다. 머리가 두 가닥 진 것을 쓰면 사람이 미치고[發狂, 발광], 꼬리가 두 가닥 진 것을 사용하면 고질병(痼疾病)이 생기게 된다[본초].

| 《동의보감》 탕액편의 원문 |

방풍(防風) 병풍느물불휘 : 性溫 味甘辛 無毒. 治三十六般風 通利五藏關脈 風頭眩 痛風 赤眼出淚 周身骨節疼痺. 止盜汗 安神 定志. ○ 生山野中 隨處有之. 二月十月採根 暴乾. 惟實而脂潤 頭節堅如蚯蚓頭者 爲好. 去蘆及叉頭叉尾者. 叉頭令人發狂 叉尾發痼疾. [本草] ○ 足陽明 · 足太陰之行經藥也. 足太陽本經藥也. 治風通用 頭去身半以上風邪 梢去身半

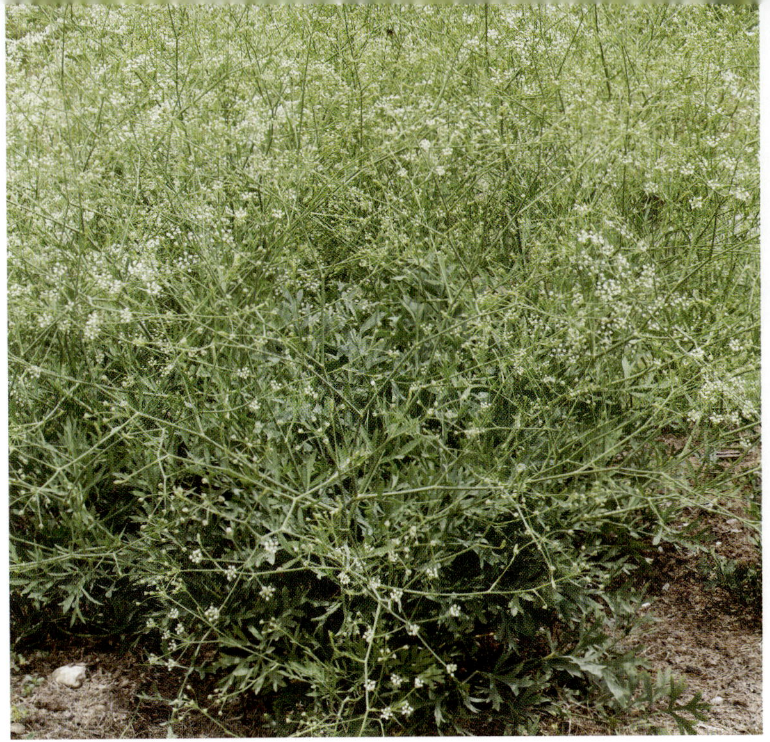

▲ 방풍 지상부

防風
병풍ㅅ 몰불휘
性溫味甘辛無毒治三十六般風通利五藏開脉風頭眩痛風赤眼出淚周身骨節疼痺止盜汗安神定志○生山野中隨處有之二月十月採根暴乾惟實而脂潤頭節堅如蚯蚓頭者爲好去蘆及叉頭叉尾者叉頭令人發狂叉尾發痼疾○足陽明足太陰之行經藥也又行頭去上焦風邪用梢去下焦風邪○本經藥也治風通用身半

허준, 《원본 동의보감》, 724쪽, 남산당(2014)
《동의보감》 세갑술중동 내의원교정 완영중간(歲甲戌仲冬 內醫院校正 完營重刊) 영인본

以下風邪.[湯液] ○ 除上焦風邪之仙藥也.[入門]

| 약초 · 약재의 해설 |

우리나라 공정서에서 방풍(防風)이 들어간 약재는 방풍(防風), 식방풍(植防風), 해방풍(海防風)의 3종이 있다. 이 중 식방풍의 기원식물은 갯기름나물(*Peucedanum japonicum* Thunberg)이며, 이는 한약 방풍으로 사용하는 식물인 방풍(*Saposhnikovia divaricata* Schischkin)과 다르다.

| 식약처 인정 약초와 약재 |

- 약초·약재의 식약처 공정서 수재 : 방풍은 식품의약품안전처의 의약품 공정서인《대한민국약전(KP)》에 수재되어 있다.
- 약재의 라틴어 생약명 : Saposhnikoviae Radix
- 약재의 이명 또는 영명 : Saposhnikovia Root
- 식약처의 법정 기원식물과 약용부위 : 약재 방풍은 방풍(防風) *Saposhnikovia divaricata* Schischkin(산형과 Umbelliferae)의 뿌리이다.

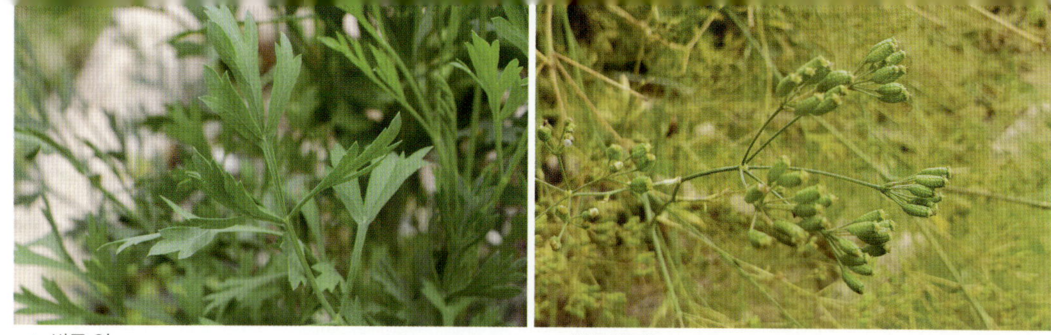

▲ 방풍 잎 　　　　　　　　　　　▲ 방풍 열매

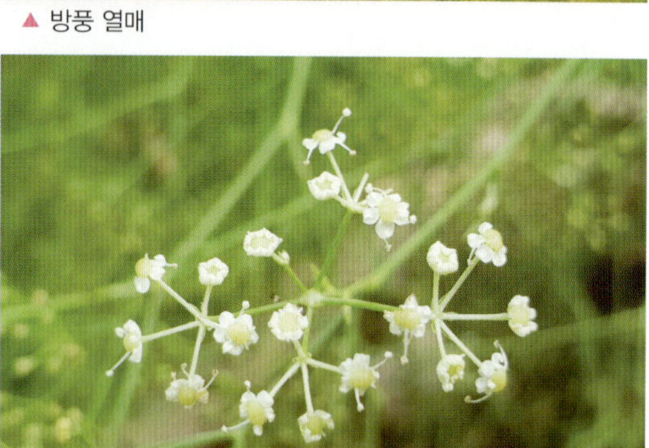

▲ 방풍 꽃봉오리 　　　　　　　　　▲ 방풍 꽃

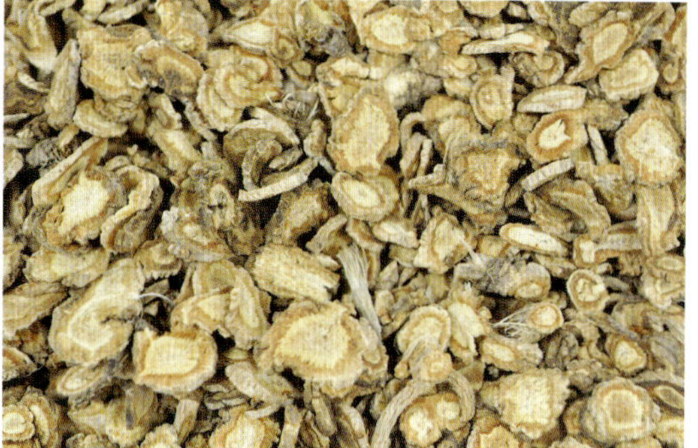

▲ 방풍(약재, 전형) 　　　　　　　　▲ 방풍(약재, 절편)

● **약재의 외부 형태** : 이 약은 뿌리로 가늘고 긴 원뿔 모양이며 아래로 갈수록 점점 가늘어 진다. 바깥면은 연한 갈색을 띠며 세로 주름이 많고 가는뿌리 자국도 있다.

● **약재 저장법** : 밀폐용기(고형의 이물이 들어가는 것을 방지하고 내용의약품이 손실되지 않도록 보호할 수 있는 용기)

| 약재의 효능 |

● **한방 효능 분류** : 해표약[解表藥, (땀을 내어) 체표를 풀어주는 약] - 발산풍한약(發散風寒藥,

284

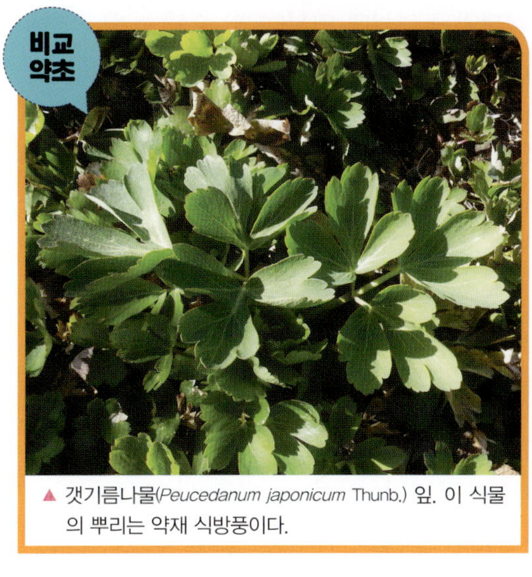

▲ 갯기름나물(*Peucedanum japonicum* Thunb.) 잎. 이 식물의 뿌리는 약재 식방풍이다.

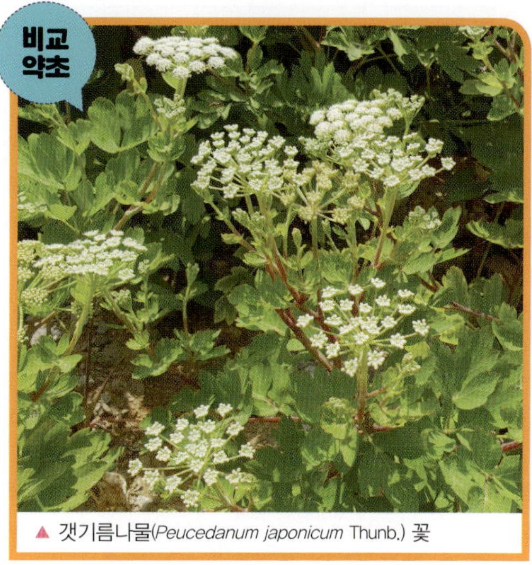

▲ 갯기름나물(*Peucedanum japonicum* Thunb.) 꽃

체표에 머물러 있는 차가운 기운을 발산시키는 약)

● **한방 약미(藥味)와 약성(藥性) :** 맛은 맵고 달며 성질은 약간 따뜻하다.

+ **한방 약미**

| 酸 | 苦 | **甘** | **辛** | 鹹 | | 澁 | 淡 |

+ **한방 약성**

| 大寒 | 寒 | 微寒 | 凉 | 平 | **微溫** | 溫 | 熱 | 大熱 |

● **한방 작용부위(귀경, 歸經) :** 방풍은 주로 방광, 간장, 비장 질환에 영향을 미친다.

● **한방 효능 :** 체표에 머물러 있는 풍사(風邪)를 제거한다(祛風解表, 거풍해표). 축축하고 습한 기운을 없애고 통증을 멎게 한다(胜濕止痛, 성습지통). 경련을 멎게 한다(止痙, 지경).

● **약효 해설 :** 팔다리를 잘 쓰지 못하고 마비되며 아픈 증상에 사용한다. 관절이 시리고 아픈 증상을 낫게 한다. 목이 뻣뻣한 증상, 사지경련을 치료한다. 해열, 진통, 소염 작용이 있다.

● **임상응용 :** 감기, 두통, 발열, 오한, 관절통, 근육의 경련, 가려움증, 파상풍에 쓴다.

| **북한에서의 효능** | 풍한표증약으로서 풍한을 없애고 풍습을 없애며 아픔을 멈춘다.

| **약용법** | 뿌리 5~10g을 물 800mL에 넣고 달여서 반으로 나누어 아침저녁으로 마신다.

약초명

백미꽃

약재명

백미 白薇

《동의보감》 탕액편에 기재된
조선시대(1610년)의 우리글 약초명

아마존

약초명 및 학명

백미꽃
Cynanchum atratum Bunge

과명

박주가리과

약용부위

뿌리 및 뿌리줄기

| 약재의 조선시대 의서(醫書) 수재 |

백미는 《동의보감》 탕액편(湯液篇)의 풀부(部)와 《방약합편》의 산초(山草)편에 수재되어 있다.

|《동의보감》 탕액편의 효능 |

백미(白薇, 백미꽃 뿌리 및 뿌리줄기)의 성질은 보통이고[平](차다[寒]고도 한다) 맛은 쓰고[苦] 짜며[鹹] 독이 없다. 온갖 사기와 헛것에 들린 것, 갑자기 잠들며 사람을 알아보지 못하는 것, 미친 짓을 하는 것, 추웠다 열이 났다 하는 말라리아[溫瘧, 온학]를 낫게 한다. ○ 들에 자란다. 줄기와 잎은 모두 푸르다. 버드나무 잎[柳葉, 유엽]과 같고 뿌리는 황백색으로 쇠무릎[牛膝, 우슬]과 비슷하지만 더 짧고 작다. 음력 3월 초에 뿌리를 캐어 그늘에 말린다. 쌀 씻은 물에 담갔다가 잔뿌리를 버리고 쪄서 쓴다[본초].

|《동의보감》 탕액편의 원문 |

백미(白薇) 아마존 : 性平[一云寒] 味苦鹹 無毒. 治百邪鬼魅 忽忽睡不知人 狂惑邪氣 寒熱溫瘧. ○ 生原野 莖葉俱靑 頗類柳葉 根黃白色 類牛膝而短小. 三月三日採根 陰乾 米泔浸 去鬚 蒸用.[本草]

| 약초 · 약재의 해설 |

《북한약전》에서 백미의 이명은 '아마존'으로 부르며, 이는 《동의보감》에 기재된 한글 약초명과 같다. 조선 초기에는 백미가 마하존(摩何尊)으로 불리었다.

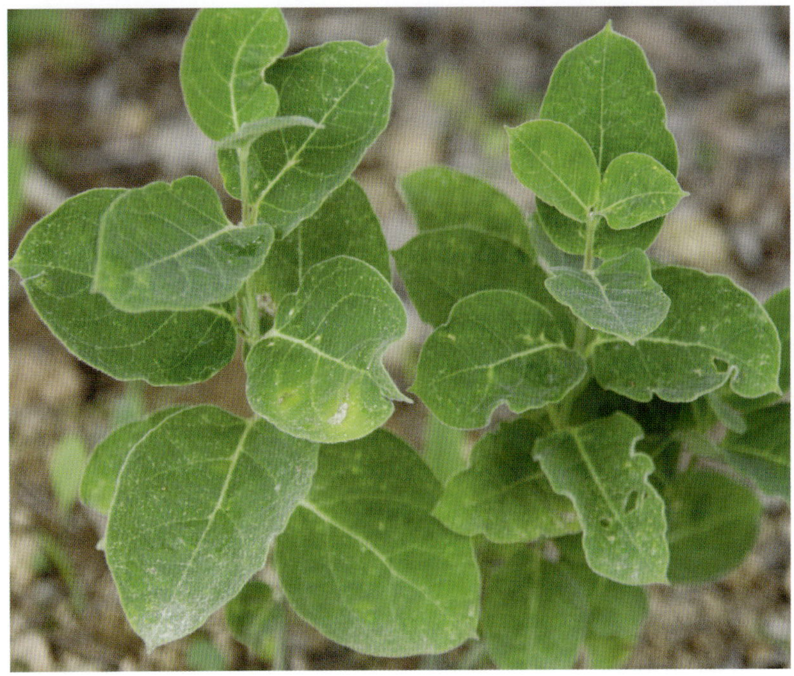

▲ 백미꽃 잎

| 식약처 인정 약초와 약재 |

○ **약초·약재의 식약처 공정서 수재** : 백미는 식품의약품안전처의 의약품 공정서인 《대한민국약전외한약(생약)규격집(KHP)》에 수재되어 있다.

○ **약재의 라틴어 생약명** : Cynanchi Atrati Radix et Rhizoma

○ **식약처의 법정 기원식물과 약용부위** : 약재 백미는 백미꽃 *Cynanchum atratum* Bunge 또는 만생백미(蔓生白薇) *Cynanchum versicolor* Bge.(박주가리과 Asclepiadaceae)의 뿌리 및 뿌리줄기이다.

○ **약재의 외부 형태** : 백미꽃의 뿌리 및 뿌리줄기는 원형에 가깝고 결절상이다. 여러 개의 둥글고 오목한 줄기 자국을 볼 수 있다. 바깥면은 황갈색~갈색이고 평활하거나 또는 가는 주름무늬가 있다.

○ **약재 저장법** : 밀폐용기(고형의 이물이 들어가는 것을 방지하고 내용의약품이 손실되지 않도록 보호할 수 있는 용기)

허준, 《원본 동의보감》, 729쪽, 남산당(2014)
《동의보감》 세갑술중동 내의원교정 완영중간(歲甲戌仲冬 內醫院校正 完營重刊) 영인본

| 약재의 효능 |

○ 한방 효능 분류 : 청열약(淸熱藥, 열을 식히는 약) - 청허열약(淸虛熱藥, 허약해서 나는 열을 식혀주는 약)

○ 한방 약미(藥味)와 약성(藥性) : 맛은 쓰고 짜며 성질은 차다.

+ 한방 약미

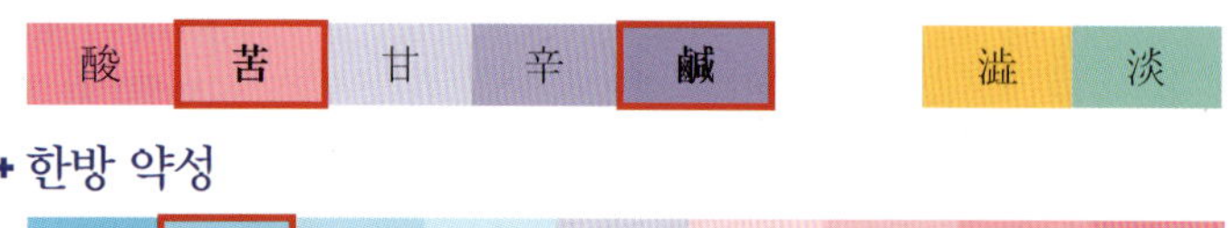

酸	**苦**	甘	辛	**鹹**		澁	淡

+ 한방 약성

大寒	**寒**	微寒	凉	平	微溫	溫	熱	大熱

○ 한방 작용부위(귀경, 歸經) : 백미는 주로 위장, 간장, 신장 질환에 영향을 미친다.

○ 한방 효능 : 열기로 인한 혈열(血熱)을 식힌다(淸熱凉血, 청열양혈). 소변을 잘 나오게 하고 배뇨장애를 해소한다(利尿通淋, 이뇨통림). 해독하고 상처를 낫게 한다(解毒療瘡, 해독요창).

▲ 백미(약재, 전형)

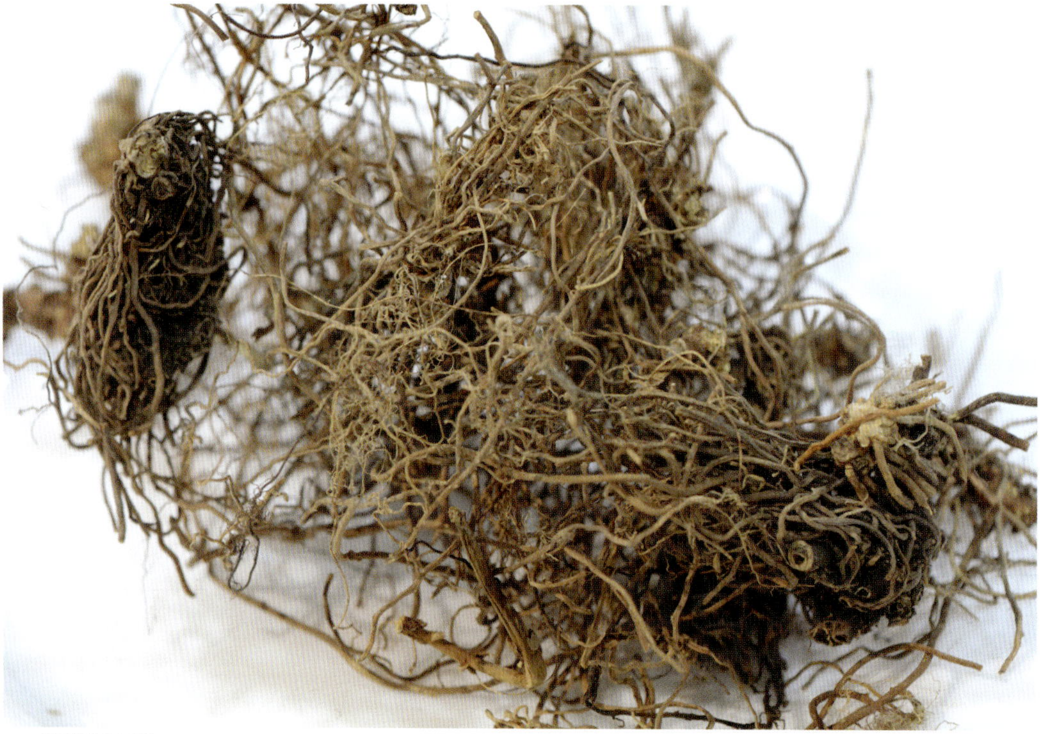

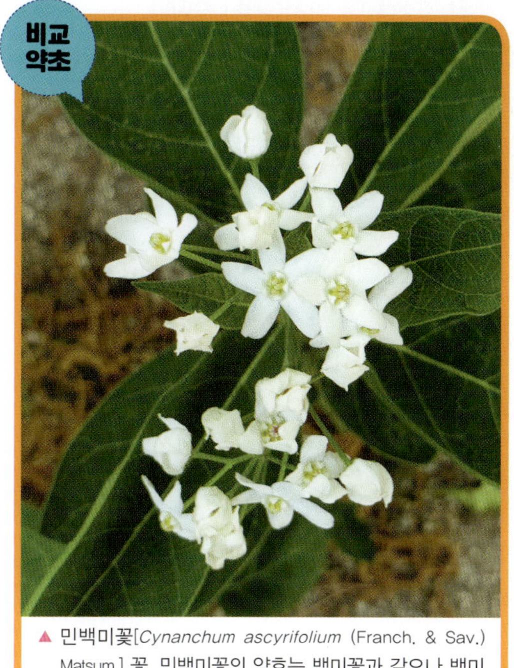

▲ 민백미꽃[*Cynanchum ascyrifolium* (Franch. & Sav.) Matsum.] 꽃. 민백미꽃의 약효는 백미꽃과 같으나 백미의 위품(가짜품)이다.

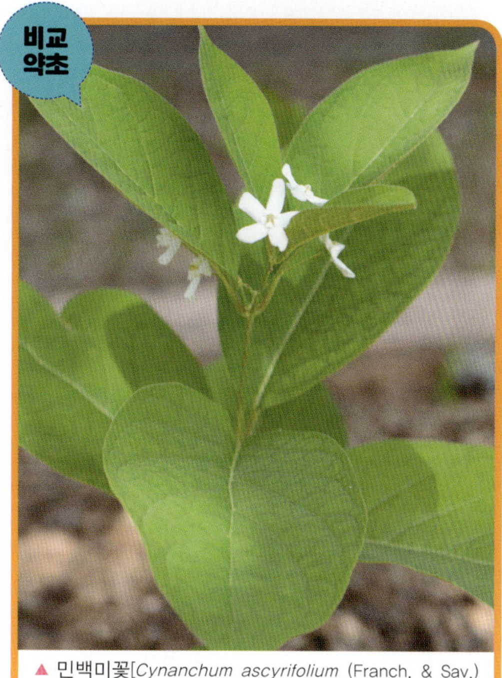

▲ 민백미꽃[*Cynanchum ascyrifolium* (Franch. & Sav.) Matsum.] 지상부

○ **약효 해설 :** 소변볼 때 아프거나 시원하게 나가지 않는 병증을 치료한다. 몸이 허약하여 기침과 미열이 나며 식은땀이 흐르고 뼛속이 달아오르는 증상을 낫게 한다. 뇌졸중 환자의 사지부종에 쓴다. 음허(陰虛)로 인한 발열(發熱)에 효과가 있다.

○ **임상응용 :** 발열, 사지부종(四肢浮腫)에 쓴다.

| **북한에서의 효능** | 청열량혈약으로서 열을 내리우고 혈열을 없애며 음을 보하고 가슴이 답답한 증상을 낫게 한다.

| **약용법** | 뿌리 및 뿌리줄기 5~10g을 물 800mL에 넣고 달여서 반으로 나누어 아침저녁으로 마신다.

백부자

약재명

백부자 白附子

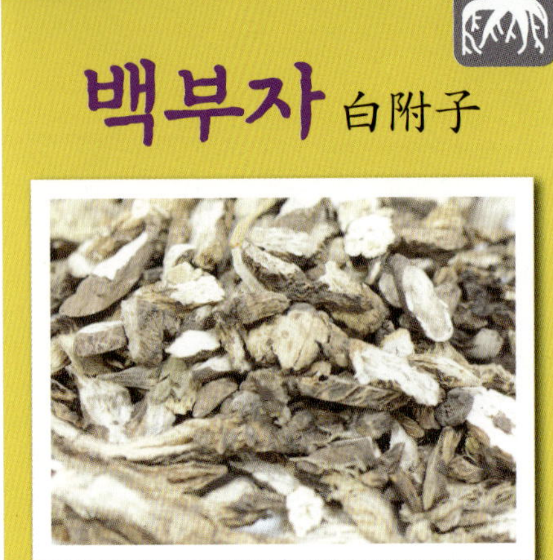

《동의보감》 탕액편에 기재된
조선시대(1610년)의 우리글 약초명

흰바곳

약초명 및 학명

백부자
Aconitum koreanum Raymond

과명

미나리아재비과

약용부위

덩이뿌리

| 약재의 조선시대 의서(醫書) 수재 |

백부자는 《동의보감》 탕액편(湯液篇)의 풀부(部)와 《방약합편》의 독초편에 수재되어 있다.

| 《동의보감》 탕액편의 효능 |

백부자(白附子, 백부자 덩이뿌리)의 성질은 따뜻하고[溫] 맛은 달며[甘] 맵고[辛] 독이 조금 있다. 중풍으로 말을 못하는 것, 모든 냉(冷)과 풍기(風氣)를 낮게 한다. 가슴앓이[心痛]를 멎게 하고 음낭 밑이 축축한 것을 없앤다. 얼굴의 모든 병을 치료하고 흉터를 없앤다. ○ 색은 희고 싹은 검은 부자[黑附子, 흑부자]와 비슷하다. 음력 3월에 뿌리를 캐어 햇볕에 말린다. 약에 넣을 때는 구워 사용한다[본초].

| 《동의보감》 탕액편의 원문 |

백부자(白附子) 흰바곳 : 性溫 味甘辛 有小毒. 主中風失音 一切冷風氣. 止心痛 除陰囊下濕 療面上百病 去瘢痕. ○ 色白 苗似黑附子. 三月採根 暴乾. 入藥炮用.[本草] ○ 本經云 生新羅 卽我國所産 今在處有之.[俗方]

| 약초·약재의 해설 |

○ 백부자[*Aconitum coreanum* (H.Lév.) Rapaics]는 국내에 자생하는 특산식물이다. 함경북도, 평안남도, 황해도, 경기도, 강원도 정선군, 평창군, 충청북도 제천시에 분포한다.

○ 국화과(Asteraceae) 식물 뚱딴지(*Helianthus tuberosus* L.)와 개뚱딴지(*Helianthus strumosus* L.)의 땅속줄기는 백부자의 위품(가짜품)이다.[참고문헌: 25]

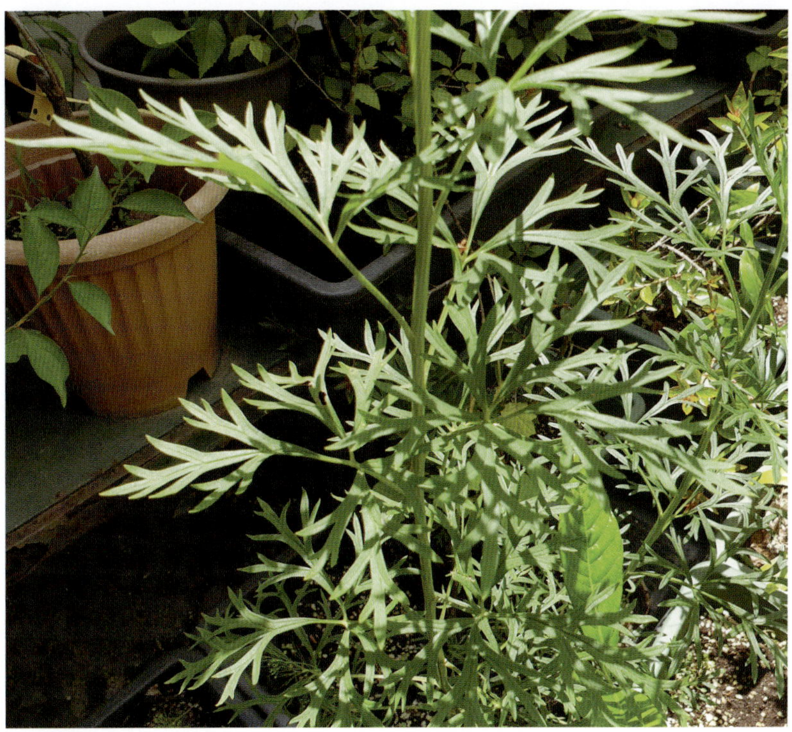

▲ 백부자 잎

《동의보감》 원문 (세로쓰기):

白附子 헌바곳 性溫 味甘辛 有小毒 主中風失音一切 冷風氣 止心痛 除陰囊下濕 療面上百病 去瘢痕 ○○本色白 苗似黑附子 三月採根暴乾 入藥用 韓○○本經云 生新羅 即我國所産 今在處有之 俗用

허준, 《원본 동의보감》,
736쪽, 남산당(2014)
《동의보감》 세갑술중동 내의
원교정 완영중간(歲甲戌仲冬
內醫院校正 完營重刊) 영인본

| 식약처 인정 약초와 약재 |

- **약초·약재의 식약처 공정서 수재** : 백부자는 식품의약품안전처의 의약품 공정서인 《대한민국약전외한약(생약)규격집(KHP)》에 수재되어 있다.

- **약재의 라틴어 생약명** : Aconiti Koreani Tuber

- **약재의 이명 또는 영명** : 관백부(關白附)

- **식약처의 법정 기원식물과 약용부위** : 약재 백부자는 백부자 *Aconitum koreanum* Raymond(미나리아재비과 Ranunculaceae)의 덩이뿌리이다.

- **약재의 외부 형태** : 이 약은 덩이뿌리로 원뿔 모양이며 뿌리와 싹눈의 자국이 있고 길이 2~4cm, 지름 1~2cm이다.

- **약재 저장법** : 밀폐용기(고형의 이물이 들어가는 것을 방지하고 내용의약품이 손실되지 않도록 보호할 수 있는 용기)

- **한방 효능 분류 :** 화담지해평천약(化痰止咳平喘藥, 담음을 없애고 기침을 멈추며 천식을 안정시키는 약) - 온화한담약(溫化寒痰藥, 차가운 담음을 없애는 약)

- **한방 약미(藥味)와 약성(藥性) :** 맛은 맵고 달며 성질은 뜨겁고 독이 있다.

  + 한방 약미

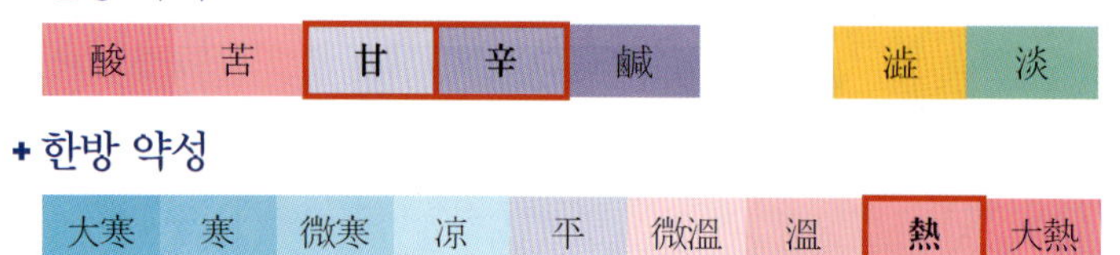

  + 한방 약성

- **한방 작용부위(귀경, 歸經) :** 백부자는 주로 위장, 간장 질환에 영향을 미친다.

- **한방 효능 :** 풍증과 관련된 담(痰)을 제거한다(祛風痰, 거풍담). 놀라서 간질이 난 것을 안정시킨다(定驚癇, 정경간). 한사(寒邪)를 없애고 통증을 멎게 한다(散寒止痛, 산한지통).

- **약효 해설 :** 안면신경 마비에 유효하다. 팔다리를 잘 쓰지 못하고 마비되며 아픈 증상을 낫게 한다. 풍담(風痰)이 몰려서 생기는 어지럼증을 치료한다.

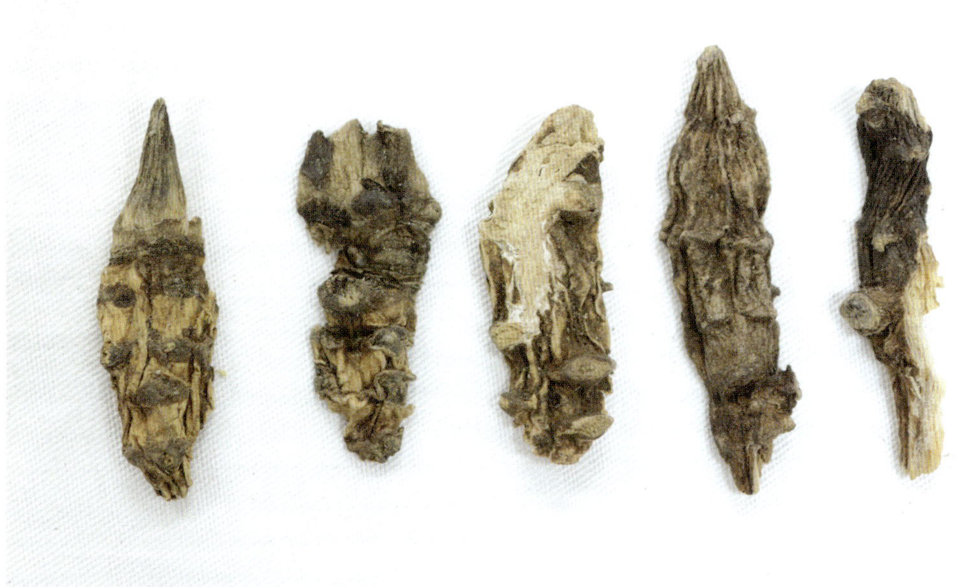

▲ 백부자(약재, 절단)

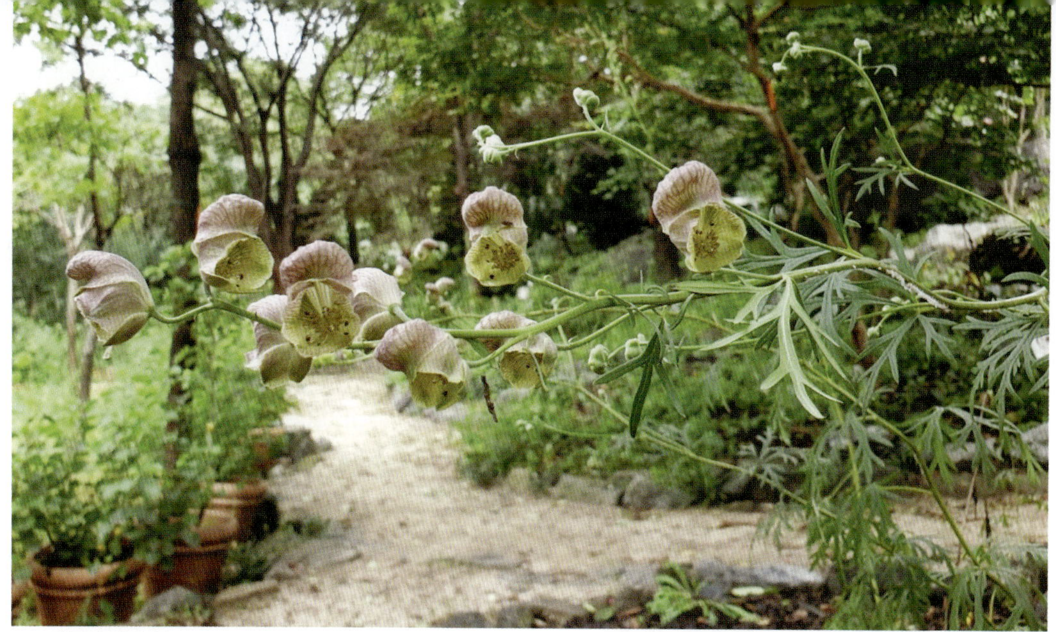

▲ 백부자 꽃과 잎

| 북한에서의 효능 | 화담약으로서 풍담과 습을 없애며 경련을 멈춘다.

| 수치(修治) | 한방이론에 근거하여 약재를 가공 처리함으로써 약재 본래의 성질을 변화시키는 제약 기술의 일종으로, 포제(炮製)라고도 한다.

- 생백부자(生白附子)를 물에 담가 하루 2~3회 물을 갈아주고 5~7일 후에 건진다. 그 다음 두부와 함께 약 30분간 삶은 후 두부를 버리고 음건한다. 적당히 건조되었을 때 잘게 썰어서 햇볕에 말린다. 함량 비율은 백부자 50kg : 두부 1.25kg이다.

| 약용법 | 수치(修治)한 덩이뿌리 1.5~6g을 물 800mL에 넣고 달여서 반으로 나누어 아침저녁으로 마시거나 외용으로 적당량 사용한다. 독성이 있으므로 사용할 때 유의해야 한다.

| 주의사항 | 백부자의 덩이뿌리는 독성이 있으므로 수치(修治)한 후 사용해야 한다. 임신부는 사용을 삼간다.

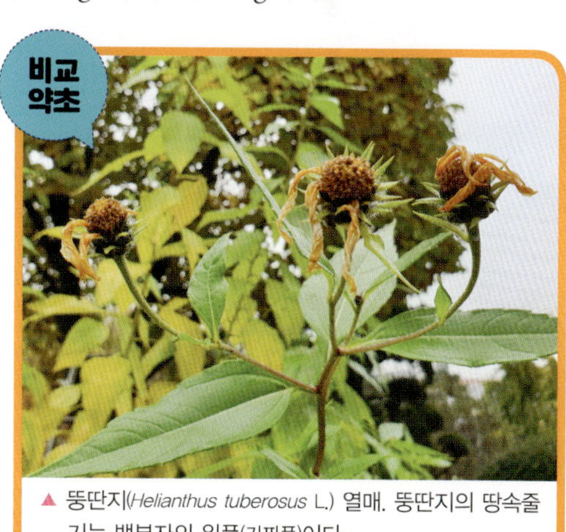

▲ 뚱딴지(*Helianthus tuberosus* L.) 열매. 뚱딴지의 땅속줄기는 백부자의 위품(가짜품)이다.

백선

약재명

백선피 白鮮皮

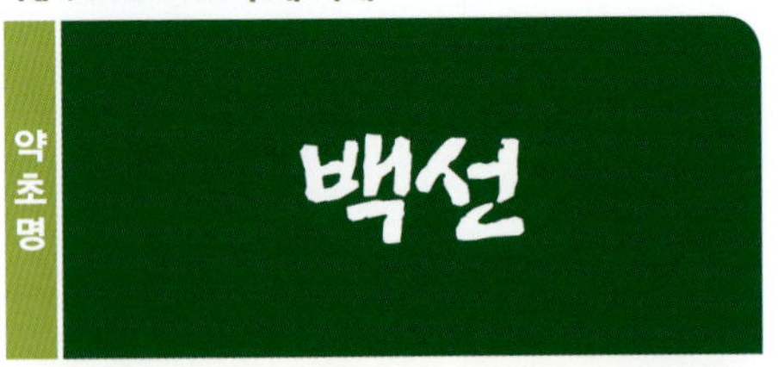

《동의보감》 탕액편에 기재된
조선시대(1610년)의 우리글 약초명

검홧불휘

약초명 및 학명

백선
Dictamnus dasycarpus Turcz.

과명

운향과

약용부위

뿌리껍질

| 약재의 조선시대 의서(醫書) 수재 |

백선피는 《동의보감》 탕액편(湯液篇)의 풀부(部)와 《방약합편》의 산초(山草)편에 수재되어 있다.

|《동의보감》 탕액편의 효능 |

백선(白鮮, 백선 뿌리껍질)의 성질은 차고[寒] 맛은 쓰고[苦] 짜며[鹹] 독이 없다. 모든 열독풍(熱毒風), 악풍(惡風), 풍창(風瘡), 개선으로 붉게 짓무른 것, 눈썹과 머리카락이 빠지는 것, 피부가 당기는 것을 낫게 한다. 열황(熱黃), 주황(酒黃), 급황(急黃), 곡황(穀黃), 노황(勞黃)을 푼다. 모든 풍비(風痺)로 근육과 뼈가 약해져서 굽혔다 폈다 하지 못하는 것을 낫게 한다. ○ 들에서 자라며 곳곳에 다 있다. 그 냄새가 양(羊)의 누린내와 같기 때문에 민간에서 백양선(白羊鮮)으로 부른다. 음력 4월, 5월에 뿌리를 캐어 그늘에서 말린다[본초].

|《동의보감》 탕액편의 원문 |

백선(白鮮) 검홧불휘 : 性寒 味苦鹹 無毒. 治一切熱毒風 惡風 風瘡 疥癬赤爛 眉髮脫 皮肌急. 解熱黃 酒黃 急黃 穀黃 勞黃. 主一切風痺 筋骨弱乏 不可屈伸. ○ 生原野 處處有之. 以其氣似羊羶 故俗呼爲白羊鮮. 四五月採根 陰乾. [本草]

| 약초 · 약재의 해설 |

KP에 기재된 백선의 학명인 *Dictamnus dasycarpus* Turcz.은 이명이며, 정명은 *Dictamnus albus* L.이다.

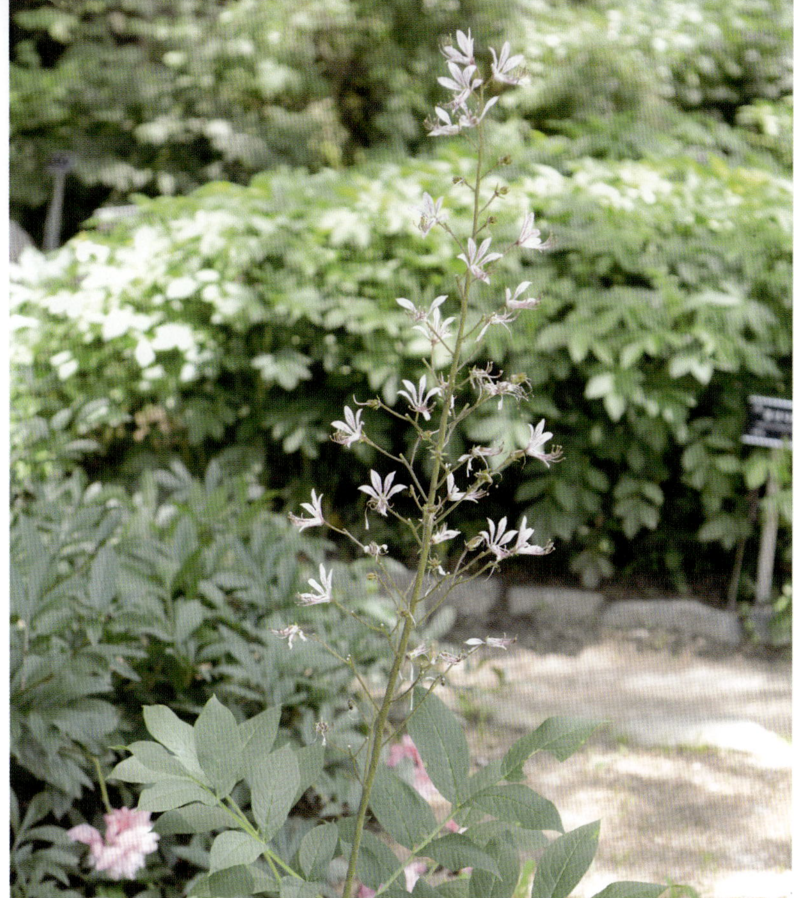

▲ 백선 지상부

허준, 《원본 동의보감》,
729쪽, 남산당(2014)
《동의보감》 세갑술중동 내의
원교정 완영중간(歲甲戌仲冬
內醫院校正 完營重刊) 영인본

| 식약처 인정 약초와 약재 |

- **약초·약재의 식약처 공정서 수재 :** 백선피는 식품의약품안전처의 의약품 공정서인 《대한민국약전(KP)》에 수재되어 있다.

- **약재의 라틴어 생약명 :** Dictamni Radicis Cortex

- **약재의 이명 또는 영명 :** Dictamnus Root Bark

- **식약처의 법정 기원식물과 약용부위 :** 약재 백선피는 백선 *Dictamnus dasycarpus* Turcz.(운향과 Rutaceae)의 뿌리껍질이다.

- **약재의 외부 형태 :** 이 약은 뿌리껍질로 원통 모양으로 말려 있다. 바깥면은 회백색 또는 회황색이며 가는 세로 주름과 가는뿌리 자국이 있다.

- **약재 저장법 :** 밀폐용기(고형의 이물이 들어가는 것을 방지하고 내용의약품이 손실되지 않도록 보호할 수 있는 용기)

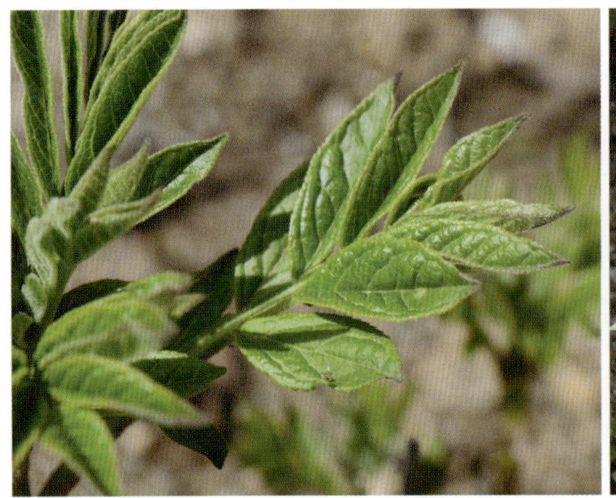

▲ 백선 어린잎

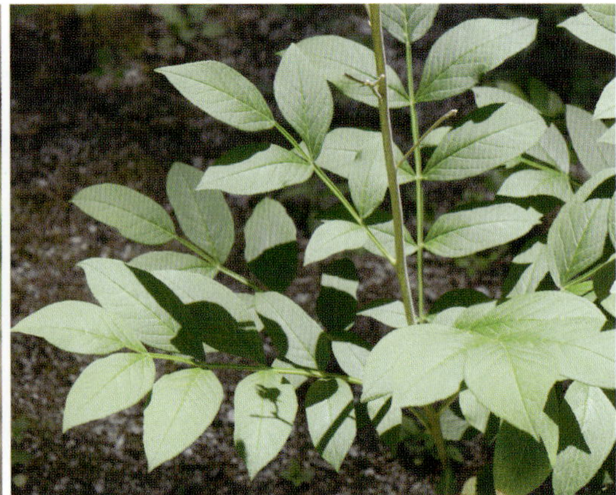

▲ 백선 잎

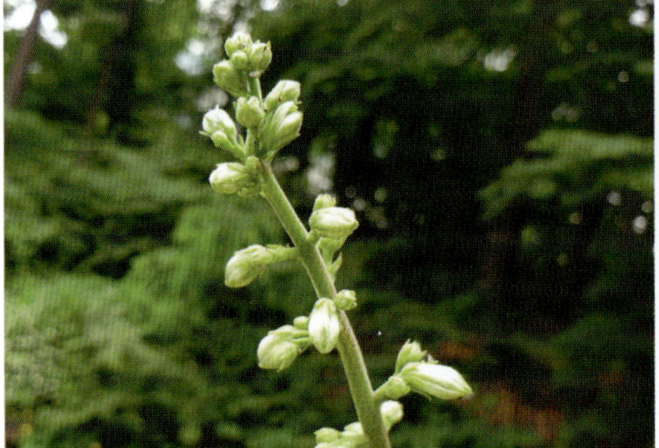

▲ 백선 꽃봉오리

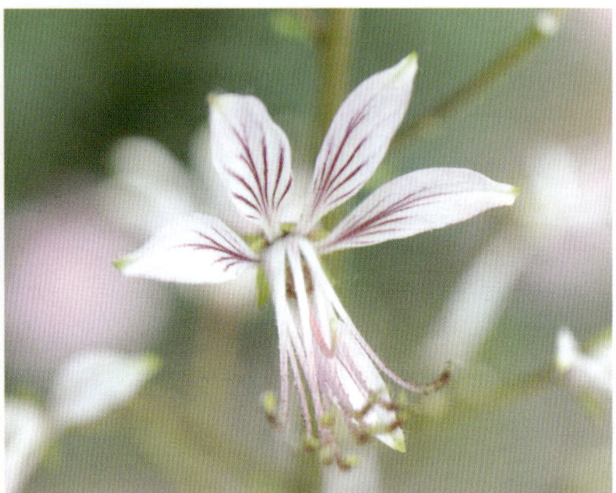

▲ 백선 꽃

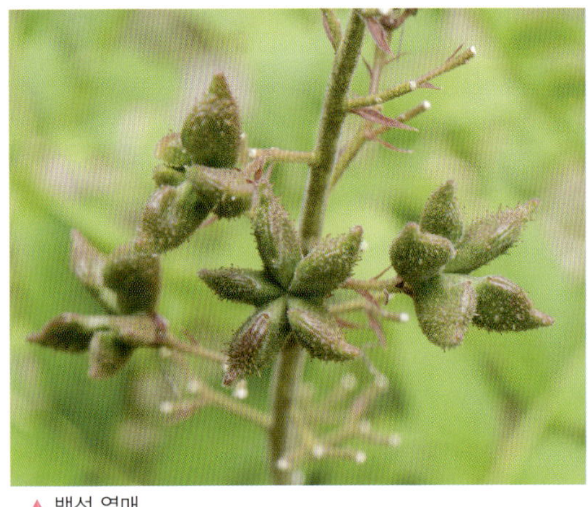

▲ 백선 열매

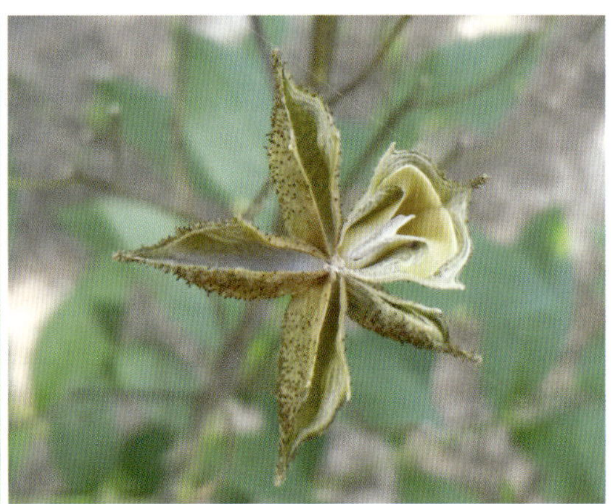

▲ 백선 열매껍질

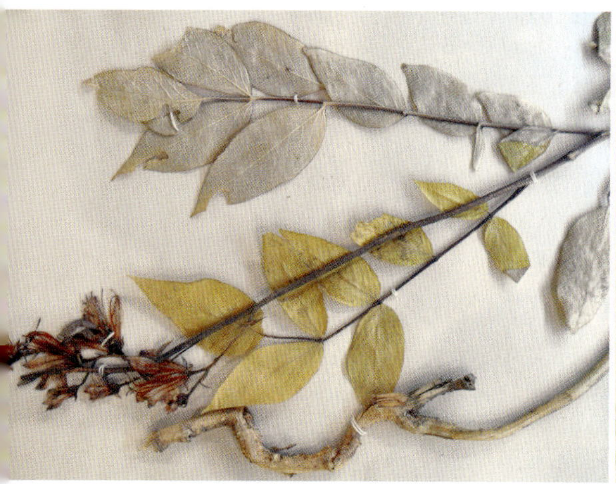
▲ 백선 표본(중국 류판산생태박물관 전시품)

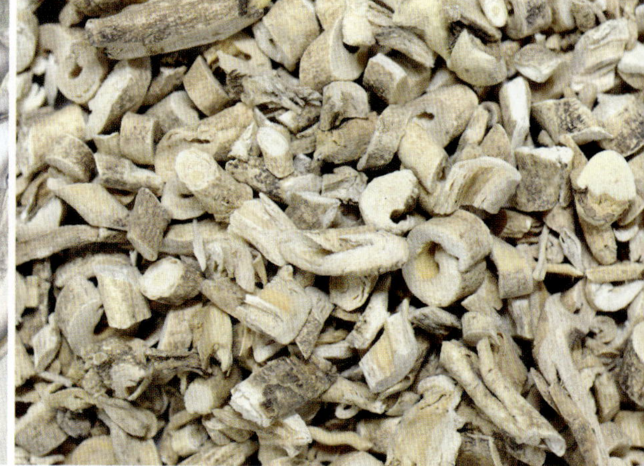
▲ 백선피(약재, 절편)

| 약재의 효능 |

● **한방 효능 분류 :** 청열약(清熱藥, 열을 식히는 약) - 청열조습약(清熱燥濕藥, 습열을 없애는 약)

● **한방 약미(藥味)와 약성(藥性) :** 맛은 쓰고 성질은 차다.

+ 한방 약미

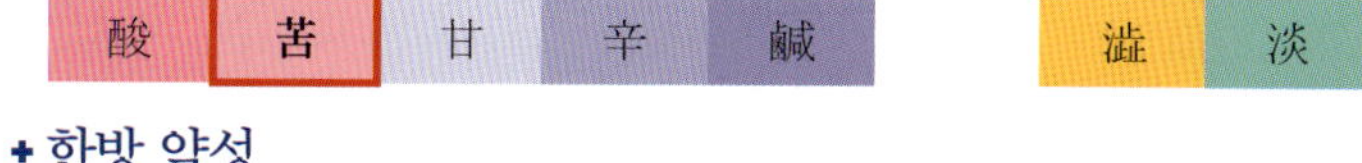

| 酸 | **苦** | 甘 | 辛 | 鹹 | | 澁 | 淡 |

+ 한방 약성

| 大寒 | **寒** | 微寒 | 凉 | 平 | 微溫 | 溫 | 熱 | 大熱 |

● **한방 작용부위(귀경, 歸經) :** 백선피는 주로 비장, 위장, 방광 질환에 영향을 미친다.

● **한방 효능 :** 열기를 식히고 습기를 말린다(清熱燥濕, 청열조습). 풍(風)을 제거하고 독성을 풀어준다(祛風解毒, 거풍해독).

● **약효 해설 :** 팔다리를 잘 쓰지 못하고 마비되며 아픈 증상을 낮게 한다. 얼굴과 몸에 발진(發疹)이 나타나는 증상에 유효하다. 황달을 치료한다. 병원성 진균의 성장을 억제한다. 백반증(白斑症, 피부의 한 부분에 흰색 반점이 생기는 병) 치유 작용이 있다.

● **임상응용 :** 류머티즘, 신경통, 황달, 습진, 혈뇨에 쓴다.

| 북한에서의 효능 | 거풍습약으로서 풍습을 없애고 열을 내리우며 독을 푼다.

| 약용법 | 뿌리껍질 5~10g을 물 800mL에 넣고 달여서 반으로 나누어 아침저녁으로 마신다.

약초명

벌사상자 사상자

약재명

사상자 蛇床子

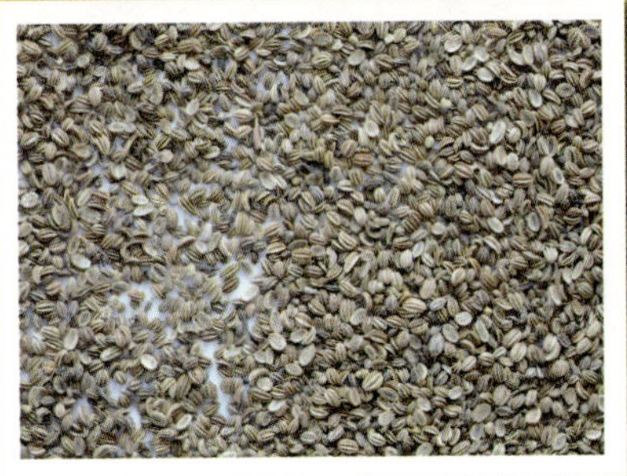

《동의보감》 탕액편에 기재된
조선시대(1610년)의 우리글 약초명

비얌도랏삐

약초명 및 학명

벌사상자
Cnidium monieri (L). Cusson
사상자
Torilis japonica (Houtt.) DC.

과명

산형과

약용부위

열매

| 약재의 조선시대 의서(醫書) 수재 |

사상자는 《동의보감》 탕액편(湯液篇)의 풀부(部)와 《방약합편》의 방초(芳草, 향기가 좋은 풀)편에 수재되어 있다.

| 《동의보감》 탕액편의 효능 |

사상자(蛇床子, 벌사상자, 사상자 열매)의 성질은 보통이며[平](따뜻하다[溫]고도 한다) 맛은 쓰고[苦] 맵고[辛] 달며[甘] 독이 없다(독이 조금 있다고도 한다). 부인의 음부가 붓고 아픈 것, 남자의 음경이 잘 발기되지 않는 것, 사타구니가 축축하고 가려운 데 쓴다. 속을 따뜻하게 하고 기운을 내린다. 자궁을 덥게 하고 양기를 세게 한다. 남녀의 생식기를 씻으면 풍랭(風冷)을 없앤다. 성욕을 세게 하며 허리가 아픈 것, 사타구니에 땀이 나는 것, 습선(濕癬)을 치료한다. 소변을 줄이며 적백대하를 낮게 한다. ○ 어느 곳에나 다 있다. 잎이 작은 천궁[芎, 궁]과 비슷하다. 꽃은 희고 열매는 기장 쌀알[黍粒, 서립] 같으며 황백색이고 가벼우며 속은 비었다. 낮은 습지대에서 자란다. 음력 5월에 열매를 받아 그늘에서 말린다[본초].

| 《동의보감》 탕액편의 원문 |

사상자(蛇床子) 비얌도랏삐 : 性平[一云溫] 味苦辛甘 無毒[一云小毒]. 主婦人陰中腫痛 男子陰痿濕痒. 溫中下氣. 令婦人子藏熱 男子陰强. 浴男女陰 去風冷. 大益陽事. 腰痛 陰汗濕癬 縮小便 療赤白帶下. ○ 處處有之 似小葉芎藭 花白 子如黍粒黃白 至輕虛. 生下濕地

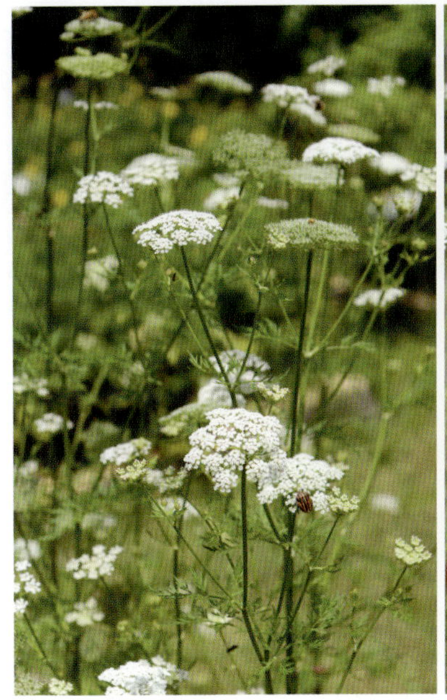

▲ 벌사상자 지상부

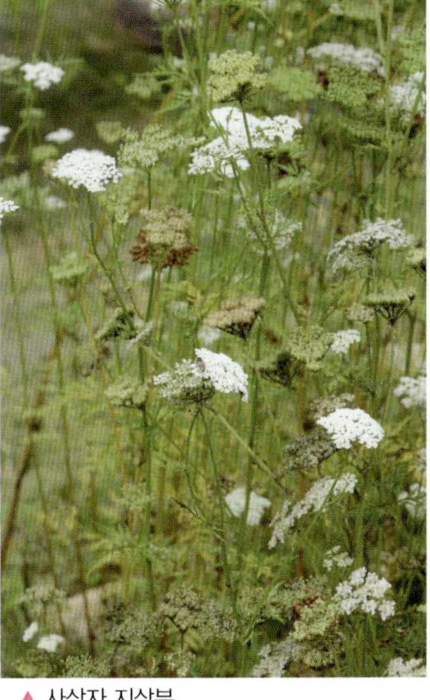

▲ 사상자 지상부

五月採實 陰乾.[本草] ○ 凡入丸散 微炒 按去皮殼 取淨仁用之.
若作湯洗病 則生使.[入門]

| 약초 · 약재의 해설 |

사상자 열매는 길이 2.5~3mm로 짧은 가시 같은 털이 밀생하여
옷에 잘 달라붙는다. 벌사상자 열매에는 날개 같은 능선이 있고
털이 없어 사상자 열매와 구별된다.

| 식약처 인정 약초와 약재 |

- **약초·약재의 식약처 공정서 수재 :** 사상자는 식품의약품안전처의 의약품 공정서인 《대한
  민국약전외한약(생약)규격집(KHP)》에 수재되어 있다.
- **약재의 라틴어 생약명 :** Cnidi Fructus
- **약재의 이명 또는 영명 :** 사미(蛇米)
- **식약처의 법정 기원식물과 약용부위 :** 약재 사상자는 벌사상자 *Cnidium monieri* (L).
  Cusson 또는 사상자 *Torilis japonica* (Houtt.) DC.(산형과 Umbelliferae)의 열매이다.

《동의보감》 원문 이미지 오른쪽:

蛇床子

婦人陰中腫痛 男子陰痿 濕痒 男子女陰去風 冷大益陽事 有之

人子臟熱男子陰強浴 男女陰去風冷○處處有之濕

腰痛陰汗濕癬小便療赤白帶下○

似小葉碎花白子如黍粒黃白至輕虛生下濕

地五月採實陰乾○凡入九散微炒按去皮殼

取淨仁用之若作湯洗病則生使

湯洗病則生使

性平温 一云 味苦辛甘無毒 小云温 主婦

비얌도랏삐

허준, 《원본 동의보감》, 725쪽,
남산당(2014)
《동의보감》 세갑술중동 내의원교
정 완영중간(歲甲戌仲冬 內醫院校
正 完營重刊) 영인본

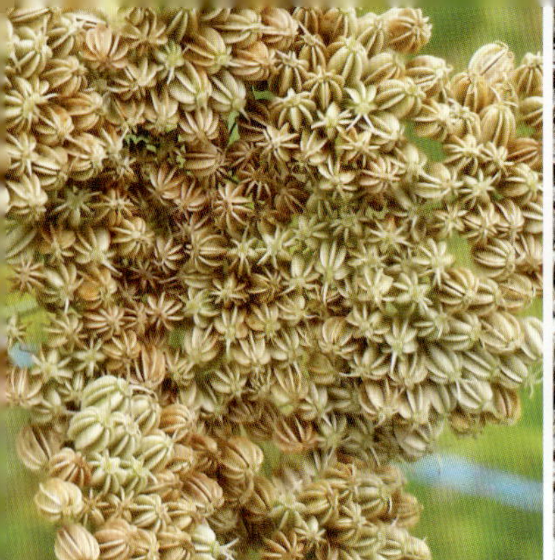
▲ 벌사상자 열매

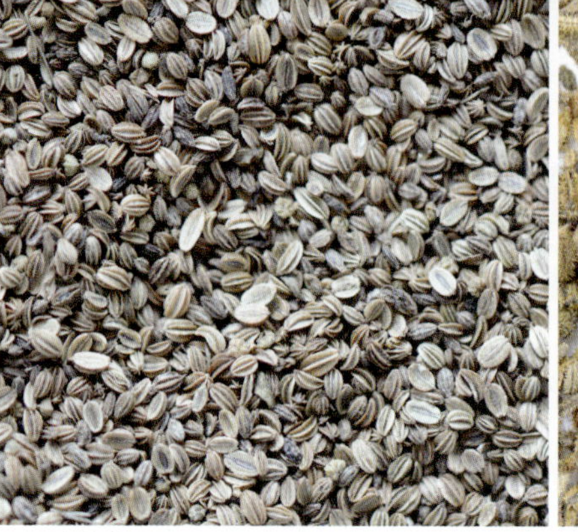
▲ 사상자(약재, 벌사상자 열매)

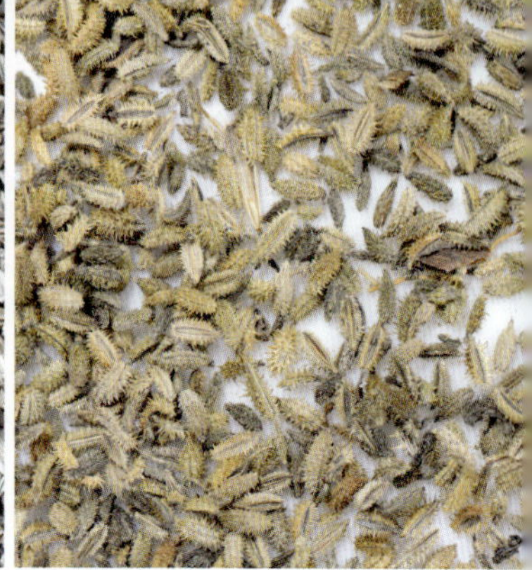
▲ 사상자(약재, 사상자 열매)

- **약재의 외부 형태** : 벌사상자의 열매는 타원형의 쌍현과이고 바깥면은 회황색 또는 회갈색이다. 각 분과의 등쪽에는 얇고 튀어나온 세로 모서리 5조가 있다. 사상자의 열매는 타원구형의 쌍현과이고 대부분 나뉘어져 분과로 되어 있다. 등쪽은 융기하여 갈고리 같은 가시가 밀생하고 가시는 긴 것과 짧은 것이 불규칙하게 배열되어 있어 마치 고슴도치 같다.

- **약재 저장법** : 밀폐용기(고형의 이물이 들어가는 것을 방지하고 내용의약품이 손실되지 않도록 보호할 수 있는 용기)

| 약재의 효능 |

- **한방 효능 분류** : 보익약(補益藥, 보약) - 보양약(補陽藥, 양기를 보하는 약)
- **한방 약미(藥味)와 약성(藥性)** : 맛은 맵고 쓰며 성질은 따뜻하고 독이 약간 있다.

+ **한방 약미**

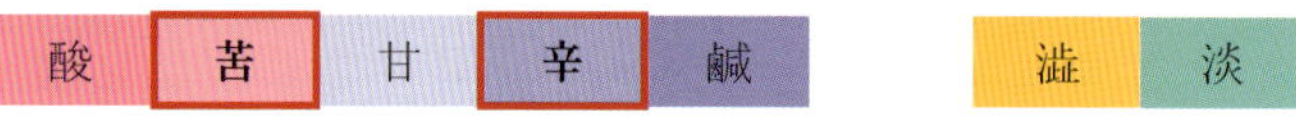

+ **한방 약성**

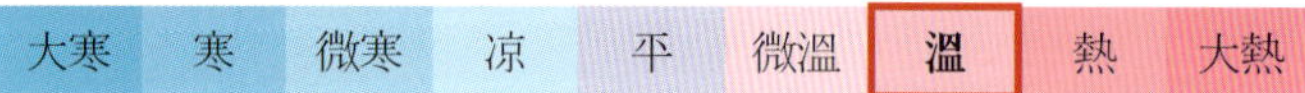

- **한방 작용부위(귀경, 歸經)** : 사상자는 주로 신장 질환에 영향을 미친다.
- **한방 효능** : 습기를 말리고 풍(風)을 없앤다(燥濕祛風, 조습거풍). 기생충을 죽이고 가려움증을 멎게 한다(殺蟲止痒, 살충지양). 신양(腎陽)을 보충한다(溫腎壯陽, 온신장양).
- **약효 해설** : 발기부전을 치료한다. 양기(陽氣)를 강건하게 하는 효능이 있다. 자궁에서 분비물이 나오는 것과 음부 소양증을 치료한다. 자궁이 차서 임신하지 못하는 증상에 활용한다. 몸과 팔다리가 무겁고 부으며 피부 감각이 둔해지고 관절이 아픈 증상을 치

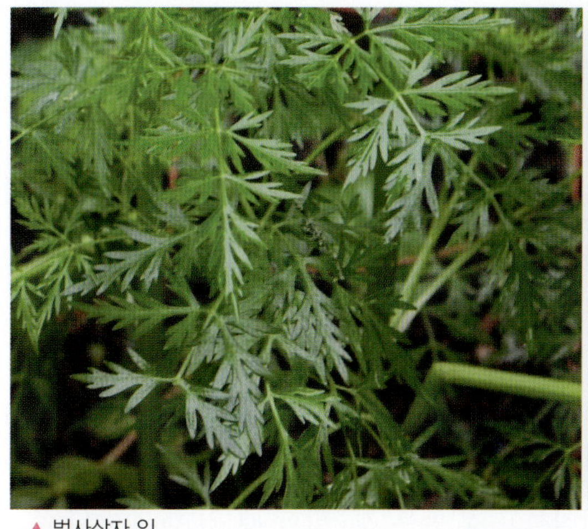

▲ 벌사상자 잎

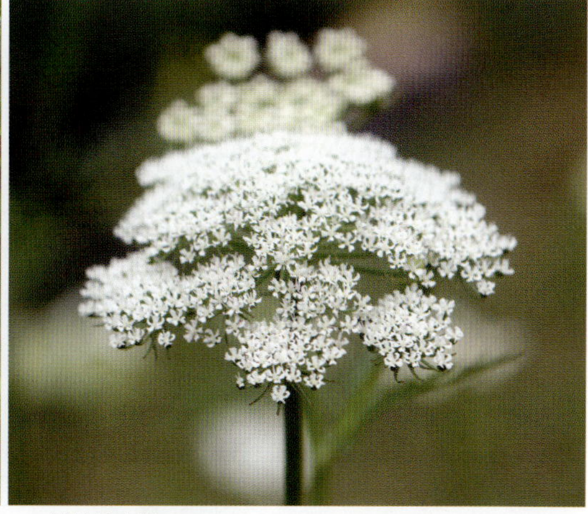

▲ 벌사상자 꽃

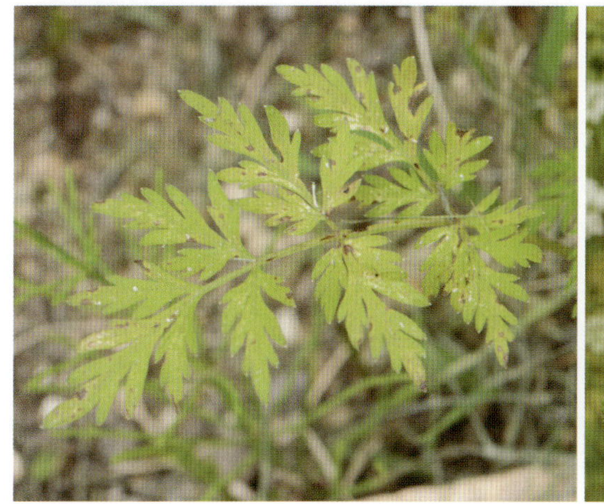

▲ 사상자 잎

▲ 사상자 꽃

료한다. 살충 작용이 있다.

○ **임상응용** : 여성의 음부가 가려운 증상, 불임, 남성의 발기부전, 음낭(陰囊)이 축축하고 가려운 병증, 요통, 대하, 습진에 쓴다.

| **북한에서의 효능** | 외용약으로서 신을 보하고 풍한습을 없애며 벌레를 죽인다.

| **약용법** | 열매 3~10g을 물 800mL에 넣고 달여서 반으로 나누어 아침저녁으로 마신다.

약초명

범부채

약재명

사간 射干

《동의보감》 탕액편에 기재된
조선시대(1610년)의 우리글 약초명

범부채

약초명 및 학명

범부채
Belamcanda chinensis Leman.

과명

붓꽃과

약용부위

뿌리줄기

| 약재의 조선시대 의서(醫書) 수재 |

사간은 《동의보감》 탕액편(湯液篇)의 풀부(部)와 《방약합편》의 독초편에 수재되어 있다.

|《동의보감》 탕액편의 효능 |

사간(射干, 범부채 뿌리줄기)의 성질은 보통이고[平] 맛은 쓰며[苦] 독이 조금 있다. 목 안이 벌겋게 붓고 아프며 막힌 감이 있는 것, 목 안이 아픈 것, 물이나 미음을 넘기지 못하는 것을 낫게 한다. 오랜 어혈이 심비(心脾)에 있어서 기침하고 침 뱉는 것, 말할 때 입 냄새가 나는 것을 낫게 한다. 뭉친 담을 없애고 멍울을 삭인다. ○ 곳곳에서 자란다. 잎은 좁고 길며 옆으로 벌려 있어 새의 날개를 펼친 듯하다. 일명 오선(烏扇)이라고도 한다. 뿌리에 잔털이 많고 껍질은 황흑색이며 속은 황적색이다. 음력 3월, 9월에 뿌리를 캐어 햇볕에 말린 후 쌀뜨물에 담갔다가 쓴다[본초].

|《동의보감》 탕액편의 원문 |

사간(射干) 범부체 : 性平 味苦 有小毒. 主喉痺咽痛 水漿不入. 療老血在心脾間咳唾 言語氣臭 除積痰 消結核. ○ 處處有之. 葉狹長橫張 疏如翅羽狀 故一名烏扇. 根多鬚 皮黃黑 肉黃赤. 三月九月採根 日乾 泔浸用之. [本草]

| 약초 · 약재의 해설 |

《중국약전》에서 천사간(川射干)은 연미붓꽃(鳶尾, *Iris tectorum* Maxim.)의 뿌리줄기를 말린 것이다. [참고문헌: 22]

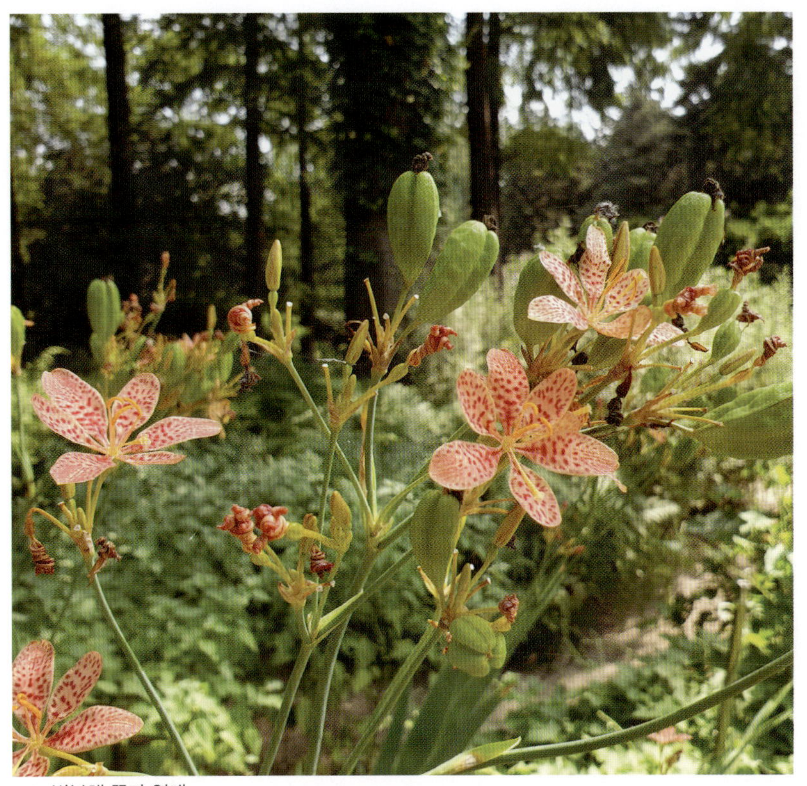

▲ 범부채 꽃과 열매

허준, 《원본 동의보감》,
733쪽, 남산당(2014)
《동의보감》 세갑술중동 내의
원교정 완영중간(歲甲戌仲冬
內醫院校正 完營重刊) 영인본

| 식약처 인정 약초와 약재 |

○ **약초·약재의 식약처 공정서 수재 :** 사간은 식품의약품안전처의 의약
품 공정서인 《대한민국약전외한약(생약)규격집(KHP)》에 수재되어 있다.

○ **약재의 라틴어 생약명 :** Belamcandae Rhizoma

○ **약재의 이명 또는 영명 :** 자호접(紫蝴蝶)

○ **식약처의 법정 기원식물과 약용부위 :** 약재 사간은 범부채 *Belamcanda chinensis* Leman.(붓
꽃과 Iridaceae)의 뿌리줄기이다.

○ **약재의 외부 형태 :** 이 약은 뿌리줄기로 고르지 않은 덩어리로 갈라져 있고 길이
3~10cm, 지름 1~2cm이다. 바깥면은 황갈색이며 쭈글쭈글하고 치밀한 무늬가 있다.

○ **약재 저장법 :** 밀폐용기(고형의 이물이 들어가는 것을 방지하고 내용의약품이 손실되지 않도록
보호할 수 있는 용기)

| 약재의 효능 |

- **한방 효능 분류 :** 청열약(淸熱藥, 열을 식히는 약) - 청열해독약(淸熱解毒藥, 열독을 없애는 약)
- **한방 약미(藥味)와 약성(藥性) :** 맛은 쓰고 성질은 차다.

+ 한방 약미

酸	**苦**	甘	辛	鹹		澁	淡

+ 한방 약성

大寒	**寒**	微寒	凉	平	微溫	溫	熱	大熱

- **한방 작용부위(귀경, 歸經) :** 사간은 주로 폐 질환에 영향을 미친다.
- **한방 효능 :** 열독(熱毒)을 해소한다(淸熱解毒, 청열해독). 담(痰)을 삭인다(消痰, 소담). 목구멍을 편안하게 한다(利咽, 이인).

▲ 범부채 잎

▲ 범부채 꽃

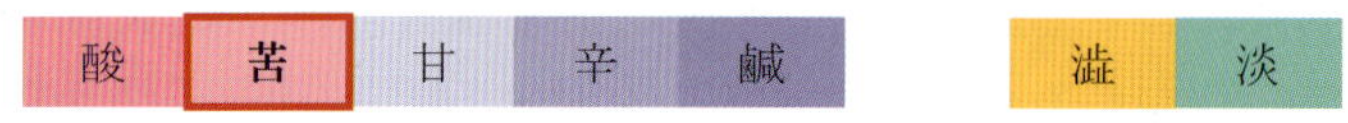

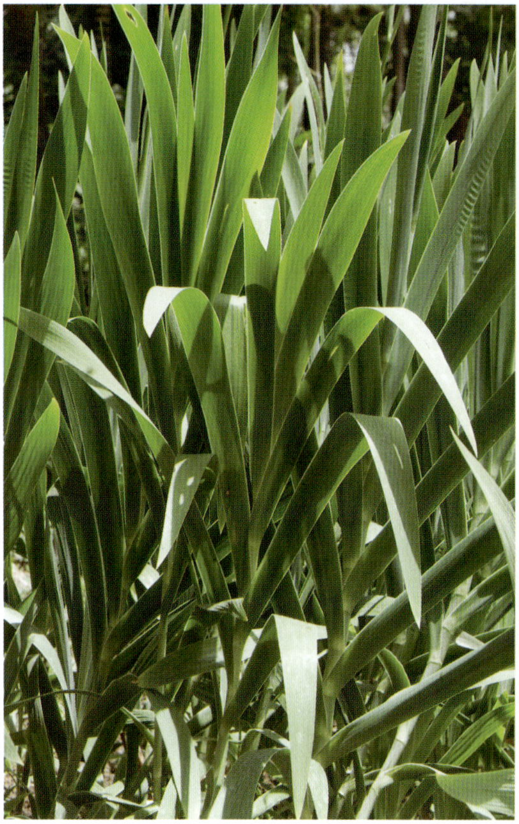

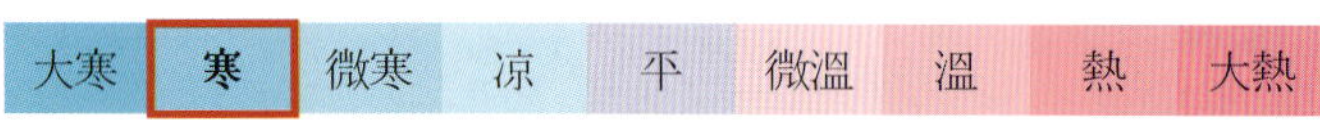

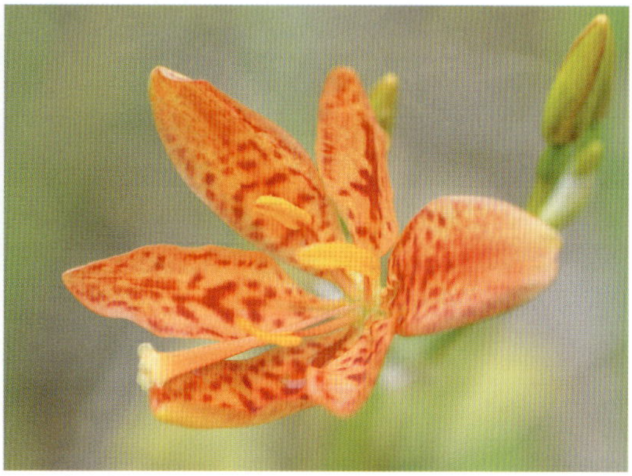

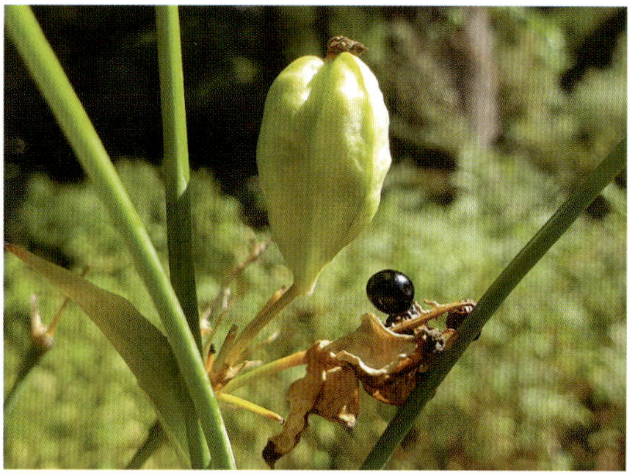

▲ 범부채 열매와 씨

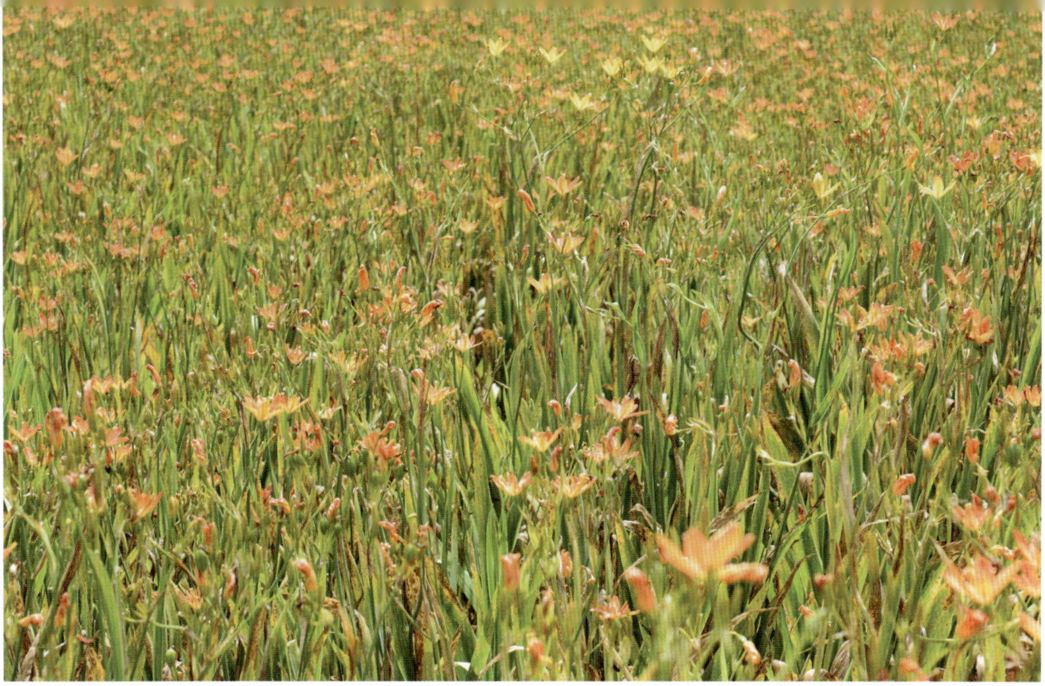

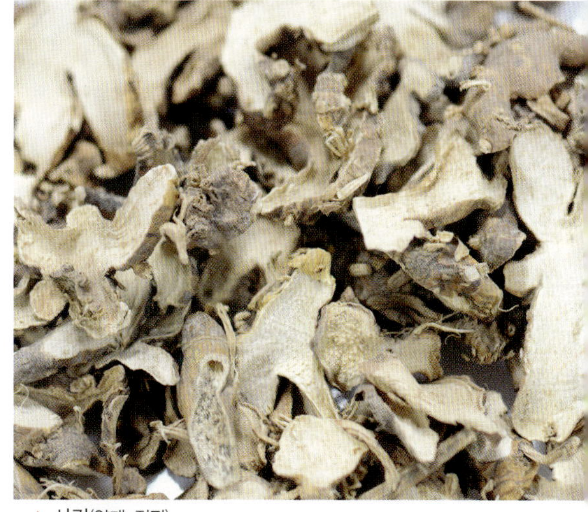

▲ 범부채 재배지

- **약효 해설 :** 목이 붓고 아픈 병증을 치료한다. 기침할 때 숨은 가쁘나 가래 끓는 소리가 없는 증상을 낫게 한다. 가래나 침이 가슴에 몰려 있는 증상을 풀어준다. 혈압강하의 약리작용이 있다.
- **임상응용 :** 기침, 가래가 많은 증상, 호흡곤란, 목구멍이 붓고 아픈 병증, 편도염에 쓴다.

| **북한에서의 효능** | 청열해독약으로서 열을 내리우고 독을 풀며 가래를 삭이고 어혈을 없앤다.

| **약용법** | 뿌리줄기 3~10g을 물 800mL에 넣고 달여서 반으로 나누어 아침저녁으로 마신다.

| **주의사항** | 임신부는 복용을 피하거나 삼간다.

▲ 사간(약재, 절편)

약초명

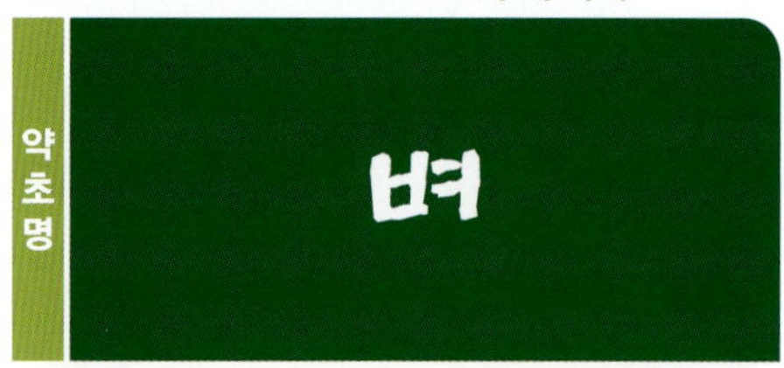

약재명

갱미 粳米

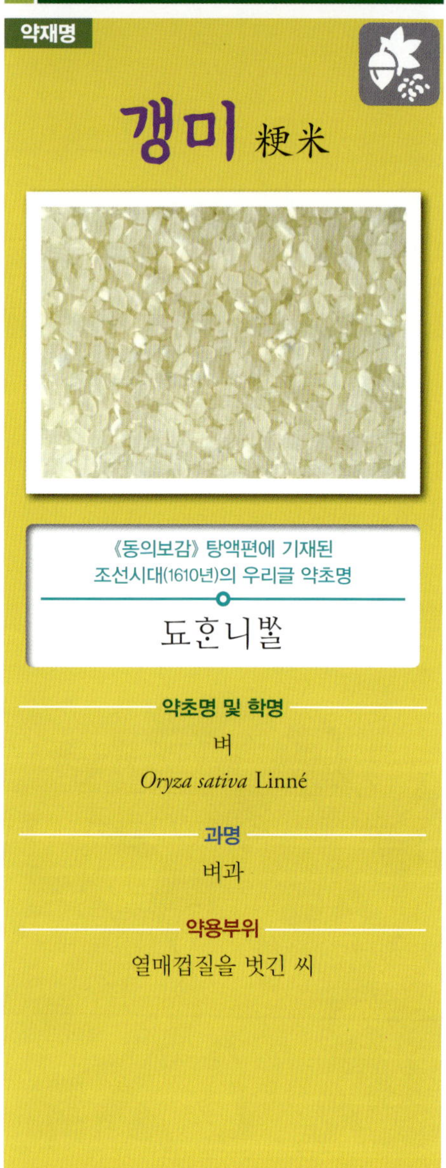

《동의보감》 탕액편에 기재된
조선시대(1610년)의 우리글 약초명

됴훈니뿔

약초명 및 학명
벼
Oryza sativa Linné

과명
벼과

약용부위
열매껍질을 벗긴 씨

| 약재의 조선시대 의서(醫書) 수재 |

갱미는 《동의보감》 탕액편(湯液篇)의 곡식부(部)와 《방약합편》의 마맥도(麻麥稻, 삼, 보리, 벼류)편에 수재되어 있다.

|《동의보감》 탕액편의 효능 |

갱미(粳米, 벼 씨)의 성질은 보통이고[平] 맛이 달면서[甘] 쓰고[苦] 독이 없다. 위기(胃氣)를 고르게 하고 살찌게 한다. 속을 따뜻하게 하고[溫中] 이질을 멎게 한다. 기(氣)를 보하고 답답한 것을 없앤다[본초]. ○ 갱(粳)은 단단하다는 뜻으로 찹쌀보다 단단하다는 것이다. 이것의 기운은 수태음경과 수소음경으로 들어간다. 기(氣)와 정(精)은 모두 쌀에서 변화되어 생겨난 것이다. 그래서 글자에 모두 '미(米)' 자가 들어 있다[입문].

|《동의보감》 탕액편의 원문 |

갱미(粳米) 됴훈니뿔 : 性平 味甘苦 無毒. 平胃氣 長肌肉 溫中止痢 益氣除煩.[本草] ○ 粳硬也 堅硬於糯米也. 入手太陰·少陰經. 氣精皆從米變化而生 故字皆從米.[入門] ○ 作飯及粥食之. 稍生則不益脾 過熟則佳.[本草] ○ 白晚米爲第一 早熟米不及也.[本草] ○ 卽晚米也 霜後收者佳.[日用]

| 식약처 인정 약초와 약재 |

○ **약초·약재의 식약처 공정서 수재** : 갱미는 식품의약품안전처의 의약품 공정서인 《대한민국약전외한약(생약)규격집(KHP)》에 수재되어 있다.

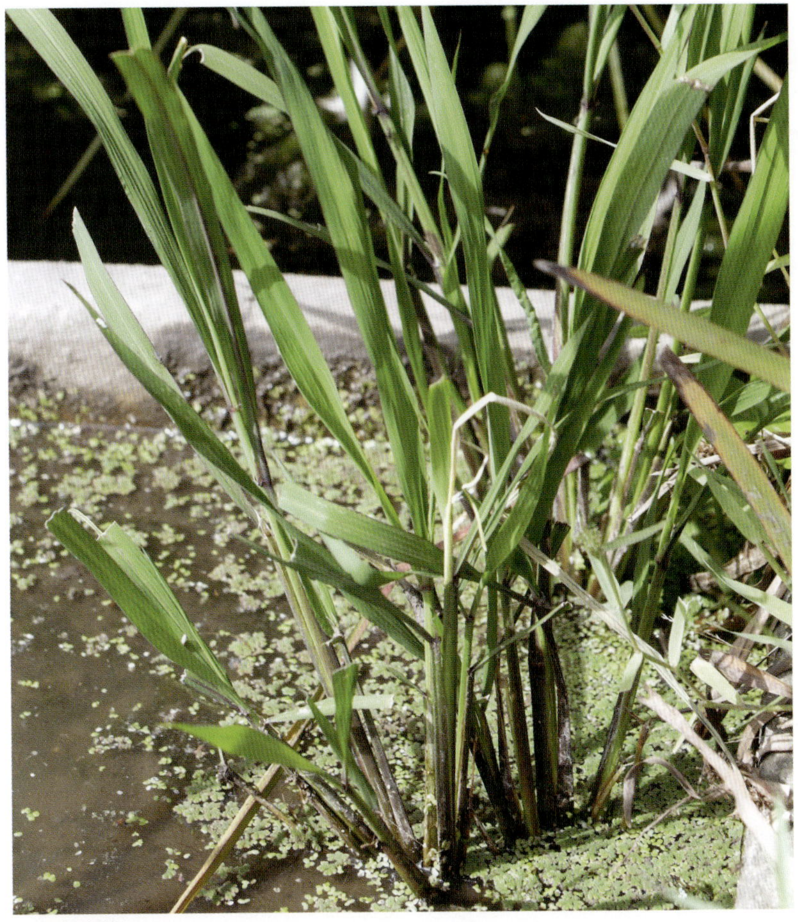

▲ 벼 지상부

허준, 《원본 동의보감》, 683쪽, 남산당(2014)
《동의보감》 세갑술중동 내의원교정 완영중간(歲甲戌仲冬 內醫院校正 完營重刊) 영인본

- **약재의 라틴어 생약명 :** Oryzae Semen
- **약재의 이명 또는 영명 :** 경미(硬米)
- **식약처의 법정 기원식물과 약용부위 :** 약재 갱미는 벼 *Oryza sativa* Linné(벼과 Gramineae)의 열매껍질을 벗긴 씨이다.
- **약재의 외부 형태 :** 이 약은 씨로 거의 원기둥 모양이고, 길이 4~5mm, 지름 2~3mm이다. 바깥면은 흰색이다.
- **약재 저장법 :** 밀폐용기(고형의 이물이 들어가는 것을 방지하고 내용의약품이 손실되지 않도록 보호할 수 있는 용기)

| 약재의 효능 |

○ 한방 약미(藥味)와 약성(藥性) : 맛은 달고 성질은 보통이다.

+ 한방 약미

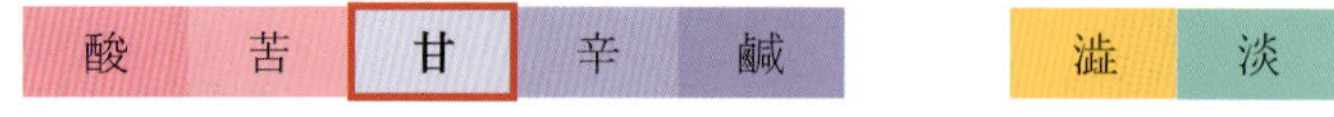

酸	苦	**甘**	辛	鹹		澁	淡

+ 한방 약성

大寒	寒	微寒	凉	**平**	微溫	溫	熱	大熱

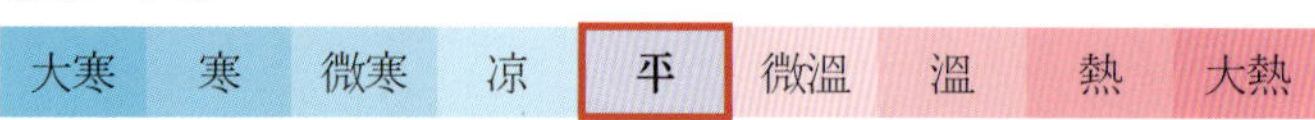

○ 한방 작용부위(귀경, 歸經) : 갱미는 주로 비장, 위장, 폐 질환에 영향을 미친다.

○ 한방 효능 : 기(氣)를 보하고 비(脾)를 건강하게 한다(補氣健脾, 보기건비). 마음이 답답하고 갈증이 나는 것을 없앤다(除煩渴, 제번갈). 설사와 이질을 멎게 한다(止瀉痢, 지사리).

○ 약효 해설 : 위의 활동을 도와 식욕을 돋운다. 몸이 피곤하여 움직이기 싫고 힘이 없는 증상을 치료한다. 목이 마르고 가슴이 답답한 증상에 유효하다.

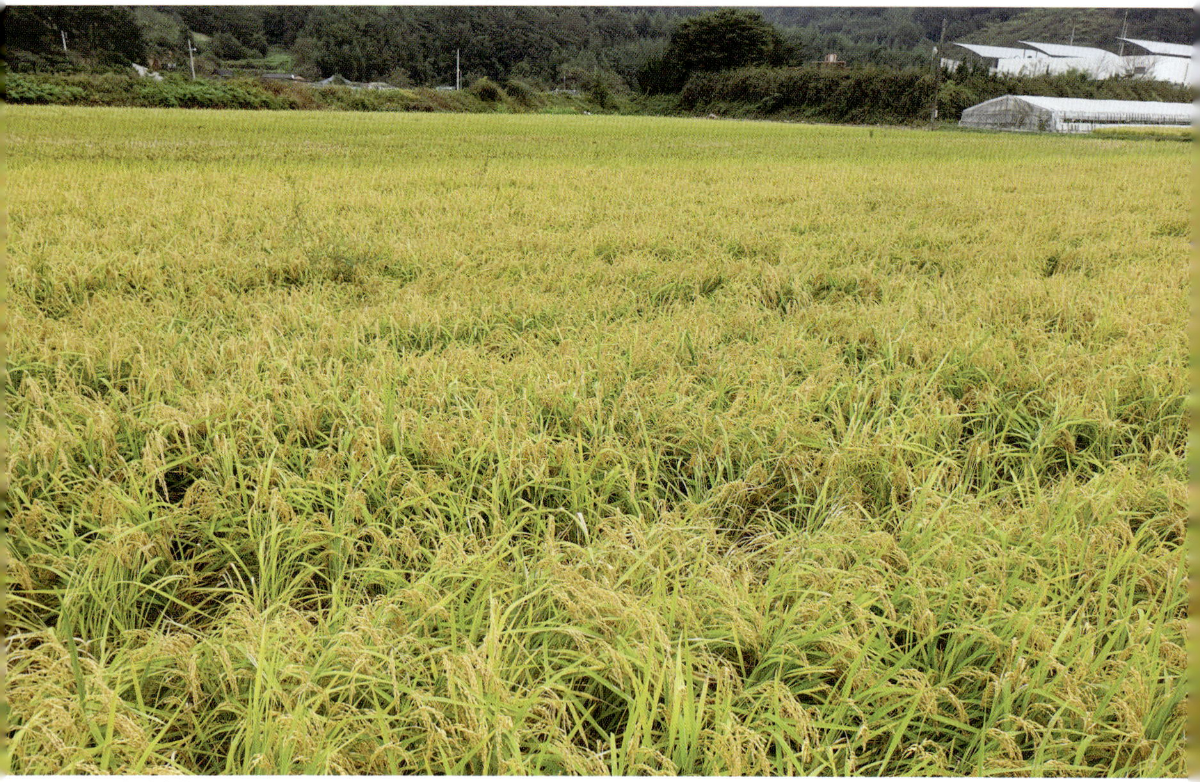

▲ 벼 재배지

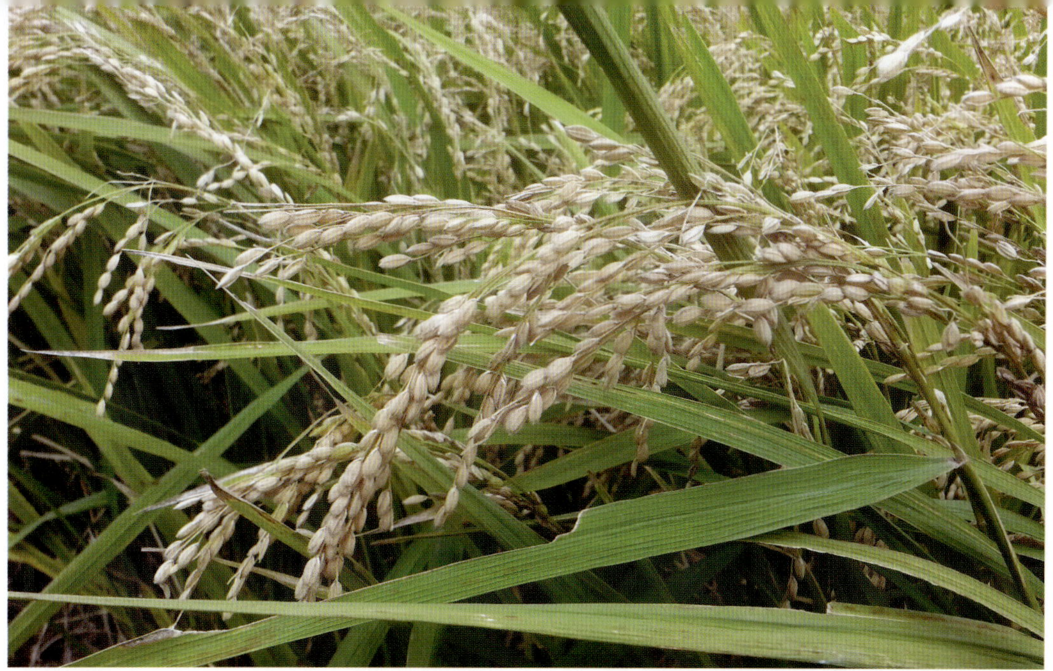

▲ 벼 열매

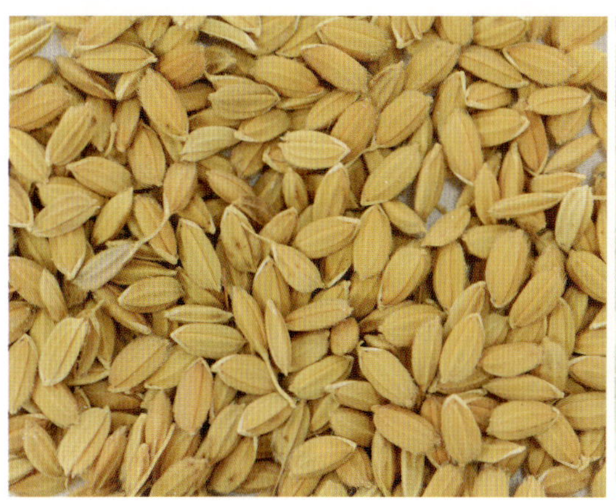

▲ 벼의 껍질을 벗기지 않은 열매

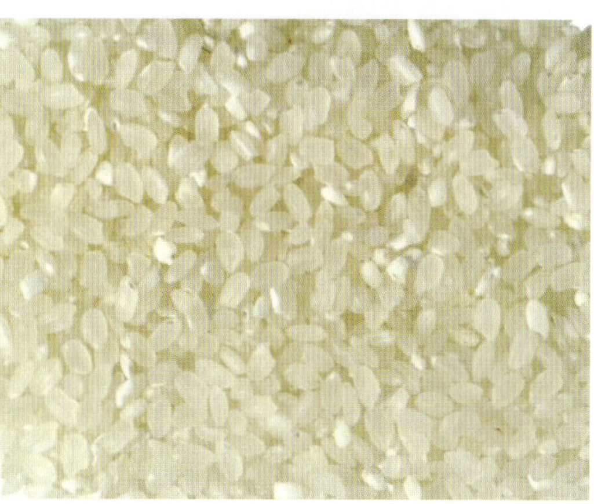

▲ 갱미(약재, 전형)

● **임상응용 :** 위장 질환, 소변량 감소, 가슴 속이 답답하고 목이 마른 증세, 폐렴, 고열, 기침에 쓴다.

| **약용법** | 씨 9~30g을 물 800mL에 넣고 달여서 반으로 나누어 아침저녁으로 마시거나 물을 넣어 갈아서 죽으로 만들어 먹는다.

약초명

벼

약재명

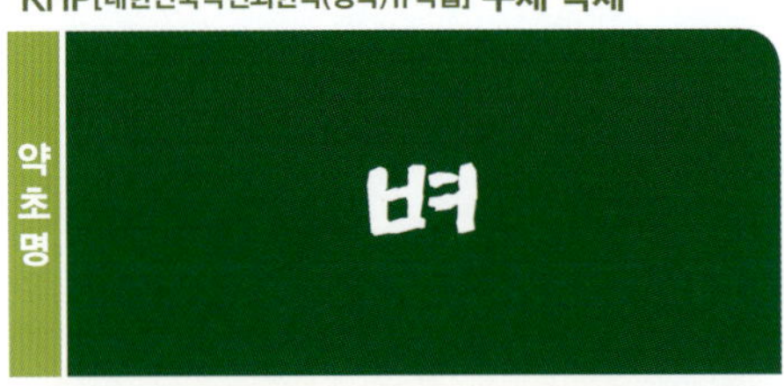

교이 膠飴

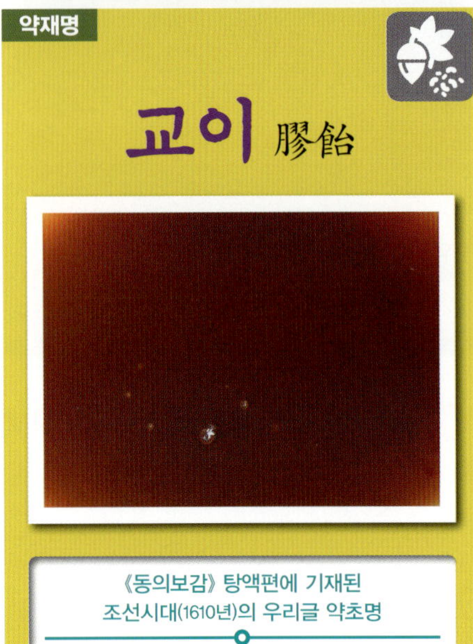

《동의보감》 탕액편에 기재된
조선시대(1610년)의 우리글 약초명

흑팅, 거믄엿

약초명 및 학명
벼
Oryza sativa Linné

과명
벼과

약용부위
씨를 맥아가루로 당화시켜 농축한 것

| 약재의 조선시대 의서(醫書) 수재 |

교이는 《동의보감》 탕액편(湯液篇)의 곡식부(部)와 《방약합편》의 조양(造釀, 술, 간장, 식초류)편에 수재되어 있다.

|《동의보감》 탕액편의 효능 |

이당(飴糖, 볍씨로 만든 물엿)의 성질은 따뜻하고[溫] 맛이 달다[甘]. 주로 허약한 것을 보하며 기력을 돕는다. 오장(五藏)을 적셔주며[潤五藏] 담(痰)을 삭이고 기침을 멎게 한다[본초]. ㅇ 이당을 교이(膠胎)라고도 한다. 이것은 진한 꿀과 같은 물엿을 말한다[본초].

|《동의보감》 탕액편의 원문 |

이당(飴糖) 흑팅 又云 거믄엿 : 性溫 味甘. 主補虛乏 益氣力 潤五藏 消痰止嗽.[本草] ○ 飴糖 又云膠飴 是濕糖如厚蜜者.[本草] ○ 以其色紫 凝如琥珀色 謂之膠飴. 色白而凝强者 謂之餳糖 不入藥.[湯液] ○ 飴卽軟糖也. 建中湯用之 入脾.[湯液] ○ 飴屬土 成於火 大發濕中之熱 多食動脾風.[丹心] ○ 諸米皆可作 惟以糯米作者 入藥.[本草]

| 식약처 인정 약초와 약재 |

○ **약초·약재의 식약처 공정서 수재** : 교이는 식품의약품안전처의 의약품 공정서인 《대한민국약전외한약(생약)규격집(KHP)》에 수재되어 있다.

○ **약재의 라틴어 생약명** : Oryzae Gluten

○ **약재의 이명 또는 영명** : 이당(飴糖)

○ **식약처의 법정 기원식물과 약용부위** : 약재 교

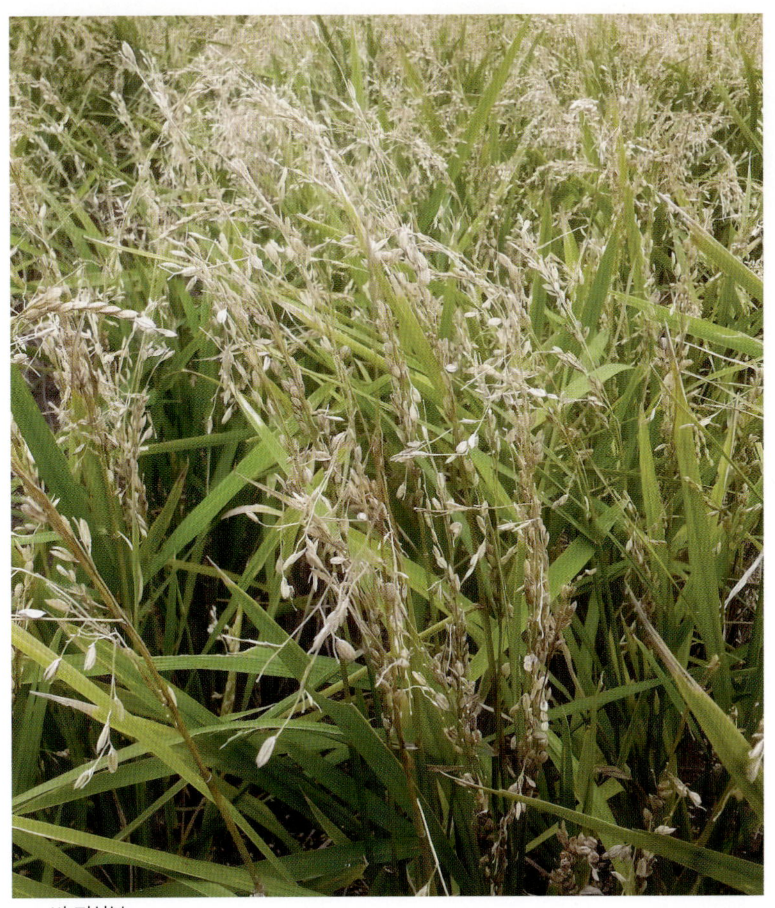

▲ 벼 지상부

허준, 《원본 동의보감》, 686쪽, 남산당(2014)

《동의보감》 세갑술중동 내의원교정 완영중간(歲甲戌仲冬 內醫院校正 完營重刊) 영인본

이는 벼 *Oryza sativa* Linné 또는 찰벼 *Oryza sativa* Linné var. *glutinosa* Matsumura(벼과 Gramineae)의 씨를 맥아가루로 당화시켜 농축한 것이다.

- **약재의 외부 형태 :** 이 약은 연조엑스로 연한 노란색~황갈색이고 끈적끈적하다. 물에 썩 잘 녹으며 에탄올에는 잘 녹지 않는다.

- **약재 저장법 :** 밀폐용기(고형의 이물이 들어가는 것을 방지하고 내용의약품이 손실되지 않도록 보호할 수 있는 용기)

| 약재의 효능 |

- **한방 효능 분류 :** 보익약(補益藥, 보약) - 보음약(補陰藥, 진액을 보하는 약)

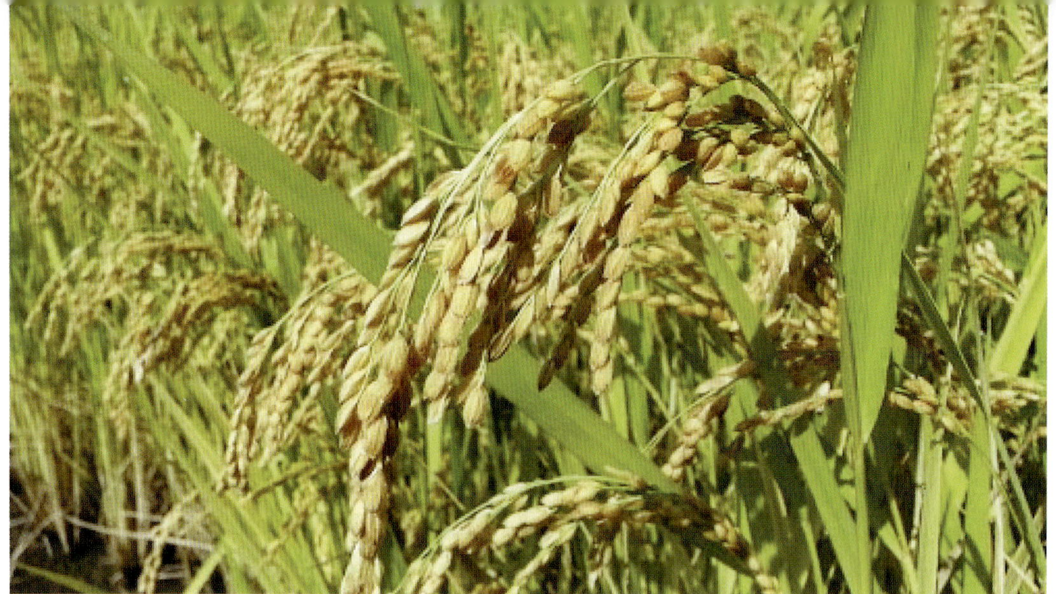

▲ 벼 열매

○ **한방 약미(藥味)와 약성(藥性) :** 맛은 달고 성질은 따뜻하다.

+ 한방 약미

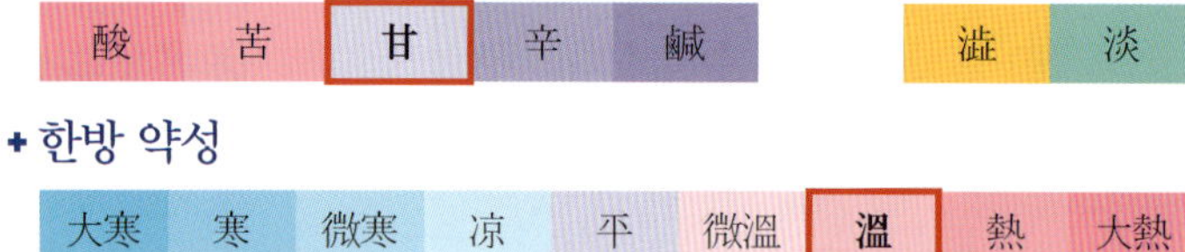

+ 한방 약성

○ **한방 작용부위(귀경, 歸經) :** 교이는 주로 비장, 위장, 폐 질환에 영향을 미친다.

○ **한방 효능 :** 배 속을 편안하게 한다(緩中, 완중). 허(虛)한 것을 보한다(補虛, 보허). 진액 생성을 촉진한다(生津, 생진). 건조한 것을 촉촉하게 한다(潤燥, 윤조).

○ **약효 해설 :** 폐의 진액(津液) 부족으로 생긴 기침에 쓰인다. 복통, 인후통에 사용한다. 구갈, 변비를 치료한다.

○ **임상응용 :** 자양, 완화(緩和), 진통제로 쓴다.

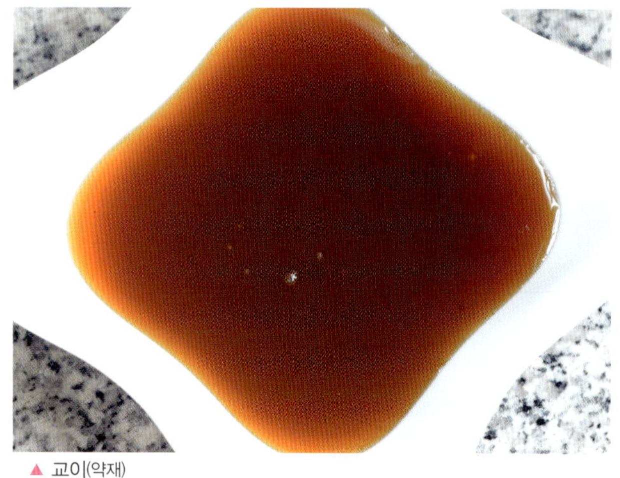

▲ 교이(약재)

312

약초명

보리

약재명

맥아 麥芽

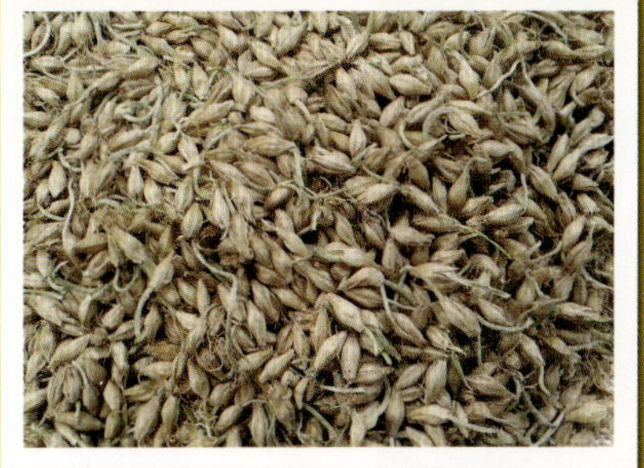

《동의보감》 탕액편에 기재된
조선시대(1610년)의 우리글 약초명

보리쌀

약초명 및 학명

보리
Hordeum vulgare Linné var. *hexastichon* Aschers

과명

벼과

약용부위

잘 익은 열매를 발아시켜 말린 것

| 약재의 조선시대 의서(醫書) 수재 |

맥아는 《동의보감》 탕액편(湯液篇)의 곡식부(部)와 《방약합편》의 조양(造釀, 술, 간장, 식초류)편에 수재되어 있다.

|《동의보감》 탕액편의 효능 |

대맥(大麥, 발아시켜 말린 보리 열매)은 성질이 따뜻하며[溫](약간 차다[微寒]고도 한다) 맛이 짜고[鹹] 독이 없다. 기를 보하여 중초를 조화시킨다[益氣調中]. 설사를 멎게 하여 허한 것을 보한다. 오장(五藏)을 튼튼하게 한다. 오래 먹으면 살찌고 건강해지며 윤기가 흐르게 된다[본초]. ○ 몸을 덥히는 데 5곡(五穀) 가운데서 제일이다[본초].

|《동의보감》 탕액편의 원문 |

대맥(大麥) 보리쌀 : 性溫[一云微寒] 味鹹 無毒. 益氣調中 止泄補虛 實五藏. 久食令人肥健滑澤.[本草] ○ 令人多熱 爲五穀長.[本草] ○ 久食頭髮不白 不動風氣. 暴食稍似脚弱 爲下氣故也. 熟則益人 帶生則冷 損人.[本草] ○ 大麥同小麥 以秋種者爲良. 春種者氣不足 故力劣.[本草] ○ 和鍼砂·沒石子 染鬚甚黑.[入門]

| 약초 · 약재의 해설 |

KHP에서 기원식물 보리의 학명이 '*Hordeum vulgare* Linné var. *hexastichon* Aschers'으로 되어 있는데, 이는 재배품종을 바탕으로 붙인 이름이므로 학명은 원종의 정명인 *Hordeum vulgare* L.로 하는 것이 옳다. 굳이 재배품종의

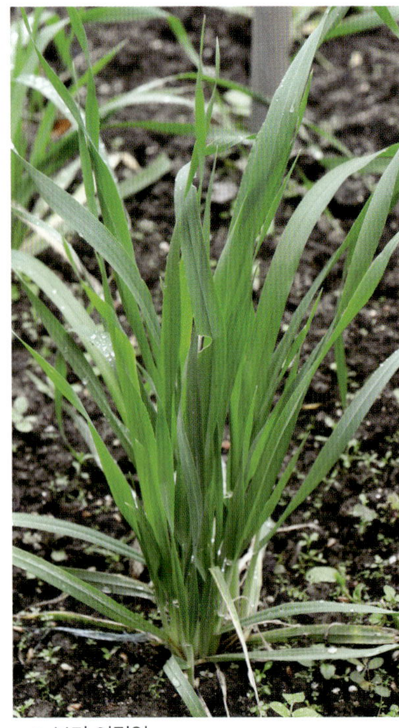

▲ 보리 어린잎

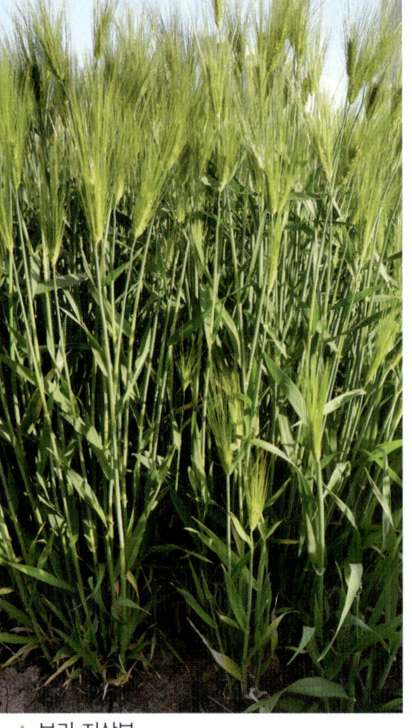

▲ 보리 지상부

허준, 《원본 동의보감》,
684쪽, 남산당(2014)
《동의보감》 세갑술중동 내의
원교정 완영중간(歲甲戌仲冬
內醫院校正 完營重刊) 영인본

학명을 쓰고자 한다면 재배식물명명규약에 따른 이름을 사용해야
한다. [참고문헌: 16]

| 식약처 인정 약초와 약재 |

- **약초·약재의 식약처 공정서 수재** : 맥아는 식품의약품안전처의 의약품 공정서인 《대한민국약전외한약(생약)규격집(KHP)》에 수재되어 있다.

- **약재의 라틴어 생약명** : Hordei Fructus Germinatus

- **약재의 이명 또는 영명** : 곡맥(谷麥)

- **식약처의 법정 기원식물과 약용부위** : 약재 맥아는 보리 *Hordeum vulgare* Linné var. *hexastichon* Aschers(벼과 Gramineae)의 잘 익은 열매를 발아시켜 싹이 0.5cm 정도 자랐을 때 햇볕이나 60℃ 이하에서 말린 것이다.

- **약재의 외부 형태** : 이 약은 열매를 싹을 낸 것으로 긴 방추형(方錐形)이며 길이 10~15mm, 너비 3~4mm이다. 바깥면은 연한 노란색이고 씨젖은 유백색이다.

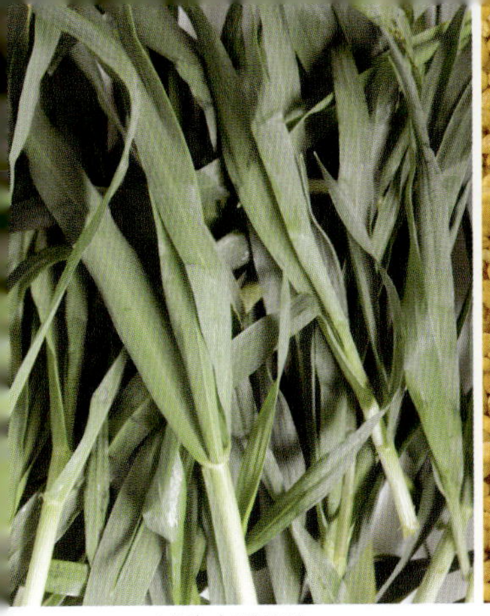
▲ 보리 순(채취품)

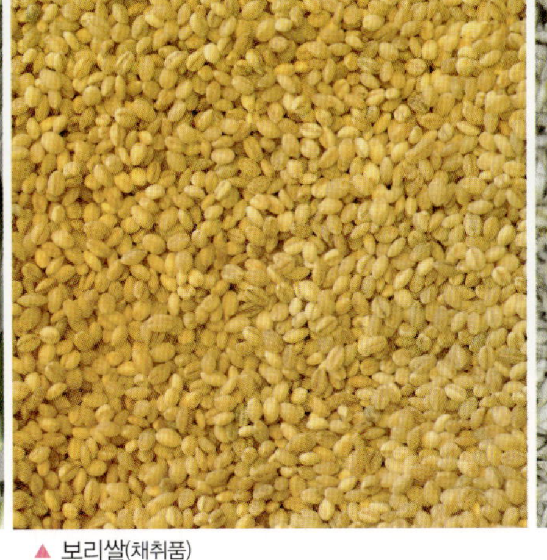
▲ 보리쌀(채취품)

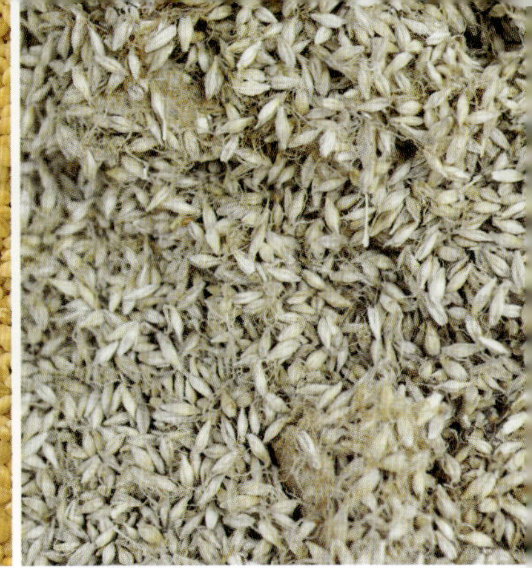
▲ 맥아(약재, 전형)

● **약재 저장법** : 밀폐용기(고형의 이물이 들어가는 것을 방지하고 내용의약품이 손실되지 않도록 보호할 수 있는 용기)

| 약재의 효능 |

● **한방 효능 분류** : 소식약(消食藥, 음식을 소화시키는 약)

● **한방 약미(藥味)와 약성(藥性)** : 맛은 달고 성질은 보통이다.

+ **한방 약미**

| 酸 | 苦 | **甘** | 辛 | 鹹 | | 澁 | 淡 |

+ **한방 약성**

| 大寒 | 寒 | 微寒 | 凉 | **平** | 微溫 | 溫 | 熱 | 大熱 |

● **한방 작용부위(귀경, 歸經)** : 맥아는 주로 비장, 위장 질환에 영향을 미친다.

● **한방 효능** : 기운을 잘 소통시키고 음식을 소화시킨다(行氣消食, 행기소식). 비(脾)의 기능을 강하게 하고 위 활동을 도와 식욕을 돋운다(健脾開胃, 건비개위). 젖 분비를 억제하고 유방 부종을 가라앉힌다(回乳消脹, 회유소창).

● **약효 해설** : 기를 잘 돌게 하고 음식을 소화시킨다. 복부가 부르고 그득하며 통증이 있는 증상을 치료한다. 산후에 젖의 분비가 잘되지 않고 맺혀 쌓여 있는 증상을 낫게 한다. 유방이 부풀어 오르고 아픈 병증에 유효하다. 황달에 사용한다.

| 북한에서의 효능 | 소화약으로서 비위를 덥혀주고 입맛을 돋구며 소화를 돕는다.

| 약용법 | 맥아 10~15g을 물 800mL에 넣고 달여서 반으로 나누어 아침저녁으로 마신다.

약초명

복분자딸기

약재명

복분자 覆盆子

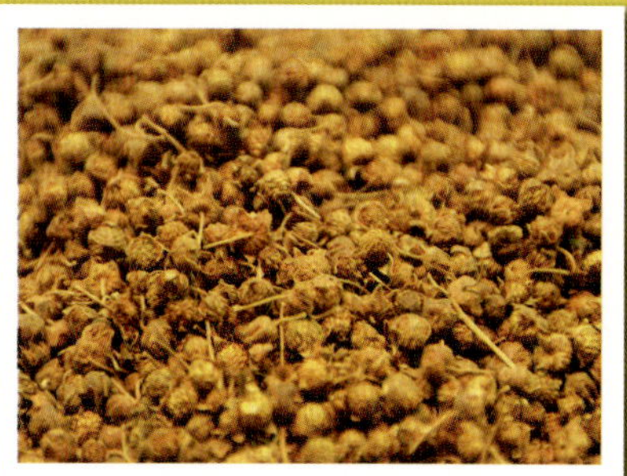

《동의보감》 탕액편에 기재된
조선시대(1610년)의 우리글 약초명

나모딸기

약초명 및 학명

복분자딸기
Rubus coreanus Miquel

과명

장미과

약용부위

채 익지 않은 열매

| 약재의 조선시대 의서(醫書) 수재 |

복분자는 《동의보감》 탕액편(湯液篇)의 과일부(部)와 《방약합편》의 산과(山果)편에 수재되어 있다.

|《동의보감》 탕액편의 효능 |

복분자(覆盆子, 복분자딸기 열매)의 성질은 보통이며[平](약간 뜨겁다[微熱]고도 한다) 맛은 달고[甘] 시며[酸] 독이 없다. 남자의 경우 신정(腎精)이 고갈된 것과 여자의 경우 임신되지 않는 것을 치료한다. 남자의 음위(陰痿)에 주로 써서 성기를 단단하면서 커지게 한다. 간을 보해서 눈을 밝게 하고 기를 도와 몸을 가볍게 한다. 머리카락이 희어지지 않게 한다. ○ 5월에 채취한다. 곳곳에 있다. 5~6할 정도 익은 것을 따서 볕에 말리고 쓸 때는 껍질과 꼭지를 제거하여 술에 쪄서 쓴다.

|《동의보감》 탕액편의 원문 |

복분자(覆盆子) 나모딸기 : 性平 [一云微熱] 味甘酸 無毒. 療男子腎精虛竭 女人無子. 主丈夫陰痿 能令堅長. 補肝明目 益氣輕身 令髮不白. ○ 五月採 處處有之. 收時 五六分熟便可採 烈日中暴乾. 用時 去皮蔕 酒蒸用之. ○ 益腎精 止小便利 當覆其尿器 故如此取名. [本草]

| 약초 · 약재의 해설 |

KP에서 복분자의 기원식물은 복분자딸기(*Rubus coreanus* Miquel)이지만, 《중국약전》에서 복분자의 기원식물은 화동(華東)복분자(*Rubus*

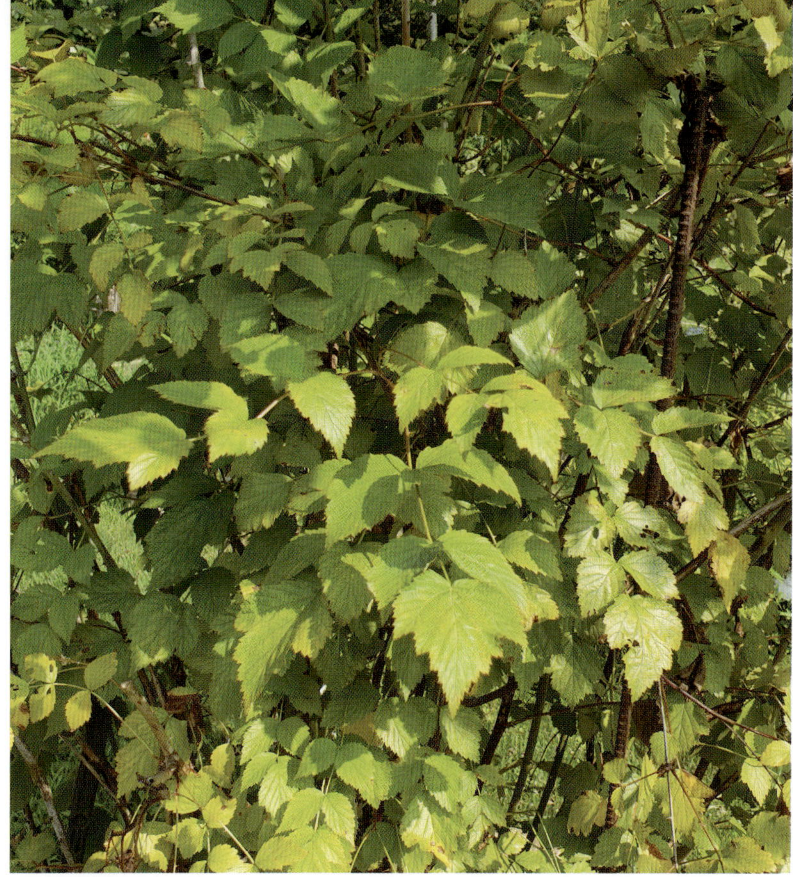

▲ 복분자딸기 잎과 가지

覆盆子 나모딸기 性平微熱味甘酸無毒療男子腎精
虛竭女人無子主女子陰痿能令堅長補肝明
目益氣輕身令髮不白○五月採處處有之酒收時
用之益腎精止小便利當暴乾用時去皮蒂酒蒸
覆其尿○器故如此取名

허준, 《원본 동의보감》,
711쪽, 남산당(2014)
《동의보감》 세갑술중동 내의
원교정 완영중간(歲甲戌仲冬
內醫院校正 完營重刊) 영인본

chingii Hu)이다.

| 식약처 인정 약초와 약재 |

- **약초·약재의 식약처 공정서 수재** : 복분자는 식품의약품안전처의 의약품 공정서인 《대한
  민국약전(KP)》에 수재되어 있다.

- **약재의 라틴어 생약명** : Rubi Fructus

- **약재의 이명 또는 영명** : Rubus Fruit

- **식약처의 법정 기원식물과 약용부위** : 약재 복분자는 복분자딸기 *Rubus coreanus* Miquel(장
  미과 Rosaceae)의 채 익지 않은 열매이다.

- **약재의 외부 형태** : 이 약은 열매로 소핵과가 여러 개 모인 취과이고 대체로 둥글다. 바깥
  면은 연한 녹색, 회갈색 또는 적갈색~적자색이며 그 주위에는 많은 소핵과가 붙어 있
  고 털이 거의 없다.

○ **약재 저장법** : 밀폐용기(고형의 이물이 들어가는 것을 방지하고 내용의약품이 손실되지 않도록 보호할 수 있는 용기)

| 약재의 효능 |

○ **한방 효능 분류** : 수삽약(收澁藥, 수렴시키는 약) - 삽정축뇨지대약(澁精縮尿止帶藥, 유정을 멎게 하고 소변을 줄이며 대하를 멈추는 약)

○ **한방 약미(藥味)와 약성(藥性)** : 맛은 달고 시며 성질은 따뜻하다.

+ 한방 약미

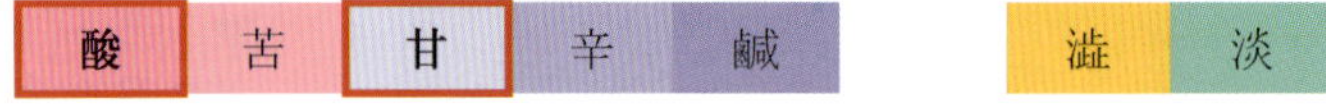

+ 한방 약성

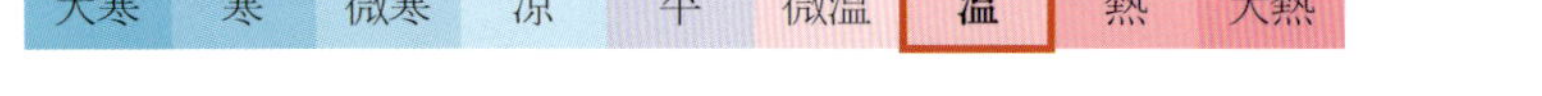

○ **한방 작용부위(귀경, 歸經)** : 복분자는 주로 간장, 신장 질환에 영향을 미친다.

○ **한방 효능** : 신(腎)을 보하고 정액이 새어 나가지 않게 한다(補腎固精, 보신고정). 간의 기운을 평안하게 하고 눈을 밝게 한다(平肝明目, 평간명목).

○ **약효 해설** : 발기부전과 조루 증상을 치료한다. 무의식중에 정액이 나오는 증상을 낫게 한다. 빈뇨, 유뇨(遺尿)에 유효하다. 눈을 밝게 한다. 간신(肝腎) 기능을 돕는다.

○ **임상응용** : 유정(遺精), 유뇨(遺尿), 발기부전, 소변이 자주 마려운 병증에 쓴다.

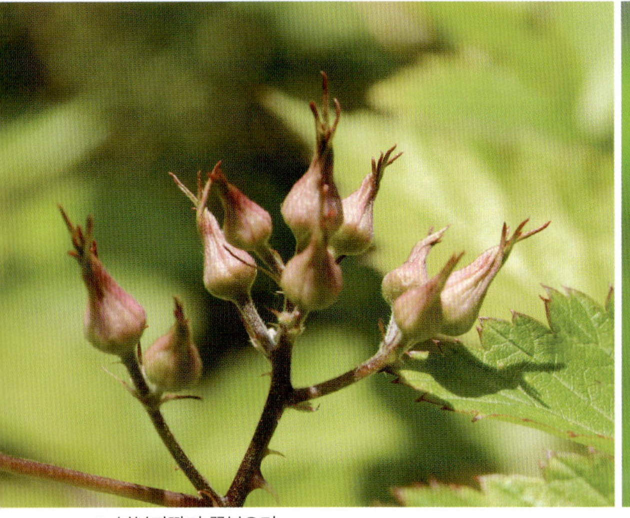

▲ 복분자딸기 꽃봉오리

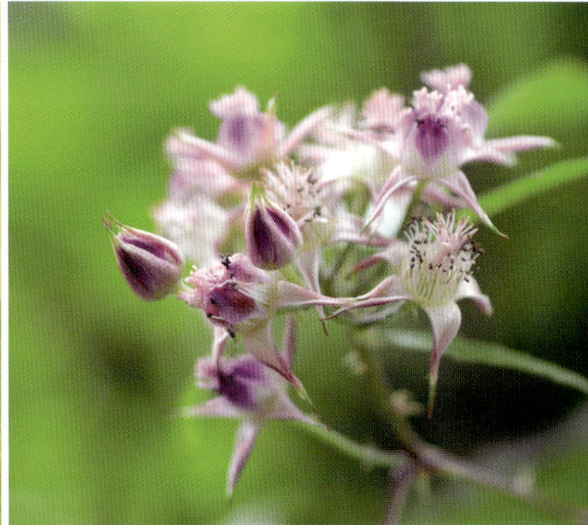

▲ 복분자딸기 꽃

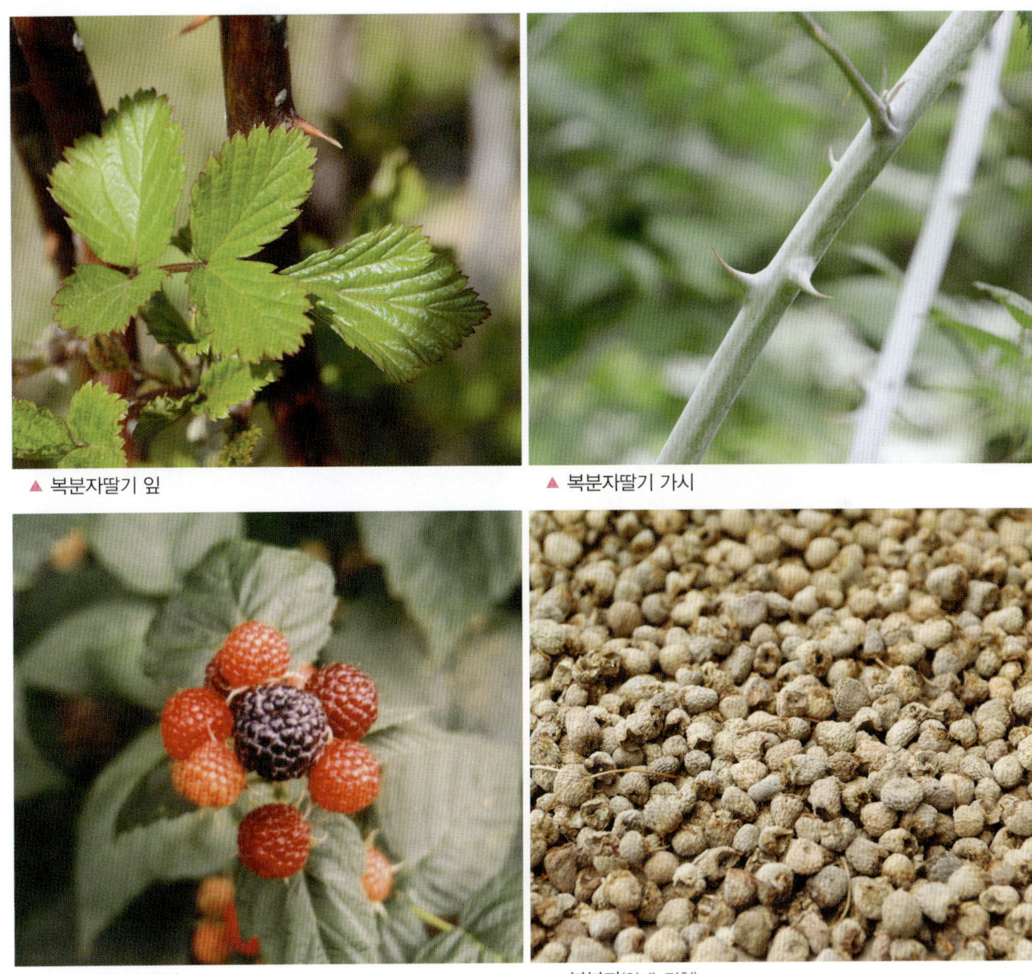

▲ 복분자딸기 잎　　　　　　　　▲ 복분자딸기 가시

▲ 복분자딸기 열매　　　　　　　▲ 복분자(약재, 전형)

| **북한에서의 효능** | 보양약으로서 간신을 보하고 정을 보하며 눈을 밝게 하고 오줌량을 줄인다.

| **약용법** | 열매 6~12g을 물 800mL에 넣고 달여서 반으로 나누어 아침저녁으로 마신다.

약초명

복숭아나무

약재명

도인 桃仁

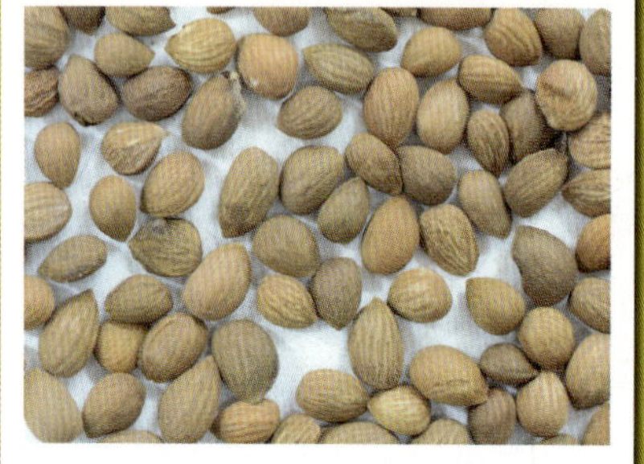

《동의보감》 탕액편에 기재된
조선시대(1610년)의 우리글 약초명

복숑화삐

약초명 및 학명

복숭아나무
Prunus persica Batsch

과명

장미과

약용부위

잘 익은 씨

| 약재의 조선시대 의서(醫書) 수재 |

도인은 《동의보감》 탕액편(湯液篇)의 과일부(部)와 《방약합편》의 오과(五果, 다섯 가지 과일)편에 수재되어 있다.

| 《동의보감》 탕액편의 효능 |

도핵인(桃核仁, 복숭아나무 씨)의 성질은 보통이며[平](따뜻하다[溫]고도 한다) 맛이 쓰고[苦] 달며[甘] 독이 없다. 어혈과 월경이 막힌 것을 치료한다. 배 속에 생긴 덩어리를 깨뜨리고 월경을 통하게 한다. 심장, 명치 부위의 통증을 멎게 하고 삼충(三蟲)을 죽인다. ○ 곳곳에 있다. 음력 7월에 따서 씨를 깨고 그 속의 알맹이를 그늘에 말려 쓴다[본초].

| 《동의보감》 탕액편의 원문 |

도핵인(桃核仁) 복송화삐 : 性平[一云溫] 味苦甘 無毒. 主瘀血血閉. 破癥瘕 通月水 止心痛 殺三蟲. ○ 處處有之 七月採核 破之取仁 陰乾.[本草] ○ 破滯血生新血 逐瘀活血 有功.[醫鑑] ○ 肝者血之海 血受邪則肝氣燥. 經曰 肝苦急 急食甘以緩之. 桃仁味苦甘辛 散血緩肝也.[綱目] ○ 入手足厥陰經 湯浸 去雙仁及皮尖 研如泥用.[湯液]

| 약초 · 약재의 해설 |

Prunus persica (L.) Batsch의 식물명은 KP에서 복숭아나무로 수재되어 있지만 우리나라 '국가표준식물목록'에서는 복사나무로 추천하고 있다.

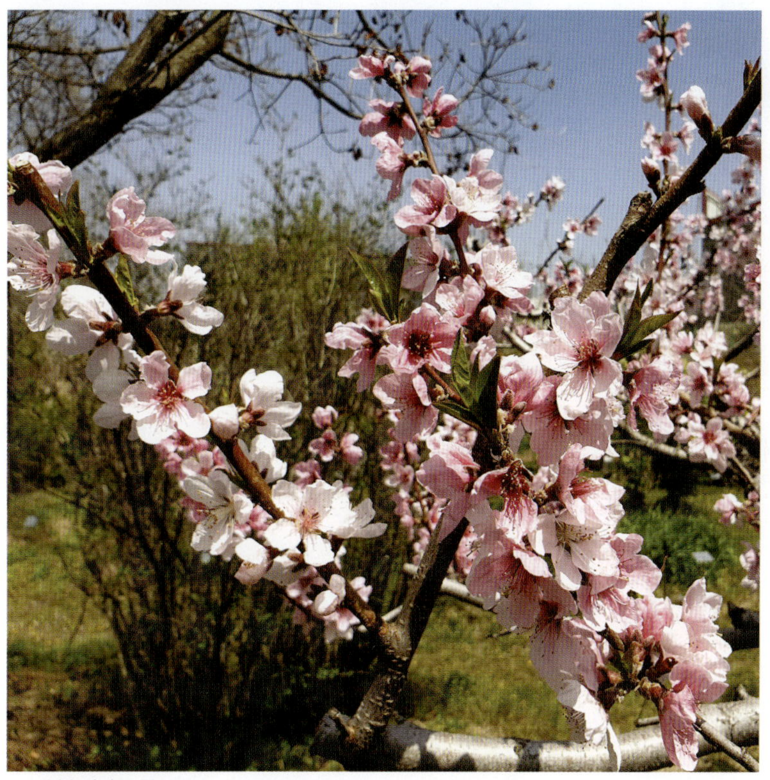
▲ 복숭아나무 꽃

桃核仁
복송화씨

性平温云味苦甘無毒主瘀血血閉破癥瘕通月水止心痛殺三虫○處處有之七開

血瘕滯血積取仁陰乾之韓海○破血受邪則肝氣燥逐經瘀

活血採有核功醫之○肝者血乾之韓海○血瘀滯血受邪則肝氣燥逐經瘀

用如肝日也肝苦急急食甘以後之桃仁味苦甘辛散血尖血研後經瘀

허준, 《원본 동의보감》, 712쪽, 남산당(2014)
《동의보감》 세갑술중동 내의원교정 완영중간(歲甲戌仲冬 內醫院校正 完營重刊) 영인본

| 식약처 인정 약초와 약재 |

● **약초·약재의 식약처 공정서 수재 :** 도인은 식품의약품안전처의 의약품 공정서인 《대한민국약전(KP)》에 수재되어 있다.

● **약재의 라틴어 생약명 :** Persicae Semen

● **약재의 이명 또는 영명 :** Peach Kernel

● **식약처의 법정 기원식물과 약용부위 :** 약재 도인은 복숭아나무 *Prunus persica* Batsch 또는 산복사 *Prunus davidiana* Franchet(장미과 Rosaceae)의 잘 익은 씨이다.

● **약재의 외부 형태 :** 복숭아나무의 씨는 납작한 긴 달걀 모양이고 바깥면은 연한 갈색~적갈색으로 석세포로 된 표피세포가 있어 가루를 뿌려놓은 것 같다.

● **약재 저장법 :** 밀폐용기(고형의 이물이 들어가는 것을 방지하고 내용의약품이 손실되지 않도록 보호할 수 있는 용기)

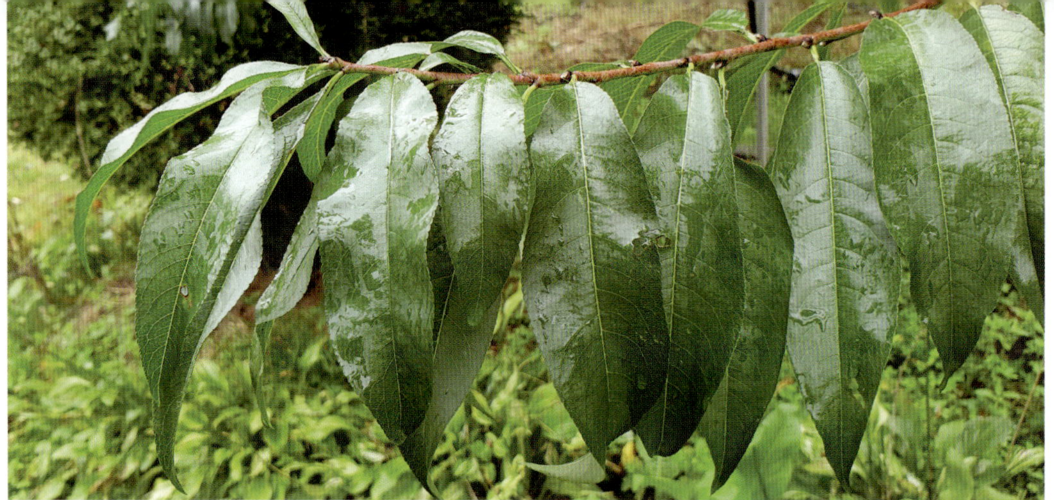

▲ 복숭아나무 잎

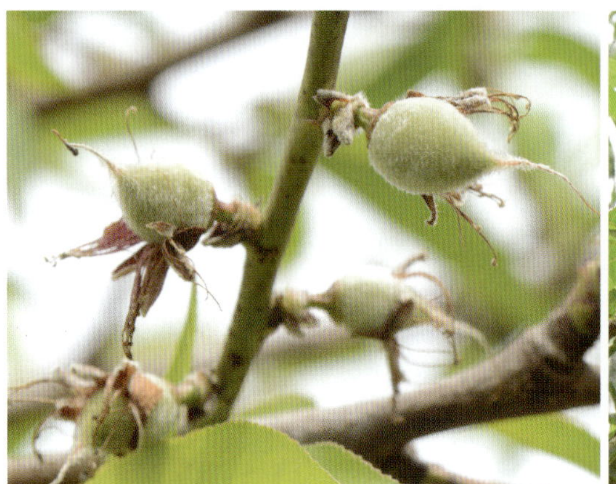

▲ 복숭아나무 어린 열매

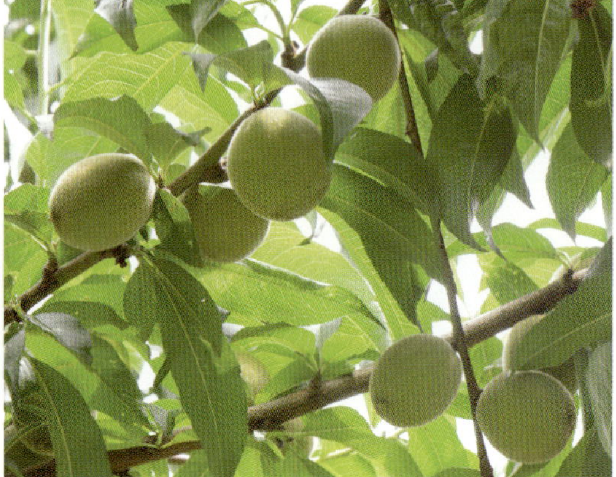

▲ 복숭아나무 덜 익은 열매

| 약재의 효능 |

- **한방 효능 분류** : 활혈거어약(活血祛瘀藥, 혈액순환을 촉진하고 어혈을 제거하는 약)

- **한방 약미(藥味)와 약성(藥性)** : 맛은 쓰고 달며 성질은 보통이다.

  ＋ 한방 약미

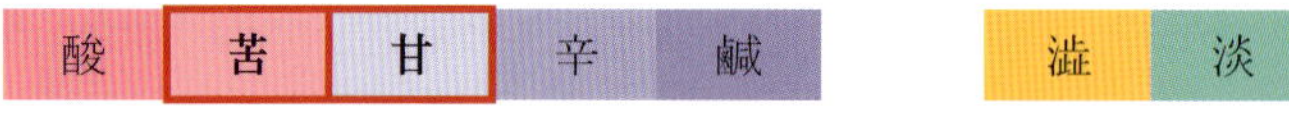

  ＋ 한방 약성

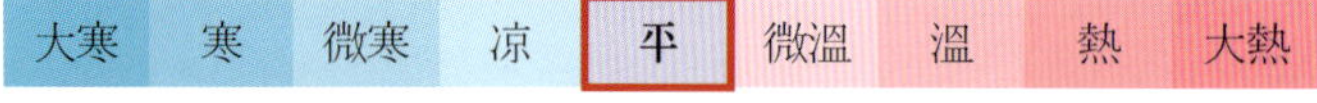

- **한방 작용부위(귀경, 歸經)** : 도인은 주로 심장, 간장, 대장 질환에 영향을 미친다.

- **한방 효능** : 혈액순환을 촉진하고 어혈을 없앤다(活血祛瘀, 활혈거어). 대변이 잘 나오게

322

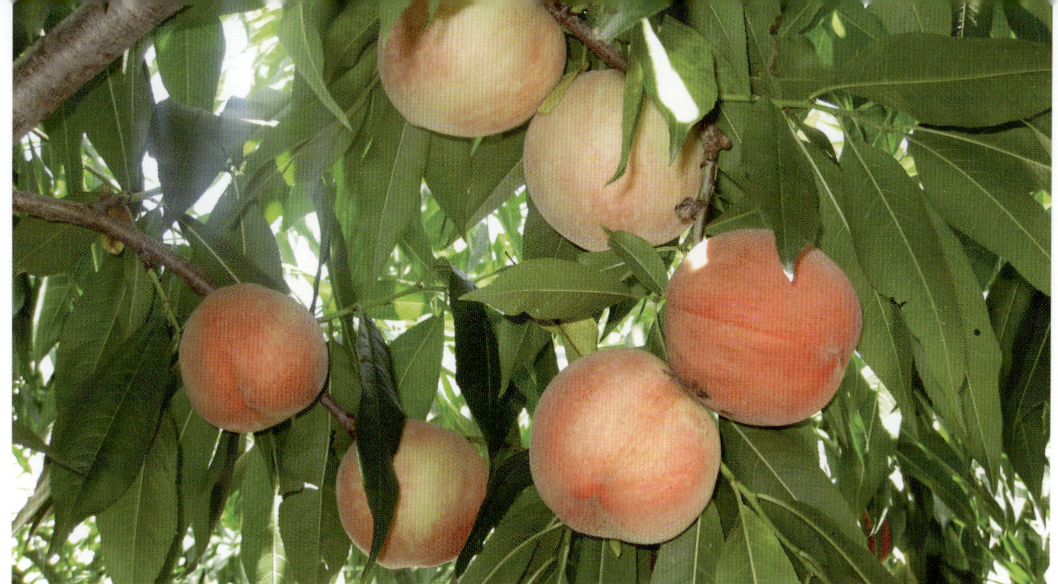

▲ 복숭아나무 익은 열매

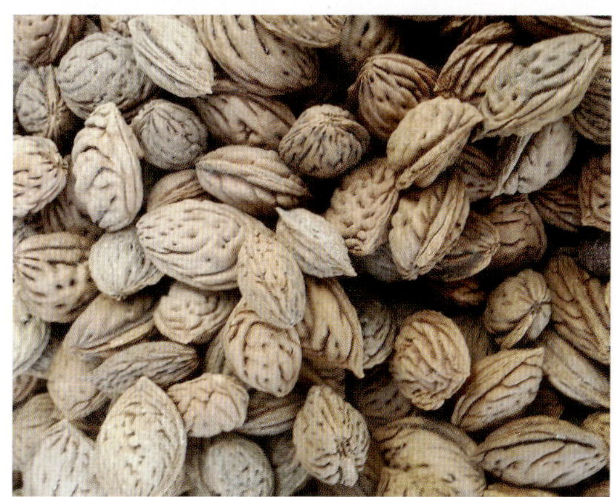

▲ 복숭아나무 씨(내과피 부착)

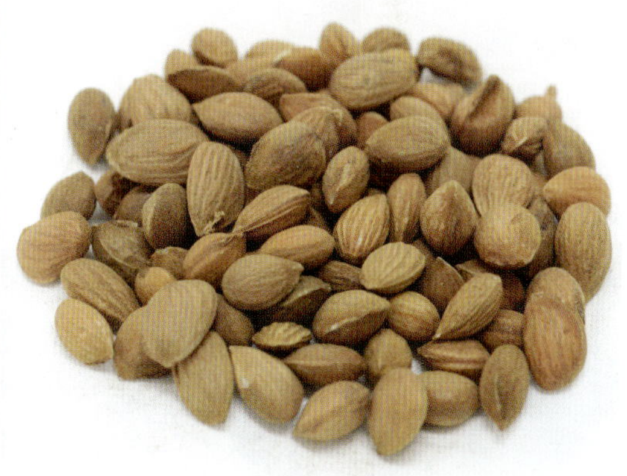

▲ 도인(약재, 전형)

한다(潤腸通便, 윤장통변). 기침과 천식을 멎게 한다(止咳平喘, 지해평천).

- **약효 해설 :** 혈액순환을 촉진하고 어혈을 제거한다. 기침할 때 숨은 가쁘나 가래 끓는 소리가 없는 증상에 사용한다. 장(腸)의 진액이 부족하여 대변을 보기 어려운 증상을 낫게 한다. 무월경 치료에 도움이 된다.

- **임상응용 :** 월경불순, 하복통, 충수염, 변비, 기침에 쓴다.

| **약용법** | 씨 5~10g을 물 800mL에 넣고 달여서 반으로 나누어 아침저녁으로 마신다.

| **주의사항** | 임신부에게는 쓰지 않는다.

약재명

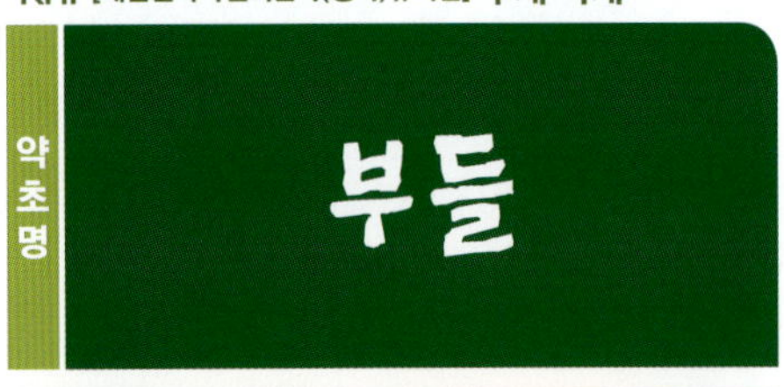

포황 蒲黃

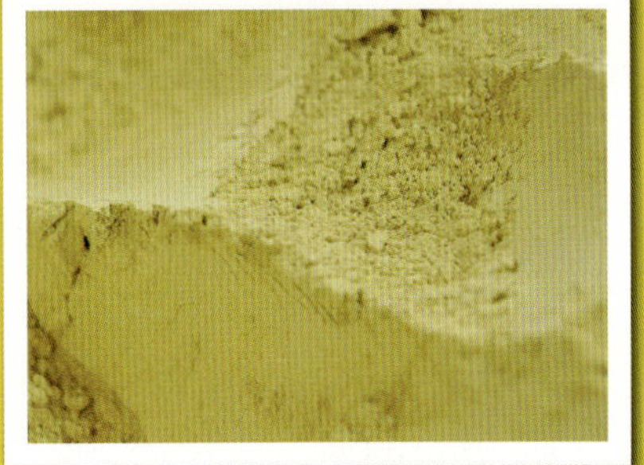

《동의보감》 탕액편에 기재된
조선시대(1610년)의 우리글 약초명

부들꽃ㄱㄹ

약초명 및 학명
부들
Typha orientalis Presl

과명
부들과

약용부위
꽃가루

| 약재의 조선시대 의서(醫書) 수재 |

포황은 《동의보감》 탕액편(湯液篇)의 풀부(部)와 《방약합편》의 수초(水草)편에 수재되어 있다.

| 《동의보감》 탕액편의 효능 |

포황(蒲黃, 부들 꽃가루)의 성질은 보통이고[平] 맛이 달며[甘] 독이 없다. 몸에 있는 9개의 구멍에서 피가 나오는 것을 멎게 하고 어혈을 없앤다. 대변에 피가 섞여 나오는 것, 여성의 부정기 자궁출혈, 자궁에서 분비물이 나오는 것, 아침통[兒枕急痛], 하혈(下血), 유산을 치료한다. ○ 못에서 자라며 어느 곳에나 다 있다. 즉 부들 꽃술[蒲槌, 포추]의 노란 꽃가루이다. 가루가 날리기 전에 털어 모은다.

| 《동의보감》 탕액편의 원문 |

포황(蒲黃) 부들꽃ㄱㄹ : 性平 味甘 無毒. 止九竅出血 消瘀血. 主血痢及婦人崩漏帶下 及兒枕急痛 下血墮胎. ○ 生水澤中 處處有之. 卽蒲槌中黃粉也. 伺其有 便拂取之. ○ 要破血消腫 卽生使. 要補血止血 卽炒用. 其下篩後有赤滓 名爲萼 炒用 甚澁腸 止瀉血及血痢. [本草]

| 약초 · 약재의 해설 |

부들의 꽃은 식물 꼭대기에 핀다. 아래의 굵은 것은 암꽃이삭이고, 위의 것은 수꽃이삭으로 가까이 붙어 있다. 애기부들(*Typha angustifolia* L.)은 암꽃이삭과 수꽃이삭이 서로 떨어져 있어 부들과 구별이 가능하다.

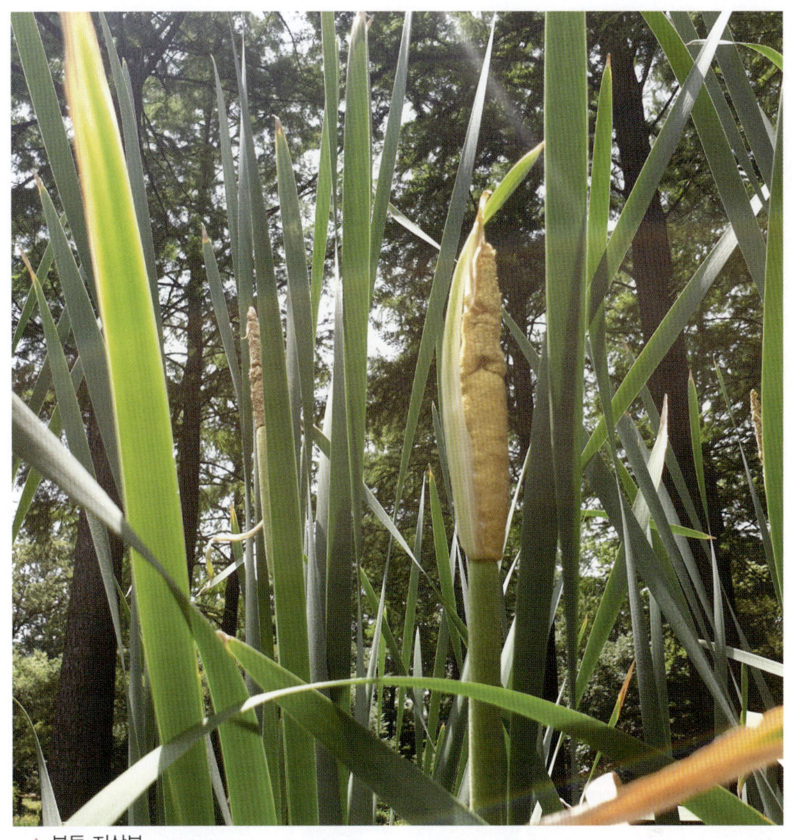

▲ 부들 지상부

蒲黃
부들ᄭᅩᄆᆞᄅ
性平味甘無毒止九竅出血消瘀血主血痢及婦人崩漏帶下及兒枕急痛下血墮胎血○生水澤中處處有之卽蒲槌中黃粉也伺其有便拂取之○要破血消腫卽生使要補血止血卽炒用○炒用甚澁腸止瀉血及痒血名鳥蕈苹

허준, 《원본 동의보감》, 724쪽, 남산당(2014)
《동의보감》 세갑술중동 내의원교정 완영중간(歲甲戌仲冬 內醫院校正 完營重刊) 영인본

| 식약처 인정 약초와 약재 |

- **약초·약재의 식약처 공정서 수재** : 포황은 식품의약품안전처의 의약품 공정서인《대한민국약전외한약(생약)규격집(KHP)》에 수재되어 있다.

- **약재의 라틴어 생약명** : Typhae Pollen

- **약재의 이명 또는 영명** : 향포(香蒲)

- **식약처의 법정 기원식물과 약용부위** : 약재 포황은 부들 *Typha orientalis* Presl 또는 기타 동속식물(부들과 Typhaceae)의 꽃가루이다.

- **약재의 외부 형태** : 이 약은 꽃가루로 가볍고 고운 가루이다. 밝은 노란색~황갈색이다.

- **약재 저장법** : 밀폐용기(고형의 이물이 들어가는 것을 방지하고 내용의약품이 손실되지 않도록 보호할 수 있는 용기)

| 약재의 효능 |

- **한방 효능 분류 :** 지혈약(止血藥, 출혈을 멈추는 약) - 화어지혈약(化瘀止血藥, 어혈로 인한 출혈을 멈추는 약)

- **한방 약미(藥味)와 약성(藥性) :** 맛은 달고 성질은 보통이다.

  + 한방 약미

酸	苦	**甘**	辛	鹹		澁	淡

  + 한방 약성

大寒	寒	微寒	凉	**平**	微溫	溫	熱	大熱

- **한방 작용부위(귀경, 歸經) :** 포황은 주로 간장, 심포(心包) 질환에 영향을 미친다.

- **한방 효능 :** 출혈을 멎게 한다(止血, 지혈). 어혈을 없앤다(化瘀, 화어). 배뇨장애를 해소한다(通淋, 통림).

- **약효 해설 :** 소변을 볼 때 껄끄럽고 아프면서 피가 섞여 나오는 증상에 유효하다. 여성의 부정기 자궁출혈을 멎게 한다. 토혈, 각혈, 외상출혈에 활용한다. 외상으로 붓고 통증이 생기는 증상을 치료한다.

- **임상응용 :** 토혈, 코피, 객혈, 위통, 복통, 타박상, 배뇨곤란에 쓴다.

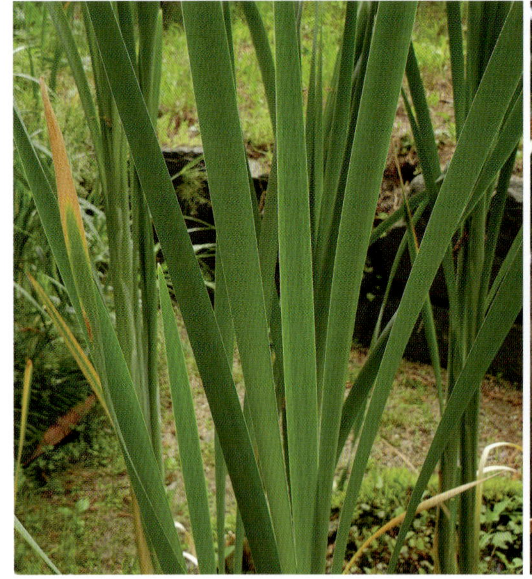

▲ 부들 잎

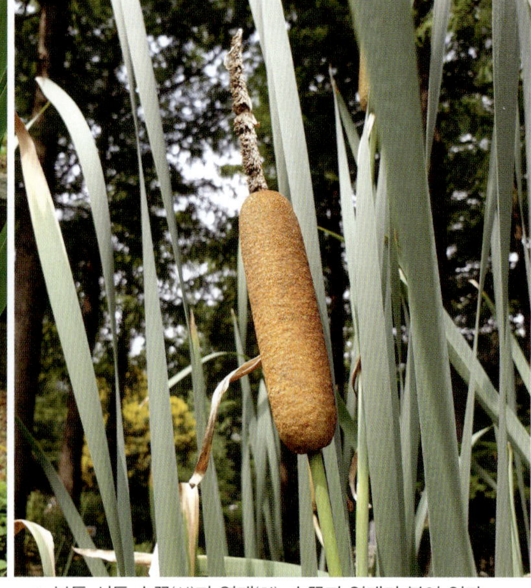

▲ 부들 시든 수꽃(상)과 열매(하). 수꽃과 열매가 붙어 있다.

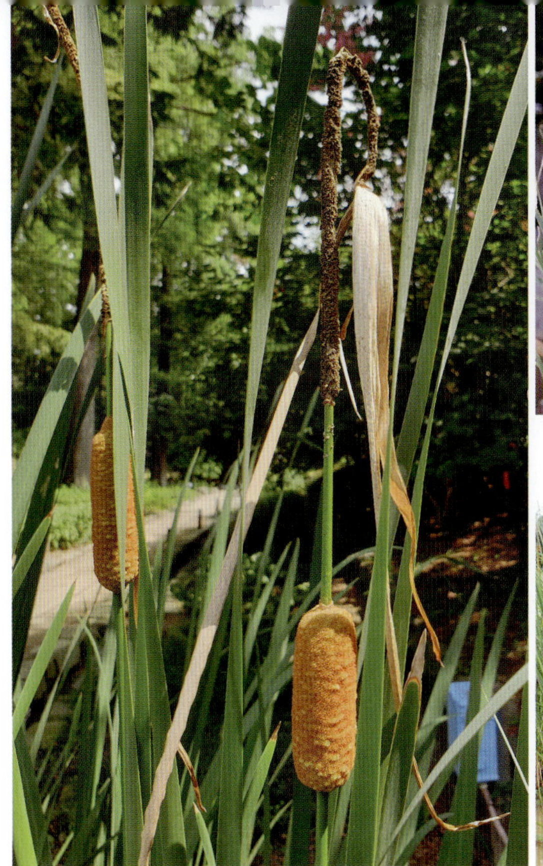
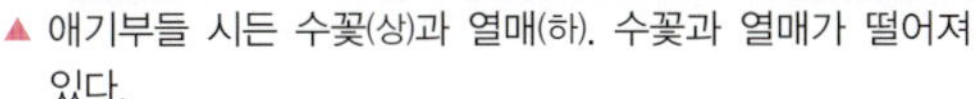
▲ 애기부들 시든 수꽃(상)과 열매(하). 수꽃과 열매가 떨어져 있다.

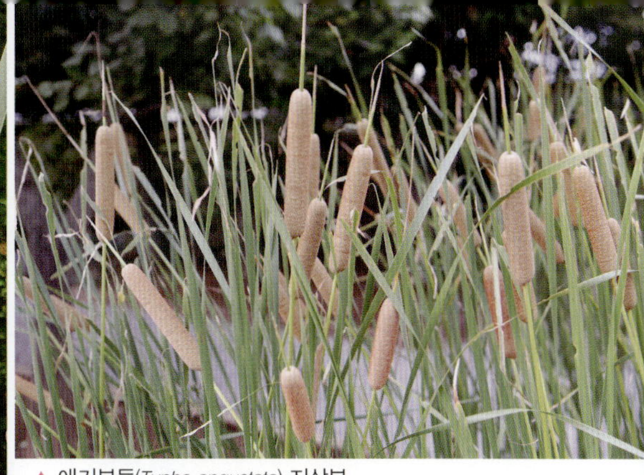
▲ 애기부들(*Typha angustata*) 지상부

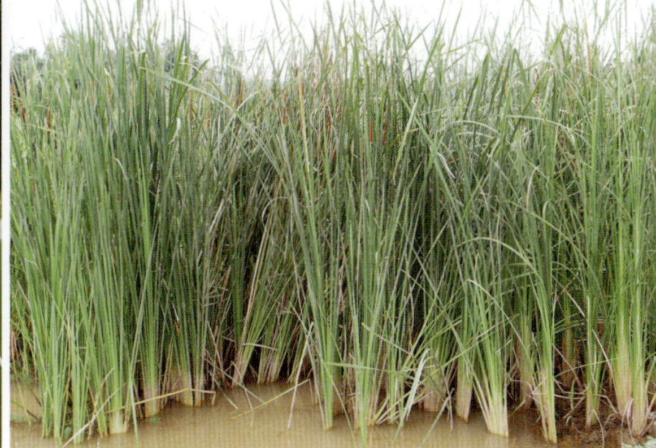
▲ 애기부들(*Typha angustata*) 재배지

| **북한에서의 효능** | 피멎이약으로서 출혈을 멈추고 어혈을 없애며 오줌을 잘 나가게 한다.

| **약용법** | 꽃가루 9~15g을 거즈에 넣고 물 800mL로 달여서 반으로 나누어 아침 저녁으로 마시거나 또는 가루나 환(丸)으로 복용한다. 외용할 때는 적당량의 가루를 환부에 붙인다.

| **주의사항** | 임신부는 복용을 삼간다.

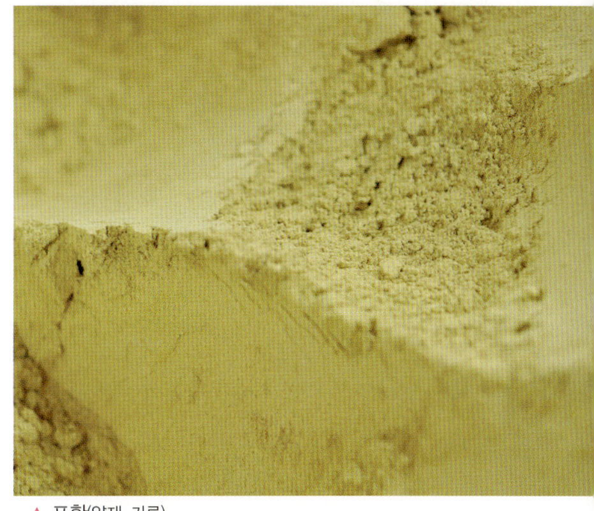
▲ 포황(약재, 가루)

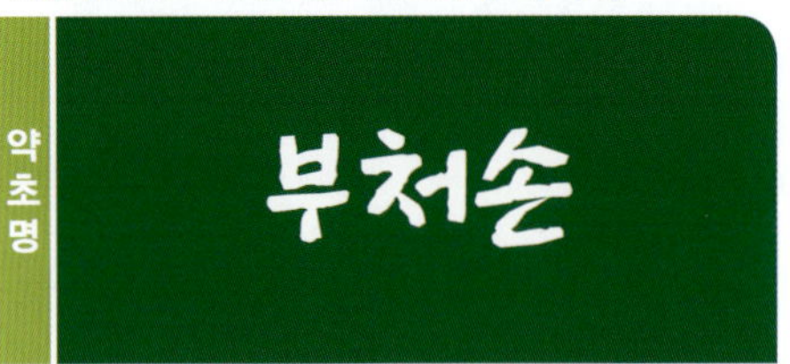

부처손

권백 卷柏

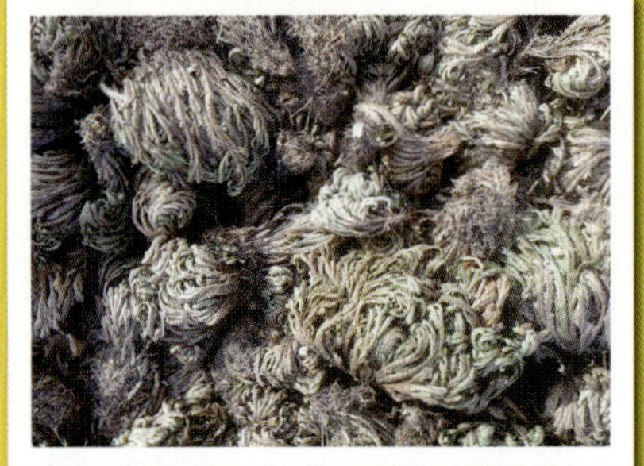

《동의보감》 탕액편에 기재된
조선시대(1610년)의 우리글 약초명

부텨손

약초명 및 학명
부처손
Selaginella tamariscina Spring

과명
부처손과

약용부위
전초

| 약재의 조선시대 의서(醫書) 수재 |

권백은 《동의보감》 탕액편(湯液篇)의 풀부(部)
와 《방약합편》의 태초(苔草, 이끼)편에 수재되
어 있다.

| 《동의보감》 탕액편의 효능 |

권백(卷栢, 부처손 전초)의 성질은 따뜻하고[溫]
보통이며[平](약간 차다[微寒]고도 한다) 맛은 맵
고[辛] 달며[甘] 독이 없다. 여자의 음부 속이
추웠다 더웠다 하면서 아픈 것, 월경이 없으면
서 임신하지 못하는 것, 월경이 통하지 않는
것을 치료한다. 온갖 헛것에 들린 것[百邪鬼魅]
을 없애며 마음을 진정시킨다. 헛것에 들려 우
는 것과 탈항증(脫肛證), 팔다리가 늘어지고 힘
이 없어 걷지 못하는 병증을 치료한다. 신[水
藏]을 덥게[煖] 한다. 생것을 쓰면 어혈을 깨뜨
리고 볶아 쓰면 지혈한다. ○ 산속에서 나며
바위 위에 모여 자란다. 싹은 측백나무 잎[栢
葉, 백엽]과 비슷하며 가늘게 갈라져 있다. 주
먹을 쥔 모양을 하고 있는 것이 닭발과 같으며
청황색이다. 꽃과 씨는 없다. 음력 5월, 7월에
캐어 그늘에서 말린다. 바위에 있던 모래와 흙
이 붙은 밑둥을 버리고 쓴다[본초].

| 《동의보감》 탕액편의 원문 |

권백(卷栢) 부텨손 : 性溫平 [一云微寒] 味辛甘
無毒. 主女子陰中寒熱痛 血閉絶子. 治月經不
通 去百邪鬼魅 鎭心. 治邪啼泣 療脫肛癀疭.
煖水藏. 生用破血 灸用止血. ○ 生山中 叢生
石上. 苗似栢葉而細碎 拳屈如雞足 青黃色 無

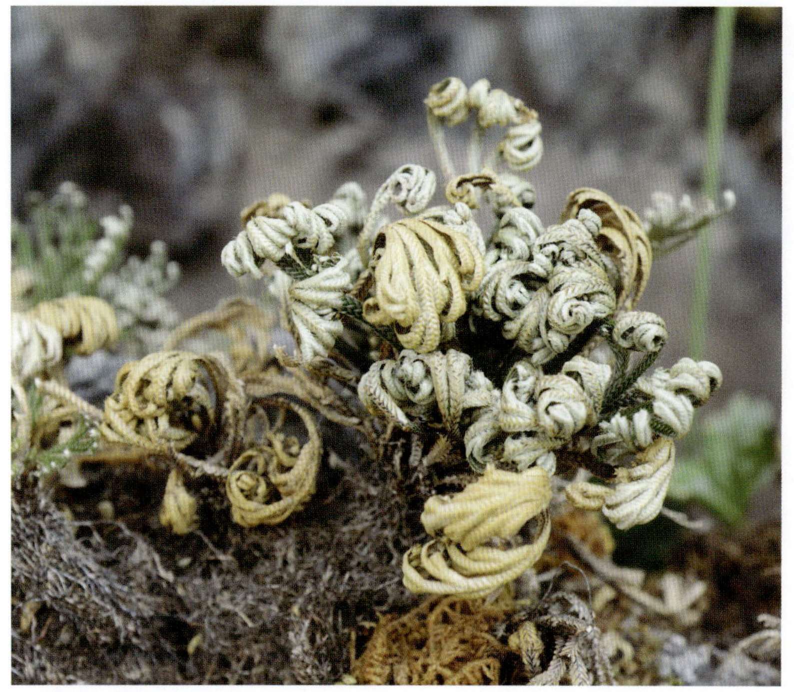

▲ 부처손 지상부

花子. 五月七月採 陰乾. 去下近石有沙土處 用之.[本草]

허준, 《원본 동의보감》,
723쪽, 남산당(2014)
《동의보감》 세갑술중동 내의
원교정 완영중간(歲甲戌仲冬
內醫院校正 完營重刊) 영인본

| 식약처 인정 약초와 약재 |

○ **약초·약재의 식약처 공정서 수재** : 권백은 식품의약품안전처의 의약
품 공정서인 《대한민국약전외한약(생약)규격집(KHP)》에 수재되어 있다.

○ **약재의 라틴어 생약명** : Selaginellae Herba

○ **식약처의 법정 기원식물과 약용부위** : 약재 권백은 부처손 *Selaginella tamariscina* Spring 또
는 점상권백(墊狀卷柏) *Selaginella pulvinata* Maxim.(부처손과 Selaginellaceae)의 전초이다.

○ **약재의 외부 형태** : 부처손의 전초는 전체가 말려서 주먹 모양이며 길이 3~10cm이다.
뿌리는 여러 개가 얽혀 줄기 모양을 이루고 그 끝에서 많은 가지가 사방으로 퍼져 나
간다.

○ **약재 저장법** : 밀폐용기(고형의 이물이 들어가는 것을 방지하고 내용의약품이 손실되지 않도록
보호할 수 있는 용기)

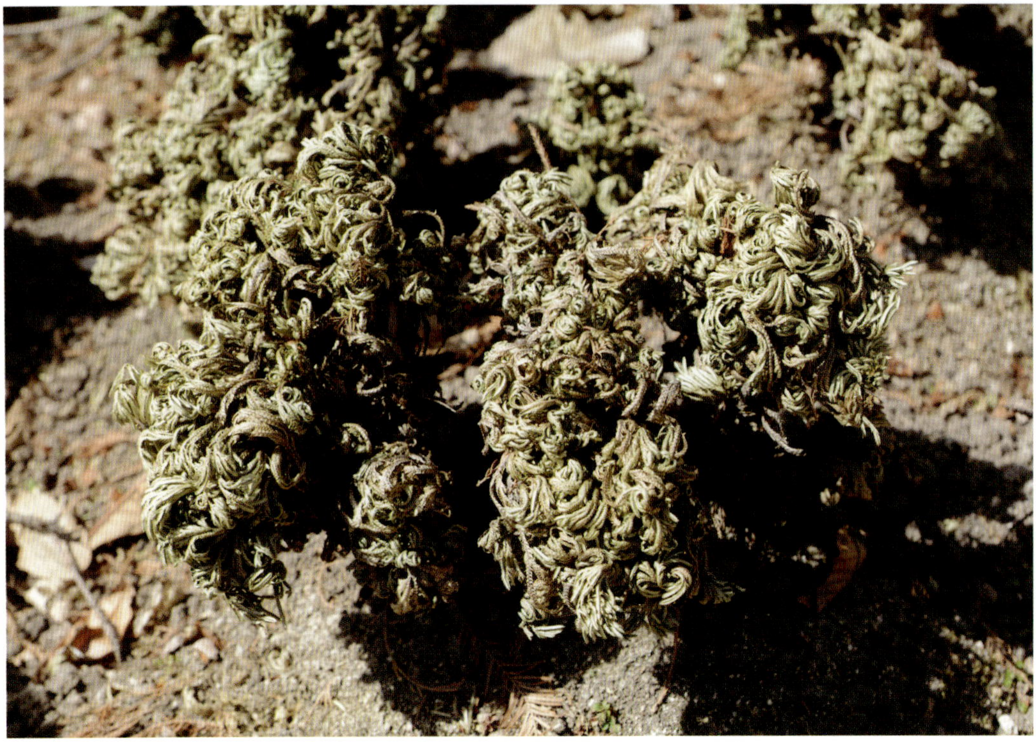

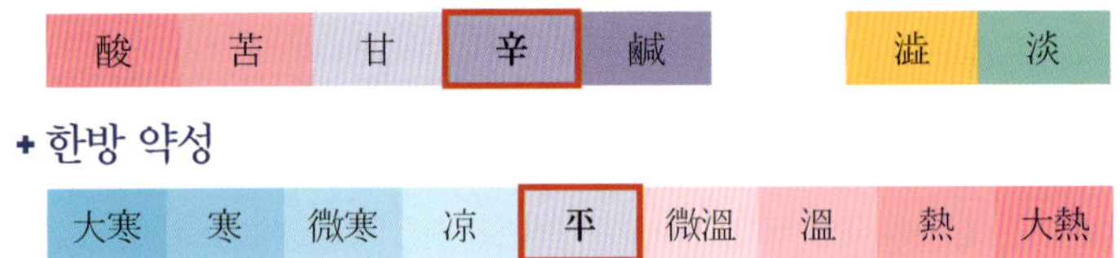
▲ 부처손 무리

| 약재의 효능 |

- **한방 효능 분류** : 활혈거어약(活血祛瘀藥, 혈액순환을 촉진하고 어혈을 제거하는 약)

- **한방 약미(藥味)와 약성(藥性)** : 맛은 맵고 성질은 보통이다.

  + 한방 약미

  酸　苦　甘　辛　鹹　　澁　淡

  + 한방 약성

  大寒　寒　微寒　凉　平　微溫　溫　熱　大熱

- **한방 작용부위(귀경, 歸經)** : 권백은 주로 간장, 심장 질환에 영향을 미친다.

- **한방 효능** : 혈액순환을 촉진하여 월경이 잘 나오게 한다(活血通經, 활혈통경).

- **약효 해설** : 혈액순환을 촉진하며 경맥의 흐름을 원활하게 한다. 여성의 부정기 자궁출혈과 무월경에 사용한다. 타박상, 천식을 치료한다. 토혈(吐血), 혈변(血便)을 멎게 한다.

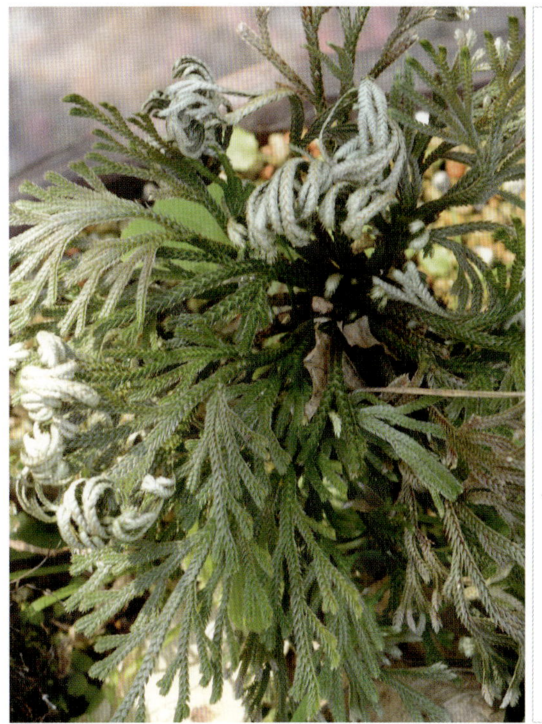

▲ 부처손 잎

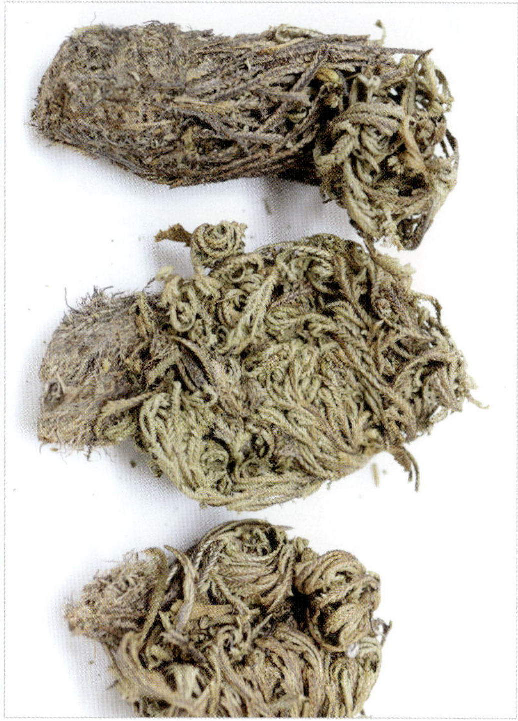

▲ 권백(약재, 전형)

● **임상응용** : 월경통, 복통, 하혈, 소변이 잘 나오지 않으면서 아픈 증상에 쓴다.

| **약용법** | 전초 5~10g을 물 800mL에 넣고 달여서 반으로 나누어 아침저녁으로 마신다.

| **주의사항** | 임신부는 복용을 삼간다.

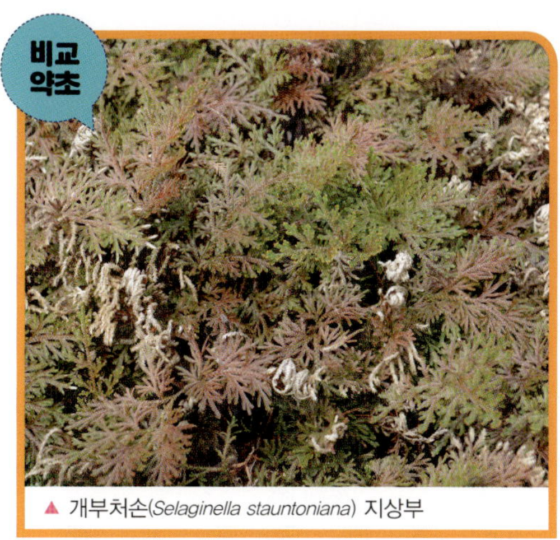

▲ 개부처손(*Selaginella stauntoniana*) 지상부

약초명

붉나무

약재명

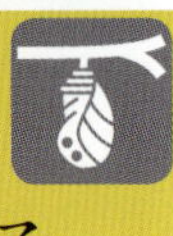

오배자 五倍子

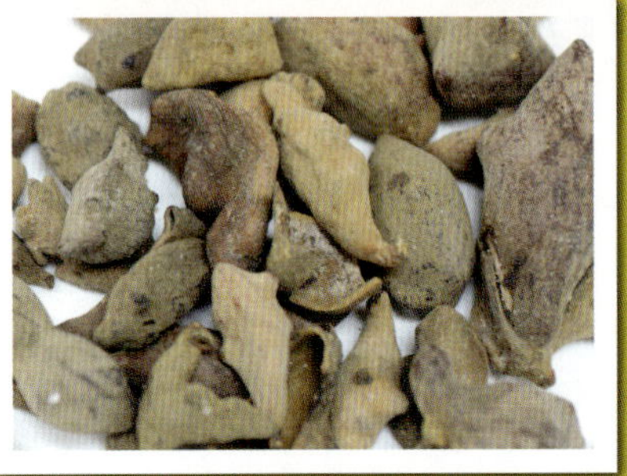

《동의보감》 탕액편에 기재된
조선시대(1610년)의 우리글 약초명

붉나모여름

동물명 및 학명

오배자면충
Schlechtendalia chinensis Bell

과명

면충과

숙주식물의 식물명, 학명 및 과명

붉나무
Rhus javanica Linné(옻나무과)

약용부위

숙주식물의 잎 위에 기생하여 만든 벌레집

| 약재의 조선시대 의서(醫書) 수재 |

오배자는 《동의보감》 탕액편(湯液篇)의 나무부(部)와 《방약합편》의 난충(卵蟲, 난류와 충류)편에 수재되어 있다.

|《동의보감》 탕액편의 효능 |

오배자(五倍子, 붉나무 잎에 오배자면충이 기생하여 만든 벌레집)의 성질은 보통이며[平] 맛은 쓰고[苦] 시며[酸] 독이 없다. 이뿌리가 드러나는 것, 감닉창을 낫게 한다. 폐에 풍독(風毒)이 있어 피부병[瘡癬, 창선]이 생기고 가려우며 고름이 나오는 것을 치료한다. 다섯 가지 치질[五痔]로 계속 하혈(下血)하는 것, 소아의 얼굴과 코의 감창(疳瘡), 어른의 입안이 헌 것을 낫게 한다. ○ 곳곳에 있는데 붉나무의 잎에서 자란다. 음력 7월에 열매를 맺는데 꽃은 없다. 그 열매는 처음에는 파랗다가 익으면 노란색으로 변한다. 큰 것은 주먹만 한데 속에는 벌레가 많다. 음력 9월에 열매를 따서 햇볕에 말린다. 일명 백충창(百蟲倉) 또는 문합(蚊蛤)이라고도 한다[본초].

|《동의보감》 탕액편의 원문 |

오배자(五倍子) 붉나모여름 : 性平 味苦酸 無毒. 主齒宣疳䘌 肺藏風毒 作皮膚瘡癬 瘙痒膿水 五痔下血不止 小兒面鼻疳瘡 大人口瘡. ○ 處處有之 生膚木葉上. 七月結實無花. 其實生靑熟黃. 大者如拳 內多蟲. 九月採子 暴乾 一名百蟲倉 一名蚊蛤. [本草] ○ 剝去內蟲 湯洗 生用 入丸藥略炒. [入門]

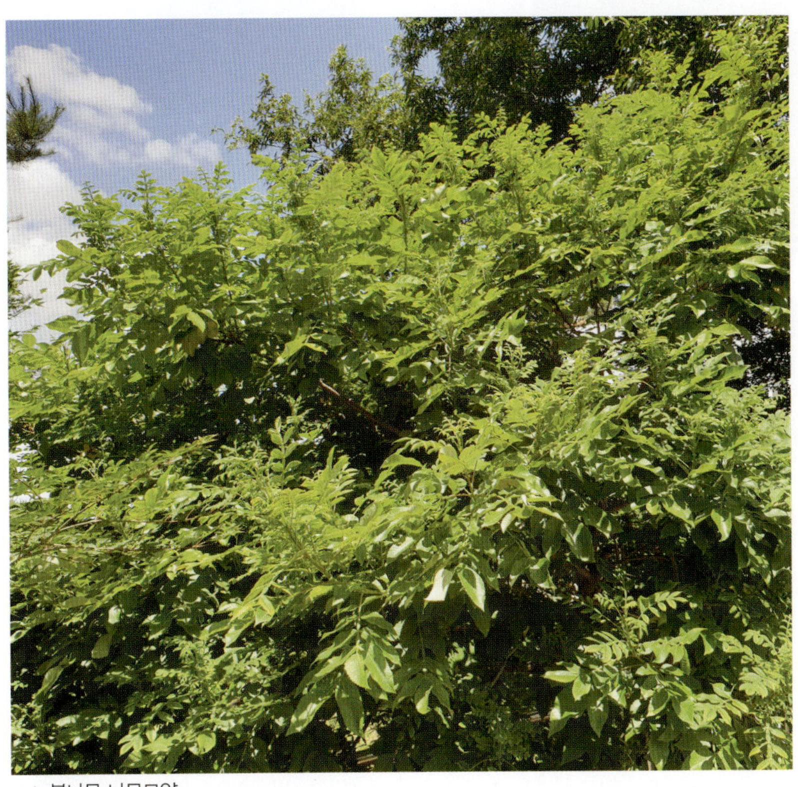

▲ 붉나무 나무모양

五倍子

허준, 《원본 동의보감》, 744쪽, 남산당(2014)

《동의보감》 세갑술중동 내의원교정 완영중간(歲甲戌仲冬 內醫院校正 完營重刊) 영인본

| 식약처 인정 약초와 약재 |

○ **약초·약재의 식약처 공정서 수재** : 오배자는 식품의약품안전처의 의약품 공정서인 《대한민국약전(KP)》에 수재되어 있다.

○ **약재의 라틴어 생약명** : Galla Rhois

○ **약재의 이명 또는 영명** : Rhus Galls

○ **식약처의 법정 기원식물과 약용부위** : 약재 오배자는 붉나무 *Rhus javanica* Linné, 청부양(靑麩楊) *Rhus potaninii* Maximowicz 또는 홍부양(紅麩楊) *Rhus punjabensis* Stew. var. *sinica* Rehder et Wilson(옻나무과 Anacardiaceae)의 잎 위에 주로 오배자면충 *Schlechtendalia chinensis* Bell(면충과 Pemphigidae)이 기생하여 만든 벌레집이다. 외형에 따라 두배(肚倍)와 각배(角倍)로 나뉜다.

○ **약재의 외부 형태** : 두배의 벌레집은 긴 원형 또는 방추형의 주머니 모양이고 바깥면은

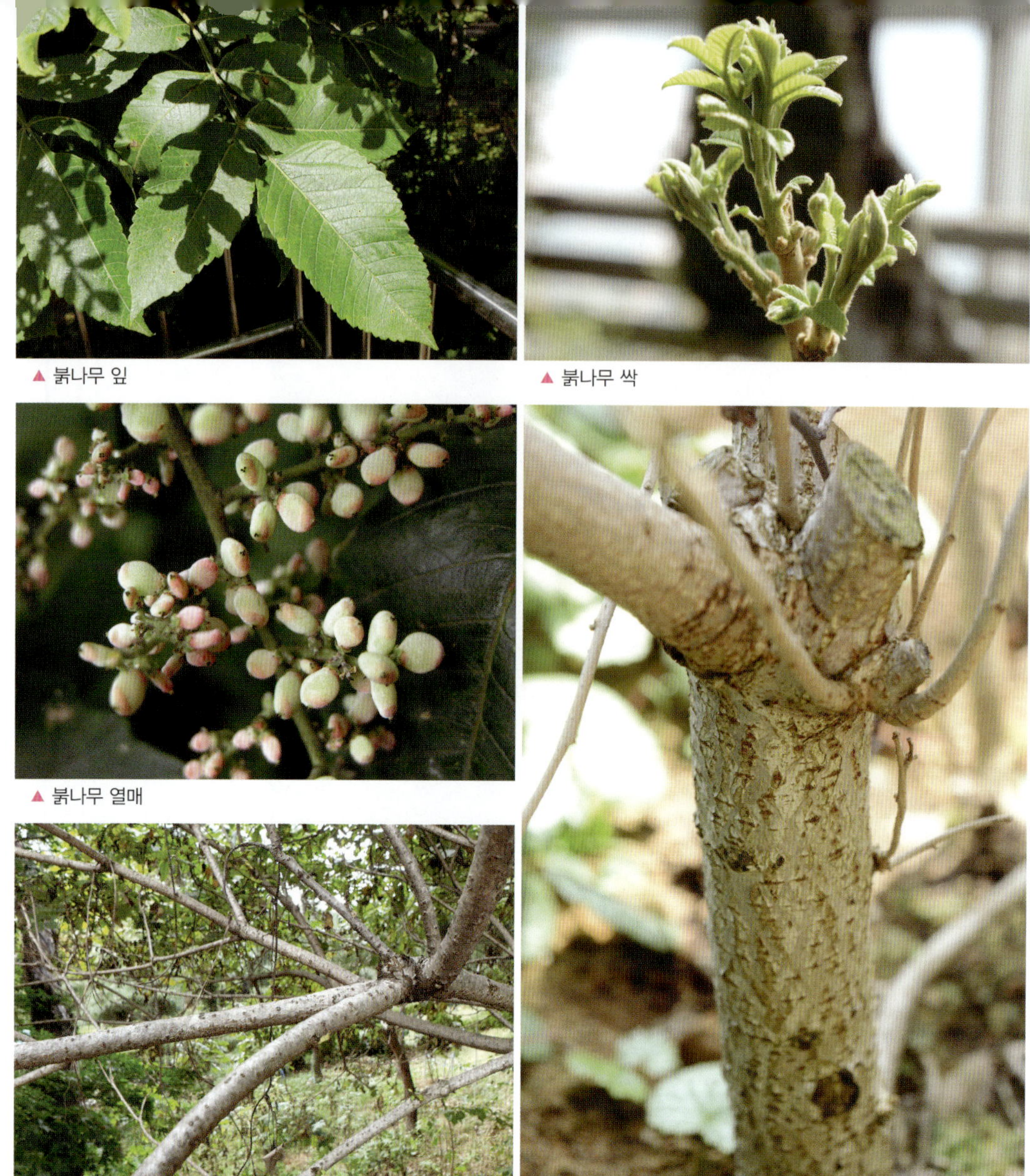

▲ 붉나무 잎

▲ 붉나무 싹

▲ 붉나무 열매

▲ 붉나무 가지

▲ 붉나무 나무껍질

회갈색에 부드러운 털이 약간 있다. 각배의 벌레집은 마름모꼴이고 고르지 않은 둔각
상(鈍角狀)의 분지가 있다. 부드러운 털이 뚜렷하며 벽은 비교적 얇다.

- **약재 저장법 :** 밀폐용기(고형의 이물이 들어가는 것을 방지하고 내용의약품이 손실되지 않도록
  보호할 수 있는 용기)

| 약재의 효능 |

● **한방 효능 분류** : 수삽약(收澁藥, 수렴시키는 약) - 지사약(止瀉藥, 설사를 멈추는 약)

● **한방 약미(藥味)와 약성(藥性)** : 맛은 시고 떫으며 성질은 차다.

+ 한방 약미

| 酸 | 苦 | 甘 | 辛 | 鹹 | 澁 | 淡 |

+ 한방 약성

| 大寒 | 寒 | 微寒 | 凉 | 平 | 微溫 | 溫 | 熱 | 大熱 |

● **한방 작용부위(귀경, 歸經)** : 오배자는 주로 폐, 대장, 신장 질환에 영향을 미친다.

● **한방 효능** : 폐(肺)의 기운을 수렴시키고 발열을 내린다(斂肺降火, 염폐강화). 장을 튼튼히 하여 설사를 멎게 한다(澁腸止瀉, 삽장지사). 땀 배출을 억제한다(斂汗, 염한). 출혈을 멎게 한다(止血, 지혈). 습기를 거두어들이고 상처를 아물게 한다(收濕斂瘡, 수습염창).

● **약효 해설** : 몸이 허약하여 잠자는 사이에 또는 깨어 있는 상태에서 저절로 땀이 나는 증상을 낫게 한다. 무의식중에 정액이 몸 밖으로 나오는 증상에 유효하다. 폐허(肺虛)에 의해 오래된 기침에 쓰인다. 탈항(脫肛), 혈변(血便), 코피를 치료한다. 수렴지사 작용이 있다. 만성설사와 만성이질에 사용한다.

● **임상응용** : 오래된 하리, 기침, 출혈, 잘 때 땀이 많이 나는 증상, 탈항(脫肛), 피부 질환에 쓴다.

| 북한에서의 효능 |

설사와 출혈을 멈추고 땀을 멈추며 헌데를 아물게 한다.

| 약용법 |

오배자 3~6g을 물 800mL에 넣고 달여서 반으로 나누어 아침저녁으로 마시거나 외용으로 적당량 사용한다.

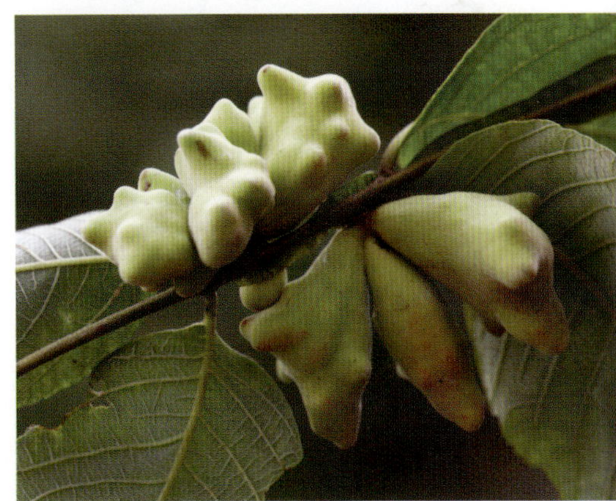

▲ 붉나무 벌레집

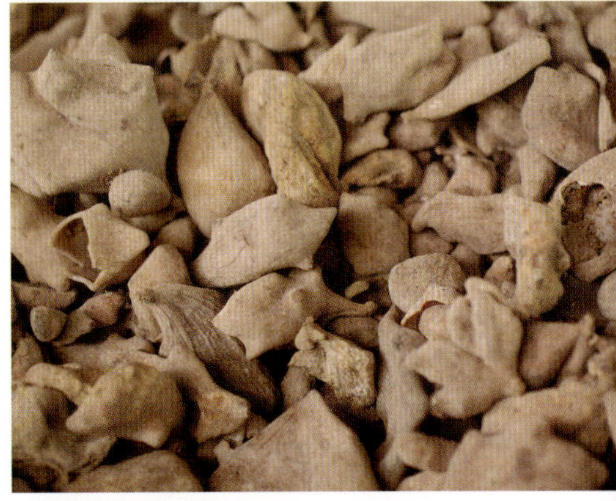

▲ 오배자(약재, 전형)

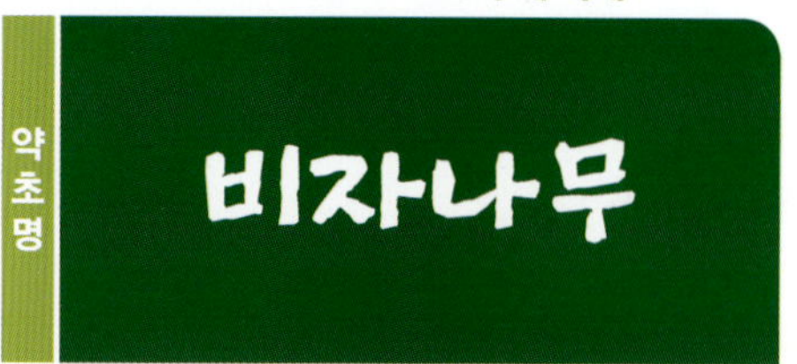

약초명

약재명

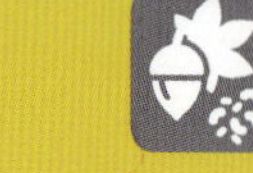

비자 榧子

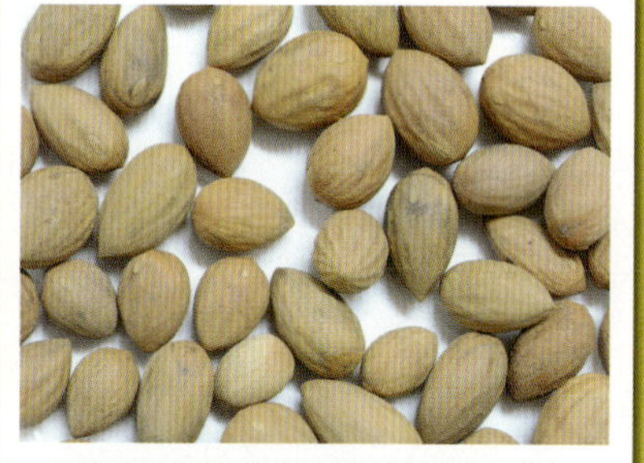

《동의보감》 탕액편에 기재된
조선시대(1610년)의 우리글 약초명

비조

약초명 및 학명

비자나무
Torreya nuncifera Siebold et Zuccarini

과명

주목과

약용부위

씨

| 약재의 조선시대 의서(醫書) 수재 |

비자는 《동의보감》 탕액편(湯液篇)의 과일부(部)와 《방약합편》의 이과(夷果)편에 수재되어 있다.

| 《동의보감》 탕액편의 효능 |

비자(榧子, 비자나무 씨)의 성질은 보통이고[平] 맛이 달며[甘] 독이 없다. 다섯 가지 치질[五痔]에 주로 쓴다. 삼충(三蟲)과 귀주(鬼疰)를 없애고 음식을 소화시킨다. 옥비(玉榧)라고도 하는데 원주민들은 적과(赤果)라고 부른다. 껍질을 벗기고 씨를 먹는다[일용]. ○ 촌백충이 있는 사람에게 하루에 7개씩 7일 동안 먹이면 충은 다 녹는다[입문].

| 《동의보감》 탕액편의 원문 |

비자(榧子) 비조 : 性平 味甘 無毒. 主五痔. 去三蟲鬼疰 消穀. 一名玉榧 土人呼爲赤果. 去皮 取中仁食之.[日用] ○ 患寸白蟲 日食七枚 七日 其蟲皆化爲水.[入門] ○ 榧 文木也. 作板甚有文彩. 我國惟出濟州.[俗方]

| 식약처 인정 약초와 약재 |

○ **약초·약재의 식약처 공정서 수재 :** 비자는 식품의약품안전처의 의약품 공정서인 《대한민국약전외한약(생약)규격집(KHP)》에 수재되어 있다.

○ **약재의 라틴어 생약명 :** Torreyae Semen

○ **약재의 이명 또는 영명 :** 옥비(玉榧)

○ **식약처의 법정 기원식물과 약용부위 :** 약재 비자는 비자나무 *Torreya nuncifera* Siebold et

Zuccarini 또는 비(榧) *Torreya grandis* Fort.(주목과 Taxaceae)의 씨이다.

- **약재의 외부 형태** : 비자나무의 씨는 긴 달걀 모양~타원형이다. 바깥 면은 황갈색으로 단단하고 세로 주름이 있다.
- **약재 저장법** : 밀폐용기(고형의 이물이 들어가는 것을 방지하고 내용의약품이 손실되지 않도록 보호할 수 있는 용기)

| 약재의 효능 |

- **한방 효능 분류** : 구충약(驅蟲藥, 소화기 기생충을 구제하는 약)
- **한방 약미(藥味)와 약성(藥性)** : 맛은 달고 성질은 보통이다.

+ 한방 약미

酸	苦	**甘**	辛	鹹		澁	淡

+ 한방 약성

大寒	寒	微寒	凉	**平**	微溫	溫	熱	大熱

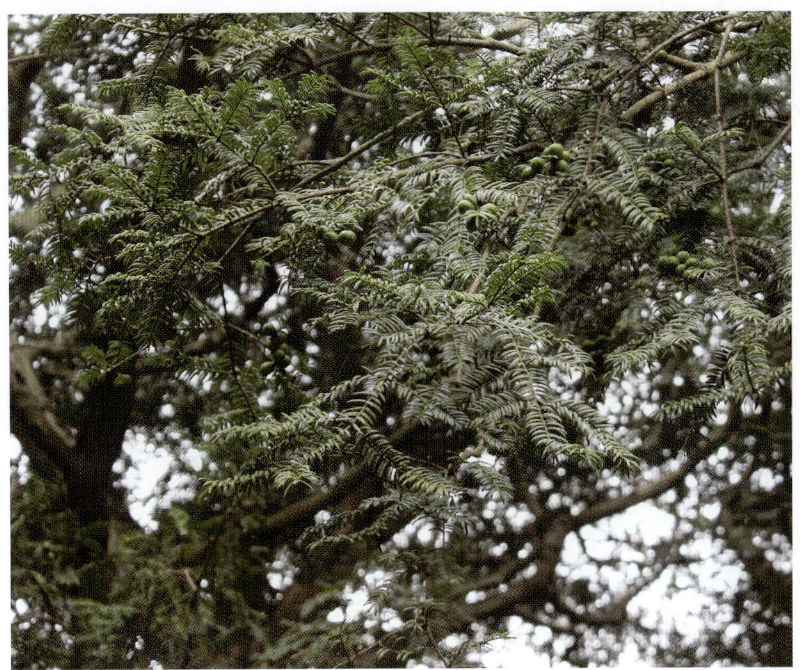
▲ 비자나무 나무모양(제주특별자치도)

榧子[비자] 性平味甘無毒主五痔去三蟲蠱疰消穀一名玉榧生人呼爲赤果去皮取中仁食之肥○患寸白蟲日食七枚七日其蟲皆化爲水入於榧文木也作板甚有文彩我國惟出濟州

허준, 《원본 동의보감》, 714쪽, 남산당(2014)
《동의보감》 세갑술중동 내의원교정 완영중간(歲甲戌仲冬 內醫院校正 完營重刊) 영인본

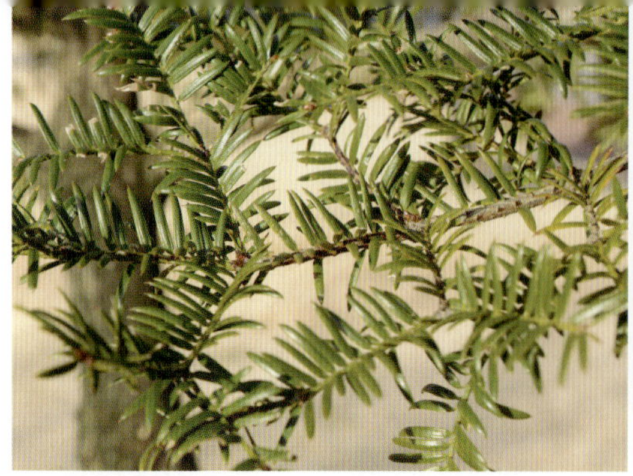

▲ 비자나무 잎(제주특별자치도)

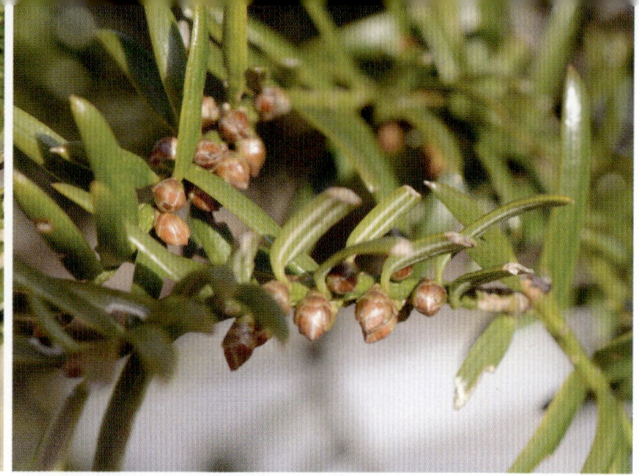

▲ 비자나무 꽃봉오리(제주특별자치도)

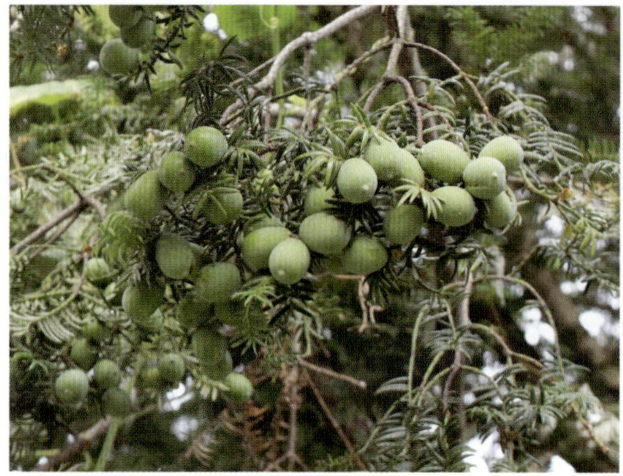

▲ 비자나무 열매(제주특별자치도)

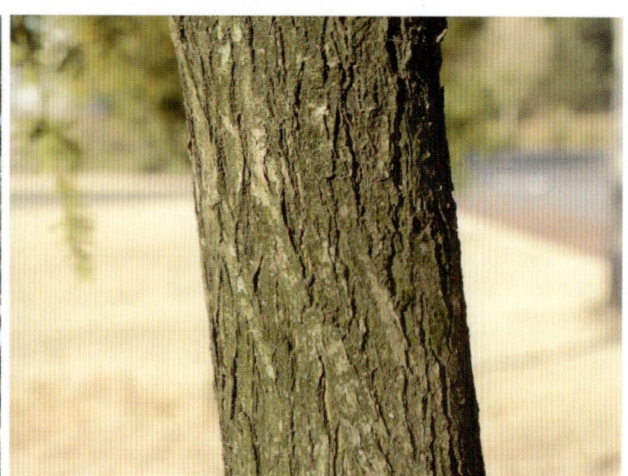

▲ 비자나무 나무껍질(제주특별자치도)

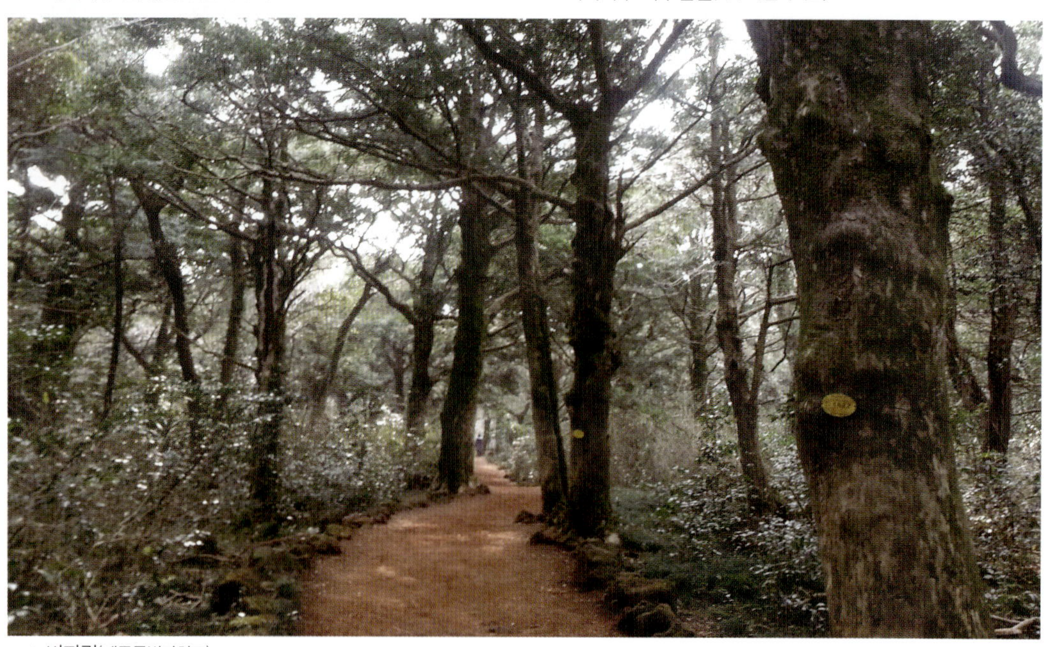

▲ 비자림(제주특별자치도)

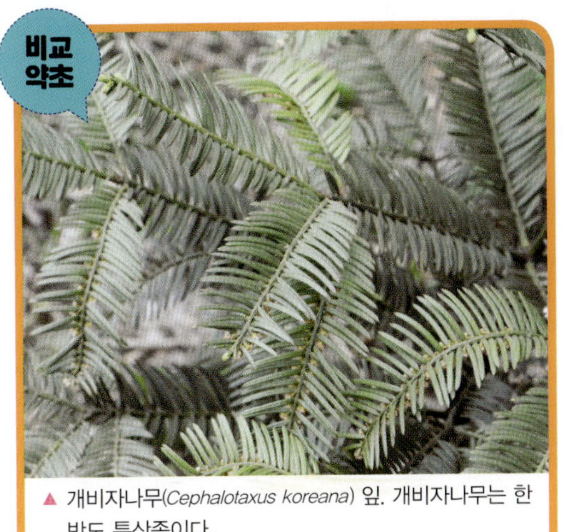

▲ 개비자나무(*Cephalotaxus koreana*) 잎. 개비자나무는 한반도 특산종이다.

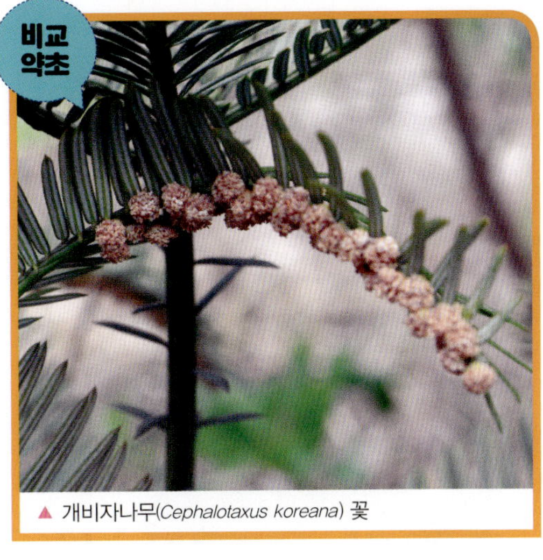

▲ 개비자나무(*Cephalotaxus koreana*) 꽃

- **한방 작용부위(귀경, 歸經) :** 비자는 주로 폐, 위장, 대장 질환에 영향을 미친다.
- **한방 효능 :** 기생충을 죽이고 배가 더부룩하거나 아픈 병증인 적취를 가라앉힌다(殺蟲消積, 살충소적). 폐를 촉촉하게 하여 기침을 멎게 한다(潤肺止咳, 윤폐지해). 건조한 것을 촉촉하게 하여 대변이 잘 나오게 한다(潤燥通便, 윤조통변).
- **약효 해설 :** 구충 및 촌충 구제(驅除)에 사용한다. 폐의 기운을 원활하게 하여 기침을 멎게 한다. 변비 치료에 효과가 있으며 치질을 치료한다.
- **임상응용 :** 회충, 장내 기생충, 변비에 쓴다.

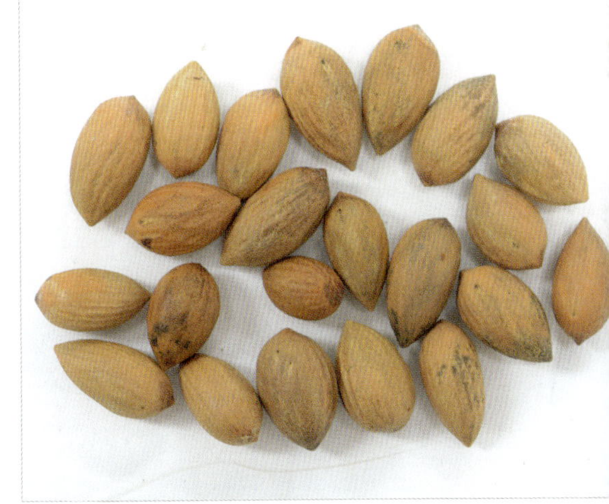

▲ 비자(약재, 전형)

| **북한에서의 효능** | 구충약으로서 벌레를 죽이고 기침을 멈춘다.

| **약용법** | 씨 9~15g을 물 800mL에 넣고 달여서 반으로 나누어 아침저녁으로 마신다.

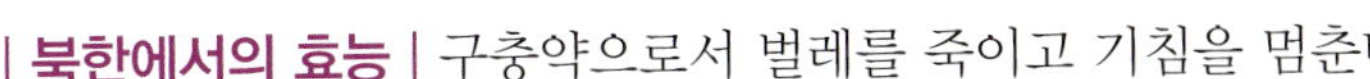

약초명

뻐꾹채 절굿대

약재명

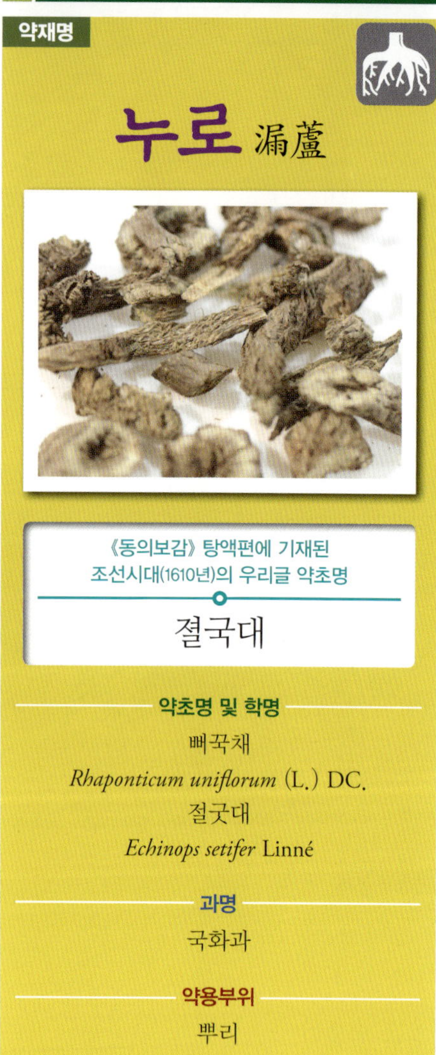

누로 漏蘆

《동의보감》 탕액편에 기재된
조선시대(1610년)의 우리글 약초명

절국대

약초명 및 학명

뻐꾹채
Rhaponticum uniflorum (L.) DC.
절굿대
Echinops setifer Linné

과명

국화과

약용부위

뿌리

| 약재의 조선시대 의서(醫書) 수재 |

누로는 《동의보감》 탕액편(湯液篇)의 풀부(部)와 《방약합편》의 습초(濕草)편에 수재되어 있다.

|《동의보감》 탕액편의 효능 |

누로(漏蘆, 뻐꾹채, 절굿대 뿌리)의 성질은 차며[寒] 맛이 쓰고[苦] 짜며[鹹] 독이 없다. 열독풍(熱毒風)으로 피부가 헐어 아프고 벌겋게 부어 곪는 것을 낫게 한다. 피부가 가려운 것, 두드러기, 등에 나는 큰 종기[發背], 젖멍울[乳癰], 나력(瘰癧)을 치료한다. 고름을 내보내고 혈을 보하며 쇠붙이에 상한 데 붙여 지혈시킨다. 헌데와 옴을 낫게 한다. ○ 산과 들에서 자란다. 줄기는 젓가락만 하고 씨가 들어 있는 꼬투리는 참깨[油麻, 유마]와 비슷하지만 작다. 뿌리는 검은색으로 순무[蔓菁, 만청]와 비슷하지만 가늘다. 음력 8월에 뿌리를 캐어 그늘에서 말린다[본초].

|《동의보감》 탕액편의 원문 |

누로(漏蘆) 절국대 : 性寒 味苦鹹 無毒. 治身上熱毒風生惡瘡 皮肌瘙痒癮疹 療發背乳癰瘰癧. 排膿 補血 付金瘡止血 治瘡疥. ○ 生山野. 莖若筯大 其子作房 類油麻而小 根黑色似蔓菁而細. 八月採根 陰乾.[本草] ○ 足陽明本經藥.[入門]

| 약초 · 약재의 해설 |

《중국약전》에는 뻐꾹채[*Rhaponticum uniflorum* (L.) DC.]의 뿌리를 누로(漏芦) 그리고 큰절굿대(*Echinops latifolius* Tausch)의 뿌리는 우주누로

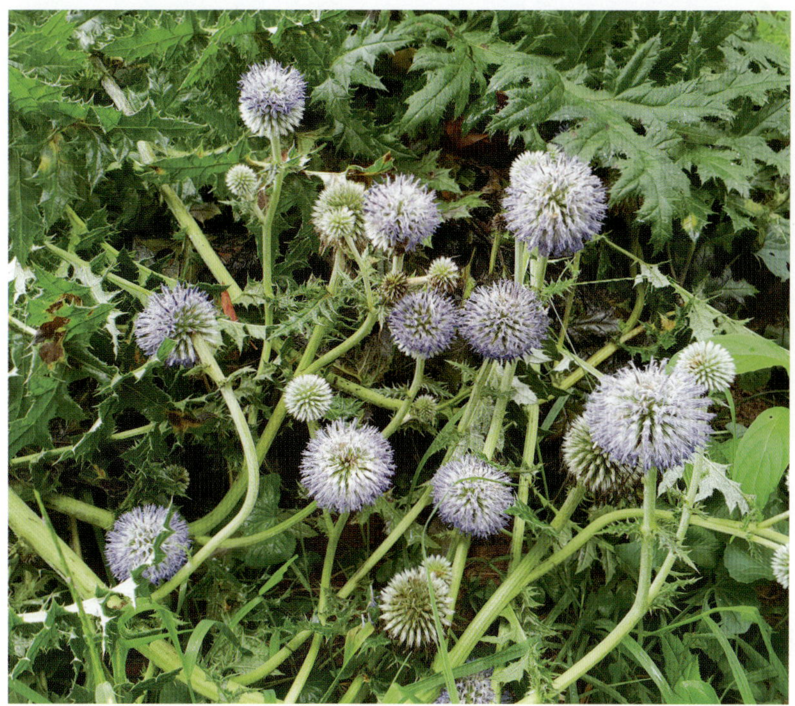

▲ 절굿대 지상부

漏蘆 절국대머
性寒味苦鹹無毒治身上熱毒風生惡瘡
皮肌瘙痺痕疹療發背乳癰瘰瘻排膿補血付金
瘤止血治癰疥○生山野壁若筋大其子作房類
油麻而小挼黑色○似蔓菁而細八月採根陰乾韓
本經藥門 ○足陽明

허준, 《원본 동의보감》, 724쪽, 남산당(2014)

《동의보감》 세갑술중동 내의원교정 완영중간(歲甲戌仲冬 內醫院校正 完營重刊) 영인본

(禹州漏芦)로 부른다.

| 식약처 인정 약초와 약재 |

- **약초·약재의 식약처 공정서 수재** : 누로는 식품의약품안전처의 의약품 공정서인 《대한민국약전외한약(생약)규격집(KHP)》에 수재되어 있다.

- **약재의 라틴어 생약명** : Rhapontici Radix

- **식약처의 법정 기원식물과 약용부위** : 약재 누로는 뻐꾹채 *Rhaponticum uniflorum* (L.) DC., 절굿대 *Echinops setifer* Linné 또는 큰절굿대 *Echinops latifolius* Tausch(국화과 Compositae)의 뿌리이다.

- **약재의 외부 형태** : 이 약은 뿌리로 원기둥 모양 또는 불규칙한 덩어리 조각이고 많이 꼬여 있으며 길이는 일정하지 않지만 긴 것은 30cm에 달하는 것도 있다.

- **약재 저장법** : 밀폐용기(고형의 이물이 들어가는 것을 방지하고 내용의약품이 손실되지 않도록 보호할 수 있는 용기)

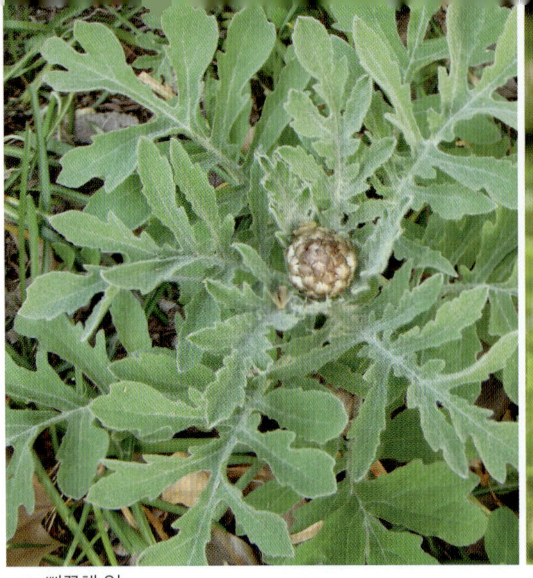

▲ 뻐꾹채 잎

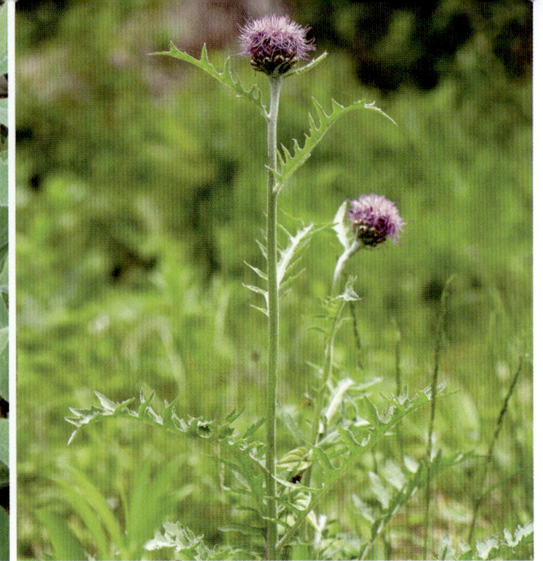

▲ 뻐꾹채 지상부

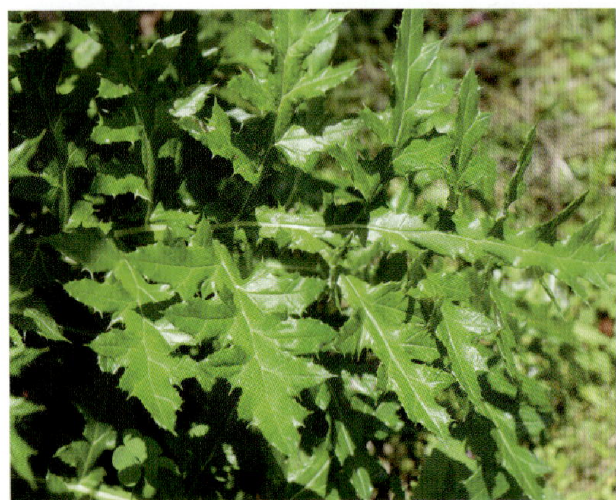

▲ 절굿대 잎(앞면)

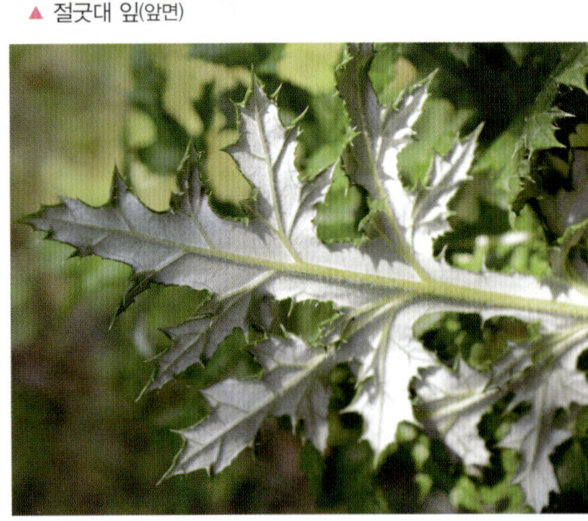

▲ 절굿대 잎(뒷면)

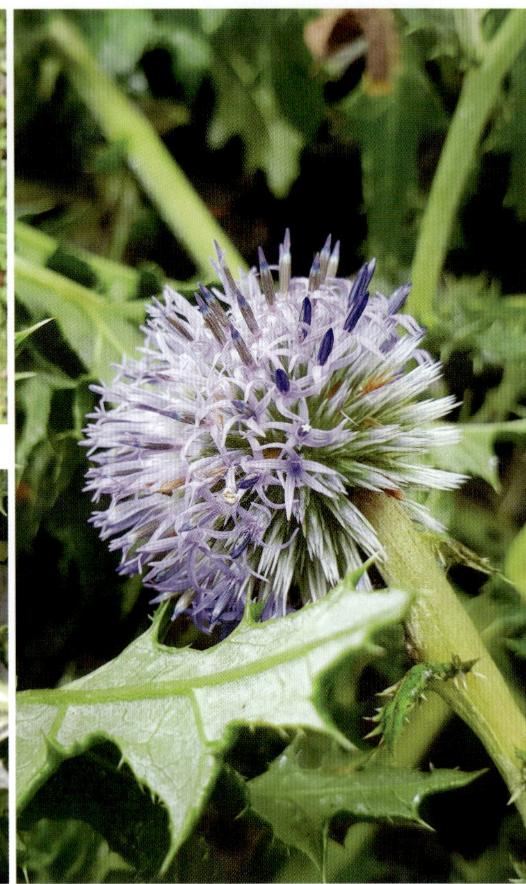

▲ 절굿대 꽃

- **한방 효능 분류** : 청열약(清熱藥, 열을 식히는 약) - 청열해독약(清熱解毒藥, 열독을 없애는 약)
- **한방 약미(藥味)와 약성(藥性)** : 맛은 쓰고 성질은 차다.

  + 한방 약미

  | 酸 | **苦** | 甘 | 辛 | 鹹 | | 澁 | 淡 |

  + 한방 약성

  | 大寒 | **寒** | 微寒 | 涼 | 平 | 微溫 | 溫 | 熱 | 大熱 |

- **한방 작용부위(귀경, 歸經)** : 누로는 주로 위장 질환에 영향을 미친다.
- **한방 효능** : 열독(熱毒)을 해소한다(清熱解毒, 청열해독). 젖이 잘 나오게 한다(下乳, 하유). 종기를 가라앉힌다(消癰, 소옹).
- **약효 해설** : 팔다리가 저리고 관절이 아프며 근육이 오그라드는 증상을 낫게 한다. 산모의 젖을 잘 나오게 한다. 유방이 붓고 통증이 있는 증상에 사용한다. 치질로 인한 출혈을 멎게 한다.
- **임상응용** : 젖멍울, 산후에 젖이 잘 나오지 않는 증상, 발열, 피부 화농증에 쓴다.

| **북한에서의 효능** | 청열해독약으로서 열을 내리우고 독을 풀며 고름을 빼내고 월경을 통하게 하며 젖이 잘 나게 한다.

| **약용법** | 뿌리 5~9g을 물 800mL에 넣고 달여서 반으로 나누어 아침저녁으로 마신다.

| **주의사항** | 임신부는 복용을 삼간다.

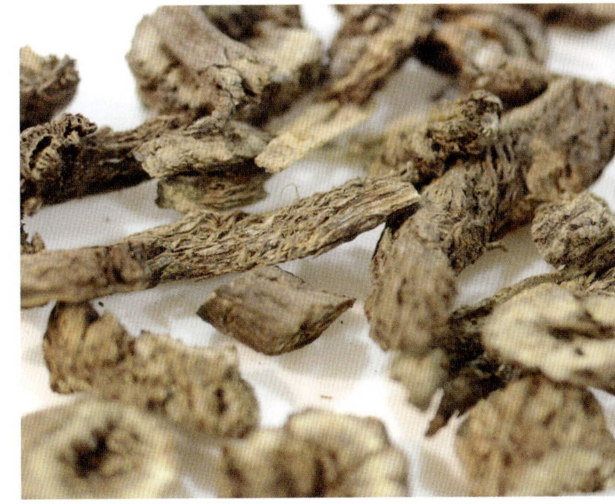

▲ 누로(약재, 절단)

<table>
<tr><td>약
초
명</td><td>뽕나무</td></tr>
</table>

약재명

상백피 桑白皮

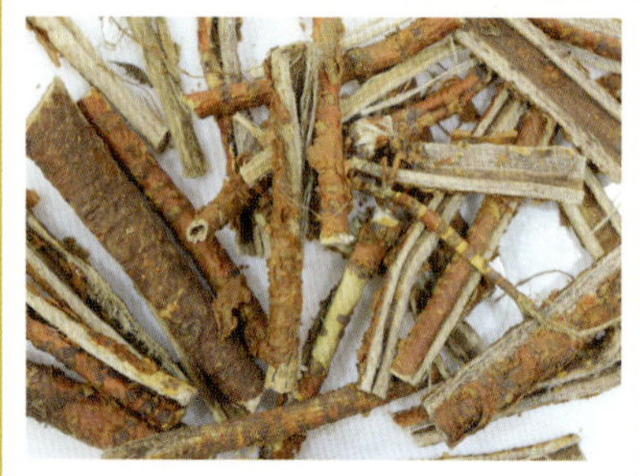

《동의보감》 탕액편에 기재된
조선시대(1610년)의 우리글 약초명

쏑나모불휘겁질

약초명 및 학명

뽕나무
Morus alba Linné

과명

뽕나무과

약용부위

뿌리껍질로서 주피를 제거한 것

| 약재의 조선시대 의서(醫書) 수재 |

상백피는 《동의보감》 탕액편(湯液篇)의 나무부(部)와 《방약합편》의 관목(灌木)편에 수재되어 있다.

|《동의보감》 탕액편의 효능 |

상근백피(桑根白皮, 뽕나무 뿌리껍질)는 폐기(肺氣)로 숨이 차고 가슴이 그득한 것, 수기(水氣)로 부종이 생긴 것을 낫게 한다. 담(痰)을 삭이고 갈증을 멎게 한다. 폐 속의 수기(水氣)를 없애며 소변을 잘 나오게 한다. 기침과 피가 섞인 침을 뱉는 것을 낫게 하며 대소장을 잘 통하게 한다. 배 속의 벌레를 죽이고 쇠붙이에 다친 상처를 아물게 한다. ○ 아무 때나 채취하는데 그 뿌리가 땅 위로 솟아나 자란 것은 사람을 죽인다. 캐서 구리칼로 거친 겉껍질을 긁어 버리고 속에 있는 흰 부분을 모아 햇볕에 말린다. 동쪽으로 뻗어간 뿌리가 더욱 좋다[본초].

|《동의보감》 탕액편의 원문 |

상근백피(桑根白皮) 쏑나모불휘겁질 : 治肺氣喘滿 水氣浮腫. 消痰止渴 去肺中水氣 利水道. 治咳嗽唾血 利大小腸 殺腹藏蟲. 又可縫金瘡. ○ 採無時 出土者殺人. 初採 以銅刀刮去上麤皮 取其裏白 暴乾. 東行根 益佳.[本草] ○ 入手太陰經 瀉肺氣之有餘. 利水生用 咳嗽蜜蒸或炒用.[入門]

| 식약처 인정 약초와 약재 |

○ 약초·약재의 식약처 공정서 수재 : 상백피는 식

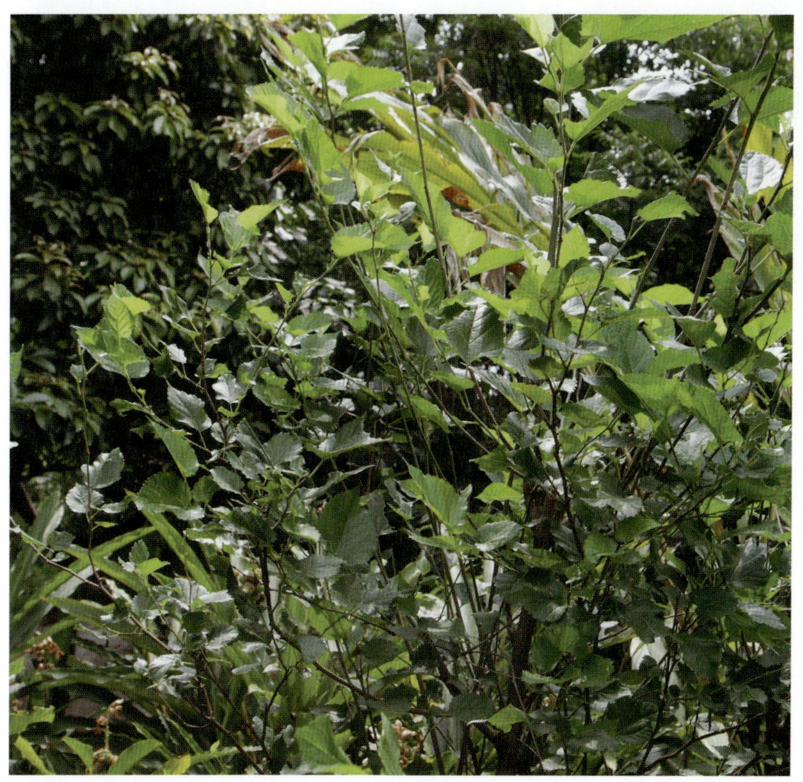

▲ 뽕나무 잎과 가지

허준, 《원본 동의보감》, 740쪽, 남산당(2014)
《동의보감》 세갑술중동 내의원교정 완영중간(歲甲戌仲冬 內醫院校正 完營重刊) 영인본

품의약품안전처의 의약품 공정서인 《대한민국약전(KP)》에 수재되어 있다.

- **약재의 라틴어 생약명 :** Mori Radicis Cortex
- **약재의 이명 또는 영명 :** Mulberry Root Bark
- **식약처의 법정 기원식물과 약용부위 :** 약재 상백피는 뽕나무 *Morus alba* Linné(뽕나무과 Moraceae)의 뿌리껍질로서 주피를 제거한 것이다.
- **약재의 외부 형태 :** 이 약은 뿌리껍질로 원통 모양, 반원통 모양 또는 띠 모양을 이루고 때때로 가늘게 세로로 잘라져 있으며 두께 1~6mm이다. 바깥면은 흰색~연한 황갈색이다.
- **약재 저장법 :** 밀폐용기(고형의 이물이 들어가는 것을 방지하고 내용의약품이 손실되지 않도록 보호할 수 있는 용기)

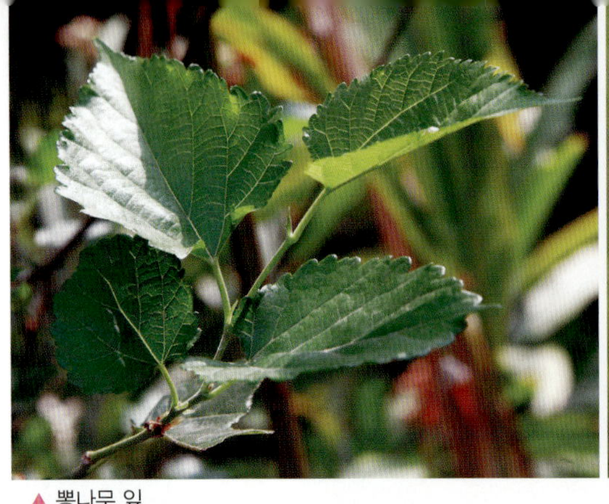

▲ 뽕나무 잎

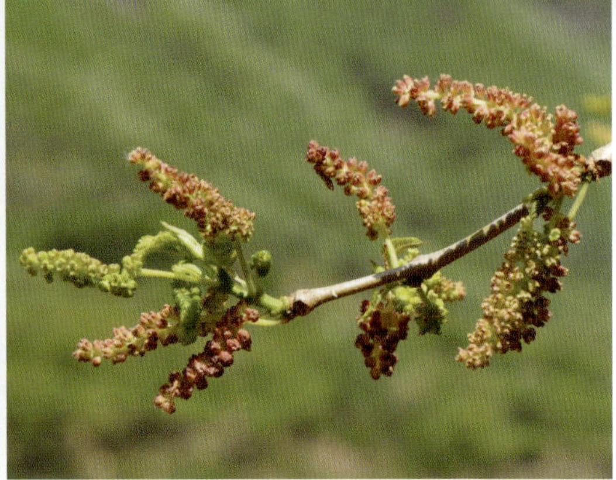

▲ 뽕나무 꽃

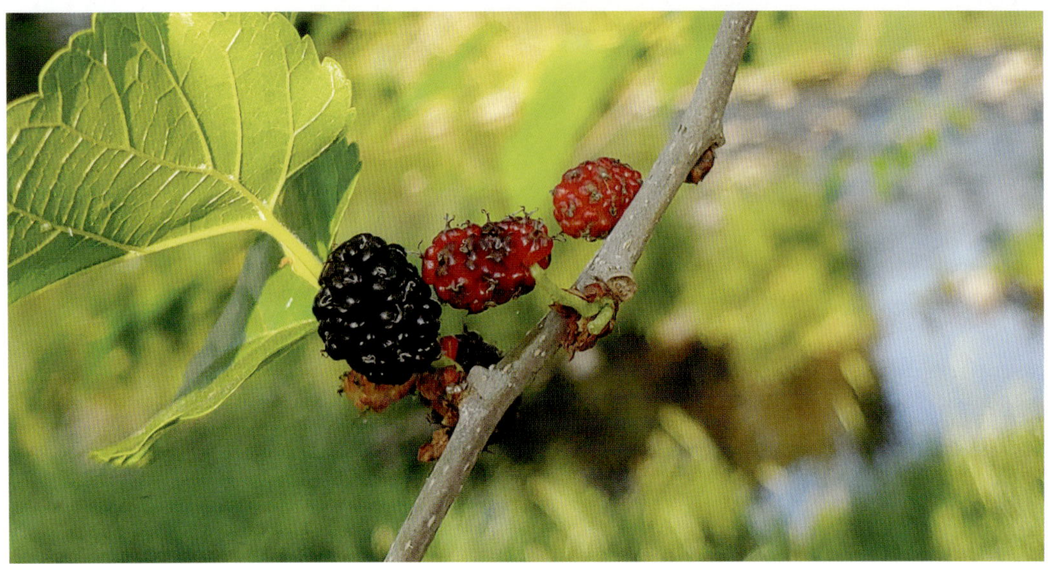

▲ 뽕나무 열매

| 약재의 효능 |

○ **한방 효능 분류 :** 화담지해평천약(化痰止咳平喘藥, 담음을 없애고 기침을 멈추며 천식을 안정 시키는 약) - 지해평천약(止咳平喘藥, 기침을 멈추고 천식을 안정시키는 약)

○ **한방 약미(藥味)와 약성(藥性) :** 맛은 달고 성질은 차다.

+ 한방 약미

| 酸 | 苦 | **甘** | 辛 | 鹹 | | 澁 | 淡 |

+ 한방 약성

| 大寒 | **寒** | 微寒 | 涼 | 平 | 微溫 | 溫 | 熱 | 大熱 |

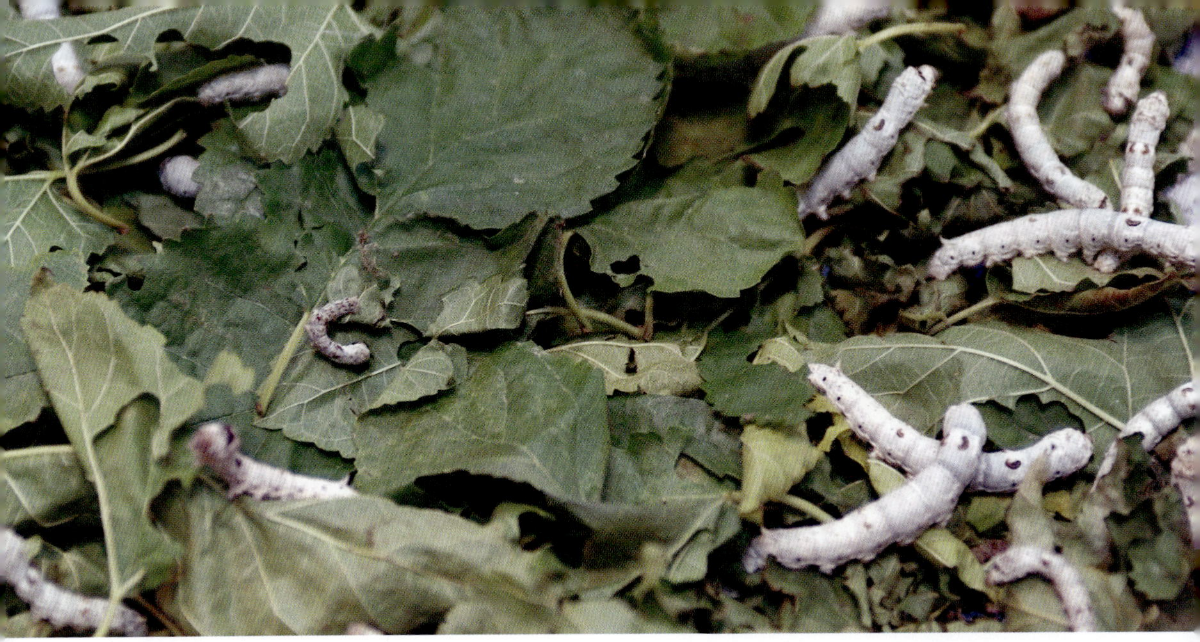

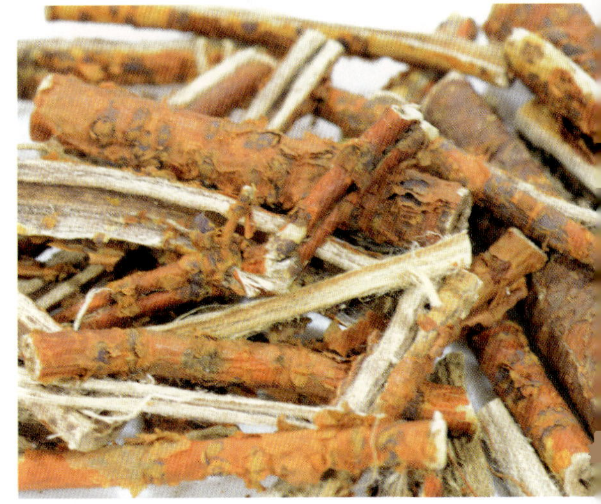

▲ 뽕나무 잎과 누에

- **한방 작용부위(귀경, 歸經)** : 상백피는 주로 폐 질환에 영향을 미친다.
- **한방 효능** : 폐의 열을 떨어뜨려 천식을 편안하게 한다(瀉肺平喘, 사폐평천). 소변을 잘 나오게 하고 부종을 가라앉힌다(利水消腫, 이수소종).
- **약효 해설** : 폐의 열을 내려 기침과 천식을 치료한다. 이뇨 작용으로 부종을 가라앉힌다. 혈당, 혈압강하의 약리작용이 있다.
- **임상응용** : 기관지염, 기침, 호흡곤란, 부종, 소변량 감소에 쓴다.

| **북한에서의 효능** | 진해평천약으로서 폐열을 내리우고 기침을 멈추며 숨찬 증상을 낮게 하고 오줌이 잘 나가게 한다.

| **약용법** | 뿌리껍질 6~12g을 물 800mL에 넣고 달여서 반으로 나누어 아침저녁으로 마신다.

▲ 상백피(약재, 절단)

약초명

사철쑥

약재명

인진호 茵蔯蒿

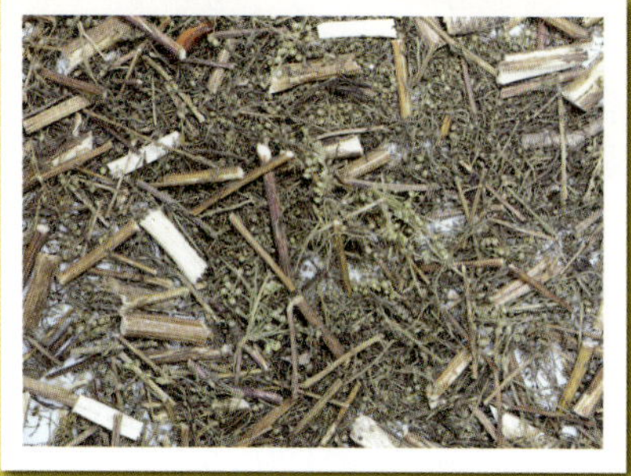

《동의보감》 탕액편에 기재된
조선시대(1610년)의 우리글 약초명

더위자기

약초명 및 학명

사철쑥
Artemisia capillaris Thunberg

과명

국화과

약용부위

지상부

| 약재의 조선시대 의서(醫書) 수재 |

인진호는 《동의보감》 탕액편(湯液篇)의 풀부(部)와 《방약합편》의 습초(濕草)편에 수재되어 있다.

| 《동의보감》 탕액편의 효능 |

인진호(茵蔯蒿, 사철쑥 지상부)의 성질은 약간 차고[微寒](서늘하다[凉]고도 한다) 맛은 쓰고[苦] 매우며[辛] 독이 없다(독이 조금 있다고도 한다). 열이 뭉쳐 생긴 황달(黃疸)로 온몸이 노랗게 되고 소변이 잘 나오지 않는 것을 낫게 한다. 유행병으로 열이 몹시 나면서 발광[狂]하는 것, 머리가 아픈 것과 말라리아[瘴瘧, 장학]를 낫게 한다. ○ 여러 곳에서 자란다. 봉호(蓬蒿)와 비슷하지만 잎이 빳빳하고 가늘며 꽃과 열매가 없다. 가을이 지나면 잎이 마르고 겨울이 지나도 줄기는 죽지 않는다. 이 줄기에서 다시 싹이 돋기 때문에 인진호(茵陳蒿)라고 한다. 음력 5월과 7월에 줄기와 잎을 따서 그늘에서 말리며 불을 가까이 하지 않아야 한다[본초].

| 《동의보감》 탕액편의 원문 |

인진호(茵蔯蒿) 더위자기 : 性微寒[一云凉] 味苦辛 無毒[一云小毒]. 主熱結黃疸 通身發黃 小便不利. 治天行時疾 熱狂 頭痛及瘴瘧. ○ 處處有之. 似蓬蒿而葉緊細 無花實 秋後葉枯 莖榦經冬不死 更因舊苗而生 故名茵蔯蒿. 五月七月採莖葉 陰乾 勿令犯火.[本草] ○ 入足太陽經. 去根土 細剉用.[入門]

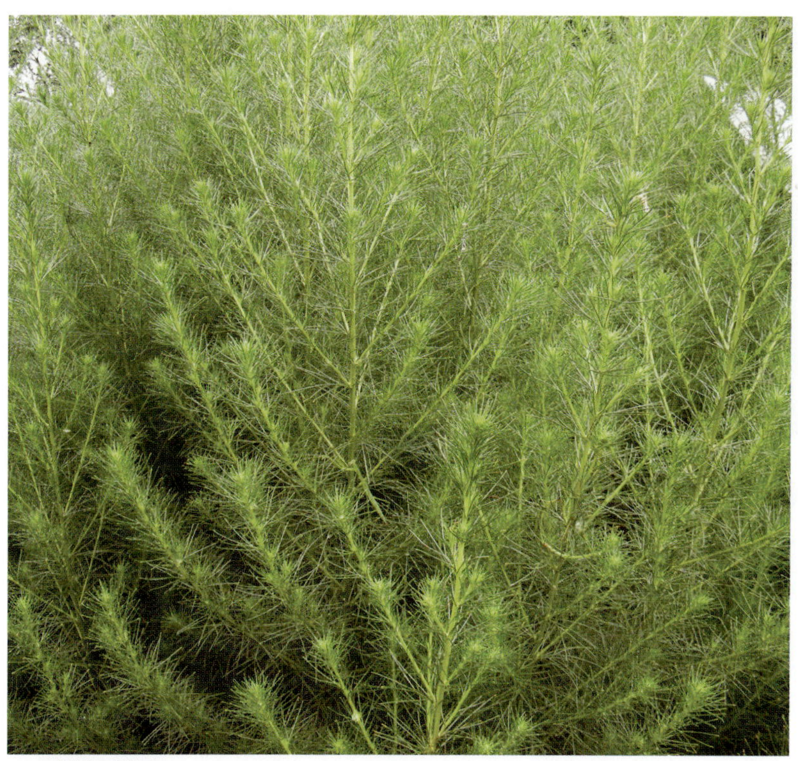

▲ 사철쑥 지상부

허준, 《원본 동의보감》,
726쪽, 남산당(2014)
《동의보감》 세갑술중동 내의
원교정 완영중간(歲甲戌仲冬
內醫院校正 完營重刊) 영인본

| 약초·약재의 해설 |

한국의 인진호 격인 한인진(韓茵蔯)은 더위지기(*Artemisia iwayomogi*
Kitam.)의 지상부를 가리킨다.

| 식약처 인정 약초와 약재 |

- **약초·약재의 식약처 공정서 수재** : 인진호는 식품의약품안전처의 의약품 공정서인 《대한
  민국약전외한약(생약)규격집(KHP)》에 수재되어 있다.
- **약재의 라틴어 생약명** : Artemisiae Capillaris Herba
- **약재의 이명 또는 영명** : 인진(茵蔯)
- **식약처의 법정 기원식물과 약용부위** : 약재 인진호는 사철쑥 *Artemisia capillaris*
  Thunberg(국화과 Compositae)의 지상부이다. 봄에 채취한 것을 '면인진(綿茵蔯)'이라 하
  고, 가을에 채취한 것을 '인진호(茵蔯蒿)'라 한다.

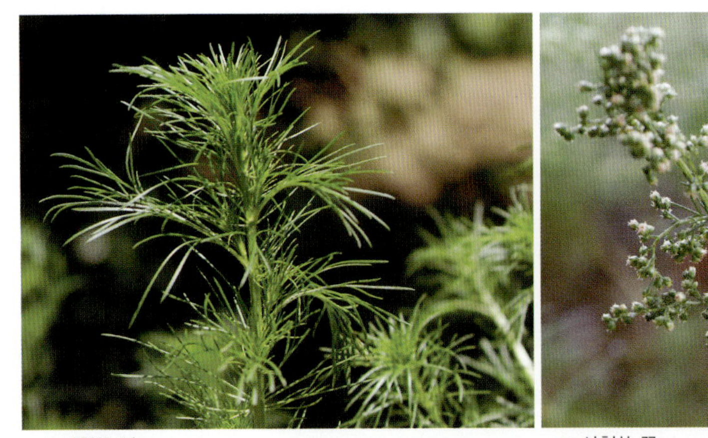

▲ 사철쑥 잎

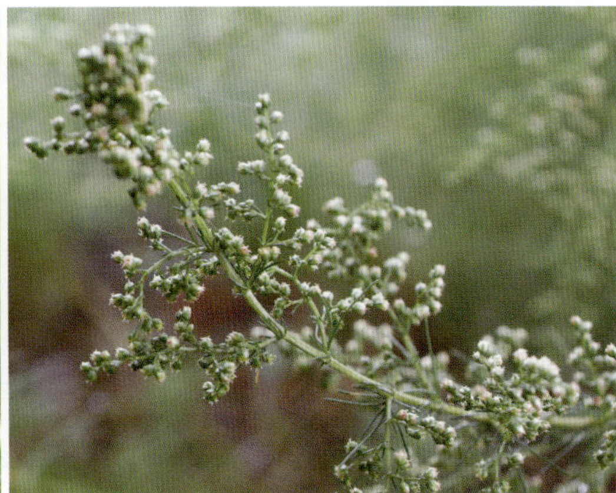

▲ 사철쑥 꽃

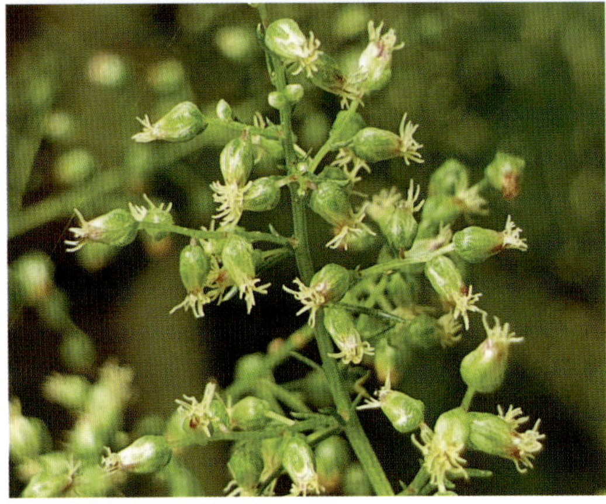

▲ 사철쑥 덜 익은 열매

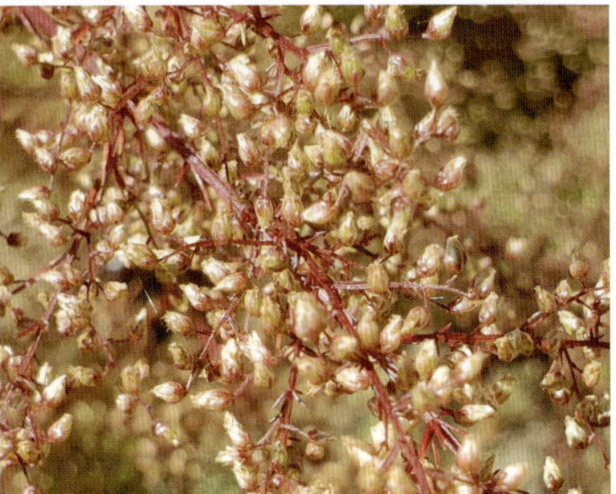

▲ 사철쑥 익은 열매

- **약재의 외부 형태 :** 면인진의 지상부는 말린 덩어리 모양이고 회백색~회녹색이며 전체에는 흰색의 털이 덮여 있고 섬유처럼 부드럽다. 줄기는 가늘고 겉면의 흰색 털을 제거하면 세로무늬를 선명하게 볼 수 있다.

- **약재 저장법 :** 밀폐용기(고형의 이물이 들어가는 것을 방지하고 내용의약품이 손실되지 않도록 보호할 수 있는 용기)

| 약재의 효능 |

- **한방 효능 분류 :** 이수삼습약(利水滲濕藥, 소변을 잘 나가게 하는 약) - 이뇨통림약(利尿通淋藥, 소변을 잘 나가게 하고 요로 염증을 해소하는 약)

◯ **한방 약미(藥味)와 약성(藥性)** : 맛은 쓰고 매우며 성질은 약간 차다.

+ 한방 약미

| 酸 | **苦** | 甘 | **辛** | 鹹 | | 澁 | 淡 |

+ 한방 약성

| 大寒 | 寒 | **微寒** | 凉 | 平 | 微溫 | 溫 | 熱 | 大熱 |

◯ **한방 작용부위(귀경, 歸經)** : 인진호는 주로 비장, 위장, 간장, 담낭 질환에 영향을 미친다.

◯ **한방 효능** : 열기를 식히면서 소변을 잘 나오게 하여 습을 동시에 빼낸다. 즉 습열(濕熱)을 배출시킨다(淸利濕熱, 청리습열). 담즙 분비를 촉진하여 황달을 가라앉힌다(利膽退黃, 이담퇴황).

◯ **약효 해설** : 황달, 전염성 간염, 담낭염에 사용한다. 이담(利膽), 간세포 보호 작용이 있다. 소변이 잘 나오지 않는 증상을 치료한다.

◯ **임상응용** : 황달, 간염, 소변량 감소, 복부가 비정상적으로 나온 증상, 발열, 흉통, 부종, 기운이 없는 증상에 쓴다.

| **북한에서의 효능** | 간염, 담낭염에 쓴다.

| **약용법** | 지상부 6~15g을 물 800mL에 넣고 달여서 반으로 나누어 아침저녁으로 마시거나 외용으로 적당량 사용한다.

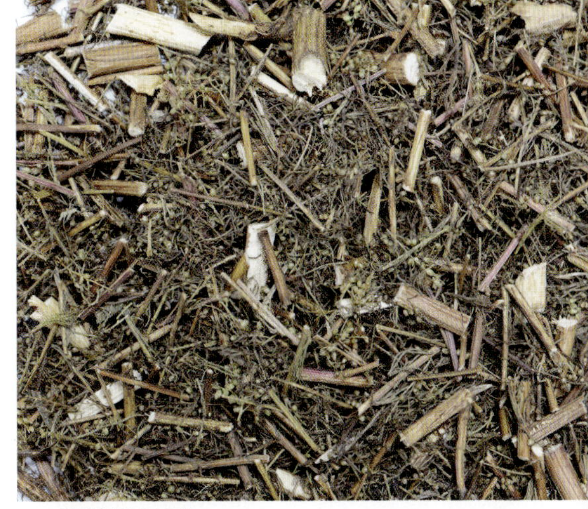

▲ 인진호(약재, 절단)

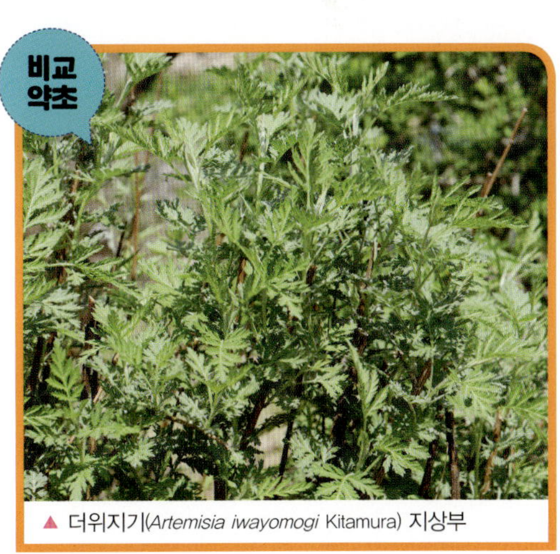

▲ 더위지기(*Artemisia iwayomogi* Kitamura) 지상부

약초명

산사나무

약재명

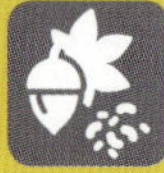

산사 山楂

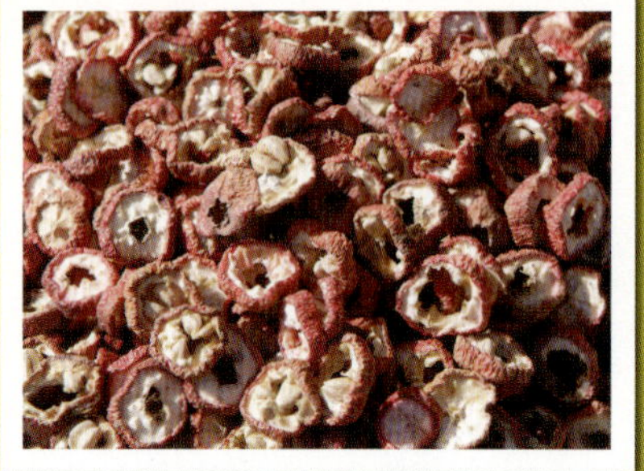

《동의보감》 탕액편에 기재된
조선시대(1610년)의 우리글 약초명

아가외

약초명 및 학명

산사나무
Crataegus pinnatifida Bunge

과명

장미과

약용부위

잘 익은 열매

| 약재의 조선시대 의서(醫書) 수재 |

산사는 《동의보감》 탕액편(湯液篇)의 과일부(部)와 《방약합편》의 산과(山果)편에 수재되어 있다.

| 《동의보감》 탕액편의 효능 |

산사자(山楂子, 산사나무 열매)는 식적(食積)과 오랜 체기를 풀어주고 기가 맺힌 것을 잘 돌아가게 한다. 적괴(積塊), 담괴(痰塊), 혈액이 체내에서 정체해 응고된 덩어리를 없앤다. 비(脾)를 튼튼하게 하며 가슴을 시원하게 한다[開膈, 개격]. 이질을 치료하며 종기를 빨리 삭게 한다. ○ 일명 당구자(棠毬子)라고도 하며 산 속 어디에나 있다. 처음에는 녹색이다가 익으면 붉어진다. 절반 정도 익어서 시고 떫은 것을 약에 넣는데 오랫동안 묵힌 것이 좋다. 물에 씻고 무르도록 찐 후에 씨를 제거하고 햇볕에 말려서 쓴다[입문].

| 《동의보감》 탕액편의 원문 |

산사자(山楂子) 아가외 : 消食積 化宿滯 行結氣 消積塊痰塊血塊 健脾開膈 療痢疾 兼催瘡痛. ○ 一名棠毬子 山中處處皆有之. 生青熟紅 其半熟而酸澁者入藥 陳久者良. 水洗蒸軟去核曬乾用.[入門]

| 약초 · 약재의 해설 |

- 산사나무는 흰 꽃을 피우지만 열매는 둥근 모양에 붉은색이다.
- 중국의 대표적인 간식 탕후루(糖葫蘆, 열매를 꼬치에 줄줄이 꿰어 물엿을 묻혀 굳힌 중국 과

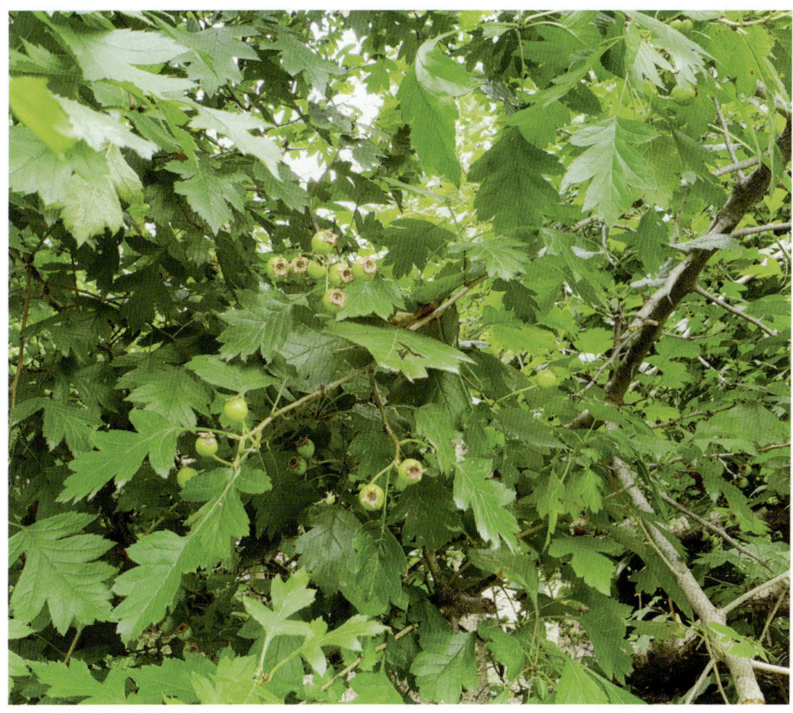
▲ 산사나무 잎과 열매

허준, 《원본 동의보감》, 714쪽, 남산당(2014)
《동의보감》 세갑술중동 내의원교정 완영중간(歲甲戌仲冬 內醫院校正 完營重刊) 영인본

자)는 원래 산사나무 열매를 꼬치에 끼워 만든 것이다.

| 식약처 인정 약초와 약재 |

- **약초·약재의 식약처 공정서 수재 :** 산사는 식품의약품안전처의 의약품 공정서인 《대한민국약전(KP)》에 수재되어 있다.
- **약재의 라틴어 생약명 :** Crataegi Fructus
- **약재의 이명 또는 영명 :** Hawthorn Fruit
- **식약처의 법정 기원식물과 약용부위 :** 약재 산사는 산사나무 *Crataegus pinnatifida* Bunge 및 그 변종(장미과 Rosaceae)의 잘 익은 열매이다.
- **약재의 외부 형태 :** 이 약은 열매로 원형 또는 긴 원형이고 지름 1~2.5cm이다. 바깥면은 적갈색~어두운 붉은색이며 흰색의 둥근 반점이 성글게 나 있다.
- **약재 저장법 :** 밀폐용기(고형의 이물이 들어가는 것을 방지하고 내용의약품이 손실되지 않도록 보호할 수 있는 용기)

- **한방 효능 분류 :** 소식약(消食藥, 음식을 소화시키는 약)

- **한방 약미(藥味)와 약성(藥性) :** 맛은 시고 달며 성질은 약간 따뜻하다.

  + **한방 약미**

  | 酸 | 苦 | 甘 | 辛 | 鹹 | | 澁 | 淡 |

  + **한방 약성**

  | 大寒 | 寒 | 微寒 | 凉 | 平 | 微溫 | 溫 | 熱 | 大熱 |

- **한방 작용부위(귀경, 歸經) :** 산사는 주로 비장, 위장, 간장 질환에 영향을 미친다.

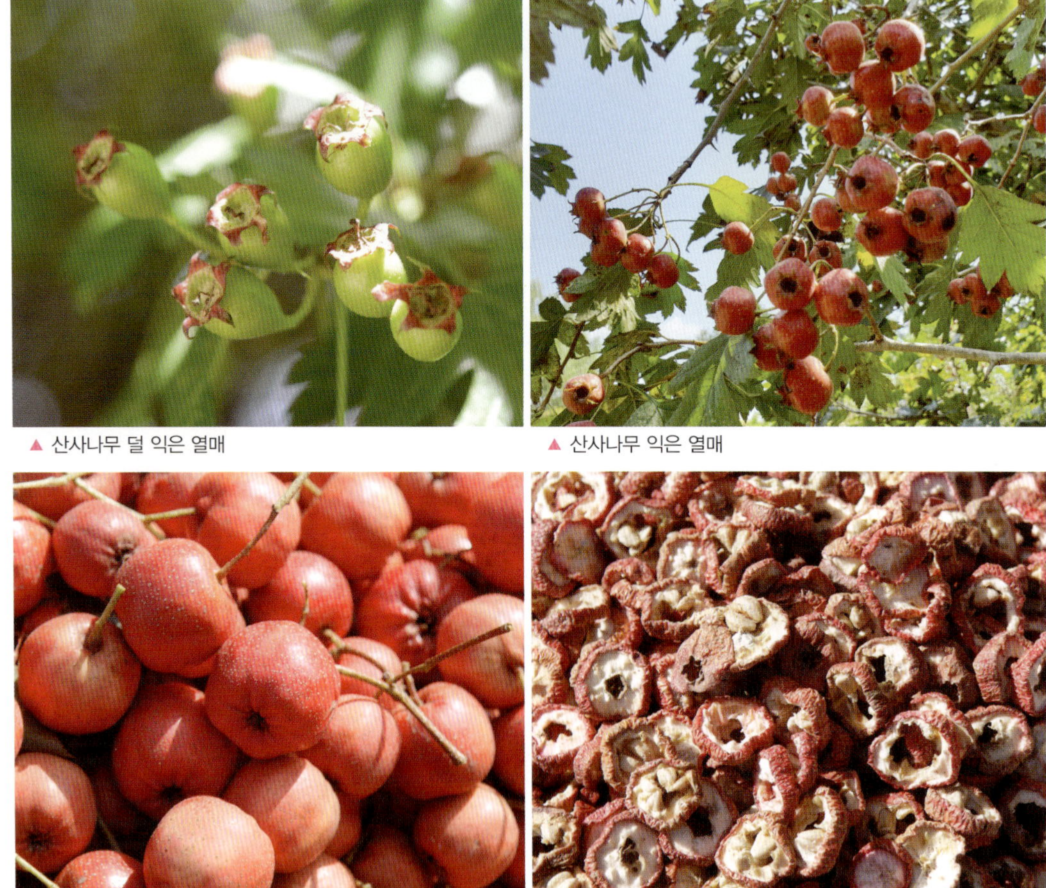

▲ 산사나무 덜 익은 열매

▲ 산사나무 익은 열매

▲ 산사나무 열매(채취품)

▲ 산사(약재, 절편)

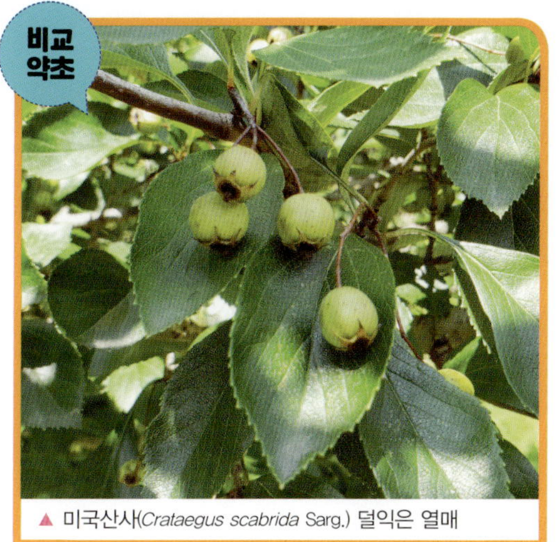

▲ 미국산사(*Crataegus scabrida* Sarg.) 덜익은 열매

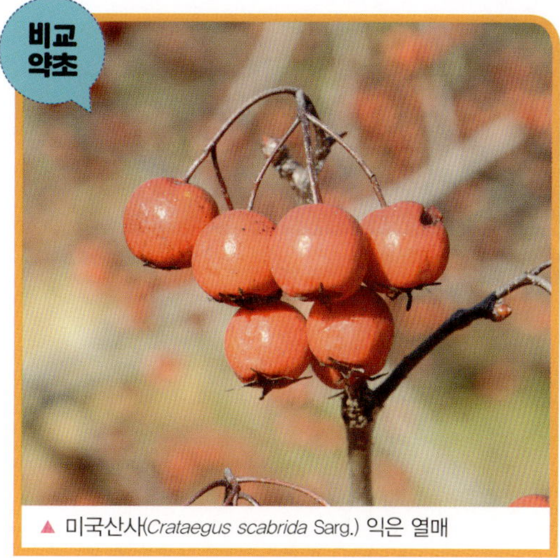

▲ 미국산사(*Crataegus scabrida* Sarg.) 익은 열매

- **한방 효능** : 소화를 촉진하고 비(脾)를 건강하게 한다(消食健脾, 소식건비). 기운을 잘 소통시키고 어혈을 없앤다(行氣散瘀, 행기산어). 혈중지질을 낮추어 혈액을 맑게 한다(化濁降脂, 화탁강지).

- **약효 해설** : 배가 몹시 불러 오면서 속이 그득한 감을 주는 증상을 치료한다. 가슴과 배에 바늘로 찌르는 듯한 통증을 없애준다. 설사하며 복통이 있는 증상을 낫게 한다. 소화불량에 쓰인다. 설사, 요통(腰痛) 치료에 유효하다. 고지혈증에 사용한다.

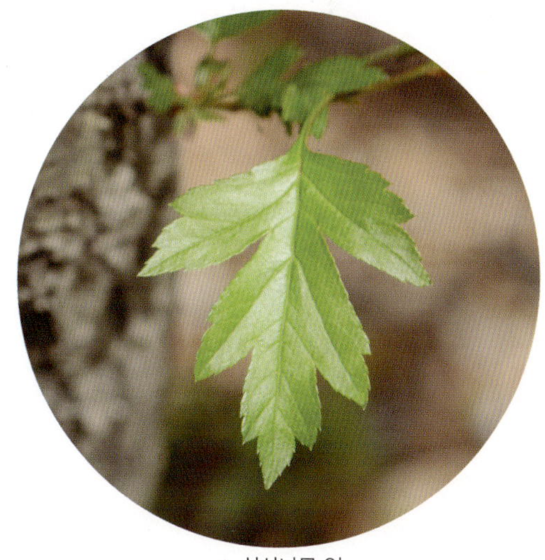

▲ 산사나무 잎

- **임상응용** : 소화불량, 복통, 하리, 고환이 커지면서 아픈 증상, 월경통, 하복통, 고지혈증에 쓴다.

| **북한에서의 효능** | 소화약으로서 소화를 돕고 기혈을 잘 통하게 하며 비를 건전하게 하고 입맛을 돋구며 리질을 낫게 한다.

| **약용법** | 열매 9~12g을 물 800mL에 넣고 달여서 반으로 나누어 아침저녁으로 마신다.

약초명

약재명

산조(묏대추나무)

산조인 酸棗仁

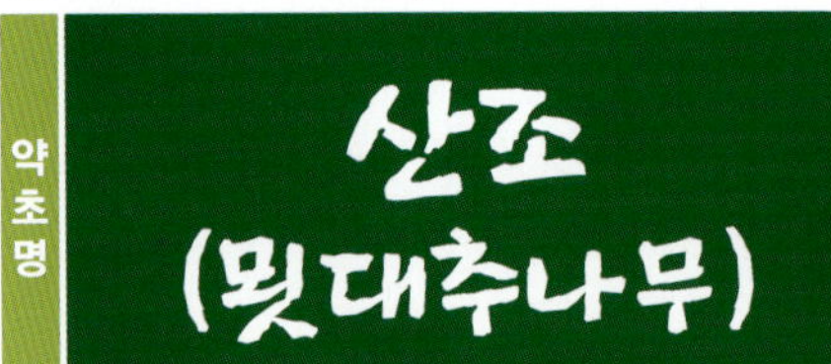

《동의보감》 탕액편에 기재된
조선시대(1610년)의 우리글 약초명

묏대쵸삐

약초명 및 학명
산조(酸棗)
Zizyphus jujuba Miller var. *spinosa* Hu ex
H. F. Chou

과명
갈매나무과

약용부위
잘 익은 씨

| 약재의 조선시대 의서(醫書) 수재 |

산조인은 《동의보감》 탕액편(湯液篇)의 나무부(部)와 《방약합편》의 관목(灌木)편에 수재되어 있다.

|《동의보감》 탕액편의 효능 |

산조인(酸棗仁, 묏대추나무 씨)의 성질은 보통이며[平] 맛이 달고[甘] 독이 없다. 마음이 답답하여 잠을 자지 못하는 것, 배꼽의 위아래가 아픈 것, 피가 섞인 설사, 식은땀을 낫게 한다. 또한 간기(肝氣)를 보하며 근육과 뼈를 튼튼하게 하고 몸을 살찌게 한다. 또 근육과 뼈의 풍증[筋骨風]에 쓴다. ○ 산에서 자란다. 대추나무와 비슷하지만 키가 작다. 열매는 매우 작다. 음력 8월에 열매를 따서 씨[核]를 빼서 쓴다[본초].

|《동의보감》 탕액편의 원문 |

산조인(酸棗仁) 묏대쵸삐 : 性平 味甘 無毒. 主煩心不得眠 臍上下痛 血泄 虛汗. 益肝氣 堅筋骨 令人肥健. 又主筋骨風. ○ 生山中 狀如大棗樹 而不至高大. 其實極小 八月採實 取核.[本草] ○ 血不歸脾 而睡臥不寧者 宜用此大補心脾 則血歸脾而五藏安和 睡臥自安矣. 凡使破核取仁 睡多則生用 不得睡則炒熟 再蒸半日 去皮尖研用.[入門]

| 약초 · 약재의 해설 |

우리나라 '국가표준식물목록'에는 *Ziziphus jujuba* Mill. var. *spinosa* (Bunge) Hu & C.H.Chow의 식물명을 '묏대추나무'로 추천하

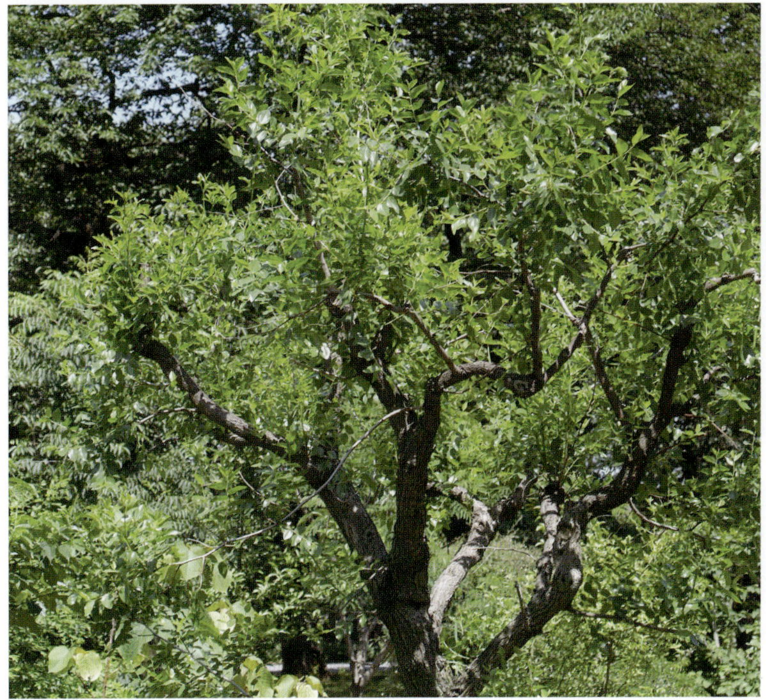

▲ 산조(묏대추나무) 나무모양

酸棗仁
〔묏대초〕
性平味甘無毒主煩心不得眠又臍上
下痛血泄虛汗益肝氣堅筋骨令人肥健又主
○生山中狀如大棗樹而不至高大其實
極小八月採實取核韛○血不蹕脾而曬臥不寧實
者宜用此大補心脾則血歸脾而五歲安和曬眠
自安矢几使破核取仁曬多則生用不得曬則妙
熟再蒸半日去
皮尖研用門去

허준, 《원본 동의보감》, 739쪽, 남산당(2014)
《동의보감》세갑술중동 내의원교정 완영중간(歲甲戌仲冬 內醫院校正 完營重刊) 영인본

고 있다.

| 식약처 인정 약초와 약재 |

● **약초·약재의 식약처 공정서 수재** : 산조인은 식품의약품안전처의 의약품 공정서인 《대한민국약전(KP)》에 수재되어 있다.

● **약재의 라틴어 생약명** : Zizyphi Semen

● **약재의 이명 또는 영명** : Zizyphus Seed

● **식약처의 법정 기원식물과 약용부위** : 약재 산조인은 산조(酸棗) *Zizyphus jujuba* Miller var. *spinosa* Hu ex H. F. Chou(갈매나무과 Rhamnaceae)의 잘 익은 씨이다.

● **약재의 외부 형태** : 이 약은 씨로 납작한 원형 또는 납작한 타원형이다. 바깥면은 적자색 또는 자갈색에 매끄럽고 광택이 있으며 어떤 것은 벌어진 무늬가 있다.

● **약재 저장법** : 밀폐용기(고형의 이물이 들어가는 것을 방지하고 내용의약품이 손실되지 않도록 보호할 수 있는 용기)

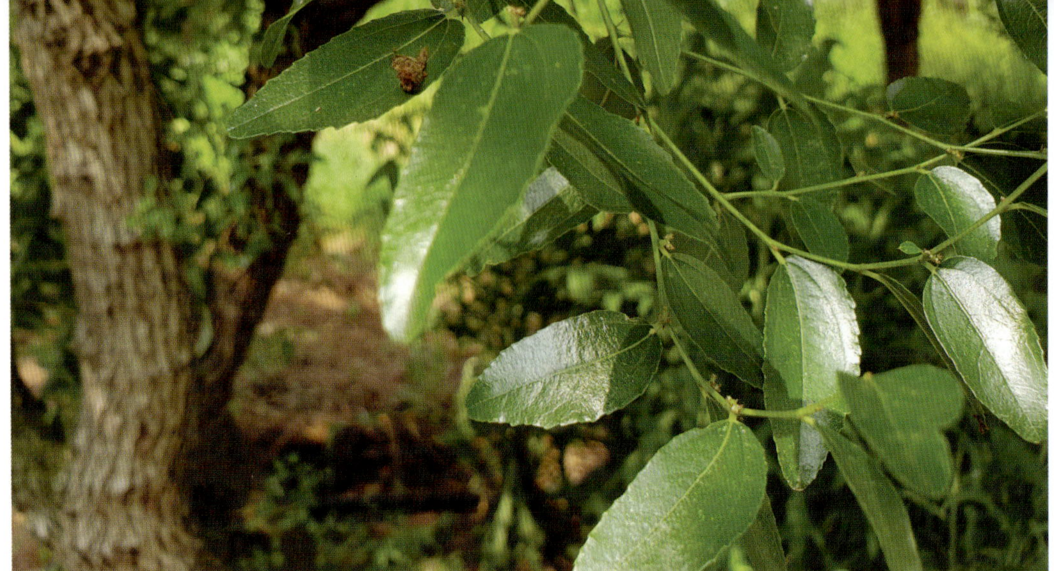

▲ 산조(묏대추나무) 잎

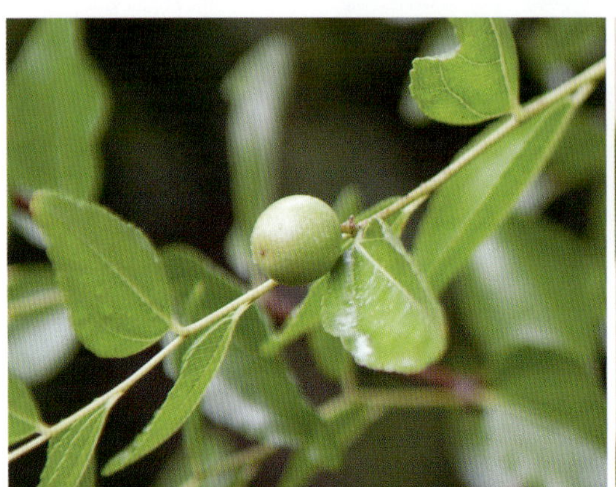

▲ 산조(묏대추나무) 덜 익은 열매

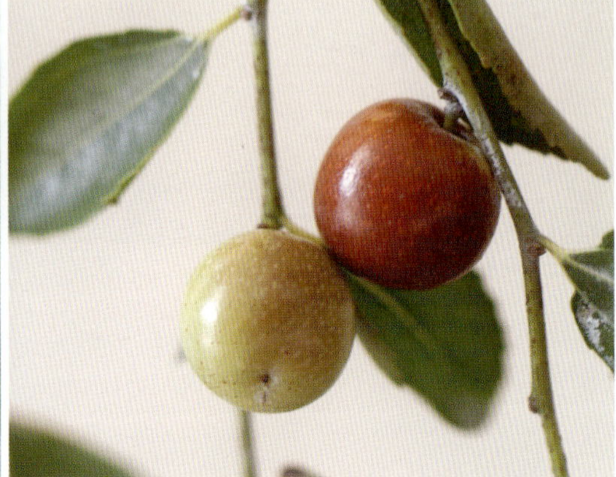

▲ 산조(묏대추나무) 익은 열매

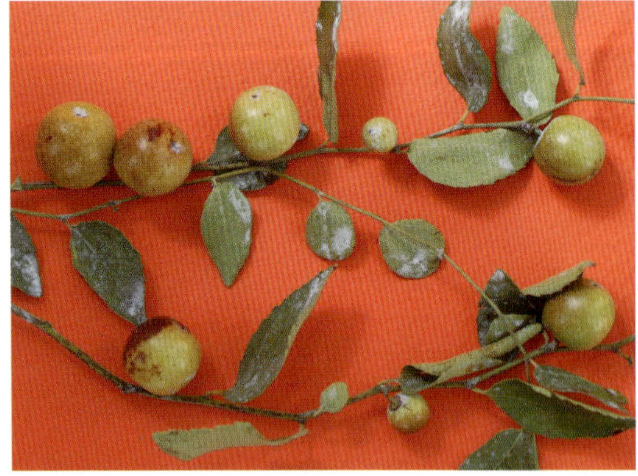

▲ 산조(묏대추나무) 열매(채취품)

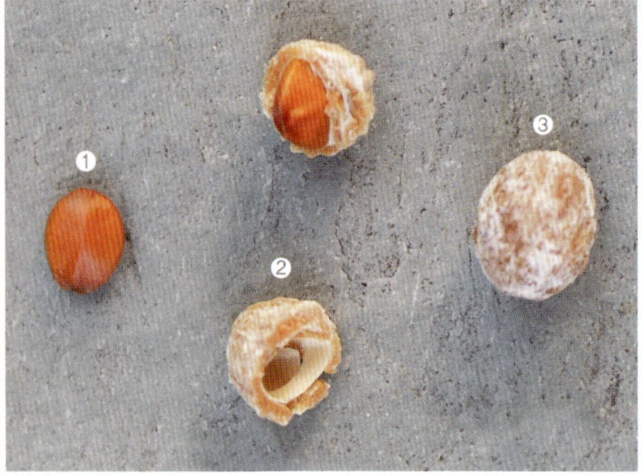

❶ 산조(묏대추나무) 씨   ❷ 산조(묏대추나무) 내과피
❸ 산조(묏대추나무) 씨(내과피 부착)

| 약재의 효능 |

- **한방 효능 분류** : 안신약(安神藥, 정신을 안정시키는 약)
- **한방 약미(藥味)와 약성(藥性)** : 맛은 달고 시며 성질은 보통이다.
  - **+ 한방 약미**

| 酸 | 苦 | 甘 | 辛 | 鹹 | | 澁 | 淡 |

  - **+ 한방 약성**

| 大寒 | 寒 | 微寒 | 涼 | 平 | 微溫 | 溫 | 熱 | 大熱 |

- **한방 작용부위(귀경, 歸經)** : 산조인은 주로 간장, 담낭, 심장 질환에 영향을 미친다.
- **한방 효능** : 심(心)과 간(肝)을 보양한다(養心補肝, 양심보간). 마음을 편안하게 하고 정신을 안정시킨다(寧心安神, 영심안신). 땀 배출을 억제한다(斂汗, 염한). 진액 생성을 촉진한다(生津, 생진).
- **약효 해설** : 마음을 안정시키고 진정시킨다. 가슴이 답답하고 불안해서 편안히 자지 못하는 증상을 낫게 한다. 놀라서 가슴이 두근거리고 꿈이 많아서 숙면을 취하지 못하는 증상을 치료한다. 체질이 약해 땀이 정상 때보다 많이 나는 증상에 쓰인다. 가슴이 답답하고 열이 나며 목이 마르는 증상을 없애준다.
- **임상응용** : 초조, 불면, 가슴이 두근거리는 증상, 건망증, 기운이 없는 증상, 잘 때 땀이 많이 나는 증상에 쓴다.

| 북한에서의 효능 | 진정약으로서 심과 간담을 보하고 정신을 진정시키며 땀을 멈추고 가슴답답증을 낫게 한다.

| 약용법 | 씨 10~15g을 물 800mL에 넣고 달여서 반으로 나누어 아침저녁으로 마신다.

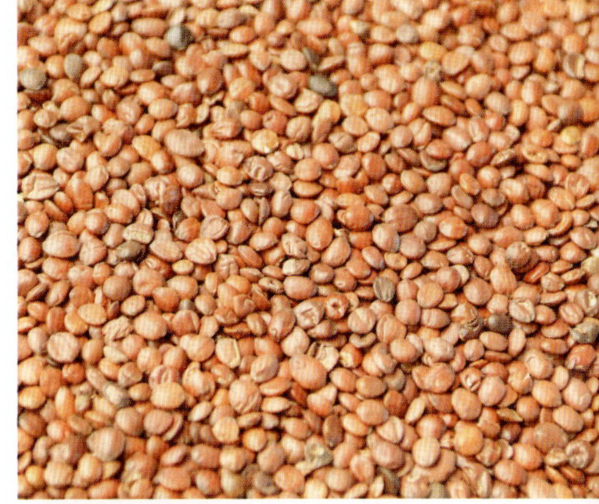

▲ 산조인(약재, 전형)

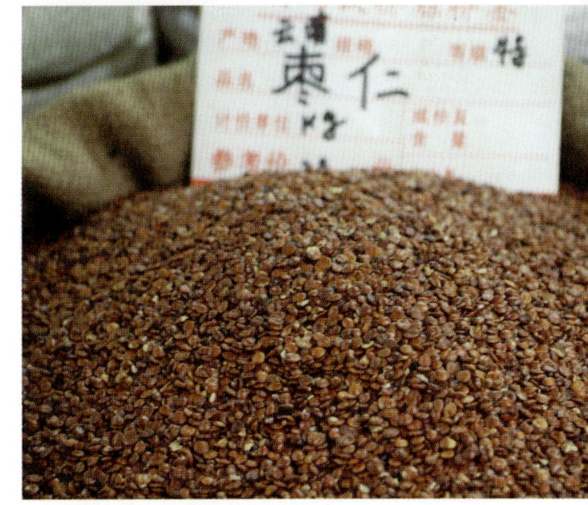

▲ 산조인(약재, 판매품, 중국)

약초명

산초나무
초피나무

약재명

산초 山椒

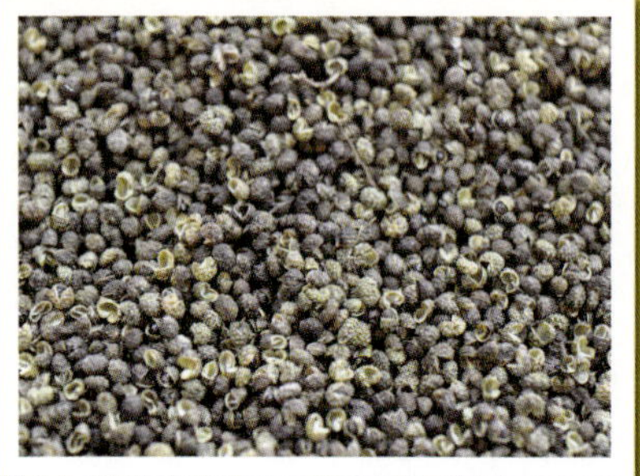

《동의보감》 탕액편에 기재된
조선시대(1610년)의 우리글 약초명

쵸피나모여름

약초명 및 학명

산초나무
Zanthoxylum schinifolium Siebold et
Zuccarini
초피나무
Zanthoxylum piperitum De Candolle

과명

운향과

약용부위

잘 익은 열매껍질

| 약재의 조선시대 의서(醫書) 수재 |

산초는 《동의보감》 탕액편(湯液篇)의 나무부
(部)와 《방약합편》의 향목(香木, 향나무)편에 수
재되어 있다.

|《동의보감》 탕액편의 효능 |

촉초(蜀椒, 산초나무, 초피나무 열매껍질)의 성
질은 뜨겁고[熱] 맛은 매우며[辛] 독이 있다(독
이 조금 있다고도 한다). 속을 따뜻하게 한다. 피
부의 괴사한 조직[死肌]을 없애며 한습비통(寒
濕痺痛)에 주로 쓴다. 육부에 있는 한랭기운을
없애며 귀주(鬼疰), 고독(蠱毒)을 낫게 한다. 벌
레와 물고기의 독을 푼다. 치통을 없애고 성기
능을 높이며 음낭에서 땀이 나는 것을 멈추게
한다. 허리와 무릎을 따뜻하게 하며 소변을 자
주 보는 것을 줄이고 기를 내린다. ○ 곳곳에
서 자란다. 나무의 높이는 4~5자 된다. 수유
나무와 비슷하나 작고 가시가 있다. 잎은 단단
하고 미끌미끌하다. 음력 4월에 열매가 열리
는데 꽃은 없다. 다만 잎 사이에 팥알만 한 크
기로 둥글게 자라며 껍질은 자주색이다. 음력
8월에 열매를 따서 그늘에서 말린다. 일명 천
초(川椒), 파초(巴椒), 한초(漢椒)라고도 한다.

|《동의보감》 탕액편의 원문 |

촉초(蜀椒) 쵸피나모여름 : 性熱 味辛 有毒[一
云小毒]. 溫中. 主皮膚死肌 寒濕痺痛. 除六府
寒冷 鬼疰蠱毒 殺蟲魚毒. 除齒痛 壯陽 止陰
汗 煖腰膝 縮小便 下氣. ○ 在處有之. 樹高
四五尺 似茱萸而小 有鍼刺. 葉堅而滑. 四月

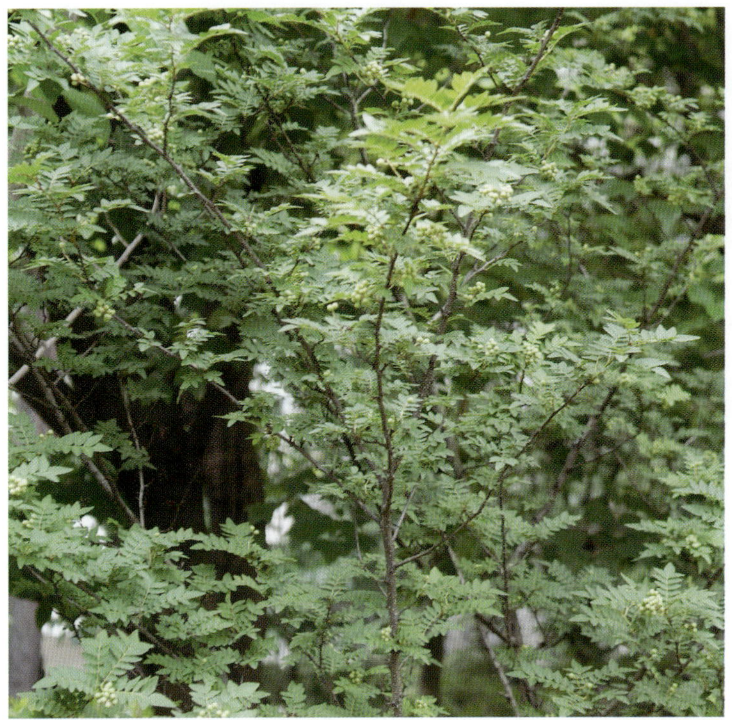

▲ 초피나무 나무모양

蜀椒
죠피나모여름
性熱 味辛 有毒 溫中 主皮膚死肌 寒濕痺痛 除六府寒冷 鬼疰蠱毒 殺虫魚毒 ○ 除齒痛 壯陽 止陰汗 煖腰膝 縮小便 下氣 堅而在滑 ○ 有樹髙四五尺 似茱萸而小 有鍼刺 葉堅而滑 四月結子無花 但生於葉間 如小豆顆而圓 皮紫赤色 八月採實 陰乾 一名川椒 一名巴椒 一名漢椒 ○ 蜀椒皮肉厚 腹裏白 氣味濃烈 凡使須去目及閉口者 勿用 合口者殺人 微火熬之 令汗出 乃挼有勢力 舂之取紅末用 ○ 酒

허준, 《원본 동의보감》, 743쪽, 남산당(2014)
《동의보감》 세갑술중동 내의원교정 완영 중간(歲甲戌仲冬 內醫院校正 完營重刊) 영인본

結子無花 但生於葉間 如小豆顆而圓 皮紫赤色. 八月採實 陰乾 一名川椒 一名巴椒 一名漢椒. ○ 蜀椒皮肉厚 腹裏白 氣味濃烈. 凡使須去目及閉口者 勿用 合口者殺人. 微火熬之 令汗出 乃有勢力 春之取紅末用.[本草] ○ 酒拌濕蒸 入瓷陰乾 勿見風.[入門]

| 약초 · 약재의 해설 |

산초나무의 가시는 어긋나고 초피나무의 가시는 마주난다.

| 식약처 인정 약초와 약재 |

- **약초·약재의 식약처 공정서 수재 :** 산초는 식품의약품안전처의 의약품 공정서인 《대한민국약전(KP)》에 수재되어 있다.
- **약재의 라틴어 생약명 :** Zanthoxyli Pericarpium
- **약재의 이명 또는 영명 :** Zanthoxylum Peel

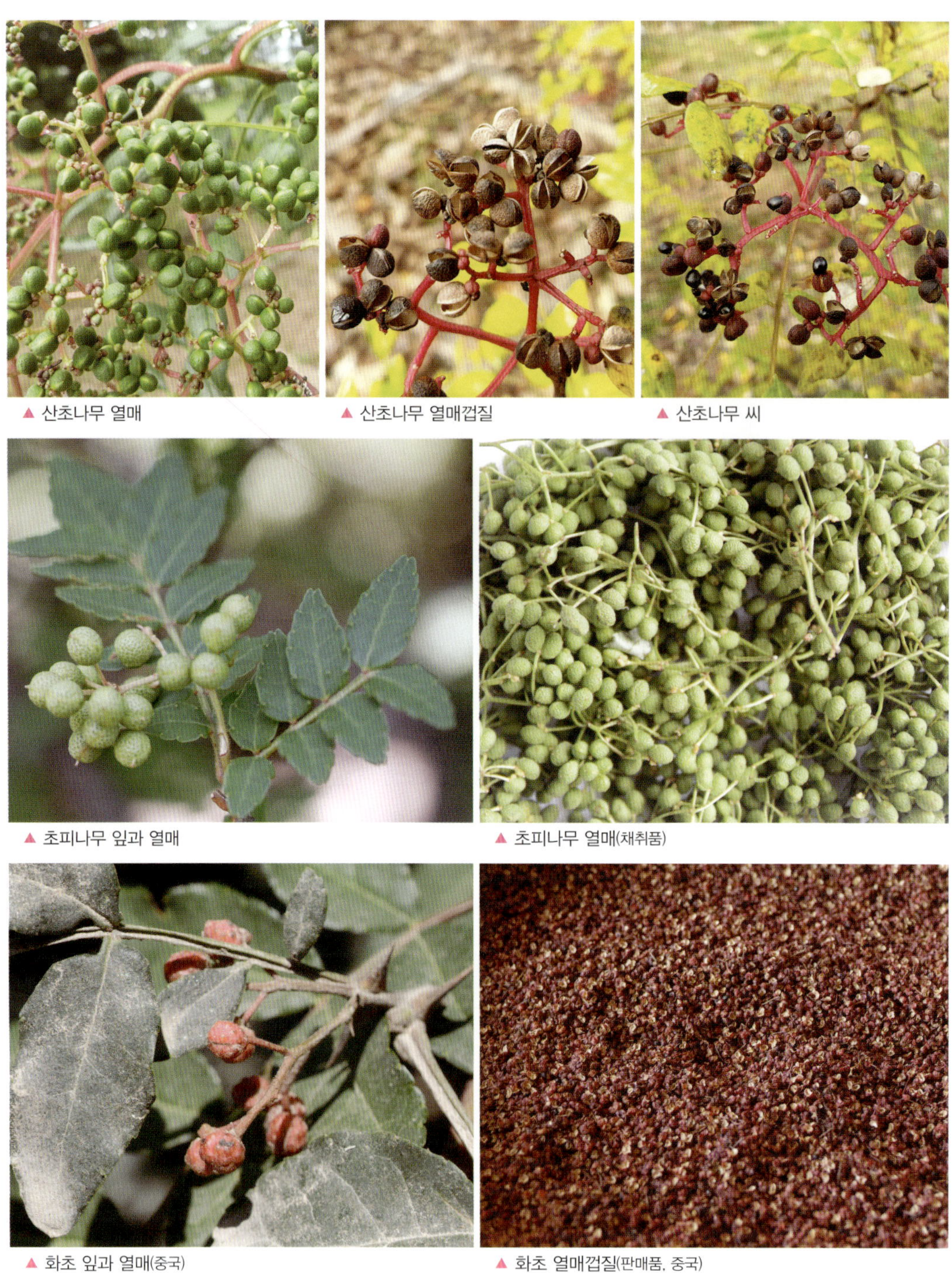

▲ 산초나무 열매

▲ 산초나무 열매껍질

▲ 산초나무 씨

▲ 초피나무 잎과 열매

▲ 초피나무 열매(채취품)

▲ 화초 잎과 열매(중국)

▲ 화초 열매껍질(판매품, 중국)

- **식약처의 법정 기원식물과 약용부위** : 약재 산초는 초피나무 *Zanthoxylum piperitum* De Candolle, 산초나무 *Zanthoxylum schinifolium* Siebold et Zuccarini 또는 화초(花椒) *Zanthoxylum bungeanum* Maximowicz(운향과 Rutaceae)의 잘 익은 열매껍질이다.

- **약재의 외부 형태** : 초피나무의 열매껍질은 2~3분과로 이루어지고 각 분과는 납작한 구형으로 2편으로 갈라지며 각 조각의 지름은 약 5mm이다. 산초나무의 열매껍질은 2~3개가 상부에서 이생(離生)하는 소골돌과(小蓇葖科)로서 소과경 위에 집생하고 있다.

- **약재 저장법** : 밀폐용기(고형의 이물이 들어가는 것을 방지하고 내용의약품이 손실되지 않도록 보호할 수 있는 용기)

| 약재의 효능 |

- **한방 효능 분류** : 온리약(溫裏藥, 속을 따뜻하게 하는 약)

- **한방 약미(藥味)와 약성(藥性)** : 맛은 맵고 성질은 따뜻하다.

+ 한방 약미

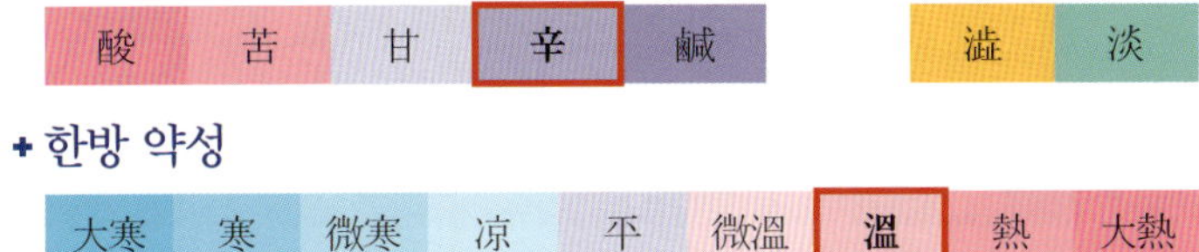

+ 한방 약성

- **한방 작용부위(귀경, 歸經)** : 산초는 주로 비장, 위장, 신장 질환에 영향을 미친다.

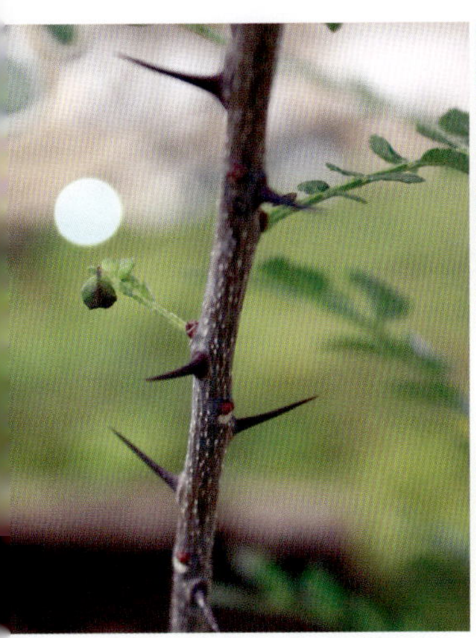

▲ 산초나무 가시. 줄기에 가시가 어긋난다.

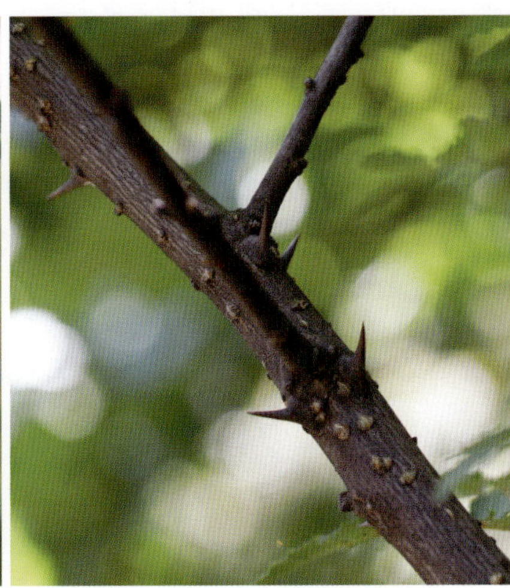

▲ 초피나무 가시. 줄기에 가시가 마주난다.

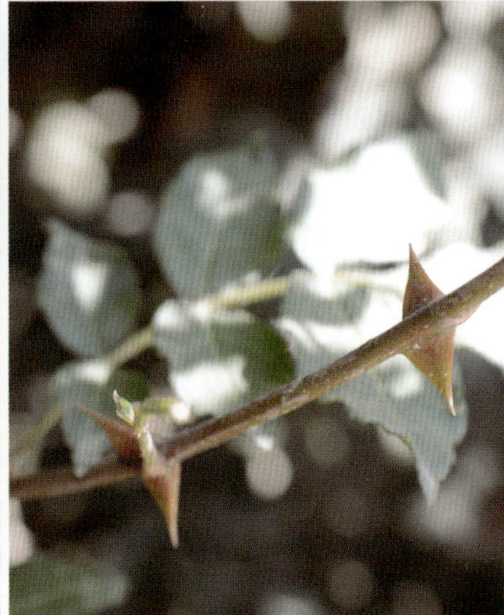

▲ 화초 가시(중국)

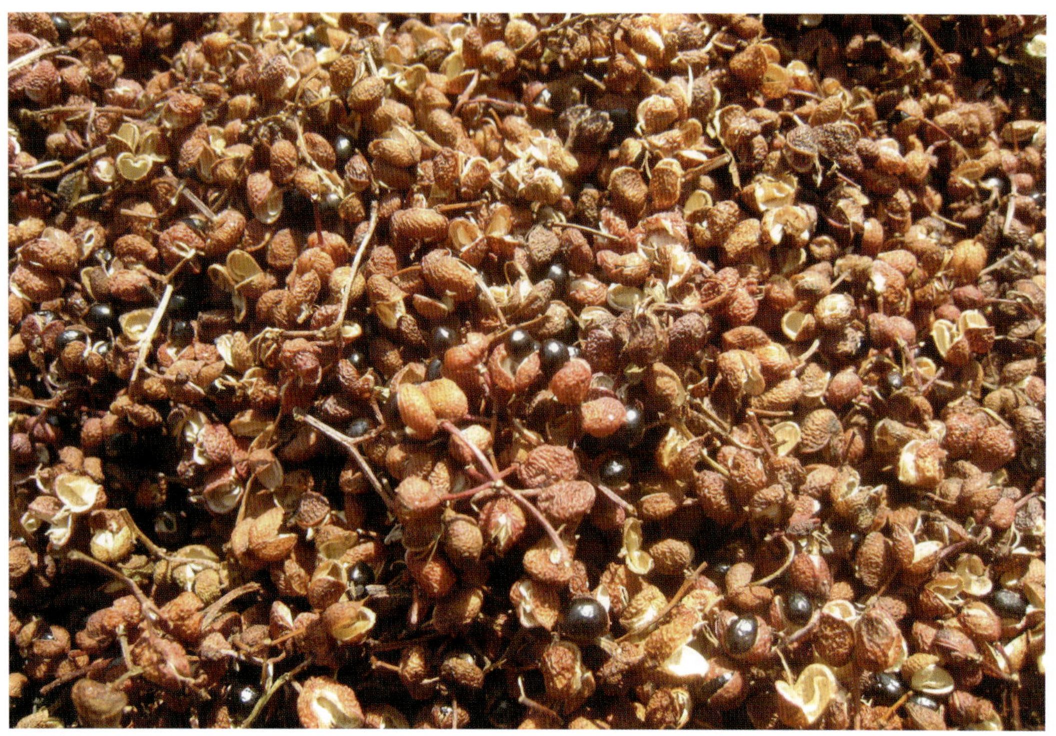

▲ 산초(약재, 전형)

○ **한방 효능** : 배 속을 따뜻하게 하고 통증을 멎게 한다(溫中止痛, 온중지통). 기생충을 죽이고 가려움증을 멎게 한다(殺蟲止痒, 살충지양).

○ **약효 해설** : 건위(健胃), 식욕증진 효능이 있다. 복부가 차고 아픈 증상을 낫게 한다. 구토, 설사를 일으킬 때 쓴다. 회충 구제(驅除)의 약효가 있다. 여성의 외음부 가려움증에 외용(外用)한다. 초피나무 잎과 잎에서 분리한 페놀성 성분은 간보호 작용이 있다.

○ **임상응용** : 위통, 구토, 회충, 소화불량에 쓴다.

| **북한에서의 효능** | 거한약으로서 비위를 덥혀주고 한습을 없애며 아픔을 멈추고 양기를 보하며 회충을 죽인다.

| **약용법** | 열매껍질 3~6g을 물 800mL에 넣고 달여서 반으로 나누어 아침저녁으로 마신다.

약초명

살구나무

약재명

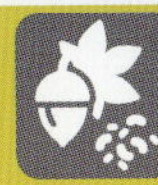

행인 杏仁

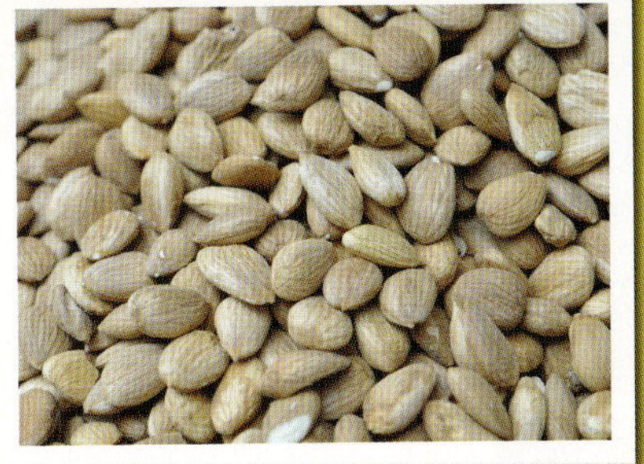

《동의보감》 탕액편에 기재된
조선시대(1610년)의 우리글 약초명

솔고삐

약초명 및 학명

살구나무
Prunus armeniaca Linné var. *ansu*
Maximowicz

과명

장미과

약용부위

잘 익은 씨

| 약재의 조선시대 의서(醫書) 수재 |

행인은 《동의보감》 탕액편(湯液篇)의 과일부 (部)와 《방약합편》의 오과(五果, 다섯 가지 과일) 편에 수재되어 있다.

| 《동의보감》 탕액편의 효능 |

행핵인(杏核仁, 살구나무 씨)의 성질은 따뜻하며 [溫] 맛이 달고[甘] 쓰며[苦] 독이 있다(독이 조 금 있다고도 한다). 기침을 하면서 기운이 치밀 어 올라 숨이 차는 증상을 낫게 한다. 폐기(肺 氣)로 숨이 가쁜 것[喘促, 천촉]을 치료한다. 땀 을 약간 나가게 하며 개의 독[狗毒]을 푼다. ○ 곳곳에 있다. 산살구 씨는 약에 넣을 수 없고 반드시 집 뜰에 심은 살구나무의 씨를 써야 한 다. 음력 5월에 따서 쓴다.

| 《동의보감》 탕액편의 원문 |

행핵인(杏核仁) 솔고삐 : 性溫 味甘苦 有毒[一 云小毒]. 主咳逆上氣. 療肺氣喘促 解肌出汗 殺狗毒. ○ 處處有之 山杏不堪入藥 須家園 種者. 五月採. ○ 入手太陰經. 破核取仁 湯浸 去皮尖及雙仁 麩炒令黃色用之. ○ 雙仁者殺 人 可以毒狗. 凡桃杏雙仁殺人者 其花本五出 若六出必雙仁. 草木花皆五出 惟山梔 雪花六 出 此殆陰陽之理. 今桃杏雙仁有毒者 失其常 也.[入門] ○ 生熟喫俱得 惟半生半熟殺人.[本 草] ○ 病人有火有汗 童尿浸三日用.[入門]

| 약초 · 약재의 해설 |

행인은 전통적으로 씨껍질을 제거하고 사용하 였으나 씨껍질을 벗기면 유통되는 과정에 아

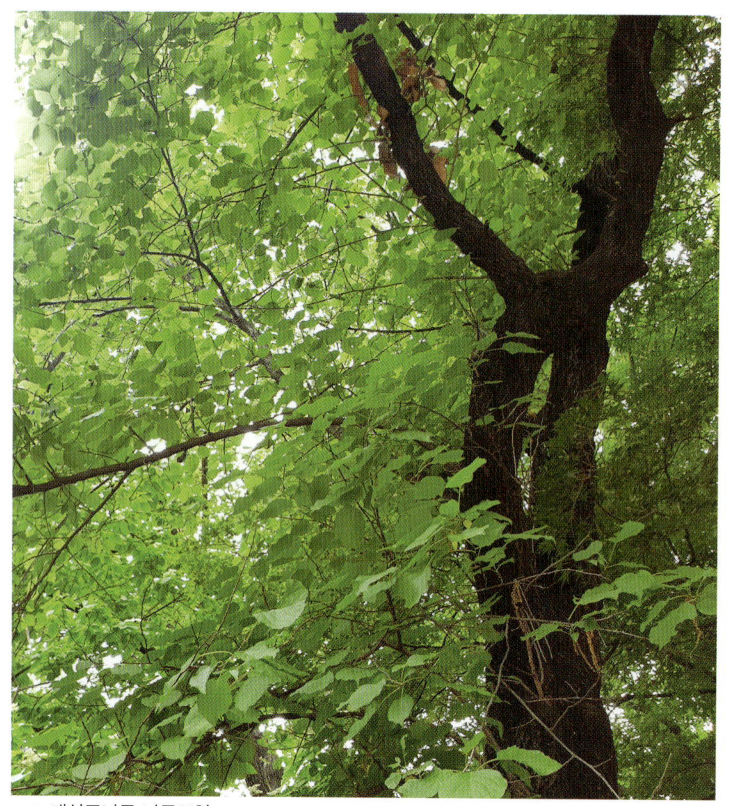

▲ 개살구나무 나무모양

杏核仁 〔ᄉᆞᆯ고삐〕 性溫味甘苦有毒(一云有小毒) 主咳逆上氣 療肺氣喘促 解肌出汗 殺狗毒(本草) ○ 處處有之 山杏核不堪入藥 須家園種者 五月採之(本草) ○ 入手太陰經(湯液) ○ 破核取仁 湯浸去尖皮及雙仁 麩炒令黃色用之(入門) ○ 雙仁者殺人 可以毒狗 凡桃杏花皆五出 其六出必雙仁 草木花皆五出 惟山梔子雪花六出 此殆陰陽之理 今桃杏雙仁 或半生半熟殺人者 失其常也(入門) ○ 人有火傷 杏仁童尿浸三日用

허준, 《원본 동의보감》, 713쪽, 남산당(2014)

《동의보감》 세갑술중동 내의원교정 완영 중간(歲甲戌仲冬 內醫院校正 完營重刊) 영인본

플라톡신 곰팡이 독소 등에 오염될 소지가 크기 때문에 씨껍질을 벗기지 않도록 하였다. 씨껍질을 제거한 것은 유통되어서는 안 된다.[참고문헌: 1]

| 식약처 인정 약초와 약재 |

- **약초·약재의 식약처 공정서 수재** : 행인은 식품의약품안전처의 의약품 공정서인 《대한민국약전(KP)》에 수재되어 있다.

- **약재의 라틴어 생약명** : Armeniacae Semen

- **약재의 이명 또는 영명** : Apricot Kernel

- **식약처의 법정 기원식물과 약용부위** : 약재 행인은 살구나무 *Prunus armeniaca* Linné var. *ansu* Maximowicz, 개살구나무 *Prunus mandshurica* Koehne var. *glabra* Nakai, 시베리아

살구 *Prunus sibirica* Linné 또는 아르메니아살구 *Prunus armeniaca* Linné(장미과 Rosaceae)
의 잘 익은 씨이다.

- **약재의 외부 형태 :** 이 약은 씨로 납작하게 눌려 있는 달걀 모양이고, 길이 10~18mm,
너비 8~13mm, 두께 4~7mm이다. 한쪽 끝은 뾰족하고, 다른 끝은 둥글며 비후되었고
좌우비대칭이다.
- **약재 저장법 :** 밀폐용기(고형의 이물이 들어가는 것을 방지하고 내용의약품이 손실되지 않도록
보호할 수 있는 용기)

| 약재의 효능 |

- **한방 효능 분류 :** 화담지해평천약(化痰止咳平喘藥, 담음을 없애고 기침을 멈추며 천식을 안정
시키는 약) - 지해평천약(止咳平喘藥, 기침을 멈추고 천식을 안정시키는 약)
- **한방 약미(藥味)와 약성(藥性) :** 맛은 쓰고 성질은 약간 따뜻하며 독이 약간 있다.

+ 한방 약미

| 酸 | **苦** | 甘 | 辛 | 鹹 | | 澀 | 淡 |

+ 한방 약성

| 大寒 | 寒 | 微寒 | 凉 | 平 | **微溫** | 溫 | 熱 | 大熱 |

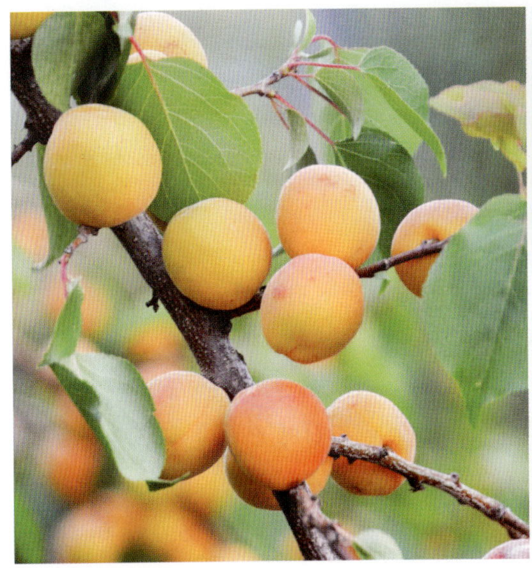

▲ 살구나무 열매

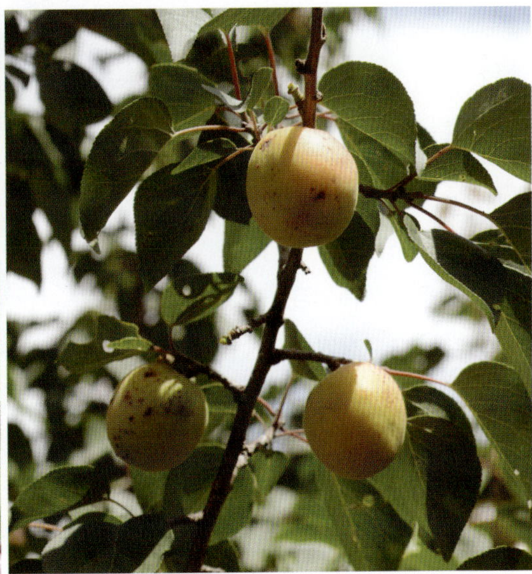

▲ 아르메니아살구 열매(중국)

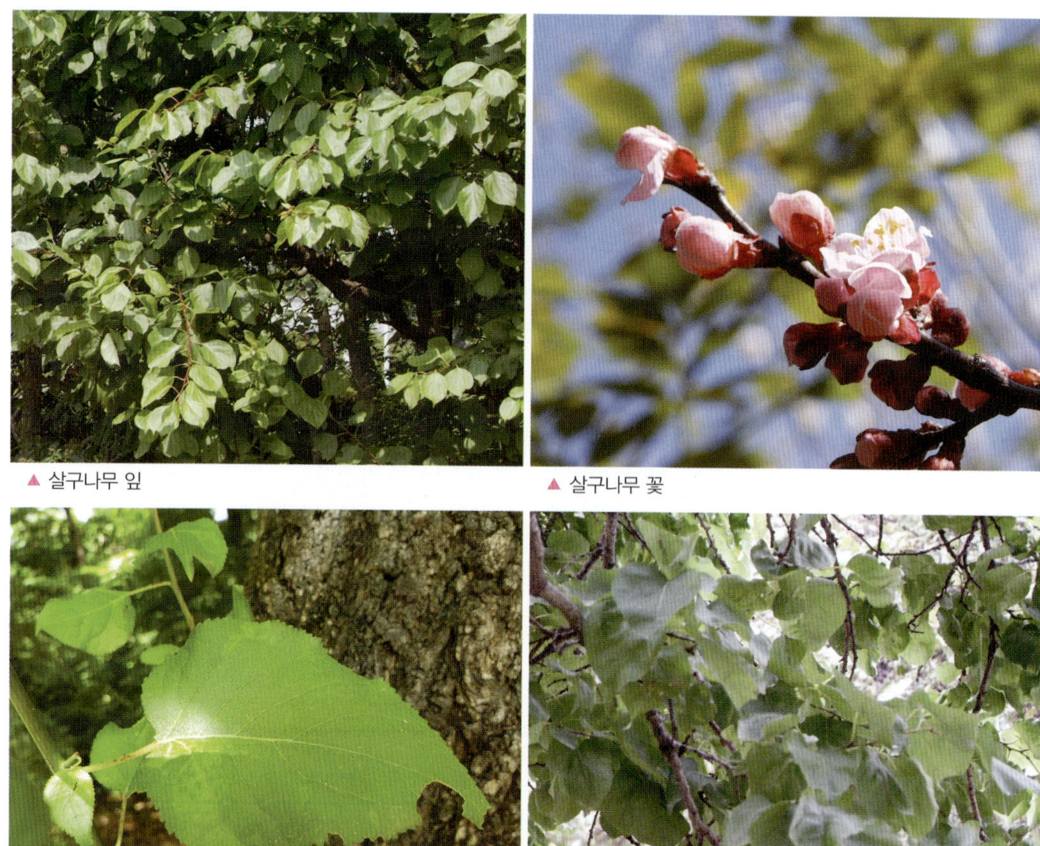

▲ 살구나무 잎   ▲ 살구나무 꽃

▲ 개살구나무 잎   ▲ 아르메니아살구 잎(프랑스)

- **한방 작용부위(귀경, 歸經) :** 행인은 주로 폐, 대장 질환에 영향을 미친다.
- **한방 효능 :** 치밀어 오른 기(氣)를 내리고 담(痰)을 녹인다(降氣化痰, 강기화담). 기침과 천식을 멎게 한다(止咳平喘, 지해평천). 대변이 잘 나오게 한다(潤腸通便, 윤장통변).
- **약효 해설 :** 기침할 때 숨은 가쁘나 가래 끓는 소리가 없는 증상에 쓰인다. 가슴이 더부룩하면서 가래가 많은 증상에 유효하다. 대장의 진액이 줄어들어 대변이 굳어진 증상을 치료한다. 거담, 진해 작용이 있다. 행인의 청산배당체 성분인 amygdalin이 미량의 청산을 생성하면서 진해 작용을 나타낸다.

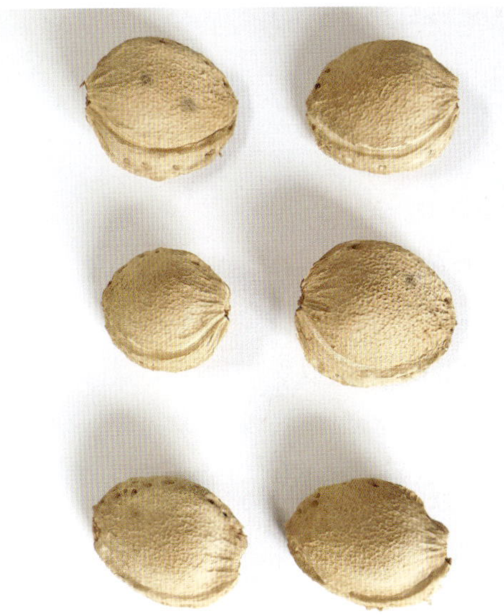

▲ 살구나무 씨(내과피 부착)

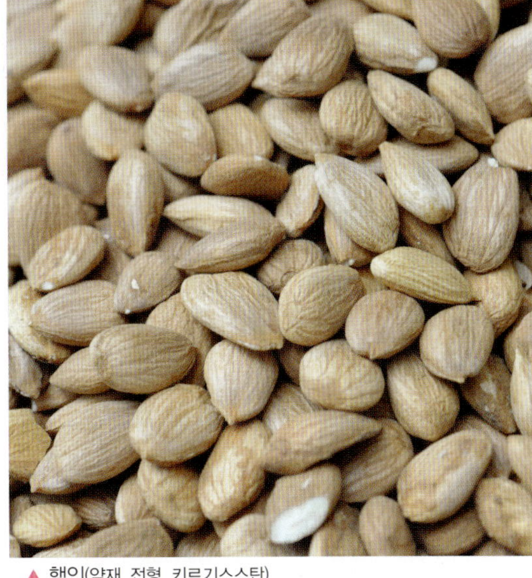

▲ 행인(약재, 전형, 키르기스스탄)

○ **임상응용** : 천식, 기침, 호흡곤란, 가래가 많은 증상, 부종, 변비에 쓴다.

| **북한에서의 효능** | 진해평천약으로서 기침을 멈추고 숨찬 증상을 낫게 하며 대변을 무르게 한다.

| **약용법** | 씨 3~10g을 물 800mL에 넣고 달여서 반으로 나누어 아침저녁으로 마시거나 또는 가루나 환(丸)으로 만들어 복용한다. 외용할 때는 적당량을 짓찧어서 환부에 붙인다.

| **주의사항** | 중독을 피하기 위해 과량을 내복하지 않는다.

약초명

삼

약재명

마인 麻仁

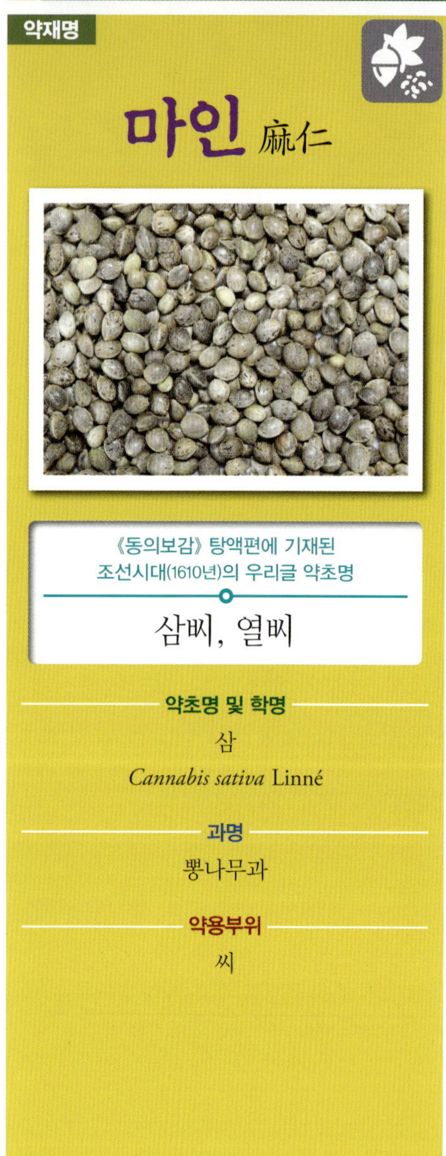

《동의보감》 탕액편에 기재된
조선시대(1610년)의 우리글 약초명

삼삐, 열삐

약초명 및 학명

삼
Cannabis sativa Linné

과명

뽕나무과

약용부위

씨

| 약재의 조선시대 의서(醫書) 수재 |

마인은 《동의보감》 탕액편(湯液篇)의 곡식부 (部)와 《방약합편》의 마맥도(麻麥稻, 삼, 보리, 벼류)편에 수재되어 있다.

| 《동의보감》 탕액편의 효능 |

마자(麻子, 삼씨)의 성질은 보통이고[平](차다 [寒]고도 한다) 맛이 달며[甘] 독이 없다. 몸과 마음이 허약하고 피로한 것을 보한다. 오장(五 藏)을 적시며 풍기(風氣)를 소통시킨다. 대장의 풍열(風熱)로 대변이 뭉친 것을 치료한다. 소변 을 잘 나오게 하고 열로 생긴 임증[熱淋, 열림] 을 치료하며 대소변을 잘 나오게 한다. 정기 (精氣)를 새어 나가게 하고 양기(陽氣)를 위축 시키니 많이 먹으면 안 된다[본초]. ○ 이른 봄 에 파종한 것은 춘마자(春麻子)라고 하는데 작 고 독이 있다. 늦은 봄에 파종한 것은 추마자 (秋麻子)라고 하는데 약으로 쓰면 좋다[본초].

| 《동의보감》 탕액편의 원문 |

마자(麻子) 삼씨或云열씨 ：性平[一云寒] 味甘 無毒. 補虛勞 潤五藏 疏風氣. 治大腸風熱結 澀 利小便 療熱淋 通利大小便. 不宜多食 滑 精氣 痿陽氣.[本草] ○ 早春種爲春麻子 小而 有毒. 晚春種爲秋麻子 入藥佳.[本草] ○ 入足 太陰·手陽明經.[入門] ○ 汗多·胃熱·便 難三者 皆燥濕而亡津液. 仲景以麻仁潤足太 陰之燥 乃通腸也.[湯液] ○ 麻仁極難去殼. 水 浸經三兩日 令殼破 暴乾 新瓦上接取仁用. 一 云 帛包 浸沸湯中 湯冷出之 垂井中一夜 勿

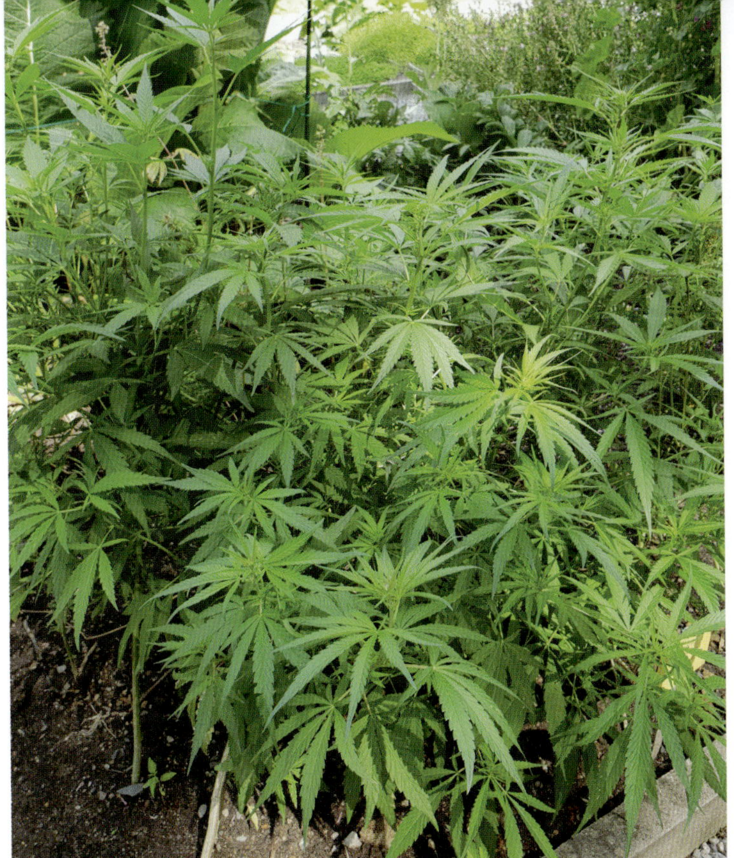

▲ 삼 지상부(체코)

麻子 삼씨〔或云 열씨〕
性平〔一云寒〕 味甘 無毒 補虛勞 潤五
臟 疎風氣 治大腸風熱結澁 利小便 療熱淋 通利
大小便 不宜多食 滑精氣 痿陽氣 ○麻子入藥 早春種爲
春麻 子小而空 有多毒 晚春種爲 秋麻 子韓 入○藥佳 春種○爲
燥入濕 足而亡陰 津手液陽 仲景明經 以麻○仁汗 潤多足胃 太熱陰 便之難 燥三者 乃通皆
暴腸乾也 新尾○ 上麻接仁 取極仁 難用去一殼 云水帛浸它 經浸三沸 兩湯日中 令湯殼冷破
暴出乾之 就垂尾井 上中接一 去夜殼勿 簸令揚着 取水仁次 粒日粒日 皆中完取 韓出

허준,《원본 동의보감》, 682쪽, 남산당(2014)
《동의보감》세갑술중동 내의원교정 완영 중간(歲甲戌仲冬 內醫院校正 完營重刊) 영인본

令着水. 次日 日中取出 暴乾 就瓦上接去殼 簸揚取仁 粒粒皆完.〔本草〕

| 식약처 인정 약초와 약재 |

● **약초·약재의 식약처 공정서 수재** : 마인은 식품의약품안전처의 의약품 공정서인《대한민국약전외한약(생약)규격집(KHP)》에 수재되어 있다.

● **약재의 라틴어 생약명** : Cannabis Semen

● **약재의 이명 또는 영명** : 화마인(火麻仁)

● **식약처의 법정 기원식물과 약용부위** : 약재 마인은 삼 *Cannabis sativa* Linné(뽕나무과 Moraceae)의 씨이다.

● **약재의 외부 형태** : 이 약은 씨로 원구형~납작한 달걀 모양의 구형이다. 바깥면은 반들반들한 회녹색~회황색으로 매우 작은 흰색~갈색 또는 검은색의 무늬가 있고 양쪽에

능선이 1개씩 있다.

- **약재 저장법 :** 밀폐용기(고형의 이물이 들어가는 것을 방지하고 내용의약품이 손실되지 않도록 보호할 수 있는 용기)

| 약재의 효능 |

- **한방 효능 분류 :** 사하약(瀉下藥, 설사시키는 약) - 윤하약(潤下藥, 비교적 부드럽게 설사시키는 약)

- **한방 약미(藥味)와 약성(藥性) :** 맛은 달고 성질은 보통이다.

    + 한방 약미

酸	苦	**甘**	辛	鹹		澁	淡

    + 한방 약성

大寒	寒	微寒	凉	**平**	微溫	溫	熱	大熱

- **한방 작용부위(귀경, 歸經) :** 마인은 주로 비장, 위장, 대장 질환에 영향을 미친다.

- **한방 효능 :** 대변이 잘 나오게 한다(潤腸通便, 윤장통변).

- **약효 해설 :** 변비에 유효하다. 월경불순을 치료한다. '대마(大麻)'로 불리는 꽃, 이삭, 잎은 환각 작용이 있어 법으로 엄격하게 관리하고 있다.

- **임상응용 :** 변비에 쓴다.

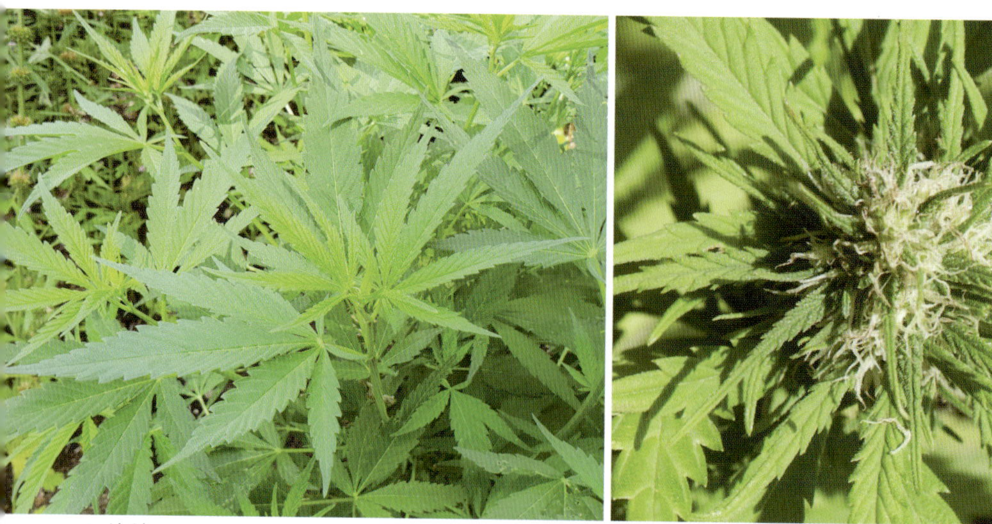

▲ 삼잎   ▲ 삼꽃

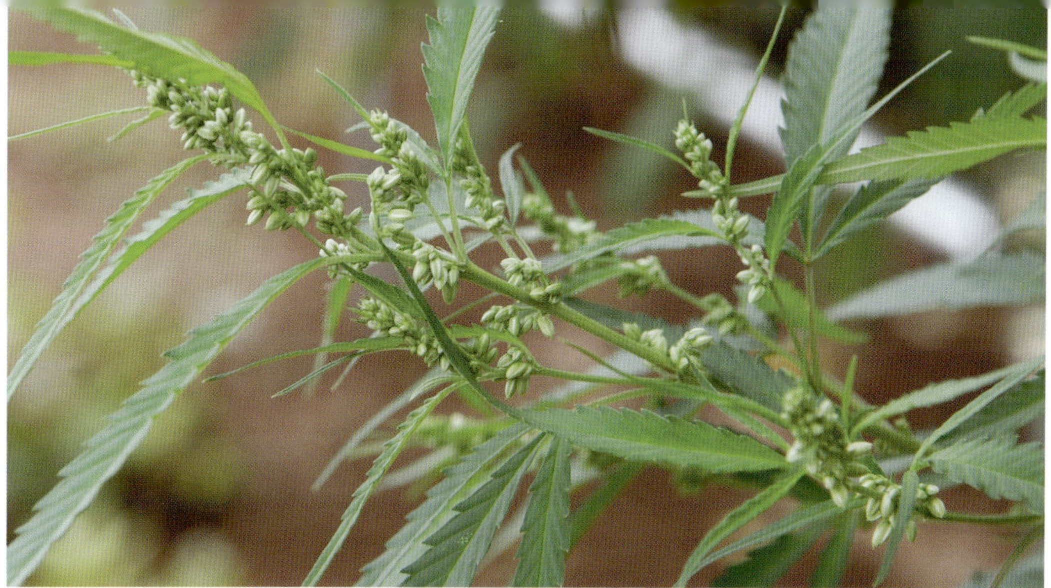

▲ 삼 열매

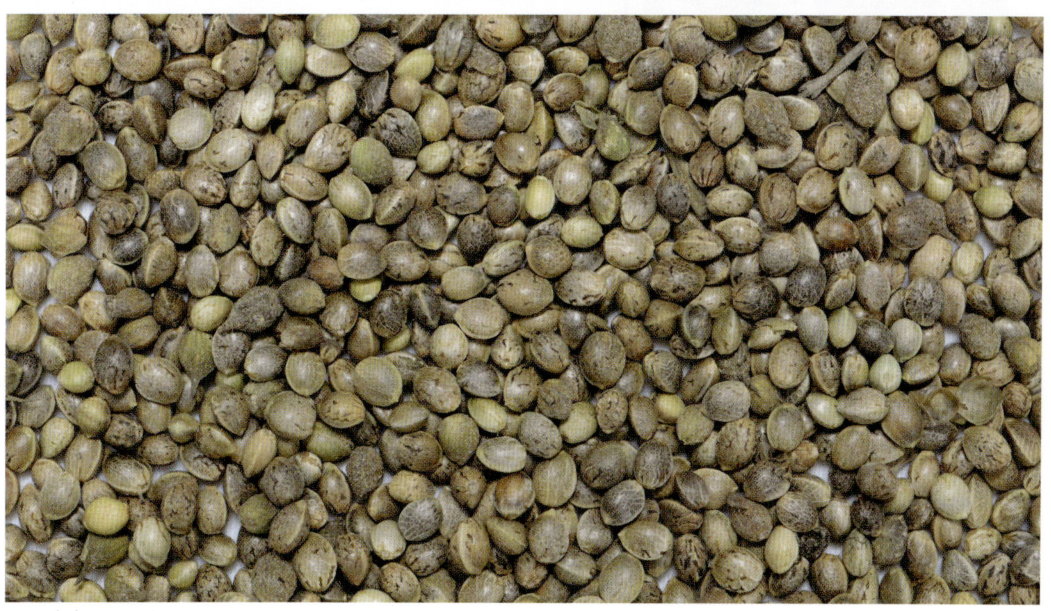

▲ 마인(약재, 전형)

| **북한에서의 효능** | 설사약으로서 대변을 잘 누게 하고 젖이 잘 나오게 한다.

| **약용법** | 씨 10~15g을 물 800mL에 넣고 달여서 반으로 나누어 아침저녁으로 마시거나 또는 가루나 환(丸)으로 만들어 복용한다.

약초명

삼지구엽초

약재명

음양곽 淫羊藿

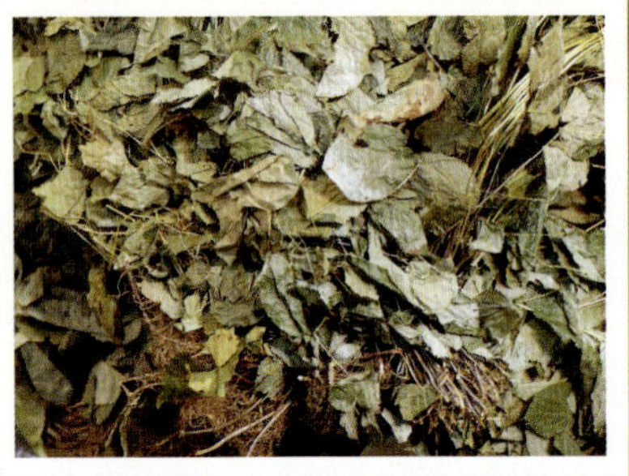

《동의보감》 탕액편에 기재된
조선시대(1610년)의 우리글 약초명

삼지구엽플

약초명 및 학명

삼지구엽초
Epimedium koreanum Nakai

과명

매자나무과

약용부위

지상부

| 약재의 조선시대 의서(醫書) 수재 |

음양곽은 《동의보감》 탕액편(湯液篇)의 풀부(部)와 《방약합편》의 산초(山草)편에 수재되어 있다.

|《동의보감》 탕액편의 효능 |

음양곽(淫羊藿, 삼지구엽초 지상부)의 성질은 따뜻하고[溫](보통이다[平]고도 한다) 맛이 매우며[辛](달다[甘]고도 한다) 독이 없다. 모든 풍랭증(風冷證)과 몸과 마음이 허약하고 피로한 것을 낫게 하며 허리와 무릎에 힘을 더하여 준다. 남자의 양기(陽氣)가 다하여 발기가 안 되는 것, 여자의 음기가 다하여 아이를 낳지 못하는 데 쓴다. 노인의 정신이 혼미한 것, 중년의 건망증을 치료한다. 발기부전과 음경 속이 아픈 것을 치료한다. 기력을 도와주고 근육과 뼈를 튼튼하게 한다. 남자가 오래 먹으면 자식을 낳게 할 수 있다. 나력(瘰癧)을 없애고 음부가 헐었을 때 이것을 달인 물로 씻으면 벌레가 나온다. ○ 일명 선령비(仙靈脾)라고도 하며 민간에서는 삼지구엽초(三枝九葉草)라고 한다. 산과 들에서 자란다. 잎은 살구나무의 잎[杏葉, 행엽]과 비슷하다. 가장자리에 가시 같은 가는 털이 나 있으며 줄기는 조의 줄기[粟稈, 속간]와 같다. 음력 5월에 잎을 따서 햇볕에 말린다. 물소리가 들리지 않는 곳에 자란 것이 좋다. 또 술과 배합하여 쓰는 것이 좋다고 한다.

|《동의보감》 탕액편의 원문 |

음양곽(淫羊藿) 삼지구엽플 : 性溫[一云平] 味

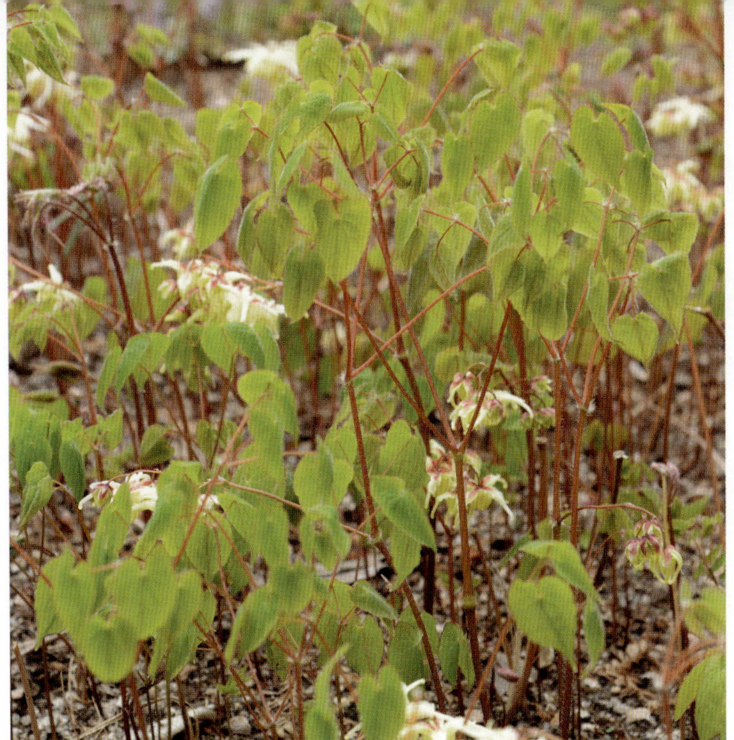

▲ 삼지구엽초 지상부

淫羊藿

삼지구엽플

性溫 一云平 味辛甘 一云甘 無毒 主一切冷風勞氣 補腰膝 丈夫絶陽不起 女人絶陰無子 老人昏耄 中年健忘 治陰痿 莖中痛 益氣力 堅筋骨 丈夫久服令有子 消瘰癧 下部有瘡 洗出蟲 ○一名仙靈脾 俗號爲三枝九葉草 生山野 葉似杏 葉上有子 莖如粟稈 五月採葉晒乾 生處不聞水聲者良 又云得酒良 ○服此令人好爲陰陽 羊一日百遍合 蓋食此草所致 故名淫羊藿 酒洗細剉焙用

허준, 《원본 동의보감》, 728쪽, 남산당(2014)

《동의보감》 세갑술중동 내의원교정 완영 중간(歲甲戌仲冬 內醫院校正 完營重刊) 영인본

辛[一云甘] 無毒. 主一切冷風勞氣. 補腰膝 丈夫絶陽不起 女人絶陰無子 老人昏耄 中年健忘. 治陰痿 莖中痛 益氣力 堅筋骨 丈夫久服令有子. 消瘰癧 下部有瘡 洗出蟲. ○ 一名仙靈脾 俗號爲三枝九葉草 生山野. 葉似杏 葉上有子 莖如粟稈. 五月採葉曬乾 生處不聞水聲者 良. 又云 得酒良. ○ 服此令人好爲陰陽. 羊一日百遍合 蓋食此草所致 故名淫羊藿. 酒洗細剉焙用. [本草]

| 약초 · 약재의 해설 |

《동의보감》에서 음양곽 약재명의 유래를 '양(羊)이 하루에 백 번 교미하는 것은 이 풀을 먹기 때문이므로 음양곽이라고 하였다[羊一日百遍合 蓋食此草所致 故名淫羊藿]'라고 소개하고 있다.

| 식약처 인정 약초와 약재 |

● 약초·약재의 식약처 공정서 수재 : 음양곽은 식품의약품안전처의 의약품 공정서인 《대한민국약전(KP)》에 수재되어 있다.

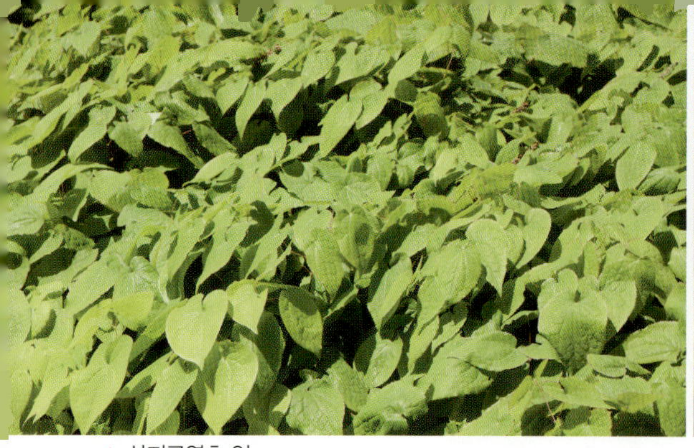

▲ 삼지구엽초 잎

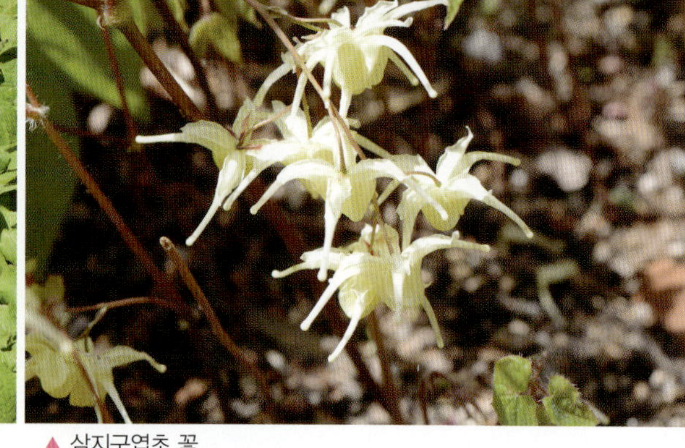

▲ 삼지구엽초 꽃

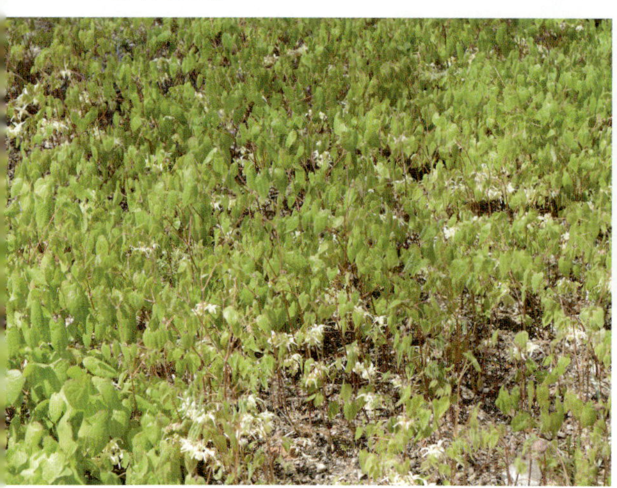

▲ 삼지구엽초 재배지

▲ 음양곽(*Epimedium grandiflorum* var. *thunbergianum*) 지상부

○ **약재의 라틴어 생약명** : Epimedii Herba

○ **약재의 이명 또는 영명** : Epimedium Herb

○ **식약처의 법정 기원식물과 약용부위** : 약재 음양곽은 삼지구엽초 *Epimedium koreanum* Nakai, 음양곽(淫羊藿) *Epimedium brevicornum* Maximowicz, 유모음양곽(柔毛淫羊藿) *Epimedium pubescens* Maximowicz, 무산음양곽(巫山淫羊藿) *Epimedium wushanense* T. S. Ying 또는 전엽음양곽(箭葉淫羊藿) *Epimedium sagittatum* Maximowicz(매자나무과 Berberidaceae)의 지상부이다.

○ **약재의 외부 형태** : 삼지구엽초의 지상부는 줄기와 2회 3출 복엽으로 되어 있다. 줄기는 가늘고 길며 원기둥 모양이고, 길이 20~30cm이다. 세로 능선이 있고 자르기 쉽다.

○ **약재 저장법** : 밀폐용기(고형의 이물이 들어가는 것을 방지하고 내용의약품이 손실되지 않도록 보호할 수 있는 용기)

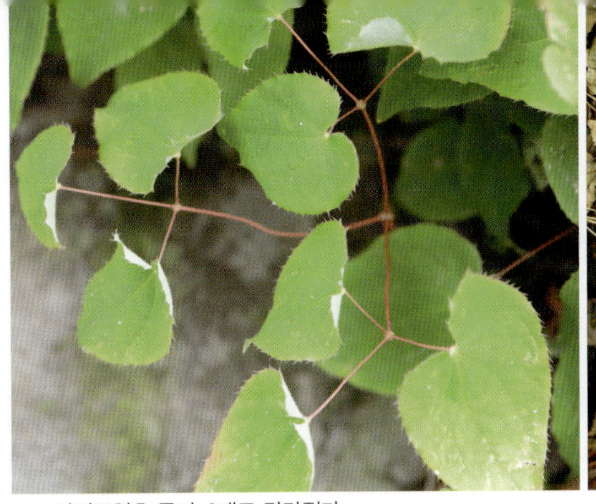
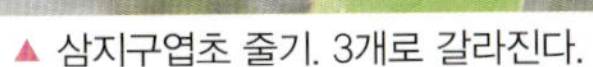
▲ 삼지구엽초 줄기. 3개로 갈라진다.

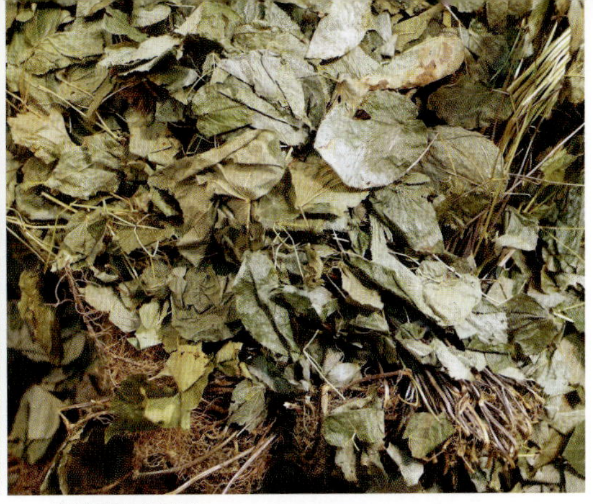
▲ 음양곽(약재, 전형)

| 약재의 효능 |

- **한방 효능 분류** : 보익약(補益藥, 보약) - 보양약(補陽藥, 양기를 보하는 약)
- **한방 약미(藥味)와 약성(藥性)** : 맛은 맵고 달며 성질은 따뜻하다.

  + 한방 약미

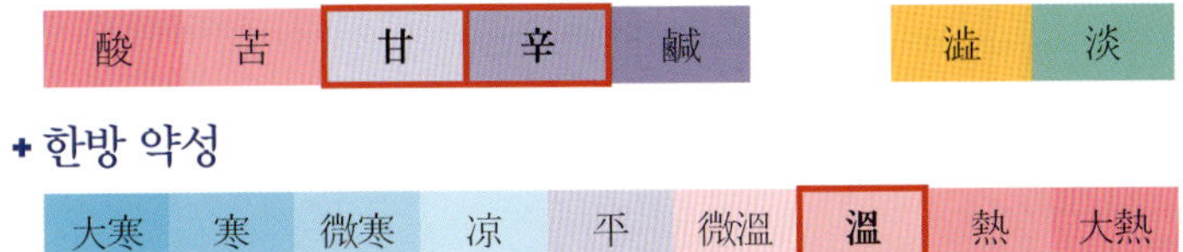

  + 한방 약성

- **한방 작용부위(귀경, 歸經)** : 음양곽은 주로 간장, 신장 질환에 영향을 미친다.
- **한방 효능** : 신(腎)의 양기(陽氣)를 보한다(補腎陽, 보신양). 근육과 뼈를 튼튼하게 한다(强筋骨, 강근골). 풍사(風邪)와 습사(濕邪)를 없앤다(祛風濕, 거풍습).
- **약효 해설** : 발기부전과 무의식중에 정액이 몸 밖으로 나오는 증상에 사용한다. 근육과 뼈를 강하고 튼튼하게 한다. 반신불수 치료에 도움이 된다. 팔다리를 잘 쓰지 못하고 마비되며 아픈 증상을 낫게 한다.
- **임상응용** : 발기부전, 불임증, 반신불수, 류머티즘, 근육경련, 동통(疼痛)에 쓴다.

| 북한에서의 효능 | 보양약으로서 신양을 보하고 정기를 도우며 힘줄과 뼈를 든든하게 하고 풍습을 없앤다.

| 약용법 | 지상부 3~9g을 물 800mL에 넣고 달여서 반으로 나누어 아침저녁으로 마신다. 또는 술로 담그거나 가루나 환(丸)으로 만들어 복용한다. 외용할 때는 적당량을 사용한다.

약초명

삽주 큰꽃삽주

약재명

백출 白朮

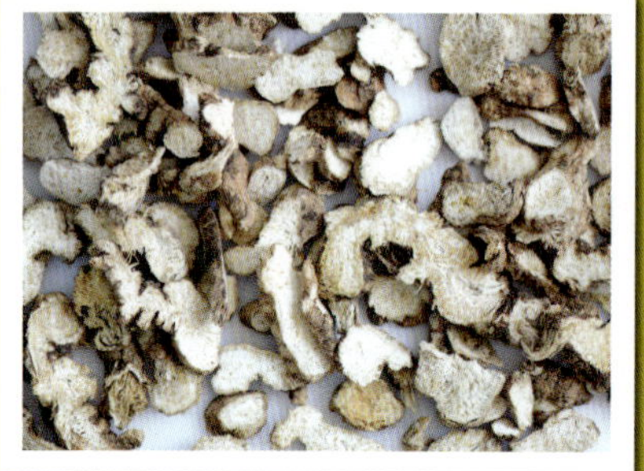

《동의보감》 탕액편에 기재된
조선시대(1610년)의 우리글 약초명

삽됴불휘

약초명 및 학명

삽주
Atractylodes japonica Koidz.
큰꽃삽주
Atractylodes macrocephala Koidz.

과명

국화과

약용부위

뿌리줄기로서 그대로 또는 주피를 제거
한 것

| 약재의 조선시대 의서(醫書) 수재 |

백출은《동의보감》 탕액편(湯液篇)의 풀부(部)와
《방약합편》의 산초(山草)편에 수재되어 있다.

|《동의보감》 탕액편의 효능 |

백출(白朮, 삽주, 큰꽃삽주 뿌리줄기)의 성질은
따뜻하고[溫] 맛이 쓰며[苦] 달고[甘] 독이 없
다. 비위(脾胃)를 튼튼하게 하고 설사를 멎게
하며 습을 없앤다. 소화시키고 땀을 멎게 한
다. 명치가 당기면서 그득한 것을 낫게 한다.
곽란(霍亂)으로 토하고 설사하는 것이 멎지 않
는 것을 치료한다. 허리와 배꼽 사이의 혈을
잘 돌게 하며 위(胃)가 허랭(虛冷)하여 생긴 이
질을 낫게 한다. ○ 산에서 자라며 어느 곳에
나 다 있다. 뿌리껍질은 거칠며 연한 갈색이
다. 맛은 맵고[辛] 쓰지만[苦] 강하지 않다. 일
명 걸력가(乞力伽)라고 하는 것이 바로 백출이
다[본초].

|《동의보감》 탕액편의 원문 |

백출(白朮) 삽됴불휘 : 性溫 味苦甘 無毒. 健脾
強胃 止瀉除濕 消食止汗 除心下急滿 及霍亂
吐瀉不止 利腰臍間血 療胃虛冷痢. ○ 生山中
處處有之. 其形麤促 色微褐. 氣味微辛苦而不
烈. 一名乞力伽 此白朮也. [本草] ○ 本草無蒼
白之名 近世多用白朮. 治皮膚間風 止汗消痞
補胃和中 利腰臍間血 通水道. 上而皮毛 中而
心胃 下而腰臍. 在氣主氣 在血主血. [湯液] ○
入手太陽 · 少陰 · 足陽明 · 太陰四經 緩脾生
津 去濕止渴. 米泔浸半日 去蘆 取色白不油者

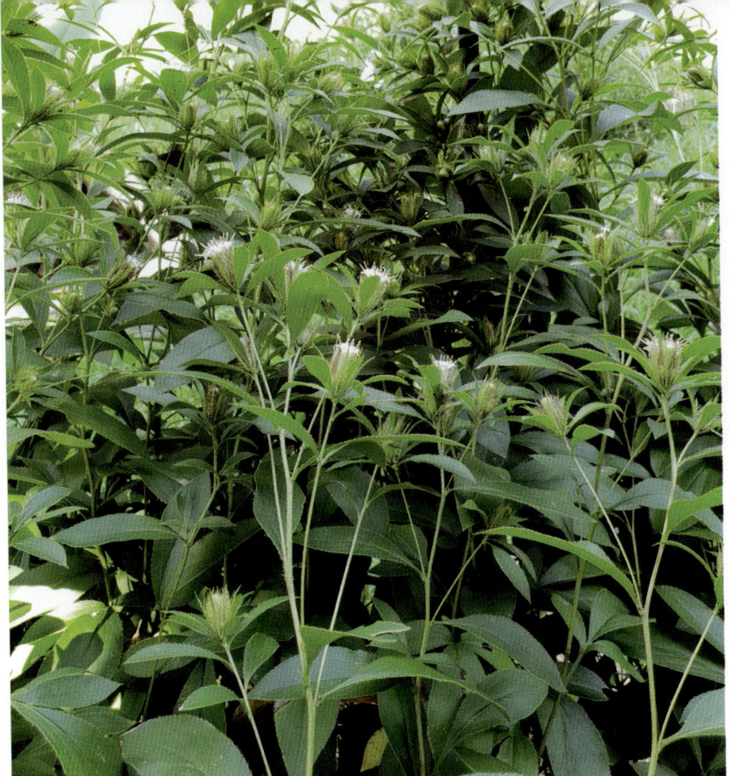

▲ 삽주 지상부

白朮 〔삽됴ㅅ블휘〕

性溫 味苦甘 無毒 健脾强胃 止瀉除濕 消食止汗 除心下急滿及霍亂吐瀉不止 利腰臍間血 療胃虛冷痢 ○生山中 處處有之 其形麁促 色微褐 氣味微辛苦而不烈 一名乞力伽 此白朮也 ○本草無蒼白之名 近世多用白朮 治皮膚間風 止汗消痞 補胃和中 利腰臍間血 通水道 上而皮毛 中而心胃 下而腰臍 在氣主氣 在血主血 ○入手太陽少陰 足陽明太陰 四經 緩脾生津 ○米泔浸半日 去蘆 取色白不油者

허준, 《원본 동의보감》, 721쪽, 남산당(2014)
《동의보감》 세갑술중동 내의원교정 완영 중간(歲甲戌仲冬 內醫院校正 完營重刊) 영인본

用之.[入門] ○ 瀉胃火 生用 補胃虛 黃土同炒.[入門]

| 약초 · 약재의 해설 |

우리나라 '국가표준식물목록'에는 KP와 달리 *Atractylodes ovata* (Thunb.) DC.의 식물명을 '삽주'로 추천하고 있다. 일본의 여러 약초원에서 이 식물의 뿌리줄기를 약재 '백출(白朮)'로 표기하고 있다.

| 식약처 인정 약초와 약재 |

- 약초·약재의 식약처 공정서 수재 : 백출은 식품의약품안전처의 의약품 공정서인 《대한민국약전(KP)》에 수재되어 있다.
- 약재의 라틴어 생약명 : Atractylodis Rhizoma Alba
- 약재의 이명 또는 영명 : Atractylodes Rhizome White
- 식약처의 법정 기원식물과 약용부위 : 약재 백출은 삽주 *Atractylodes japonica* Koidz. 또는 큰꽃삽주 *Atractylodes macrocephala* Koidz.(국화과 Compositae)의 뿌리줄기로서 그대로 또

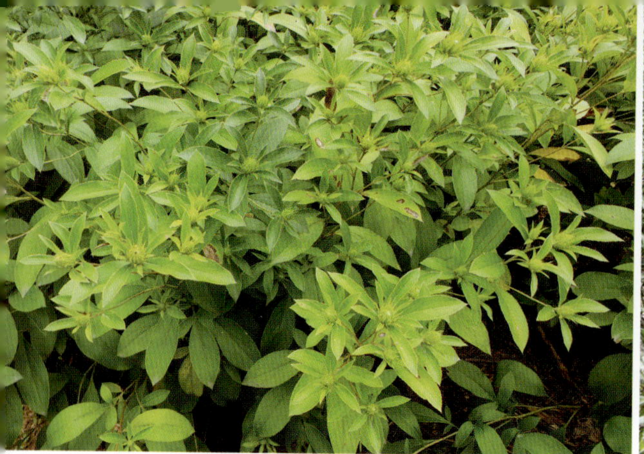
▲ 삽주 재배지

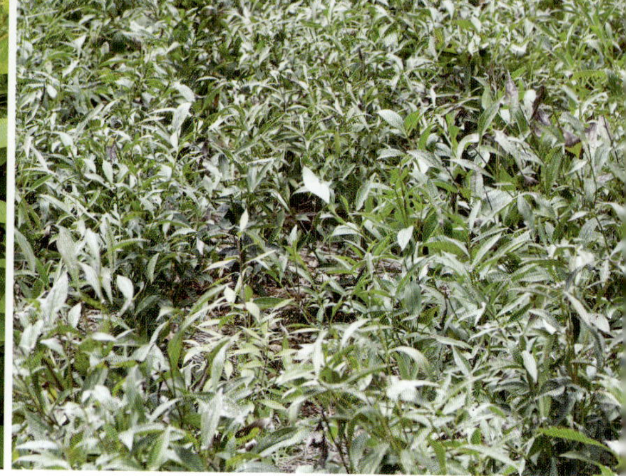
▲ 큰꽃삽주 재배지

는 주피를 제거한 것이다.

○ **약재의 외부 형태 :** 삽주의 뿌리줄기는 고르지 않은 덩어리 또는 구부러진 원기둥 모양이다. 바깥면을 보면 주피를 제거한 것은 연한 회황색~연한 황백색이고 군데군데 회갈색을 띠며, 주피가 붙어 있는 것은 흑갈색이고 때로 매듭 모양으로 튀어나와 있으며 거친 주름이 있다.

○ **약재 저장법 :** 밀폐용기(고형의 이물이 들어가는 것을 방지하고 내용의약품이 손실되지 않도록 보호할 수 있는 용기)

| 약재의 효능 |

○ **한방 효능 분류 :** 보익약(補益藥, 보약) - 보기약(補氣藥, 기운을 보하는 약)

○ **한방 약미(藥味)와 약성(藥性) :** 맛은 쓰고 달며 성질은 따뜻하다.

+ 한방 약미

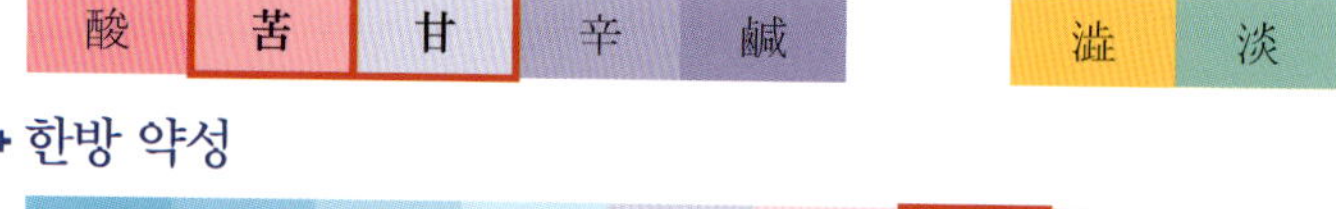

| 酸 | 苦 | 甘 | 辛 | 鹹 | 澁 | 淡 |

+ 한방 약성

| 大寒 | 寒 | 微寒 | 凉 | 平 | 微溫 | 溫 | 熱 | 大熱 |

○ **한방 작용부위(귀경, 歸經) :** 백출은 주로 비장, 위장 질환에 영향을 미친다.

○ **한방 효능 :** 〈삽주(*Atractylodes japonica* Koidz.)〉 습기를 말리고 비(脾)를 건강하게 한다(燥濕健脾, 조습건비). 풍증(風症)을 제거하고 한사(寒邪)를 흩어지게 한다(祛風散寒, 거풍산한). 눈을 밝게 한다(明目, 명목). 〈큰꽃삽주(*Atractylodes macrocephala* Koidz.)〉 비(脾)를 건강하게 하여 원기를 회복시킨다(健脾益氣, 건비익기). 습기를 말리고 소변을 잘 나오게 한다(燥

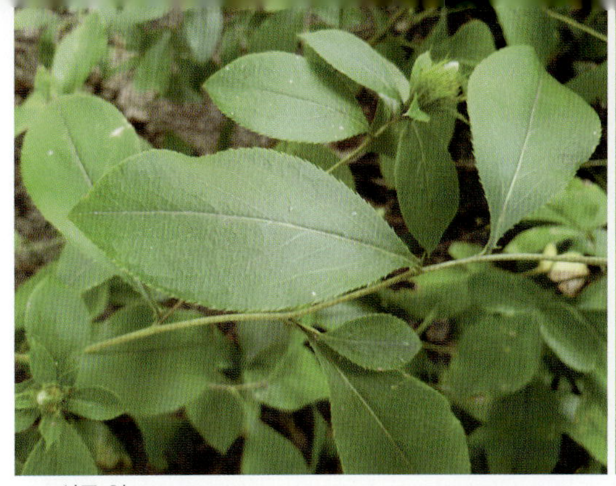

▲ 삽주 잎

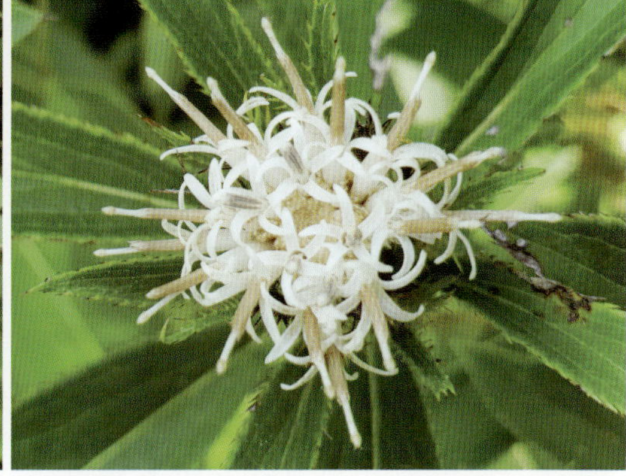

▲ 삽주 꽃

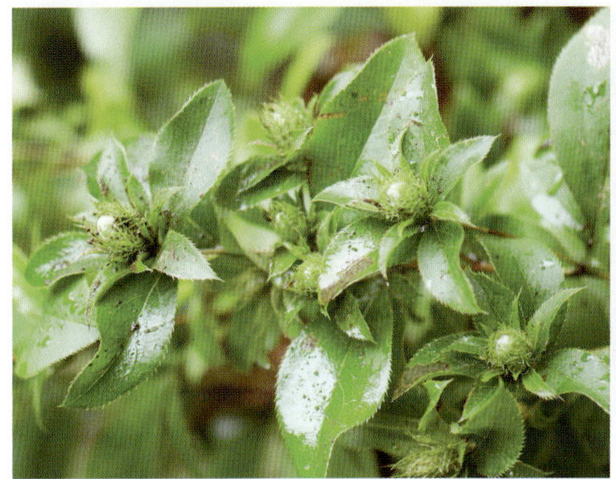

▲ 삽주 열매

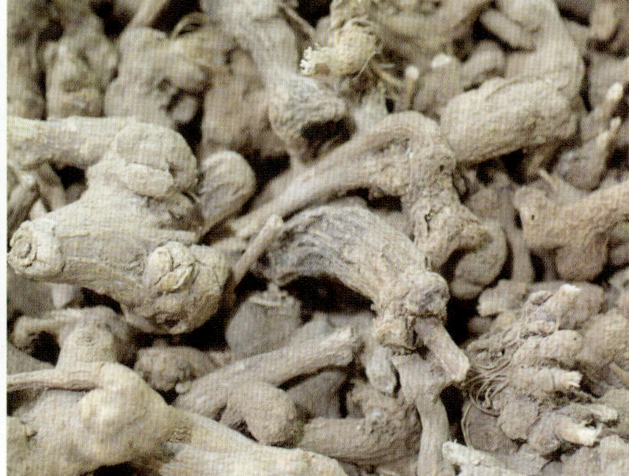

▲ 백출(약재, 전형)

濕利水, 조습이수). 땀을 멎게 한다(止汗, 지한). 태아를 안정시킨다(安胎, 안태).

- **약효 해설** : 약해진 비(脾)의 기능을 강하게 하여 원기를 돕는다. 움직이지도 않았는데 저절로 땀이 나는 병증을 낫게 한다. 담음(痰飮)으로 인해 어지럽고 두근거리는 증상을 없애준다. 몸이 붓는 증상을 치료한다. 임신부와 태아를 안정시키는 작용이 있다. 황달 치료에 도움이 된다. 이뇨, 진정 작용이 있다.
- **임상응용** : 소화불량, 대장염, 식욕부진, 권태감, 복통, 소변량 감소, 현기증, 신체쇠약, 저절로 땀이 나는 병증, 하리, 태동불안(胎動不安)에 쓴다.

| 북한에서의 효능 | 보기약으로서 비기를 보하고 습을 없애며 가래를 삭이고 오줌을 잘 나가게 하며 땀을 멈추고 태아를 안정시킨다.

| 약용법 | 뿌리줄기 6~12g을 물 800mL에 넣고 달여서 반으로 나누어 아침저녁으로 마신다.

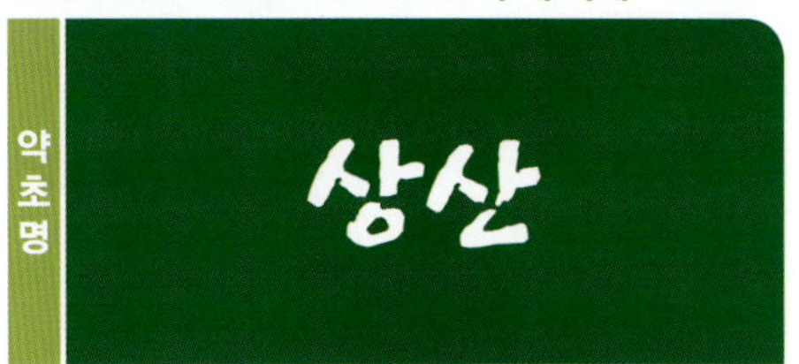

약초명

약재명

상산 常山

《동의보감》 탕액편에 기재된
조선시대(1610년)의 우리글 약초명

조팝나못불휘

약초명 및 학명
상산(常山)
Dichroa febrifuga Lour.

과명
범의귀과

약용부위
뿌리

| 약재의 조선시대 의서(醫書) 수재 |

상산은《동의보감》탕액편(湯液篇)의 풀부(部)
와《방약합편》의 독초편에 수재되어 있다.

|《동의보감》 탕액편의 효능 |

상산(常山, 상산 뿌리)의 성질은 차고[寒] 맛은
쓰고[苦] 매우며[辛] 독이 있다. 여러 가지 말라
리아를 낫게 하고 침과 가래를 토하게 하며 추
웠다 열이 났다 하는 것을 치료한다. ○ 곳곳
에서 자란다. 즉 촉칠의 뿌리[蜀漆根, 촉칠근]이
다. 음력 8월에 뿌리를 채취하여 그늘에서 말
린다. 가늘고 실하며 노란색이 나는 것을 계골
상산(雞骨常山)이라고 하며 이것이 약효가 가
장 좋다[본초].

|《동의보감》 탕액편의 원문 |

상산(常山) 조팝나못불휘 : 性寒 味苦辛 有毒.
治諸瘧 吐痰涎 去寒熱. ○ 處處有之 即蜀漆
根也. 八月採根 陰乾. 細實黃者 呼爲雞骨常
山 最勝.[本草] ○ 性暴悍 善驅逐 能傷眞氣
不可多用 令人大吐.[丹心] ○ 生用令人大吐
酒浸一宿 蒸熟或炒 或醋浸煮熟 則善化痞而
不吐.[入門]

| 약초 · 약재의 해설 |

KHP에서 상산(常山)은 *Dichroa febrifuga* Lour.
(범의귀과)로 규정하고 있으나 우리나라 '국가
표준식물목록'에서는 이와 다른 식물인 *Orixa
japonica* Thunb.(운향과)를 '상산'으로 기재하고
있다.

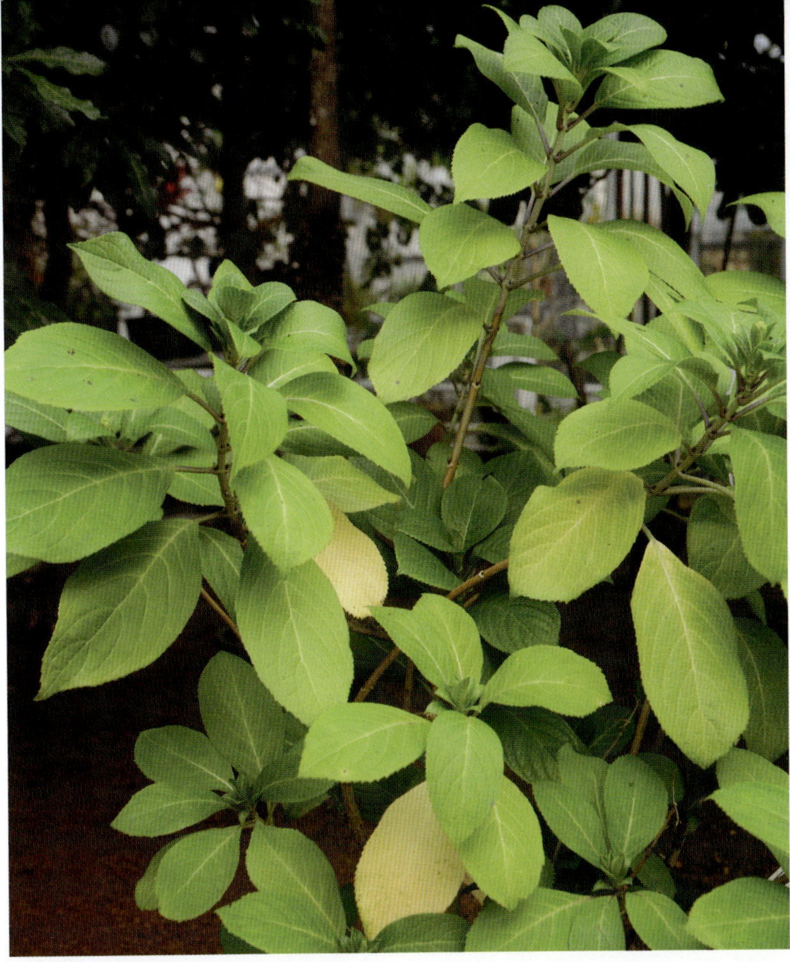

▲ 상산 지상부(일본)

常山
조팝나못불휘
性寒味苦辛有毒洽諸瘧吐痰逆
去寒熱○處處有之即蜀漆根也八月採根陰乾○性暴悍令人驅
細實黃者呼為雞骨常山最勝吐痰○○性生用令人
大吐酒浸一宿蒸熟或炒或醋

허준, 《원본 동의보감》, 733쪽, 남산당(2014)
《동의보감》 세갑술중동 내의원교정 완영중간(歲甲戌仲冬 內醫院校正 完營重刊) 영인본

| 식약처 인정 약초와 약재 |

○ **약초·약재의 식약처 공정서 수재** : 상산은 식품의약품안전처의 의약품 공정서인 《대한민국약전외한약(생약)규격집(KHP)》에 수재되어 있다.

○ **약재의 라틴어 생약명** : Dichroae Radix

○ **약재의 이명 또는 영명** : 촉칠, 황상산(黃常山)

○ **식약처의 법정 기원식물과 약용부위** : 약재 상산은 상산(常山) *Dichroa febrifuga* Lour.(범의귀과 Saxifragaceae)의 뿌리이다.

○ **약재의 외부 형태** : 이 약은 뿌리로 원기둥 모양이며, 구부러져 꼬여지고 때로는 가지가 갈라졌다. 바깥면은 황갈색의 가는 세로무늬가 있고 겉껍질이 쉽게 떨어지며, 떨어진 부위에는 연한 노란색의 목부가 노출되어 있다.

- **약재 저장법** : 밀폐용기(고형의 이물이 들어가는 것을 방지하고 내용의약품이 손실되지 않도록 보호할 수 있는 용기)

- **한방 효능 분류** : 용토약(涌吐藥, 구토하게 하는 약)
- **한방 약미(藥味)와 약성(藥性)** : 맛은 쓰고 매우며 성질은 차고 독이 있다.

  + 한방 약미

  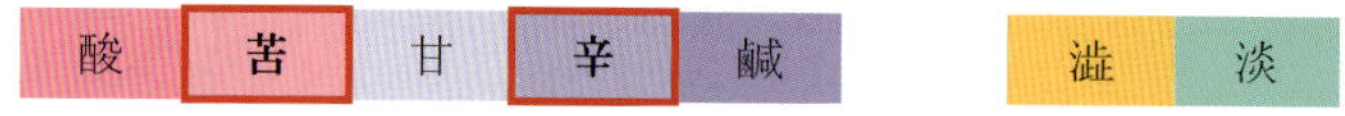

  + 한방 약성

  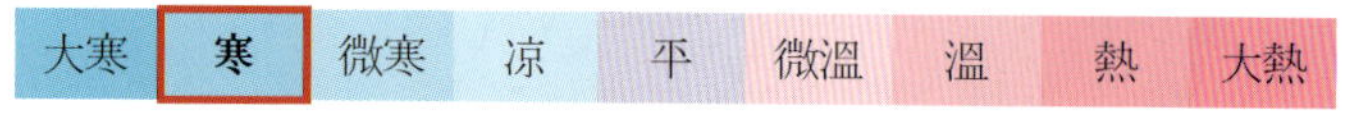

- **한방 작용부위(귀경, 歸經)** : 상산은 주로 폐, 간장, 심장 질환에 영향을 미친다.
- **한방 효능** : 가래와 침을 토해내게 한다(涌吐痰涎, 용토담연). 말라리아[瘧疾]를 억제한다 (截瘧, 절학).
- **약효 해설** : 가래를 제거한다. 말라리아를 예방한다. 해열 작용이 있다.
- **임상응용** : 각종 말라리아성 질환, 앞가슴과 양쪽 옆구리가 빵빵하면서 그득한 증상, 가슴이 답답한 증상에 쓴다.

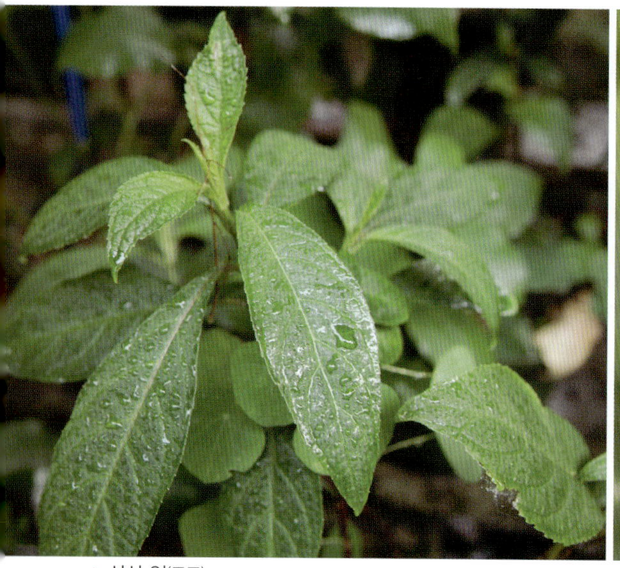

▲ 상산 잎(중국)

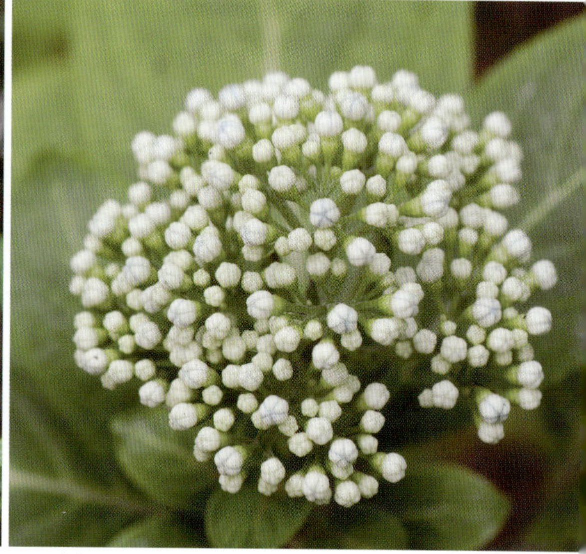

▲ 상산 꽃봉오리(일본)

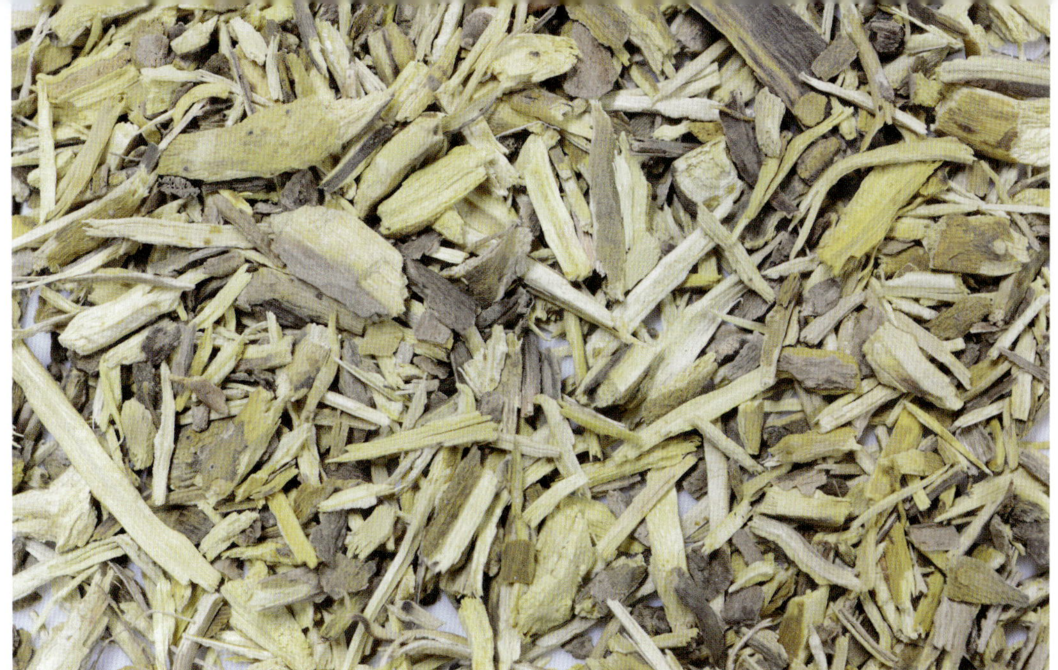

▲ 상산(약재, 절단)

| **약용법** | 뿌리 5~9g을 물 800mL에 넣고 달여서 반으로 나누어 아침저녁으로 마신다.

| **주의사항** | 최토 작용이 있으므로 너무 많은 용량을 쓰면 안 된다. 임신부는 사용을 삼간다.

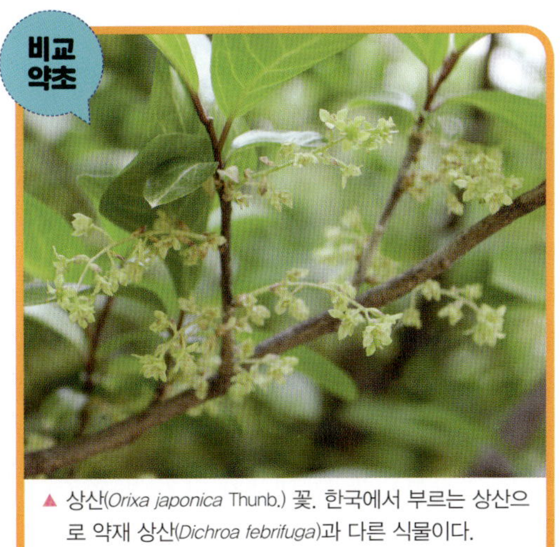

▲ 상산(*Orixa japonica* Thunb.) 꽃. 한국에서 부르는 상산으로 약재 상산(*Dichroa febrifuga*)과 다른 식물이다.

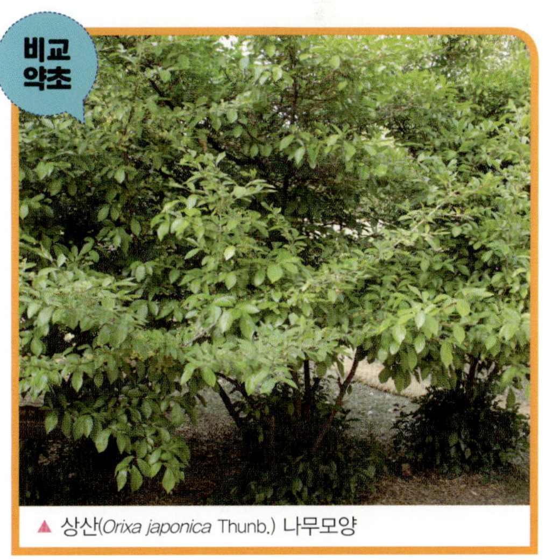

▲ 상산(*Orixa japonica* Thunb.) 나무모양

생강

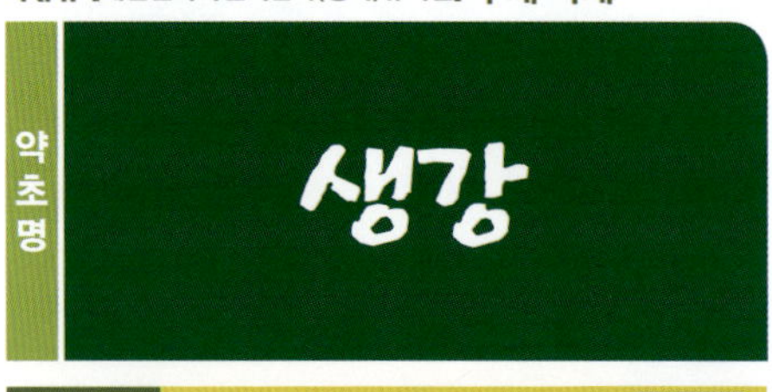

생강 生薑

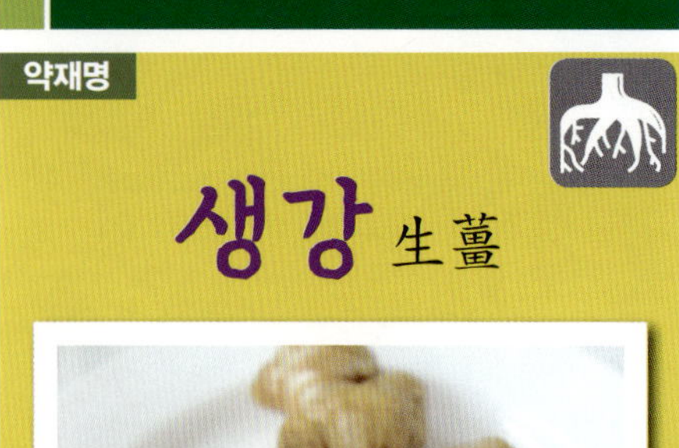

《동의보감》 탕액편에 기재된
조선시대(1610년)의 우리글 약초명

싱강

약초명 및 학명

생강
Zingiber officinale Roscoe

과명

생강과

약용부위

신선한 뿌리줄기

| 약재의 조선시대 의서(醫書) 수재 |

생강은 《동의보감》 탕액편(湯液篇)의 채소부(部)와 《방약합편》의 훈신채(葷辛菜, 매운맛이 나는 채소)편에 수재되어 있다.

|《동의보감》 탕액편의 효능 |

생강(生薑, 생강 뿌리줄기)은 성질이 약간 따뜻하고[微溫] 맛이 매우며[辛] 독이 없다. 오장(五藏)에 들어가며 담(痰)을 삭이고 기를 내린다. 구토를 멎게 하며 풍한습기(風寒濕氣)를 제거한다. 딸꾹질하며 기운이 치미는 것과 숨이 차고 기침하는 것을 치료한다. ○ 이 약의 성질은 따뜻하다고 하지만 껍질은 차다. 뜨겁게 하려면 껍질을 버리고 차게 하려면 껍질째로 써야 한다[본초].

|《동의보감》 탕액편의 원문 |

생강(生薑) 싱강 : 性微溫 味辛 無毒. 歸五藏 去痰下氣 止嘔吐 除風寒濕氣. 療咳逆上氣 喘嗽. ○ 性溫而皮寒 須熱卽去皮 要冷卽留皮.[本草] ○ 能制半夏·南星·厚朴之毒. 止嘔吐反胃之聖藥也.[湯液] ○ 古云 不徹薑食. 言可常啖. 但勿過多爾 夜間勿食. 又云 八九月多食薑 至春 患眼損壽 減筋力.[本草] ○ 我國惟全州多産焉.[俗方]

| 약초 · 약재의 해설 |

생강과 다른 녹나무과 식물인 생강나무(*Lindera obtusiloba* Blume)는 줄기나 잎에 상처를 내면 진한 향을 발산하는데 그 냄새가 마치 생강 같다 하여 붙여진 이름이다. 이른 봄에 노란 꽃이

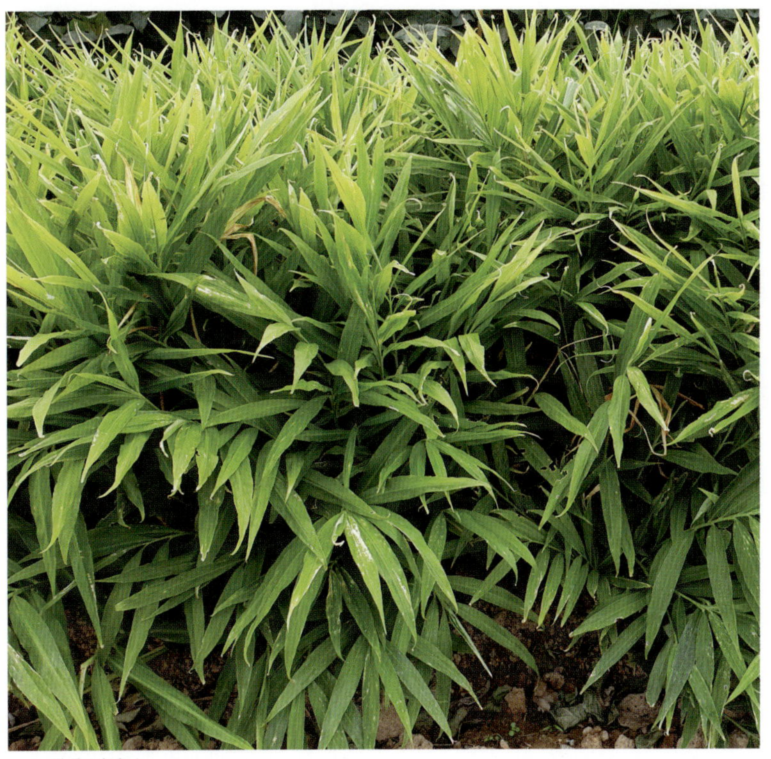
▲ 생강 지상부

허준, 《원본 동의보감》, 714쪽,
남산당(2014)
《동의보감》 세갑술중동 내의원교
정 완영중간(歲甲戌仲冬 內醫院校
正 完營重刊) 영인본

피어, 흔히 산수유로 잘못 보기도 한다.

| 식약처 인정 약초와 약재 |

- **약초·약재의 식약처 공정서 수재 :** 생강은 식품의약품안전처의 의약품 공정서인 《대한민
  국약전외한약(생약)규격집(KHP)》에 수재되어 있다.

- **약재의 라틴어 생약명 :** Zingiberis Rhizoma Recens

- **약재의 이명 또는 영명 :** Raw Ginger

- **식약처의 법정 기원식물과 약용부위 :** 약재 생강은 생강 *Zingiber officinale* Roscoe(생강과
  Zingiberaceae)의 신선한 뿌리줄기이다.

- **약재의 외부 형태 :** 이 약은 신선한 뿌리줄기로 납작하게 눌려 있거나 불규칙한 덩어리
  모양이며 대개는 갈라졌거나 또는 갈라진 덩어리이다. 덩어리 사이는 매우 가늘고 짧
  게 연결되어 있다.

○ **약재 저장법** : 밀폐용기(고형의 이물이 들어가는 것을 방지하고 내용의약품이 손실되지 않도록 보호할 수 있는 용기)

| 약재의 효능 |

○ **한방 효능 분류** : 해표약[解表藥, (땀을 내어) 체표를 풀어주는 약] - 발산풍한약(發散風寒藥, 체표에 머물러 있는 차가운 기운을 발산시키는 약)

○ **한방 약미(藥味)와 약성(藥性)** : 맛은 맵고 성질은 약간 따뜻하다.

+ 한방 약미

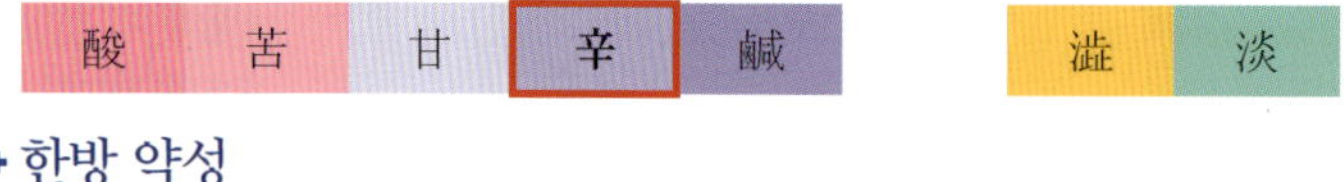

+ 한방 약성

○ **한방 작용부위(귀경, 歸經)** : 생강은 주로 폐, 비장, 위장 질환에 영향을 미친다.

○ **한방 효능** : 땀을 내어 체표에 있는 사기(邪氣)를 내보내고 추위를 없앤다(解表散寒, 해표산한). 배 속을 따뜻하게 하고 구토를 멎게 한다(溫中止嘔, 온중지구). 가래를 녹이고 기침을 멎게 한다(化痰止咳, 화담지해).

○ **약효 해설** : 소화가 안되고 구토가 일어날 때 사용한다. 한담(寒痰)이 폐(肺)에 침범하여 기침하는 병증에 유효하다.

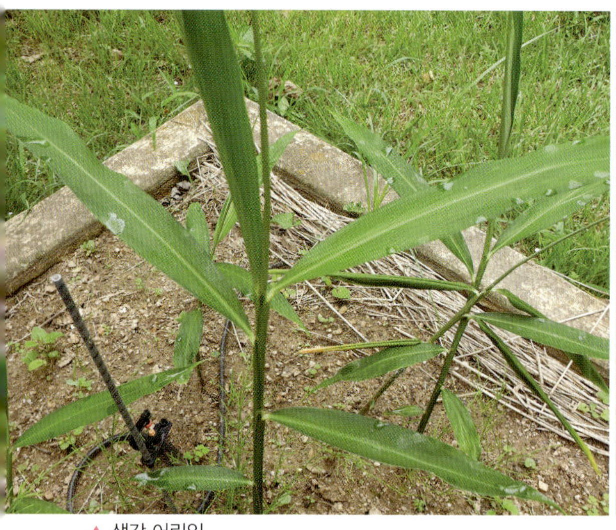

▲ 생강 어린잎

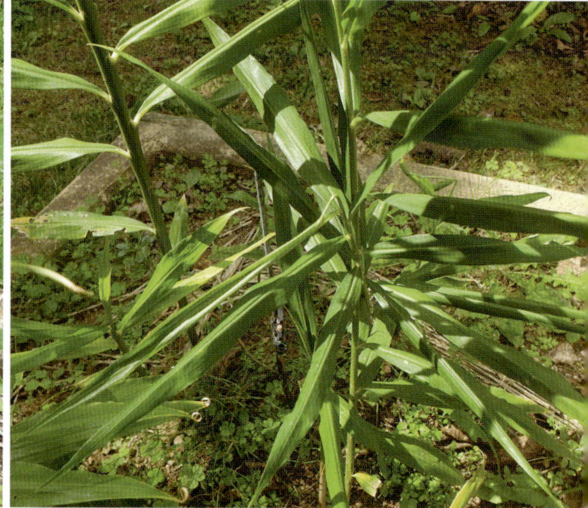

▲ 생강 잎

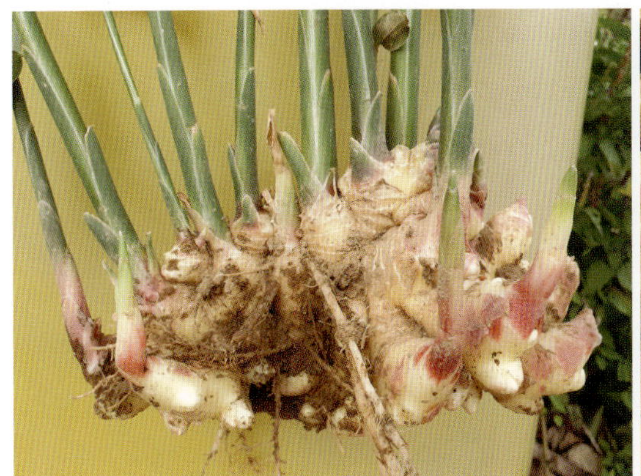

▲ 생강 뿌리줄기(채취품)

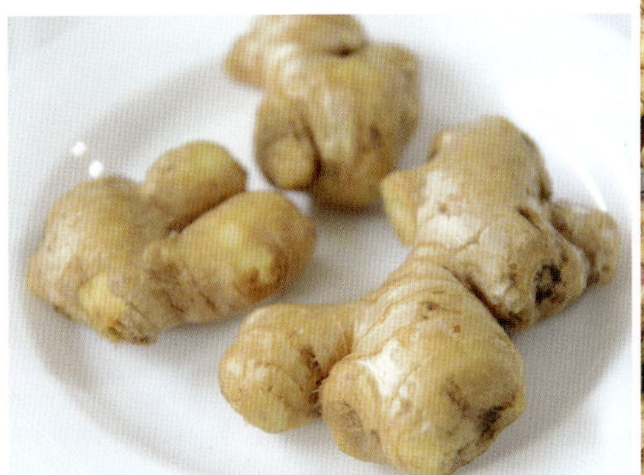

▲ 생강(약재, 전형)

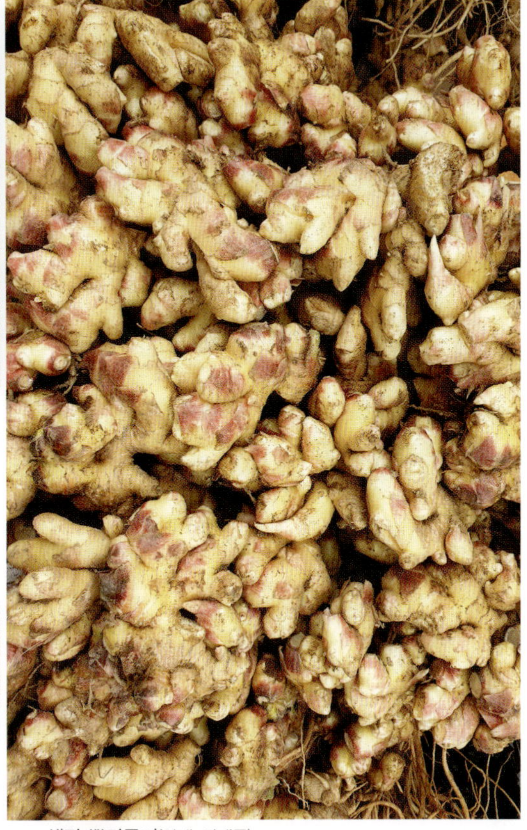

▲ 생강 뿌리줄기(약재, 판매품)

● **임상응용 :** 신진대사 기능을 촉진시키고 감기, 복통, 소화불량, 구토, 기침에 쓴다.

| **약용법** | 뿌리줄기 3~10g을 물 800mL에 넣고 달여서 반으로 나누어 아침저녁으로 마신다.

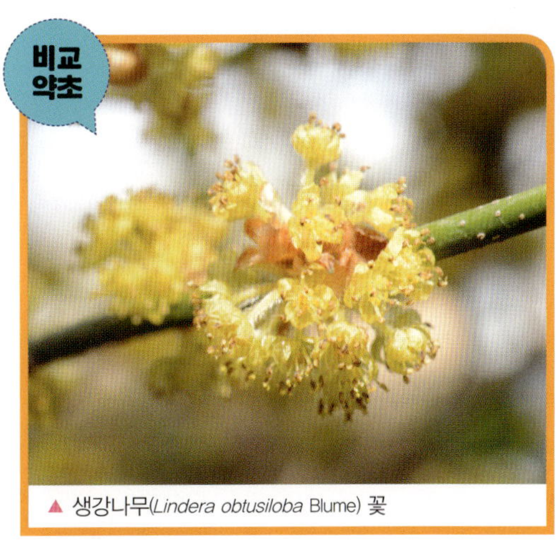

▲ 생강나무(*Lindera obtusiloba* Blume) 꽃

약초명

석류나무

약재명

석류 石榴

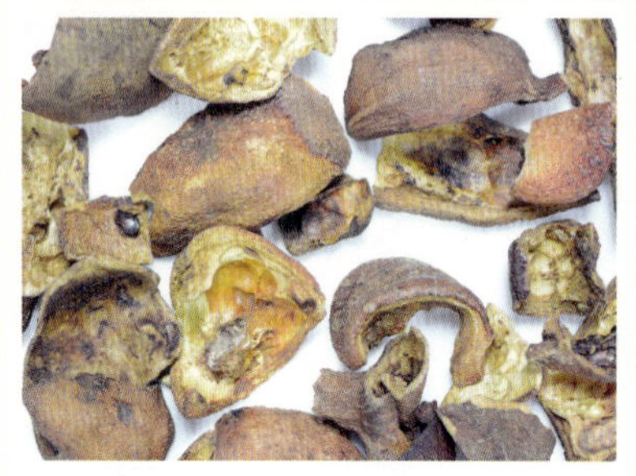

《동의보감》 탕액편에 기재된
조선시대(1610년)의 우리글 약초명

셕뉴

약초명 및 학명

석류나무
Punica granatum Linné

과명

석류나무과

약용부위

열매

| 약재의 조선시대 의서(醫書) 수재 |

석류는 《동의보감》 탕액편(湯液篇)의 나무부(部)와 《방약합편》의 산과(山果)편에 수재되어 있다.

|《동의보감》 탕액편의 효능 |

석류(石榴, 석류나무 열매)의 성질은 따뜻하며[溫] 맛이 달고[甘] 시며[酸] 독이 없다. 목 안이 마르는 것과 갈증을 치료한다. 폐(肺)를 손상시키니 많이 먹지 말아야 한다. ○ 석류는 남방에서 나는데 음력 8~9월에 열매를 딴다. 단 것과 신 것 2가지가 있는데 단 것은 먹을 수 있고, 신 것은 약으로 쓴다. 많이 먹으면 치아를 상하게 한다.

|《동의보감》 탕액편의 원문 |

석류(石榴) 셕뉴 : 性溫 味甘酸 無毒. 主咽燥渴. 損人肺 不可多食. ○ 生南方 八九月採實. 有甘酸二種 甘者可食 酸者入藥. 多食損齒. ○ 石榴 道家謂之三尸酒 云三尸得此果則醉也.[本草]

| 약초 · 약재의 해설 |

KHP는 한약 석류피를 '석류나무의 줄기, 가지 및 뿌리의 껍질'로 규정하지만 《중국약전》은 석류피를 '석류나무의 열매껍질'로 규정하고 있다.

| 식약처 인정 약초와 약재 |

○ 약초·약재의 식약처 공정서 수재 : 석류는 식품의약품안전처의 의약품 공정서인 《대한민국

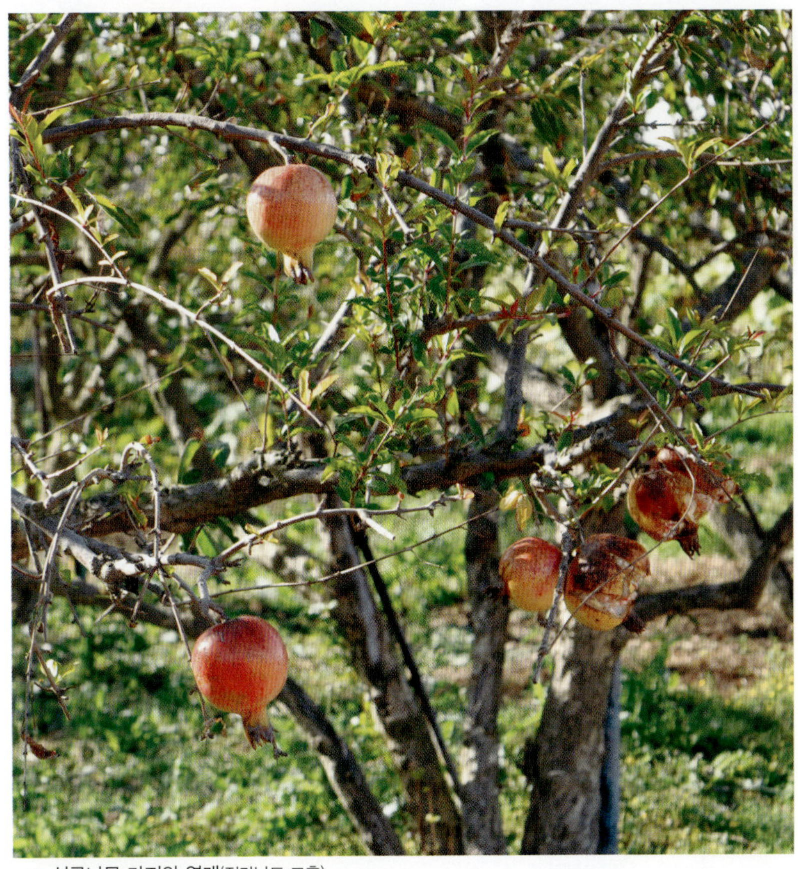
▲ 석류나무 가지와 열매(전라남도 고흥)

허준, 《원본 동의보감》,
713쪽, 남산당(2014)
《동의보감》 세갑술중동 내의
원교정 완영중간(歲甲戌仲冬
內醫院校正 完營重刊) 영인본

약전외한약(생약)규격집(KHP)》에 수재되어 있다.

○ **약재의 라틴어 생약명** : Granati Fructus

○ **식약처의 법정 기원식물과 약용부위** : 약재 석류는 석류나무 *Punica granatum* Linné(석류나무과 Punicaceae)의 열매이다.

○ **약재의 외부 형태** : 이 약은 열매로 불완전한 구형을 이루며, 지름이 6~10cm이다. 껍질은 적갈색~어두운 붉은색이고 흰색의 작은 돌기가 있으며, 껍질의 두께는 1.5~3mm이다.

○ **약재 저장법** : 밀폐용기(고형의 이물이 들어가는 것을 방지하고 내용의약품이 손실되지 않도록 보호할 수 있는 용기)

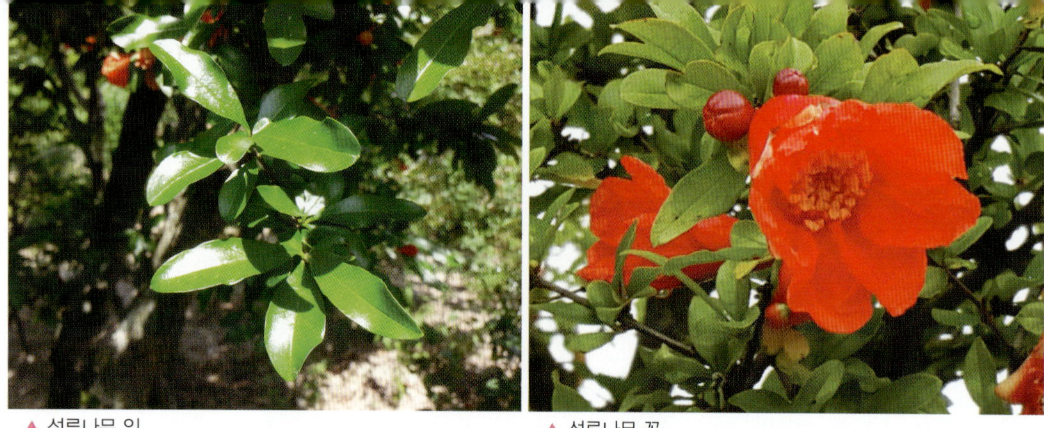

▲ 석류나무 잎   ▲ 석류나무 꽃

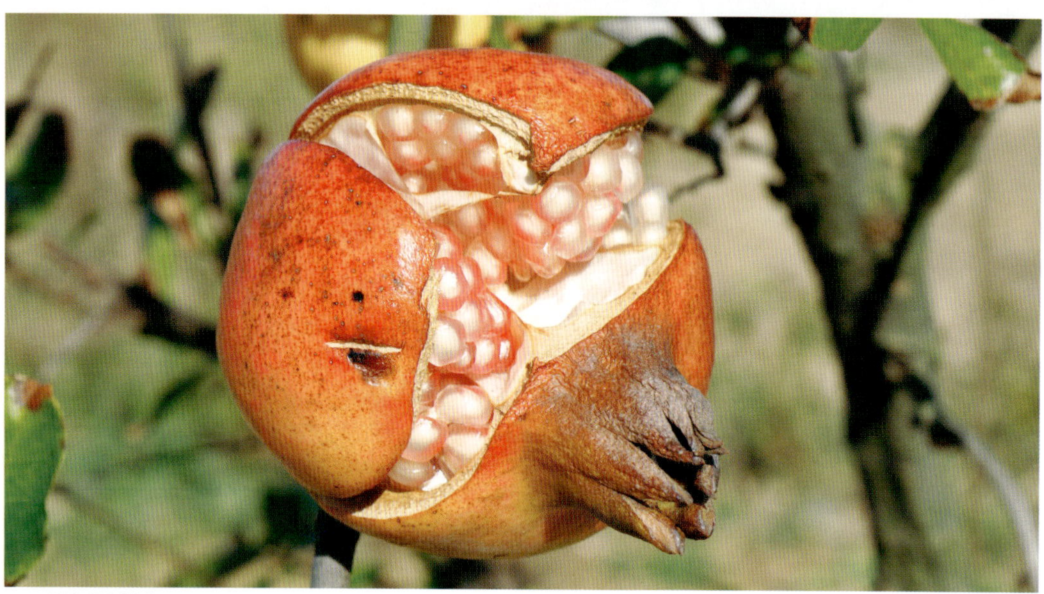

▲ 석류나무 열매

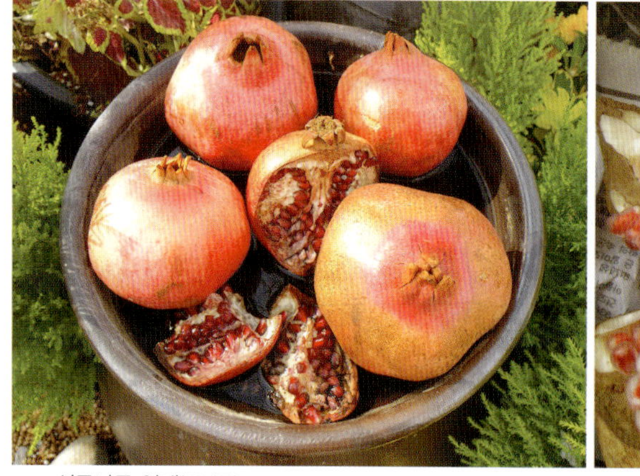

▲ 석류나무 열매(전시품)

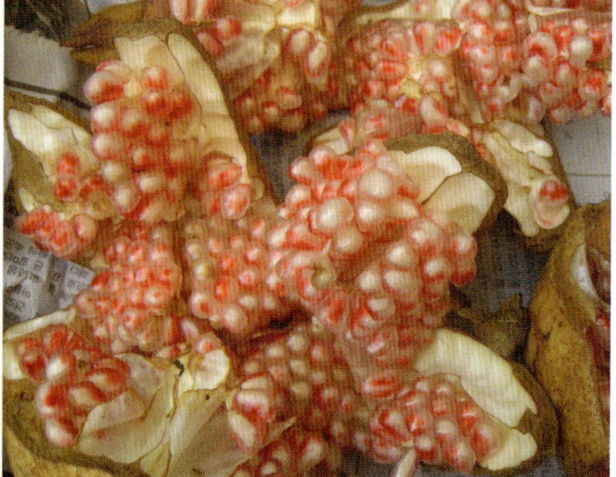

▲ 석류나무 씨

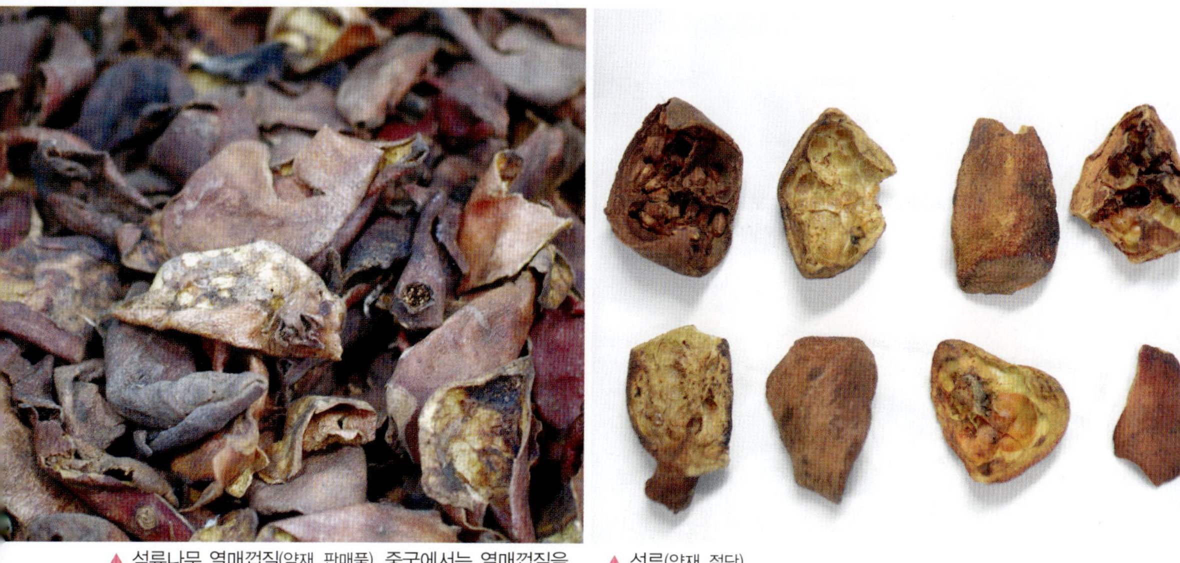

▲ 석류나무 열매껍질(약재, 판매품). 중국에서는 열매껍질을
석류피라고 부른다.

▲ 석류(약재, 절단)

| 약재의 효능 |

● **한방 약미(藥味)와 약성(藥性)** : 맛은 시고 성질은 따뜻하다.

+ 한방 약미

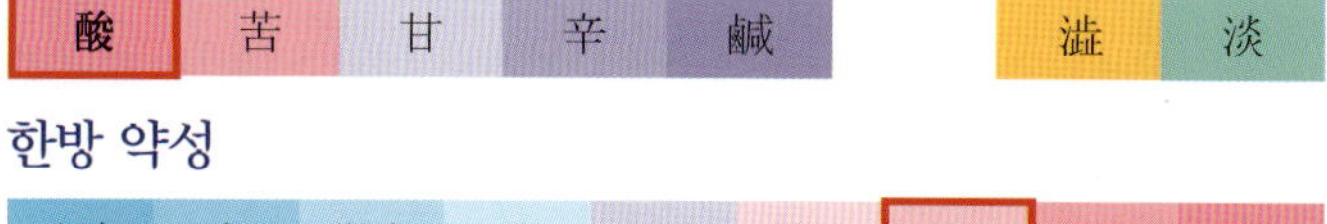

+ 한방 약성

● **한방 효능** : 갈증을 멎게 한다(止渴, 지갈). 설사를 멎게 한다(澁腸, 삽장). 출혈을 멎게 한다(止血, 지혈).

● **약효 해설** : 부정기 자궁출혈, 자궁에서 분비물이 나오는 증상을 치료한다. 오랜 설사를 멎게 한다. 진액(津液)을 생기게 하고 갈증을 없애는 효능이 있다. 살충 효능이 있다.

| 약용법 | 열매 6~9g을 물 800mL에 넣고 달여서 반으로 나누어 아침저녁으로 마신다.

약초명

석창포

약재명

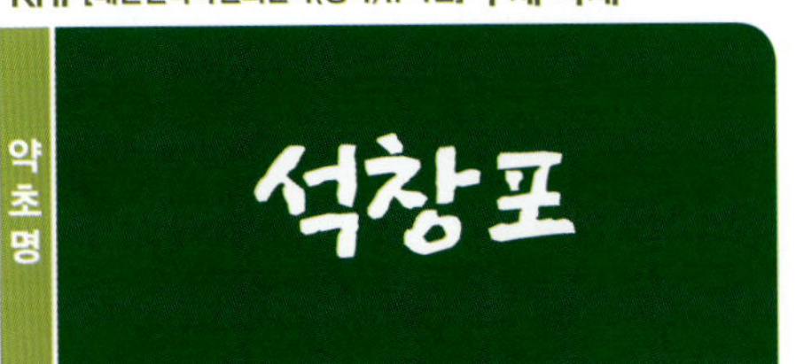

석창포 石菖蒲

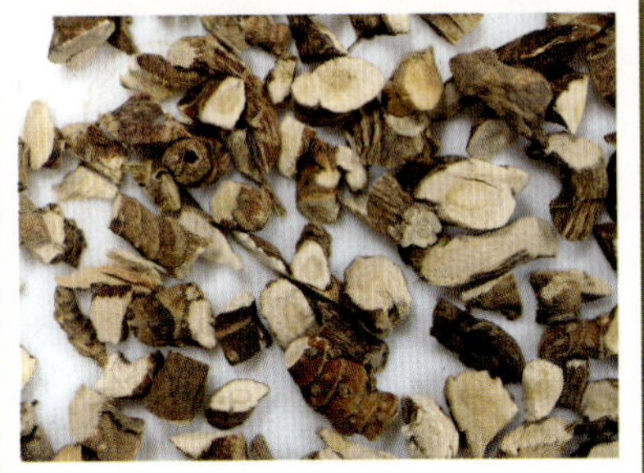

《동의보감》 탕액편에 기재된
조선시대(1610년)의 우리글 약초명

셕챵포

약초명 및 학명

석창포
Acorus gramineus Solander

과명

천남성과

약용부위

뿌리줄기

| 약재의 조선시대 의서(醫書) 수재 |

석창포는 《동의보감》 탕액편(湯液篇)의 풀부(部)와 《방약합편》의 수초(水草)편에 수재되어 있다.

| 《동의보감》 탕액편의 효능 |

창포(菖蒲, 석창포 뿌리줄기)의 성질은 따뜻하고[溫](보통이다[平]고도 한다) 맛이 매우며[辛] 독이 없다. 심의 구멍[心孔]을 열어주고 오장(五藏)을 보하며 몸에 있는 9개의 구멍을 잘 통하게 한다. 눈과 귀를 밝게 하며 목청을 좋게 한다. 풍습(風濕)으로 감각이 둔해진 것을 치료하며 배 속의 벌레를 죽인다. 이와 벼룩을 없애며 건망증을 치료한다. 지혜롭게 하고[長智] 명치가 아픈 것을 낫게 한다. ○ 산골짜기 개울가의 모래더미에서 자란다. 그 잎의 한가운데 잎맥이 있고 칼날 모양으로 되어 있다. 3.3cm[一寸, 일촌] 되는 뿌리에 9개의 마디 또는 12개의 마디로 된 것도 있다. 음력 5월, 12월에 뿌리를 캐어 그늘에서 말린다. 요즘 5월 초에 캐는데 지상에 드러난 뿌리는 쓰지 않는다.

| 《동의보감》 탕액편의 원문 |

창포(菖蒲) 셕챵포 : 性溫[一云平] 味辛 無毒. 主開心孔 補五藏 通九竅 明耳目 出音聲. 治風濕瘻痺 殺腹藏蟲 辟蚤虱 療多忘 長智 止心腹痛. ○ 生山中石澗沙磧上. 其葉中有脊狀如劍刃. 一寸九節者 亦有一寸十二節者. 五月十二月採根 陰乾. 今以五月五日採 露根不可用. ○ 初採虛軟 暴乾方堅實. 折之中心色

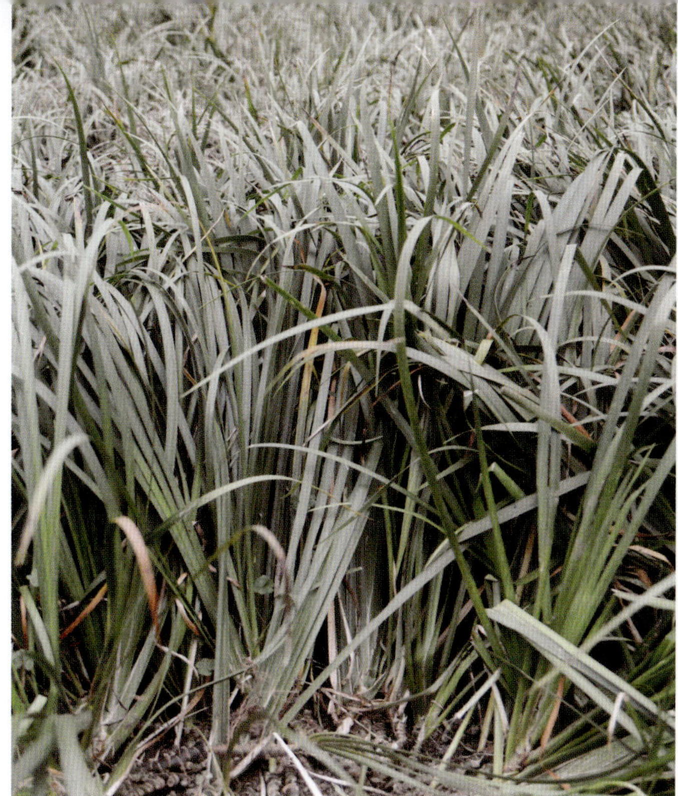

▲ 석창포 지상부(제주특별자치도)

허준, 《원본 동의보감》, 720쪽, 남산당(2014)
《동의보감》 세갑술중동 내의원교정 완영중간(歲
甲戌仲冬 內醫院校正 完營重刊) 영인본

微赤 嚼之辛香少滓. ○ 生下濕地. 大根者 名曰菖陽 止
主風濕. 又有泥菖夏菖 相似 幷辟螽蝨 不堪入藥. 又有水
菖 生水澤中. 葉亦相似 但中心無脊. [本草] ○ 蓀無劒脊
如韭葉者 是也. 菖蒲有脊 一如劒刃. [丹心]

| 약초 · 약재의 해설 |

《동의보감》 탕액편에 나오는 창포(菖蒲)는 현재의 식물명 석창포(石菖蒲)를 가리킨다.

| 식약처 인정 약초와 약재 |

- **약초·약재의 식약처 공정서 수재 :** 석창포는 식품의약품안전처의 의약품 공정서인 《대한 민국약전외한약(생약)규격집(KHP)》에 수재되어 있다.
- **약재의 라틴어 생약명 :** Acori Graminei Rhizoma
- **식약처의 법정 기원식물과 약용부위 :** 약재 석창포는 석창포 *Acorus gramineus* Solander(천남 성과 Araceae)의 뿌리줄기이다.

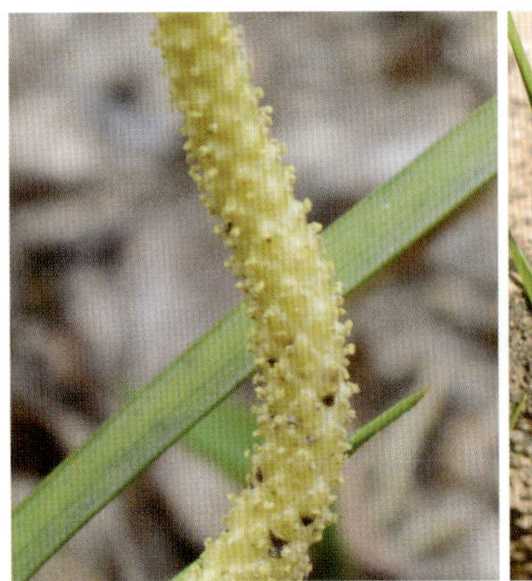

▲ 석창포 꽃

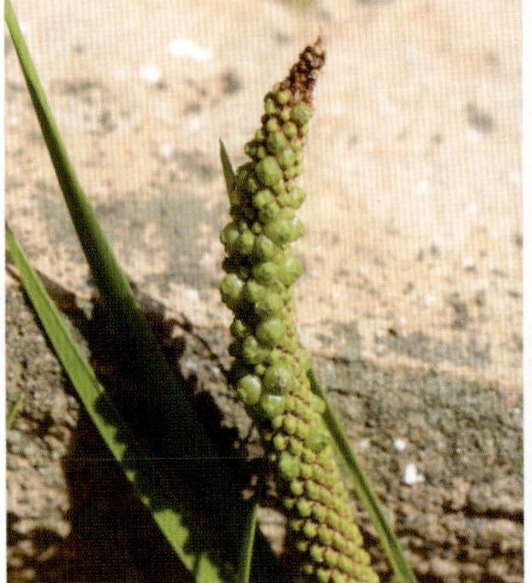

▲ 석창포 덜 익은 열매

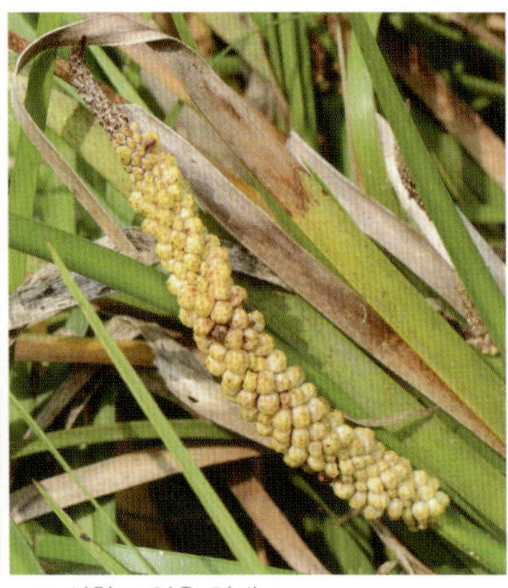

▲ 석창포 익은 열매

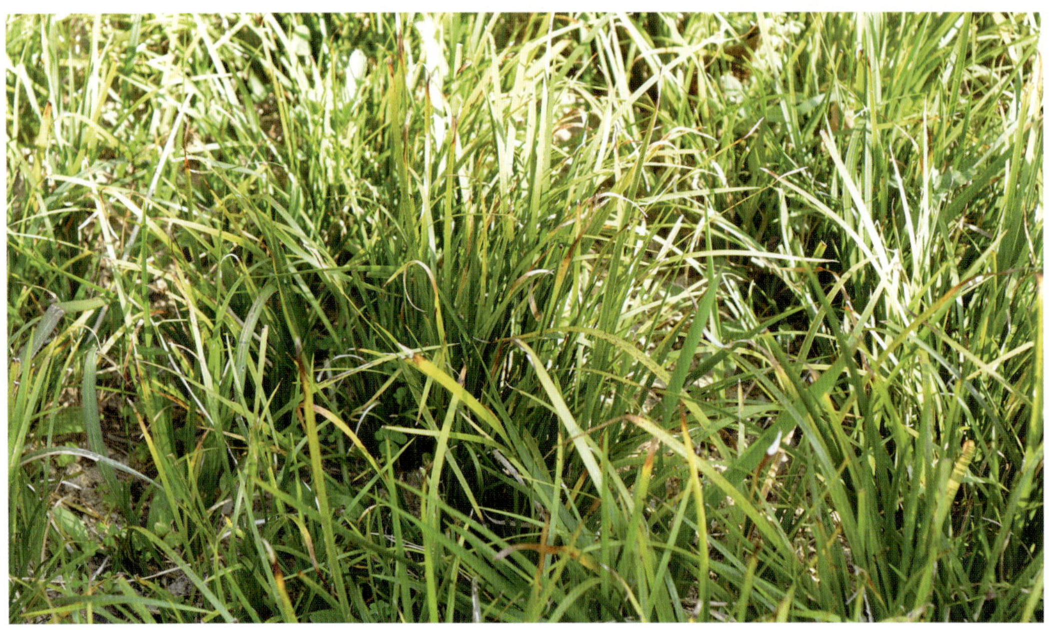

▲ 석창포 재배지

- **약재의 외부 형태 :** 이 약은 뿌리줄기로 약간 납작한 끈 모양이고 길이 10~20cm, 지름 2~10mm이다. 바깥면은 연한 황갈색~황적색이고 마디가 많으며 삼각형의 잎 자국이 좌우로 엇갈려서 배열하고 있다.
- **약재 저장법 :** 밀폐용기(고형의 이물이 들어가는 것을 방지하고 내용의약품이 손실되지 않도록 보호할 수 있는 용기)

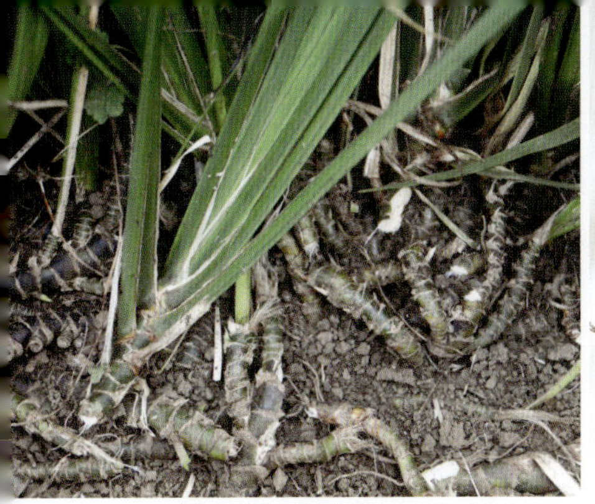
▲ 석창포 뿌리줄기와 잎(제주특별자치도)

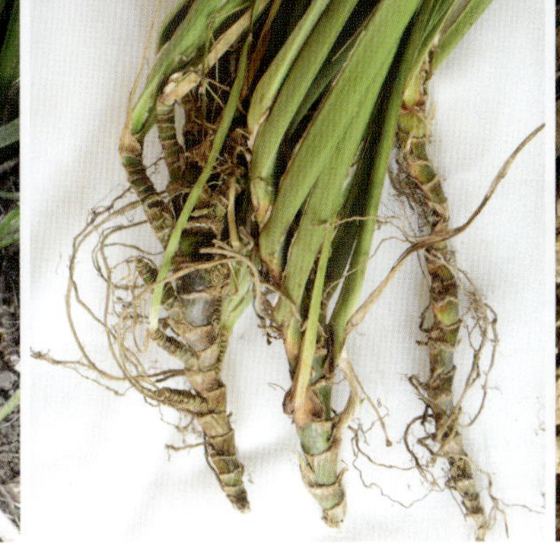
▲ 석창포 뿌리줄기와 뿌리(채취품)

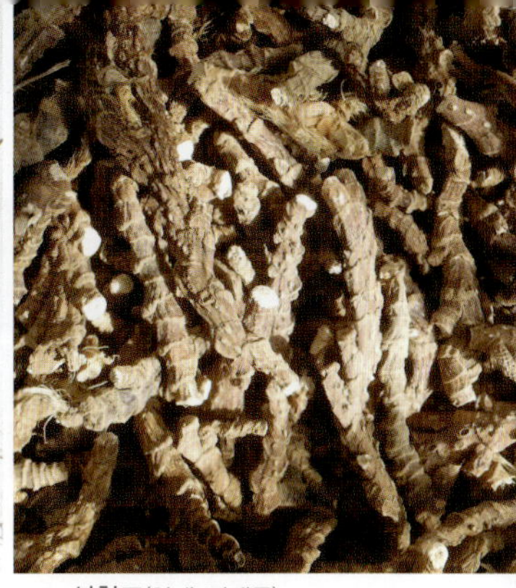
▲ 석창포(약재, 판매품)

| 약재의 효능 |

- **한방 효능 분류** : 개규약(開竅藥, 기운이 막힌 것을 뚫어주는 약)
- **한방 약미(藥味)와 약성(藥性)** : 맛은 맵고 쓰며 성질은 따뜻하다.

  + 한방 약미

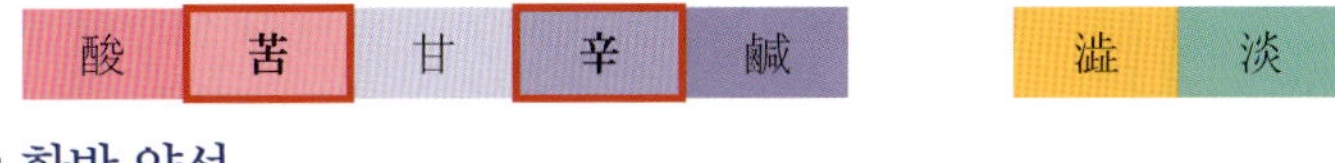

酸	**苦**	甘	**辛**	鹹		澁	淡

  + 한방 약성

大寒	寒	微寒	凉	平	微溫	**溫**	熱	大熱

- **한방 작용부위(귀경, 歸經)** : 석창포는 주로 심장, 위장 질환에 영향을 미친다.
- **한방 효능** : 담음(痰飮)을 제거하여 정신을 맑게 한다(開竅豁痰, 개규활담). 정신을 차리게 하고 인지 기능을 개선한다(醒神益智, 성신익지). 습기를 없애고 위장 기능을 정상화한다(化濕開胃, 화습개위).
- **약효 해설** : 정신이 혼미하거나 정신을 잃고 아픈 증상에 쓰인다. 건망증과 숙면을 이루지 못하는 증상에 유효하다. 이명(耳鳴)과 소리를 잘 듣지 못하는 증상에 사용한다. 위통, 복통을 치료한다.
- **임상응용** : 의식장애, 두통, 불면증, 건망증, 난청, 이명, 식욕부진, 복부가 비정상적으로 불룩 나온 증상, 복통, 하리에 쓴다.

| **북한에서의 효능** | 개규약으로서 심규를 열고 피를 잘 돌게 하며 가래를 삭이고 풍습을 없애며 입맛을 돋구고 독을 푼다.

| **약용법** | 뿌리줄기 3~10g을 물 800mL에 넣고 달여서 반으로 나누어 아침저녁으로 마신다.

약초명

약재명

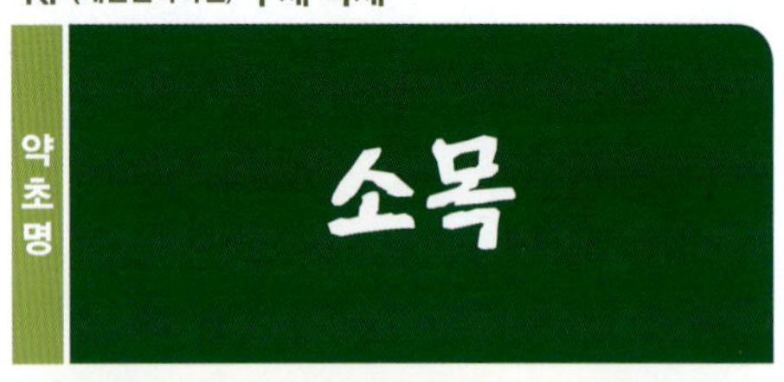

소목 蘇木

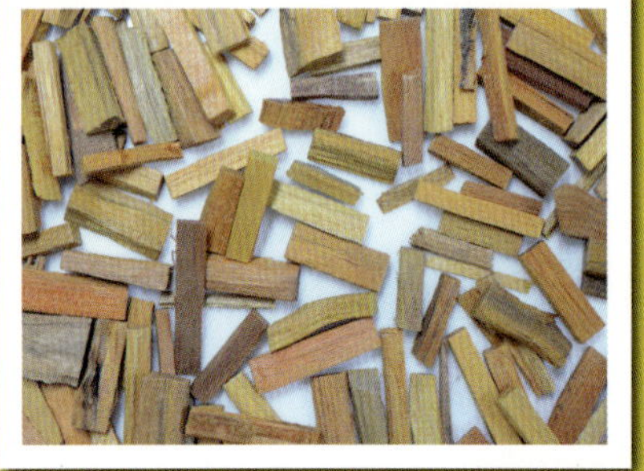

《동의보감》 탕액편에 기재된 조선시대(1610년)의 우리글 약초명

다목

약초명 및 학명

소목(蘇木)
Caesalpinia sappan Linné

과명

콩과

약용부위

심재

| 약재의 조선시대 의서(醫書) 수재 |

소목은 《동의보감》 탕액편(湯液篇)의 나무부(部)와 《방약합편》의 교목(喬木, 줄기가 곧고 굵으며 높이 자라는 나무)편에 수재되어 있다.

| 《동의보감》 탕액편의 효능 |

소방목(蘇方木, 소목 심재)의 성질은 보통이며[平](차다[寒]고도 한다) 맛은 달고[甘] 짜며[鹹] 독이 없다. 부인의 혈기통(血氣痛)으로 명치가 아픈 것, 산후에 어혈로 붓고 답답하면서 죽을 지경인 것, 여자가 피를 많이 흘려 이를 악물고 말을 하지 못하는 것을 치료한다. 옹종(癰腫)과 넘어지거나 다쳐서 생긴 어혈을 풀어 준다. 고름을 빼내며 통증을 멎게 하고 어혈을 잘 깨뜨린다. ○ 일명 소목(蘇木)이라고도 한다. 요즘 사람들은 물들이는 데 쓴다[본초].

| 《동의보감》 탕액편의 원문 |

소방목(蘇方木) 다목 : 性平[一云寒] 味甘鹹 無毒. 治婦人血氣心腹痛 及産後血脹悶欲死 女子血噤失音. 消癰腫 撲損瘀血 排膿止痛 能破血. ○ 一名蘇木 今人用染色者.[本草] ○ 酒煮 去皮節用.[入門]

| 식약처 인정 약초와 약재 |

○ 약초·약재의 식약처 공정서 수재 : 소목은 식품의약품안전처의 의약품 공정서인 《대한민국약전(KP)》에 수재되어 있다.

○ 약재의 라틴어 생약명 : Sappan Lignum

○ 약재의 이명 또는 영명 : Sappan Wood

○ 식약처의 법정 기원식물과 약용부위 : 약재 소

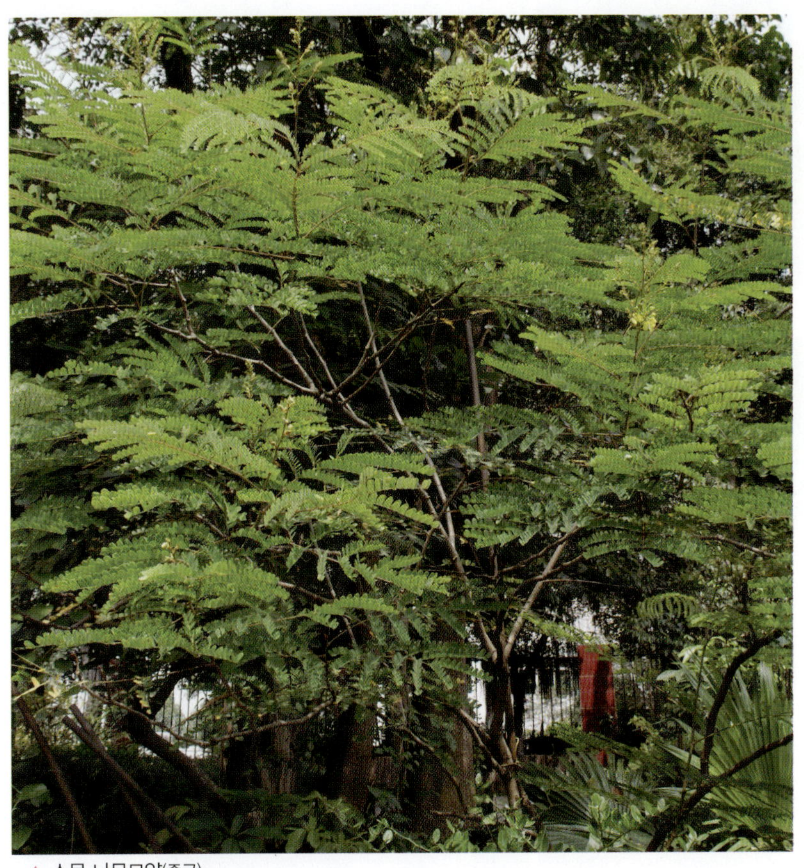

▲ 소목 나무모양(중국)

蘇方木 다목

性平(一云凉)味甘鹹無毒治婦人血氣心腹痛及產後血脹悶欲死女子血紫失音消癰腫撲損瘀血排膿止痛能破血○一名蘇木○酒煮去皮節用○今人用染色者韓

허준, 《원본 동의보감》, 746쪽, 남산당(2014)
《동의보감》 세갑술중동 내의원교정 완영중간(歲甲戌仲冬 內醫院校正 完營重刊) 영인본

목은 소목(蘇木) *Caesalpinia sappan* Linné(콩과 Leguminosae)의 심재 이다.

○ **약재의 외부 형태 :** 이 약은 심재 조각으로 긴 원기둥 모양, 반으로 자른 원기둥 모양 또는 막대 모양이다. 바깥면은 등적색~회갈색이나 때로 연한 갈색~회백색의 변재가 붙은 것도 있다.

○ **약재 저장법 :** 밀폐용기(고형의 이물이 들어가는 것을 방지하고 내용의약품이 손실되지 않도록 보호할 수 있는 용기)

| 약재의 효능 |

○ **한방 효능 분류 :** 활혈거어약(活血祛瘀藥, 혈액순환을 촉진하고 어혈을 제거하는 약)

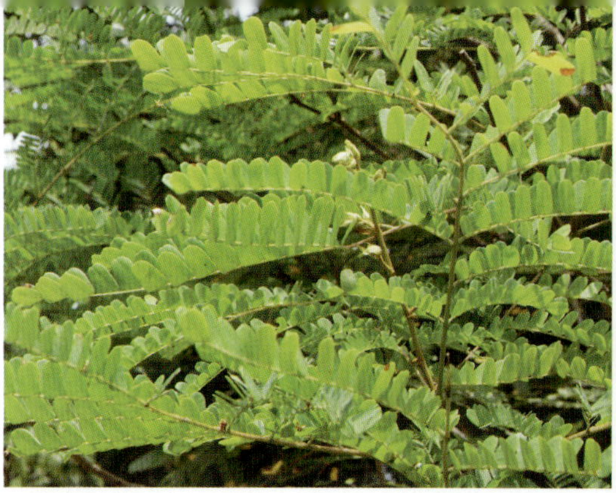

▲ 소목 잎(중국)

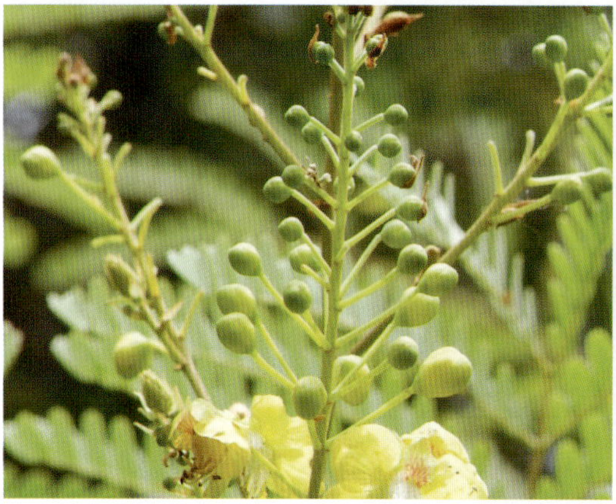

▲ 소목 꽃봉오리(중국)

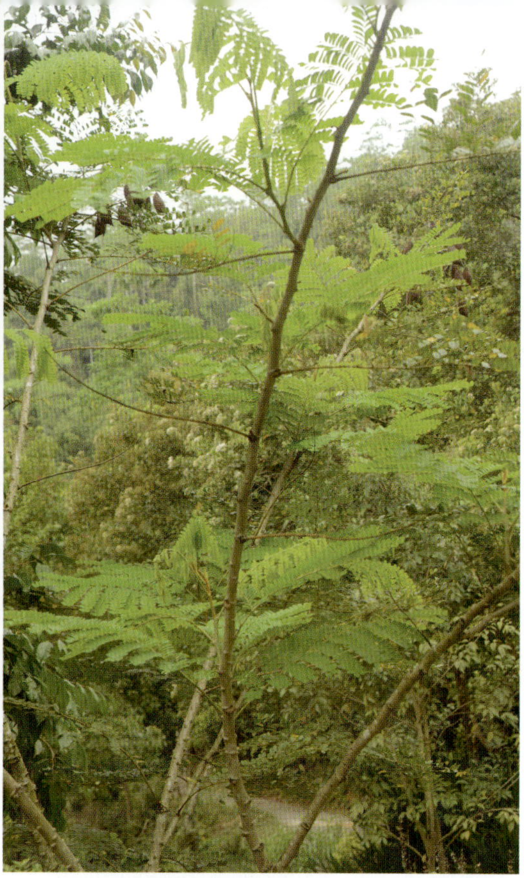

▲ 소목 가지(스리랑카)

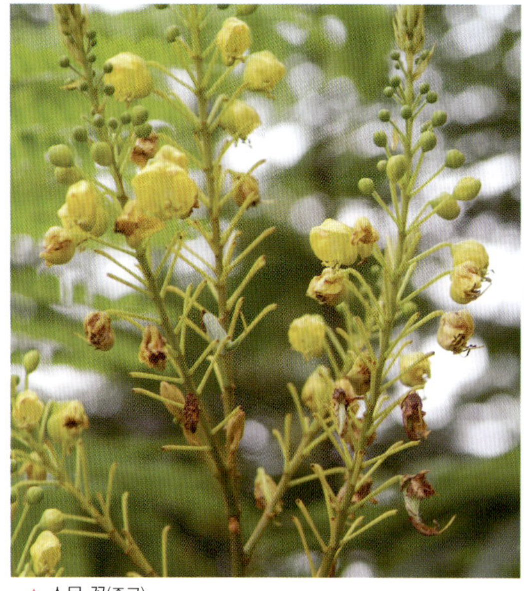

▲ 소목 꽃(중국)

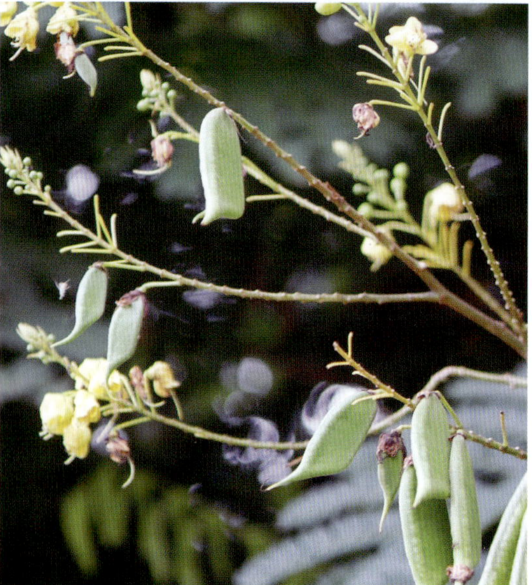

▲ 소목 열매(중국)

● **한방 약미(藥味)와 약성(藥性) :** 맛은 달고 짜며 성질은 보통이다.

+ 한방 약미

+ 한방 약성

● **한방 작용부위(귀경, 歸經) :** 소목은 주로 심장, 간장, 비장 질환에 영향을 미친다.

● **한방 효능 :** 혈액순환을 촉진하고 어혈을 없앤다(活血祛瘀, 활혈거어). 종기를 가라앉히고 통증을 멎게 한다(消腫止痛, 소종지통).

● **약효 해설 :** 산후(産後)에 머리가 찡찔하고 어지러운 증상에 쓰인다. 산후 어혈에 의한 창만동통에 사용한다. 가슴과 배가 찌르듯 아픈 증상을 낫게 한다. 이질, 파상풍(破傷風, 근육의 경련성 마비와 동통을 동반한 근육 수축을 일으키는 감염성 질환)을 치료한다. 천식에 유효하다.

● **임상응용 :** 월경통, 무월경, 중풍, 복통, 파상풍에 쓴다.

| **북한에서의 효능** | 행혈약으로서 피를 잘 돌게 하고 어혈을 없애며 아픔을 멈춘다.

| **약용법** | 심재 3~9g을 물 800mL에 넣고 달여서 반으로 나누어 아침저녁으로 마신다.

| **주의사항** | 임신부에게는 쓰지 않는다.

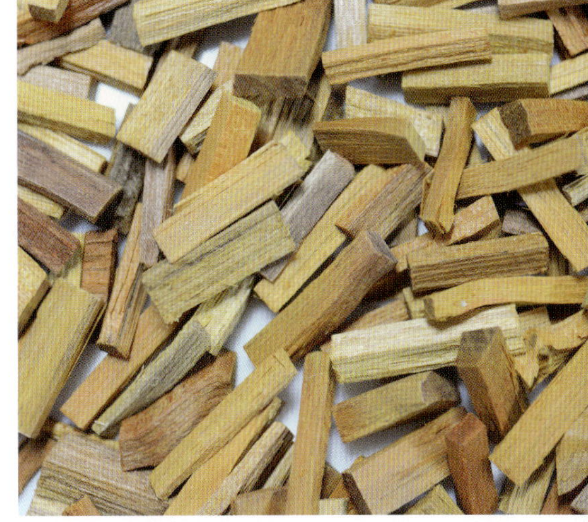

▲ 소목(약재, 절편)

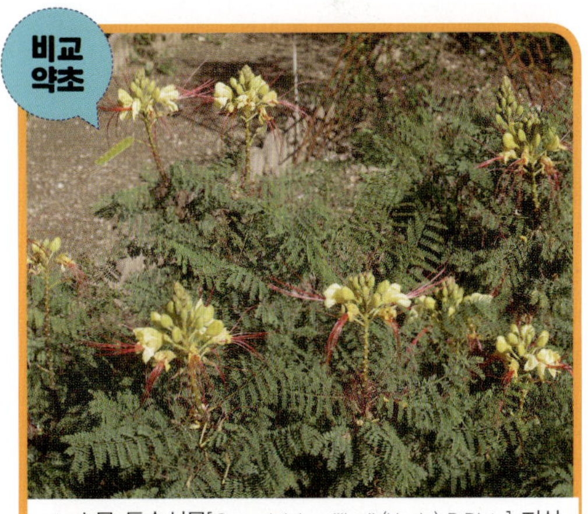

▲ 소목 동속식물[*Caesalpinia gilliesii* (Hook.) D.Dietr.] 지상부(프랑스)

약초명

소진교 마화진교

약재명

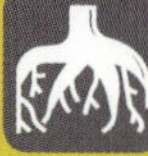

진교 秦艽

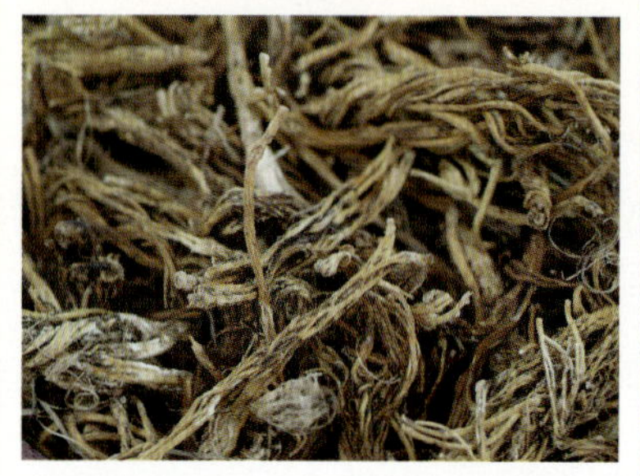

《동의보감》 탕액편에 기재된
조선시대(1610년)의 우리글 약초명

망초불휘

약초명 및 학명

소진교(小秦艽)
Gentiana dahurica Fisch.
마화진교(麻花秦艽)
Gentiana straminea Maxim.

과명

용담과

약용부위

뿌리

| 약재의 조선시대 의서(醫書) 수재 |

진교는 《동의보감》 탕액편(湯液篇)의 풀부(部)와 《방약합편》의 산초(山草)편에 수재되어 있다.

| 《동의보감》 탕액편의 효능 |

진교(秦艽, 소진교, 마화진교 뿌리)의 성질은 보통이며[平] 약간 따뜻하고[微溫](서늘하다[冷]고도 한다) 맛은 쓰고[苦] 매우며[辛] 독이 없다. 풍한습(風寒濕)으로 뼈마디가 아프고 손발이 저린 증상에 주로 쓴다. 갓 생긴 것이든 오래된 것이든 상관없이 풍병[風]으로 전신이 당기고 사지관절이 아픈 것을 낫게 한다. 주황(酒黃), 황달(黃疸), 몸이 허약하여 뼛속이 후끈후끈 달아오르는 증상을 치료하고 대소변을 잘 나오게 한다. ○ 일명 진과(秦瓜)라고도 하며 산에서 자란다. 뿌리는 황토색이며 그물과 같이 서로 얽혀 있다. 길이는 30cm[一尺, 일척] 정도이다. 잎은 상추 잎[萵苣葉, 와거엽]처럼 푸르다. 음력 6월에 칡 꽃[葛花, 갈화]과 같은 자주색의 꽃이 피며 그 달에 씨를 맺는다. 음력 2월, 8월에 뿌리를 캐어 햇볕에 말려서 쓴다. 반드시 신선하고 그물 무늬가 있는 것을 사용해야 한다[본초].

| 《동의보감》 탕액편의 원문 |

진교(秦艽) 망초불휘 : 性平 微溫[一云冷] 味苦 辛 無毒. 主風寒濕痺. 療風無問久新 通身攣 急 肢節痛. 療酒黃 黃疸 骨蒸 利大小便. ○ 一名秦瓜 生山中. 根土黃色而相交紏 長一尺 以來. 葉青如萵苣葉. 六月開花 紫色似葛花

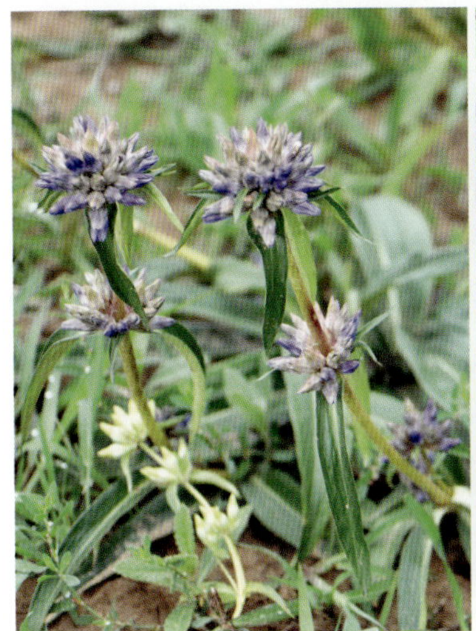

▲ 소진교 지상부(중국)

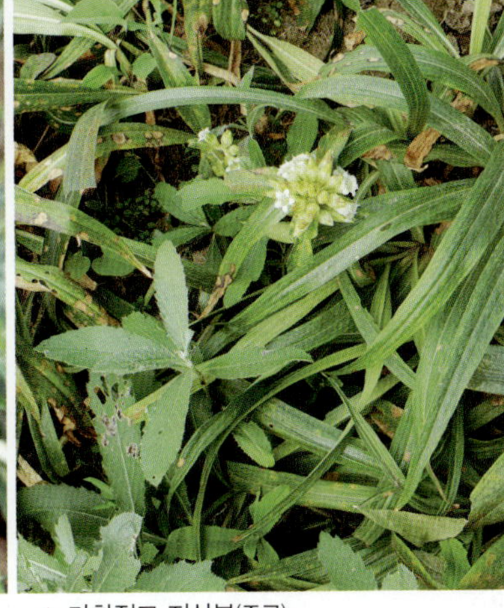

▲ 마화진교 지상부(중국)

當月結子. 二月八月採根 暴乾. 須用新好羅文者 佳.[本草] ○ 手陽明經藥也. 治腸風瀉血 去陽明經風濕. 水洗去土用之.[湯液]

| 약초 · 약재의 해설 |

우리나라에서 진교를 한자로 '秦艽(진봉)'이라 쓰고 '진범'이라고 읽기도 하였으며, 미나리아재비과에 속한 식물인 진범(*Aconitum pseudolaeve* Nakai) 또는 흰진범(*Aconitum longecassidatum* Nakai)을 진교로 잘못 사용하기도 하였다. 진범과 흰진범은 *Aconitum*속으로서 독성이 강하므로, 초오(草烏)의 대용품은 될 수 있을지언정 진교의 대용품은 될 수 없다.[참고문헌: 23]

| 식약처 인정 약초와 약재 |

- **약초·약재의 식약처 공정서 수재** : 진교는 식품의약품안전처의 의약품 공정서인 《대한민국약전외한약(생약)규격집(KHP)》에 수재되어 있다.
- **약재의 라틴어 생약명** : Gentianae Macrophyllae Radix
- **식약처의 법정 기원식물과 약용부위** : 약재 진교는 큰잎용담 *Gentiana macrophylla* Pallas, 마화진교(麻花秦艽) *Gentiana straminea* Maxim., 조경진교(粗莖秦艽) *Gentiana crassicaulis*

秦艽 망초불휘
性平微溫一云味苦辛無毒主風寒濕
痺療風無問久新通身攣急肢節痛療酒黃黃
拍骨交慈斜利長大一小便以○一葉名青秦如瓜蒿生葍山中根六月土開黃花色紫而
好色羅似文蔦者花當韓月○結手子陽二明經八藥月也採根暴乾瀉煩血用去新
洗陽去明土經用風之濕瀉水

허준, 《원본 동의보감》, 728쪽, 남산당(2014)

《동의보감》 세갑술중동 내의원교정 완영중간(歲甲戌仲冬 內醫院校正 完營重刊) 영인본

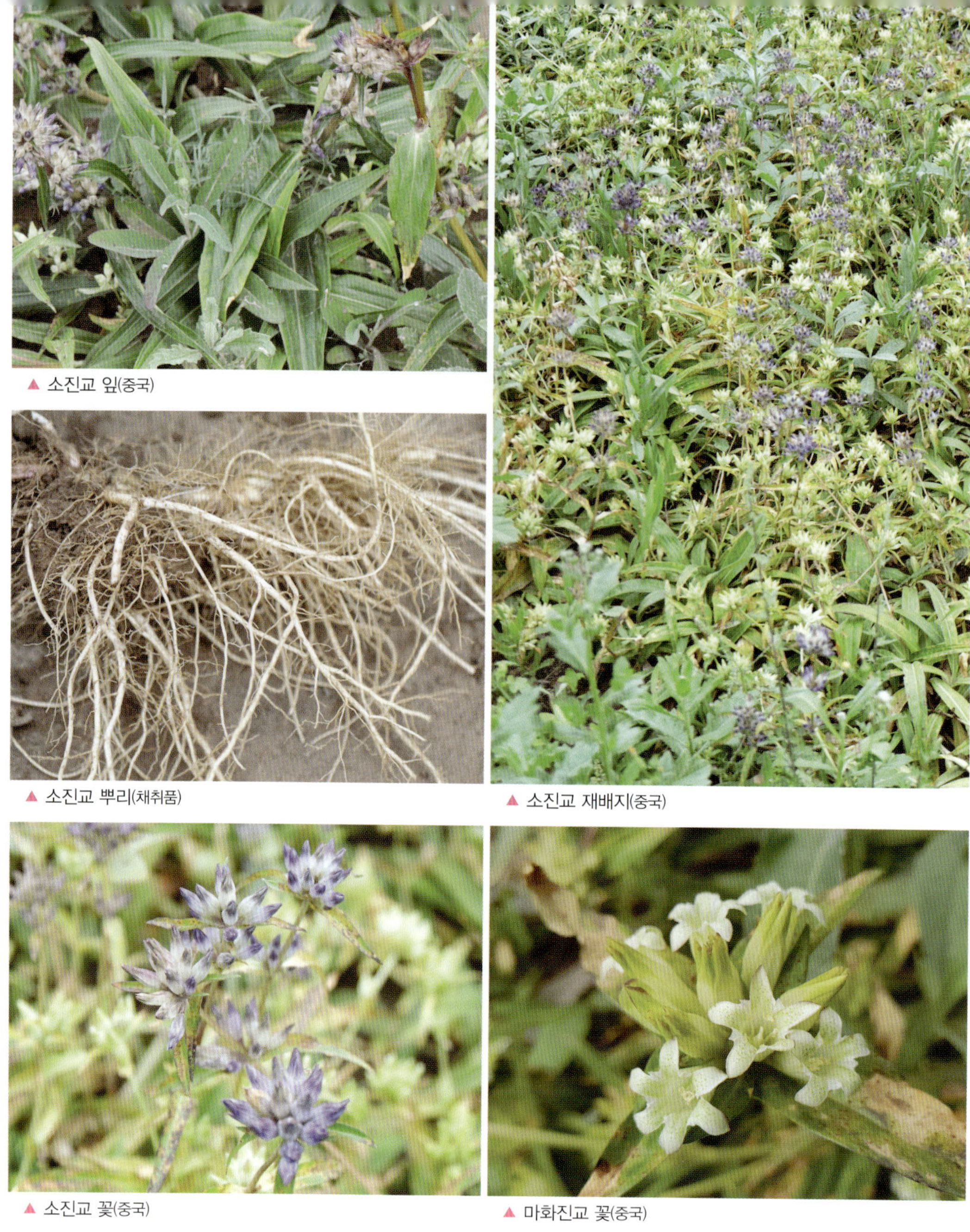

▲ 소진교 잎(중국)

▲ 소진교 뿌리(채취품)

▲ 소진교 재배지(중국)

▲ 소진교 꽃(중국)

▲ 마화진교 꽃(중국)

Duthie ex Burk 또는 소진교(小秦艽) *Gentiana dahurica* Fisch.(용담과 Gentianaceae)의 뿌리
이다.

○ **약재의 외부 형태 :** 마화진교의 뿌리는 원뿔 모양이고 대부분 여러 개의 작은 뿌리가 모

여 팽대해졌고 지름 7cm이다. 바깥면은 갈색이며 거칠고 그물 모양의 공문(孔紋)인 갈
라진 틈이 있다.

- **약재 저장법 :** 밀폐용기(고형의 이물이 들어가는 것을 방지하고 내용의약품이 손실되지 않도록
보호할 수 있는 용기)

| 약재의 효능 |

- **한방 효능 분류 :** 거풍습약(祛風濕藥, 저리고 아픈 것을 치료하는 약) - 거풍습지비통약(祛風
濕止痺痛藥, 풍습을 제거하며 저리고 아픈 것을 멈추는 약)

- **한방 약미(藥味)와 약성(藥性) :** 맛은 맵고 쓰며 성질은 보통이다.

+ 한방 약미

| 酸 | **苦** | 甘 | **辛** | 鹹 | | 澁 | 淡 |

+ 한방 약성

| 大寒 | 寒 | 微寒 | 涼 | **平** | 微溫 | 溫 | 熱 | 大熱 |

- **한방 작용부위(귀경, 歸經) :** 진교는 주로 간장, 위장, 담낭 질환에 영향을 미친다.

- **한방 효능 :** 풍사(風邪)와 습사(濕邪)를 없앤다(祛風濕, 거풍습). 습(濕)과 열(熱)이 결합된
나쁜 기운을 없앤다(淸濕熱, 청습열). 저리고 아픈 것을 멎게 한다(止痺痛, 지비통). 허열
을 없앤다(退虛熱, 퇴허열).

- **약효 해설 :** 팔다리를 잘 쓰지 못하고 마
비되며 아픈 증상에 쓰인다. 뼈마디가
시리고 아픈 병증에 사용한다. 반신불
수 치료에 도움이 된다. 황달에 유효하
다. 해열, 진통, 이뇨 작용이 있다.

- **임상응용 :** 류머티즘, 황달, 열성하리(熱
性下痢), 치루(痔瘻)에 쓴다.

| 약용법 | 뿌리 3~10g을 물 800mL에 넣
고 달여서 반으로 나누어 아침저녁으로
마신다.

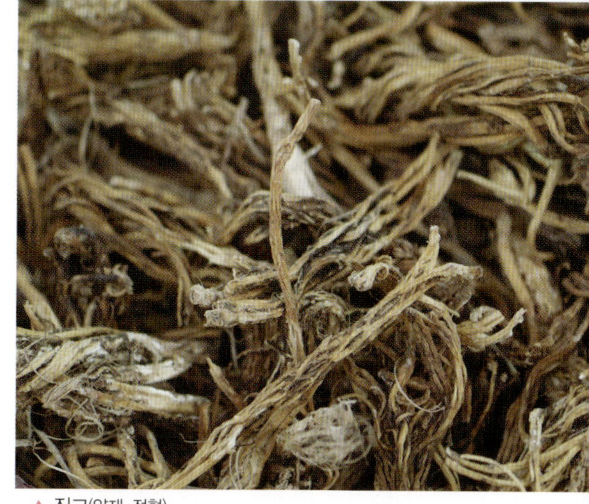

▲ 진교(약재, 전형)

속새

약재명

목적 木賊

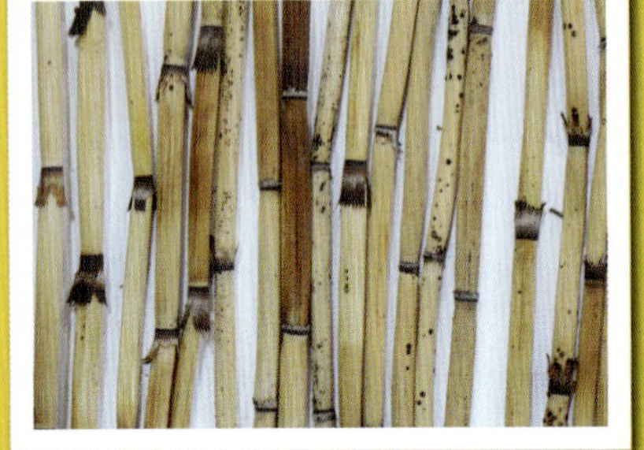

《동의보감》 탕액편에 기재된
조선시대(1610년)의 우리글 약초명

속새

약초명 및 학명
속새
Equisetum hyemale Linné

과명
속새과

약용부위
지상부

| 약재의 조선시대 의서(醫書) 수재 |

목적은 《동의보감》 탕액편(湯液篇)의 풀부(部)와 《방약합편》의 습초(濕草)편에 수재되어 있다.

| 《동의보감》 탕액편의 효능 |

목적(木賊, 속새 지상부)의 성질은 보통이고 [平] 맛은 달며[甘] 약간 쓰고[微苦] 독이 없다. 간담(肝膽)을 보하고 눈을 밝게 하며 예막(瞖膜)을 없앤다. 장풍(腸風)으로 하혈(下血)하는 것, 대변에 피가 섞여 나오는 것을 멎게 한다. 풍사를 제거하며 월경이 멎지 않는 것, 부정기 자궁출혈, 적백대하를 낫게 한다. ○ 곳곳에서 난다. 마디를 제거하고 쓰며 안약으로 많이 사용한다. 어린 사내아이의 소변[童便, 동변]에 하룻밤 담갔다가 햇볕에 말려서 쓴다[본초].

| 《동의보감》 탕액편의 원문 |

목적(木賊) 속새 : 性平 味甘微苦 無毒. 益肝膽 明目 退瞖膜. 療腸風下血 止血痢 去風. 主月水不斷 崩中赤白. ○ 處處有之. 去節用 眼藥多用. 童便浸一宿 曬乾用.[本草] ○ 此物發汗至易. 去節剉 以水濕潤 火上烘用.[丹心]

| 약초 · 약재의 해설 |

쇠뜨기(*Equisetum arvense* L.)의 지상부인 문형(問荊)은 목적의 위품(가짜품)이다.[참고문헌: 24]

| 식약처 인정 약초와 약재 |

○ **약초·약재의 식약처 공정서 수재** : 목적은 식품의약품안전처의 의약품 공정서인 《대한민국

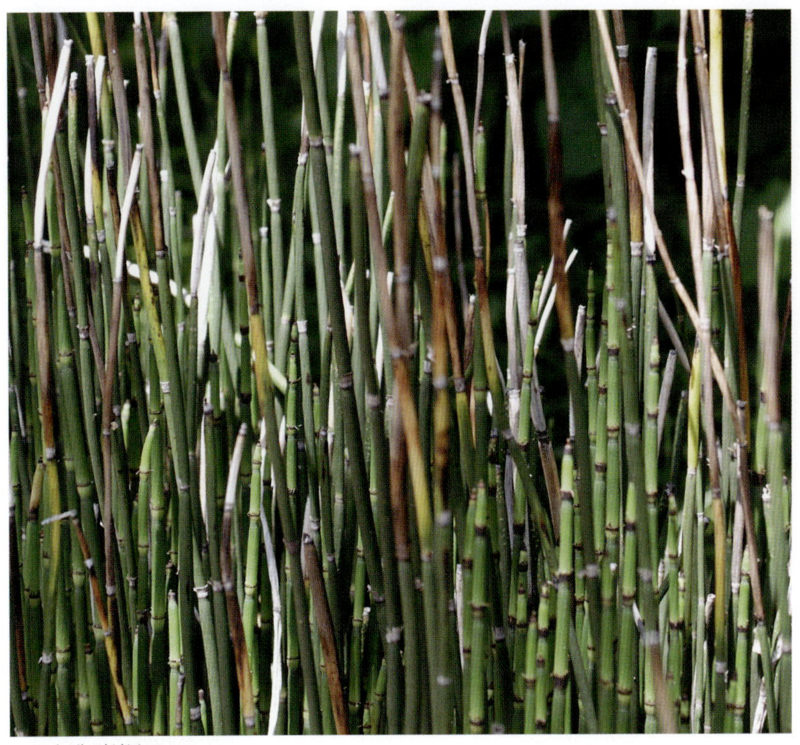

▲ 속새 지상부

허준, 《원본 동의보감》,
736쪽, 남산당(2014)
《동의보감》 세갑술중동 내의
원교정 완영중간(歲甲戌仲冬
內醫院校正 完營重刊) 영인본

약전외한약(생약)규격집(KHP)》에 수재되어 있다.

- **약재의 라틴어 생약명 :** Equiseti Herba
- **식약처의 법정 기원식물과 약용부위 :** 약재 목적은 속새 *Equisetum hyemale* Linné(속새과 Equisetaceae)의 지상부이다.
- **약재의 외부 형태 :** 이 약은 지상부로 긴 원통 모양이고 길이 30~60cm이다. 바깥면은 회녹색~황록색이고 세로로 8~30개의 움푹한 홈이 있으며 까칠까칠하다.
- **약재 저장법 :** 밀폐용기(고형의 이물이 들어가는 것을 방지하고 내용의약품이 손실되지 않도록 보호할 수 있는 용기)

| 약재의 효능 |

- **한방 효능 분류 :** 해표약[解表藥, (땀을 내어) 체표를 풀어주는 약] - 발산풍열약(發散風熱藥, 체표에 머물러 있는 뜨거운 기운을 발산시키는 약)

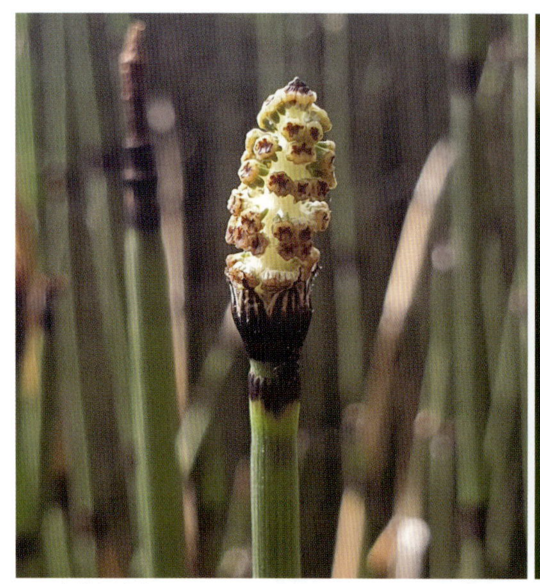

▲ 속새 포자낭

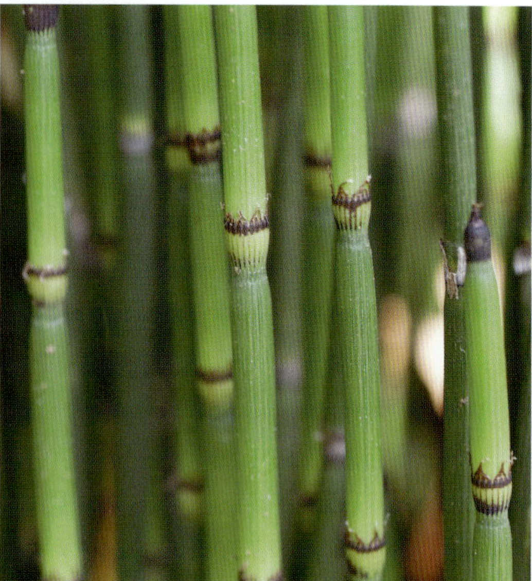

▲ 속새 줄기

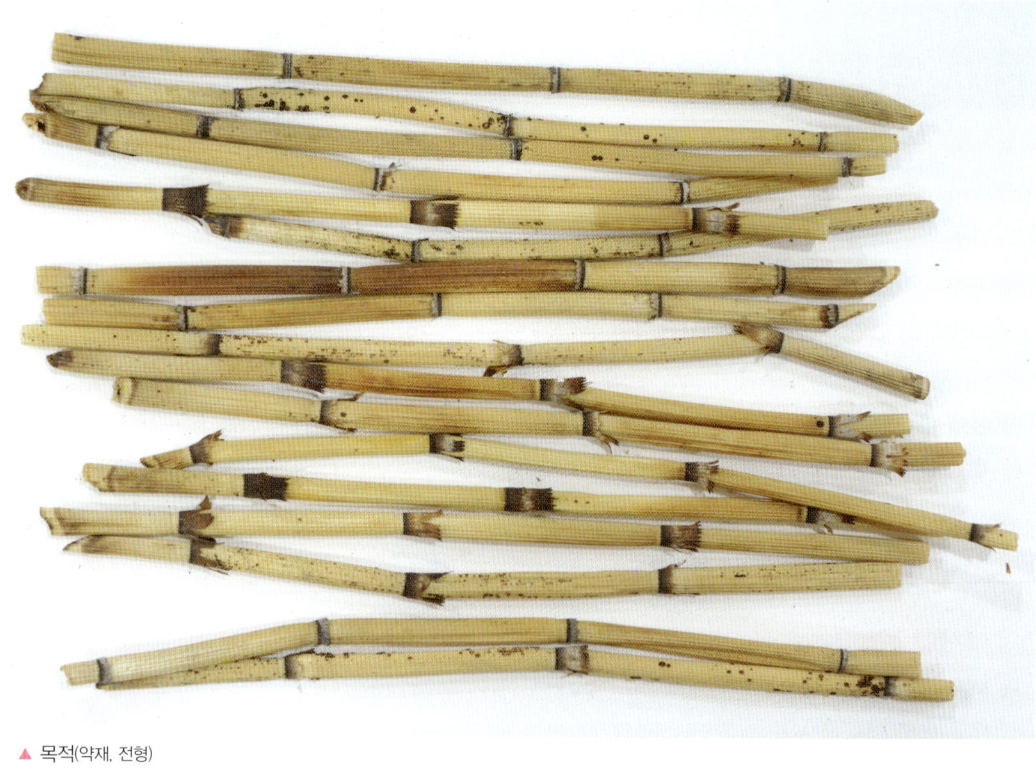

▲ 목적(약재, 전형)

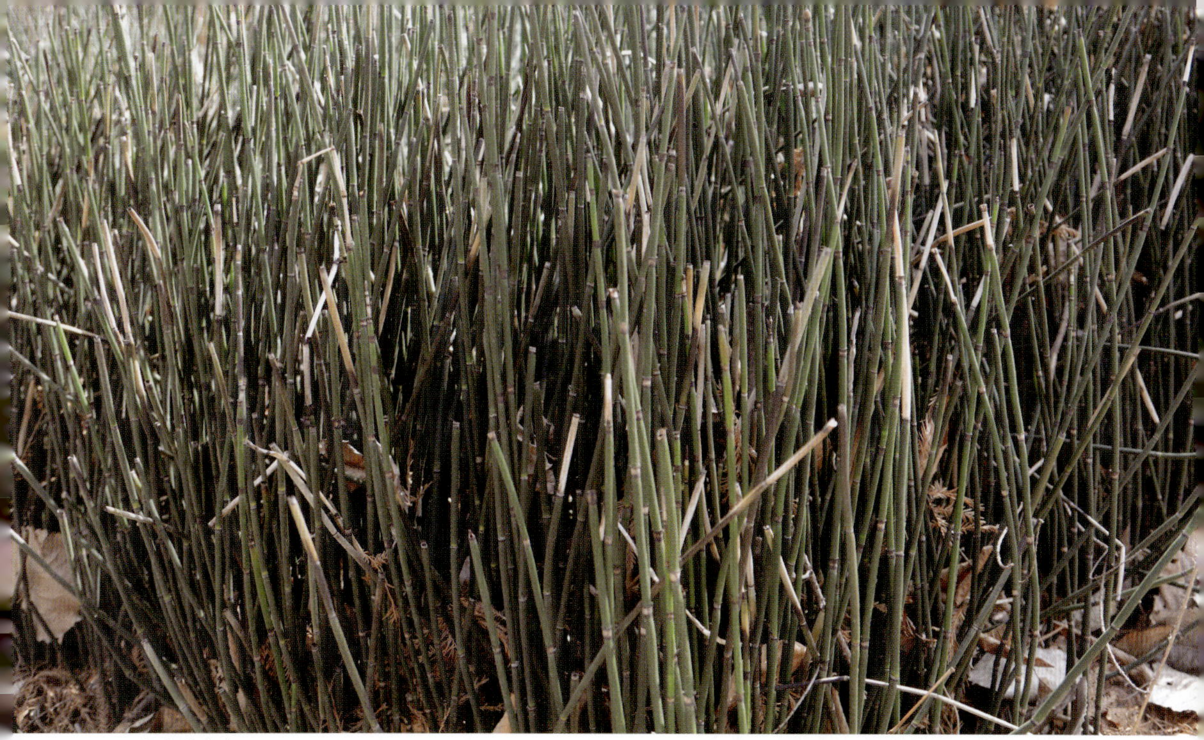

▲ 속새 재배지

○ **한방 약미(藥味)와 약성(藥性) :** 맛은 달고 쓰며 성질은 보통이다.

+ **한방 약미**

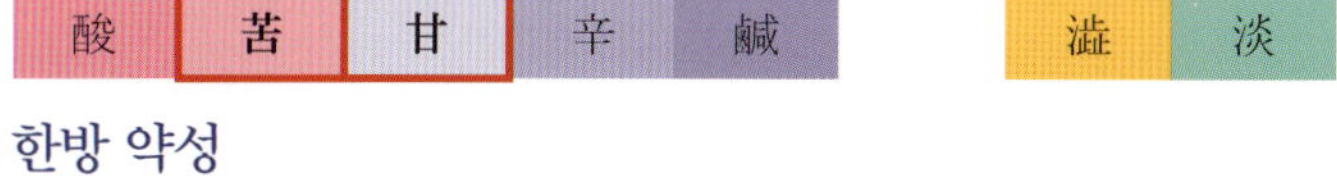

酸	**苦**	**甘**	辛	鹹		澁	淡

+ **한방 약성**

大寒	寒	微寒	凉	**平**	微溫	溫	熱	大熱

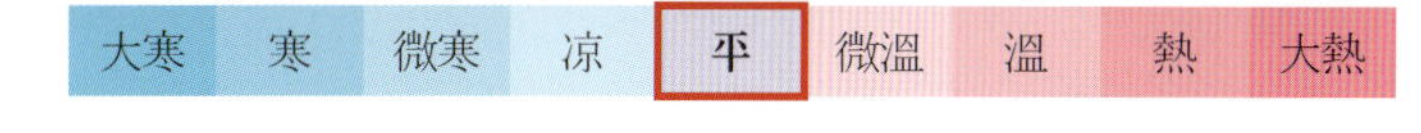

○ **한방 작용부위(귀경, 歸經) :** 목적은 주로 폐, 간장 질환에 영향을 미친다.

○ **한방 효능 :** 풍열(風熱)을 해소한다(消散風熱, 소산풍열). 눈을 밝게 하고 눈에 막이 낀 듯 가려서 잘 보이지 않는 것을 제거한다(明目退翳, 명목퇴예).

○ **약효 해설 :** 각막이 뿌옇게 흐려지는 시력장애에 유효하다. 인후통에 효과가 있다. 탈항(脫肛)을 치료한다.

| 북한에서의 효능 | 풍열표증약으로서 땀을 내고 간담을 보하며 눈을 밝게 하고 예막을 없애며 출혈을 멈춘다.

| 약용법 | 지상부 3~9g을 물 800mL에 넣고 달여서 반으로 나누어 아침저녁으로 마신다.

약초명

약재명

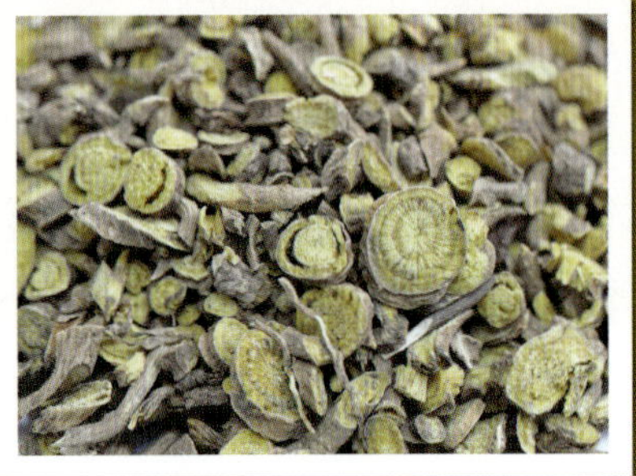

황금 黃芩

《동의보감》 탕액편에 기재된
조선시대(1610년)의 우리글 약초명

속서근플

약초명 및 학명

속썩은풀
Scutellaria baicalensis Georgi

과명

꿀풀과

약용부위

뿌리로서 그대로 또는 주피를 제거한 것

| 약재의 조선시대 의서(醫書) 수재 |

황금은 《동의보감》 탕액편(湯液篇)의 풀부(部)와 《방약합편》의 산초(山草)편에 수재되어 있다.

| 《동의보감》 탕액편의 효능 |

황금(黃芩, 속썩은풀 뿌리)의 성질은 차고[寒] 맛은 쓰며[苦] 독이 없다. 열독(熱毒), 몸이 허약하여 뼛속이 후끈후끈 달아오르는 것, 추웠다 열이 났다 하는 것을 치료하고 열로 나는 갈증을 푼다. 황달(黃疸), 이질, 설사, 담열(痰熱), 위열(胃熱)을 치료하고 소장을 잘 통하게 한다. 젖멍울[乳癰, 유옹], 등에 종기가 난 것, 피부가 헐어 아프고 가려우며 벌겋게 부어 곪는 것, 유행성 열병[天行熱疾]을 낫게 한다. ○ 들에서 나며 곳곳에서 다 자란다. 음력 3월 초나 2월과 8월에 뿌리를 캐어 햇볕에 말린다. 뿌리 속이 모두 썩었기 때문에 일명 부장(腐腸)이라고도 한다. 색이 진하고 단단한 것이 좋다. 둥근 것은 자금(子芩)이라 하고 갈라진 것은 숙금(宿芩)이라 한다[본초].

| 《동의보감》 탕액편의 원문 |

황금(黃芩) 속서근플 : 性寒 味苦 無毒. 治熱毒 骨蒸 寒熱往來 解熱渴. 療黃疸 腸澼泄痢 痰熱胃熱 利小腸. 治乳癰 發背 惡瘡 及天行熱疾. ○ 生原野 隨處有之. 三月三日[一云二月八月] 採根 暴乾. 其腹中皆爛 故一名腐腸. 惟取深色堅實者 爲好. 圓者名子芩 破者名宿芩.[本草] ○ 中枯而飄 故能瀉肺中之火 消痰利氣 入手太陰經. 細實而堅者 治下部 瀉大腸

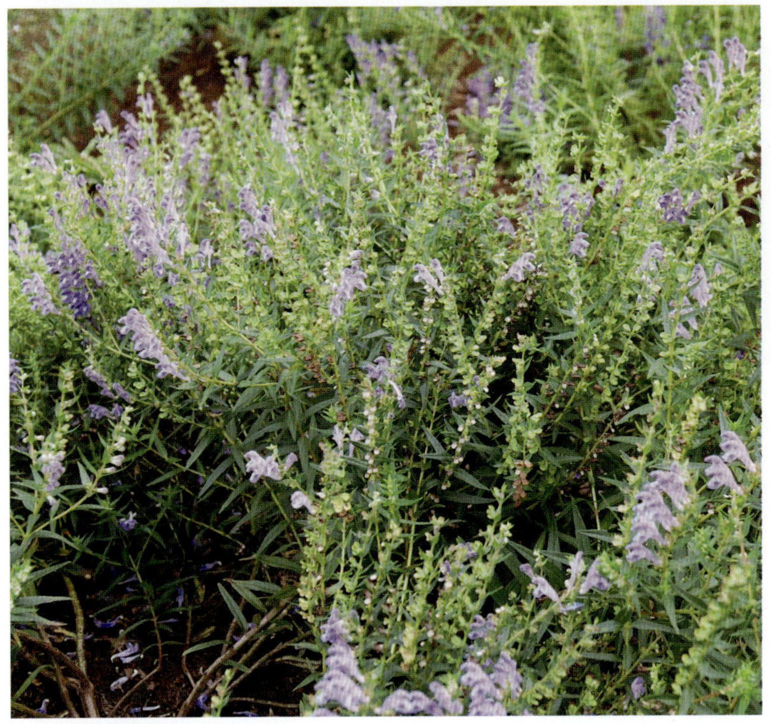

▲ 속썩은풀 지상부

黃芩

解熱瀉療 性寒味苦無毒 治熱毒骨蒸 寒熱往來...

허준, 《원본 동의보감》, 728쪽,
남산당(2014)
《동의보감》 세갑술중동 내의원교
정 완영중간(歲甲戌仲冬 內醫院校
正 完營重刊) 영인본

火 入水而沈. 入藥 酒炒上行 便炒下行 尋常生用. [入門]

| 약초 · 약재의 해설 |

우리나라 '국가표준식물목록'에서 *Scutellaria baicalensis*의 식물명
은 KP와 달리 황금으로 추천하고 있다.

| 식약처 인정 약초와 약재 |

- **약초·약재의 식약처 공정서 수재** : 황금은 식품의약품안전처의 의약품 공정서인 《대한민
국약전(KP)》에 수재되어 있다.
- **약재의 라틴어 생약명** : Scutellariae Radix
- **약재의 이명 또는 영명** : Scutellaria Root
- **식약처의 법정 기원식물과 약용부위** : 약재 황금은 속썩은풀 *Scutellaria baicalensis* Georgi(꿀
풀과 Labiatae)의 뿌리로서 그대로 또는 주피를 제거한 것이다.

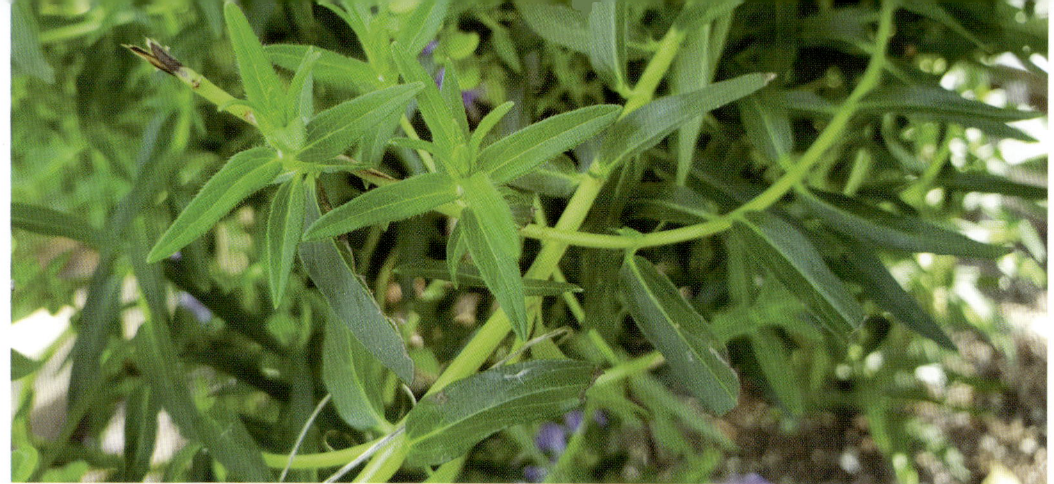

▲ 속썩은풀 잎

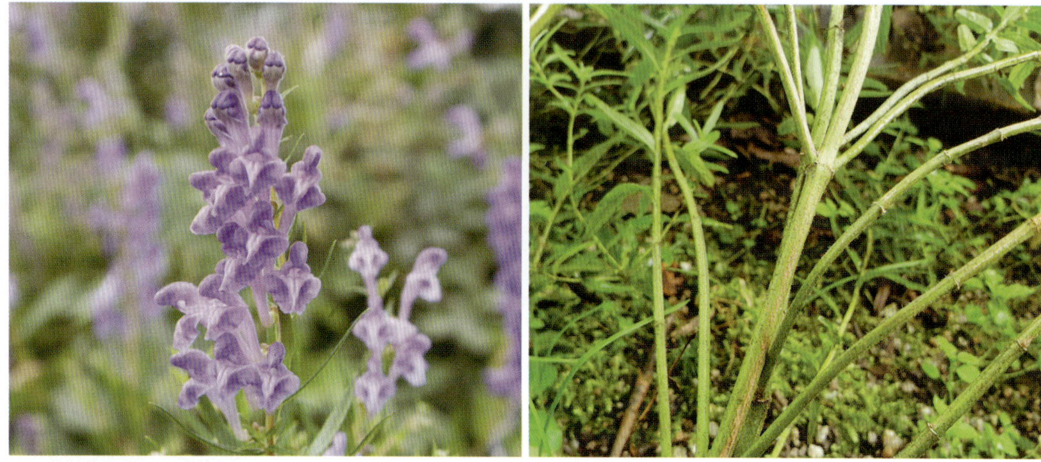

▲ 속썩은풀 꽃

▲ 속썩은풀 줄기

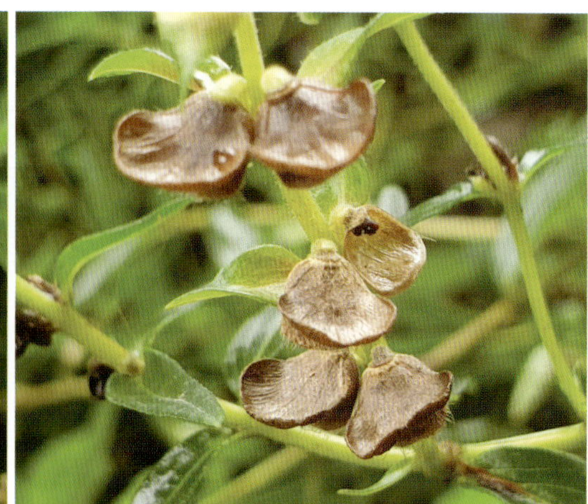

▲ 속썩은풀 덜 익은 열매

▲ 속썩은풀 익은 열매

412

- **약재의 외부 형태 :** 이 약은 뿌리로 원뿔 모양이고 비틀어져 굽어 있으며, 길이 8~25cm, 지름 1~3cm이다. 바깥면은 황갈색 또는 진한 노란색이고, 혹 모양의 가는뿌리 자국이 드문드문 있다.
- **약재 저장법 :** 밀폐용기(고형의 이물이 들어가는 것을 방지하고 내용의약품이 손실되지 않도록 보호할 수 있는 용기)

| 약재의 효능 |

- **한방 효능 분류 :** 청열약(淸熱藥, 열을 식히는 약) - 청열조습약(淸熱燥濕藥, 습열을 없애는 약)
- **한방 약미(藥味)와 약성(藥性) :** 맛은 쓰고 성질은 차다.

  + 한방 약미

酸	**苦**	甘	辛	鹹		澁	淡

  + 한방 약성

大寒	**寒**	微寒	凉	平	微溫	溫	熱	大熱

- **한방 작용부위(귀경, 歸經) :** 황금은 주로 폐, 담낭, 비장, 대장, 소장 질환에 영향을 미친다.
- **한방 효능 :** 열기를 식히고 습기를 말린다(淸熱燥濕, 청열조습). 화독(火毒)을 없앤다(瀉火解毒, 사화해독). 출혈을 멎게 한다(止血, 지혈). 태아를 안정시킨다(安胎, 안태).
- **약효 해설 :** 심한 열로 인해 가슴이 답답하고 갈증이 나는 증상을 치료한다. 폐열로 기침이 나는 증상을 제거한다. 황달, 설사에 유효하다. 임신부와 태아를 안정시킨다.
- **임상응용 :** 구토, 복부가 비정상적으로 나온 증상, 하리, 기침, 고열, 목구멍이 붓고 아픈 증상, 태동불안(胎動不安), 토혈, 피부 화농증에 쓴다.

| **북한에서의 효능** | 청열조습약으로서 폐열을 내리우고 습을 없애며 태아를 안정시킨다.

| **약용법** | 뿌리 3~10g을 물 800mL에 넣고 달여서 반으로 나누어 아침저녁으로 마신다.

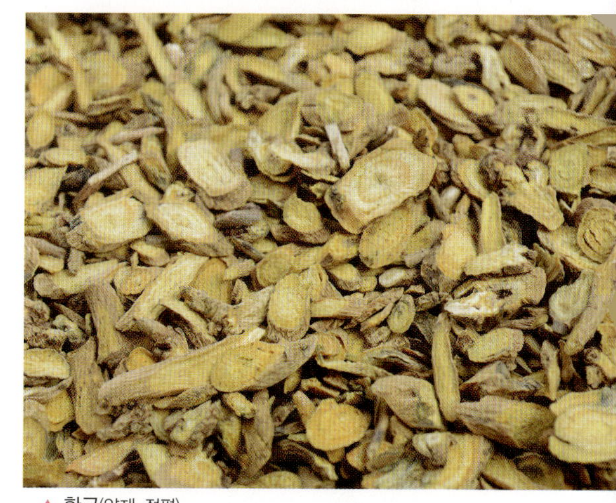

▲ 황금(약재, 절편)

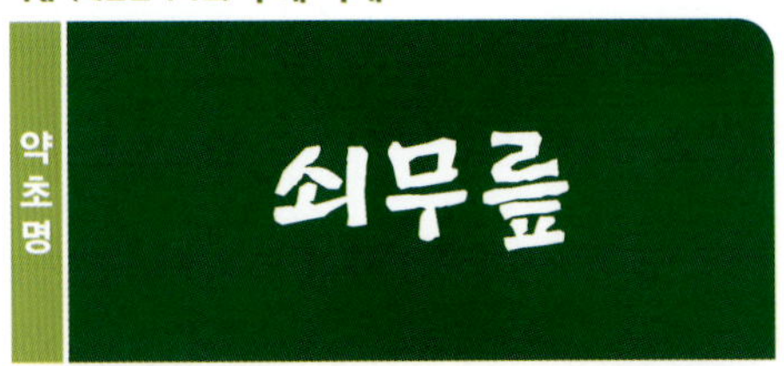

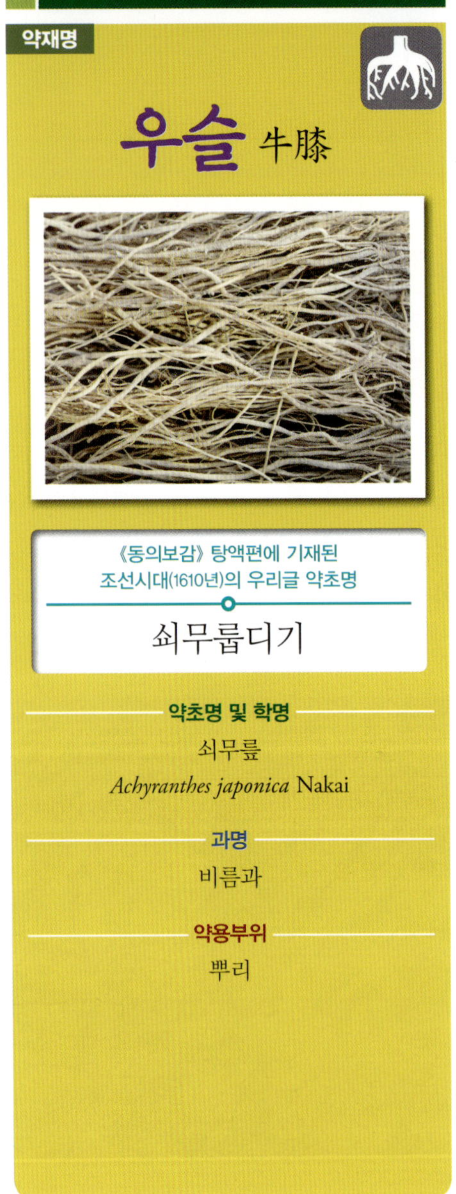

《동의보감》 탕액편에 기재된 조선시대(1610년)의 우리글 약초명

쇠무릅디기

약초명 및 학명

쇠무릎
Achyranthes japonica Nakai

과명

비름과

약용부위

뿌리

| 약재의 조선시대 의서(醫書) 수재 |

우슬은《동의보감》탕액편(湯液篇)의 풀부(部)와 《방약합편》의 습초(濕草)편에 수재되어 있다.

|《동의보감》 탕액편의 효능 |

우슬(牛膝, 쇠무릎 뿌리)의 성질은 보통이고[平] 맛은 쓰며[苦] 시고[酸] 독이 없다. 주로 차고 습한 기운으로 팔다리의 근육이 약해져 마음대로 움직이지 못하는 것을 낫게 한다. 뼈마디가 아프고 손발이 저린 것, 무릎이 아파 구부렸다 폈다 하지 못하는 것을 치료한다. 남자의 음소(陰消)증과 노인이 소변을 참지 못하는 데 주로 쓴다. 골수를 채우고 음기(陰氣)를 좋게 하며 머리카락이 희어지지 않게 한다. 발기부전과 허리, 등뼈가 아픈 것을 낫게 한다. 유산시키고 월경을 통하게 한다. ○ 곳곳에 다 있다. 마디가 학의 무릎[鶴膝, 학슬]이나 소의 무릎과 비슷하여 우슬(牛膝)이라고 한다. 일명 백배(百倍)라고도 한다. 뿌리의 길이가 길고 크며 부드럽고 윤기 있는 것이 좋다. 음력 2월, 8월, 10월에 뿌리를 캐어 그늘에서 말린다[본초].

|《동의보감》 탕액편의 원문 |

우슬(牛膝) 쇠무릅디기 : 性平 味苦酸 無毒. 主寒濕痿痺 膝痛不可屈伸 男子陰消 老人失尿. 塡骨髓 利陰氣 止髮白 起陰痿 療腰脊痛 墮胎 通月經. ○ 處處有之 有節如鶴膝 又如牛膝狀 以此名之. 一名百倍 以長大而柔潤者佳. 二月八月十月採根 陰乾.[本草] ○ 助十二經脈 活血生血之劑也. 引諸藥 下行于腰腿 酒洗用

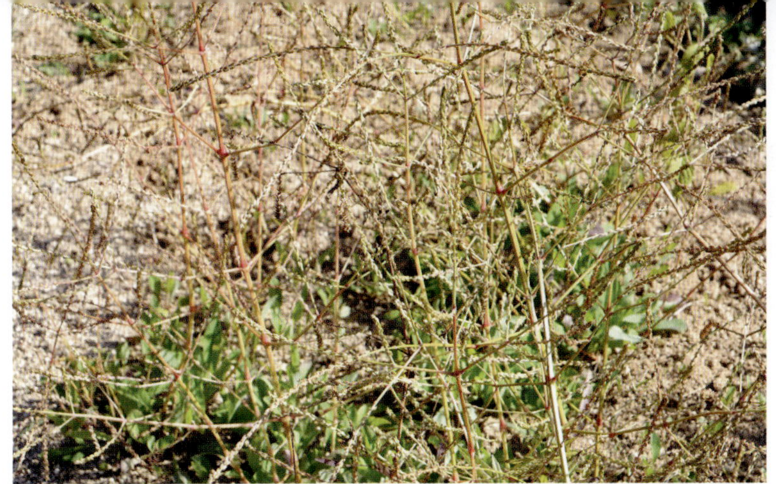

▲ 쇠무릎 지상부

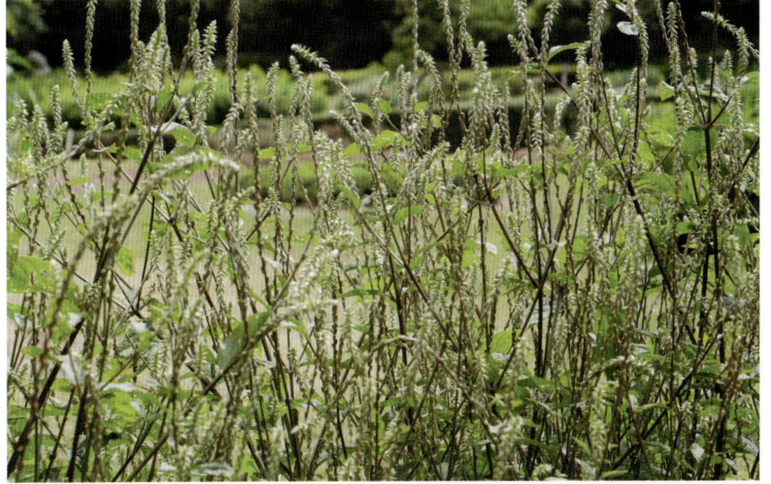

▲ 털쇠무릎 지상부

牛膝
쇠무릎디기
性平味苦酸無毒主寒濕痿痹膝痛
不可屈伸男子陰消老人失尿塡骨髓利陰氣
髮白起陰痿又療腰脊痛墮胎通月經○一名百倍處處有之
有節如鶴膝又如牛膝狀以此名之
長大而柔潤者佳二月八月十月採根陰乾
助十二經脈活血生血之劑也引諸藥下行于腰
脛用之酒洗

허준, 《원본 동의보감》, 721쪽, 남산당(2014)

《동의보감》 세갑술중동 내의원교정 완영중간(歲甲戌仲冬 內醫院校正 完營重刊) 영인본

之.[入門]

| 약초 · 약재의 해설 |

- 흔히 우리나라 우슬인 쇠무릎(*Achyranthes japonica*)은 토우슬(土牛膝) 그리고 중국 우슬인 털쇠무릎(*Achyranthes bidentata*)은 회우슬(懷牛膝)로 불린다. [참고문헌: 23]

- 회우슬(懷牛膝)은 회산약(懷山藥), 회지황(懷地黃), 회국화(懷菊花)와 함께 중국 허난(河南)성의 4대 회약(懷藥)이다. 회약은 정저우에서 90킬로미터 떨어진 자오쭤(焦作)시 주위에서 생산되는 우슬, 산약, 지황, 국화 4종류의 한약으로 북위시대 이후의 이곳 지역명인 회주(懷州)에서 유래했다. [참고문헌: 7]

| 식약처 인정 약초와 약재 |

- **약초·약재의 식약처 공정서 수재** : 우슬은 식품의약품안전처의 의약품 공정서인 《대한민국약전(KP)》에 수재되어 있다.

- **약재의 라틴어 생약명** : Achyranthis Radix

- **약재의 이명 또는 영명** : Achyranthes Root

- **식약처의 법정 기원식물과 약용부위** : 약재 우슬은 쇠무릎 *Achyranthes japonica* Nakai 또는 털쇠무릎 *Achyranthes bidentata* Blume(비름과 Amaranthaceae)의 뿌리이다.

- **약재의 외부 형태** : 쇠무릎의 뿌리는 원기둥 모양의 원뿌리에 가늘고 긴 곁뿌리가 많이 붙어 있으며 길이 5~20cm, 지름 3~5mm이다. 뿌리의 윗부분에는 줄기가 짤막하게 남아 있다. 바깥면은 회색빛을 띤 노란색~연한 노란색이다.

- **약재 저장법** : 밀폐용기(고형의 이물이 들어가는 것을 방지하고 내용의약품이 손실되지 않도록 보호할 수 있는 용기)

| 약재의 효능 |

- **한방 효능 분류** : 활혈거어약(活血祛瘀藥, 혈액순환을 촉진하고 어혈을 제거하는 약)

- **한방 약미(藥味)와 약성(藥性)** : 맛은 쓰고 달며 시고 성질은 보통이다.

  + 한방 약미

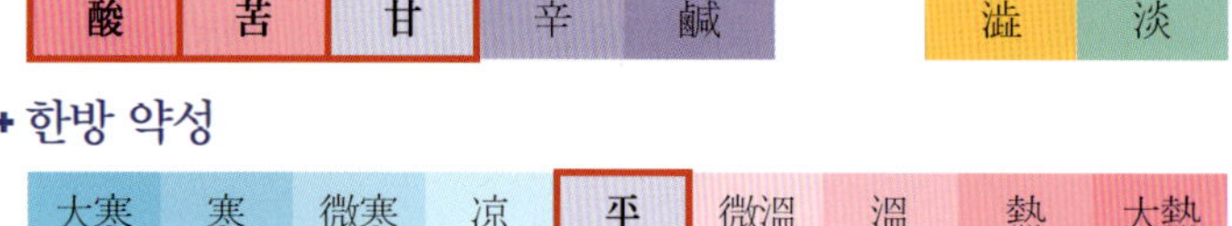

  + 한방 약성

- **한방 작용부위(귀경, 歸經)** : 우슬은 주로 간장, 신장 질환에 영향을 미친다.

- **한방 효능** : 어혈을 제거하여 월경이 잘 나오게 한다(逐瘀通經, 축어통경). 간(肝)과 신(腎)을 보한다(補肝腎, 보간신). 근육과 뼈를 튼튼하게 한다(强筋骨, 강근골). 소변을 잘 나오게 하고 배뇨장애를 해소한다(利尿通淋, 이뇨통림). 위로 치솟아 오르는 혈액을 끌어당겨 아래로 내려가게 한다(引血下行, 인혈하행).

- **약효 해설** : 근육과 뼈를 강하고 튼튼하게 한다. 허리와 무릎 부위가 시큰거리고 아픈 병증에 사용한다. 소변볼 때 아프거나 시원하게 나가지 않는 병증을 낫게 한다. 산후 어혈에 의한 부종을 치료한다. 두통, 치통, 어지럼증 치료에 효과가 있다.

- **임상응용** : 월경통, 무월경, 난산, 요통, 수종(水腫), 배뇨통, 배뇨곤란, 혈뇨, 구내염, 잇

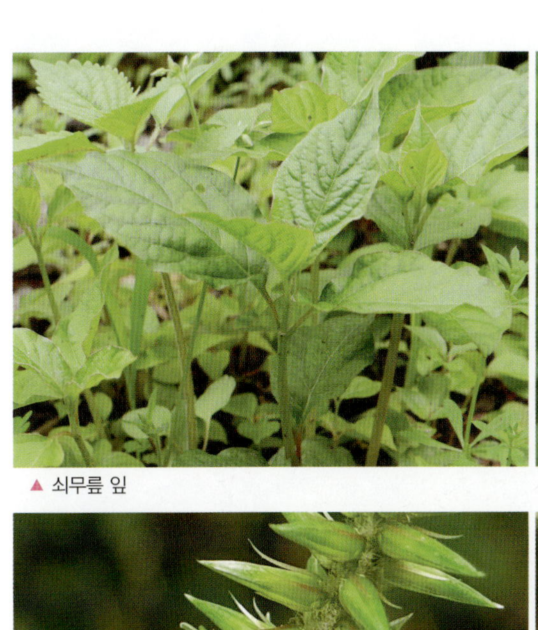

▲ 쇠무릎 잎

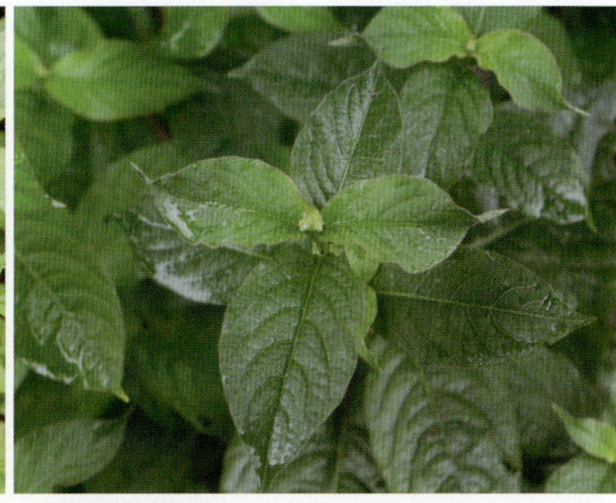

▲ 털쇠무릎 잎(중국)

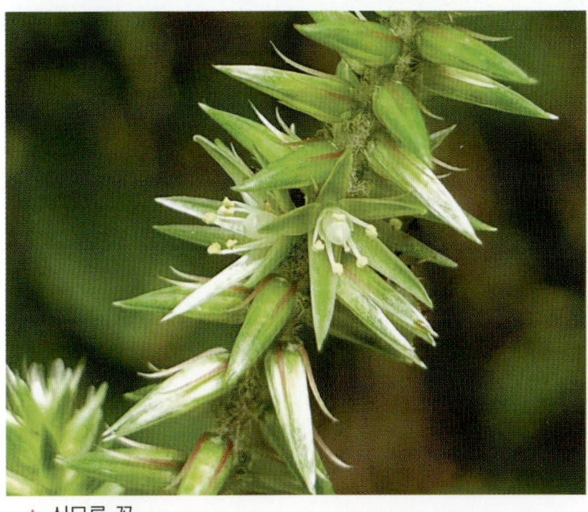

▲ 쇠무릎 꽃

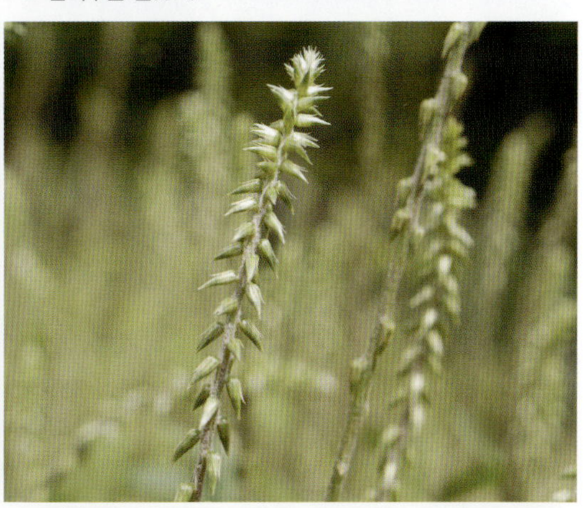

▲ 털쇠무릎 꽃(중국)

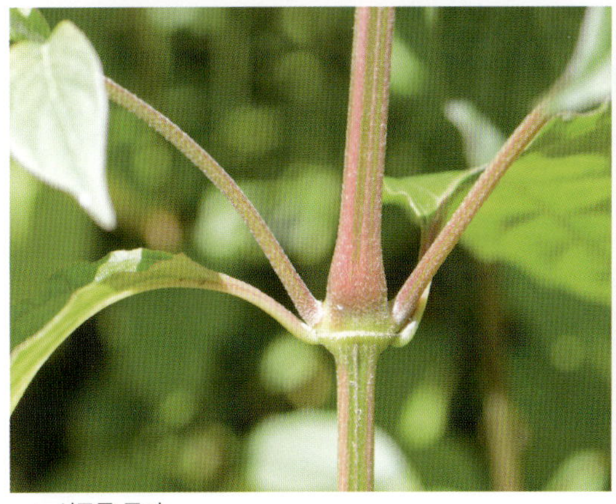

▲ 쇠무릎 줄기

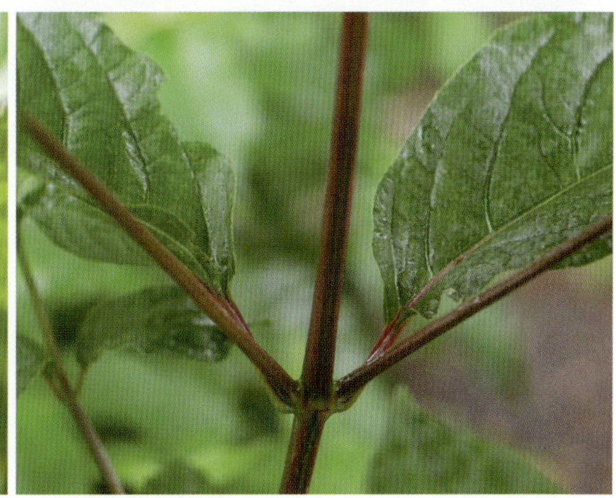

▲ 털쇠무릎 줄기(일본)

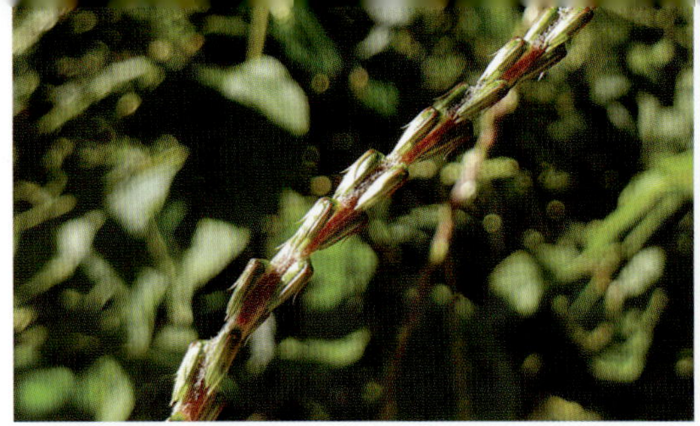

▲ 쇠무릎 덜 익은 열매

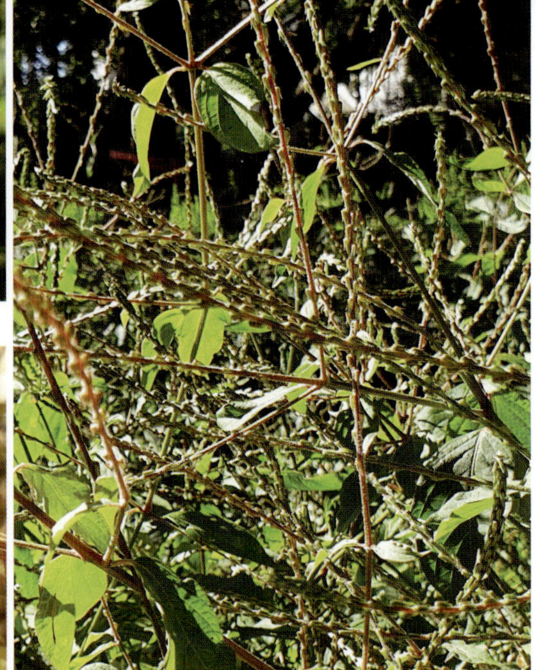

▲ 쇠무릎 열매 무리

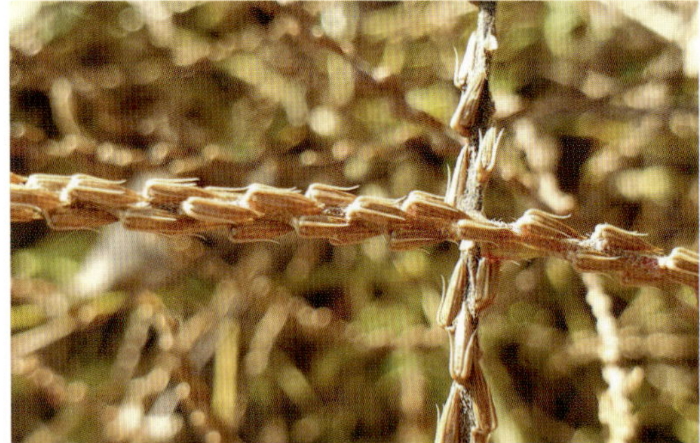

▲ 쇠무릎 익은 열매

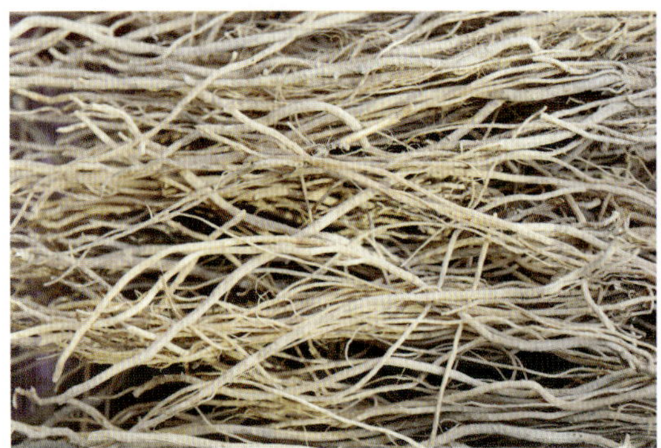

▲ 우슬(약재, 전형)

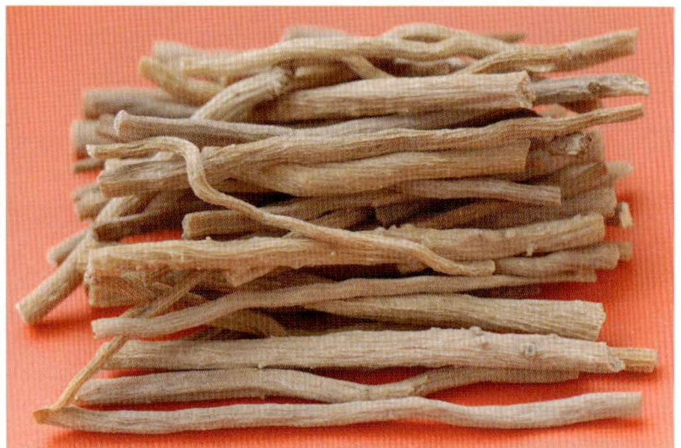

▲ 털쇠무릎 뿌리줄기(약재, 전형, 중국). 이 식물은 중국 우슬의 기원식물이며 회우슬(懷牛膝)로도 불린다.

몸 출혈, 두통, 어지러움에 쓴다.

| **북한에서의 효능** | 행혈약으로서 피순환을 돕고 어혈을 없애며 월경을 정상화하고 관절 운동을 순조롭게 하며 오줌을 잘 나가게 한다. 술에 불구어 찐것은 간신을 보한다.

| **약용법** | 뿌리 5~12g을 물 800mL에 넣고 달여서 반으로 나누어 아침저녁으로 마신다.

| **주의사항** | 임신부는 사용에 주의한다.

약초명

마치현 馬齒莧

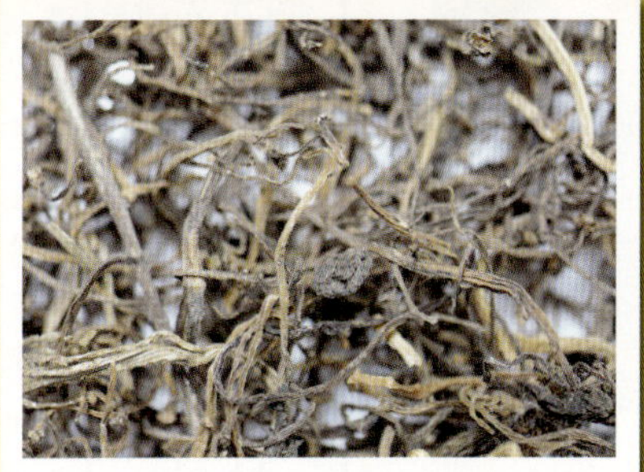

《동의보감》 탕액편에 기재된
조선시대(1610년)의 우리글 약초명

쇠비름

약초명 및 학명

쇠비름
Portulaca oleracea Linné

과명

쇠비름과

약용부위

전초로서 그대로 또는 쪄서 말린 것

| 약재의 조선시대 의서(醫書) 수재 |

마치현은 《동의보감》 탕액편(湯液篇)의 채소부(部)와 《방약합편》의 유활채(柔滑菜, 부드럽고 매끈한 채소)편에 수재되어 있다.

|《동의보감》 탕액편의 효능 |

마치현(馬齒莧, 쇠비름 전초)은 성질이 차고[寒] 맛이 시며[酸] 독이 없다. 온갖 부은 것 그리고 피부가 헐어 아프고 가려우며 곪는 것에 주로 쓴다. 대소변을 잘 나오게 하고 배 속에 생긴 덩어리를 깨뜨린다. 쇠붙이에 상하여 속에 생긴 누공[漏]을 치료한다. 갈증을 멎게 하며 여러 벌레를 죽인다. ○ 곳곳에 있다. 2가지가 있다. 잎이 큰 것은 약으로 쓰지 못하고 잎이 작으면서 잎겨드랑이에 수은 같은 것이 있는 것을 약으로 쓴다. 마치현은 말리기가 매우 어렵다. 회화나무[槐木] 방망이로 짓찧어서 해 뜨는 동쪽에 세운 선반에서 2~3일 정도 햇볕에 말려야 한다. 약으로 쓸 때는 줄기와 마디를 버리고 잎만 쓴다.

|《동의보감》 탕액편의 원문 |

마치현(馬齒莧) 쇠비름 : 性寒 味酸 無毒. 主諸腫惡瘡. 利大小便 破癥結. 療金瘡內漏 止渴 殺諸蟲. ○ 處處有之. 有二種 葉大者不堪用 葉小者節葉間有水銀者入藥. 性至難燥 當以槐木槌碎之 向日東作架 曬三兩日卽乾. 入藥去莖節 只取葉用. ○ 雖名莧 與人莧都不相似 又名五行草 以其葉靑莖赤花黃根白子黑也.[本草] ○ 葉形如馬齒 故以名之.[入門]

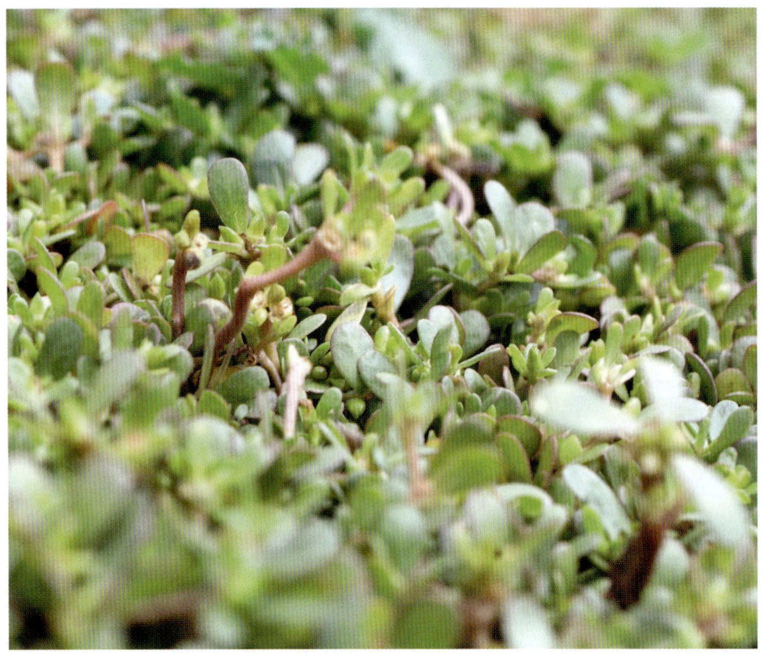

▲ 쇠비름 무리

許浚, 《원본 동의보감》, 715쪽, 남산당(2014)
《동의보감》 세갑술중동 내의원교정 완영중간(歲甲戌仲冬 內醫院校正 完營重刊) 영인본

| 식약처 인정 약초와 약재 |

- **약초·약재의 식약처 공정서 수재 :** 마치현은 식품의약품안전처의 의약품 공정서인 《대한민국약전외한약(생약)규격집(KHP)》에 수재되어 있다.

- **약재의 라틴어 생약명 :** Portulacae Herba

- **식약처의 법정 기원식물과 약용부위 :** 약재 마치현은 쇠비름 *Portulaca oleracea* Linné(쇠비름과 Portulacaceae)의 전초로서 그대로 또는 쪄서 말린 것이다.

- **약재의 외부 형태 :** 이 약은 전초로 줄기는 구부러진 원기둥 모양이고 길이 5~25cm, 지름 1~2mm이다. 바깥면은 황갈색~적갈색이며 세로 주름이 있다.

- **약재 저장법 :** 밀폐용기(고형의 이물이 들어가는 것을 방지하고 내용의약품이 손실되지 않도록 보호할 수 있는 용기)

| 약재의 효능 |

- **한방 효능 분류 :** 청열약(淸熱藥, 열을 식히는 약) - 청열해독약(淸熱解毒藥, 열독을 없애는 약)

420

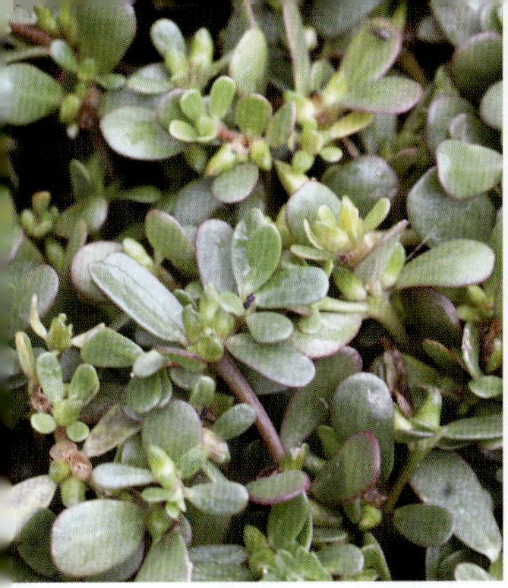

▲ 쇠비름 잎

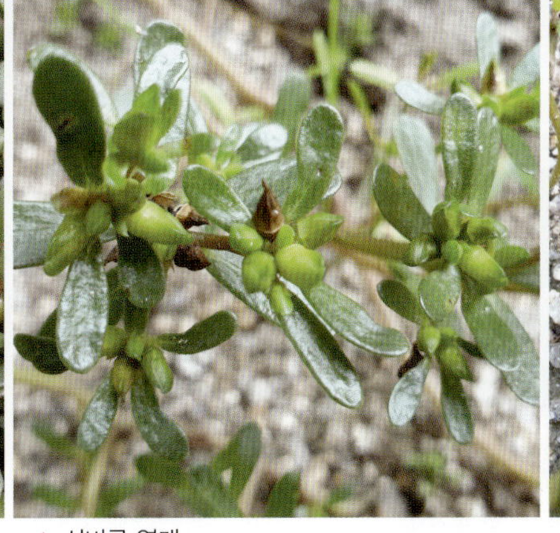

▲ 쇠비름 열매

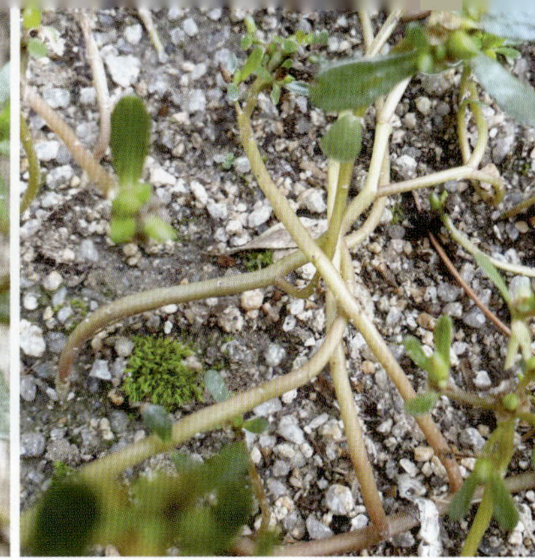

▲ 쇠비름 줄기

○ **한방 약미(藥味)와 약성(藥性)** : 맛은 시고 성질은 차다.

+ 한방 약미

| 酸 | 苦 | 甘 | 辛 | 鹹 | | 澁 | 淡 |

+ 한방 약성

| 大寒 | 寒 | 微寒 | 凉 | 平 | 微溫 | 溫 | 熱 | 大熱 |

○ **한방 작용부위(귀경, 歸經)** : 마치현은 주로 간장, 대장 질환에 영향을 미친다.

○ **한방 효능** : 열독(熱毒)을 해소한다(淸熱解毒, 청열해독). 혈열(血熱)을 식히고 지혈한다(凉血止血, 양혈지혈). 이질(痢疾)을 멎게 한다(止痢, 지리).

○ **약효 해설** : 열을 내리고 해독한다. 부정기 자궁출혈과 자궁에서 분비물이 나오는 증상을 치료한다. 더위로 발진이 생기며 피 섞인 대변을 보는 증상을 낫게 한다. 습진, 피부 질환에 유효하다.

○ **임상응용** : 배뇨곤란, 대하, 치질, 습진에 쓴다.

| **북한에서의 효능** | 청열해독약으로서 열을 내리우고 독을 풀며 어혈을 없애고 오줌을 잘 나가게 하며 벌레를 죽인다.

| **약용법** | 전초 9~15g을 물 800mL에 넣고 달여서 반으로 나누어 아침저녁으로 마신다.

| **주의사항** | 임신부와 고혈압 환자에게는 쓰지 않는다.

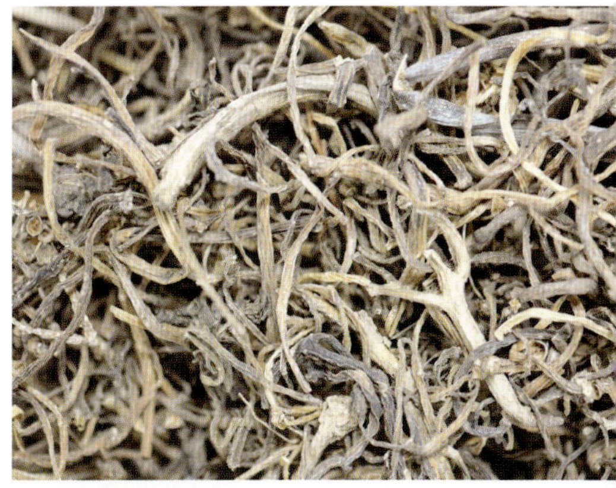

▲ 마치현(약재, 전형)

약초명

수세미오이

약재명

사과락 絲瓜絡

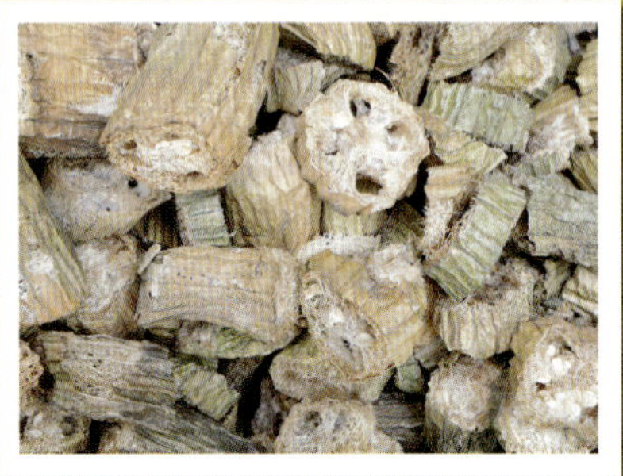

《동의보감》 탕액편에 기재된
조선시대(1610년)의 우리글 약초명

수세외

약초명 및 학명

수세미오이
Luffa cylindrica Roemer

과명

박과

약용부위

열매 중 섬유질의 망상조직

| 약재의 조선시대 의서(醫書) 수재 |

사과락은 《동의보감》 탕액편(湯液篇)의 채소부(部)와 《방약합편》의 만초(蔓草, 덩굴풀)편에 수재되어 있다.

| 《동의보감》 탕액편의 효능 |

사과(絲瓜, 수세미오이 열매 중 섬유질의 망상조직)의 성질은 서늘하며[冷] 독을 풀어준다. 피부가 헐어 아프고 가려우며 벌겋게 부어 곪는 것을 낫게 한다. 마마[痘疹], 유방의 깊은 곳이 곪는 것, 정창(丁瘡), 다리에 종기가 생긴 것을 치료한다. ○ 서리가 내리고 난 후에 다 익은 수세미오이를 껍질, 뿌리, 씨와 함께 거둔다. 이들 전부를 약성이 남게 태워 가루 낸다. 꿀물에 4~12g을 타서 마시면 부은 것이 가라앉고 독이 흩어져 안으로 들어가지 못한다[입문].

| 《동의보감》 탕액편의 원문 |

사과(絲瓜) 수세외 : 性冷. 解毒 治一切惡瘡 小兒痘疹 幷乳疽丁瘡脚癰. ○ 霜後 取老絲瓜 連皮根子全者 燒存性爲末 蜜湯調下二三錢 則腫消毒散 不致內攻.[入門] ○ 一名天蘿 一名天絡絲. 葉名虞刺葉.[正傳] ○ 嫩者煮熟 薑醋食之. 枯者去皮及子 用瓤滌器.[食物] ○ 自中原 得子移種 形如胡瓜 極長大.[俗方]

| 약초 · 약재의 해설 |

KHP에서 기원식물 수세미오이의 학명이 '*Luffa cylindrica* Roemer'로 되어 있는데, 누락된 기본명 명명자를 포함해 올바르게 표기하면 '*Luffa cylindrica* (L.) M.Roem.'이다. 명명자

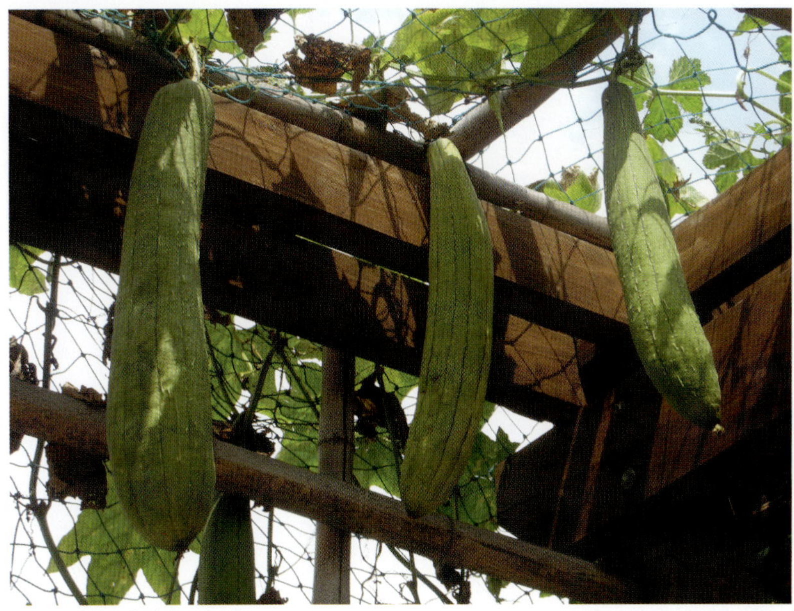

▲ 수세미오이 열매

絲瓜 (수세외)

性冷 解毒治一切惡瘡 小兒痘疹 幷乳疽疔瘡脚癰 ○霜後取老絲瓜連皮根子全者 燒存性爲末 蜜湯調下二三錢 則腫消毒散不內攻 ○一名天羅 一名天絡絲 葉名虞刺葉 ○嫩者煮熟 薑醋食之 枯者去皮及子 極長大者用瓢濾器

허준, 《원본 동의보감》, 716쪽, 남산당(2014)
《동의보감》 세갑술중동 내의 원교정 완영중간(歲甲戌仲冬 內醫院校正 完營重刊) 영인본

Max Joseph Roemer의 표준 약칭은 M. Roem.이다. [참고문헌: 16]

| 식약처 인정 약초와 약재 |

○ **약초·약재의 식약처 공정서 수재** : 사과락은 식품의약품안전처의 의약품 공정서인 《대한민국약전외한약(생약)규격집(KHP)》에 수재되어 있다.

○ **약재의 라틴어 생약명** : Luffae Fructus Retinervus

○ **약재의 이명 또는 영명** : 사과(絲瓜)

○ **식약처의 법정 기원식물과 약용부위** : 약재 사과락은 수세미오이 *Luffa cylindrica* Roemer(박과 Cucurbitaceae)의 열매 중 섬유질의 망상조직이다.

○ **약재의 외부 형태** : 이 약은 열매의 섬유질 망상조직으로서 긴 원통형~길고 둥근 마름모 모양이고, 약간 구부러졌으며 양쪽 끝은 비교적 가늘다. 바깥면은 백색~황백색으로 전체에 여러 층의 망상섬유가 교차되어 그물같이 보인다.

○ **약재 저장법** : 밀폐용기(고형의 이물이 들어가는 것을 방지하고 내용의약품이 손실되지 않도록 보호할 수 있는 용기)

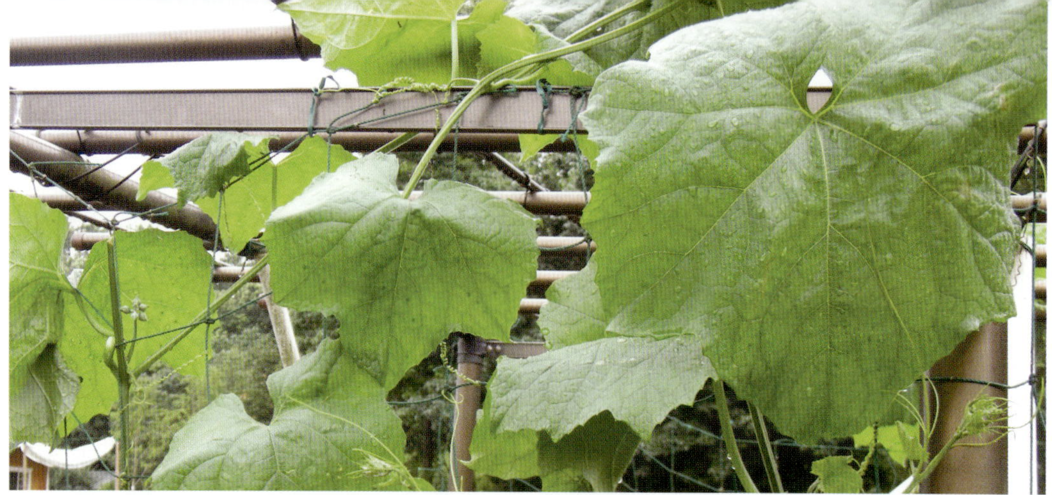

▲ 수세미오이 잎

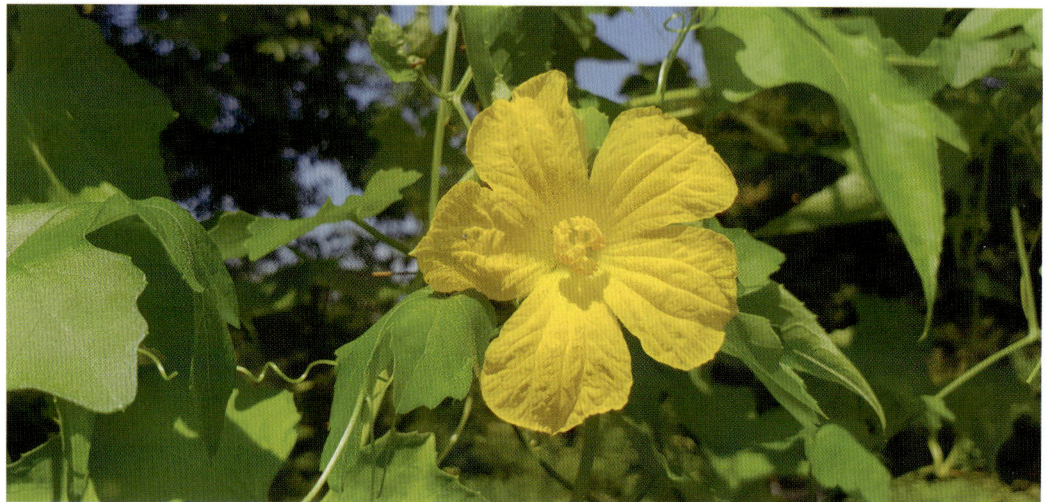

▲ 수세미오이 꽃

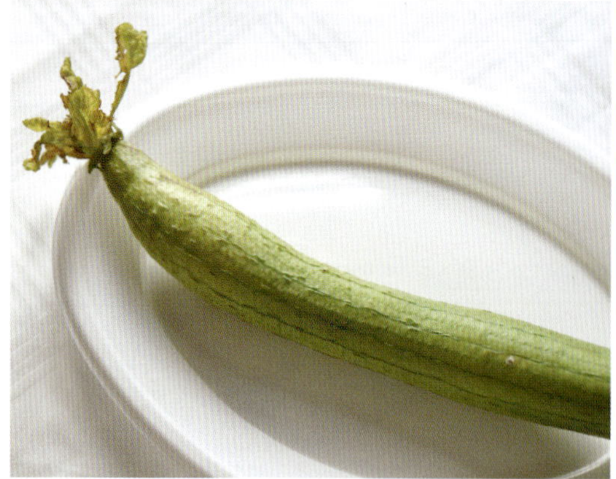

▲ 수세미오이 어린 열매(식용)

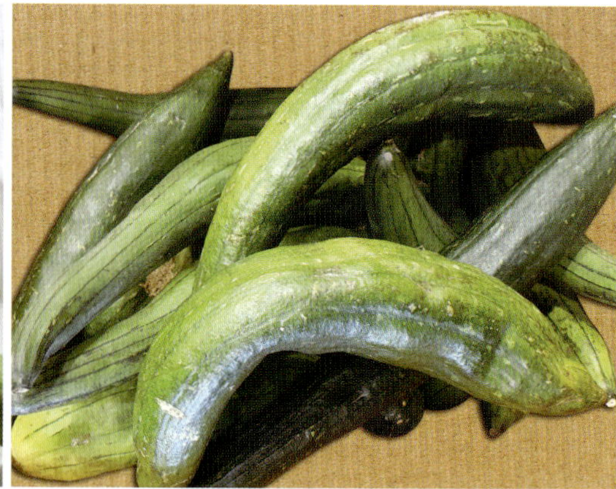

▲ 수세미오이 열매(채취품)

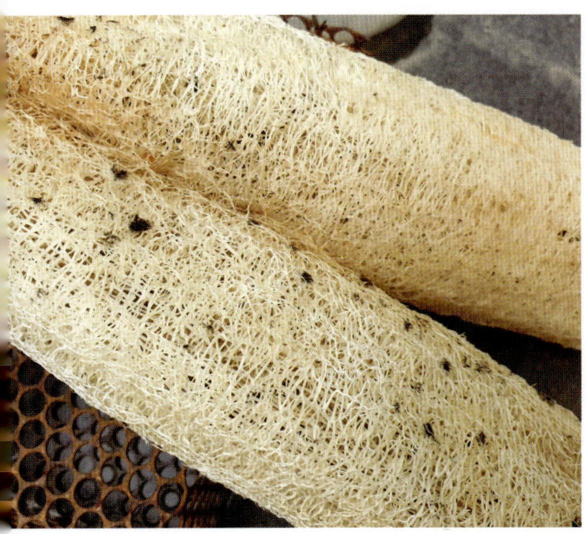
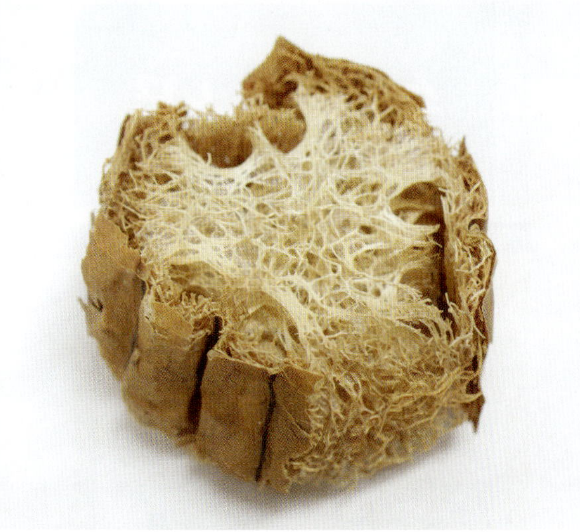

▲ 사과락(약재, 전형)　　▲ 사과락(약재, 절단)

| 약재의 효능 |

- **한방 효능 분류 :** 거풍습약(祛風濕藥, 저리고 아픈 것을 치료하는 약) - 서근활락약(舒筋活絡藥, 근육을 이완시키고 경락을 원활하게 하는 약)

- **한방 약미(藥味)와 약성(藥性) :** 맛은 달고 성질은 보통이다.

+ 한방 약미

酸	苦	**甘**	辛	鹹		澁	淡

+ 한방 약성

大寒	寒	微寒	凉	**平**	微溫	溫	熱	大熱

- **한방 작용부위(귀경, 歸經) :** 사과락은 주로 폐, 위장, 간장 질환에 영향을 미친다.

- **한방 효능 :** 풍(風)을 제거한다(祛風, 거풍). 경락을 잘 통하게 한다(通絡, 통락). 혈액순환을 촉진한다(活血, 활혈). 젖을 잘 나오게 한다(下乳, 하유).

- **약효 해설 :** 경락을 잘 통하게 하여 사지마비, 동통을 치료한다. 산모의 젖이 잘 나오게 한다. 유방이 붓고 통증이 있는 증상에 사용한다. 혈액순환을 촉진한다.

| **약용법** | 사과락 5~12g을 물 800mL에 넣고 달여서 반으로 나누어 아침저녁으로 마신다.

약초명

순비기나무

약재명

만형자 蔓荊子

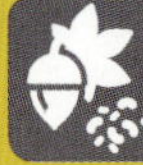

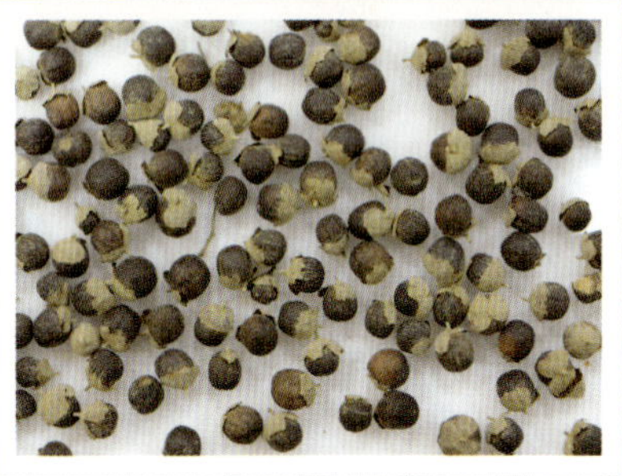

《동의보감》 탕액편에 기재된
조선시대(1610년)의 우리글 약초명

승법실

약초명 및 학명

순비기나무
Vitex rotundifolia Linné fil.

과명

마편초과

약용부위

잘 익은 열매

| 약재의 조선시대 의서(醫書) 수재 |

만형자는 《동의보감》 탕액편(湯液篇)의 나무부(部)와 《방약합편》의 관목(灌木)편에 수재되어 있다.

|《동의보감》 탕액편의 효능 |

만형실(蔓荊實, 순비기나무 열매)의 성질은 약간 차며[微寒](보통이다[平]고도 한다) 맛이 쓰고[苦] 매우며[辛] 독이 없다. 풍(風)으로 머리가 아프며 뇌에서 소리가 나는 것, 눈물이 나는 것을 낫게 한다. 눈을 밝게 하고 치아를 튼튼히 한다. 몸에 있는 9개의 구멍을 잘 통하게 하고 수염과 머리카락을 잘 자라게 한다. 습한 기운으로 인해 뼈마디가 저리고 쑤시는 것, 경련이 일어나는 것을 치료한다. 백충(白蟲), 장충(長蟲)을 없앤다. ○ 덩굴로 자란다. 줄기의 높이는 4~5자 정도이다. 가지는 마주나고 잎은 살구 잎 비슷하다. 가을에 벽오동 씨만 한 열매를 맺는데 가볍고 속이 비어 있다. 음력 8~9월에 딴다[본초].

|《동의보감》 탕액편의 원문 |

만형실(蔓荊實) 승법실 : 性微寒[一云平] 味苦辛 無毒. 主風頭痛 腦鳴 淚出. 明目堅齒 利九竅 長髭髮. 治濕痺拘攣 去白蟲長蟲. ○ 蔓生莖高四五尺. 對節生枝 葉如杏葉. 至秋結實如梧子許而輕虛. 八九月採.[本草] ○ 太陽經藥. 酒蒸曬 搗碎用.[入門]

| 약초 · 약재의 해설 |

순비기나무(*Vitex rotundifolia* Linné fil.)의 종소

명 '*rotundifolia*'는 '둥근 잎'이란 뜻이고 만형(삼잎만형자, *Vitex trifolia* Linné)의 종소명 '*trifolia*'는 '세개의 잎'의 의미이다. 따라서 순비기나무의 잎은 둥글고 만형(삼잎만형자)의 잎은 세 개로 나누어져 구별하기가 쉽다.

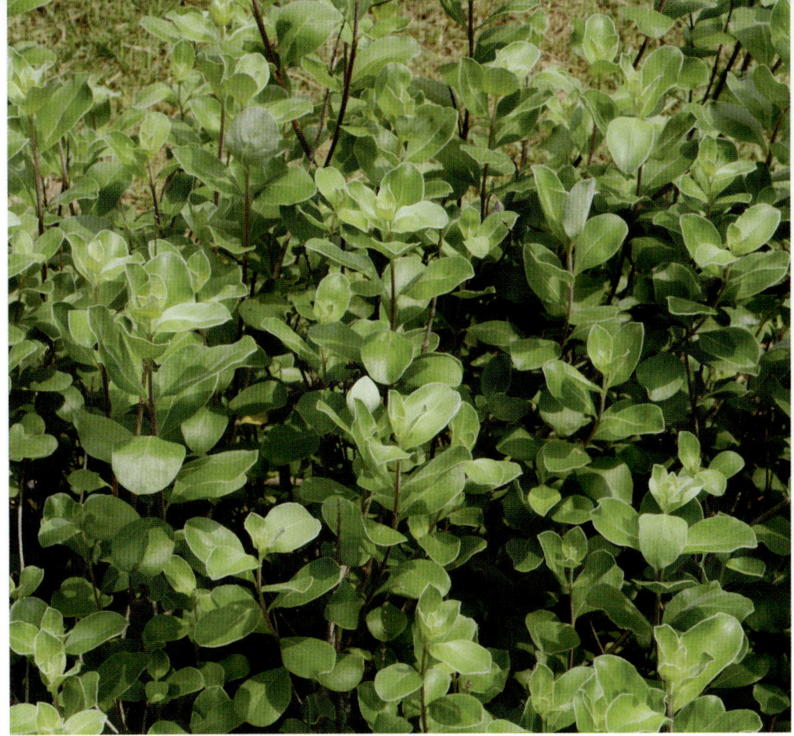

▲ 순비기나무 잎과 줄기

蔓荊實〔승법실〕性微寒(一云味苦辛)無毒主風頭痛腦鳴淚出明目堅齒剌九竅長髭髮治濕痺拘攣去白虫長虫○蔓生莖高四五尺對節生枝葉如杏葉至秋結實如梧桐子許而輕虛八九月採枝韓葉○如太陽經藥酒蒸晒搗碎用

허준, 《원본 동의보감》, 740쪽, 남산당(2014)
《동의보감》 세갑술중동 내의원교정 완영중간(歲甲戌仲冬 內醫院校正 完營重刊) 영인본

| 식약처 인정 약초와 약재 |

- **약초·약재의 식약처 공정서 수재 :** 만형자는 식품의약품안전처의 의약품 공정서인 《대한민국약전(KP)》에 수재되어 있다.
- **약재의 라틴어 생약명 :** Viticis Fructus
- **약재의 이명 또는 영명 :** Vitex Fruit
- **식약처의 법정 기원식물과 약용부위 :** 약재 만형자는 순비기나무 *Vitex rotundifolia* Linné fil. 또는 만형(蔓荊) *Vitex trifolia* Linné(마편초과 Verbenaceae)의 잘 익은 열매이다.
- **약재의 외부 형태 :** 이 약은 열매로 구형∼납작한 구형이며, 지름이 4∼6mm이다. 바깥면은 회갈색∼흑갈색이고 회백색을 띤 서리 모양의 융모가 있으며 세로 방향으로 4줄의 골이 얕게 나 있다.

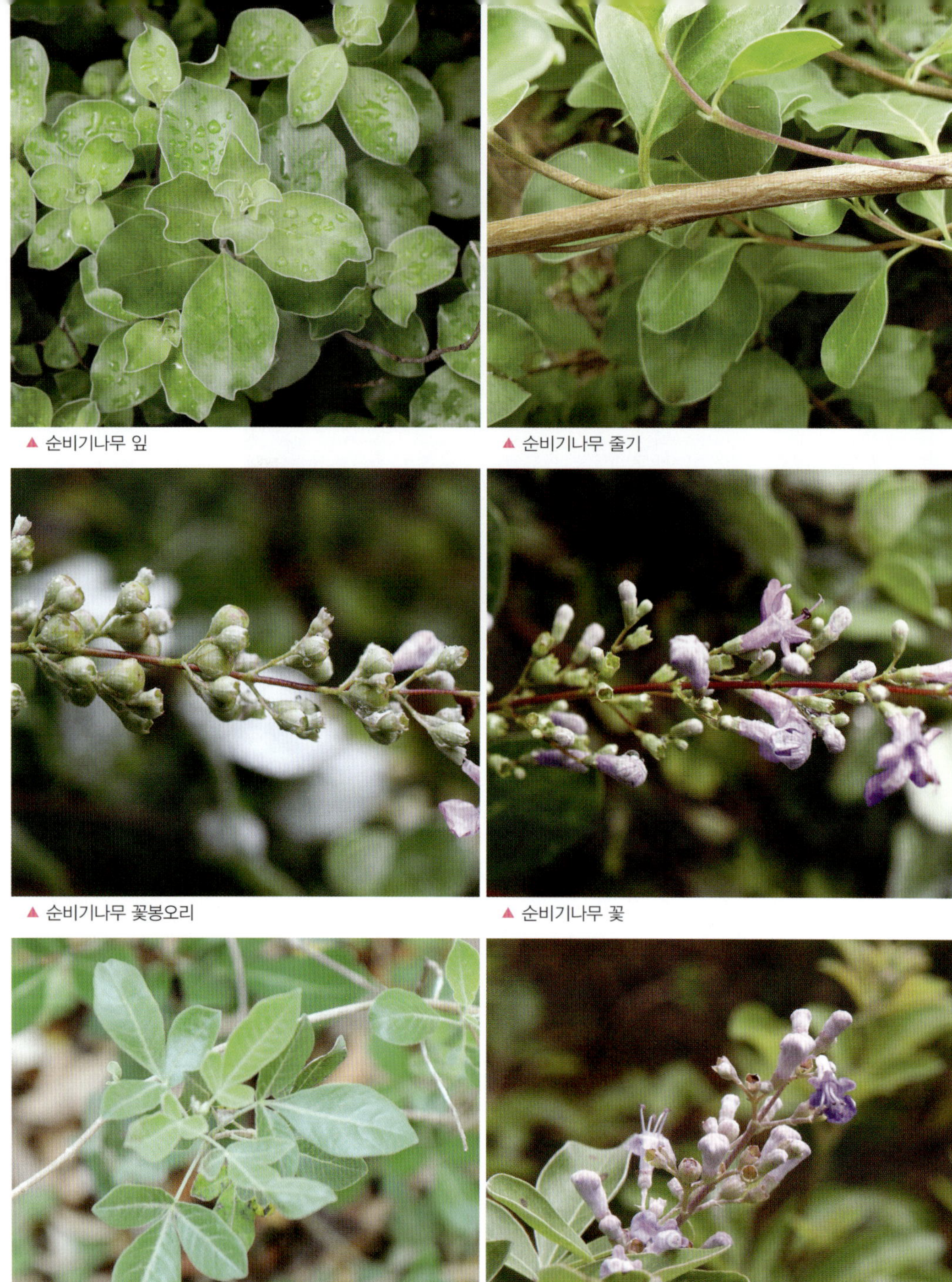

▲ 순비기나무 잎

▲ 순비기나무 줄기

▲ 순비기나무 꽃봉오리

▲ 순비기나무 꽃

▲ 만형(삼잎만형자) 잎(중국). 순비기나무의 잎보다 좁다.

▲ 만형(삼잎만형자) 꽃(중국)

○ **약재 저장법** : 밀폐용기(고형의 이물이 들어가는 것을 방지하고 내용의약품이 손실되지 않도록 보호할 수 있는 용기)

| 약재의 효능 |

○ **한방 효능 분류** : 해표약[解表藥, (땀을 내어) 체표를 풀어주는 약] - 발산풍열약(發散風熱藥, 체표에 머물러 있는 뜨거운 기운을 발산시키는 약)

○ **한방 약미(藥味)와 약성(藥性)** : 맛은 맵고 쓰며 성질은 약간 차다.

+ 한방 약미

酸	**苦**	甘	**辛**	鹹		澁	淡

+ 한방 약성

大寒	寒	**微寒**	涼	平	微溫	溫	熱	大熱

○ **한방 작용부위(귀경, 歸經)** : 만형자는 주로 방광, 간장, 위장 질환에 영향을 미친다.

○ **한방 효능** : 풍열(風熱)을 해소한다(消散風熱, 소산풍열). 머리와 눈의 발열을 해소한다(淸利頭目, 청리두목).

○ **약효 해설** : 눈이 충혈되고 눈물을 많이 흘리는 증상을 치료한다. 눈이 어둡고 잘 보이지 않는 증상의 치료에 좋다. 머리가 어지럽고 눈앞이 아찔한 증상에 활용된다. 잇몸이 붓고 아픈 증상을 낫게 한다. 편두통, 치통을 멎게 한다.

○ **임상응용** : 두통, 감기, 현기증, 눈 충혈, 관절통에 쓴다.

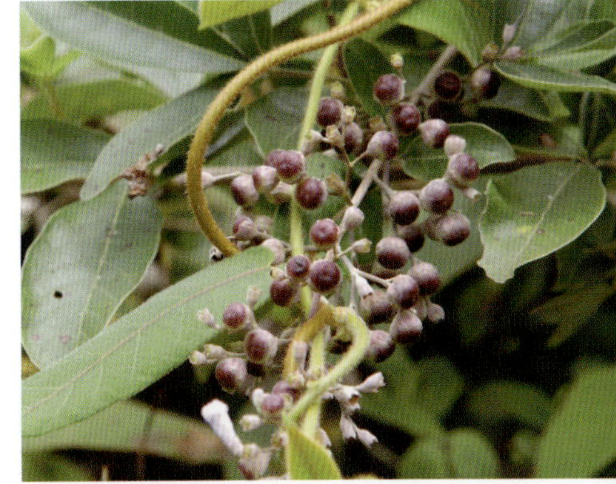

▲ 만형(삼잎만형자) 열매(중국)

| 북한에서의 효능 | 풍열표증약으로서 풍열을 없애고 눈을 밝게 한다.

| 약용법 | 열매 5~10g을 물 800mL에 넣고 달여서 반으로 나누어 아침저녁으로 마신다.

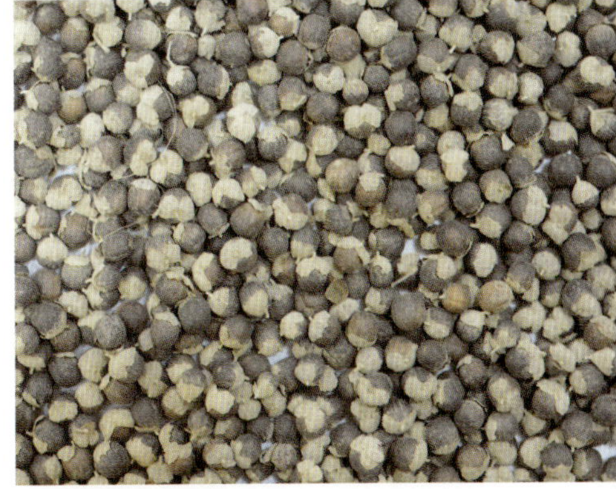

▲ 만형자(약재, 전형)

약초명

술패랭이꽃
패랭이꽃

약재명

구맥 瞿麥

《동의보감》 탕액편에 기재된
조선시대(1610년)의 우리글 약초명

셕듁화

약초명 및 학명

술패랭이꽃
Dianthus superbus var. *longicalycinus*
Williams
패랭이꽃
Dianthus chinensis Linné

과명

석죽과

약용부위

지상부

| 약재의 조선시대 의서(醫書) 수재 |

구맥은 《동의보감》 탕액편(湯液篇)의 풀부(部)와 《방약합편》의 습초(濕草)편에 수재되어 있다.

| 《동의보감》 탕액편의 효능 |

구맥(瞿麥, 술패랭이꽃, 패랭이꽃 지상부)의 성질은 차며[寒] 맛은 쓰고[苦] 매우며[辛](달다[甘]고도 한다) 독이 없다. 소변이 잘 나오지 않는 것과 구토가 멎지 않는 것이 동시에 나타나는 증상을 낫게 한다. 소변이 잘 나오지 않거나 적게 자주 보는 것에 쓴다. 가시 박힌 것을 나오게 하고 옹종(癰腫)을 삭인다. 눈을 밝게 하며 예막[翳]을 없애고 유산시킨다. 심경(心經)을 통하게 하며 소장(小腸)을 순조롭게 하는 데 매우 좋다. ○ 일명 석죽(石竹)이라고 하며 곳곳에 다 있다. 입추(立秋)가 지난 후 씨와 잎을 따서 그늘에서 말린다. 씨는 보리[麥, 맥]와 매우 비슷하여 구맥이라고 부른다[본초].

| 《동의보감》 탕액편의 원문 |

구맥(瞿麥) 셕듁화 : 性寒 味苦辛[一云甘] 無毒. 主關格諸癃結 小便不通 出刺 決癰腫 明目去翳 破胎墮子. 通心經 利小腸爲最要. ○ 一名石竹 處處有之. 立秋後 合子葉收採 陰乾. 子頗似麥 故名瞿麥.[本草] ○ 不用莖葉 只用實殼.[入門] ○ 主關格諸癃 利小便不通 逐膀胱邪熱 爲君主之劑.[湯液]

| 식약처 인정 약초와 약재 |

○ 약초·약재의 식약처 공정서 수재 : 구맥은 식품의약품안전처의 의약품 공정서인 《대한민국

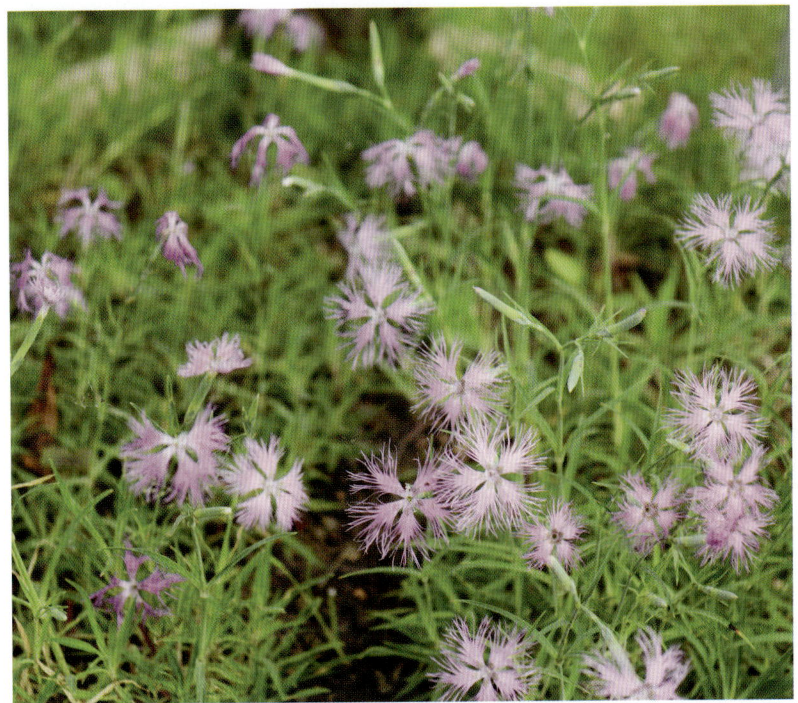

▲ 술패랭이꽃 무리

허준,《원본 동의보감》,
727쪽, 남산당(2014)
《동의보감》세갑술중동 내의
원교정 완영중간(歲甲戌仲冬
內醫院校正 完營重刊) 영인본

약전외한약(생약)규격집(KHP)》에 수재되어 있다.

- **약재의 라틴어 생약명 :** Dianthi Herba
- **식약처의 법정 기원식물과 약용부위 :** 약재 구맥은 술패랭이꽃 *Dianthus superbus* var. *longicalycinus* Williams 또는 패랭이꽃 *Dianthus chinensis* Linné(석죽과 Caryophyllaceae)의 지상부이다.
- **약재의 외부 형태 :** 이 약은 지상부로 줄기는 가는 원기둥 모양이고 가지가 갈라졌으며, 바깥면은 연한 녹색~황록색이고 털이 없다.
- **약재 저장법 :** 밀폐용기(고형의 이물이 들어가는 것을 방지하고 내용의약품이 손실되지 않도록 보호할 수 있는 용기)

| 약재의 효능 |

- **한방 효능 분류 :** 이수삼습약(利水滲濕藥, 소변을 잘 나가게 하는 약) - 이뇨통림약(利尿通淋藥, 소변을 잘 나가게 하고 요로 염증을 해소하는 약)

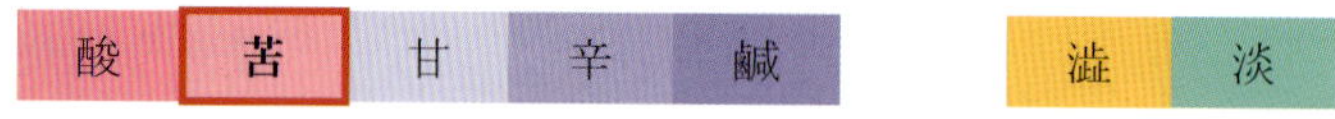

● 한방 약미(藥味)와 약성(藥性) : 맛은 쓰고 성질은 차다.

+ 한방 약미

酸	**苦**	甘	辛	鹹		澁	淡

+ 한방 약성

大寒	**寒**	微寒	凉	平	微溫	溫	熱	大熱

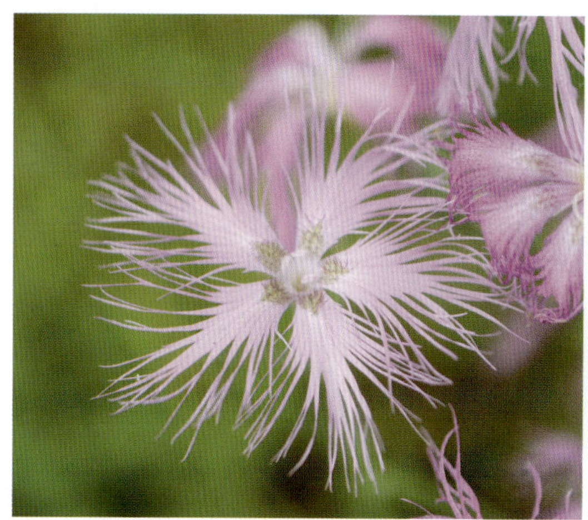

▲ 술패랭이꽃 꽃

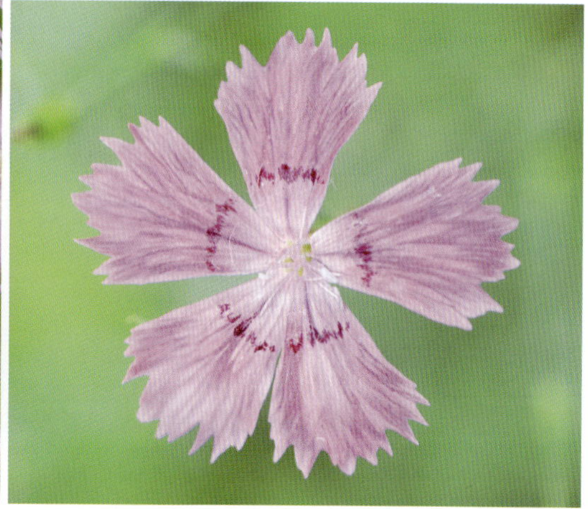

▲ 패랭이꽃 꽃

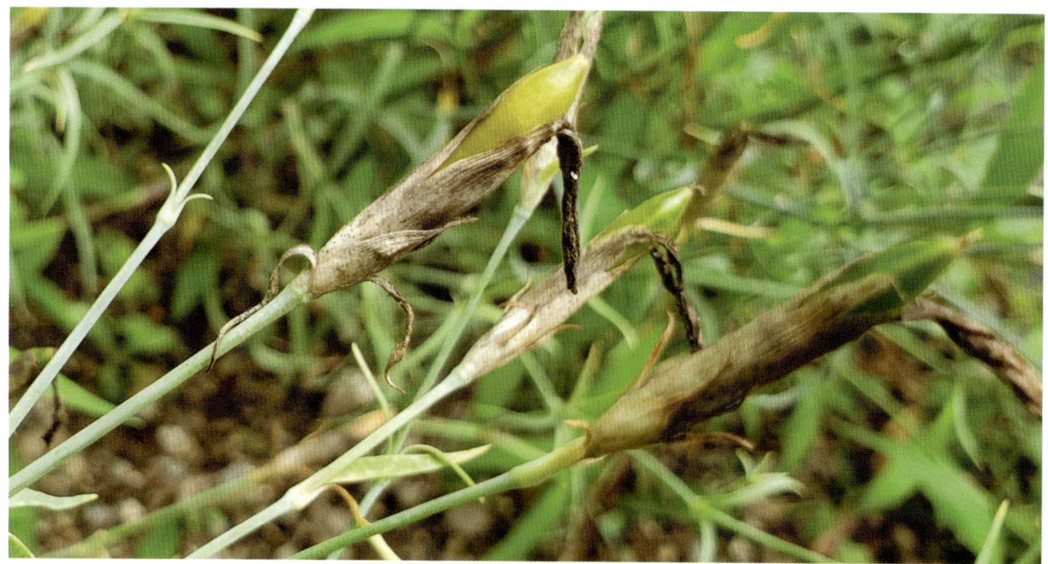

▲ 패랭이꽃 열매

432

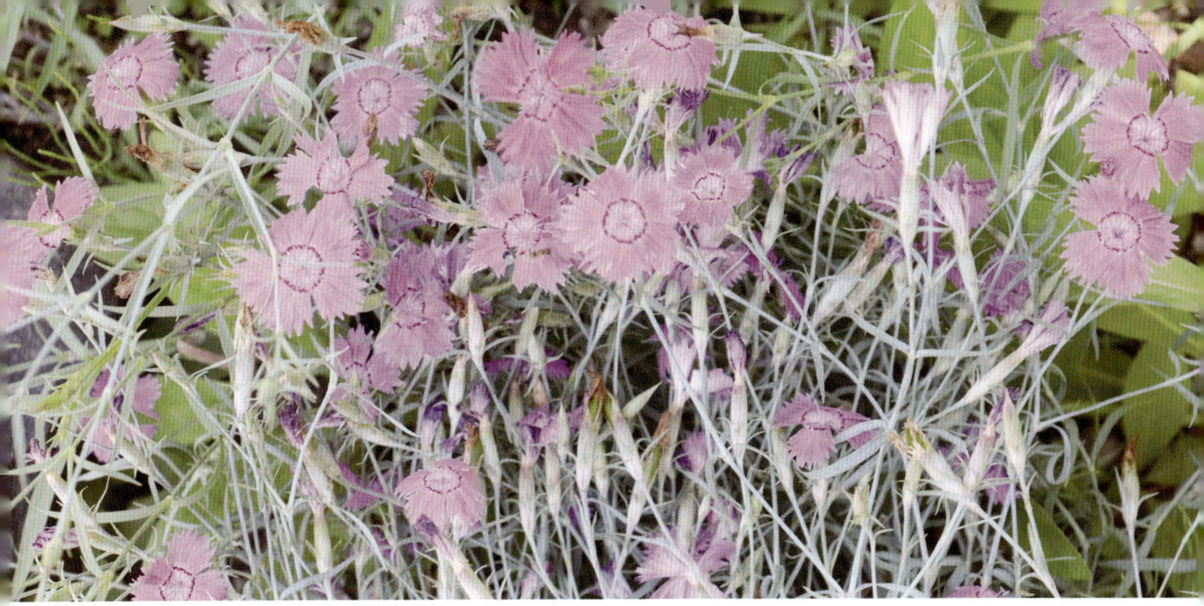

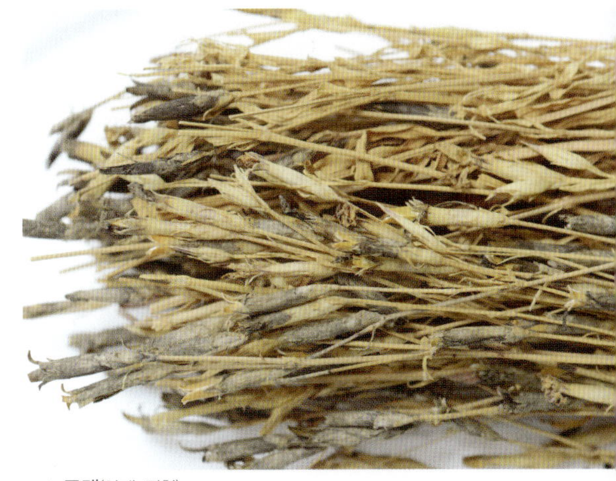

▲ 패랭이꽃 무리

- **한방 작용부위**(귀경, 歸經) : 구맥은 주로 심장, 소장 질환에 영향을 미친다.
- **한방 효능** : 소변을 잘 나오게 하고 배뇨장애를 해소한다(利尿通淋, 이뇨통림). 혈액순환을 촉진하여 월경이 잘 나오게 한다(活血通經, 활혈통경).
- **약효 해설** : 소변을 시원하게 나가게 한다. 소변에 피가 섞여 나오는 임증에 사용한다. 임증의 하나로 소변이 잘 나오지 않으면서 아프고 결석이 섞여 나오는 병증에 쓰인다. 신염, 수종(水腫), 무월경 증상을 치료한다. 눈이 충혈되고 막 같은 것이 생기는 장애를 낫게 한다.
- **임상응용** : 수종(水腫), 배뇨곤란, 임질에 쓴다.

| **북한에서의 효능** | 오줌내기약으로서 열을 내리우고 오줌을 잘 나가게 하며 피순환을 도와 월경을 통하게 한다.

| **약용법** | 지상부 9~15g을 물 800mL에 넣고 달여서 반으로 나누어 아침저녁으로 마신다.

| **주의사항** | 임신부에게는 쓰지 않는다.

▲ 구맥(약재, 전형)

약초명

승마
눈빛승마

약재명

승마 升麻

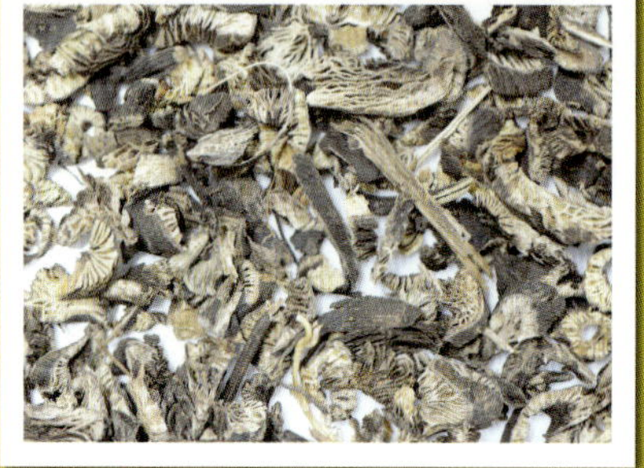

《동의보감》 탕액편에 기재된
조선시대(1610년)의 우리글 약초명

씌뎔가릿불휘

약초명 및 학명

승마
Cimicifuga heracleifolia Komarov
눈빛승마
Cimicifuga dahurica Maximowicz

과명

미나리아재비과

약용부위

뿌리줄기

| 약재의 조선시대 의서(醫書) 수재 |

승마는 《동의보감》 탕액편(湯液篇)의 풀부(部)와 《방약합편》의 산초(山草)편에 수재되어 있다.

|《동의보감》 탕액편의 효능 |

승마(升麻, 승마, 눈빛승마 뿌리줄기)의 성질은 보통이고[平](약간 차다[微寒]고도 한다) 맛이 달며[甘] 쓰고[苦] 독이 없다. 모든 독을 풀어주고 온갖 헛것에 들린 것을 없앤다. 급성 전염병과 장기(瘴氣)를 물리친다. 고독(蠱毒)과 풍으로 붓는 것[風腫], 여러 가지 독으로 목 안이 아픈 것, 입안이 헌 것을 치료한다[본초]. ○ 산이나 들에서 자란다. 그 잎이 삼[麻, 마] 잎과 같으므로 승마(升麻)라 한다. 음력 2월, 8월에 뿌리를 캐어 햇볕에 말린 후 검은 껍질과 썩은 부분을 긁어 버리고 쓴다. 닭의 뼈처럼 가늘고 갈라져 있고 청록색인 것이 좋다. 주로 수, 족 양명경의 풍사(風邪)를 치료한다. 아울러 수, 족태음경의 살 속의 열도 없앤다[입문].

|《동의보감》 탕액편의 원문 |

승마(升麻) 씌뎔가릿불휘 ：性平[一云微寒] 味甘苦 無毒. 主解百毒 殺百精老物 辟瘟疫瘴氣. 療蠱毒 治風腫諸毒 喉痛口瘡.[本草] ○ 生山野中 其葉如麻 故名爲升麻. 二月八月採根 暴乾 刮去黑皮幷腐爛者用. 細削如雞骨 色靑綠者佳. 本治手足陽明風邪 兼治手足太陰肌肉間熱.[入門] ○ 陽明本經藥也. 亦主手陽明太陰經. 若元氣不足者用此 於陰中升陽氣上行 不可缺也.[丹心] ○ 陽氣下陷者宜用. 若

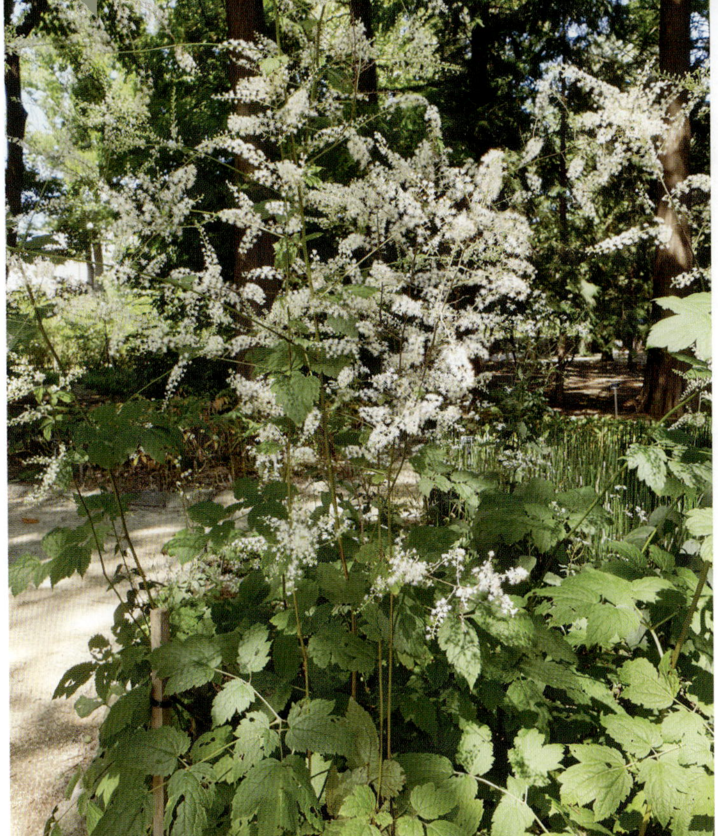

▲ 눈빛승마 지상부

허준, 《원본 동의보감》, 722쪽,
남산당(2014)
《동의보감》 세갑술중동 내의원교정 완영
중간(歲甲戌仲冬 內醫院校正 完營重刊)
영인본

發散生用 補中酒炒 止汗蜜炒.[入門]

| 약초 · 약재의 해설 |

《중국약전》에서 승마(升麻)의 기원식물은 우리 공정서의 촛대
승마가 빠진, 승마[대삼엽승마(大三葉升麻), *Cimicifuga heracleifolia* Kom.], 눈빛승마[흥안승마
(興安升麻), *Cimicifuga dahurica* (Turcz.) Maxim.], 황새승마[승마(升麻), *Cimicifuga foetida* L.]의
3종이다.

| 식약처 인정 약초와 약재 |

● **약초·약재의 식약처 공정서 수재** : 승마는 식품의약품안전처의 의약품 공정서인 《대한민
　국약전(KP)》에 수재되어 있다.

● **약재의 라틴어 생약명** : Cimicifugae Rhizoma

● **약재의 이명 또는 영명** : Cimicifuga Rhizome

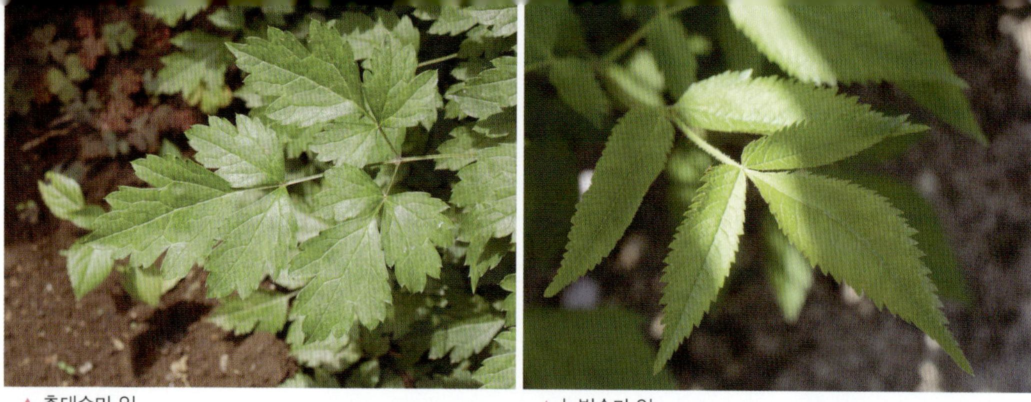

▲ 촛대승마 잎   ▲ 눈빛승마 잎

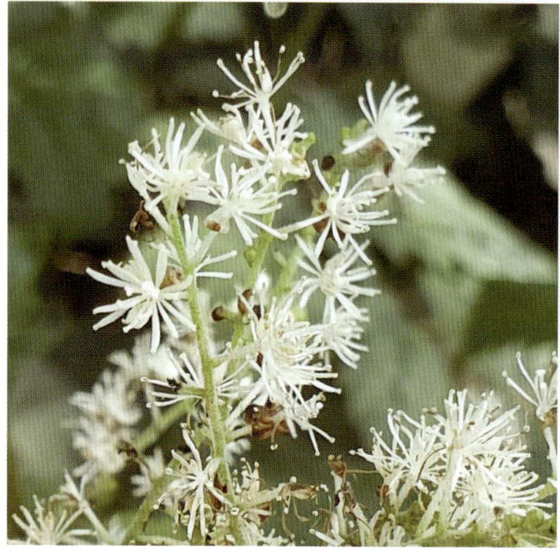

▲ 눈빛승마 꽃

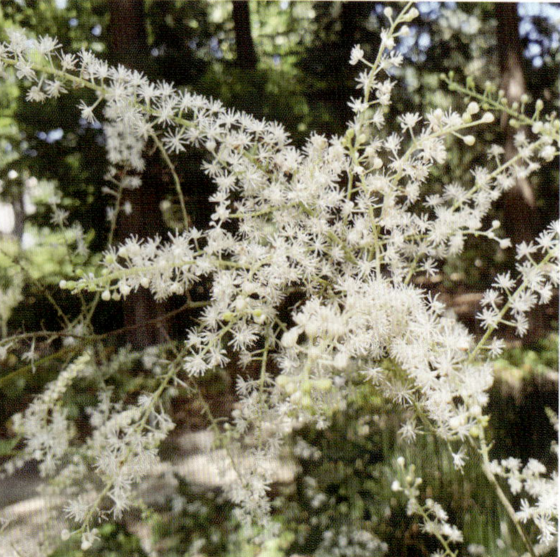

▲ 눈빛승마 꽃 무리

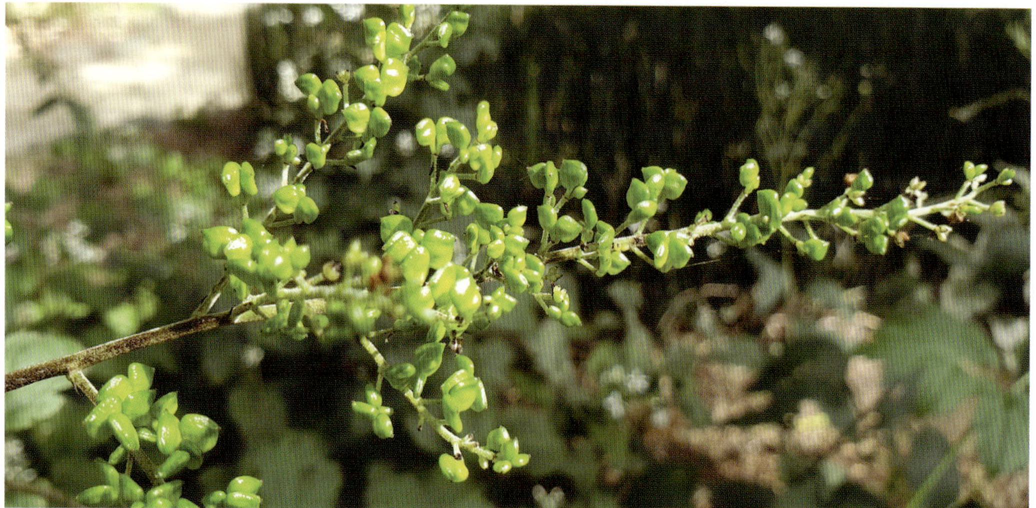

▲ 눈빛승마 열매

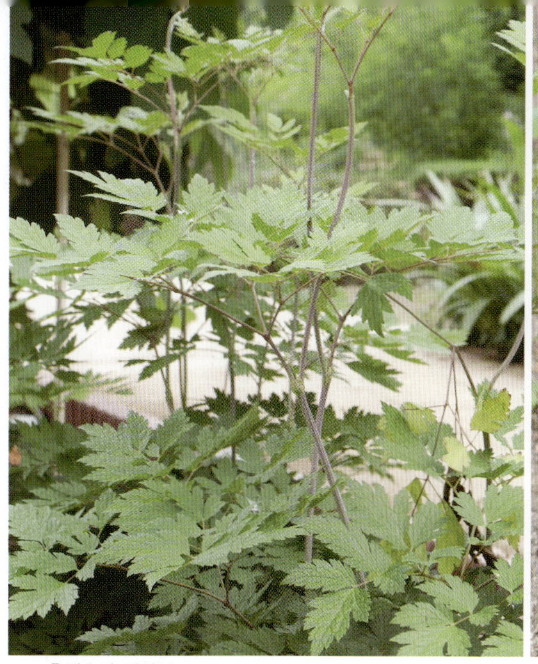
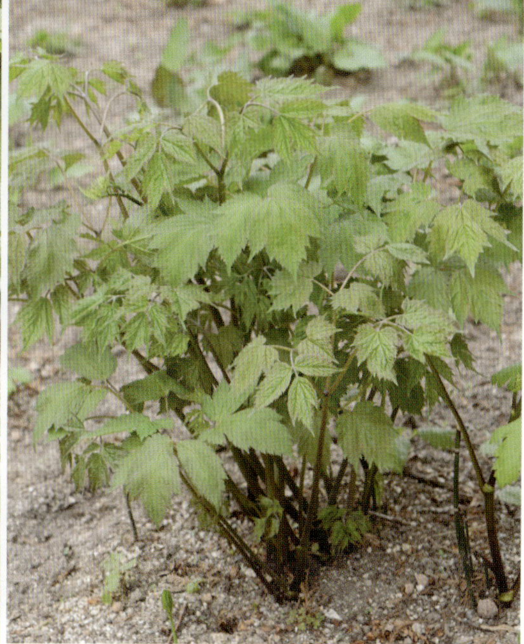

▲ 촛대승마 지상부　　　　　　▲ 눈빛승마 어린 지상부

○ **식약처의 법정 기원식물과 약용부위** : 약재 승마는 승마 *Cimicifuga heracleifolia* Komarov, 촛대승마 *Cimicifuga simplex* Wormskjord, 눈빛승마 *Cimicifuga dahurica* Maximowicz 또는 황새승마 *Cimicifuga foetida* Linné(미나리아재비과 Ranunculaceae)의 뿌리줄기이다.

○ **약재의 외부 형태** : 이 약은 뿌리줄기로 불규칙하고 긴 덩어리 모양이며 가지가 많이 갈리고 결절상이다. 바깥면은 흑갈색 또는 밤색이며 약간 거칠고 평평하지 않다.

○ **약재 저장법** : 밀폐용기(고형의 이물이 들어가는 것을 방지하고 내용의약품이 손실되지 않도록 보호할 수 있는 용기)

| 약재의 효능 |

○ **한방 효능 분류** : 해표약[解表藥, (땀을 내어) 체표를 풀어주는 약] – 발산풍열약(發散風熱藥, 체표에 머물러 있는 뜨거운 기운을 발산시키는 약)

○ **한방 약미(藥味)와 약성(藥性)** : 맛은 맵고 약간 달며 성질은 약간 차다.

+ 한방 약미

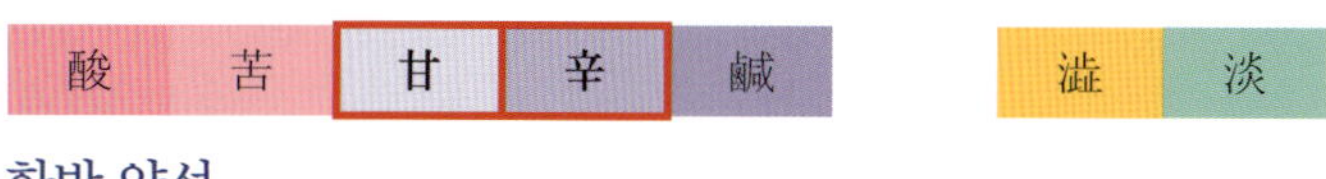

+ 한방 약성

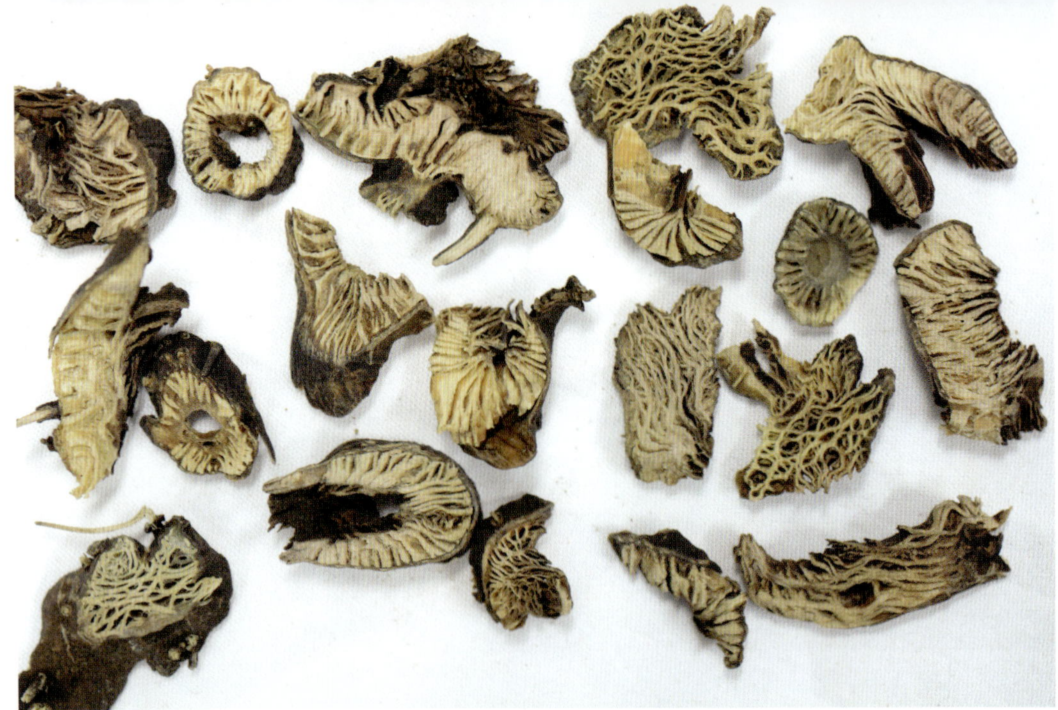

▲ 승마(약재, 절편)

● **한방 작용부위(귀경, 歸經)** : 승마는 주로 폐, 비장, 위장, 대장 질환에 영향을 미친다.

● **한방 효능** : 땀을 내어 체표에 있는 사기(邪氣)를 없애고 발진을 촉진한다(發表透疹, 발표
투진). 열독(熱毒)을 해소한다(淸熱解毒, 청열해독). 양기(陽氣)를 끌어 올린다(升擧陽氣,
승거양기).

● **약효 해설** : 입안이 허는 병증에 쓰인다. 목 안이 붓고 아픈 증상을 낫게 한다. 두통, 치
통에 유효하다. 만성설사, 만성이질, 탈항(脫肛)을 치료한다. 급성 전염병에 사용한다.

● **임상응용** : 두통, 인후통, 감기, 치루(痔瘻), 피부 소양증, 자궁하수, 구취, 구내염, 만성
하리에 쓴다.

| **북한에서의 효능** | 풍열표증약으로서 풍열을 없애고 발진을 약하게 하며 기를 끌어 올
리고 독을 푼다.

| **약용법** | 뿌리줄기 3~10g을 물 800mL에 넣고 달여서 반으로 나누어 아침저녁으로 마
신다.

약초명

시호

약재명

시호 柴胡

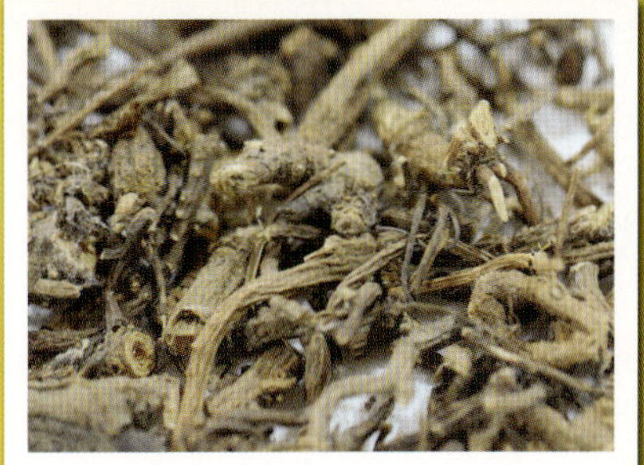

《동의보감》 탕액편에 기재된
조선시대(1610년)의 우리글 약초명

묃미나리

약초명 및 학명

시호
Bupleurum falcatum Linné

과명

산형과

약용부위

뿌리

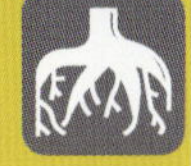

| 약재의 조선시대 의서(醫書) 수재 |

시호는 《동의보감》 탕액편(湯液篇)의 풀부(部)와 《방약합편》의 산초(山草)편에 수재되어 있다.

| 《동의보감》 탕액편의 효능 |

시호(柴胡, 시호 뿌리)의 성질은 약간 차고[微寒](보통이다[平]고도 한다) 맛은 약간 쓰며[微苦](달다[甘]고도 한다) 독이 없다. 주로 상한(傷寒)에 추웠다 열이 났다 하는 것과 유행성 질병으로 안팎의 열이 풀리지 않을 때에 쓴다. 관절이 아픈 것을 치료한다. 몸과 마음이 허약하고 피로한 것과 추웠다 더웠다 하는 것을 낫게 한다. 몸살로 열이 있는 것과 이른 새벽에 나는 조열(潮熱)을 없앤다. 간화(肝火)를 잘 내리고 추웠다 더웠다 하는 말라리아와 가슴, 옆구리가 그득하면서 아픈 것을 낫게 한다. ○ 어느 곳에나 다 있다. 음력 2월에 싹이 돋는데 아주 향기롭다. 줄기는 푸르고 자줏빛이 난다. 잎은 댓잎[竹葉, 죽엽] 같으며 또 맥문동 잎과 비슷한데 조금 짧다. 음력 7월에 노란 꽃이 핀다. 음력 2월, 8월에 뿌리를 캐어 햇볕에 말린다[본초].

| 《동의보감》 탕액편의 원문 |

시호(柴胡) 묃미나리 : 性微寒[一云平] 味微苦[一云甘] 無毒. 主傷寒寒熱往來 天行時疾 內外熱不解. 治熱勞 骨節煩疼. 除虛勞寒熱 解肌熱 早晨潮熱 能瀉肝火 除寒熱往來瘧疾 及胸脇痛滿. ○ 處處有之 二月生苗. 甚香 莖靑紫 葉如竹葉 亦似麥門冬葉而短. 七月開黃花.

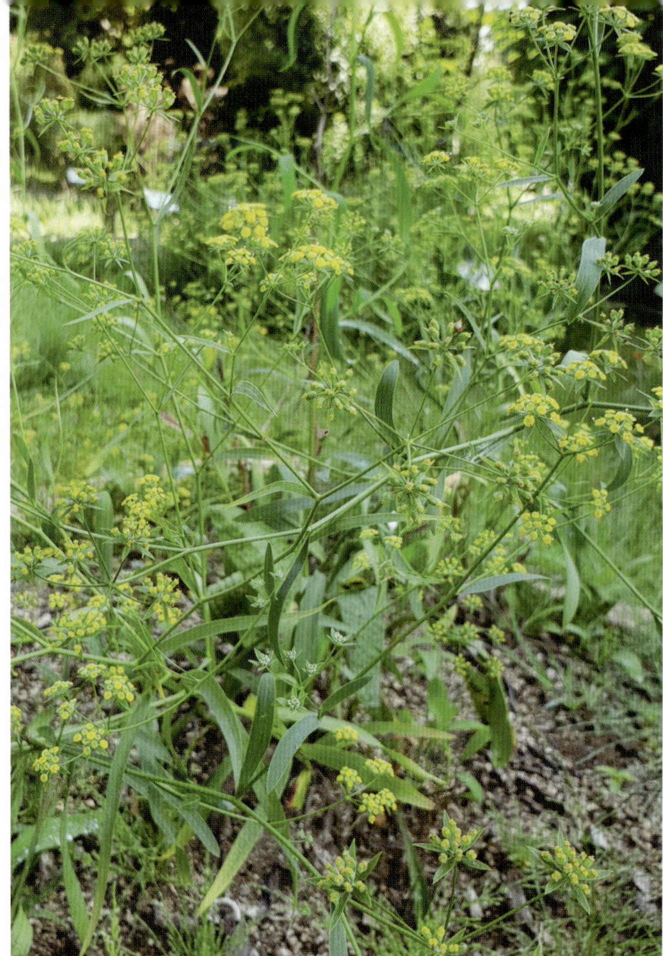

▲ 시호 지상부

柴胡 (묏미나리)

性微寒(一云平)味微苦無毒主傷寒寒熱往來天行時疾內外熱不解治熱勞骨節煩疼除虛勞寒熱解肌熱早最潮熱能瀉肝火除寒熱往來瘧疾及胷脇痛滿〇處處有之二月生苗甚香莖青紫葉如竹葉亦似麥門冬葉而短開黃花二月八月採根暴乾〇足少陽厥陰行經藥也能引清氣而行陽道又能引胃氣上行升騰而行春令是也〇如鼠尾獨窠而長者好莖長軟皮黃赤者佳忌犯銅鐵外感生用內傷升氣酒炒有咳汗者蜜水炒瀉肝膽火者以猪膽汁拌炒去蘆用[入門]

허준, 《원본 동의보감》, 721쪽, 남산당(2014)
《동의보감》 세갑술중동 내의원교정 완영중간(歲甲戌仲多 內醫院校正 完營重刊) 영인본

二月八月採根 暴乾.[本草] ○ 足少陽·厥陰行經藥也. 能引淸氣而行陽道 又能引胃氣上行 升騰而行春令 是也.[湯液] ○ 如鼠尾獨窠而長者 好 莖長軟皮黃赤者 佳. 忌犯銅鐵. 外感生用 內傷升氣酒炒 有咳汗者 蜜水炒 瀉肝膽火者 以猪膽汁拌炒 去蘆用.[入門]

| 약초·약재의 해설 |

우리나라 '국가표준식물목록'에서 시호의 학명을 *Bupleurum komarovianum* Lincz.로 기재하고 있다.

| 식약처 인정 약초와 약재 |

○ **약초·약재의 식약처 공정서 수재** : 시호는 식품의약품안전처의 의약품 공정서인《대한민국약전(KP)》에 수재되어 있다.

- ○ **약재의 라틴어 생약명** : Bupleuri Radix
- ○ **약재의 이명 또는 영명** : Bupleurum Root
- ○ **식약처의 법정 기원식물과 약용부위** : 약재 시호는 시호 *Bupleurum falcatum* Linné 또는 그 변종(산형과 Umbelliferae)의 뿌리이다.
- ○ **약재의 외부 형태** : 이 약은 뿌리로 가늘고 긴 원뿔 모양~원기둥 모양이며 단일하거나 갈라져 있다. 윗부분은 굵으며 아랫부분은 가늘고 근두부에는 줄기 및 가는 털 모양의 잎그루가 때로 남아 있다. 바깥면은 연한 갈색~갈색이며 깊은 주름이 있는 것도 있다.
- ○ **약재 저장법** : 밀폐용기(고형의 이물이 들어가는 것을 방지하고 내용의약품이 손실되지 않도록 보호할 수 있는 용기)

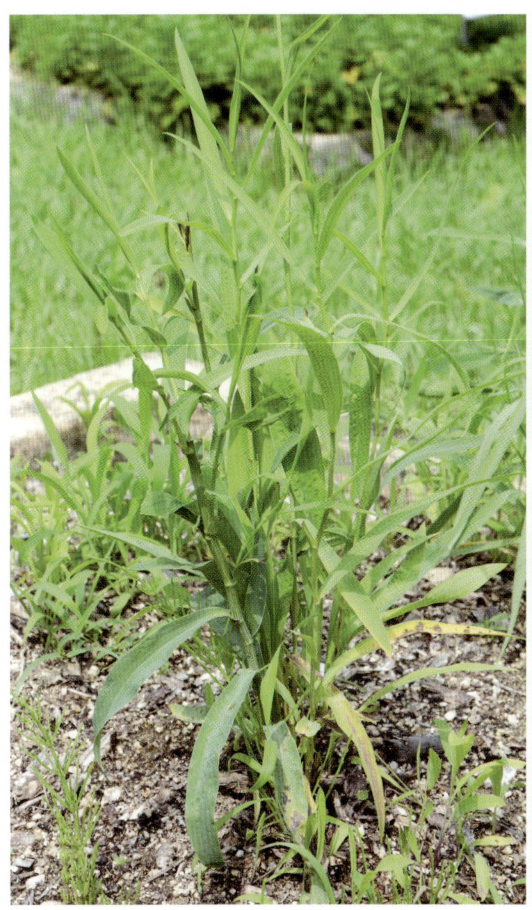

▲ 시호 어린 지상부

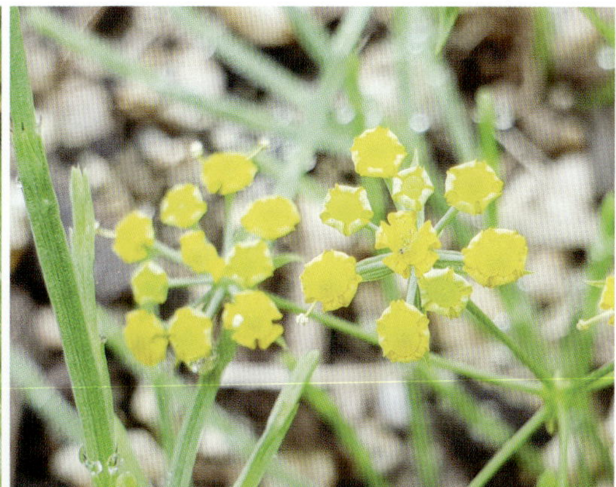

▲ 시호 꽃

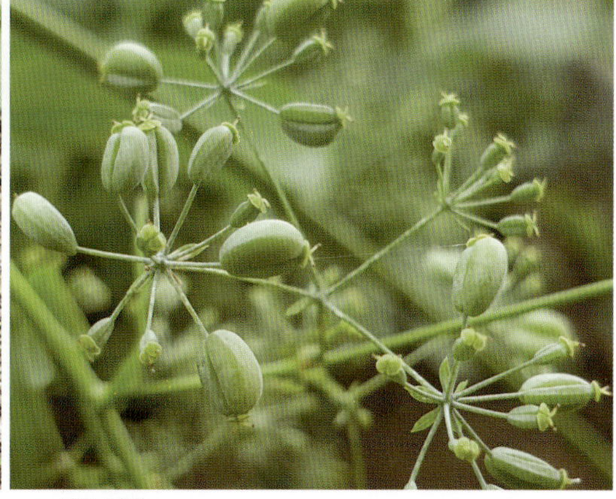

▲ 시호 열매

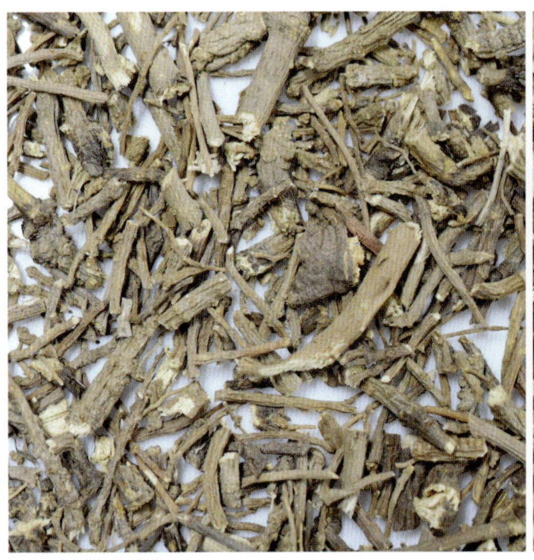 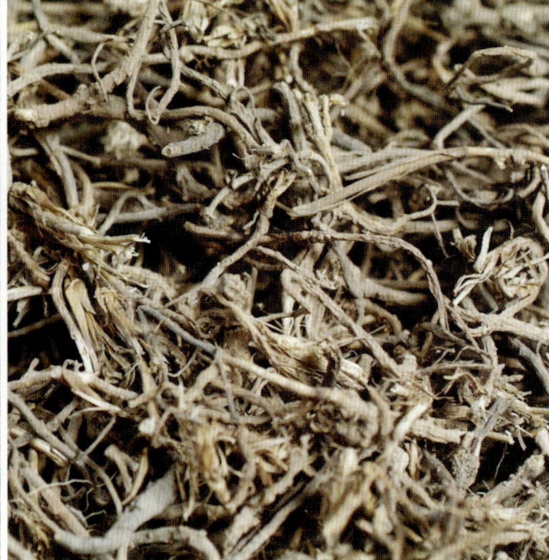

▲ 시호(약재, 절단)　　　　▲ 시호(약재, 판매품)

| 약재의 효능 |

- **한방 효능 분류** : 해표약[解表藥, (땀을 내어) 체표를 풀어주는 약] - 발산풍열약(發散風熱藥, 체표에 머물러 있는 뜨거운 기운을 발산시키는 약)

- **한방 약미(藥味)와 약성(藥性)** : 맛은 시고 쓰며 성질은 약간 차다.

  + 한방 약미

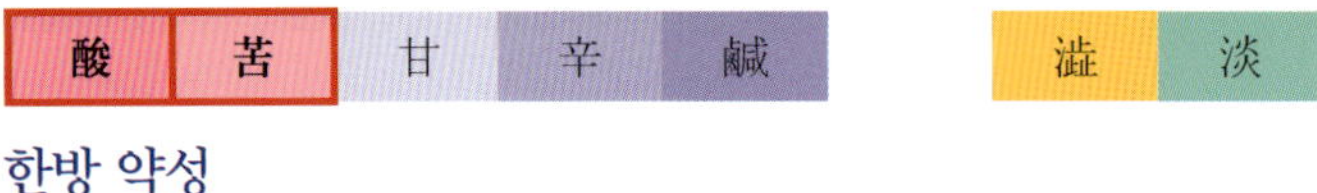

  + 한방 약성

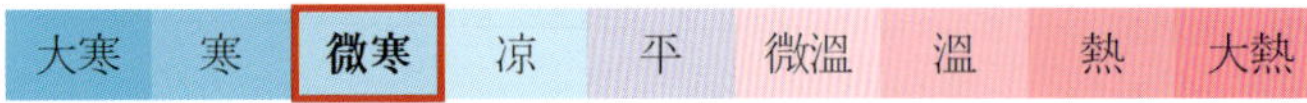

- **한방 작용부위(귀경, 歸經)** : 시호는 주로 간장, 담낭, 폐 질환에 영향을 미친다.

- **한방 효능** : 발산(發散)하는 방법으로 열(熱)을 내린다(疏散退熱, 소산퇴열). 간기(肝氣)가 뭉친 것을 해소한다(疏肝解鬱, 소간해울). 양기(陽氣)를 끌어 올린다(升擧陽氣, 승거양기).

- **약효 해설** : 비교적 높은 열과 말라리아 치료에 사용한다. 두통, 현기증에 쓰인다. 월경불순, 위(胃)하수, 자궁하수를 치료한다. 간세포 보호의 약리작용이 있다.

- **임상응용** : 황달, 만성간염, 만성신염, 간경변, 발열, 월경불순, 만성하리, 자궁하수에 쓴다.

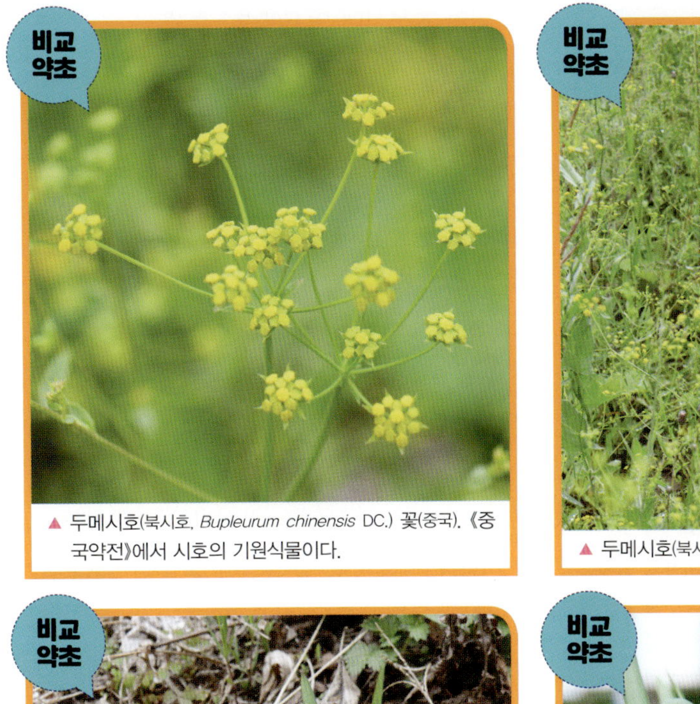

▲ 두메시호(북시호, *Bupleurum chinensis* DC.) 꽃(중국).《중국약전》에서 시호의 기원식물이다.

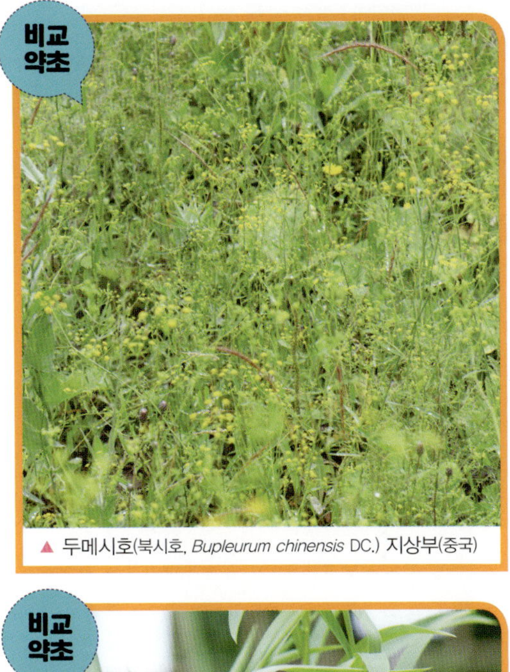

▲ 두메시호(북시호, *Bupleurum chinensis* DC.) 지상부(중국)

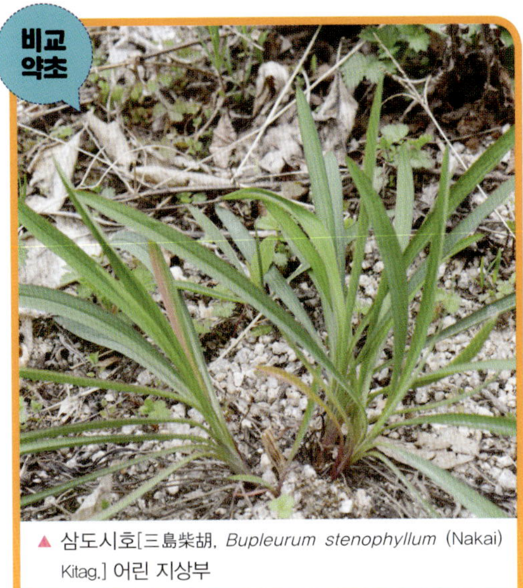

▲ 삼도시호[三島柴胡, *Bupleurum stenophyllum* (Nakai) Kitag.] 어린 지상부

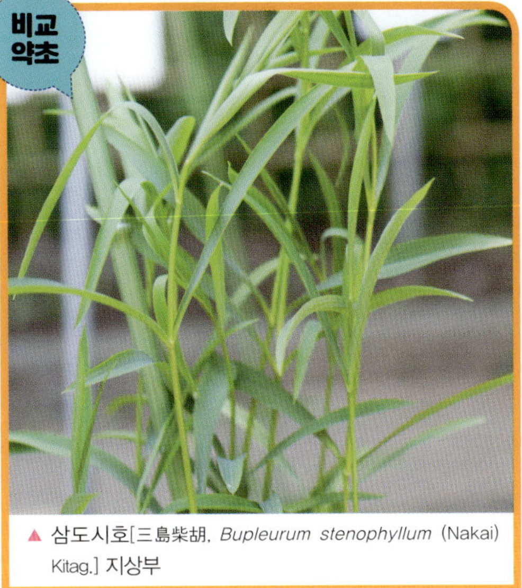

▲ 삼도시호[三島柴胡, *Bupleurum stenophyllum* (Nakai) Kitag.] 지상부

| 약용법 | 뿌리 3~9g을 물 800mL에 넣고 달여서 반으로 나누어 아침저녁으로 마신다.

아욱

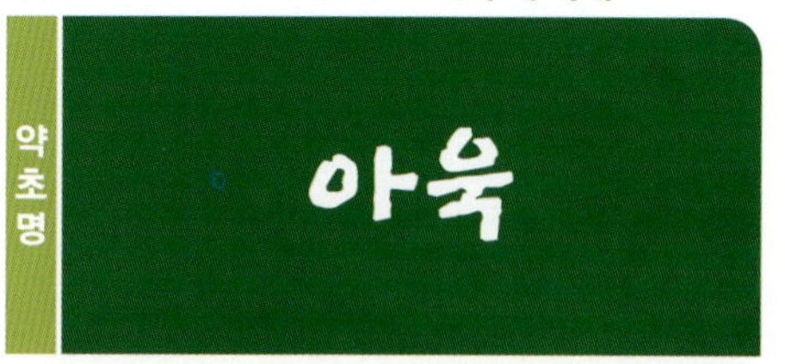

동규자 冬葵子

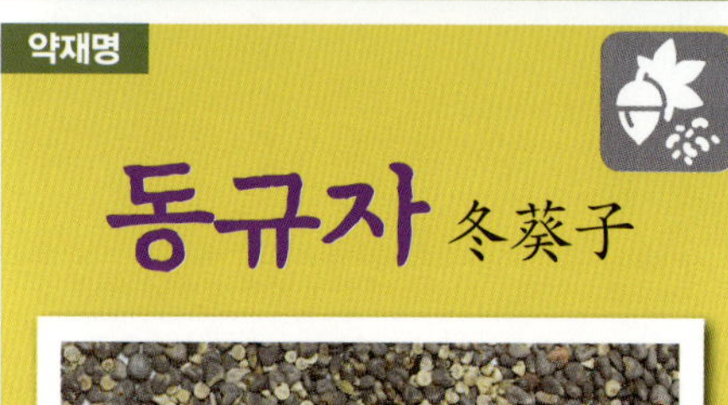

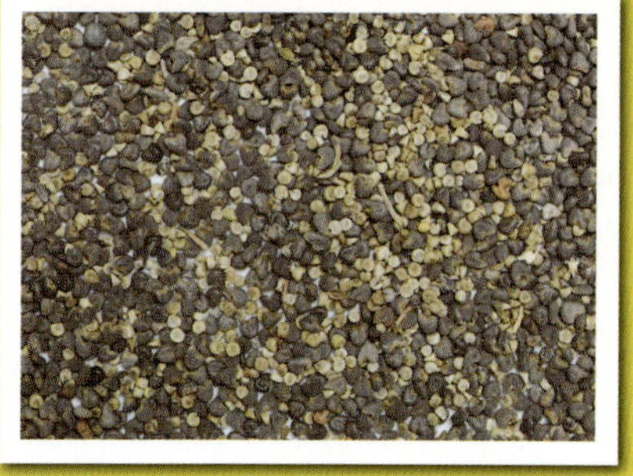

《동의보감》 탕액편에 기재된
조선시대(1610년)의 우리글 약초명

돌아옥삐

약초명 및 학명

아욱
Malva verticillata Linné

과명

아욱과

약용부위

열매

| 약재의 조선시대 의서(醫書) 수재 |

동규자는 《동의보감》 탕액편(湯液篇)의 채소부(部)와 《방약합편》의 유활채(柔滑菜, 부드럽고 매끈한 채소)편에 수재되어 있다.

|《동의보감》 탕액편의 효능 |

동규자(冬葵子, 아욱 씨)는 성질이 차고[寒](서늘하다[冷]고도 한다) 맛이 달며[甘] 독이 없다. 다섯 가지 임병[五淋]을 치료하여 소변을 잘 나오게 한다. 오장육부의 한기(寒氣)와 열기(熱氣)가 번갈아 일어나는 병 그리고 부인이 젖이 막혀 잘 나오지 않는 것을 치료한다. ○ 가을에 씨를 뿌리고 흙으로 덮어두면 겨울이 지나 봄이 되어 씨가 맺히는 것을 동규(冬葵)라고 한다. 약으로 많이 쓴다. 성질이 매우 매끄러워 결석을 잘 내려오게 한다. 춘규자(春葵子)도 성질이 매끄럽지만 약으로는 쓰지 못한다.

|《동의보감》 탕액편의 원문 |

동규자(冬葵子) 돌아옥삐 : 性寒 [一云冷] 味甘 無毒. 治五淋 利小便. 除五藏六府寒熱 婦人乳難内閉. ○ 秋種葵 覆養經冬 至春作子 謂之冬葵 多入藥用. 性至滑利 能下石. 春葵子 亦滑 然不堪藥用. ○ 霜後葵不可食 動痰吐水. ○ 子微炒碎用. [本草]

| 약초 · 약재의 해설 |

약재 동규자를 확대하면 표면에 차바퀴 모양의 무늬가 보인다. 동규자에는 위품(가짜품)인 경마자(苘麻子)가 혼입되어 있는 경우가 많다. 경마자는 아욱과 식물인 어저귀(*Abutilon*

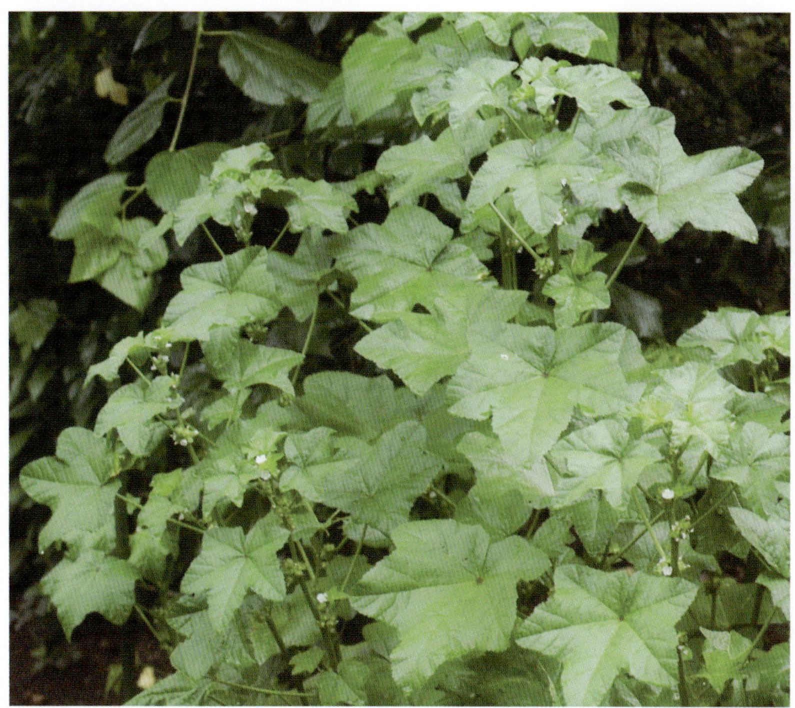

▲ 아욱 지상부

허준, 《원본 동의보감》,
714쪽, 남산당(2014)
《동의보감》 세갑술중동 내의
원교정 완영중간(歲甲戌仲冬
內醫院校正 完營重刊) 영인본

theophrasti Medik.)의 씨다. [참고문헌: 20]

| 식약처 인정 약초와 약재 |

○ **약초·약재의 식약처 공정서 수재** : 동규자는 식품의약품안전처의 의
약품 공정서인 《대한민국약전외한약(생약)규격집(KHP)》에 수재되어 있다.

○ **약재의 라틴어 생약명** : Malvae Fructus

○ **약재의 이명 또는 영명** : 활규자(滑葵子)

○ **식약처의 법정 기원식물과 약용부위** : 약재 동규자는 아욱 *Malva verticillata* Linné(아욱과
Malvaceae)의 열매이다.

○ **약재의 외부 형태** : 이 약은 열매로 납작한 구형이고, 지름 4~7mm이며 바깥면은 회백색
~회갈색이다.

○ **약재 저장법** : 밀폐용기(고형의 이물이 들어가는 것을 방지하고 내용의약품이 손실되지 않도록
보호할 수 있는 용기)

| 약재의 효능 |

● **한방 효능 분류 :** 이수삼습약(利水滲濕藥, 소변을 잘 나가게 하는 약) - 이뇨통림약(利尿通淋藥, 소변을 잘 나가게 하고 요로 염증을 해소하는 약)

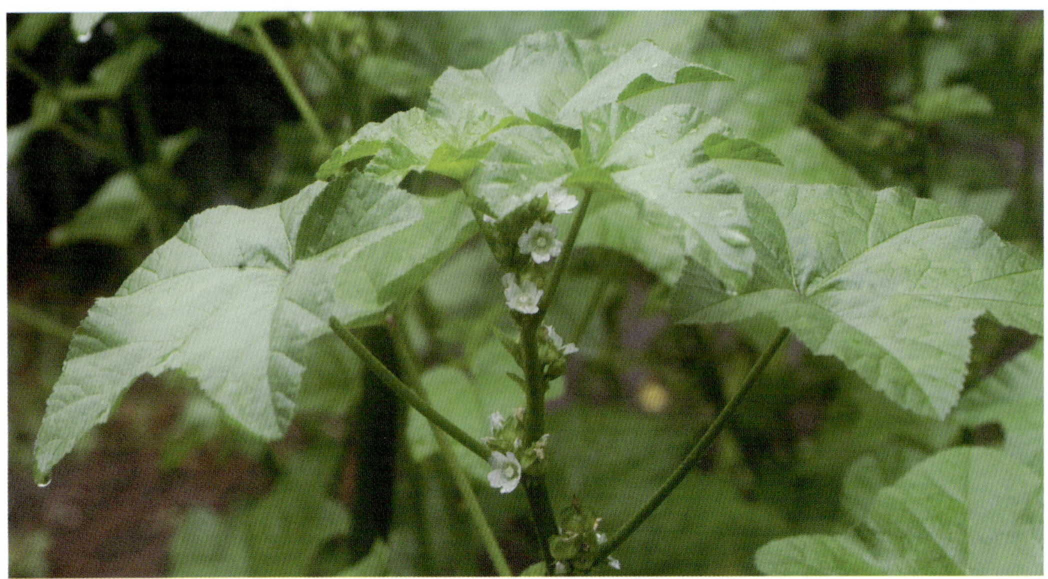

▲ 아욱 잎

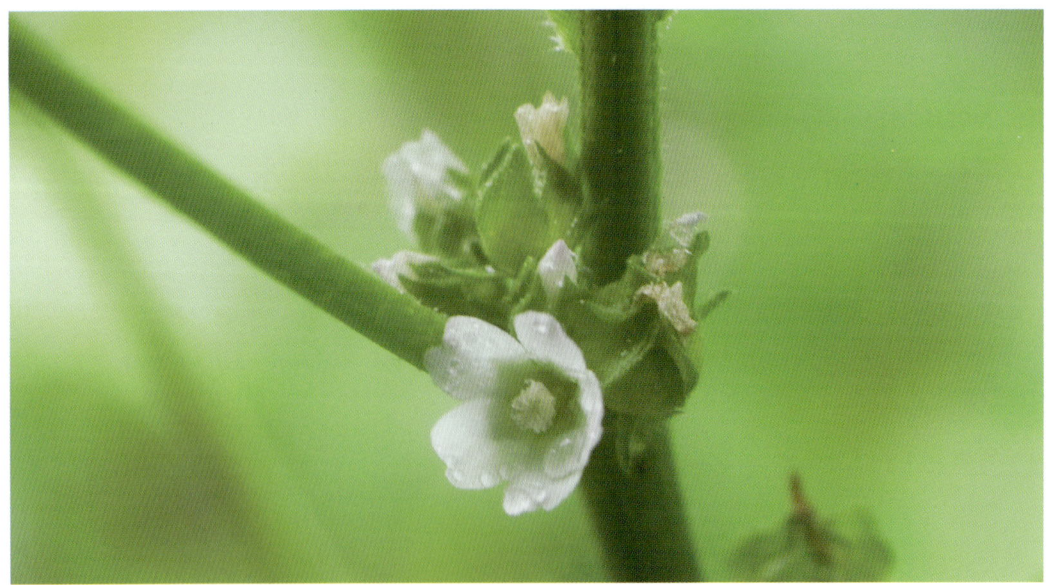

▲ 아욱 꽃

● **한방 효능 분류 :** 이수삼습약(利水滲濕藥, 소변을 잘 나가게 하는 약) - 이뇨통림약(利尿通淋藥, 소변을 잘 나가게 하고 요로 염증을 해소하는 약)

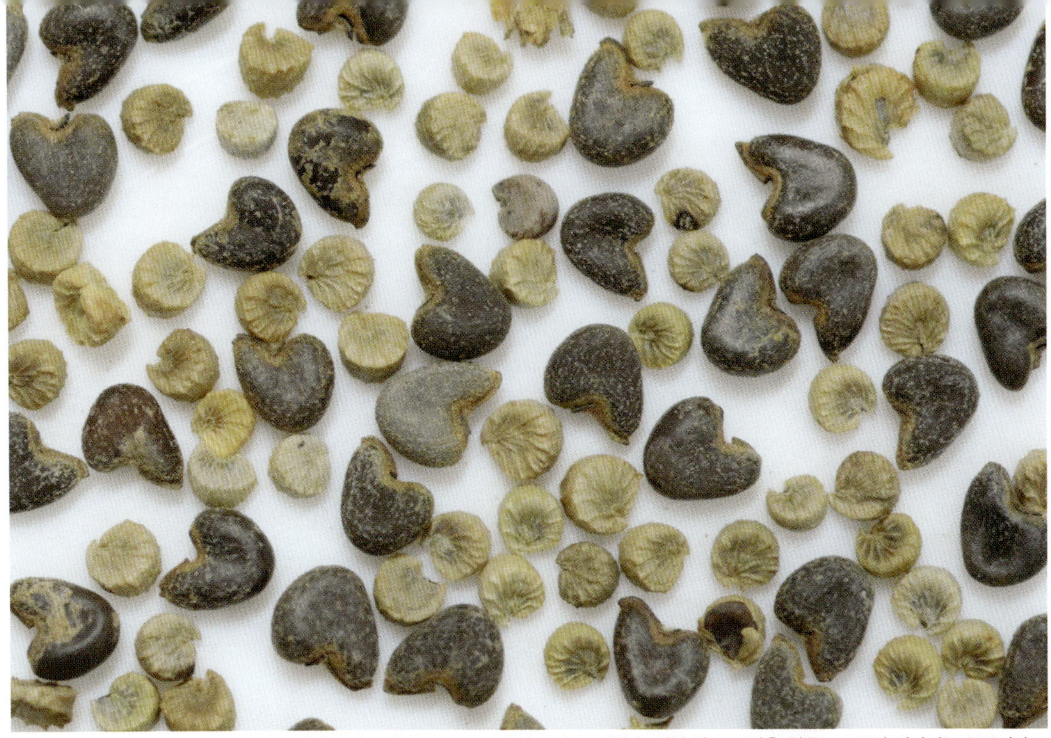

▲ 동규자(약재, 전형). 약재 동규자를 확대하면 표면에 차바퀴 모양의 무늬가 보인다. 옆의 하트 모양은 위품(가짜품)인 경마자(苘麻子)이다.

○ **한방 약미(藥味)와 약성(藥性) :** 맛은 달고 떫으며 성질은 서늘하다.

+ 한방 약미

酸	苦	**甘**	辛	鹹	**澁**	淡

+ 한방 약성

大寒	寒	微寒	**凉**	平	微溫	溫	熱	大熱

○ **한방 효능 :** 열기를 식히고 소변이 잘 나오게 한다(淸熱利尿, 청열이뇨). 종기를 가라앉힌다(消腫, 소종).

○ **약효 해설 :** 이뇨 작용이 있고 변비 치료에 도움이 된다. 임산부의 젖이 나오지 않는 증상을 치료한다. 유방이 붓고 아픈 증상을 치료한다.

○ **임상응용 :** 배뇨곤란, 유즙분비 저하, 변비, 수종(水腫)에 쓴다.

| **북한에서의 효능** | 오줌내기약으로서 오줌을 잘 나가게 하고 대변을 잘 누게 하며 젖이 잘 나오게 한다.

| **약용법** | 열매 4~12g을 물 800mL에 넣고 달여서 반으로 나누어 아침저녁으로 마신다.

약초명

안식향나무

약재명

안식향 安息香

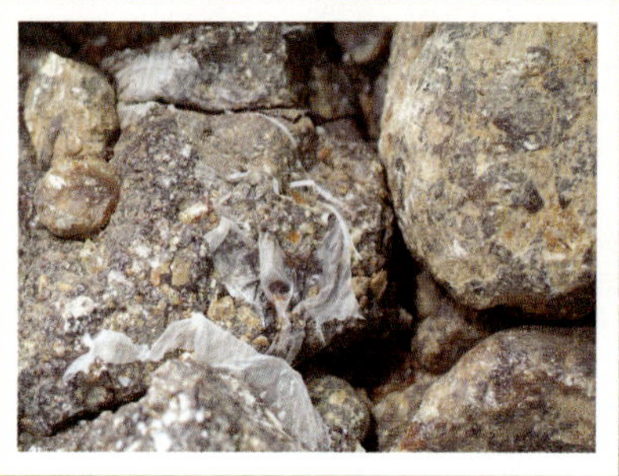

《동의보감》 탕액편에 기재된
조선시대(1610년)의 우리글 약초명

붉나모진

약초명 및 학명

안식향나무
Styrax benzoin Dryander

과명

때죽나무과

약용부위

수지(樹脂, 식물체로부터의 분비물 또는 상처로부터의 유출물)

| 약재의 조선시대 의서(醫書) 수재 |

안식향은 《동의보감》 탕액편(湯液篇)의 나무부(部)와 《방약합편》의 향목(香木, 향나무)편에 수재되어 있다.

| 《동의보감》 탕액편의 효능 |

안식향(安息香, 안식향나무 수지)의 성질은 보통이며[平] 맛은 맵고[辛] 쓰며[苦] 독이 없다. 명치의 악기(惡氣)와 귀주(鬼疰)에 주로 쓴다. 나쁜 기운, 헛것에 들려 귀태(鬼胎)가 된 것을 치료한다. 고독(蠱毒), 급성 전염병[瘟疫, 온역]을 물리치며 신기통(腎氣痛), 구토하고 설사하는 것을 낫게 한다. 부인의 월경이 중단된 것, 산후 출혈이 심하여 정신이 흐리고 혼미해지는 증상을 치료한다. ○ 남해에서 난다. 나무껍질에 상처를 내면 엿과 같은 수지가 있는데, 음력 6~7월에 딱딱하게 굳으면 채취한다. 송진과 비슷한 황흑색의 덩어리로 갓 채취한 것은 무르다. 이것을 태우면 신령과 통하게 하고 여러 가지 나쁜 것을 물리친다[본초].

| 《동의보감》 탕액편의 원문 |

안식향(安息香) 붉나모진 : 性平 味辛苦 無毒. 主心腹惡氣鬼疰. 治邪氣 魍魎 鬼胎 辟蠱毒 瘟疫 療腎氣 霍亂 治婦人血噤 産後血暈. ○ 生南海. 刻其樹皮 其膠如飴 六七月堅凝 乃取之. 似松脂 黃黑色爲塊 新者亦柔軟. 燒之通神 辟衆惡.[本草] ○ 我國出濟州 如膏油者 名水安息香 作塊者 名乾安息香. 忠淸道亦有之.[俗方]

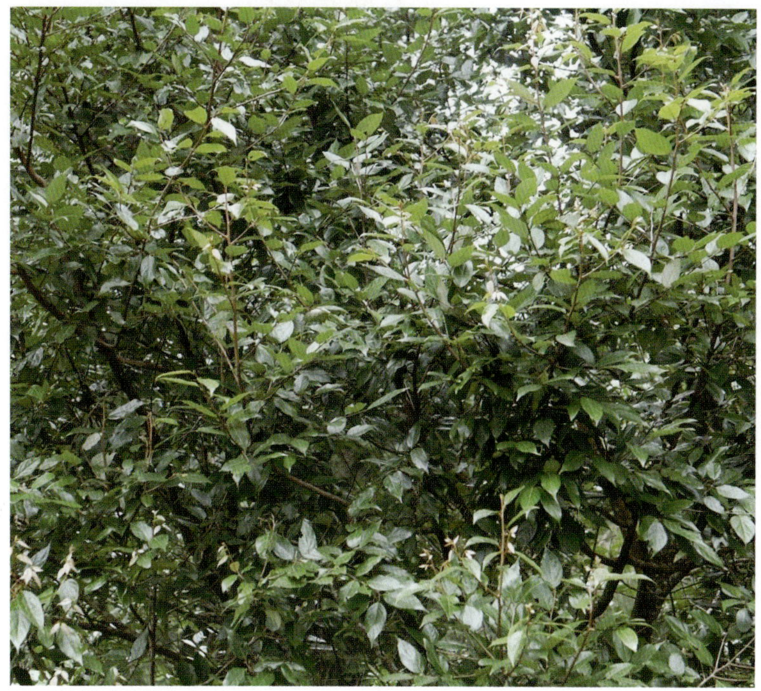

▲ 안식향나무 잎과 가지(인도네시아)

허준, 《원본 동의보감》, 744쪽, 남산당(2014)
《동의보감》 세갑술중동 내의원교정 완영중간(歲甲戌仲冬 內醫院校正 完營重刊) 영인본

| 약초·약재의 해설 |

《중국약전》에서 안식향(安息香)의 기원은 우리 공정서와 달리 백화수[白花樹, *Styrax tonkinensis* (Pierre) Craib ex Hart.]의 수지를 말린 것이다.

| 식약처 인정 약초와 약재 |

- **약초·약재의 식약처 공정서 수재** : 안식향은 식품의약품안전처의 의약품 공정서인 《대한민국약전(KP)》에 수재되어 있다.
- **약재의 라틴어 생약명** : Benzoinum
- **약재의 이명 또는 영명** : Benzoin
- **식약처의 법정 기원식물과 약용부위** : 약재 안식향은 안식향나무 *Styrax benzoin* Dryander 또는 백화수(白花樹) *Styrax tonkinensis* Craib ex Hart.(때죽나무과 Styracaceae)에서 얻은 수지이다.

○ **약재의 외부 형태** : 이 약은 수지로 회갈색~어두운 적갈색의 고르지 않은 덩어리 조각
　이다.

○ **약재 저장법** : 밀폐용기(고형의 이물이 들어가는 것을 방지하고 내용의약품이 손실되지 않도록
　보호할 수 있는 용기)

| 약재의 효능 |

○ **한방 효능 분류** : 개규약(開竅藥, 기운이 막힌 것을 뚫어주는 약)

○ **한방 약미(藥味)와 약성(藥性)** : 맛은 맵고 쓰며 성질은 보통이다.

+ 한방 약미

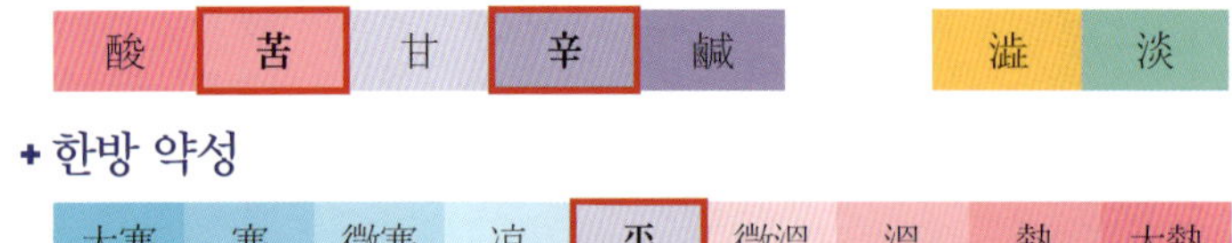

| 酸 | **苦** | 甘 | **辛** | 鹹 | | 澁 | 淡 |

+ 한방 약성

| 大寒 | 寒 | 微寒 | 凉 | **平** | 微溫 | 溫 | 熱 | 大熱 |

○ **한방 작용부위(귀경, 歸經)** : 안식향은 주로 심장, 비장 질환에 영향을 미친다.

○ **한방 효능** : 감각기관의 기능을 정상화하고 정신을 차리게 한다(開竅醒神, 개규성신). 기
　운과 혈액을 잘 소통시킨다(行氣活血, 행기활혈). 통증을 멎게 한다(止痛, 지통).

○ **약효 해설** : 뇌혈관 장애로 인한 기억상실, 의지력 약화를 치료한다. 가슴과 배의 통증을

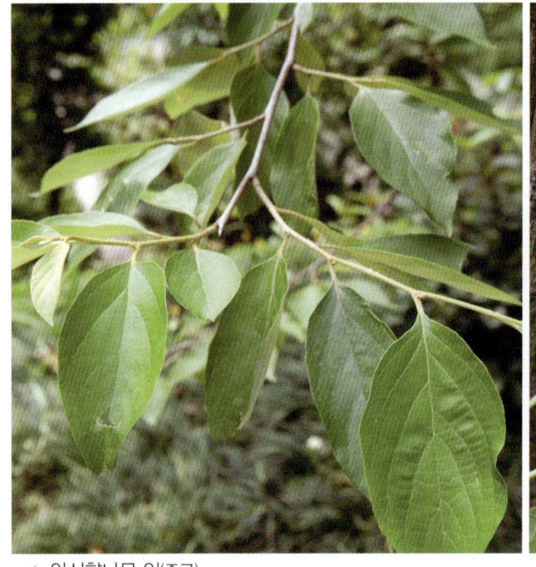

▲ 안식향나무 잎(중국)

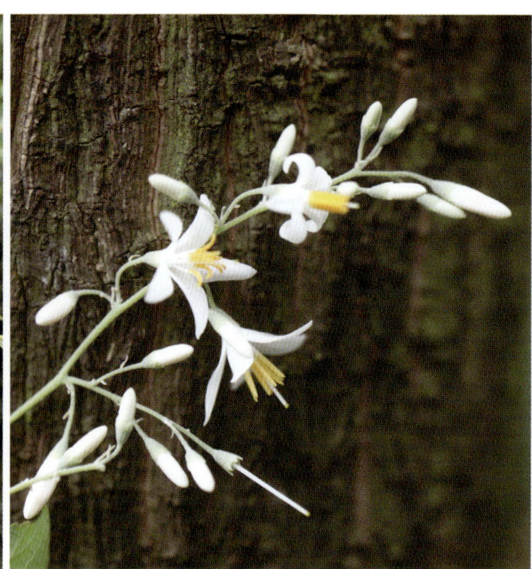

▲ 안식향나무 꽃(중국)

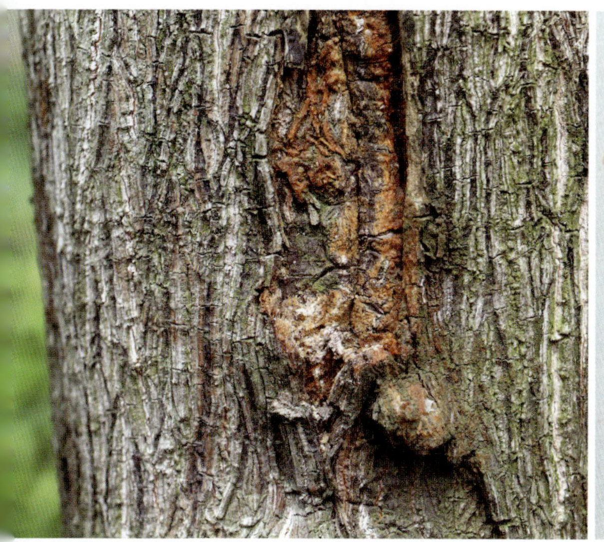

▲ 안식향나무 나무껍질(중국)

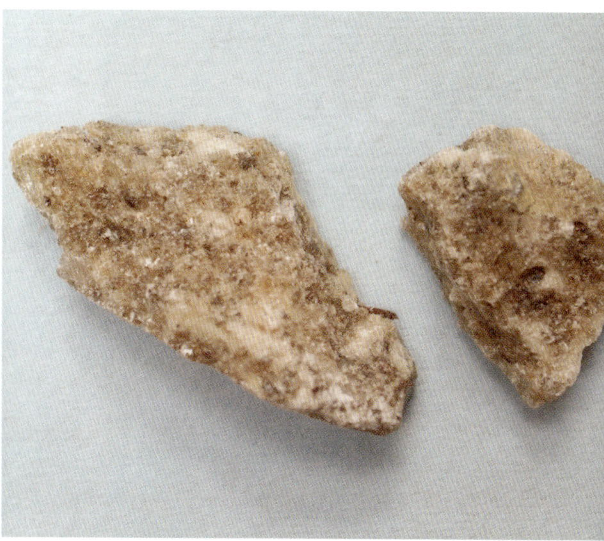

▲ 안식향(약재, 인도네시아)

없앤다. 갑작스레 졸도하여 정신이 혼몽할 때 유효하다. 산후(産後)에 정신이 흐리고 혼미해지는 증상에 사용한다.

○ **임상응용** : 의식장애, 산후에 머리가 찔하고 어지러운 증상, 흉통, 복통에 쓴다.

| **약용법** | 안식향 0.3~1.5g을 갈거나 환(丸)으로 만들어 복용한다.

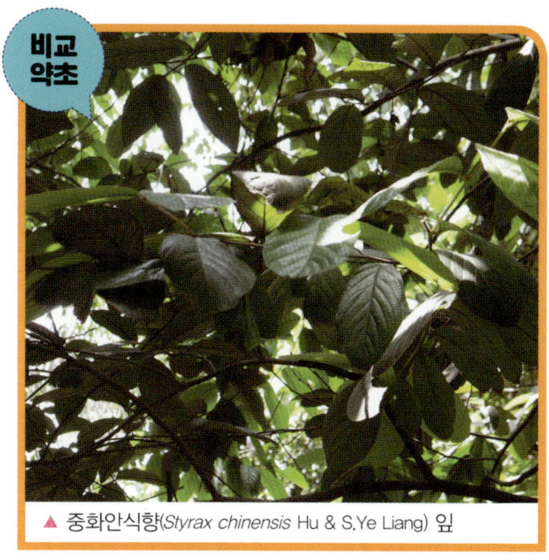

▲ 중화안식향(*Styrax chinensis* Hu & S.Ye Liang) 잎

▲ 회엽안식향(*Styrax calvescens* Perkins) 잎

약초명

약난초

약재명

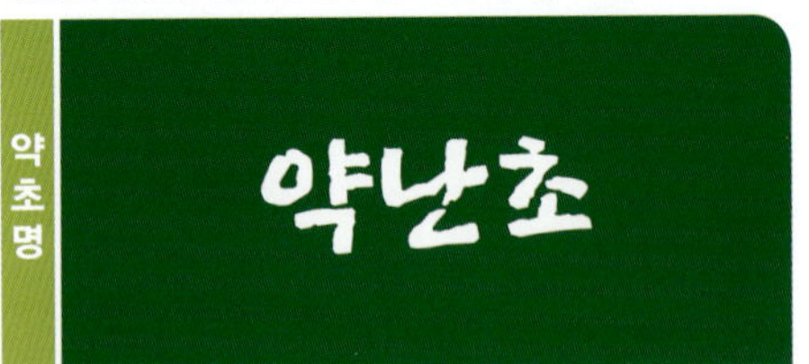

산자고 山慈姑

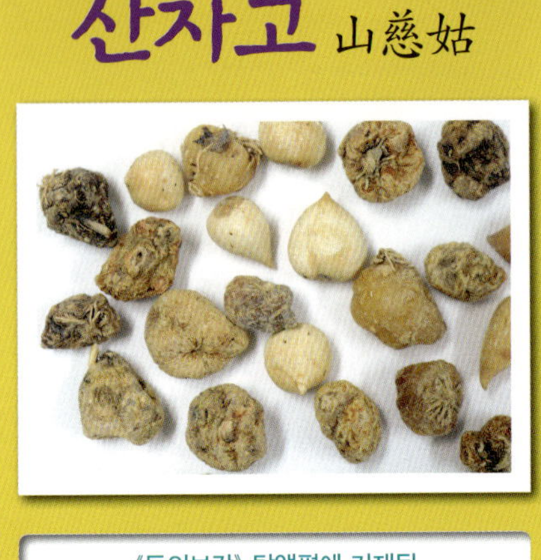

《동의보감》 탕액편에 기재된
조선시대(1610년)의 우리글 약초명

가치무릇

약초명 및 학명

약난초
Cremastra appendiculata (D. Don) Makino

과명

난초과

약용부위

헛비늘줄기

| 약재의 조선시대 의서(醫書) 수재 |

산자고는 《동의보감》 탕액편(湯液篇)의 풀부(部)와 《방약합편》의 산초(山草)편에 수재되어 있다.

| 《동의보감》 탕액편의 효능 |

산자고(山茨菰, 약난초 헛비늘줄기)는 독이 조금 있다. 옹종(癰腫), 피부의 헌데에 구멍이 뚫어져 고름이 흐르고 냄새가 나면서 오랫동안 낫지 않는 것을 낫게 한다. 나력(瘰癧), 멍울[結核]이 진 것을 치료하고 얼굴의 기미를 없앤다. ○ 잎은 질경이[車前, 차전]와 비슷하고, 뿌리는 자고(茨菰)와 유사하다. 산속의 습한 곳에서 자란다[본초].

| 《동의보감》 탕액편의 원문 |

산자고(山茨菰) 가치무릇 : 有小毒 主癰腫 瘡瘻 瘰癧 結核 去面上野黶. ○ 葉如車前 根如茨菰 生山中濕地.[本草] ○ 俗名金燈籠 花似燈籠 色白 上有黑點 故以爲名. 外用醋磨付之. 亦入丸散.[入門] ○ 葉似韭 花似燈籠 結子三稜. 二月長苗 三月開花. 四月苗枯 卽掘地採根 遲則腐爛. 其根上有毛包裹 人不可識 可於有苗時記其地 至秋冬採之 刮去皮 焙乾.[活人]

| 약초 · 약재의 해설 |

우리나라 '국가표준식물목록'에서는 *Tulipa edulis* (Miq.) Baker의 식물명으로 '산자고'를 추천하며 까치무릇이라고도 한다. 이 식물은 KHP의 약재 산자고(山慈姑)의 기원식물인 약

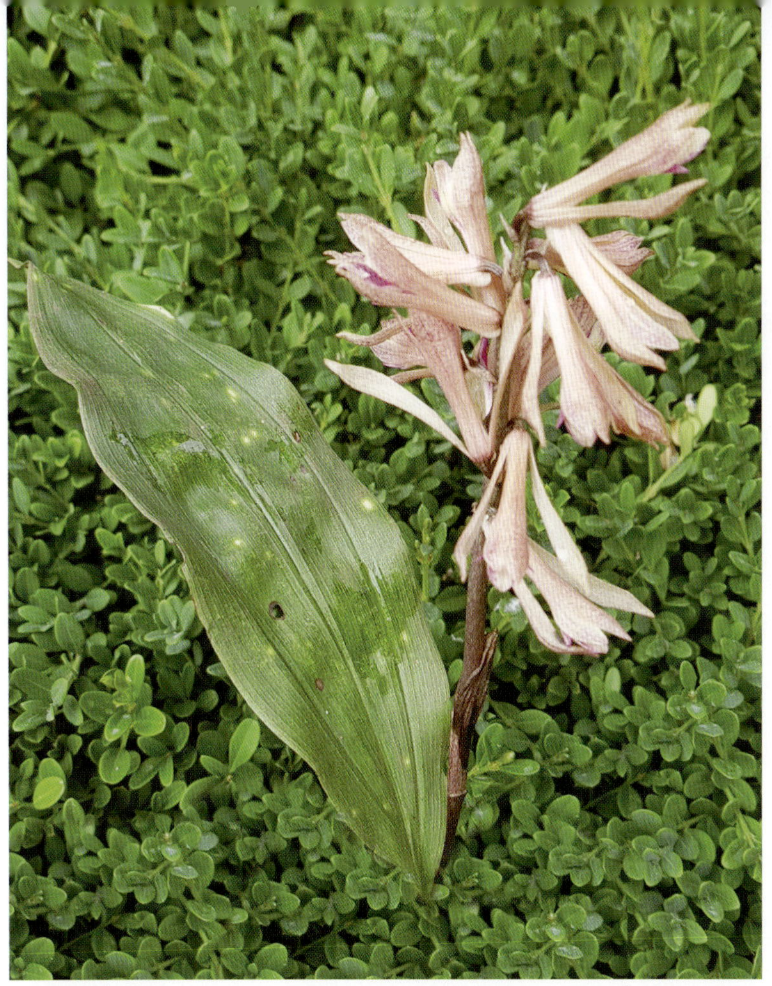

▲ 약난초 지상부

허준, 《원본 동의보감》, 737쪽,
남산당(2014)
《동의보감》 세갑술중동 내의원교
정 완영중간(歲甲戌仲冬 內醫院校
正 完營重刊) 영인본

난초와 다르다.

| 식약처 인정 약초와 약재 |

● **약초·약재의 식약처 공정서 수재 :** 산자고는 식품의약품안전처의 의약품 공정서인 《대한
민국약전외한약(생약)규격집(KHP)》에 수재되어 있다.

● **약재의 라틴어 생약명 :** Cremastrae Tuber

● **약재의 이명 또는 영명 :** 모자고(毛慈姑)

● **식약처의 법정 기원식물과 약용부위 :** 약재 산자고는 약난초 *Cremastra appendiculata* (D.
Don) Makino, 독산란(獨蒜蘭) *Pleione bulbocodioides* Rolfe 또는 운남독산란(雲南獨蒜蘭)
Pleione yunnanensis Rolfe(난초과 Orchidaceae)의 헛비늘줄기이다.

○ **약재의 외부 형태** : 약난초의 헛비늘줄기는 불규칙하고 납작한 구형 또는 원뿔 모양이며 윗면이 돌기되었고 아래쪽에는 잔뿌리 자국이 있다. 바깥면은 적갈색 또는 갈색이고 세로 주름 또는 세로 홈이 있다.

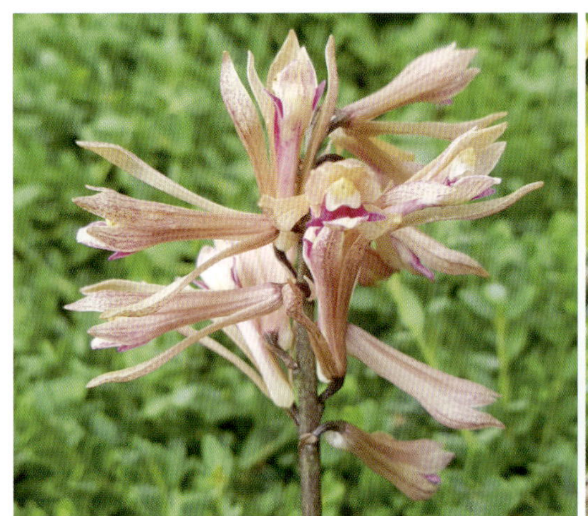

▲ 약난초 꽃

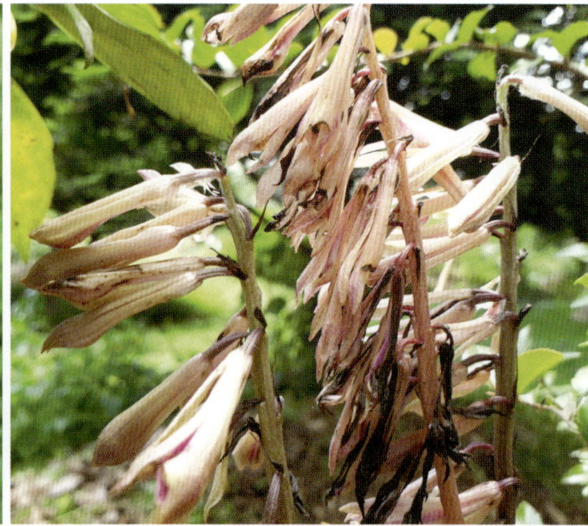

▲ 약난초 꽃 무리

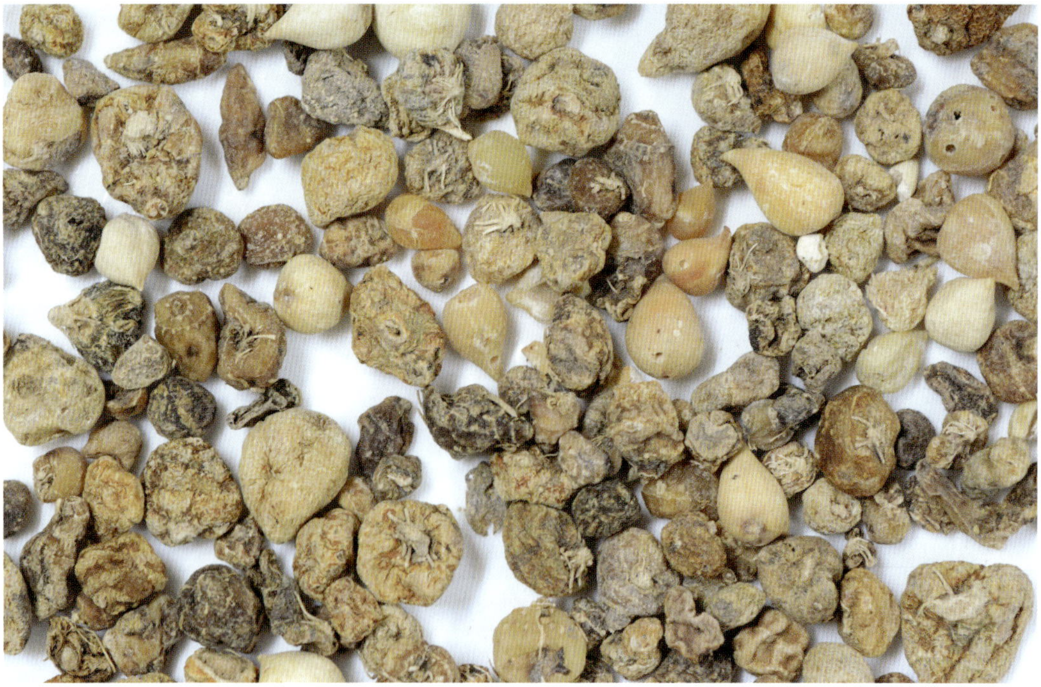

▲ 산자고(약재, 절편)

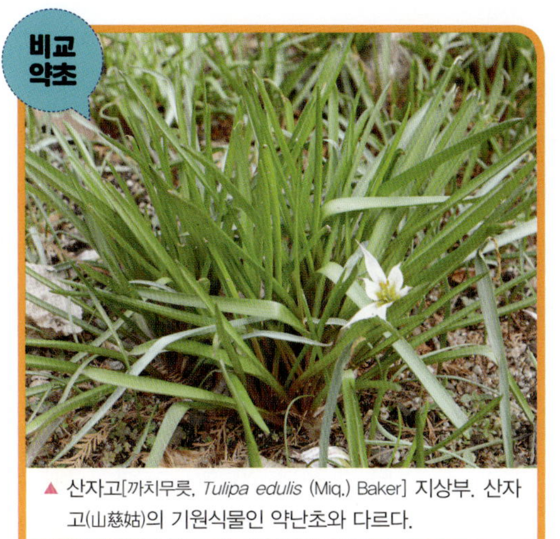

▲ 산자고[까치무릇, *Tulipa edulis* (Miq.) Baker] 지상부. 산자고(山慈姑)의 기원식물인 약난초와 다르다.

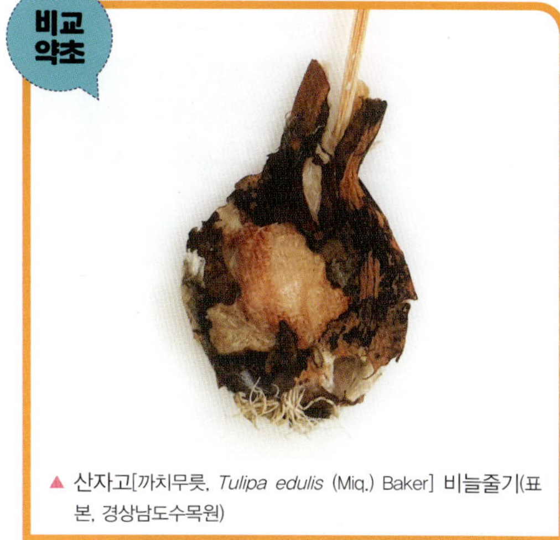

▲ 산자고[까치무릇, *Tulipa edulis* (Miq.) Baker] 비늘줄기(표본, 경상남도수목원)

- **약재 저장법 :** 밀폐용기(고형의 이물이 들어가는 것을 방지하고 내용의약품이 손실되지 않도록 보호할 수 있는 용기)

| **약재의 효능** |

- **한방 효능 분류 :** 청열약(淸熱藥, 열을 식히는 약) - 청열해독약(淸熱解毒藥, 열독을 없애는 약)
- **한방 약미(藥味)와 약성(藥性) :** 맛은 달고 약간 매우며 성질은 서늘하다.

+ 한방 약미

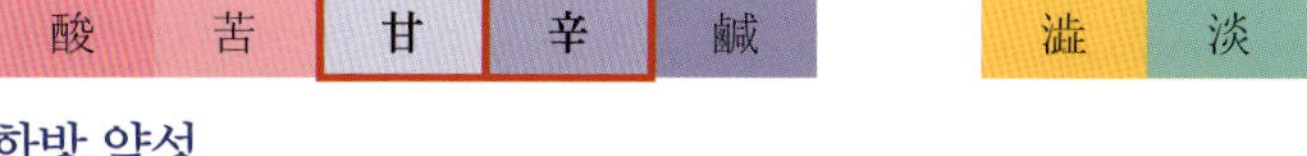

+ 한방 약성

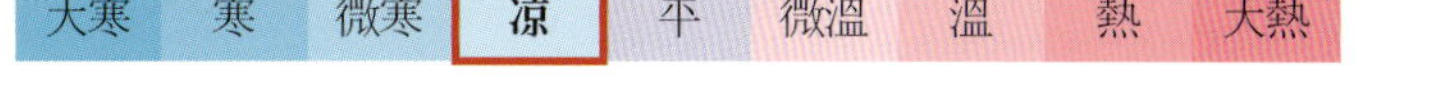

- **한방 작용부위(귀경, 歸經) :** 산자고는 주로 간장, 비장 질환에 영향을 미친다.
- **한방 효능 :** 열독(熱毒)을 해소한다(淸熱解毒, 청열해독). 가래를 녹이고 뭉친 것을 풀어준다(化痰散結, 화담산결).
- **약효 해설 :** 목이 붓고 통증이 있으면서 막힌 느낌이 있어 답답한 증상을 낫게 한다. 종기를 없애준다. 담(痰)을 삭이고 해독 효능이 있다. 광견병을 치료한다.
- **임상응용 :** 피부 화농증, 하리에 쓴다.

| **약용법** | 헛비늘줄기 3~9g을 물 800mL에 넣고 달여서 반으로 나누어 아침저녁으로 마신다.

<table>
<tr><td>약초명</td><td>약모밀</td></tr>
</table>

약재명

어성초 魚腥草

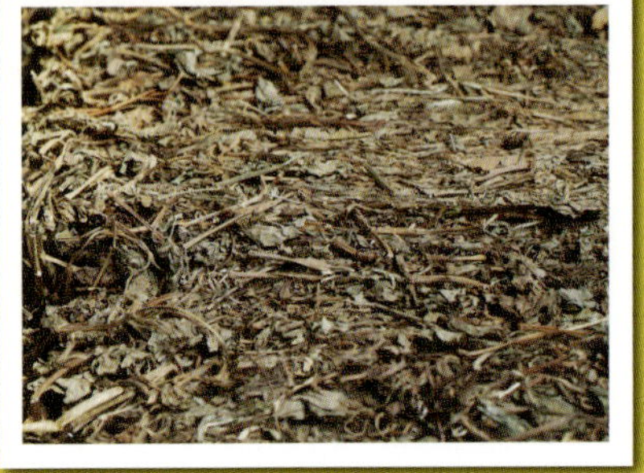

《동의보감》 탕액편에 기재된
조선시대(1610년)의 우리글 약초명

멸

약초명 및 학명

약모밀
Houttuynia cordata Thunberg

과명

삼백초과

약용부위

지상부

| 약재의 조선시대 의서(醫書) 수재 |

어성초는 《동의보감》 탕액편(湯液篇)의 채소부
(部)에 수재되어 있다.

| 《동의보감》 탕액편의 효능 |

즙채(蕺菜, 약모밀 지상부)는 성질이 약간 따뜻
하고[微溫] 맛이 매우며[辛] 독이 있다. 집게벌
레[蠼螋, 구수]의 소변에 의해 생긴 헌데에 주
로 쓴다. ○ 여러 지방의 산, 밭, 들에서 자란
다. 사람들은 이것을 생것으로 먹기 좋아한다.
그러나 오래 먹으면 양기(陽氣)가 상한다[본초].

| 《동의보감》 탕액편의 원문 |

즙채(蕺菜) 멸 : 性微溫 味辛 有毒. 主蠼螋尿
瘡. ○ 處處有之 生山中及田野間. 人好生食
然久食損陽氣. [本草]

| 식약처 인정 약초와 약재 |

○ **약초·약재의 식약처 공정서 수재** : 어성초는 식
품의약품안전처의 의약품 공정서인 《대한민
국약전외한약(생약)규격집(KHP)》에 수재되
어 있다.

○ **약재의 라틴어 생약명** : Houttuyniae Herba

○ **약재의 이명 또는 영명** : 즙채(蕺菜), 중약(重
藥), 십약(十藥)

○ **식약처의 법정 기원식물과 약용부위** : 약재 어
성초는 약모밀 *Houttuynia cordata* Thunberg(삼
백초과 Saururaceae)의 지상부이다.

○ **약재의 외부 형태** : 이 약은 지상부로 줄기는
길이 20~35cm, 지름 2~3mm이며 세로로
주름이 있고 마디가 명료하다. 잎은 말려 있

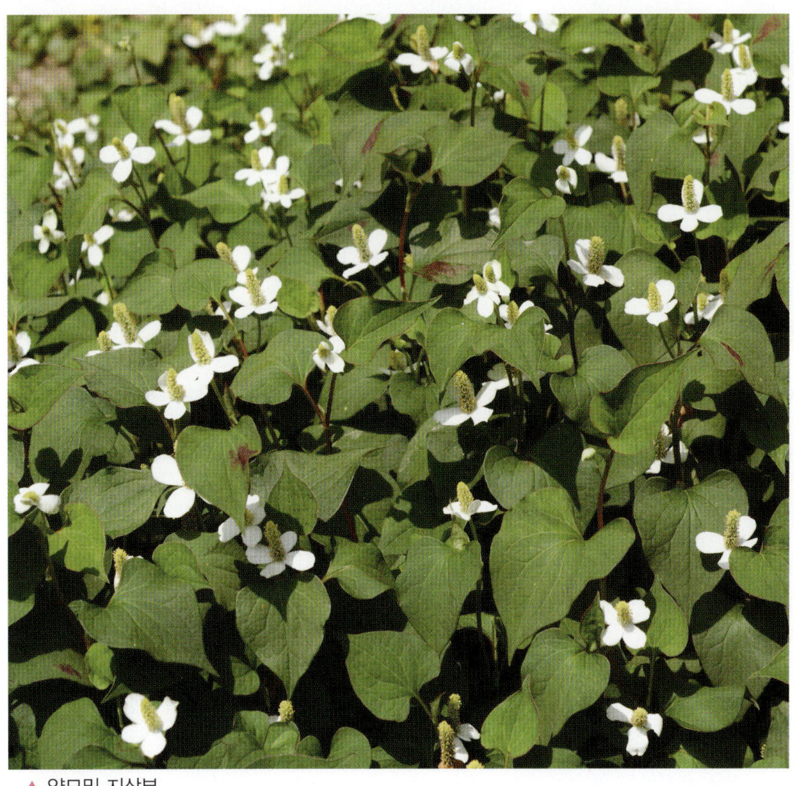

▲ 약모밀 지상부

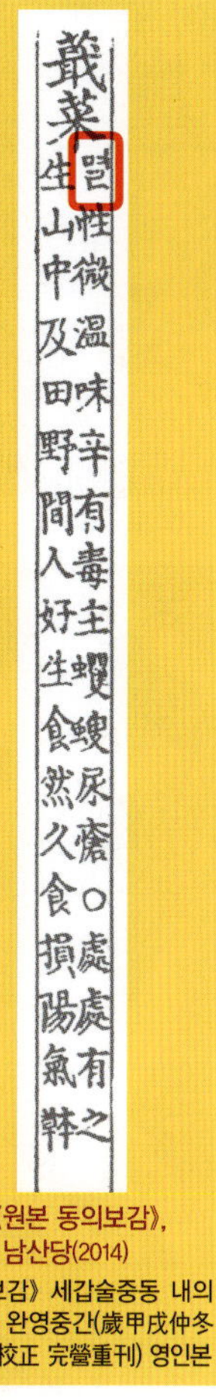

허준, 《원본 동의보감》,
719쪽, 남산당(2014)
《동의보감》 세갑술중동 내의
원교정 완영중간(歲甲戌仲冬
內醫院校正 完營重刊) 영인본

거나 쭈그러져 있으나, 펴면 심장형으로 되어 있다.

○ **약재 저장법 :** 밀폐용기(고형의 이물이 들어가는 것을 방지하고 내용의
약품이 손실되지 않도록 보호할 수 있는 용기)

| 약재의 효능 |

○ **한방 효능 분류 :** 청열약(淸熱藥, 열을 식히는 약) - 청열해독약(淸熱解毒藥, 열독을 없애는 약)

○ **한방 약미(藥味)와 약성(藥性) :** 맛은 맵고 성질은 약간 차다.

+ 한방 약미

酸	苦	甘	辛	鹹		澁	淡

+ 한방 약성

大寒	寒	微寒	凉	平	微溫	溫	熱	大熱

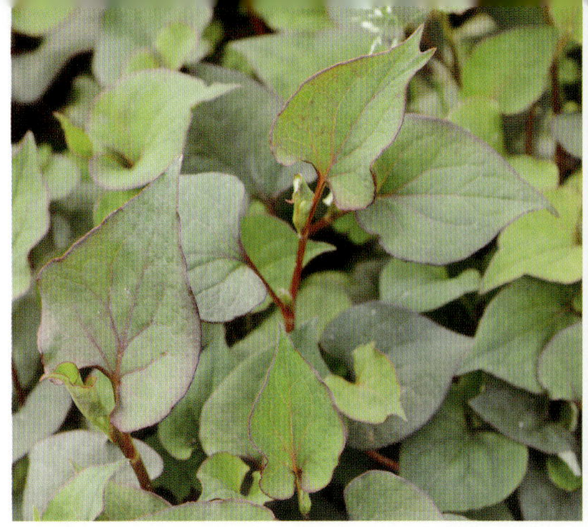

▲ 약모밀 잎

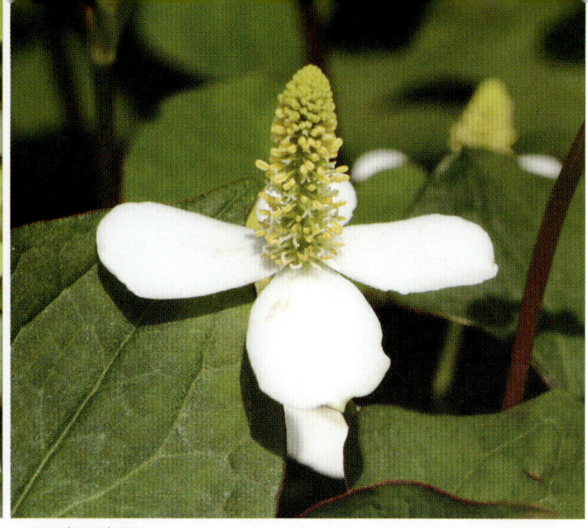

▲ 약모밀 꽃

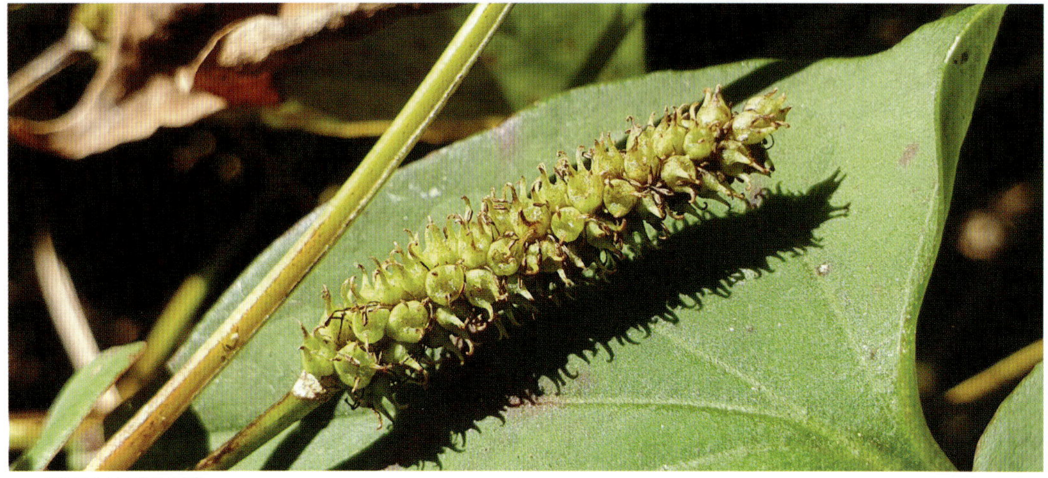

▲ 약모밀 덜 익은 열매

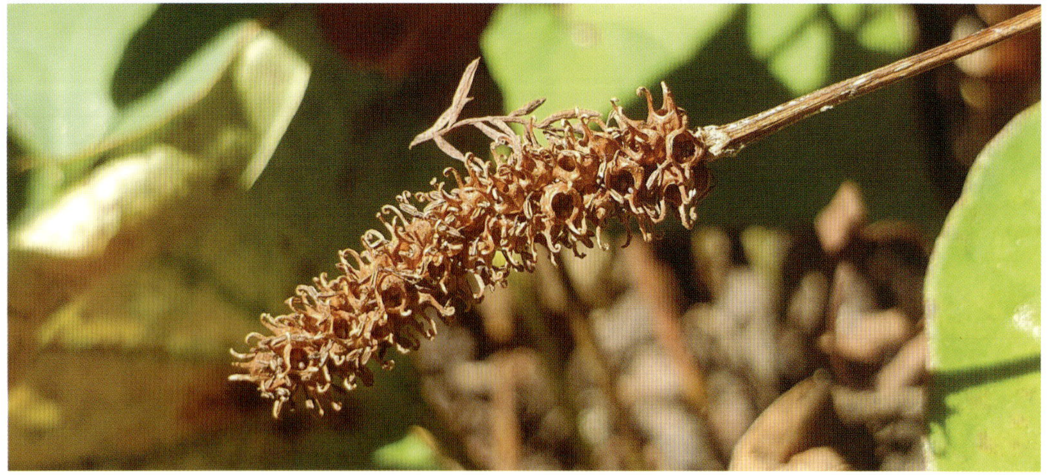

▲ 약모밀 익은 열매

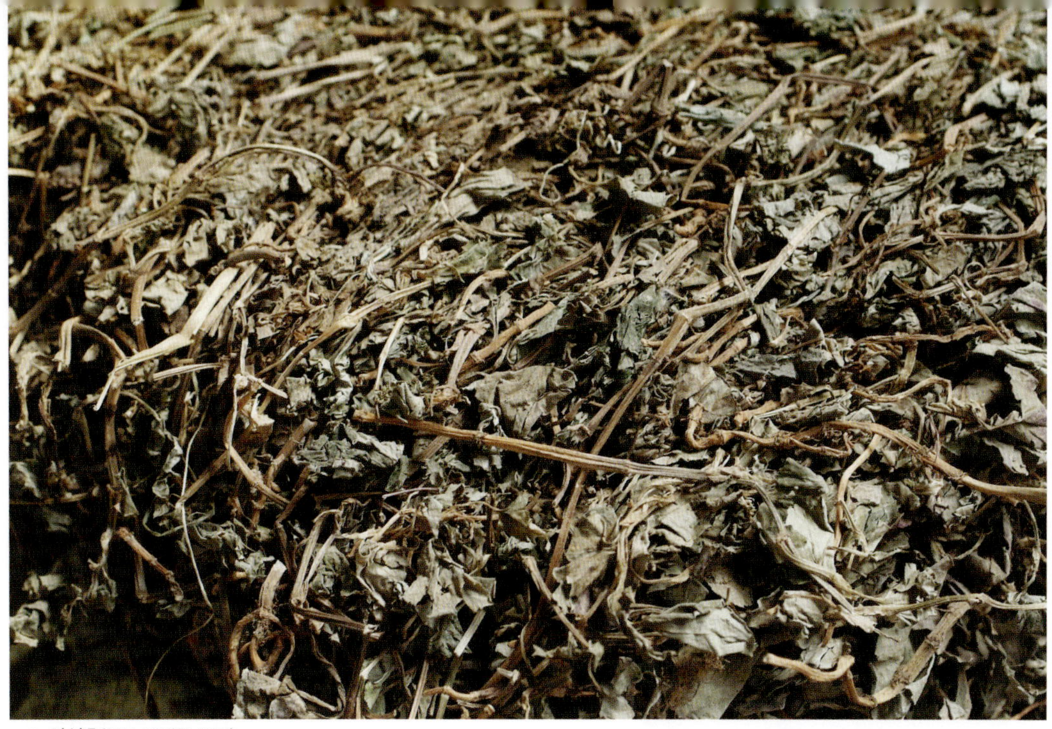

▲ 어성초(약재, 판매품, 중국)

- **한방 작용부위(귀경, 歸經)** : 어성초는 주로 폐 질환에 영향을 미친다.
- **한방 효능** : 열독(熱毒)을 해소한다(淸熱解毒, 청열해독). 종기를 가라앉히고 고름을 배출시킨다(消癰排膿, 소옹배농). 소변을 잘 나오게 하고 배뇨장애를 해소한다(利尿通淋, 이뇨통림).
- **약효 해설** : 기관지염, 폐렴, 폐농양을 치료한다. 담열(痰熱)로 인해서 숨이 가쁘고 기침이 나오는 증상에 사용한다. 습진 치료에 도움이 된다. 소변볼 때 아프거나 시원하게 나가지 않는 병증을 제거한다.
- **임상응용** : 피부 화농증, 치질, 배뇨곤란, 배뇨통, 하리에 쓴다.

| **약용법** | 지상부 15~25g을 물 800mL에 넣고 달여서 반으로 나누어 아침저녁으로 마신다. 오래 달이지 않으며 신선한 재료는 30~50g을 사용한다. 외용할 때는 적당량을 짓찧어서 환부에 붙인다.

| **주의사항** | 오래 달이면 안 되고, 신선품을 쓸 때에는 두 배로 늘려서 쓴다.

약초명

약용대황
장엽대황
탕구트대황

약재명

대황 大黃

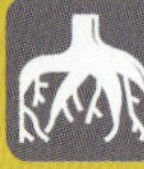

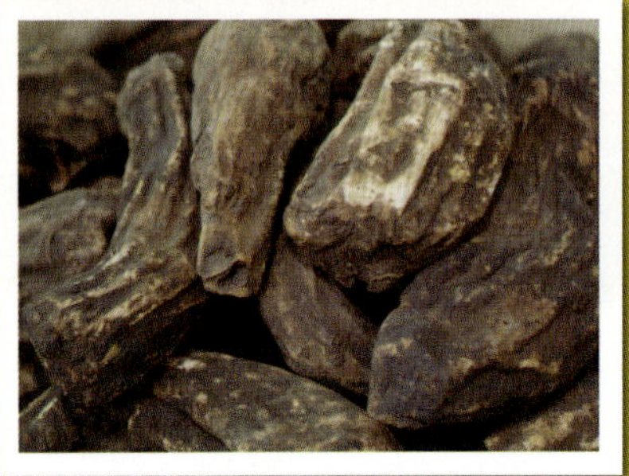

《동의보감》 탕액편에 기재된
조선시대(1610년)의 우리글 약초명

쟝군플

약초명 및 학명

약용대황(藥用大黃)
Rheum officinale Baillon
장엽대황(掌葉大黃)
Rheum palmatum Linné
탕구트대황
Rheum tanguticum Maximowicz ex Balf.

과명

마디풀과

약용부위

뿌리 및 뿌리줄기로서 주피를 제거한 것

| 약재의 조선시대 의서(醫書) 수재 |

대황은 《동의보감》 탕액편(湯液篇)의 풀부(部)와 《방약합편》의 독초편에 수재되어 있다.

|《동의보감》 탕액편의 효능 |

대황(大黃, 약용대황, 장엽대황, 탕구트대황 뿌리 및 뿌리줄기)의 성질은 매우 차고[大寒] 맛은 쓰며[苦] 독이 없다(독이 있다고도 한다). 어혈과 월경이 막힌 것을 나가게 하며 배 속에 생긴 덩어리를 깨뜨리고 대소장을 잘 통하게 한다. 온장(溫瘴)과 열병을 낫게 하고 큰 종기, 피부에 얇게 생긴 헌데, 독성이 있는 종기를 치료하는 데 주된 역할을 하여 장군(將軍)이라고 부른다. ○ 곳곳에서 자란다. 음력 2월과 8월에 뿌리를 캐어 검은 껍질을 버리고 불에 말린다. 비단무늬[錦紋, 금문]가 있는 것이 좋다[본초].

|《동의보감》 탕액편의 원문 |

대황(大黃) 쟝군플 : 性大寒 味苦 無毒[一云有毒]. 主下瘀血血閉 破癥瘕積聚 通利大小腸 除溫瘴熱疾 療癰疽瘡癤毒腫 號爲將軍. ○ 在處有之. 二月八月採根 去黑皮 火乾 錦紋者佳.[本草] ○ 湯滌實熱 推陳致新 謂如戡定禍亂 以致太平 所以有將軍之名.[湯液] ○ 入手足陽明經 酒浸入太陽 酒洗入陽明 餘經不用酒. 盖酒浸良久 稍薄其味 而借酒力上升至高之分 酒洗亦不至峻下. 故承氣湯俱用酒浸 惟小承氣生用 或麫裹煨熟 或酒浸蒸熟 量虛實用.[入門] ○ 酒炒上達頭頂 酒洗中至胃脘 生用則下行.[回春]

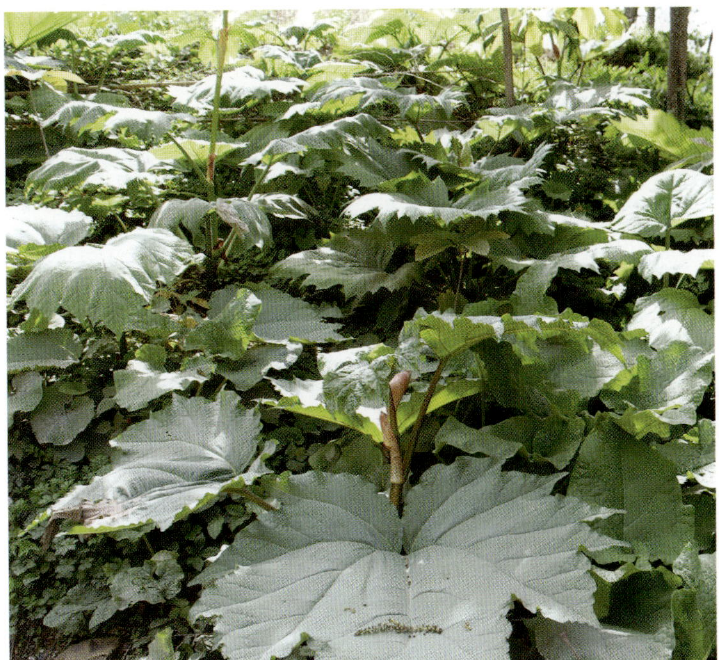

▲ 장엽대황 재배지(중국 후베이성)

허준, 《원본 동의보감》, 733쪽, 남산당(2014)
《동의보감》 세갑술중동 내의원교정 완영중간(歲甲戌仲冬 內醫院校正 完營重刊) 영인본

大黃 쟝군플
性大寒 味苦 無毒[一云有毒] 主下瘀血血閉 破癥瘕積聚 通利大小腸 除溫瘴熱疾 療癰疽瘡癤毒腫 號爲將軍
○在處有之 二月八月採根 去黑皮 火乾 錦紋者佳
○躰在虛 蕩滌實熱 推陳致新 謂如戡定禍亂 以致太平 所以有將軍之名 入手
○盖酒浸亦良 不至峻下 故其味而借酒力 酒上升至高之分 用酒洗 其承氣湯俱用酒浸 惟小承氣分
○酒炒用 上或達麵 頭頂壞 酒熟洗或酒浸 蒸熟 生量用虛則實 下行門入 細○
○入足陽明經 以酒洗入太陽經 以酒浸入陽明經 餘經不用酒

| 약초 · 약재의 해설 |

과명 Polygonaceae의 국문명을 '여뀌과'로 표기하고 있으나, 우리나라 '국가표준식물목록'에서는 이를 '마디풀과'로 하고 있으며, 여뀌의 속명이 *Persicaria*인데 비해 마디풀의 속명은 *Polygonum*이므로 여뀌과보다는 마디풀과가 과명인 Polygonaceae에 더 타당한 국명이다.[참고문헌: 16]

※ 저자 주: 현재의 공정서에는 '마디풀과'로 수정되어 있다.

| 식약처 인정 약초와 약재 |

- **약초·약재의 식약처 공정서 수재 :** 대황은 식품의약품안전처의 의약품 공정서인 《대한민국약전(KP)》에 수재되어 있다.
- **약재의 라틴어 생약명 :** Rhei Radix et Rhizoma
- **약재의 이명 또는 영명 :** Rhubarb
- **식약처의 법정 기원식물과 약용부위 :** 약재 대황은 장엽대황(掌葉大黃) *Rheum palmatum*

Linné, 탕구트대황 *Rheum tanguticum* Maximowicz ex Balf. 또는 약용대황(藥用大黃) *Rheum officinale* Baillon(마디풀과 Polygonaceae)의 뿌리 및 뿌리줄기로서 주피를 제거한 것이다.

- **약재의 외부 형태 :** 이 약은 뿌리 및 뿌리줄기로 달걀 모양, 긴 달걀 모양 또는 원기둥 모양이며, 때로 가로 및 세로로 잘려서 다듬어져 있다. 바깥쪽은 껍질이 거의 벗겨져 있다.
- **약재 저장법 :** 밀폐용기(고형의 이물이 들어가는 것을 방지하고 내용의약품이 손실되지 않도록 보호할 수 있는 용기)

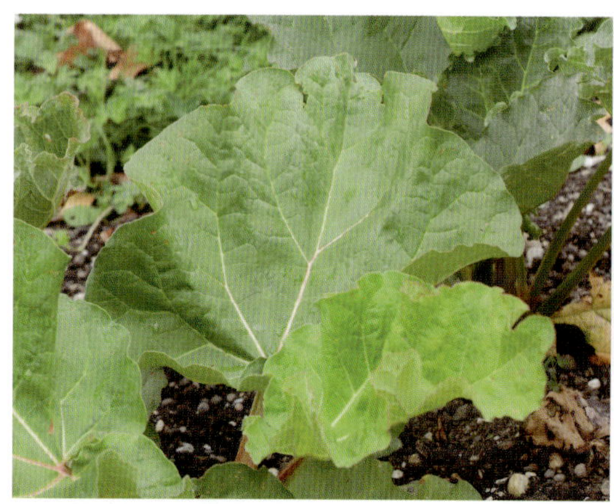

▲ 약용대황 잎(스위스)

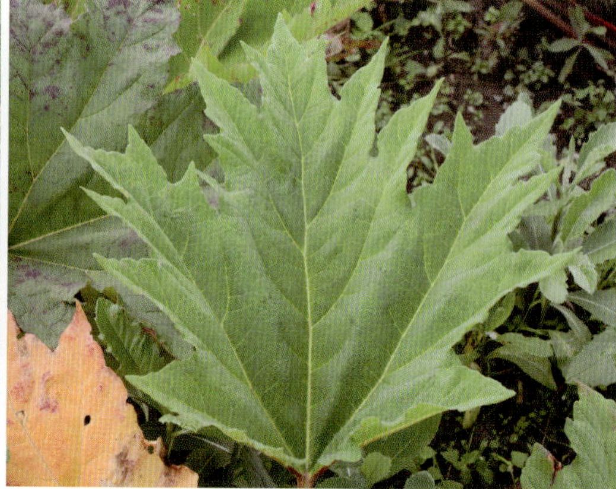

▲ 장엽대황 잎(중국 후베이성)

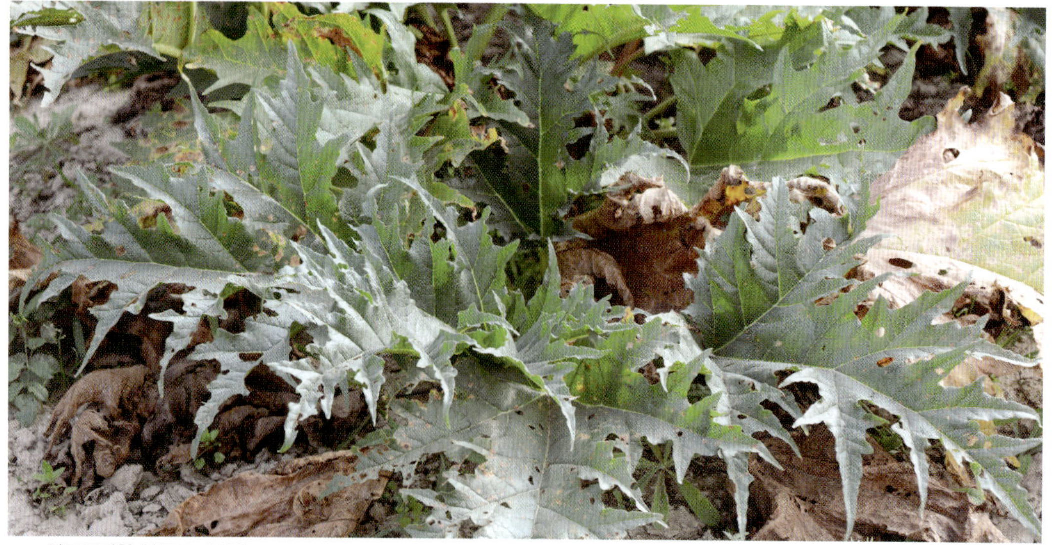

▲ 탕구트대황 잎(중국 간쑤성)

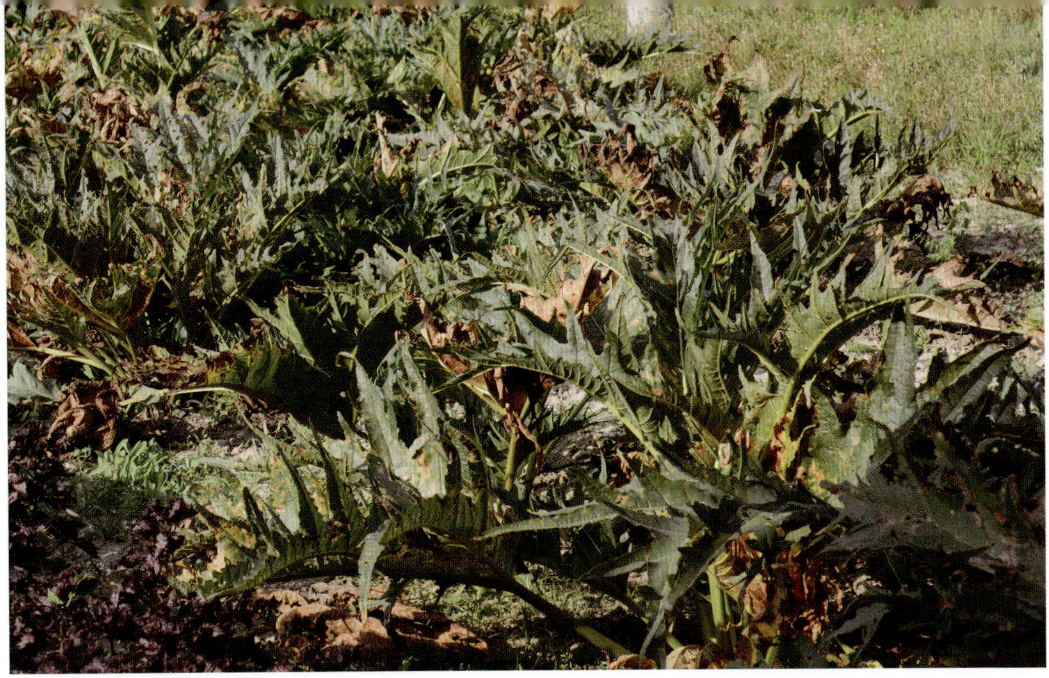

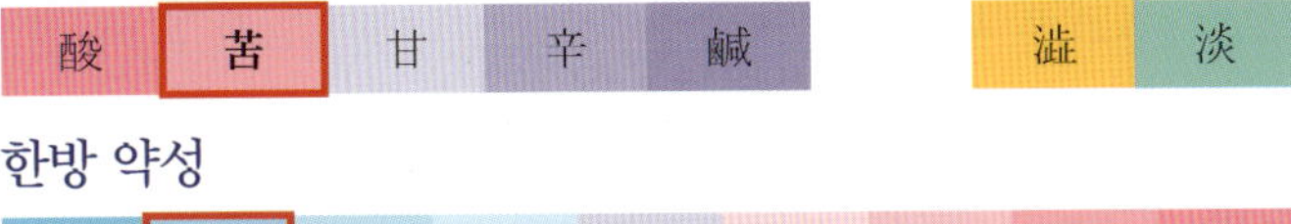

▲ 탕구트대황 재배지(중국 간쑤성)

| 약재의 효능 |

- **한방 효능 분류 :** 사하약(瀉下藥, 설사시키는 약) - 공하약(攻下藥, 비교적 강하게 설사시키는 약)

- **한방 약미(藥味)와 약성(藥性) :** 맛은 쓰고 성질은 차다.

  + 한방 약미

  | 酸 | **苦** | 甘 | 辛 | 鹹 | | 澁 | 淡 |

  + 한방 약성

  | 大寒 | **寒** | 微寒 | 凉 | 平 | 微溫 | 溫 | 熱 | 大熱 |

- **한방 작용부위(귀경, 歸經) :** 대황은 주로 비장, 위장, 대장, 간장, 심포(心包) 질환에 영향을 미친다.

- **한방 효능 :** 설사시켜서 배 속에 덩어리가 생겨 아픈 병증인 적취(積聚)를 없앤다(瀉下攻積, 사하공적). 열기를 식히고 화기(火氣)를 배출시킨다(淸熱瀉火, 청열사화). 혈열(血熱)을 식히고 해독한다(凉血解毒, 양혈해독). 어혈을 제거하여 월경이 잘 나오게 한다(逐瘀通經, 축어통경). 습기를 배출하고 황달을 가라앉힌다(利濕退黃, 이습퇴황).

- **약효 해설 :** 적체되어 변비가 있는 증상에 사용한다. 황달이 있으면서 소변이 붉게 짙어

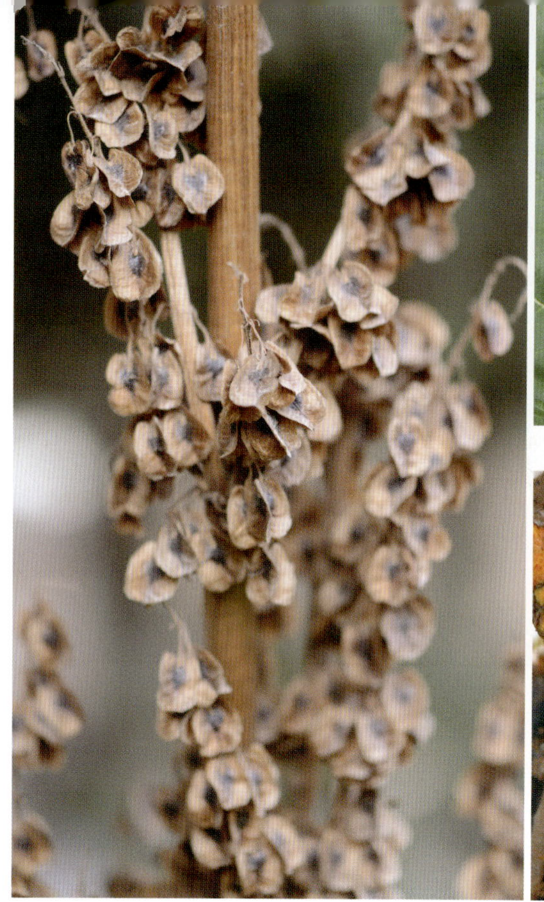

▲ 장엽대황 열매(중국 후베이성)

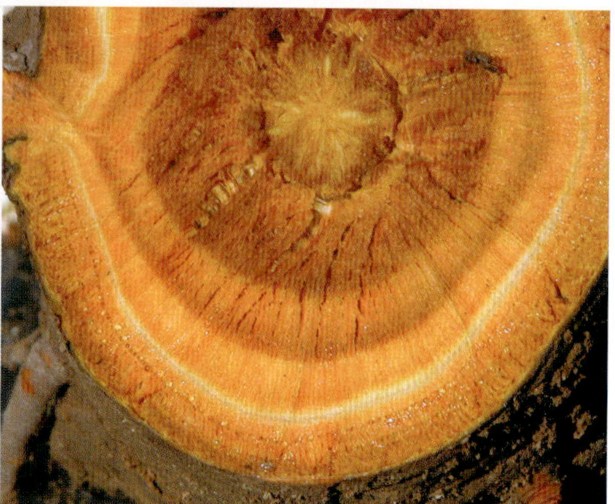

▲ 장엽대황 뿌리줄기(채취품, 중국 후베이성)

▲ 탕구트대황 뿌리줄기(채취품, 횡단면)

진 증상을 치료한다. 장(腸)에 종기가 생겨서 발생하는 복통을 낮게 한다. 눈이 붉어지고 목구멍이 붓는 병증 치료에 도움이 된다. 산후 어혈, 타박상에 사용한다. 몸이 붓는 증상에 유효하다. 코피, 토혈, 각혈에 활용한다. 세균성 하리, 급성 복막염에 쓰인다.

○ **임상응용** : 변비, 고열, 복통, 화농성 종창(腫脹), 의식장애, 복부가 비정상적으로 불룩 나온 증상, 하리, 눈 충혈, 치통, 산후 어혈에 쓴다.

| **북한에서의 효능** | 설사약으로서 설사를 일으키고 열을 내리우며 어혈을 없애고 월경을 정상화한다.

| **수치(修治)** | 한방이론에 근거하여 약재를 가공 처리함으로써 약재 본래의 성질을 변화시키는 제약 기술의 일종으로, 포제(炮製)라고도 한다.

○ 생대황(生大黃) : 이물질을 제거하고 얇은 조각 또는 작은 덩어리로 절단한다.

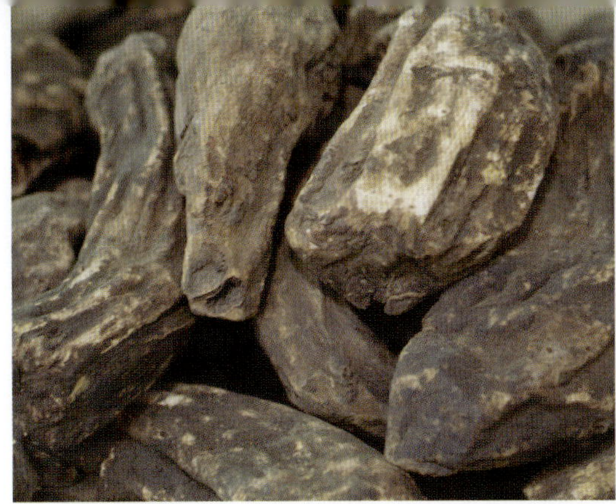
▲ 대황(약재, 전형)

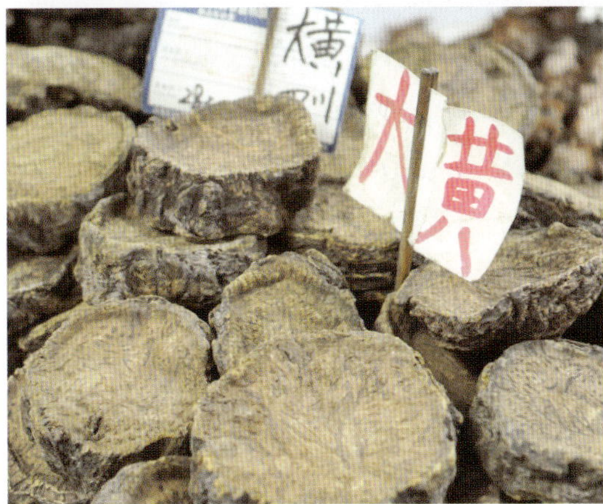
▲ 대황(약재, 판매품, 중국)

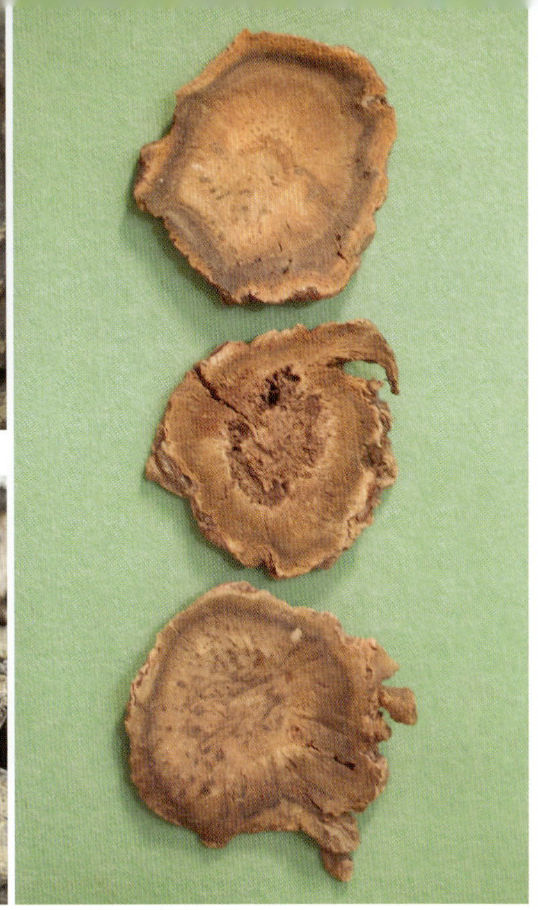
▲ 대황(약재, 절편)

○ 주대황(酒大黃) : 생대황에 황주(黃酒)를 고루 뿌리고 약한 불에서 볶은 후 통풍이 잘되는 곳에서 건조한다.

○ 숙대황(熟大黃) : 작은 덩어리로 절단한 생대황에 황주를 고루 혼합하여 시루에 넣고 쪄서 건조한다.

○ 대황탄(大黃炭) : 대황편(大黃片)을 강한 불로 바깥 표면이 갈색이 될 때까지 볶은 후 건조한다.

| 약용법 | 뿌리 및 뿌리줄기 3~15g을 물 800mL에 넣고 달여서 반으로 나누어 아침저녁으로 마신다. 사하(瀉下)의 용도로 사용할 경우에는 오래 달이지 않는다. 외용할 때는 적당량을 가루 내어 환부에 바른다.

| 주의사항 | 임신부 및 월경기, 수유기에는 사용을 삼간다.

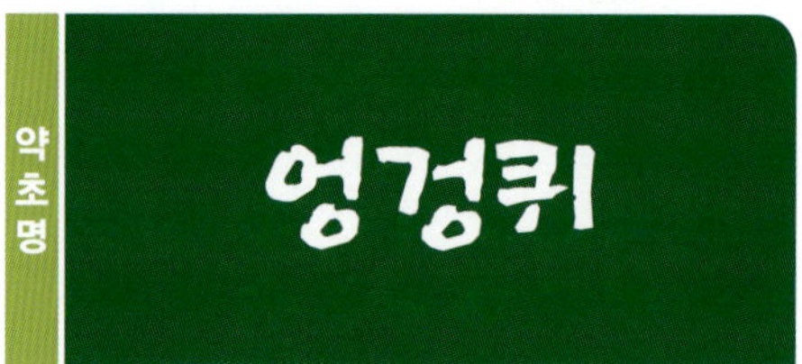

엉겅퀴

약초명

약재명

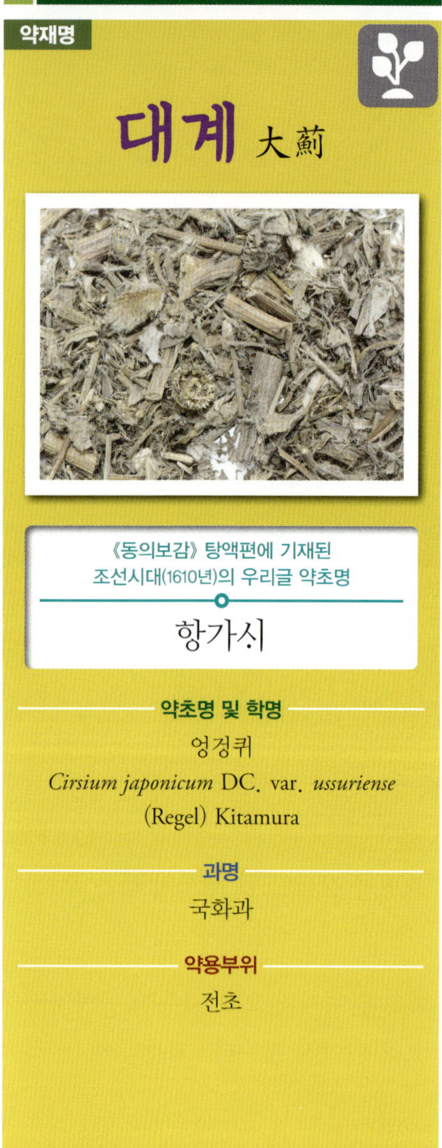

대계 大薊

《동의보감》 탕액편에 기재된
조선시대(1610년)의 우리글 약초명

항가시

약초명 및 학명

엉겅퀴
Cirsium japonicum DC. var. *ussuriense*
(Regel) Kitamura

과명

국화과

약용부위

전초

| 약재의 조선시대 의서(醫書) 수재 |

대계는 《동의보감》 탕액편(湯液篇)의 풀부(部)와
《방약합편》의 습초(濕草)편에 수재되어 있다.

| 《동의보감》 탕액편의 효능 |

대계(大薊, 엉겅퀴 전초)의 성질은 보통이고[平]
맛은 쓰며[苦] 독이 없다. 어혈을 치료하고 토
혈(吐血), 코피를 멎게 한다. 옹종(癰腫), 옴과
버짐을 낫게 한다. 여자의 자궁에서 분비물이
나오는 것을 치료한다. 정(精)을 보태주며 혈
을 보한다. ○ 곳곳에서 자란다. 음력 5월에는
싹과 잎, 9월에는 뿌리를 채취하여 그늘에서
말린다[본초].

| 《동의보감》 탕액편의 원문 |

대계(大薊) 항가시 : 性平 味苦 無毒. 治瘀血
止吐衄血 療癰腫疥癬. 主女子赤白帶. 養精
保血. ○ 處處有之. 五月採苗葉 九月採根 陰
乾. [本草] ○ 地丁 卽大薊也. 黃花者 名黃花
地丁 紫花者 名紫花地丁 幷主癰腫. [正傳]

| 식약처 인정 약초와 약재 |

- **약초·약재의 식약처 공정서 수재** : 대계는 식품
  의약품안전처의 의약품 공정서인 《대한민국
  약전외한약(생약)규격집(KHP)》에 수재되어
  있다.
- **약재의 라틴어 생약명** : Cirsii Herba
- **식약처의 법정 기원식물과 약용부위** : 약재 대
  계는 엉겅퀴 *Cirsium japonicum* DC. var.
  ussuriense (Regel) Kitamura 또는 기타 동속
  근연식물(국화과 Compositae)의 전초이다.

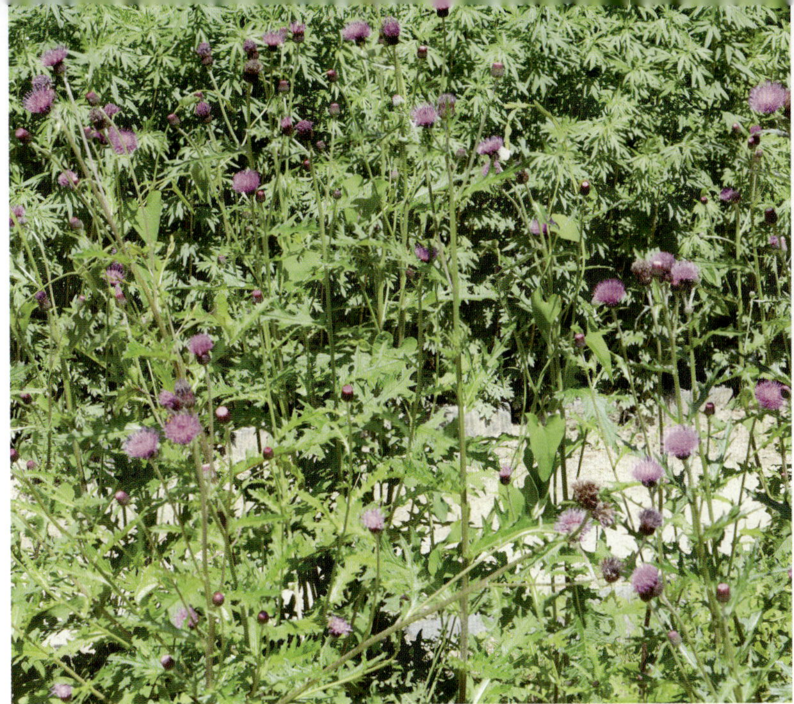

▲ 엉겅퀴 무리

○ **약재의 외부 형태** : 대계의 줄기는 원기둥 모양이고 바깥면은 녹갈색~적갈색이며 세로 주름이 있다. 잎은 거의 떨어졌지만 남아 있는 잎은 회녹색~황갈색이고 쭈글쭈글하며 잎 가장자리에는 고르지 않은 가시가 나 있다.

○ **약재 저장법** : 밀폐용기(고형의 이물이 들어가는 것을 방지하고 내용의 약품이 손실되지 않도록 보호할 수 있는 용기)

허준, 《원본 동의보감》, 730쪽, 남산당(2014)
《동의보감》 세갑술중동 내의원교정 완영중간(歲甲戌仲冬 內醫院校正 完營重刊) 영인본

| 약재의 효능 |

○ **한방 효능 분류** : 지혈약(止血藥, 출혈을 멈추는 약) - 양혈지혈약(凉血止血藥, 혈열을 식히고 지혈하는 약)

○ **한방 약미(藥味)와 약성(藥性)** : 맛은 달고 쓰며 성질은 서늘하다.

+ 한방 약미

| 酸 | **苦** | **甘** | 辛 | 鹹 | | 澁 | 淡 |

+ 한방 약성

| 大寒 | 寒 | 微寒 | **凉** | 平 | 微溫 | 溫 | 熱 | 大熱 |

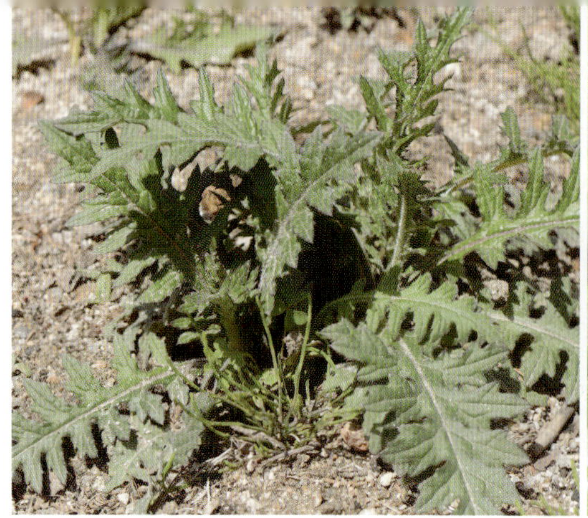

▲ 엉겅퀴 어린 지상부

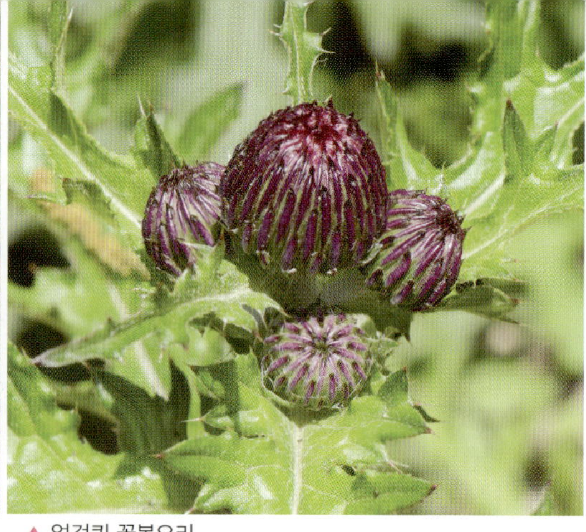

▲ 엉겅퀴 꽃봉오리

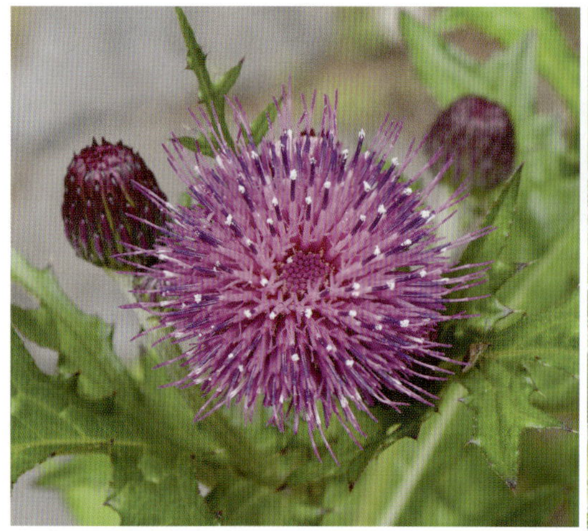

▲ 엉겅퀴 꽃

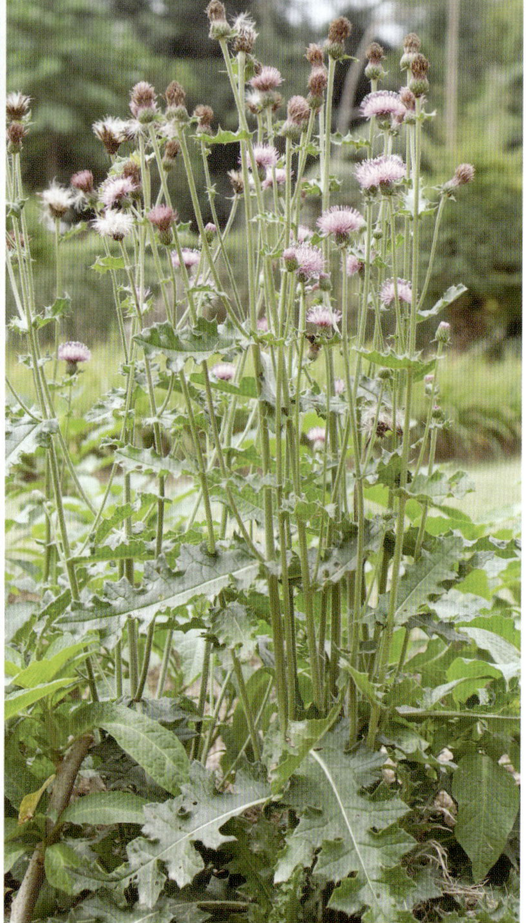

▲ 엉겅퀴(*Cirsium japonicum*) 꽃

▲ 엉겅퀴(*Cirsium japonicum*) 지상부

468

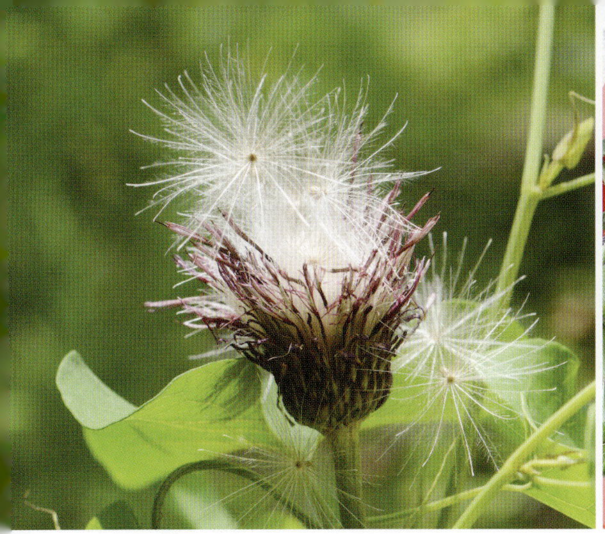

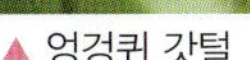
▲ 엉겅퀴 갓털

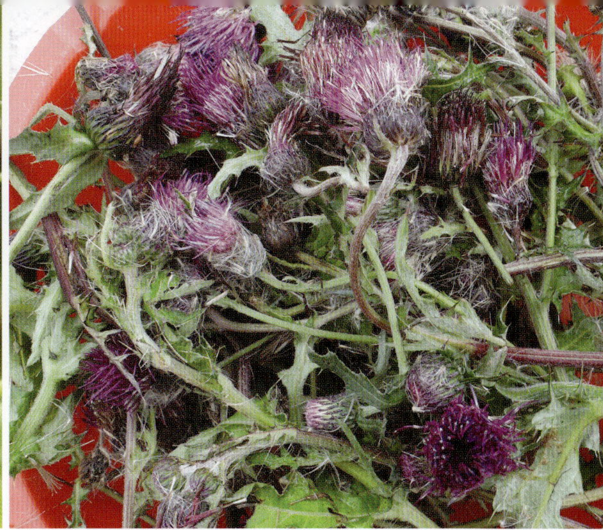
▲ 엉겅퀴 지상부(채취품)

- **한방 작용부위(귀경, 歸經) :** 대계는 주로 심장, 간장 질환에 영향을 미친다.
- **한방 효능 :** 혈열(血熱)을 식히고 지혈한다(凉血止血, 양혈지혈). 어혈을 없애고 종기를 가라앉힌다(行瘀消腫, 행어소종).
- **약효 해설 :** 간염, 신염 치료에 효과가 있다. 부정기 자궁출혈에 쓰인다. 토혈, 각혈, 코피, 혈변(血便), 혈뇨(血尿), 외상출혈을 멎게 한다. 피부 질환에서 붓고 아픈 것을 낫게 한다. 알코올에 의한 간독성으로부터 간세포를 보호한다.

| 북한에서의 효능 | 피멎이약으로서 혈열을 없애고 출혈을 멈추며 어혈을 없애고 옹종을 낫게 한다.

| 약용법 | 전초 5~10g을 물 800mL에 넣고 달여서 반으로 나누어 아침저녁으로 마신다. 신선한 재료는 30~60g을 사용한다. 외용할 때는 적당량을 짓찧어서 환부에 붙인다.

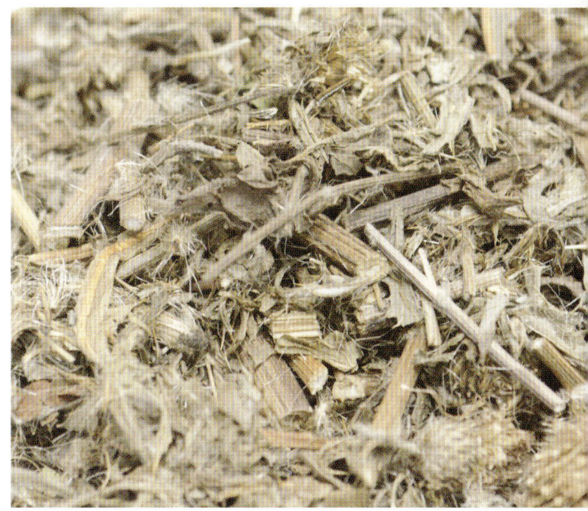
▲ 대계(약재, 절단)

약초명

연꽃

약재명

연자육 蓮子肉

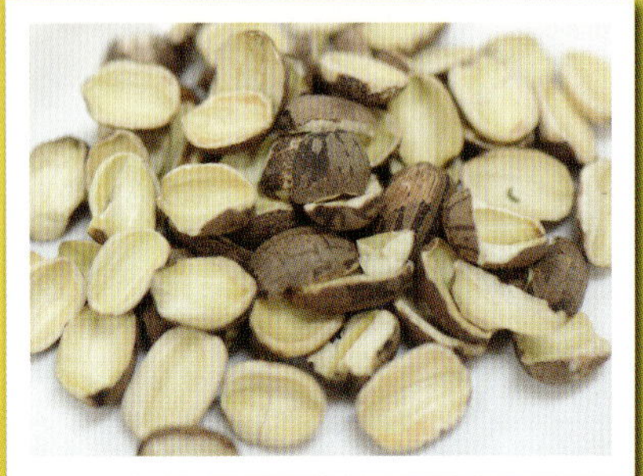

《동의보감》 탕액편에 기재된
조선시대(1610년)의 우리글 약초명

년밤

약초명 및 학명

연꽃
Nelumbo nucifera Gaertner

과명

수련과

약용부위

잘 익은 씨로서 그대로 또는 연심을 제거
한 것

| 약재의 조선시대 의서(醫書) 수재 |

연자육은 《동의보감》 탕액편(湯液篇)의 과일부
(部)와 《방약합편》의 수과(水果)편에 수재되어
있다.

| 《동의보감》 탕액편의 효능 |

연실(蓮實, 연꽃 씨)의 성질은 보통이고[平] 차
며[寒] 맛이 달고[甘] 독이 없다. 기력을 도와
[養氣力] 온갖 병을 없애고 오장(五藏)을 보한
다. 갈증과 이질[痢]을 멎게 하고 정신을 좋
게 하며 마음을 안정시킨다. 많이 먹으면 기
분이 좋아진다[본초]. ○ 12경맥의 기혈을 보
한다[입문].

| 《동의보감》 탕액편의 원문 |

연실(蓮實) 년밤 : 性平寒 味甘 無毒. 養氣力
除百疾 補五藏 止渴 止痢 益神安心. 多食令
人喜.[本草] ○ 補十二經氣血.[入門] ○ 一名
水芝丹 一名瑞蓮 亦謂之藕實. 其皮黑而沈水
者 謂之石蓮. 入水必沈 惟煎鹽鹵能浮之. 處
處有之 生池澤中. 八月九月 取堅黑者. 用生
則脹人腹中 蒸食之良.[本草] ○ 其葉爲荷 其
莖爲茄 其本爲蔤. 其花未發爲菡萏 已發爲芙
蓉 其實爲蓮 其根爲藕 其中爲的 的中有青長
二分爲薏 味苦者是也. 芙蕖 其總名也.[本草]
○ 凡用 白蓮爲佳.[日用]

| 약초 · 약재의 해설 |

연꽃(*Nelumbo nucifera* Gaertner)의 씨는 연자육
(蓮子肉), 가시연꽃(*Euryale ferox* Salisbury)의 씨는
검인(芡仁) 그리고 개연꽃(*Nuphar japonica* DC.)

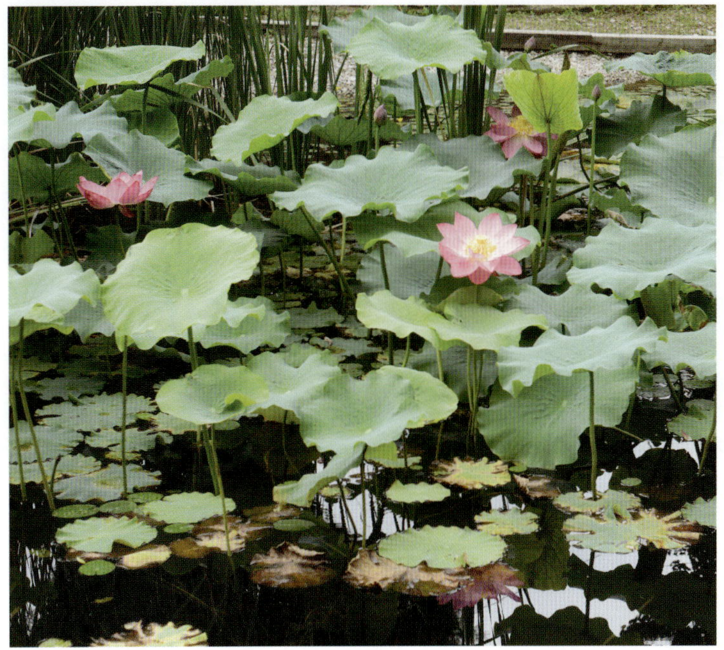
▲ 연꽃 꽃과 잎

의 뿌리줄기는 천골(川骨)로 부른다. 모두 수련과 식물이다.

허준, 《원본 동의보감》, 709쪽,
남산당(2014)
《동의보감》 세갑술중동 내의원교정 완영
중간(歲甲戌仲冬 內醫院校正 完營重刊)
영인본

| 식약처 인정 약초와 약재 |

- **약초·약재의 식약처 공정서 수재** : 연자육은 식품의약품안전처
  의 의약품 공정서인 《대한민국약전(KP)》에 수재되어 있다.

- **약재의 라틴어 생약명** : Nelumbinis Semen

- **약재의 이명 또는 영명** : 연육(蓮肉), Nelumbo Seed

- **식약처의 법정 기원식물과 약용부위** : 약재 연자육은 연꽃 *Nelumbo nucifera* Gaertner(수련
  과 Nymphaeaceae)의 잘 익은 씨로서 그대로 또는 연심을 제거한 것이다.

- **약재의 외부 형태** : 이 약은 씨로 대개 타원형 또는 구형에 가깝고 길이 12~18mm, 지름
  8~14mm이다. 바깥면은 연한 황갈색~적갈색이고 가느다란 세로무늬와 비교적 넓은
  맥문(脈紋)이 있다.

- **약재 저장법** : 밀폐용기(고형의 이물이 들어가는 것을 방지하고 내용의약품이 손실되지 않도록
  보호할 수 있는 용기)

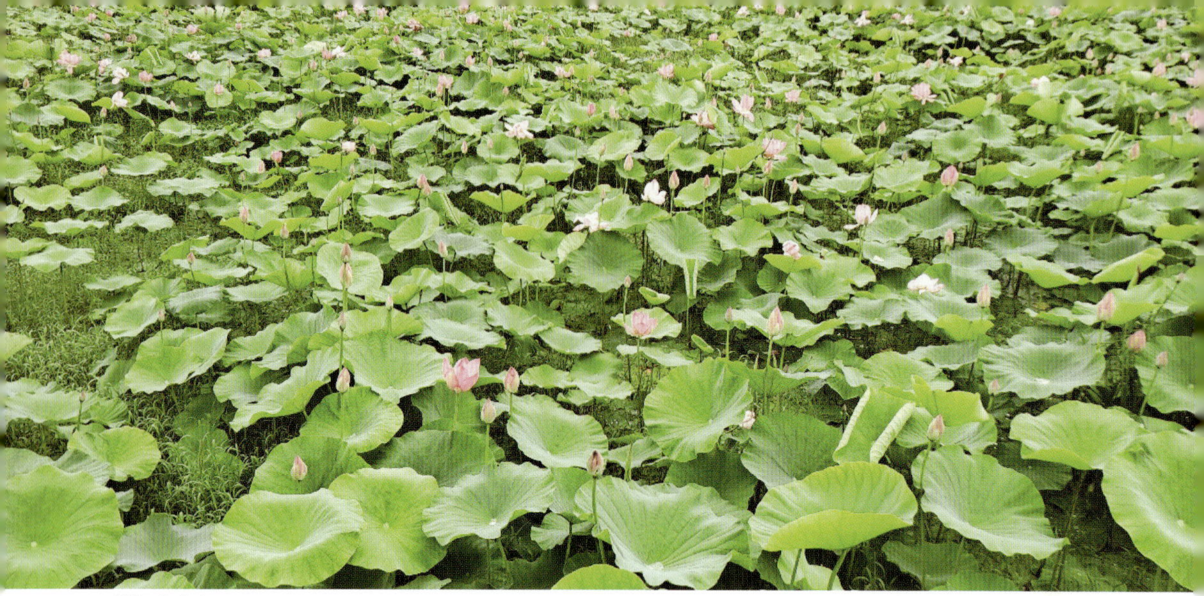

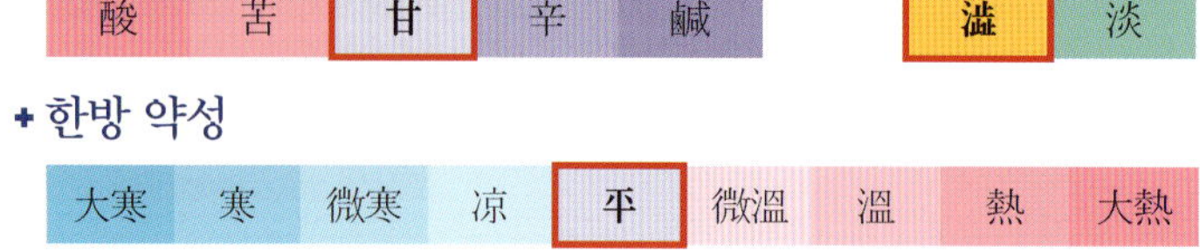

▲ 연꽃 재배지

| 약재의 효능 |

● **한방 효능 분류 :** 수삽약(收澁藥, 수렴시키는 약) - 삽정축뇨지대약(澁精縮尿止帶藥, 유정을 멎게 하고 소변을 줄이며 대하를 멈추는 약)

● **한방 약미(藥味)와 약성(藥性) :** 맛은 달고 떫으며 성질은 보통이다.

+ 한방 약미

| 酸 | 苦 | **甘** | 辛 | 鹹 | | **澁** | 淡 |

+ 한방 약성

| 大寒 | 寒 | 微寒 | 凉 | **平** | 微溫 | 溫 | 熱 | 大熱 |

● **한방 작용부위(귀경, 歸經) :** 연자육은 주로 비장, 신장, 심장 질환에 영향을 미친다.

● **한방 효능 :** 비(脾)를 보하고 설사를 멎게 한다(補脾止瀉, 보비지사). 냉을 멎게 한다(止帶, 지대). 신기(腎氣)를 보충하고 정액 배출을 억제한다(益腎澁精, 익신삽정). 심(心)을 보양하고 정신을 안정시킨다(養心安神, 양심안신).

● **약효 해설 :** 가슴이 두근거리면서 불안해하며 잠이 오지 않는 증상에 유효하다. 무의식 중에 정액이 몸 밖으로 나오는 증상을 치료한다. 마음을 안정시키고 진정시킨다. 자궁출혈과 자궁에서 분비물이 나오는 증상에 사용한다.

● **임상응용 :** 하리(下痢), 유정(遺精), 불면증, 가슴이 두근거리는 증상, 자궁출혈, 대하에 쓴다.

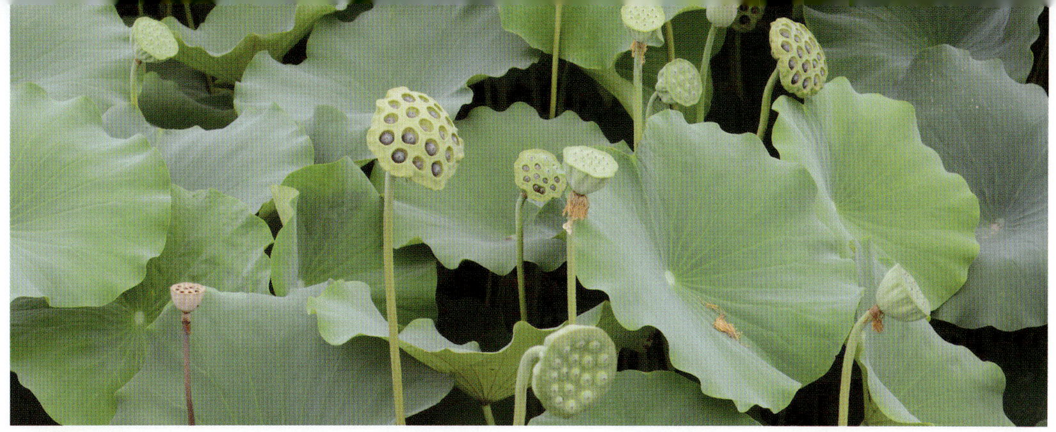

▲ 연꽃 열매

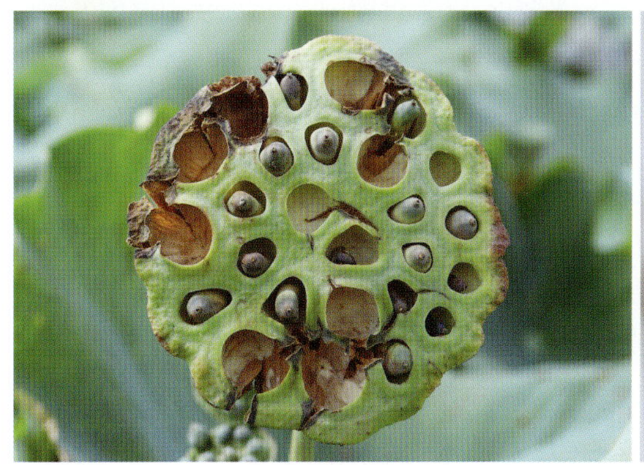

▲ 연꽃 씨

▲ 연자육(약재, 전형, 껍질 제거)

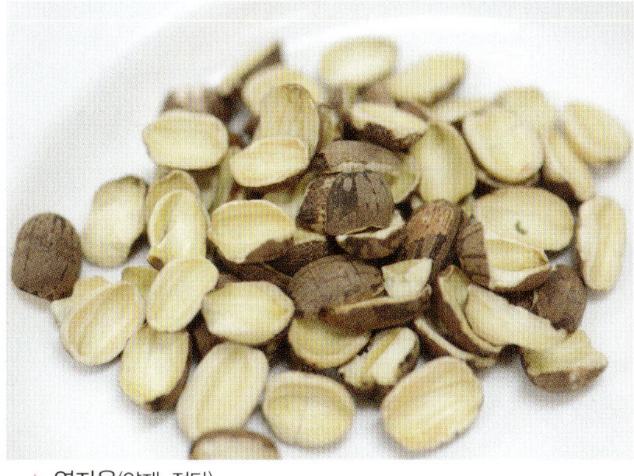

▲ 연자육(약재, 절단)

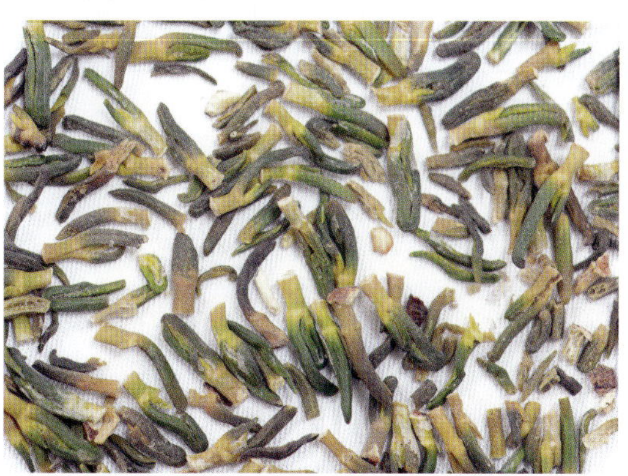

▲ 연자심(약재, 전형). 씨 안에 들어 있는 녹색의 배아이다.

| **북한에서의 효능** | 보기약으로서 비를 보하고 설사를 멈추며 신을 보하고 유정을 낮게 하며 심을 보하고 정신을 진정시킨다.

| **약용법** | 씨 6~15g을 물 800mL에 넣고 달여서 반으로 나누어 아침저녁으로 마신다.

약초명

오갈피나무

약재명

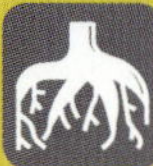

오가피 五加皮

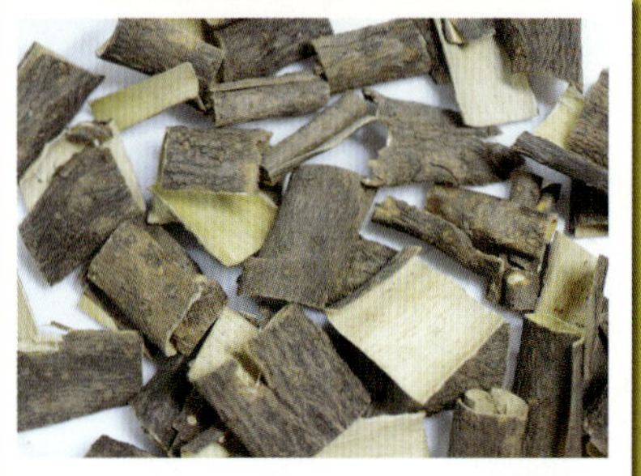

《동의보감》 탕액편에 기재된
조선시대(1610년)의 우리글 약초명

쌋둘훕

약초명 및 학명

오갈피나무
Acanthopanax sessiliflorum Seeman

과명

두릅나무과

약용부위

뿌리껍질 및 줄기껍질

| 약재의 조선시대 의서(醫書) 수재 |

오가피는《동의보감》탕액편(湯液篇)의 나무부
(部)와《방약합편》의 관목(灌木)편에 수재되어
있다.

|《동의보감》 탕액편의 효능 |

오가피(五加皮, 오갈피나무 뿌리껍질 및 줄기껍
질)의 성질은 따뜻하며[溫](약간 차다[微寒]고도
한다) 맛은 맵고[辛] 쓰며[苦] 독이 없다. 오로
칠상(五勞七傷)을 보하며 기운을 돕고 정수를
보충한다. 근육과 뼈를 튼튼히 하고 의지를
강하게 한다. 남자의 발기부전과 여자의 음
부 가려움증을 낫게 한다. 허리와 등뼈가 아
픈 것, 두 다리가 아프고 저린 것, 관절이 당
기는 것, 다리에 힘이 없어 늘어진 것을 낫게
한다. 소아가 3살이 되어도 걷지 못할 때에
오가피를 먹이면 걸을 수 있다. ○ 산과 들
에 자란다. 조금씩 무리 지어 자라고 가지 사
이에는 가시가 있다. 잎은 가지 끝에서 복숭
아 꽃잎같이 5개의 잎이 뭉쳐나는데, 향기가
있다. 음력 3~4월에 흰 꽃이 핀 다음 가늘고
파란 씨가 맺힌다. 6월이 되면 점점 검어진
다. 뿌리는 가시나무와 비슷한데 겉은 황흑
색이고 속은 희며 심은 단단하다. 음력 5월과
7월에 줄기를 베고 10월에 뿌리를 캐어 그늘
에서 말린다[본초].

|《동의보감》 탕액편의 원문 |

오가피(五加皮) 쌋둘훕 : 性溫[一云微寒] 味辛
苦 無毒. 補五勞七傷 益氣添精 堅筋骨 强志

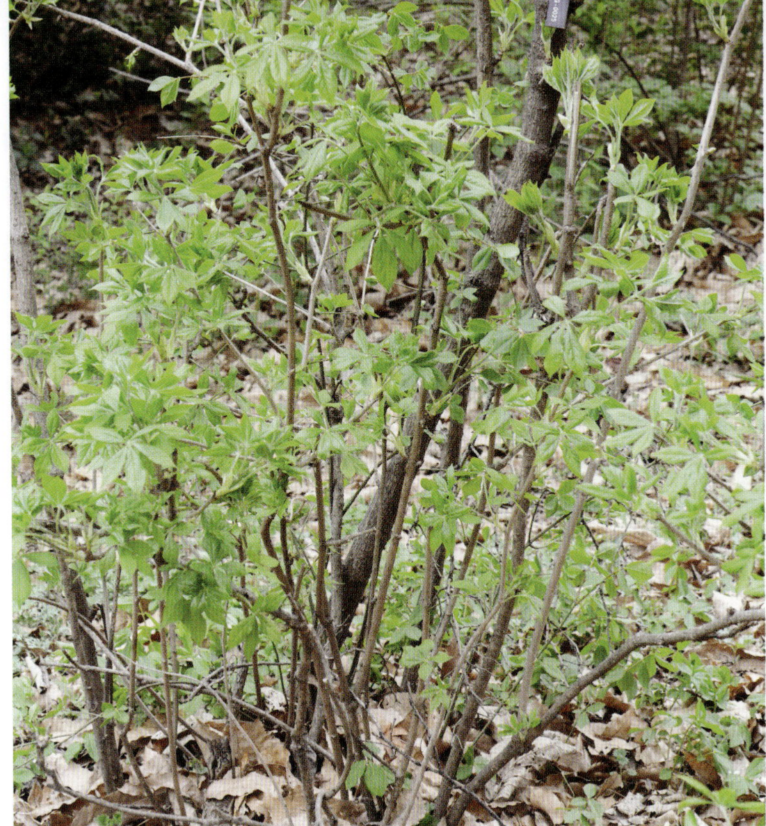

▲ 오갈피나무 나무모양

허준, 《원본 동의보감》, 740쪽,
남산당(2014)
《동의보감》 세갑술중동 내의원교
정 완영중간(歲甲戌仲冬 內醫院校
正 完營重刊) 영인본

意. 男子陰痿 女子陰痒 療腰脊痛 兩脚疼痺 骨節攣急 痿躄 小兒
三歲不能行 服此便行走. ○ 生山野 樹生小叢 莖間有刺. 五葉生
枝端 如桃花 有香氣. 三四月開白花 結細青子 至六月漸黑色. 根
若荊根 皮黃黑 肉白 骨硬. 五月七月採莖 十月採根 陰乾.[本草] ○ 上應五車星精而生
故葉五出者佳. 延年不老 仙經藥也.[入門]

| 약초 · 약재의 해설 |

우리나라 '국가표준식물목록'에서 오갈피나무의 학명(정명)은 *Eleutherococcus sessiliflorus*
(Rupr. & Maxim.) S.Y.Hu이며 *Acanthopanax sessiliflorus* (Rupr. & Maxim.) Seem.은 이명
이다.

| 식약처 인정 약초와 약재 |

● **약초·약재의 식약처 공정서 수재 :** 오가피는 식품의약품안전처의 의약품 공정서인 《대한

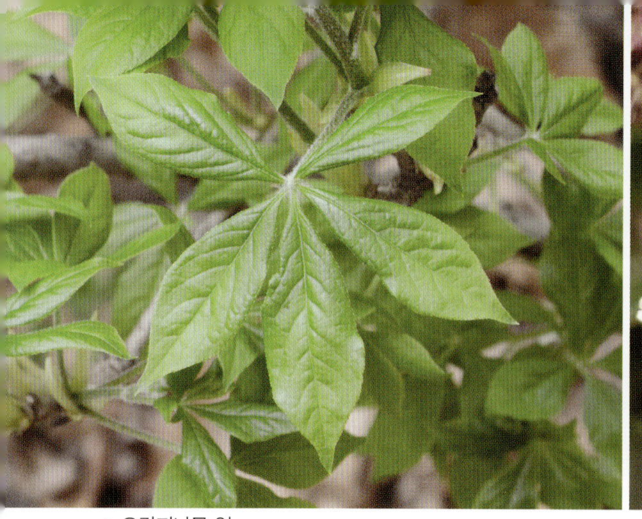
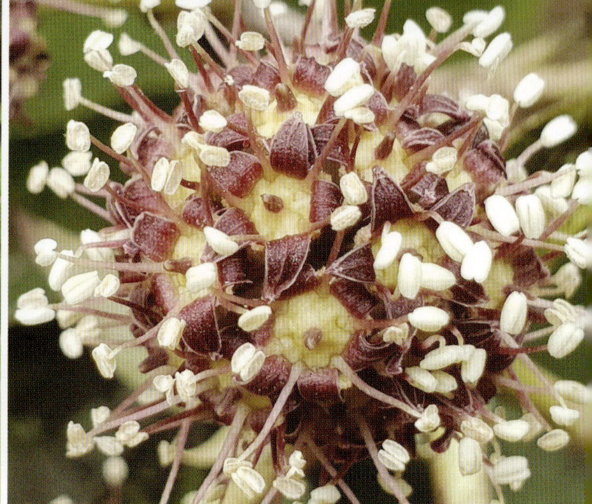

▲ 오갈피나무 잎　　　　　　　　　　　　　▲ 오갈피나무 꽃

민국약전(KP)》에 수재되어 있다.

○ **약재의 라틴어 생약명** : Acanthopanacis Cortex

○ **약재의 이명 또는 영명** : Acanthopanax Root Bark

○ **식약처의 법정 기원식물과 약용부위** : 약재 오가피는 오갈피나무 *Acanthopanax sessiliflorum* Seeman 또는 기타 동속식물(두릅나무과 Araliaceae)의 뿌리껍질 및 줄기껍질이다.

○ **약재의 외부 형태** : 이 약은 뿌리껍질 및 줄기껍질로 원통 모양 또는 반원통 모양이다. 바깥면은 황갈색~어두운 회색으로 평탄하며 줄기껍질에는 군데군데 가시가 있거나 또는 그 자국이 있다.

○ **약재 저장법** : 밀폐용기(고형의 이물이 들어가는 것을 방지하고 내용의약품이 손실되지 않도록 보호할 수 있는 용기)

| 약재의 효능 |

○ **한방 효능 분류** : 거풍습약(祛風濕藥, 저리고 아픈 것을 치료하는 약) - 거풍습강근골약(祛風濕強筋骨藥, 저리고 아픈 것을 치료하고 근골을 강건하게 하는 약)

○ **한방 약미(藥味)와 약성(藥性)** : 맛은 맵고 쓰며 성질은 따뜻하다.

+ 한방 약미

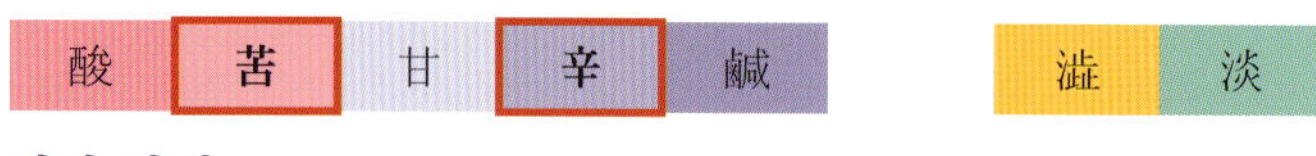

+ 한방 약성

- **한방 작용부위(귀경, 歸經) :** 오가피는 주로 간장, 신장 질환에 영향을 미친다.

- **한방 효능 :** 팔다리를 잘 쓰지 못하고 마비되며 아픈 증상을 치료한다(祛風除濕, 거풍제습). 간(肝)과 신(腎)을 보한다(補益肝腎, 보익간신). 근육과 뼈를 튼튼하게 한다(强筋壯骨, 강근장골). 소변을 잘 나오게 하고 부종을 가라앉힌다(利水消腫, 이수소종).

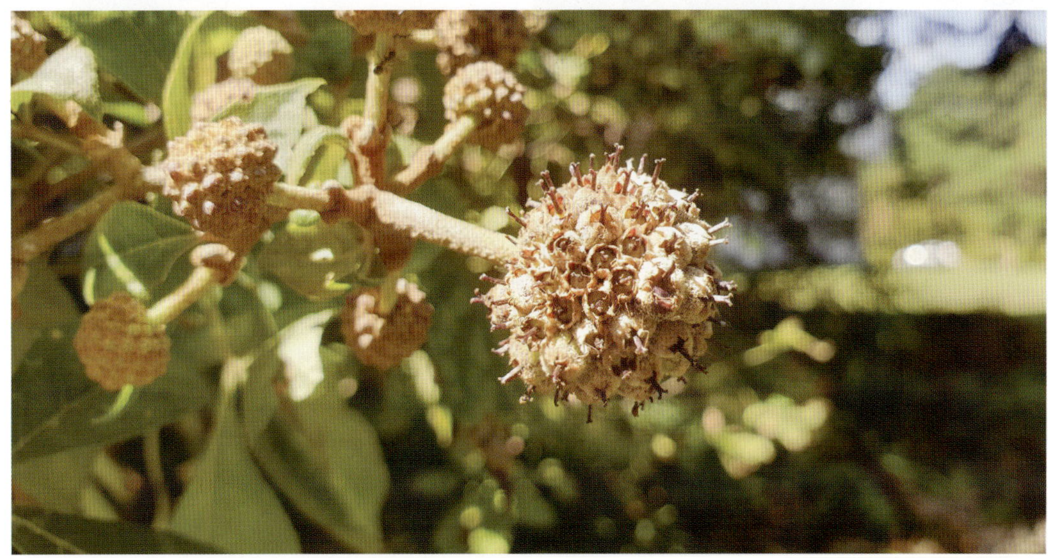

▲ 오갈피나무 덜 익은 열매

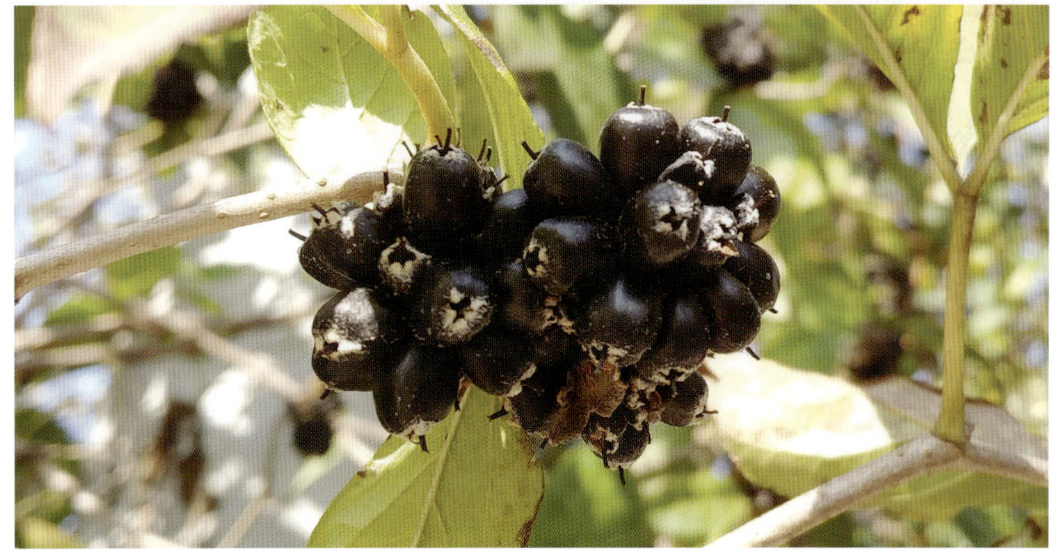

▲ 오갈피나무 익은 열매

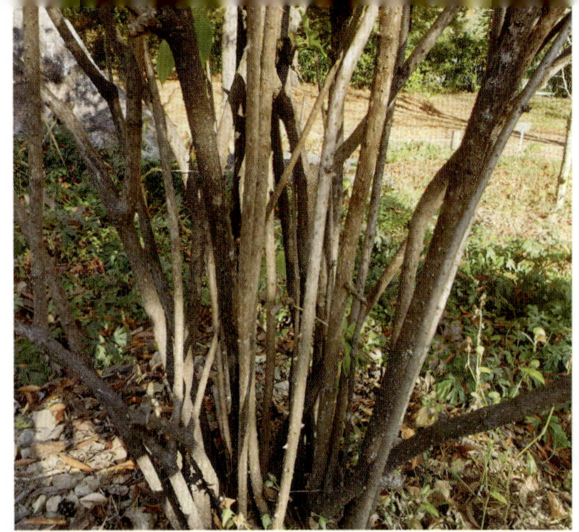

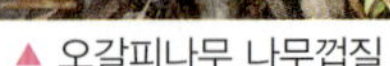
▲ 오갈피나무 나무껍질

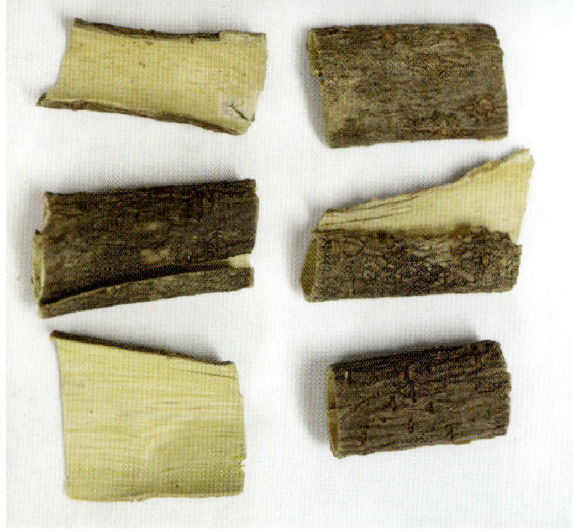
▲ 오가피(약재, 주피 미제거)

- **약효 해설** : 팔다리를 잘 쓰지 못하고 마비되며 아픈 증상에 유효하다. 근골(筋骨)이 저리고 힘이 없는 증상을 치료한다. 발기부전, 요통(腰痛) 치료에 쓰인다. 몸이 붓는 증상에 사용한다. 강장, 강심 작용이 있다.
- **임상응용** : 류머티즘, 신경통, 각기(脚氣), 수종(水腫), 발기부전, 부종에 쓴다.

| **북한에서의 효능** | 거풍습약으로서 풍습을 없애고 기와 정을 보하며 힘줄과 뼈를 든든하게 한다.

| **약용법** | 뿌리껍질 및 줄기껍질 5~10g을 물 800mL에 넣고 달여서 반으로 나누어 아침 저녁으로 마신다.

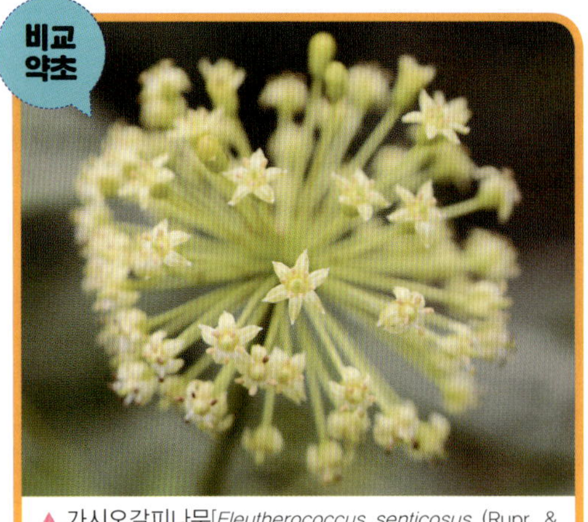

▲ 가시오갈피나무[*Eleutherococcus senticosus* (Rupr. & Maxim.) Maxim.] 꽃

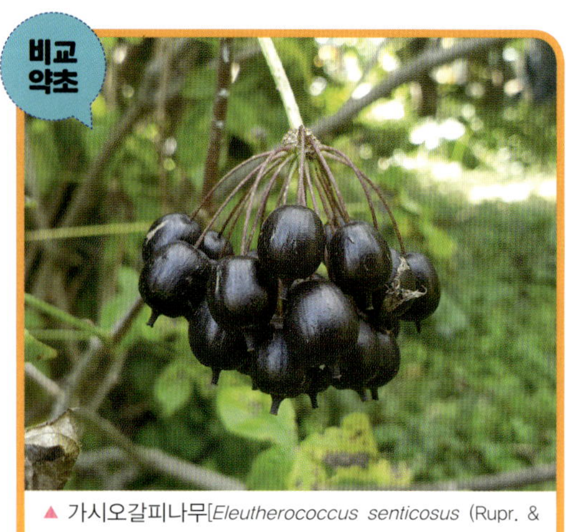

▲ 가시오갈피나무[*Eleutherococcus senticosus* (Rupr. & Maxim.) Maxim.] 열매

약초명

오미자

약재명

오미자 五味子

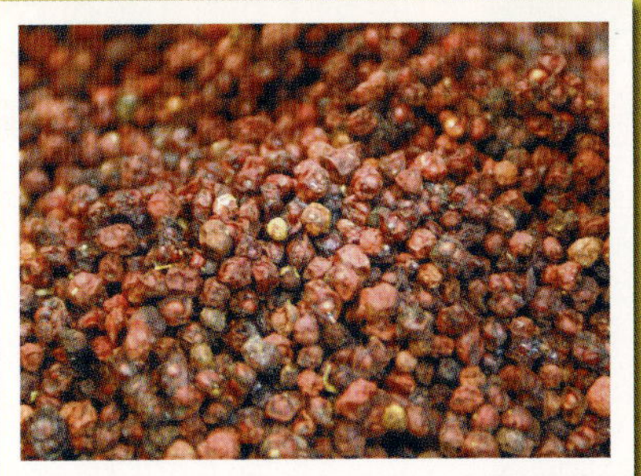

《동의보감》 탕액편에 기재된
조선시대(1610년)의 우리글 약초명

오미ᄌ

약초명 및 학명

오미자
Schisandra chinensis (Turcz.) Baillon

과명

오미자과

약용부위

잘 익은 열매

| 약재의 조선시대 의서(醫書) 수재 |

오미자는 《동의보감》 탕액편(湯液篇)의 풀부
(部)와 《방약합편》의 만초(蔓草, 덩굴풀)편에 수
재되어 있다.

| 《동의보감》 탕액편의 효능 |

오미자(五味子, 오미자 열매)의 성질은 따뜻하고
[溫] 맛이 시며[酸](약간 쓰다[微苦]고도 한다) 독
이 없다. 허로(虛勞)로 몹시 야윈 것을 보하고
눈을 밝게 한다. 신[水藏]을 덥히고 양기를 세
게 하며 남자의 정을 보하고 음경을 커지게 한
다. 소갈(消渴)증을 멎게 하고 가슴이 답답하면
서 열나는 증상을 없앤다. 술독을 풀고 기침이
나면서 숨이 찬 것을 치료한다. ○ 깊은 산속
에서 자란다. 줄기는 붉은빛이고 덩굴로 자라
며 잎은 살구나무 잎[杏葉, 행엽]과 비슷하다.
꽃은 황백색이다. 열매는 완두콩만 하며 줄기
끝에 무더기로 열린다. 처음에는 푸르다가 익
으면 홍자색이 된다. 맛이 단 것이 좋다. 음력
8월에 열매를 따서 햇볕에 말린다.

| 《동의보감》 탕액편의 원문 |

오미자(五味子) 오미ᄌ : 性溫 味酸[一云微苦]
無毒. 補虛勞羸瘦 明目 煖水藏 強陰 益男子
精 生陰中肌 止消渴 除煩熱 解酒毒 治咳嗽上
氣. ○ 生深山中. 莖赤色蔓生 葉如杏葉 花黃
白. 子如豌豆許大 叢生莖頭 生靑熟紅紫. 味
甘者佳. 八月採子 日乾. ○ 皮肉甘酸 核中辛
苦 都有鹹味 此則五味具也. 故名爲五味子.
入藥 生暴不去子.[本草] ○ 孫眞人云 夏月常

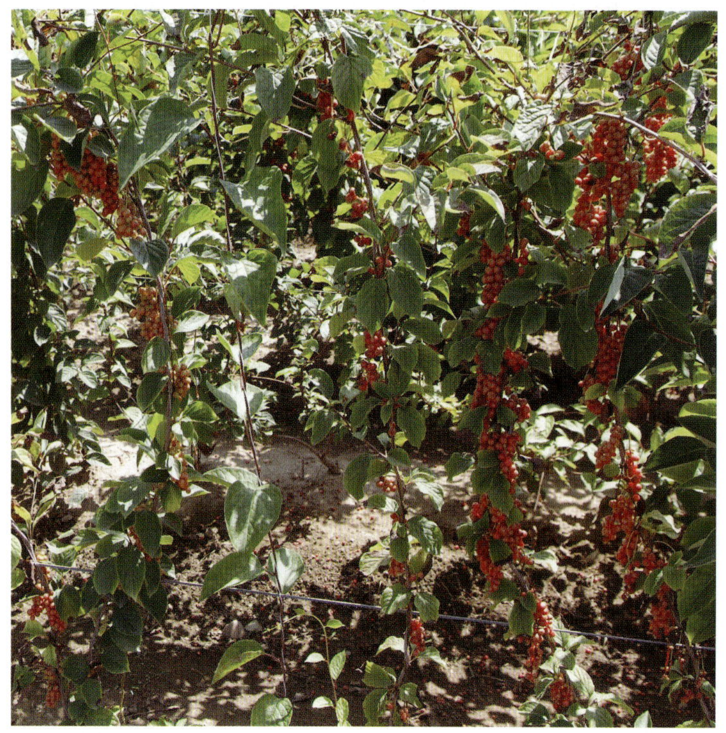

▲ 오미자 열매와 잎

五味子 오미ᄌ
性溫味酸無毒補虛勞羸瘦明目煖水藏强陰益男子精生陰中肌止消渴除煩熱解酒毒治咳嗽上氣○生深山中蔓生莖赤色莖頭生青葉葉如杏葉花黃白子如豌豆許大叢生莖赤色頭生青熟紅紫味甘者佳八月採子日乾故○皮肉甘酸核中辛苦都有醎味此則五味子具也故名爲五味子○入藥生暴不去子○孫眞人云五月常服五味子以補五藏之氣在上則滋源在下則補腎故入手太陰足少陰也○我國生咸鏡道平安道最佳

허준, 《원본 동의보감》, 725쪽, 남산당(2014)

《동의보감》 세갑술중동 내의원교정 완영 중간(歲甲戌仲冬 內醫院校正 完營重刊) 영인본

服五味子 以補五藏之氣. 在上則滋源 在下則補腎 故入手太陰·足少陰也.[湯液] ○ 我國生咸鏡道平安道 最佳.[俗方]

| 약초 · 약재의 해설 |

《중국약전》에서 오미자는 '흔히 북오미자(北五味子)라고 부른다'고 기재되어 있으며 남오미자(南五味子)의 기원식물은 화중오미자(華中五味子, *Schisandra sphenanthera* Rehd. et Wils.)이다.

| 식약처 인정 약초와 약재 |

- **약초·약재의 식약처 공정서 수재** : 오미자는 식품의약품안전처의 의약품 공정서인 《대한민국약전(KP)》에 수재되어 있다.
- **약재의 라틴어 생약명** : Schisandrae Fructus
- **약재의 이명 또는 영명** : Schisandra Fruit

- **식약처의 법정 기원식물과 약용부위 :** 약재 오미자는 오미자 *Schisandra chinensis* (Turcz.) Baillon(오미자과 Schisandraceae)의 잘 익은 열매이다.

- **약재의 외부 형태 :** 이 약은 열매로 고르지 않은 구형~납작한 구형이며 지름 5~8mm이다. 바깥면은 어두운 붉은색~적자색으로 주름이 있고, 때로 흰 가루가 묻어 있기도 하다.

- **약재 저장법 :** 밀폐용기(고형의 이물이 들어가는 것을 방지하고 내용의약품이 손실되지 않도록 보호할 수 있는 용기)

| 약재의 효능 |

- **한방 효능 분류 :** 수삽약(收澁藥, 수렴시키는 약) - 삽정축뇨지대약(澁精縮尿止帶藥, 유정을 멎게 하고 소변을 줄이며 대하를 멈추는 약)

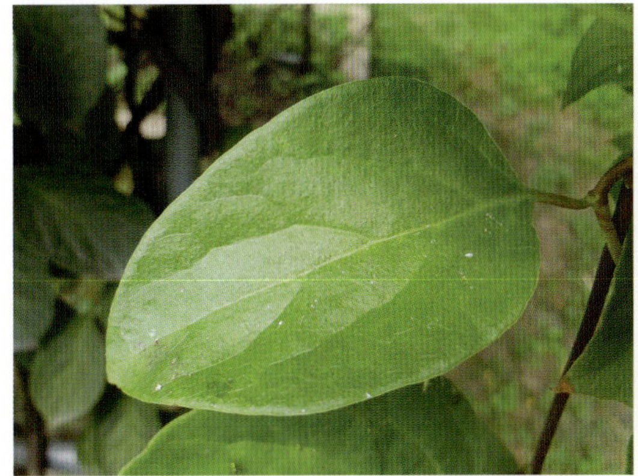

▲ 오미자 잎

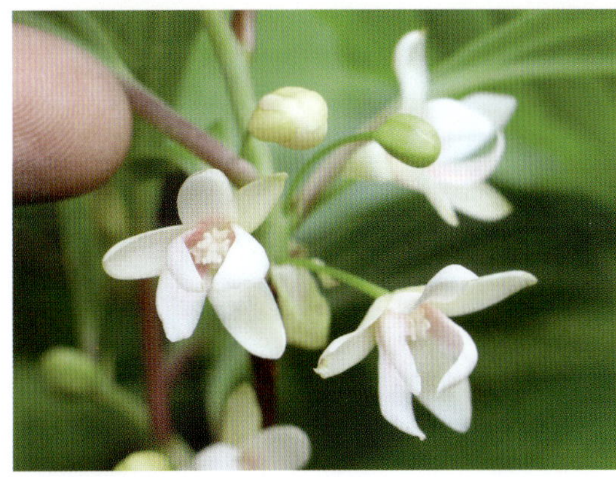

▲ 오미자 꽃

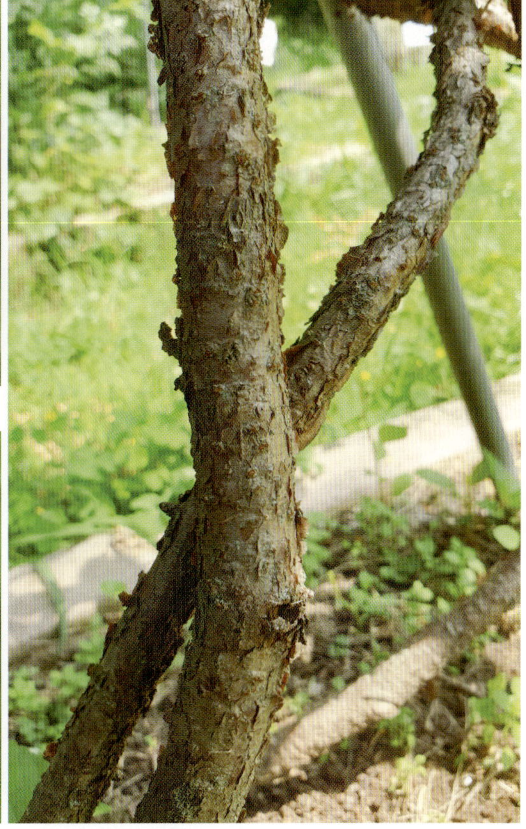

▲ 오미자 나무껍질

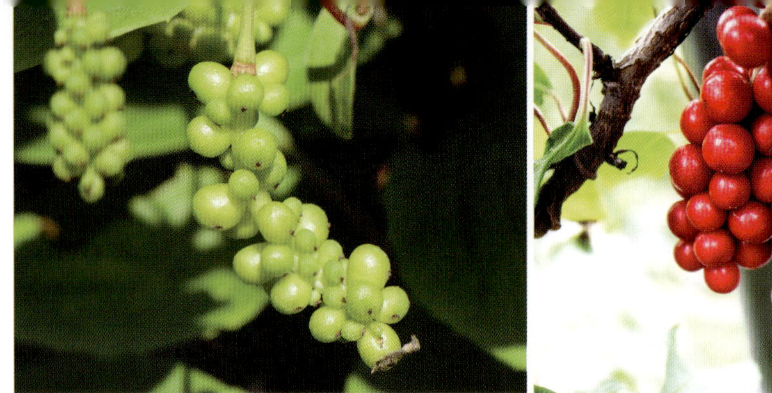
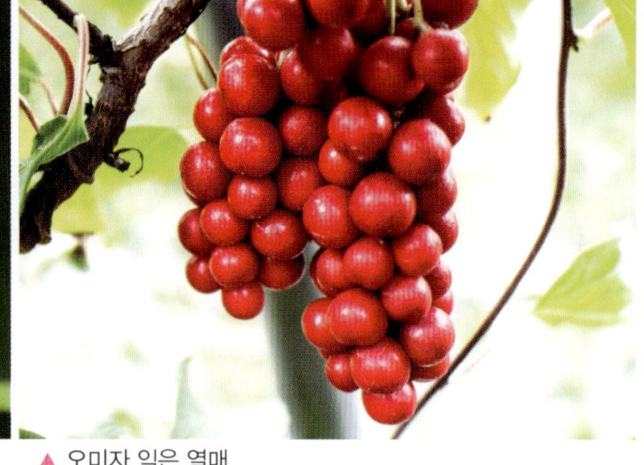

▲ 오미자 덜 익은 열매　　　　　　　▲ 오미자 익은 열매

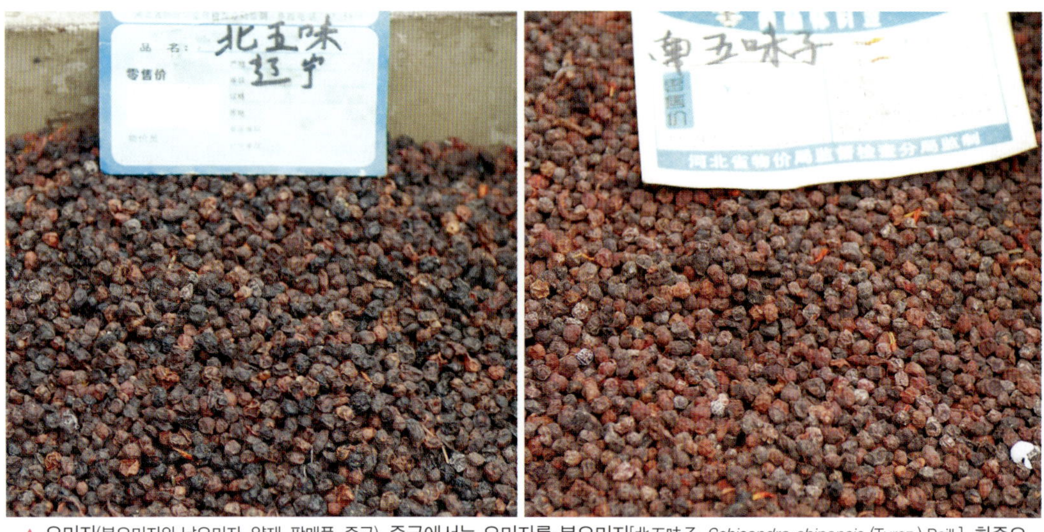

▲ 오미자(북오미자와 남오미자, 약재, 판매품, 중국). 중국에서는 오미자를 북오미자[北五味子, *Schisandra chinensis* (Turcz.) Baill.], 화중오미자(華中五味子, *Schisandra sphenanthera* Rehd. et Wils.)를 남오미자(南五味子)라 부른다.

○ **한방 약미(藥味)와 약성(藥性)** : 맛은 시고 달며 성질은 따뜻하다.

　+ 한방 약미

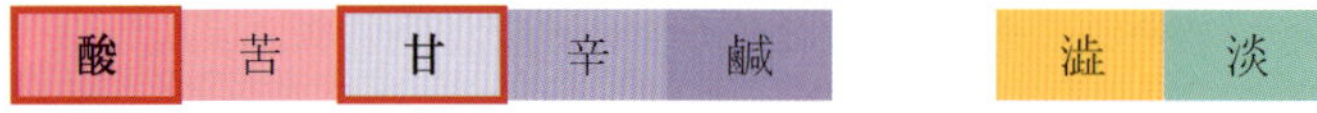

　+ 한방 약성

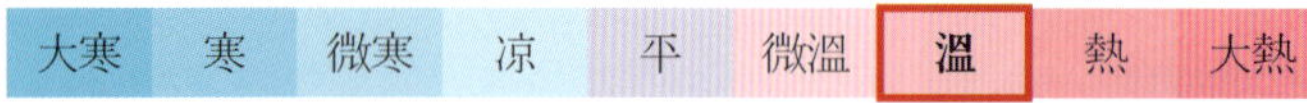

○ **한방 작용부위(귀경, 歸經)** : 오미자는 주로 폐, 심장, 신장 질환에 영향을 미친다.

○ **한방 효능** : 체액의 배출·배설을 억제한다(收斂固澁, 수렴고삽). 원기를 보충하고 진액 생성을 촉진한다(益氣生津, 익기생진). 신(腎)을 보하고 정신을 안정시킨다(補腎寧心, 보신영심).

○ **약효 해설** : 오래된 기침, 설사, 이질을 치료한다. 마음을 안정시키고 진정시킨다. 가슴이 두근거리면서 불안하고 잠을 못 자는 증상을 낫게 한다. 몸이 허약하여 잠자는 사이에 또는 깨어 있는 상태에서 저절로 땀이 나는 증상에 사용한다. 무의식중에 정액이 몸 밖으로 나오는 증상의 치료에 효과가 있다. 소변이 저절로 나오면서 배뇨 횟수가 잦은 증상에 쓰인다.

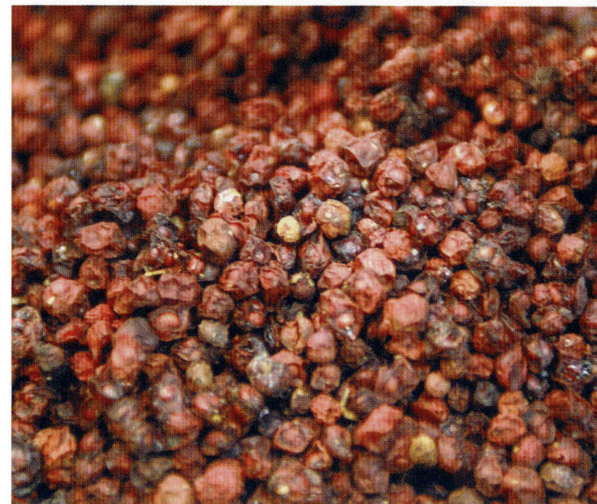

▲ 오미자(약재, 전형)

○ **임상응용** : 기침, 호흡곤란, 잘 때 땀이 많이 나는 증상, 빈뇨(頻尿), 요실금, 하리, 구갈, 피로, 권태감, 기운이 없는 증상, 가슴이 두근거리는 증상에 쓴다.

| **북한에서의 효능** | 보기약으로서 기를 보하고 폐를 보하며 기침을 멈추고 신과 정을 보하며 진액을 생겨나게 하고 땀을 멈추며 삽정하고 눈을 밝게 한다.

| **약용법** | 열매 2~6g을 물 800mL에 넣고 달여서 반으로 나누어 아침저녁으로 마신다.

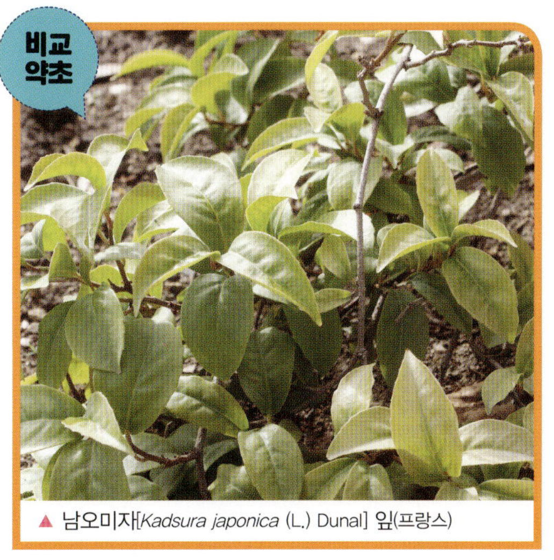

▲ 남오미자[*Kadsura japonica* (L.) Dunal] 잎(프랑스)

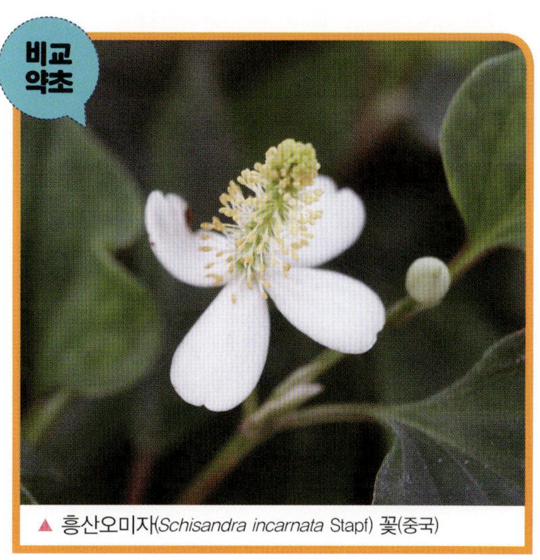

▲ 흑산오미자(*Schisandra incarnata* Stapf) 꽃(중국)

약초명

오이풀

약재명

지유 地楡

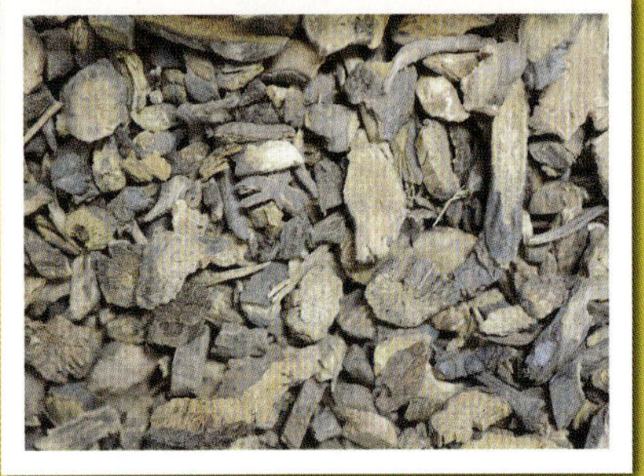

《동의보감》 탕액편에 기재된
조선시대(1610년)의 우리글 약초명

외ㄴ물불휘

약초명 및 학명

오이풀
Sanguisorba officinalis Linné

과명

장미과

약용부위

뿌리

| 약재의 조선시대 의서(醫書) 수재 |

지유는 《동의보감》 탕액편(湯液篇)의 풀부(部)와 《방약합편》의 산초(山草)편에 수재되어 있다.

| 《동의보감》 탕액편의 효능 |

지유(地楡, 오이풀 뿌리)의 성질은 약간 차고[微寒](보통이다[平]고도 한다) 맛은 쓰고[苦] 달며[甘] 시고[酸] 독이 없다. 부인의 칠상(七傷), 자궁에서 분비물이 나오는 것, 산후에 어혈로 아픈 것을 낫게 한다. 대변에 피가 섞여 나오는 것을 멎게 하고 고름을 빼내며[排膿] 쇠붙이에 다친 것을 낫게 한다. ○ 산과 들에서 자란다. 잎은 느릅나무[楡, 유]와 비슷하나 더 길다. 꽃과 씨는 메주처럼 흑자색이어서 옥시(玉豉)라고도 부른다. 뿌리는 겉이 검고 속은 붉다. 음력 2월, 8월에 뿌리를 채취하여 햇볕에 말린다[본초].

| 《동의보감》 탕액편의 원문 |

지유(地楡) 외ㄴ물불휘 **:** 性微寒[一云平] 味苦 甘酸 無毒. 主婦人七傷帶下病 及産後瘀痛. 止血痢 排膿 療金瘡. ○ 生山野. 葉似楡而長. 花子紫黑色如豉 故一名玉豉. 根外黑裏紅. 二月八月採根 暴乾.[本草] ○ 性沈寒 入下焦 治熱血痢 去下焦之血 腸風及瀉痢 下血須用之. 陽中微陰 治下部血.[湯液]

| 약초 · 약재의 해설 |

오이풀은 잎에 상처를 내면 오이 냄새가 나서 붙여진 이름이다. 지유(地楡)는 그 약효가 '땅[地]에서 나는 느릅나무[楡] 같다'는 뜻이

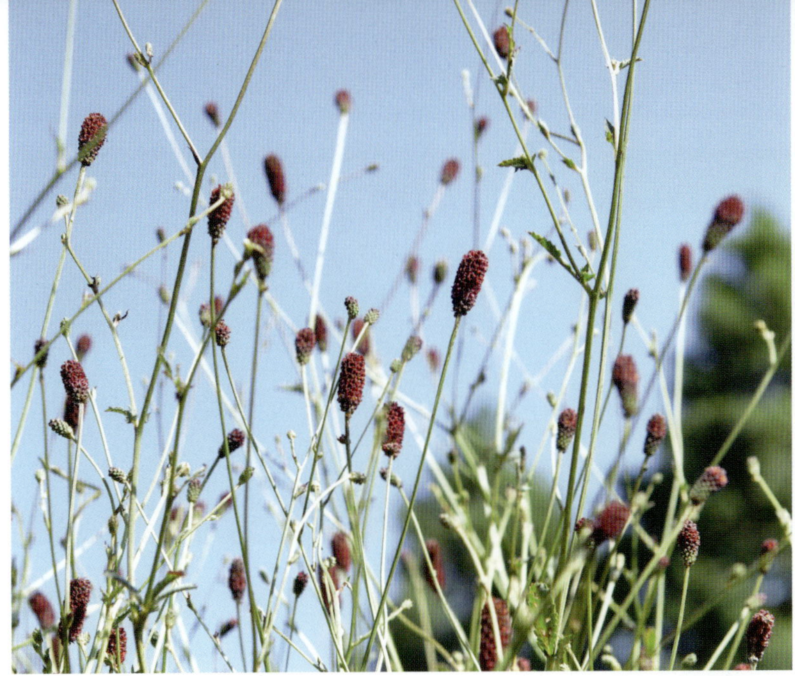

▲ 오이풀 지상부

허준, 《원본 동의보감》,
730쪽, 남산당(2014)
《동의보감》 세갑술중동 내의
원교정 완영중간(歲甲戌仲冬
內醫院校正 完營重刊) 영인본

다. [참고문헌: 2]

| 식약처 인정 약초와 약재 |

- **약초·약재의 식약처 공정서 수재** : 지유는 식품의약품안전처의 의약품 공정서인 《대한민국약전외한약(생약)규격집(KHP)》에 수재되어 있다.

- **약재의 라틴어 생약명** : Sanguisorbae Radix

- **약재의 이명 또는 영명** : 옥시(玉豉)

- **식약처의 법정 기원식물과 약용부위** : 약재 지유는 오이풀 *Sanguisorba officinalis* Linné 또는 장엽지유(長葉地楡) *Sanguisorba officinalis* Linné var. *longifolia* (Bert.) Yü et Li(장미과 Rosaceae)의 뿌리이다.

- **약재의 외부 형태** : 오이풀의 뿌리는 불규칙한 방추형 혹은 원기둥 모양이고 약간 굴곡이 있으며 길이 5~25cm, 지름 5~80mm이다. 겉면은 회갈색에서 어두운 갈색이고 거칠며 세로무늬가 있다.

- **약재 저장법** : 밀폐용기(고형의 이물이 들어가는 것을 방지하고 내용의약품이 손실되지 않도록 보호할 수 있는 용기)

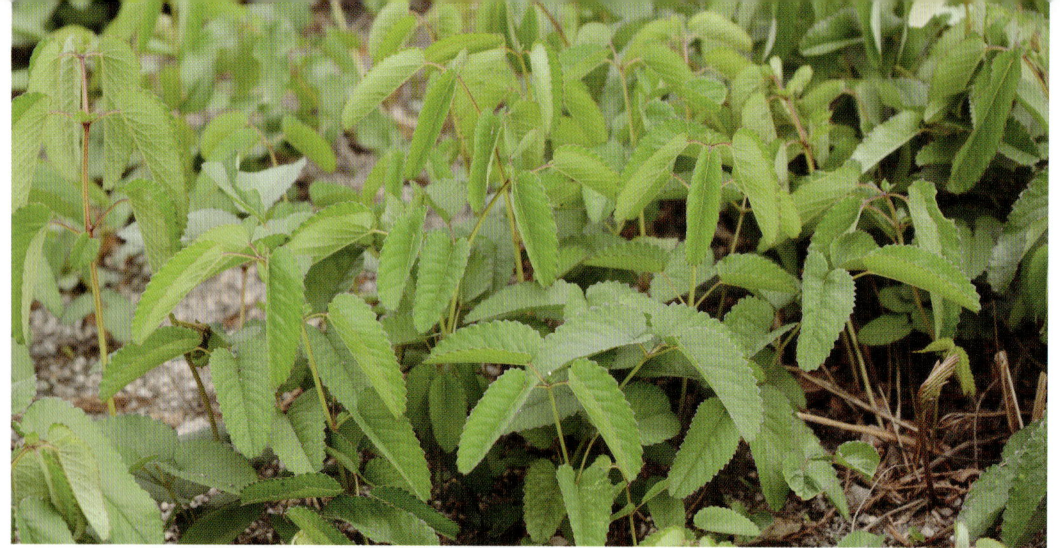
▲ 오이풀 어린잎

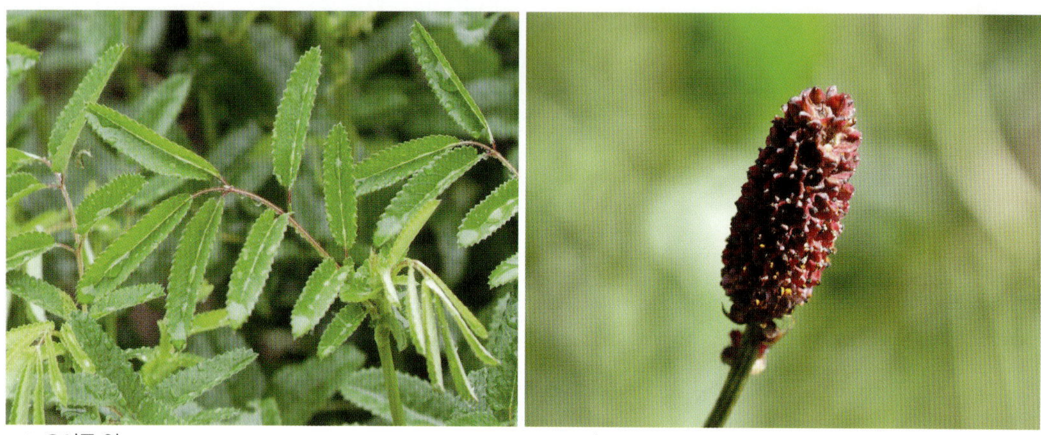
▲ 오이풀 잎

▲ 오이풀 꽃

| 약재의 효능 |

● **한방 효능 분류 :** 지혈약(止血藥, 출혈을 멈추는 약) - 양혈지혈약(凉血止血藥, 혈열을 식히고 지혈하는 약)

● **한방 약미(藥味)와 약성(藥性) :** 맛은 쓰고 시며 떫고 성질은 약간 차다.

+ 한방 약미

酸	苦	甘	辛	鹹	澁	淡

+ 한방 약성

大寒	寒	微寒	凉	平	微溫	溫	熱	大熱

486

- **한방 작용부위(귀경, 歸經)** : 지유는 주로 간장, 대장 질환에 영향을 미친다.
- **한방 효능** : 혈열(血熱)을 식히고 지혈한다(凉血止血, 양혈지혈). 해독하고 상처를 아물게 한다(解毒斂瘡, 해독염창).
- **약효 해설** : 치질 출혈, 혈변(血便), 하혈, 각혈을 치료한다. 여성의 부정기 자궁출혈을 멎게 한다. 습진, 피부염에 유효하다. 수렴 작용이 있다.
- **임상응용** : 토혈, 혈뇨, 혈변, 하혈, 월경과다, 습진에 쓴다.

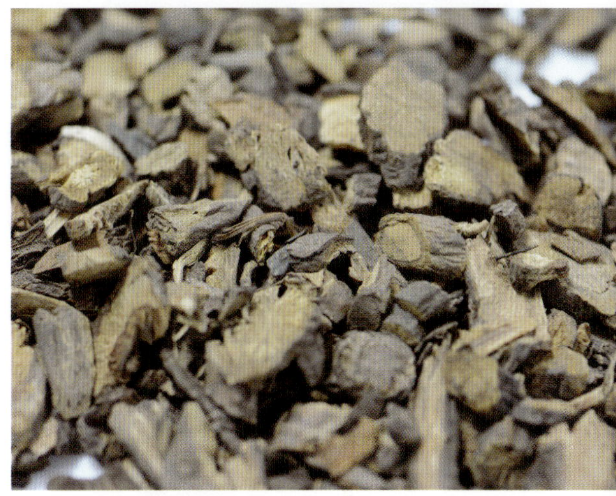

▲ 지유(약재, 절편)

| **북한에서의 효능** | 설사멎이약으로서 설사를 멈추고 출혈을 멈춘다.

| **약용법** | 뿌리 9~15g을 물 800mL에 넣고 달여서 반으로 나누어 아침저녁으로 마신다. 외용할 때는 가루 내어 환부에 붙인다.

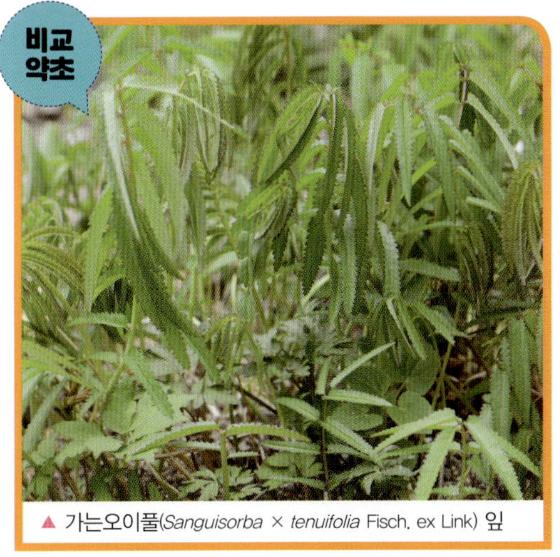

▲ 가는오이풀(*Sanguisorba × tenuifolia* Fisch. ex Link) 잎

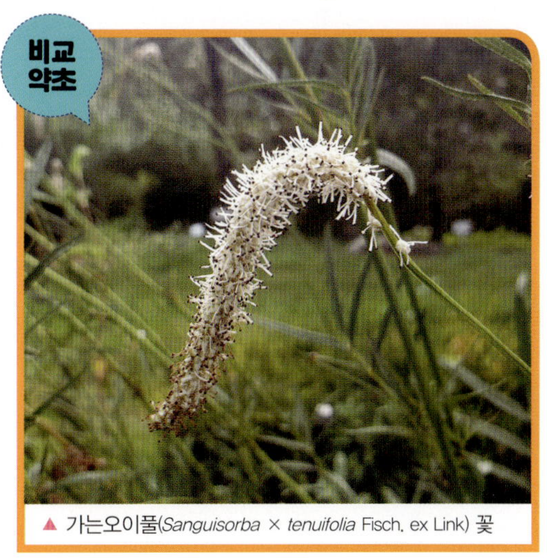

▲ 가는오이풀(*Sanguisorba × tenuifolia* Fisch. ex Link) 꽃

약초명

옻나무

약재명

건칠 乾漆

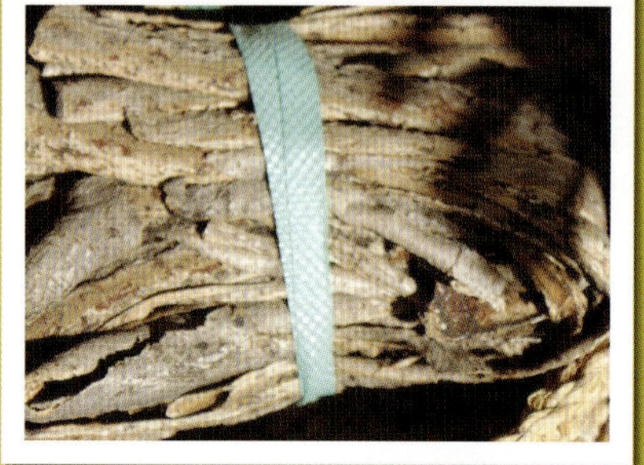

《동의보감》 탕액편에 기재된
조선시대(1610년)의 우리글 약초명

ᄆᆞ른옷

약초명 및 학명

옻나무
Rhus verniciflua Stokes

과명

옻나무과

약용부위

줄기에 상처를 입혀 흘러나온 수액(樹液)
을 건조한 덩어리

| 약재의 조선시대 의서(醫書) 수재 |

건칠은 《동의보감》 탕액편(湯液篇)의 나무부
(部)와 《방약합편》의 교목(喬木, 줄기가 곧고 굵
으며 높이 자라는 나무)편에 수재되어 있다.

|《동의보감》 탕액편의 효능 |

건칠(乾漆, 옻나무 수액을 건조한 덩어리)의 성질
은 따뜻하고[溫] 맛이 매우며[辛] 독이 있다. 어
혈을 없앤다. 월경이 중단된 것, 아랫배가 아
프고 흰 점액이 나오는 것을 낮게 한다. 소장
을 잘 통하게 하고 회충을 없애며 배 속에 있
는 덩어리를 깨뜨린다. 출혈이 심하여 정신이
흐리고 혼미하여지는 증상을 멎게 한다. 삼충
(三蟲)을 죽이고 전시노채(傳尸勞瘵)에도 쓴다.
○ 칠통(漆桶) 속에서 저절로 마른 것이다. 벌
집 비슷하면서 구멍이 띄엄띄엄 있고 쇠나 돌
같이 단단한 것이 좋다. 약에 넣을 때는 곱게
부순 후에 연기가 날 때까지 볶아서 쓴다. 그
렇지 않으면 사람의 위와 대소장[腸胃]을 상하
게 한다. 평소 옻을 타는 사람은 먹으면 안 된
다[본초].

|《동의보감》 탕액편의 원문 |

건칠(乾漆) ᄆᆞ른옷 : 性溫 味辛 有毒. 消瘀血.
主女人經脈不通 及疝瘕. 利小腸 去蛔蟲 破堅
積 止血暈 殺三蟲 治傳尸勞. ○ 漆桶中自然
有乾者 狀如蜂房 孔孔隔 堅若鐵石者 爲佳.
入藥須擣碎 炒令烟出 不爾 損人腸胃. 素畏漆
者 勿服.[本草] ○ 性畏漆者 入雞子淸和藥內
用.[正傳]

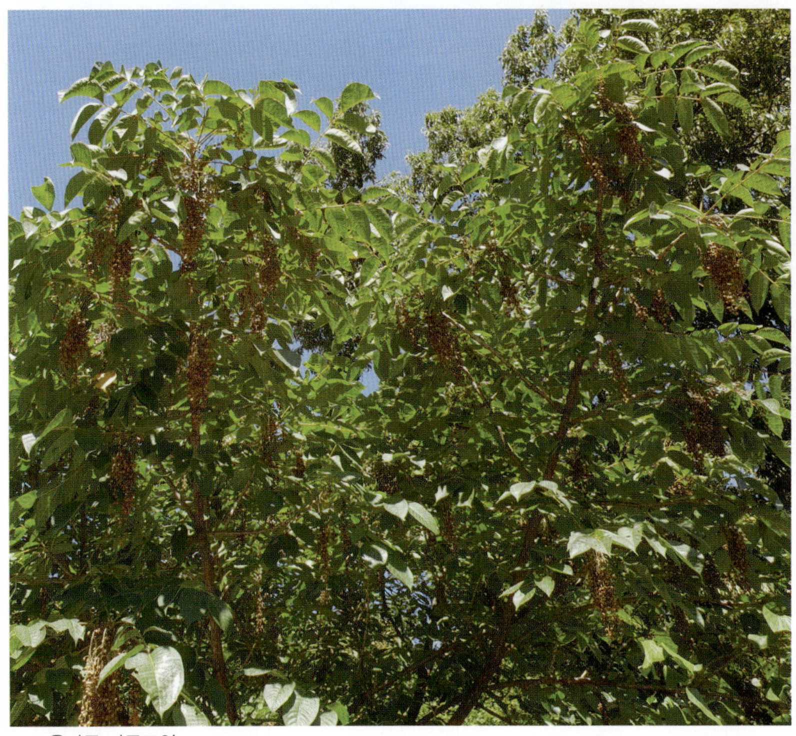

▲ 옻나무 나무모양

乾漆

무른옷

性溫味辛有毒消瘀血主女人經脉不通
及疝瘕利小腸去蚘虫破堅積止血暈殺三虫治
傅尸勞○漆桶中自然有乾者狀如蜂房孔兩孔損隔
堅若鐵石者爲佳入藥須搗碎炒令咽出
人腸胃素畏漆者勿服莘○性
畏漆者入難子清和藥服內用

허준, 《원본 동의보감》, 739쪽, 남산당(2014)
《동의보감》 세갑술중동 내의원교정 완영중간(歲甲戌仲冬 內醫院校正 完營重刊) 영인본

| 식약처 인정 약초와 약재 |

- **약초·약재의 식약처 공정서 수재**: 건칠은 식품의약품안전처의 의약품 공정서인 《대한민국약전외한약(생약)규격집(KHP)》에 수재되어 있다.

- **약재의 라틴어 생약명**: Lacca Rhois Exsiccata

- **약재의 이명 또는 영명**: 칠(漆)

- **식약처의 법정 기원식물과 약용부위**: 약재 건칠은 옻나무 *Rhus verniciflua* Stokes(옻나무과 Anacardiaceae)의 줄기에 상처를 입혀 흘러나온 수액(樹液)을 건조한 덩어리이다.

- **약재의 외부 형태**: 이 약은 수액을 건조한 덩어리로 모양과 크기가 고르지 않다. 바깥면은 흑갈색 또는 밤색이다.

- **약재 저장법**: 밀폐용기(고형의 이물이 들어가는 것을 방지하고 내용의약품이 손실되지 않도록 보호할 수 있는 용기)

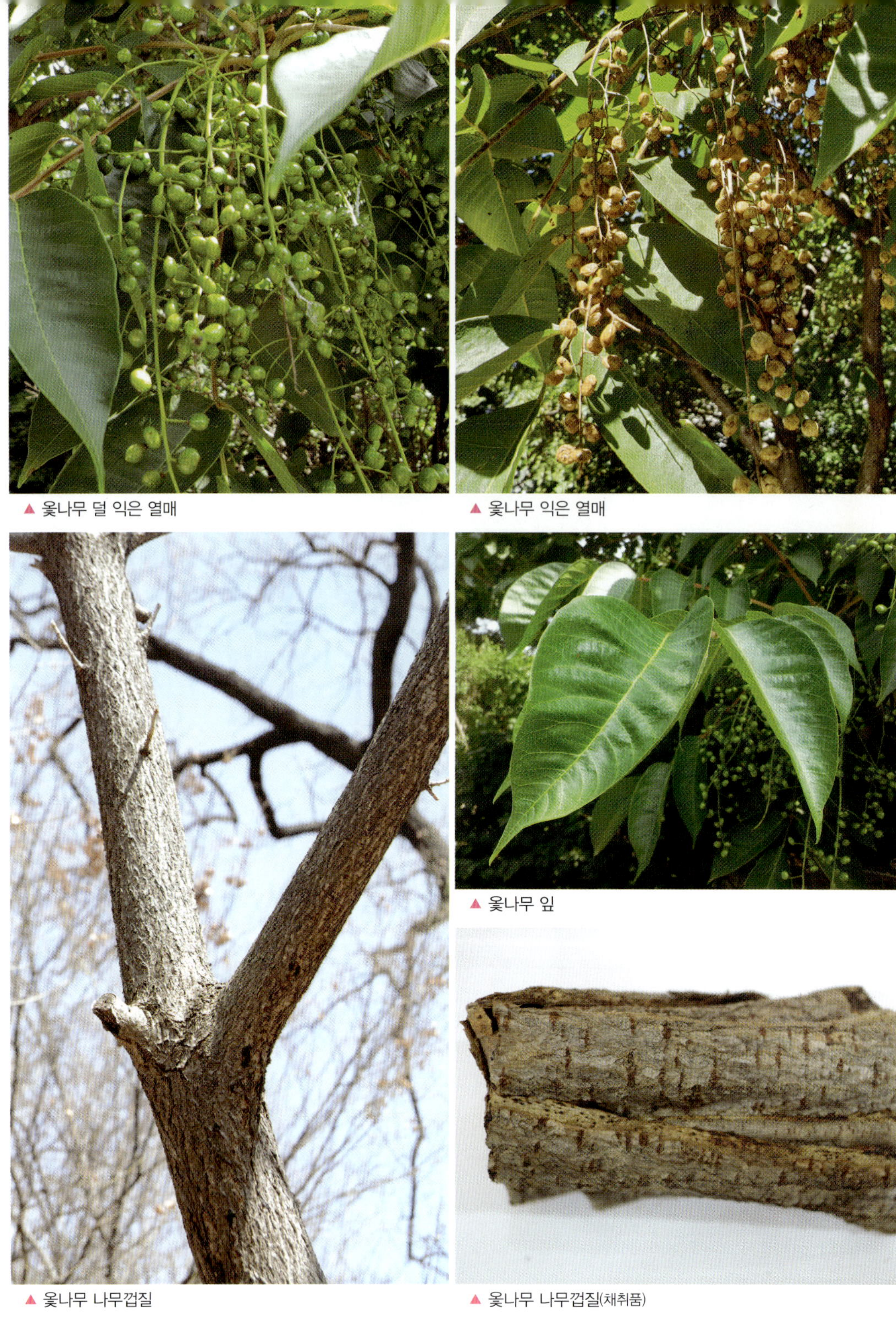

▲ 옻나무 덜 익은 열매

▲ 옻나무 익은 열매

▲ 옻나무 잎

▲ 옻나무 나무껍질

▲ 옻나무 나무껍질(채취품)

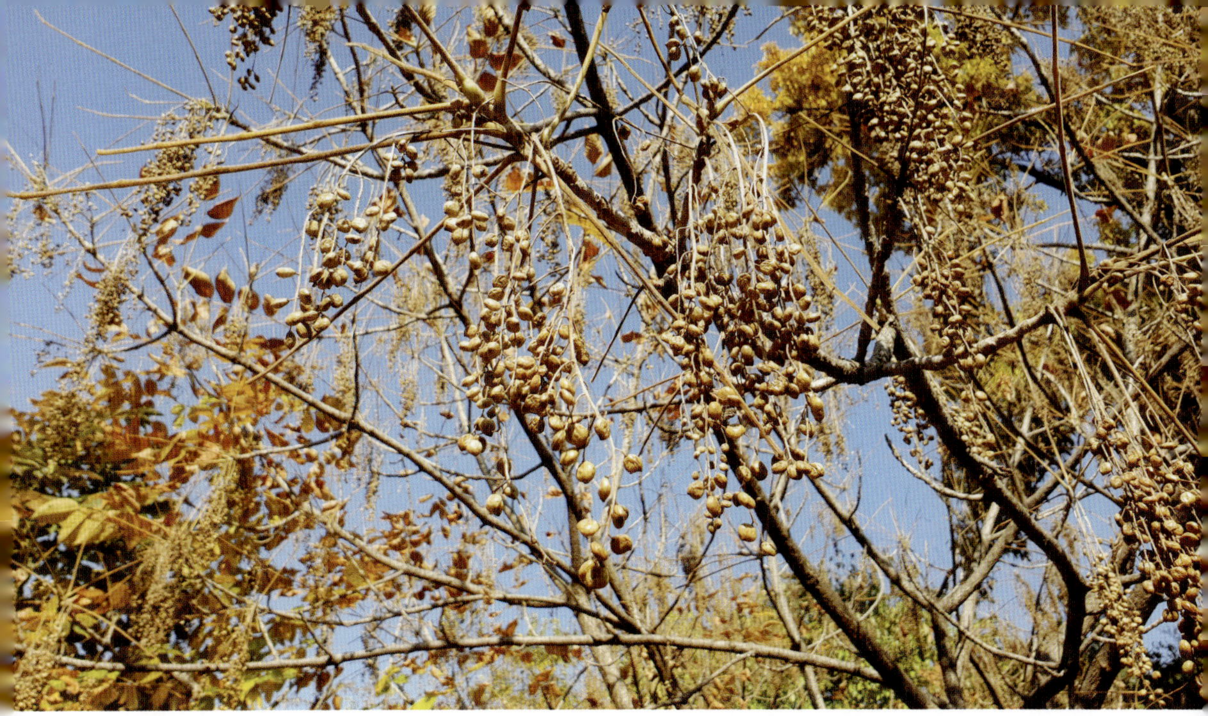

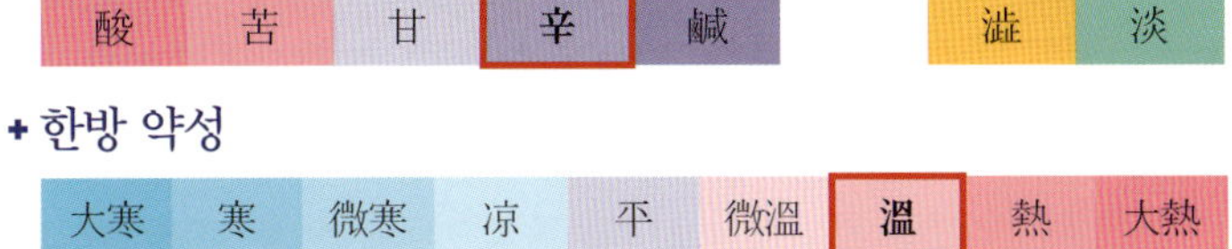

▲ 옻나무 열매 무리

| 약재의 효능 |

- **한방 효능 분류** : 활혈거어약(活血祛瘀藥, 혈액순환을 촉진하고 어혈을 제거하는 약)
- **한방 약미(藥味)와 약성(藥性)** : 맛은 맵고 성질은 따뜻하며 독이 있다.

+ 한방 약미

| 酸 | 苦 | 甘 | **辛** | 鹹 | | 澀 | 淡 |

+ 한방 약성

| 大寒 | 寒 | 微寒 | 涼 | 平 | 微溫 | **溫** | 熱 | 大熱 |

- **한방 작용부위(귀경, 歸經)** : 건칠은 주로 간장, 비장 질환에 영향을 미친다.
- **한방 효능** : 어혈을 깨뜨려 월경이 잘 나오게 한다(破瘀通經, 파어통경). 배 속에 덩어리가 생겨 아픈 증상을 가라앉히고 벌레를 죽인다(消積殺蟲, 소적살충).
- **약효 해설** : 배가 더부룩하거나 아픈 병증을 낫게 한다. 여성의 무월경, 어혈을 치료한다.
- **임상응용** : 월경불순, 가슴과 배가 답답한 증상, 살충에 쓴다.

| **약용법** | 건조한 덩어리 2~4.5g을 가루나 환(丸)으로 만들어 복용한다. 외용할 때는 건칠을 태워 환부에 그 연기를 쐰다.

약초명

왕느릅나무

약재명

유백피 楡白皮

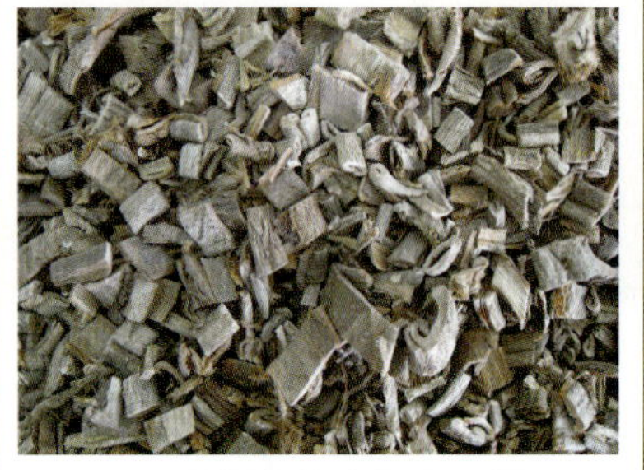

《동의보감》 탕액편에 기재된
조선시대(1610년)의 우리글 약초명

느릅나모겁질

약초명 및 학명

왕느릅나무
Ulmus macrocarpa Hance

과명

느릅나무과

약용부위

주피를 제거한 나무껍질

| 약재의 조선시대 의서(醫書) 수재 |

유백피는 《동의보감》 탕액편(湯液篇)의 나무부(部)와 《방약합편》의 교목(喬木, 줄기가 곧고 굵으며 높이 자라는 나무)편에 수재되어 있다.

| 《동의보감》 탕액편의 효능 |

유피(楡皮, 왕느릅나무 나무껍질)의 성질은 보통이고[平] 맛이 달며[甘] 독이 없다. 성질이 미끌미끌하여 대소변이 나오지 않는 데 주로 쓰인다. 소변을 잘 나오게 하고 위와 대소장[腸胃]의 나쁜 열 기운을 없애며 부은 것을 가라앉힌다. 오림(五淋)을 잘 통하게 하고 불면증, 코고는 것[齁, 후]을 치료한다. ○ 산속 곳곳에 있다. 음력 2월에 뿌리를 캐서 껍질의 흰 부분을 벗겨 햇볕에 말려서 쓴다. 3월에 열매를 따서 장을 담가 먹으면 향이 매우 좋고 맛있다[본초].

| 《동의보감》 탕액편의 원문 |

유피(楡皮) 느릅나모겁질 : 性平 味甘 無毒. 性滑利 主大小便不通 利水道. 除腸胃邪熱 消浮腫 利五淋 治不眠 療齁. ○ 生山中 處處有之. 二月採皮取白 暴乾 三月採實 作醬食 甚香美. [本草]

| 약초 · 약재의 해설 |

약용부위가 나무껍질이나 시중에는 뿌리껍질인 유근피(楡根皮)가 주로 유통된다.[참고문헌: 24]

| 식약처 인정 약초와 약재 |

○ 약초·약재의 식약처 공정서 수재 : 유백피는 식

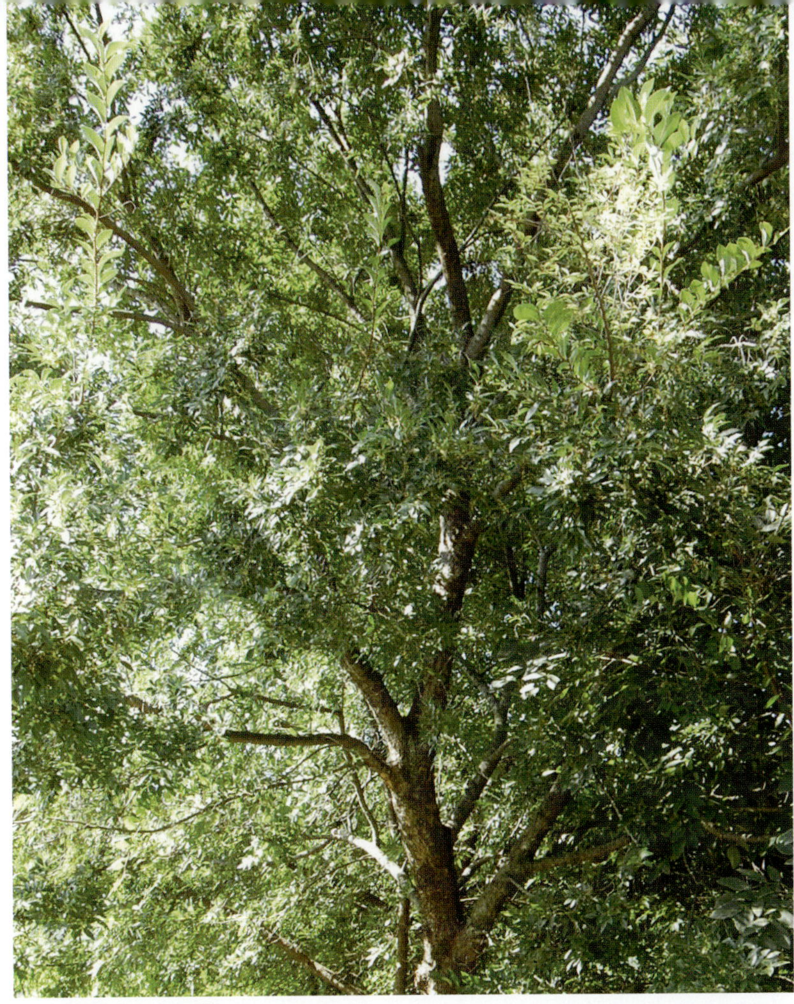

▲ 왕느릅나무 나무모양

楡皮 느릅나모겁질 性平味甘無毒性滑利主大小便不通利水道除膀胱胃邪熱消浮腫利五淋治不眠療痡○生山中處有之二月採皮取白暴乾三月採實作醬食甚香美韓

허준, 《원본 동의보감》, 739쪽, 남산당(2014)
《동의보감》 세갑술중동 내의원교정 완영중간(歲甲戌仲冬 內醫院校正 完營重刊) 영인본

품의약품안전처의 의약품 공정서인 《대한민국약전외한약(생약)규격집(KHP)》에 수재되어 있다.

- **약재의 라틴어 생약명** : Ulmi Cortex
- **식약처의 법정 기원식물과 약용부위** : 약재 유백피는 왕느릅나무 *Ulmus macrocarpa* Hance(느릅나무과 Ulmaceae)의 주피를 제거한 수피이다.
- **약재의 외부 형태** : 이 약은 수피로 원통 모양~판 모양이고 두께 2~3mm이다. 바깥면은 회녹색~회갈색이고 회갈색의 코르크층이 있다.
- **약재 저장법** : 밀폐용기(고형의 이물이 들어가는 것을 방지하고 내용의약품이 손실되지 않도록 보호할 수 있는 용기)

○ **한방 약미(藥味)와 약성(藥性)** : 맛은 달고 성질은 약간 차다.

＋ 한방 약미

| 酸 | 苦 | **甘** | 辛 | 鹹 | | 澁 | 淡 |

＋ 한방 약성

| 大寒 | 寒 | **微寒** | 凉 | 平 | 微溫 | 溫 | 熱 | 大熱 |

○ **한방 작용부위(귀경, 歸經)** : 유백피는 주로 폐, 비장, 방광 질환에 영향을 미친다.

○ **한방 효능** : 소변을 잘 나오게 하고 배뇨장애를 해소한다(利水通淋, 이수통림). 담(痰)을 제거한다(祛痰, 거담). 종기를 가라앉히고 해독한다(消腫解毒, 소종해독).

○ **약효 해설** : 잠이 잘 오지 않는 증상에 사용한다. 소변이 잘 나오지 않는 병증에 유효하다. 몸이 붓는 증상을 치료한다. 가래가 많은 기침을 낫게 한다. 피부가 빨갛게 부어오르는 피부 질환에 쓰인다.

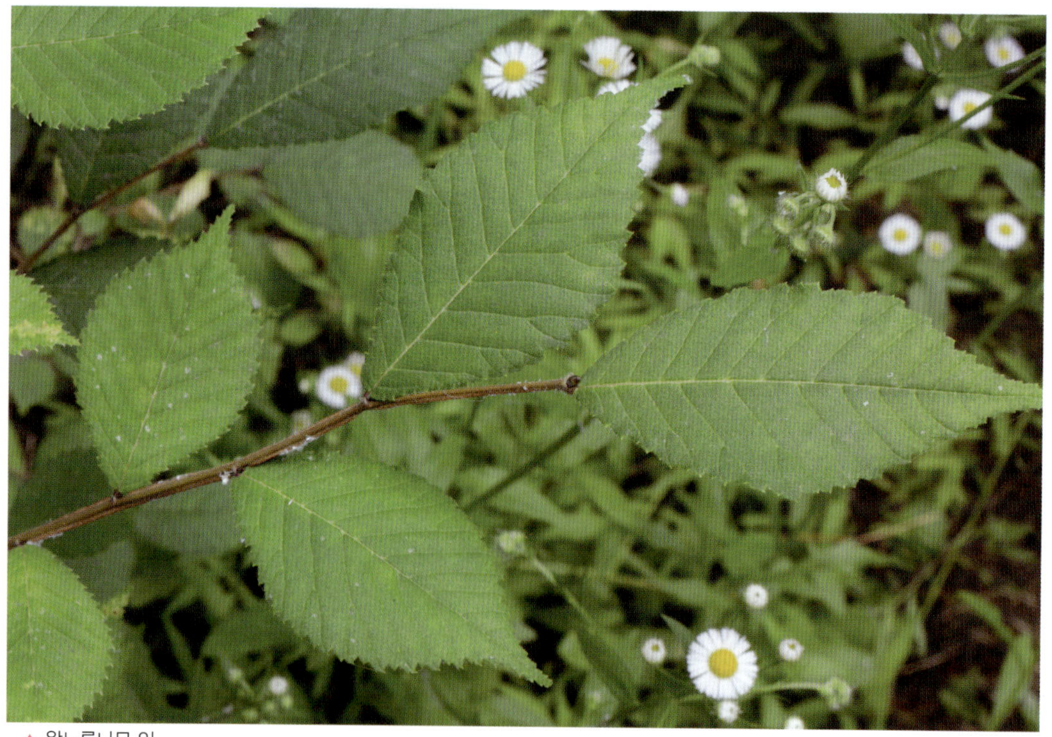

▲ 왕느릅나무 잎

494

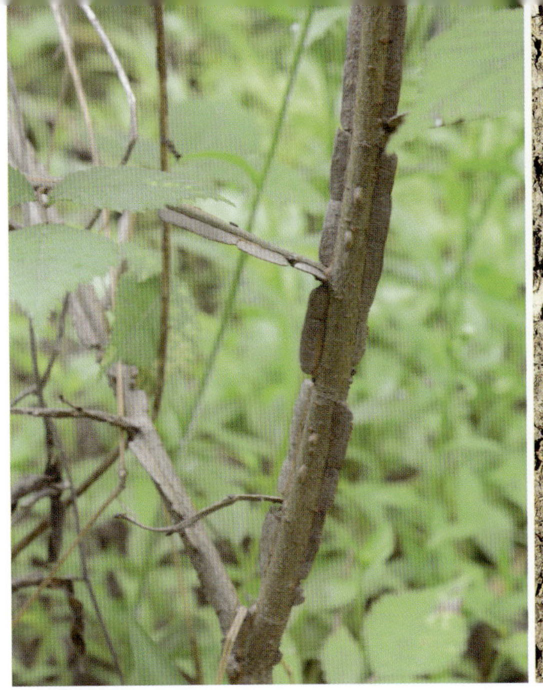

▲ 왕느릅나무 가지

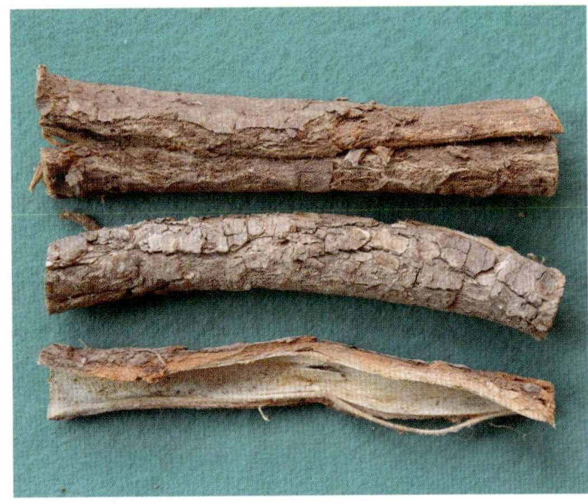

▲ 유백피(약재, 전형)

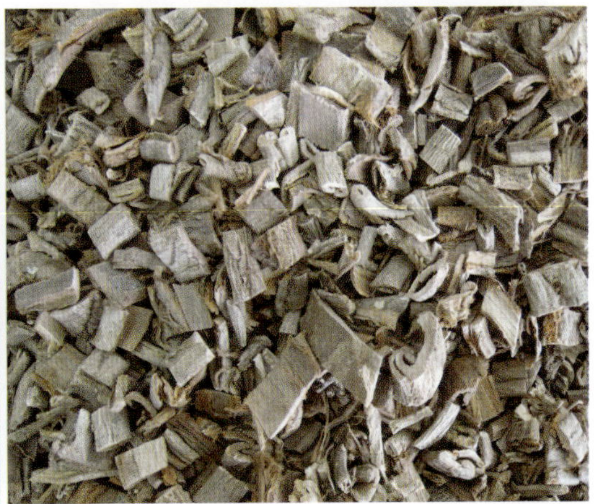

▲ 왕느릅나무 나무껍질

▲ 유백피(약재, 절편)

| **북한에서의 효능** | 오줌내기약으로서 오줌이 잘 나가게 하고 부은것을 내리우며 대변을 무르게 하고 위장의 열을 없앤다.

| **약용법** | 나무껍질 9~15g을 물 800mL에 넣고 달여서 반으로 나누어 아침저녁으로 마시거나 또는 가루로 만들어 복용한다. 외용할 때는 적당량을 짓찧거나 또는 가루 내어 환부에 붙인다.

용담

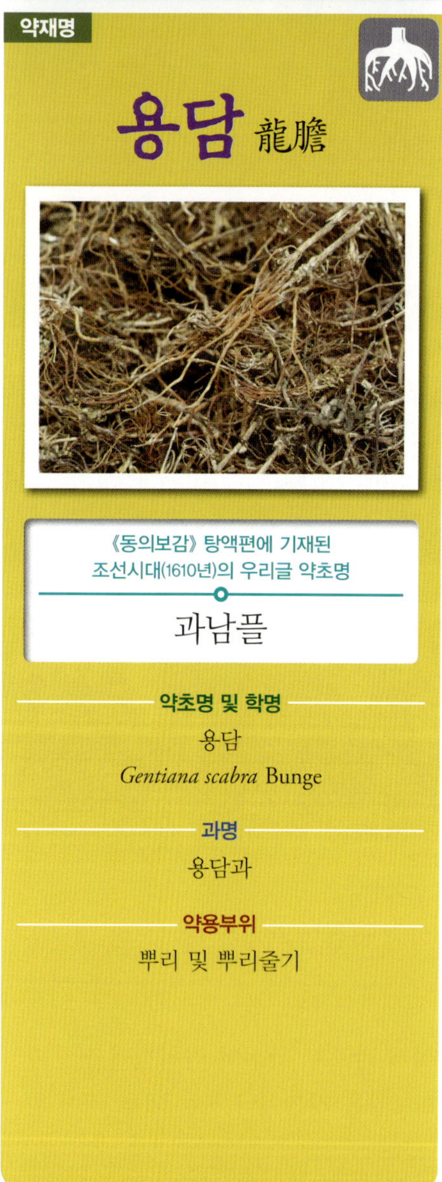

《동의보감》 탕액편에 기재된
조선시대(1610년)의 우리글 약초명

과남풀

약초명 및 학명

용담
Gentiana scabra Bunge

과명

용담과

약용부위

뿌리 및 뿌리줄기

| 약재의 조선시대 의서(醫書) 수재 |

용담은 《동의보감》 탕액편(湯液篇)의 풀부(部)와 《방약합편》의 산초(山草)편에 수재되어 있다.

|《동의보감》 탕액편의 효능 |

용담(龍膽, 용담 뿌리 및 뿌리줄기)의 성질은 매우 차고[大寒] 맛이 쓰며[苦] 독이 없다. 위(胃) 속에 있는 열과 유행하는 급성 전염병, 열성 설사[熱泄], 이질을 치료한다. 간(肝)과 담(膽)의 기를 더해주고 놀라서 가슴이 두근거리는 것을 멎게 한다. 뼛속이 화끈거리며 사지(四肢)가 풀리거나 몹시 기운이 없는 것을 치료한다. 장(腸) 속의 작은 충을 제거하며 눈을 밝게 한다. ○ 뿌리는 황백색이고 밑부분이 10여 가닥으로 쭉 갈라진 것은 쇠무릎[牛膝, 우슬]과 비슷하다. 쓸개[膽, 담]처럼 쓴맛이므로 민간에서 초용담(草龍膽)이라 한다. 음력 2월과 8월, 11월과 12월에 뿌리를 캐어 그늘에서 말린다. 구리칼로 잔뿌리와 흙을 없앤 후, 감초(甘草) 달인 물에 하룻밤 담갔다가 햇볕에 말려 쓴다. 이 약을 빈속에 먹으면 소변을 참지 못한다[본초].

|《동의보감》 탕액편의 원문 |

용담(龍膽) 과남플 : 性大寒 味苦 無毒. 除胃中伏熱 時氣溫熱 熱泄下痢. 益肝膽氣 止驚惕 除骨熱 去腸中小蟲 明目. ○ 根黃白色 下抽根十餘本 類牛膝. 味苦如膽 故俗呼爲草龍膽. 二月八月十一月十二月採根 陰乾. 採得後 以銅刀切去髭土了 甘草湯中浸一宿 暴乾用. 勿

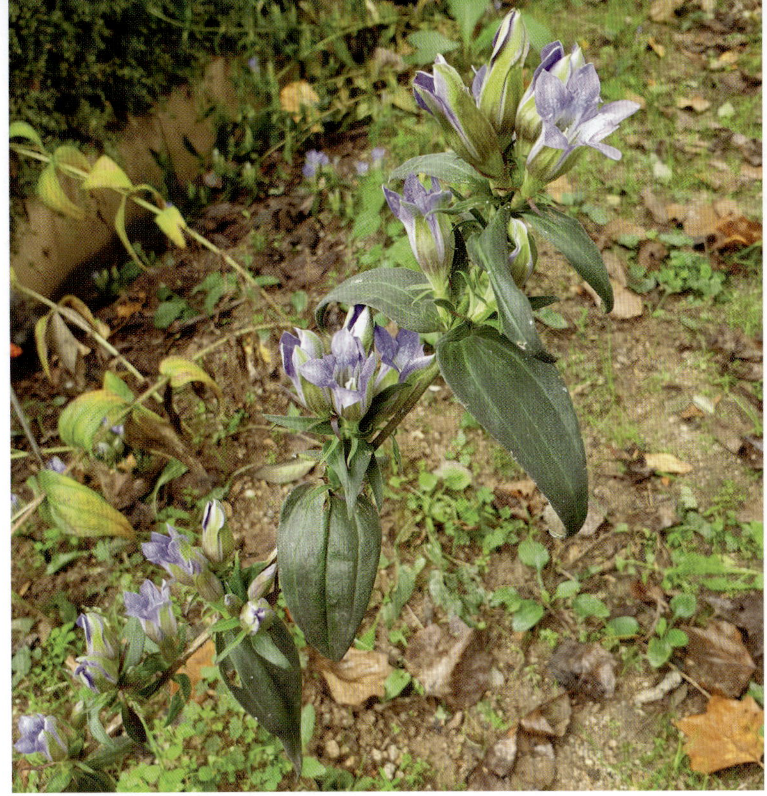

▲ 용담 지상부

허준, 《원본 동의보감》, 722쪽, 남산당(2014)

《동의보감》 세갑술중동 내의원교정 완영중간(歲甲戌仲冬 內醫院校正 完營重刊) 영인본

空腹餌之 令人尿不禁.[本草] ○ 治下焦濕熱 明目凉肝.[醫鑑] ○ 治眼疾 必用之藥也. 酒浸則上行. 虛人酒炒黑用之.[湯液]

| 약초·약재의 해설 |

《중국약전》에서 용담(龍膽)의 기원식물은 우리 공정서와 달리 조엽용담(條葉龍膽, *Gentiana manshurica* Kitag.), 용담(龍膽, *Gentiana scabra* Bge.), 과남풀[삼화용담(三花龍膽), *Gentiana triflora* Pall.] 또는 견용담(堅龍膽, *Gentiana rigescens* Franch.)이다. 앞의 3종(조엽용담, 용담, 과남풀)을 흔히 '용담(龍膽)'이라고 부르며, 뒤의 1종(견용담)을 흔히 '견용담(堅龍膽)'이라고 부른다.

| 식약처 인정 약초와 약재 |

- **약초·약재의 식약처 공정서 수재** : 용담은 식품의약품안전처의 의약품 공정서인 《대한민국약전(KP)》에 수재되어 있다.
- **약재의 라틴어 생약명** : Gentianae Scabrae Radix et Rhizoma

- **약재의 이명 또는 영명 :** 초용담(草龍膽), Gentian Root and Rhizome
- **식약처의 법정 기원식물과 약용부위 :** 약재 용담은 용담 *Gentiana scabra* Bunge, 과남풀 *Gentiana triflora* Pallas 또는 조엽용담(條葉龍膽) *Gentiana manshurica* Kitagawa(용담과 Gentianaceae)의 뿌리 및 뿌리줄기이다.
- **약재의 외부 형태 :** 이 약은 뿌리 및 뿌리줄기로 뿌리줄기는 불규칙한 덩어리 모양이다. 바깥면은 어두운 회갈색 또는 진한 갈색이고, 상단에는 줄기의 자국 또는 줄기그루가 남아 있으며, 상단과 하단 주위에는 다수의 가늘고 긴 뿌리가 붙어 있다.

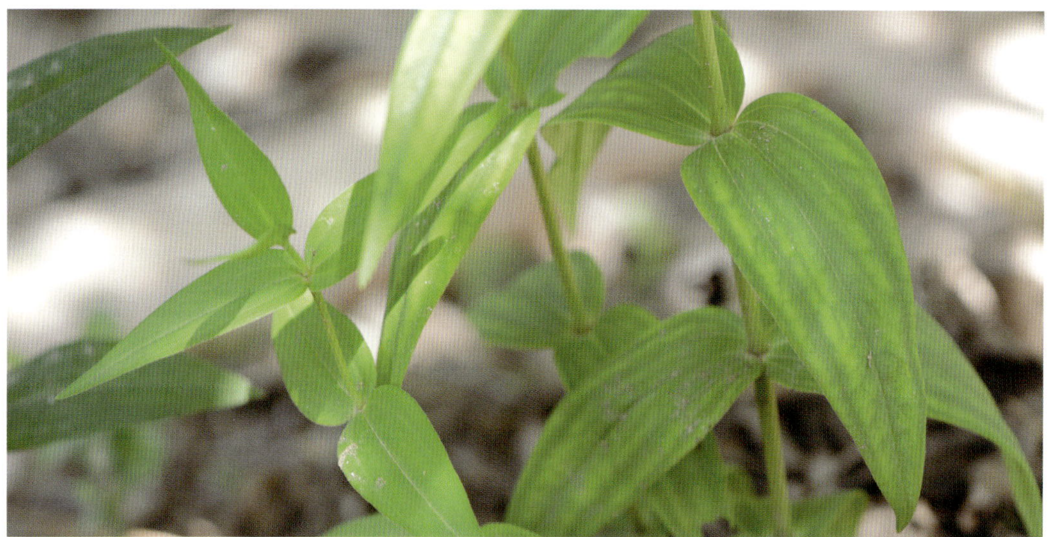

▲ 용담 잎

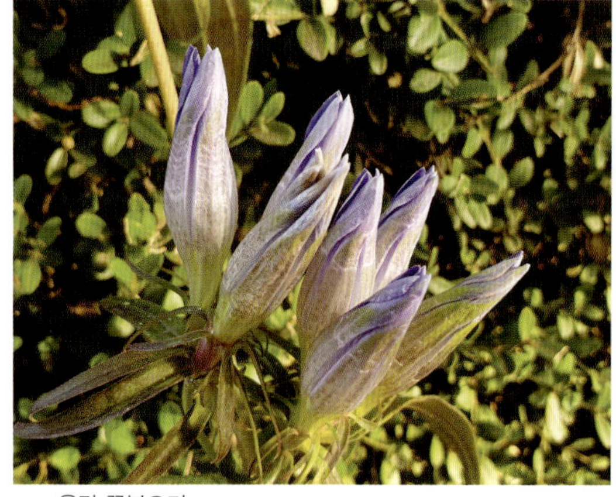

▲ 용담 꽃봉오리

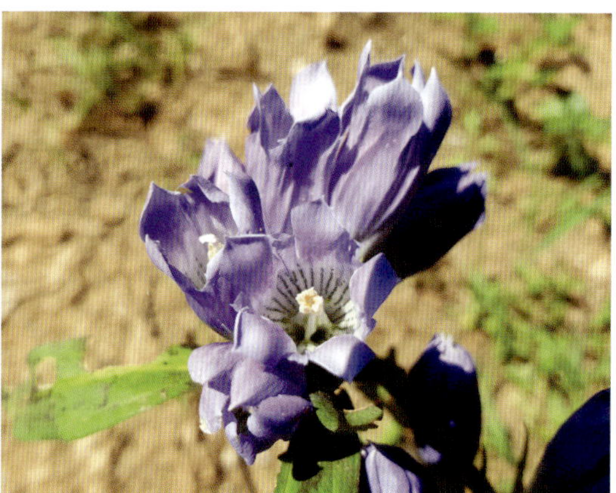

▲ 용담 꽃

● **약재 저장법 :** 밀폐용기(고형의 이물이 들어가는 것을 방지하고 내용의약품이 손실되지 않도록 보호할 수 있는 용기)

| **약재의 효능** |

● **한방 효능 분류 :** 청열약(淸熱藥, 열을 식히는 약) - 청열조습약(淸熱燥濕藥, 습열을 없애는 약)

● **한방 약미(藥味)와 약성(藥性) :** 맛은 쓰고 성질은 차다.

＋ 한방 약미

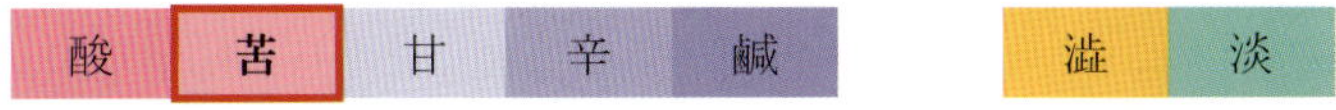

＋ 한방 약성

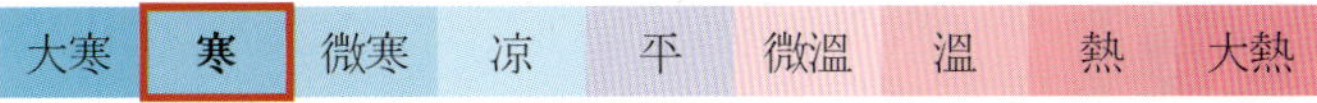

● **한방 작용부위(귀경, 歸經) :** 용담은 주로 간장, 담낭 질환에 영향을 미친다.

● **한방 효능 :** 열기를 식히고 습기를 말린다(淸熱燥濕, 청열조습). 간과 담의 열을 떨어뜨린다(瀉肝膽火, 사간담화).

● **약효 해설 :** 음낭이 붓거나 음부가 가려운 증상을 치료한다. 자궁에서 분비물이 나오는 증상에 유효하다. 황달, 습진 치료에 효과가 있다. 두통, 인후통에 사용한다.

● **임상응용 :** 황달, 배뇨곤란, 배뇨통, 음부(陰部)가 가려운 병, 대하, 눈 충혈, 흉통, 난청, 고열, 경련에 쓴다.

| **북한에서의 효능** | 청열조습약으로서 간, 담의 열을 내리우고 하초의 습열을 없애며 위열도 내리운다.

| **약용법** | 뿌리 및 뿌리줄기 3~6g을 물 800mL에 넣고 달여서 반으로 나누어 아침저녁으로 마신다.

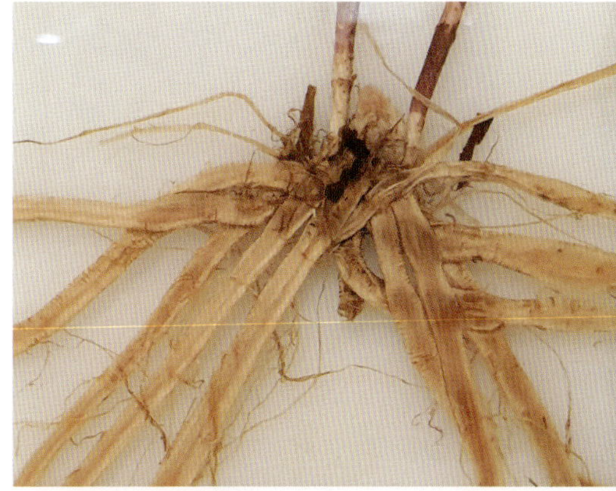

▲ 용담 뿌리줄기와 뿌리(표본, 경상남도수목원)

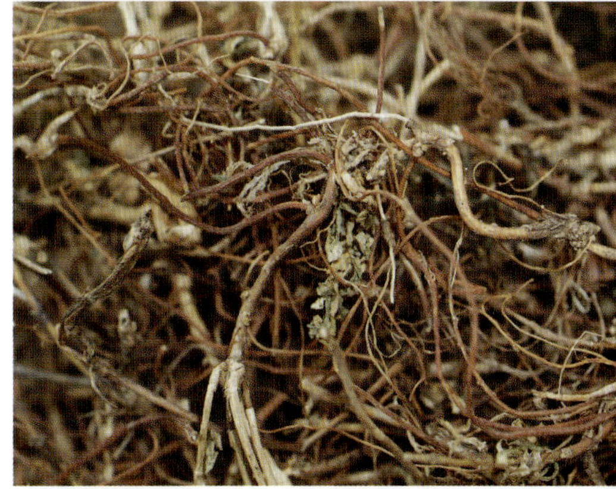

▲ 용담(약재, 전형)

약초명

우엉

약재명

우방자 牛蒡子

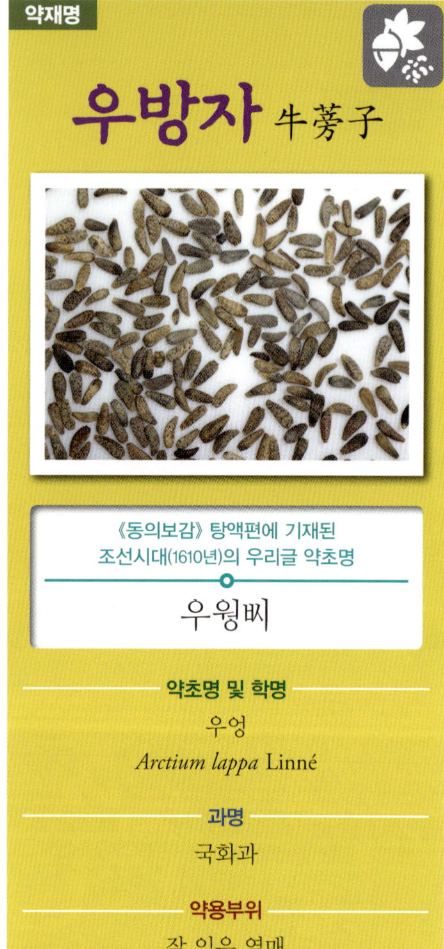

《동의보감》 탕액편에 기재된
조선시대(1610년)의 우리글 약초명

우웡삐

약초명 및 학명
우엉
Arctium lappa Linné

과명
국화과

약용부위
잘 익은 열매

| 약재의 조선시대 의서(醫書) 수재 |

우방자는 《동의보감》 탕액편(湯液篇)의 풀부(部)와 《방약합편》의 습초(濕草)편에 수재되어 있다.

|《동의보감》 탕액편의 효능 |

악실(惡實, 우엉 씨)의 성질은 보통이고[平](따뜻하다[溫]고도 한다) 맛은 매우며[辛](달다[甘]고도 한다) 독이 없다. 눈을 밝게 하고 풍(風)에 상한 것을 낫게 한다[본초]. ○ 풍독(風毒)으로 부은 것을 낫게 하고 목구멍과 가슴을 편안하게 한다[利咽膈, 이인격]. 폐를 적셔주고 기를 흩으며, 바람과 열로 인해 생긴 두드러기[癮疹, 은진]와 피부 질환[瘡瘍, 창양]을 낫게 한다[탕액].

|《동의보감》 탕액편의 원문 |

악실(惡實) 우웡삐 : 性平[一云溫] 味辛[一云甘] 無毒. 主明目 除風傷.[本草] ○ 治風毒腫 利咽膈 潤肺散氣 療風熱癮疹瘡瘍.[湯液] ○ 卽牛蒡子也. 處處有之 外殼多刺 鼠過之則綴惹不可脫 故亦名鼠粘子.[本草] ○ 微炒 搗碎用.[入門] ○ 一名大力子.[正傳]

| 식약처 인정 약초와 약재 |

○ **약초·약재의 식약처 공정서 수재** : 우방자는 식품의약품안전처의 의약품 공정서인 《대한민국약전(KP)》에 수재되어 있다.

○ **약재의 라틴어 생약명** : Arctii Fructus

○ **약재의 이명 또는 영명** : Arctium Fruit

○ **식약처의 법정 기원식물과 약용부위** : 약재 우방자는 우엉 *Arctium lappa* Linné(국화과

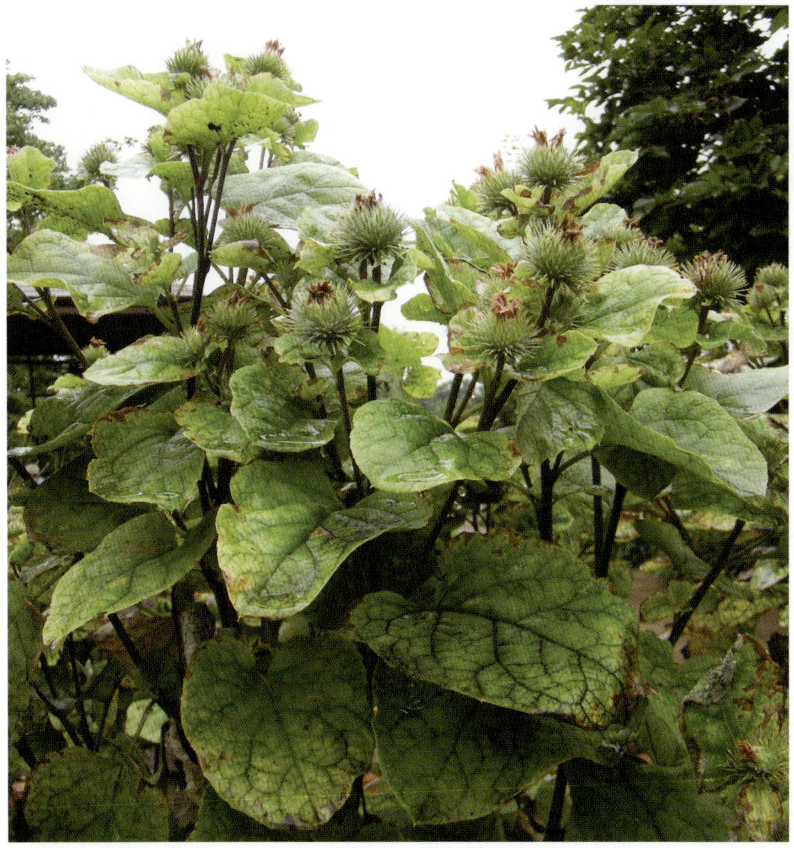
▲ 우엉 지상부

허준, 《원본 동의보감》,
729쪽, 남산당(2014)
《동의보감》 세갑술중동 내의
원교정 완영중간(歲甲戌仲冬
內醫院校正 完營重刊) 영인본

Compositae)의 잘 익은 열매이다.

○ **약재의 외부 형태** : 이 약은 열매로 긴 도란형이며 대개 납작하고 약간 구부러져 있다. 바깥면은 회갈색~갈색이고, 흑자색의 점이 있다. 세로줄은 여러 개이고 보통 중간의 1~2줄은 뚜렷하게 보인다.

○ **약재 저장법** : 밀폐용기(고형의 이물이 들어가는 것을 방지하고 내용의약품이 손실되지 않도록 보호할 수 있는 용기)

| 약재의 효능 |

○ **한방 효능 분류** : 해표약[解表藥, (땀을 내어) 체표를 풀어주는 약] - 발산풍열약(發散風熱藥, 체표에 머물러 있는 뜨거운 기운을 발산시키는 약)

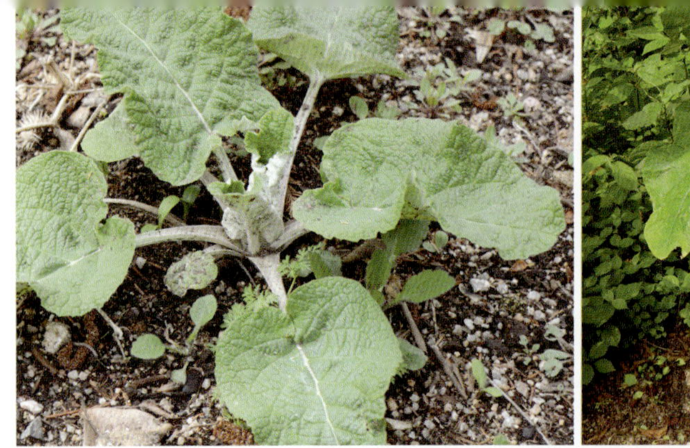

▲ 우엉 어린 지상부

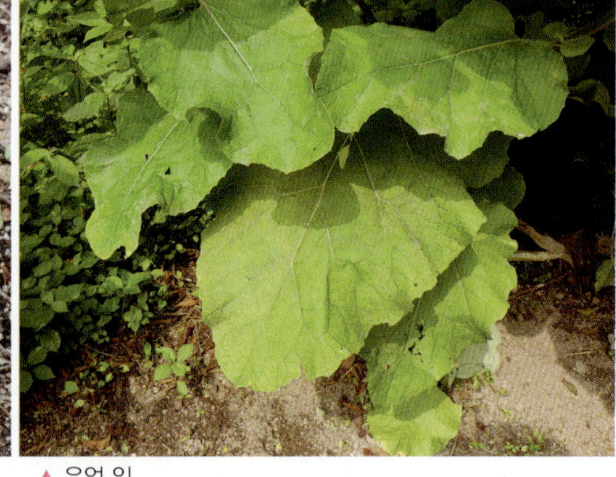

▲ 우엉 잎

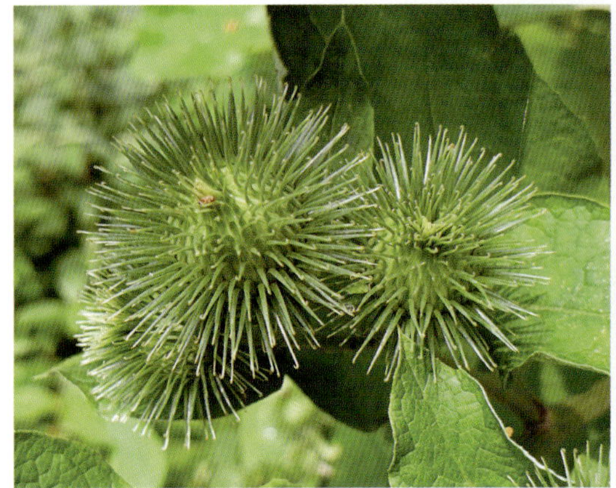

▲ 우엉 덜 익은 열매

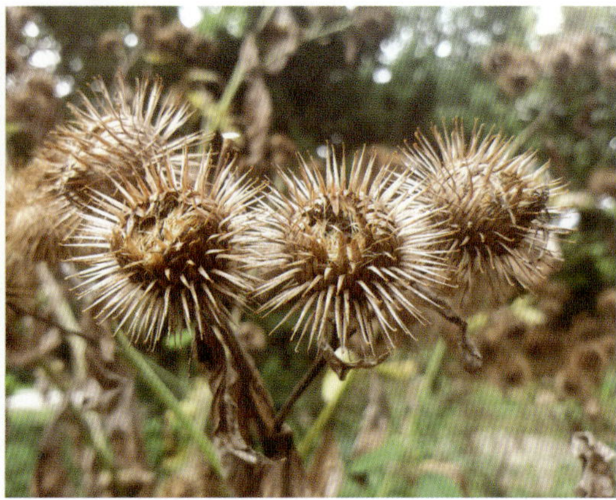

▲ 우엉 익은 열매

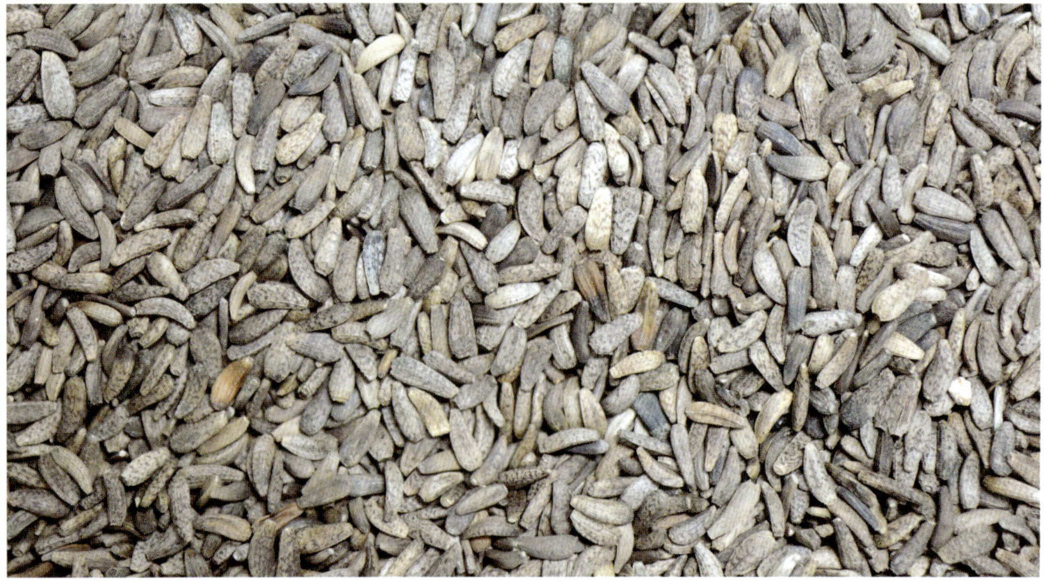

▲ 우방자(약재, 전형)

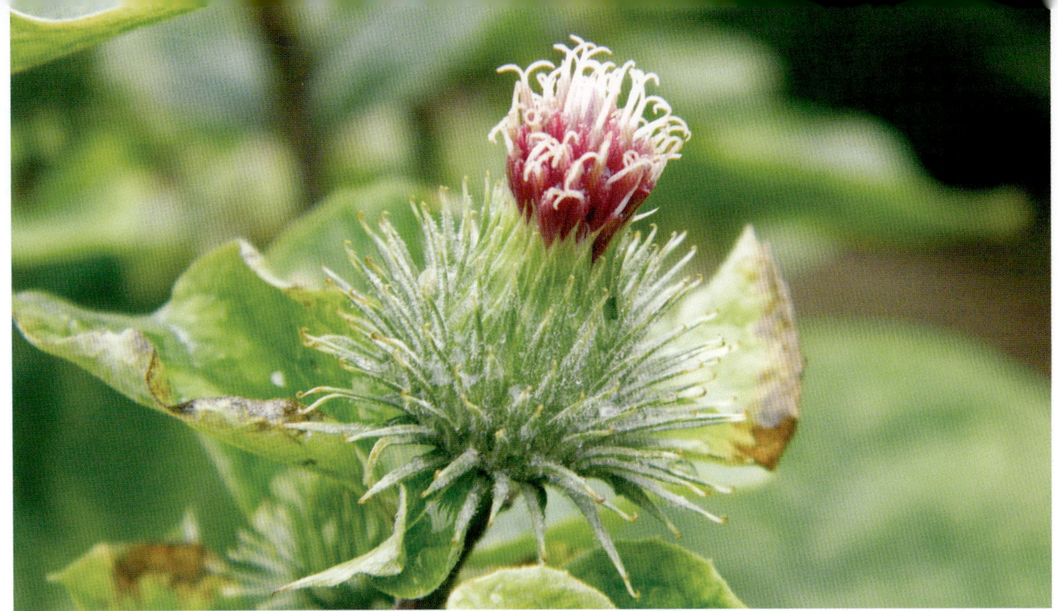

▲ 우엉 꽃

○ **한방 약미(藥味)와 약성(藥性) :** 맛은 맵고 쓰며 성질은 차다.

  + 한방 약미

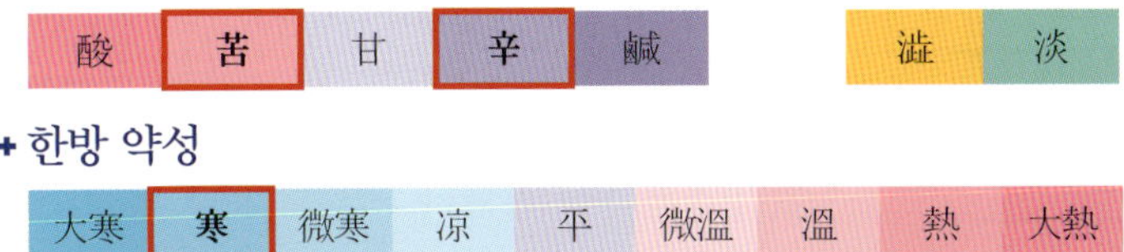

  + 한방 약성

○ **한방 작용부위(귀경, 歸經) :** 우방자는 주로 폐, 위장 질환에 영향을 미친다.

○ **한방 효능 :** 풍열(風熱)을 해소한다(消散風熱, 소산풍열). 폐의 기능을 정상화하고 발진을 잘 돋게 한다(宣肺透疹, 선폐투진). 해독하고 목구멍을 편안하게 한다(解毒利咽, 해독이인).

○ **약효 해설 :** 목이 붓고 아픈 증상을 치료한다. 가래가 많은 기침 증상에 유효하다.

○ **임상응용 :** 감기, 오한, 인후통, 인후염, 상기도염, 유행성 귀밑샘염, 기침, 가래가 많은 증상, 피부 화농증에 쓴다.

| 북한에서의 효능 | 풍열표증약으로서 풍열을 없애고 독을 풀며 발진을 순조롭게 한다.

| 약용법 | 열매 6~12g을 물 800mL에 넣고 달여서 반으로 나누어 아침저녁으로 마신다.

| 주의사항 | 설사할 경우에는 쓰지 않는다.

약초명

원지

약재명

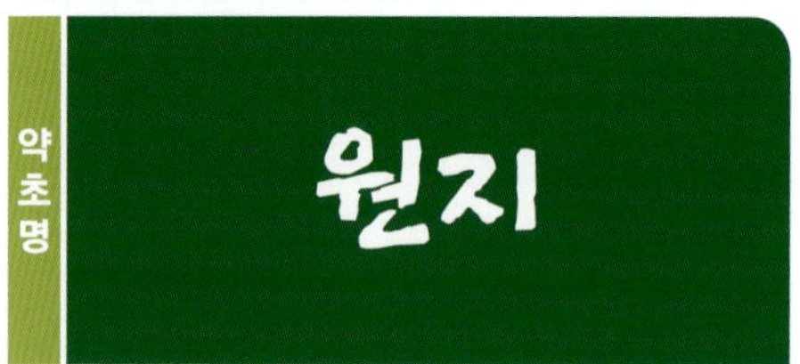

원지 遠志

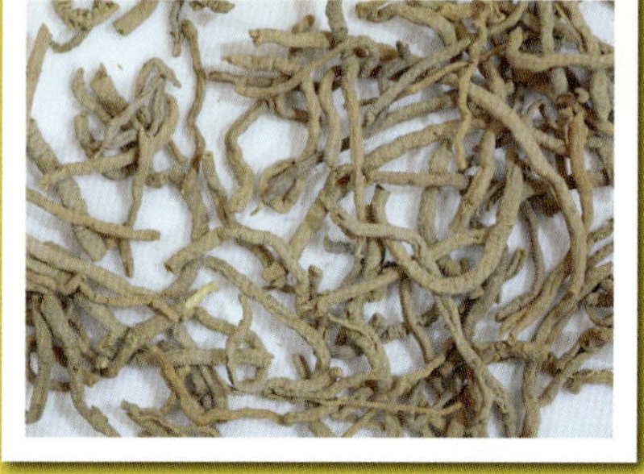

《동의보감》 탕액편에 기재된
조선시대(1610년)의 우리글 약초명

아기플불휘

약초명 및 학명

원지
Polygala tenuifolia Willdenow

과명

원지과

약용부위

뿌리

| 약재의 조선시대 의서(醫書) 수재 |

원지는 《동의보감》 탕액편(湯液篇)의 풀부(部)와 《방약합편》의 산초(山草)편에 수재되어 있다.

| 《동의보감》 탕액편의 효능 |

원지(遠志, 원지 뿌리)의 성질은 따뜻하고[溫] 맛이 쓰며[苦] 독이 없다. 지혜를 돕고 귀와 눈을 밝게 하며 건망증을 없애고 의지를 강하게 한다. 심기(心氣)를 안정시키고 놀라서 가슴이 두근거리는 것을 멎게 한다. 건망증을 치료하고 정신을 안정시킬 뿐 아니라 정신을 흐리지 않게 한다[療健忘, 安魂魄, 令人不迷惑]. ○ 산에서 자란다. 잎은 마황(麻黃)과 비슷하고 푸르며 뿌리는 노랗다. 음력 4월, 9월에 뿌리를 캐고 잎을 따서 햇볕에 말린다[본초].

| 《동의보감》 탕액편의 원문 |

원지(遠志) 아기플불휘 : 性溫 味苦 無毒. 益智慧 令耳目聰明 不忘 强志 定心氣 止驚悸 療健忘 安魂魄 令人不迷惑. ○ 生山中. 葉如麻黃而靑 根黃色. 四月九月採根葉 暴乾.[本草] ○ 先用甘草水煮過 去骨 以薑汁拌炒用.[得效]

| 약초 · 약재의 해설 |

《중국약전》에서 원지(远志)의 기원식물은 우리 공정서와 달리 원지(遠志, *Polygala tenuifolia* Willd.), 두메애기풀[난엽원지(卵葉遠志), *Polygala sibirica* L.]의 2종이다.

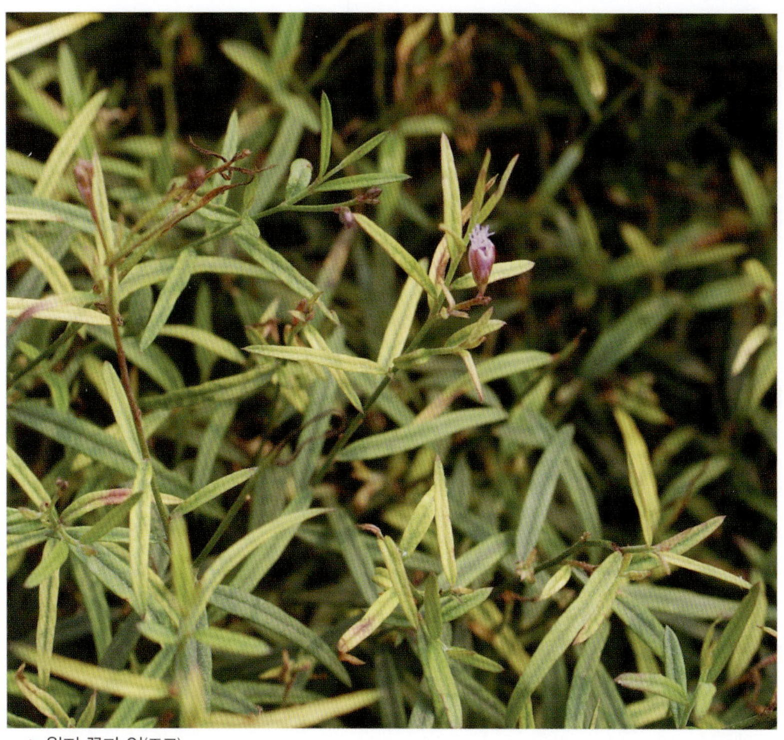

▲ 원지 꽃과 잎(중국)

遠志總
○生山中葉如麻黃而青根黃色四月九月
○暴乾科○先用甘草水煮過去骨以薑汁拌炒用根與葉
性溫味苦無毒益智慧令耳目聰明不
強志定心氣止驚悸療健忘安魂魄令人不迷惑

허준, 《원본 동의보감》, 722쪽, 남산당(2014)
《동의보감》 세갑술중동 내의원교정 완영중간(歲甲戌仲冬 內醫院校正 完營重刊) 영인본

| 식약처 인정 약초와 약재 |

○ **약초·약재의 식약처 공정서 수재 :** 원지는 식품의약품안전처의 의약품 공정서인 《대한민국약전(KP)》에 수재되어 있다.

○ **약재의 라틴어 생약명 :** Polygalae Radix

○ **약재의 이명 또는 영명 :** Polygala Root

○ **식약처의 법정 기원식물과 약용부위 :** 약재 원지는 원지 *Polygala tenuifolia* Willdenow(원지과 Polygalaceae)의 뿌리이다.

○ **약재의 외부 형태 :** 이 약은 뿌리로 원기둥 모양이며 가늘고 길며 구부러져 있다. 바깥면은 연한 회황색~회갈색이며 비교적 조밀하고 깊게 패인 가로 주름무늬, 세로 주름무늬 및 벌어진 무늬가 있다.

○ **약재 저장법 :** 밀폐용기(고형의 이물이 들어가는 것을 방지하고 내용의약품이 손실되지 않도록 보호할 수 있는 용기)

| 약재의 효능 |

- **한방 효능 분류 :** 안신약(安神藥, 정신을 안정시키는 약)
- **한방 약미(藥味)와 약성(藥性) :** 맛은 쓰고 매우며 성질은 따뜻하다.

+ 한방 약미

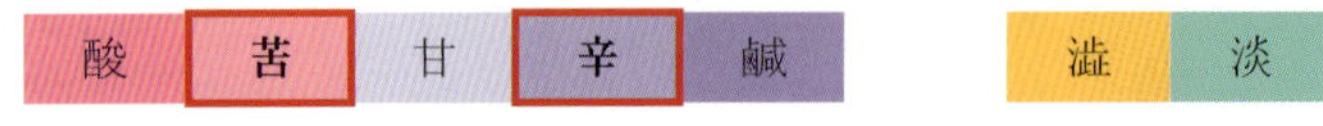

酸	**苦**	甘	**辛**	鹹	澁	淡

+ 한방 약성

大寒	寒	微寒	凉	平	微溫	**溫**	熱	大熱

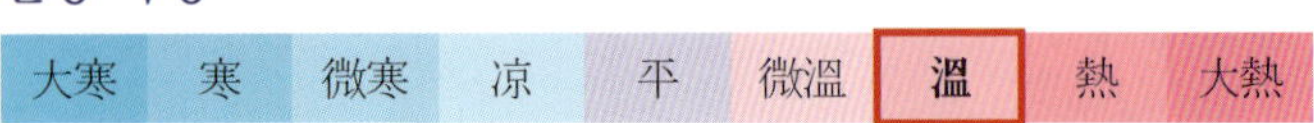

- **한방 작용부위(귀경, 歸經) :** 원지는 주로 심장, 신장, 폐 질환에 영향을 미친다.
- **한방 효능 :** 정신을 안정시키고 인지기능을 개선한다(安神益智, 안신익지). 심(心)과 신(腎)의 기운이 잘 통하게 한다(交通心腎, 교통심신). 담(痰)을 제거한다(祛痰, 거담). 종기를 가라앉힌다(消腫, 소종).
- **약효 해설 :** 마음을 안정시킨다. 건망증, 무의식중에 정액이 몸 밖으로 나오는 증상을 낫

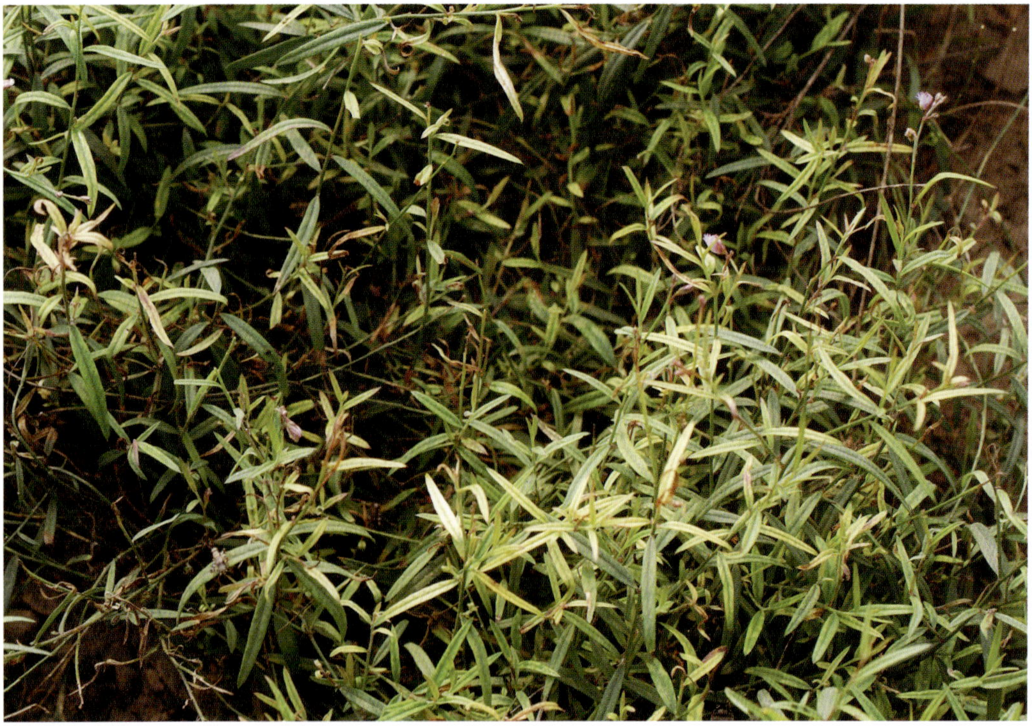

▲ 원지 재배지(중국)

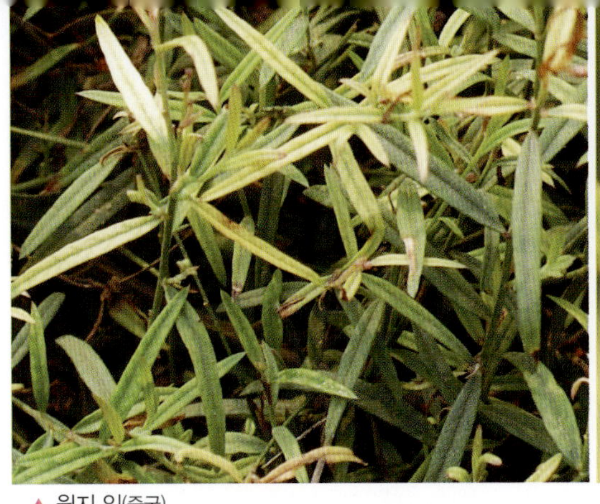

▲ 원지 잎(중국)

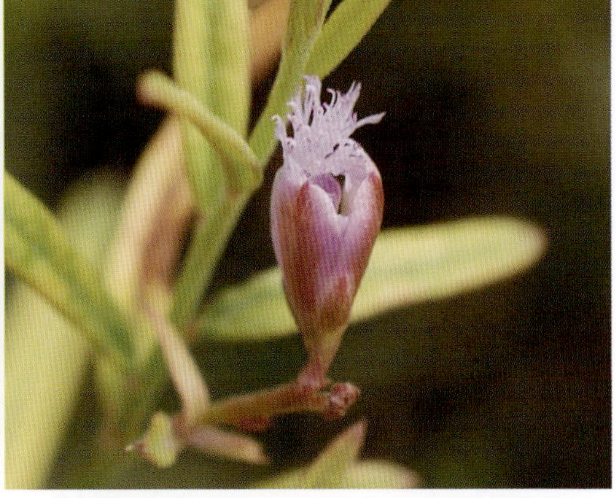

▲ 원지 꽃(중국)

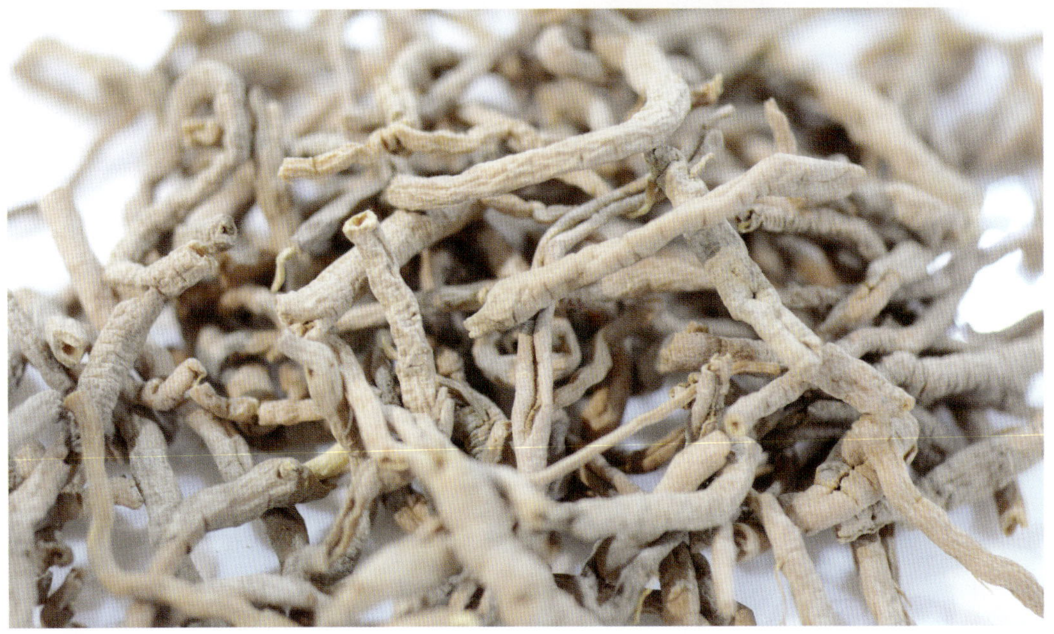

▲ 원지(약재, 전형)

게 한다. 가래, 기침을 없애고 종기를 제거한다. 유방이 팽창하면서 아픈 증상에 사용한다.

○ **임상응용 :** 가슴이 두근거리는 증상, 불면증, 건망증, 기침, 가래가 많은 증상, 피부 화농증에 쓴다.

| **북한에서의 효능** | 정신을 진정시키고 가래를 삭인다.

| **약용법** | 뿌리 3~10g을 물 800mL에 넣고 달여서 반으로 나누어 아침저녁으로 마신다.

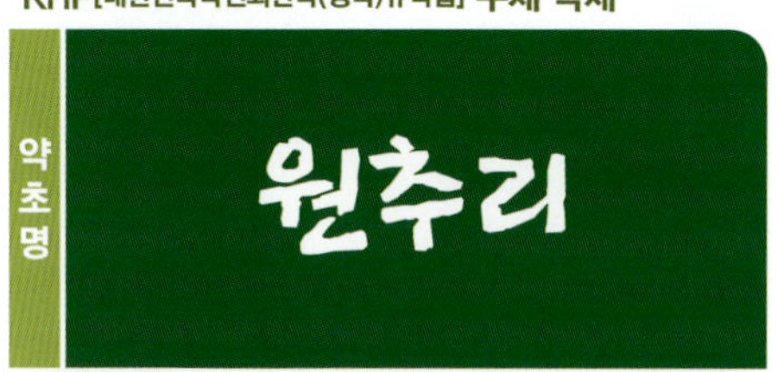

약재명

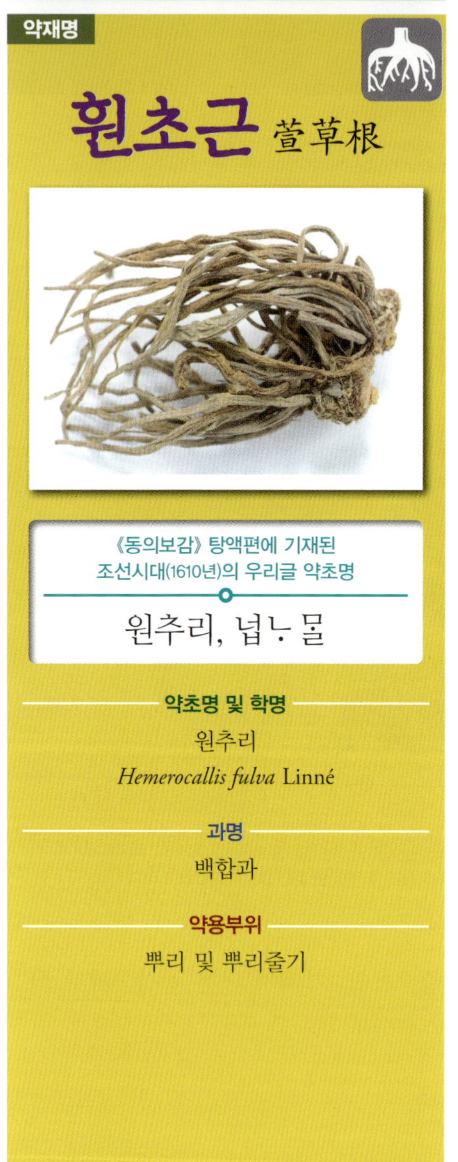

약초명 및 학명

원추리
Hemerocallis fulva Linné

과명

백합과

약용부위

뿌리 및 뿌리줄기

| 약재의 조선시대 의서(醫書) 수재 |

훤초근은 《동의보감》 탕액편(湯液篇)의 풀부(部)에 수재되어 있다.

| 《동의보감》 탕액편의 효능 |

훤초근(萱草根, 원추리 뿌리 및 뿌리줄기)의 성질은 서늘하고[涼] 맛은 달며[甘] 독이 없다. 소변이 붉으면서 잘 나오지 않는 것과 답답하고 열나는 데 주로 쓴다. 사림(沙淋)을 치료하고 몸이 붓는 것을 내린다. 술 중독으로 인한 황달[酒疸]을 낫게 한다. ○ 집에서 심는다. 어린 싹을 캐어서 익혀 먹는다. 또 꽃받침을 따서 절여 먹기도 한다. 가슴을 시원하게 뚫어주는 데 아주 좋다. 일명 녹총(鹿葱)이라고도 한다. 꽃은 의남(宜男)이라고 하며 임신부가 차고 다니면 아들을 낳는다.

| 《동의보감》 탕액편의 원문 |

훤초근(萱草根) 원추리 又名 넙ᄂ물 : 性涼 味甘 無毒. 主小便赤澁 身體煩熱. 治沙淋 下水氣 療酒疸. ○ 人家種之 多採其嫩苗煮食. 又取花跗作菹 云利胸膈甚佳. 一名鹿葱. 花名宜男 孕婦佩之生男. ○ 養生論云 萱草忘憂 此也. [本草]

| 약초 · 약재의 해설 |

훤초근(萱草根)은 《북한약전》의 약재명이 원추리뿌리이며 이명은 넘나물이다. 《동의보감》의 조선시대 한글 약초명도 원추리 또는 넙ᄂ물이다. 북한에서는 식물명 원추리와 넘나물이 400년 이상 공식적으로 사용되는 셈이다.

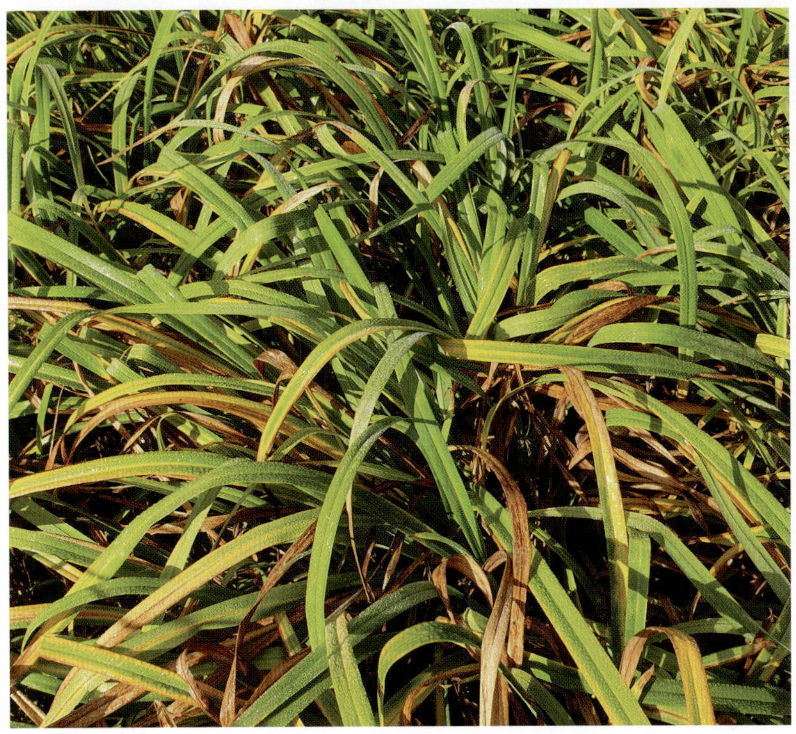
▲ 원추리 잎

허준, 《원본 동의보감》,
737쪽, 남산당(2014)
《동의보감》 세갑술중동 내의
원교정 완영중간(歲甲戌仲冬
内醫院校正 完營重刊) 영인본

| 식약처 인정 약초와 약재 |

- **약초·약재의 식약처 공정서 수재** : 훤초근은 식품의약품안전처의 의약품 공정서인 《대한민국약전외한약(생약)규격집(KHP)》에 수재되어 있다.

- **약재의 라틴어 생약명** : Hemerocallidis Radix et Rhizoma

- **약재의 이명 또는 영명** : 황화채근(黃花菜根)

- **식약처의 법정 기원식물과 약용부위** : 약재 훤초근은 원추리 *Hemerocallis fulva* Linné(백합과 Liliaceae)의 뿌리 및 뿌리줄기이다.

- **약재의 외부 형태** : 이 약은 뿌리 및 뿌리줄기로 뿌리줄기는 원기둥 모양이며 그 위에 잎의 잔기가 남아 있고 뿌리가 붙어 있다. 뿌리는 가로 주름이 많고 길이 5~15cm이다.

- **약재 저장법** : 밀폐용기(고형의 이물이 들어가는 것을 방지하고 내용의약품이 손실되지 않도록 보호할 수 있는 용기)

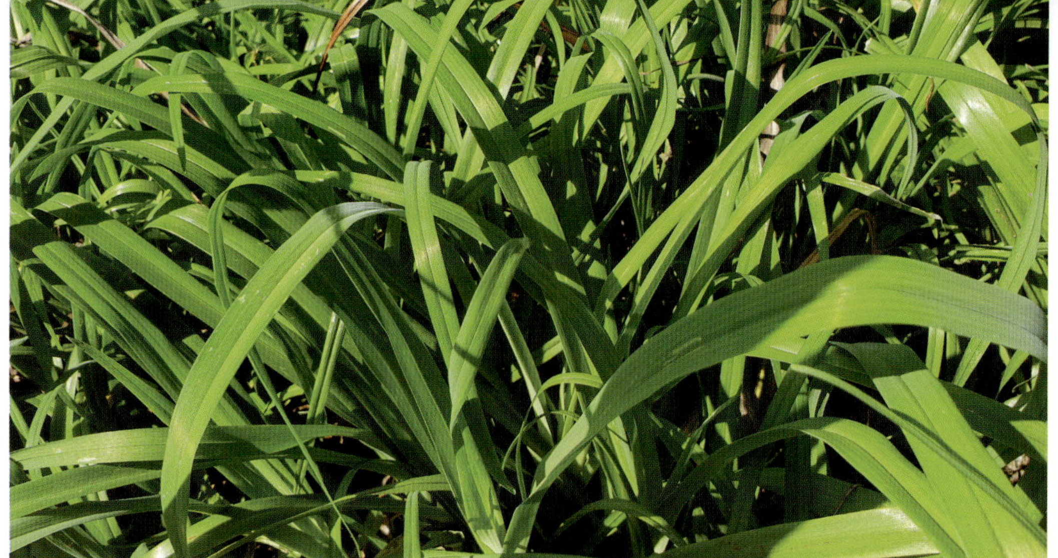

▲ 원추리 어린잎

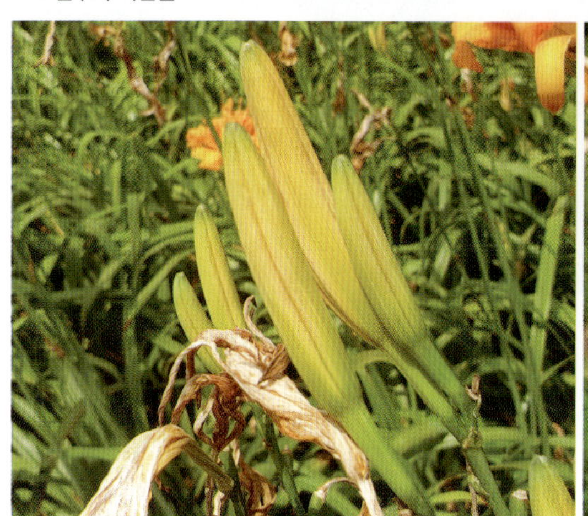

▲ 원추리 꽃봉오리

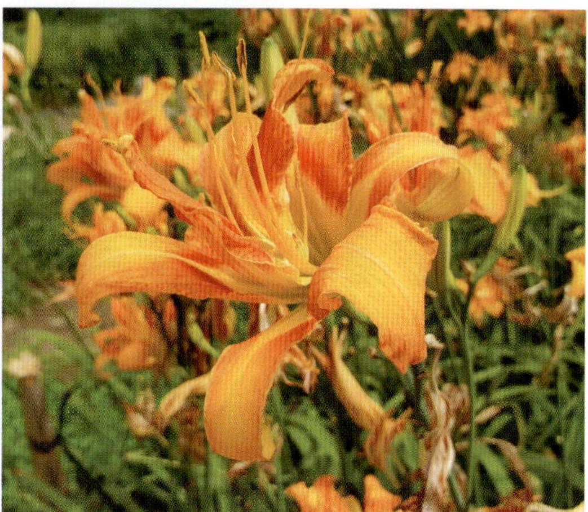

▲ 원추리 꽃

| 약재의 효능 |

● **한방 약미(藥味)와 약성(藥性)** : 맛은 달고 성질은 서늘하며 독이 있다.

+ 한방 약미

| 酸 | 苦 | 甘 | 辛 | 鹹 | | 澁 | 淡 |

+ 한방 약성

| 大寒 | 寒 | 微寒 | 凉 | 平 | 微溫 | 溫 | 熱 | 大熱 |

● **한방 작용부위(귀경, 歸經)** : 훤초근은 주로 비장, 간장, 방광 질환에 영향을 미친다.

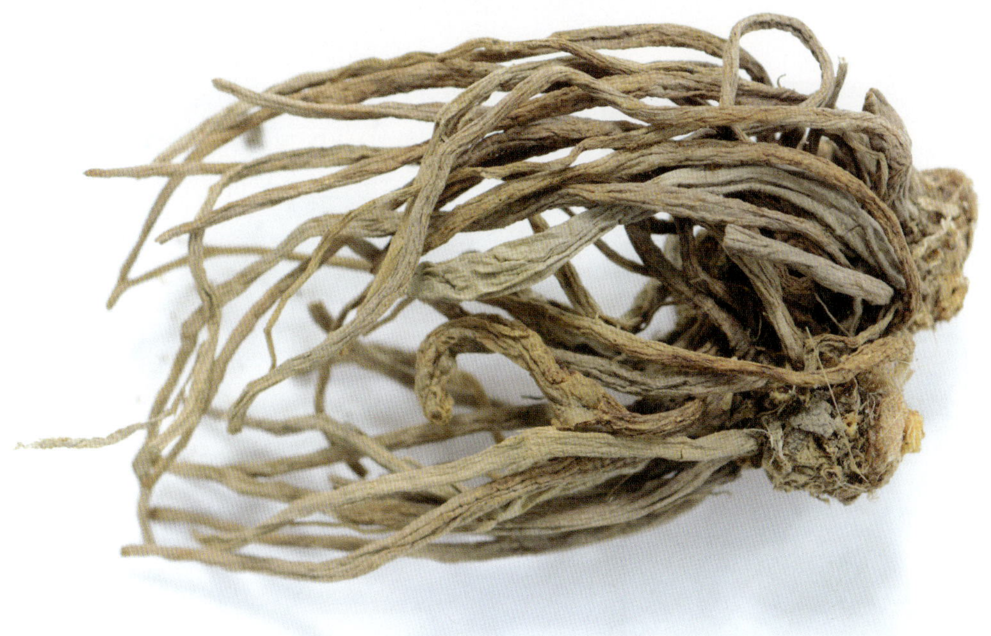

▲ 훤초근(약재, 전형)

- **한방 효능** : 열기를 식히고 습기를 배출시킨다(淸熱利濕, 청열이습). 혈열(血熱)을 식히고 지혈한다(凉血止血, 양혈지혈). 해독하고 종기를 가라앉힌다(解毒消腫, 해독소종).
- **약효 해설** : 몸이 붓는 증상과 배뇨곤란에 효과가 있다. 출산한 뒤에도 젖이 잘 나오지 않는 병증에 유효하다. 여성의 부정기 자궁출혈과 자궁에서 분비물이 나오는 증상에 사용한다. 황달, 코피, 혈변(血便)에 쓰인다.

| **북한에서의 효능** | 오줌내기약으로서 오줌을 잘 누게 하고 혈분의 열을 없앤다.

| **약용법** | 뿌리 및 뿌리줄기 6~9g을 물 800mL에 넣고 달여서 반으로 나누어 아침저녁으로 마신다. 외용할 때는 적당량을 짓찧어서 환부에 붙인다.

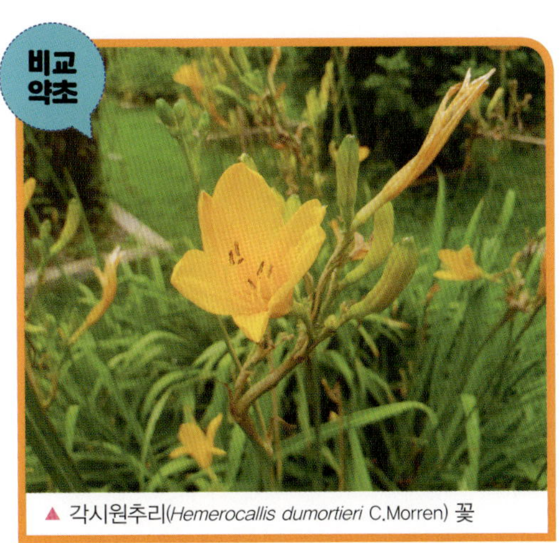

▲ 각시원추리(*Hemerocallis dumortieri* C.Morren) 꽃

약초명

약재명

율무

의이인 薏苡仁

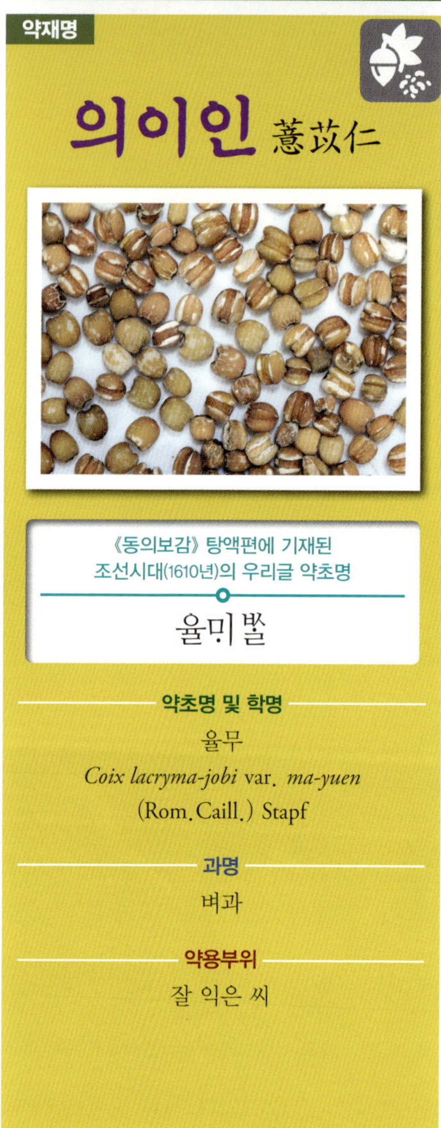

《동의보감》 탕액편에 기재된
조선시대(1610년)의 우리글 약초명

율믜발

약초명 및 학명

율무
Coix lacryma-jobi var. *ma-yuen*
(Rom. Caill.) Stapf

과명

벼과

약용부위

잘 익은 씨

| 약재의 조선시대 의서(醫書) 수재 |

의이인은 《동의보감》 탕액편(湯液篇)의 곡식부(部)와 《방약합편》의 직속(稷粟, 기장과 조류)편에 수재되어 있다.

| 《동의보감》 탕액편의 효능 |

의이인(薏苡仁, 율무 씨)은 성질이 약간 차고[微寒](보통이다[平]고도 한다) 맛이 달며[甘] 독이 없다. 폐열(肺熱)로 진액이 소모되어 기침하고 숨차는 것을 낫게 한다. 폐기(肺氣)로 인해 생기는 피고름을 토하고 기침하는 데 주로 쓴다. 또 팔다리를 잘 쓰지 못하고 마비되며 아픈 것과 근맥(筋脈)이 땅기는 것을 낫게 한다. 다리에 힘이 없고 점차 다리의 피부가 마르고 살이 여위며 마비감이 있고 저린 것을 치료한다. 다리와 무릎이 붓고 잘 걷지 못하는 증상에 사용한다[본초]. ○ 몸을 가볍게 하고 장기(瘴氣)를 이겨내게 한다[사기].

| 《동의보감》 탕액편의 원문 |

의이인(薏苡仁) 율믜발 : 性微寒[一云平] 味甘無毒. 主肺痿肺氣吐膿血咳嗽. 又主風濕痺 筋脈攣急 乾濕脚氣.[本草] ○ 輕身 勝瘴氣.[史記] ○ 久服 令人能食. 性緩不妬 須倍他藥用. 咬之粘牙者眞.[入門] ○ 此物力勢和緩 須倍用 卽見效.[丹心] ○ 取實 蒸令氣餾 暴於日中 使乾 磨之或接之則得仁矣.[本草]

| 식약처 인정 약초와 약재 |

○ 약초·약재의 식약처 공정서 수재 : 의이인은 식품의약품안전처의 의약품 공정서인 《대한민

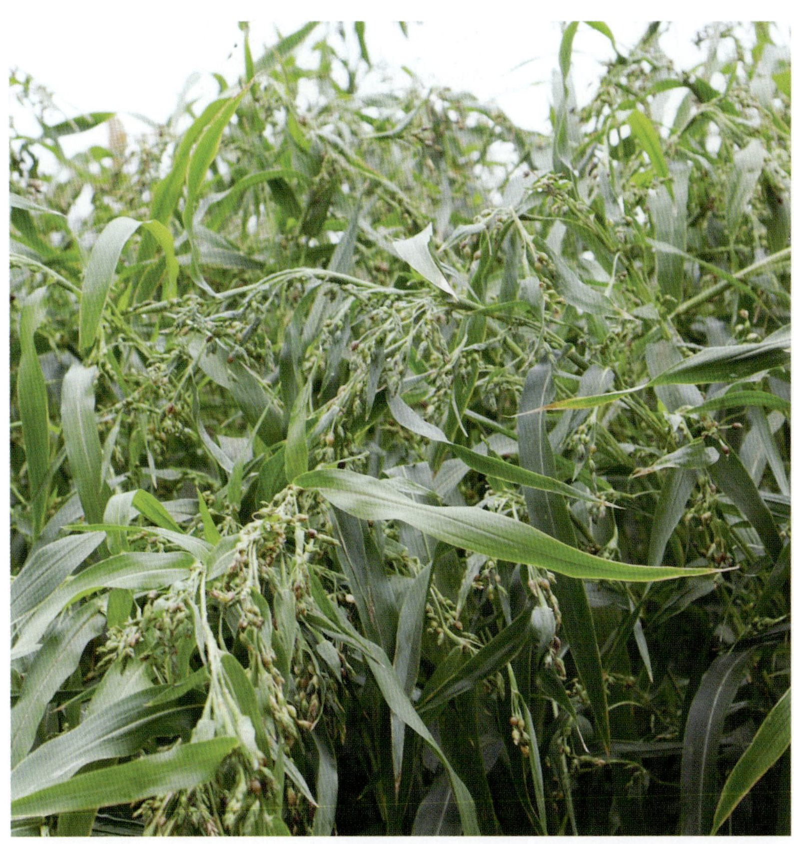

▲ 율무 지상부

허준, 《원본 동의보감》,
684쪽, 남산당(2014)
《동의보감》 세갑술중동 내의
원교정 완영중간(歲甲戌仲冬
內醫院校正 完營重刊) 영인본

국약전(KP)》에 수재되어 있다.

- **약재의 라틴어 생약명** : Coicis Semen

- **약재의 이명 또는 영명** : Coix Seed

- **식약처의 법정 기원식물과 약용부위** : 약재 의이인은 율무 *Coix lacryma-jobi* var. *ma-yuen* (Rom.Caill.) Stapf(벼과 Gramineae)의 잘 익은 씨이다.

- **약재의 외부 형태** : 이 약은 씨로 달걀 모양~넓은 달걀 모양이며 양끝은 약간 오목하고 길이 약 6mm, 너비 약 5mm이다. 등쪽은 둥글게 부풀어 있고 아래쪽 중앙에는 세로로 깊은 홈이 있다.

- **약재 저장법** : 밀폐용기(고형의 이물이 들어가는 것을 방지하고 내용의약품이 손실되지 않도록 보호할 수 있는 용기)

- **한방 효능 분류 :** 이수삼습약(利水滲濕藥, 소변을 잘 나가게 하는 약) - 이수퇴종약(利水退腫藥, 소변을 잘 나가게 하여 부종을 가라앉히는 약)

- **한방 약미(藥味)와 약성(藥性) :** 맛은 달고 싱거우며 성질은 서늘하다.

  + 한방 약미

  | 酸 | 苦 | **甘** | 辛 | 鹹 | | 澁 | **淡** |

  + 한방 약성

  | 大寒 | 寒 | 微寒 | **凉** | 平 | 微溫 | 溫 | 熱 | 大熱 |

- **한방 작용부위(귀경, 歸經) :** 의이인은 주로 비장, 위장, 폐 질환에 영향을 미친다.

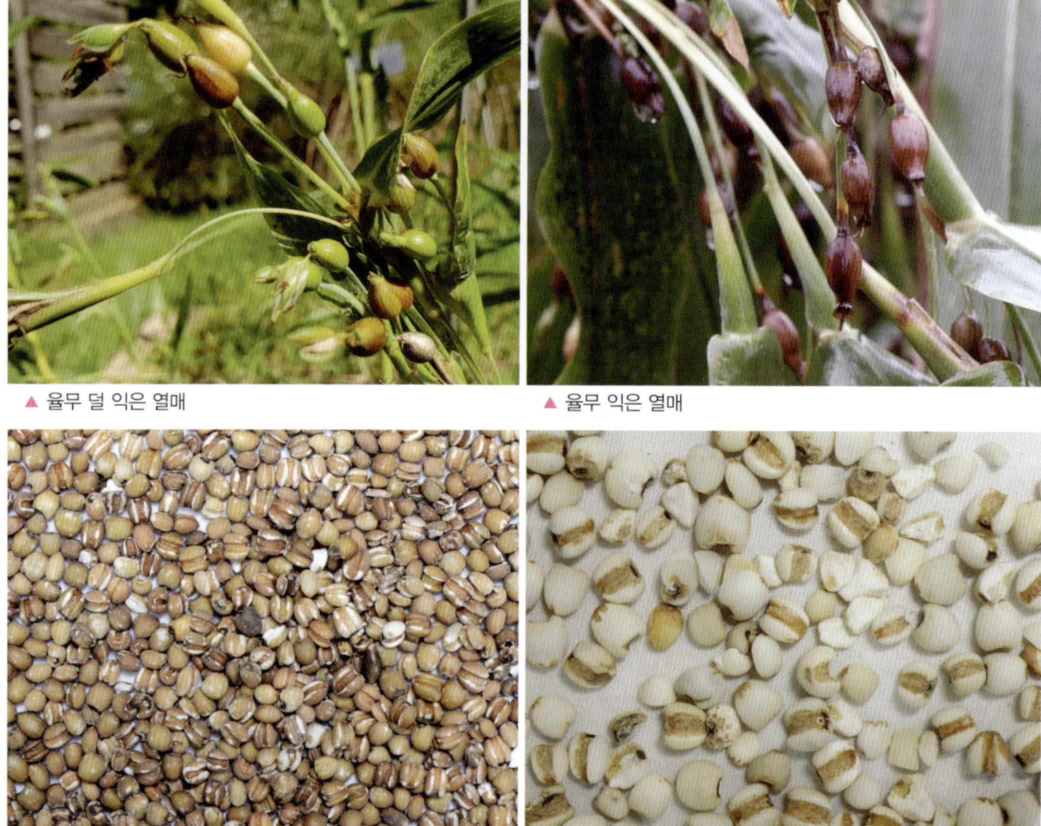

▲ 율무 덜 익은 열매　　　　　　　　▲ 율무 익은 열매

▲ 의이인(약재, 씨껍질 미제거)　　　　▲ 의이인(약재, 씨껍질 제거)

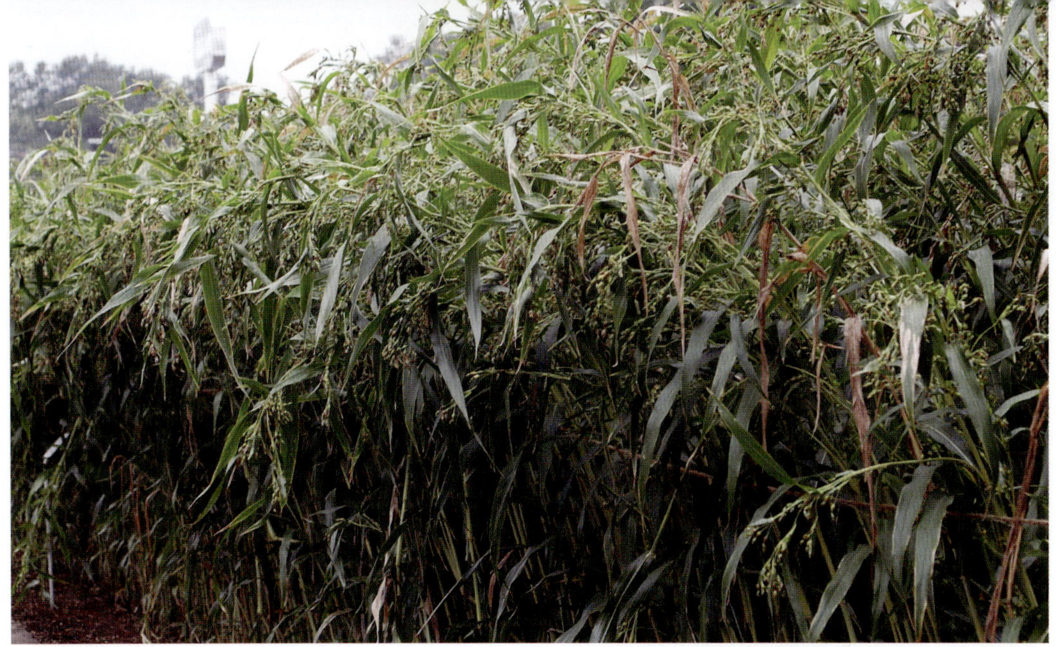

▲ 율무 재배지

- **한방 효능** : 소변을 잘 나오게 하여 습기를 배출한다(利水滲濕, 이수삼습). 비(脾)를 건강하게 하여 설사를 멎게 한다(健脾止瀉, 건비지사). 관절이 아프고 저린 감이 있는 비증(痺證)을 없앤다(除痺, 제비). 해독하고 뭉친 것을 풀어준다(解毒散結, 해독산결).
- **약효 해설** : 소변이 잘 나오지 않거나 몸이 붓는 증상을 치료한다. 각기, 설사에 유효하다. 배농(排膿), 소염, 자양 작용이 있다.
- **임상응용** : 부종, 류머티즘, 소변량 감소, 발열, 하리, 충수염, 대하에 쓴다.

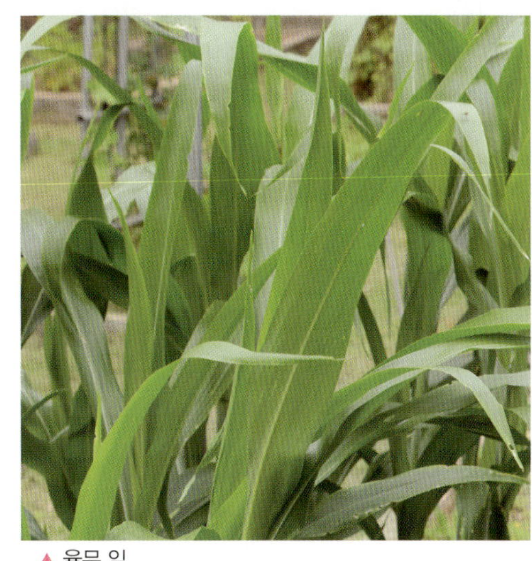

▲ 율무 잎

| **북한에서의 효능** | 오줌내기약으로서 비위와 폐를 보하고 오줌을 잘 나가게 하며 열을 내리우고 고름을 빼낸다.

| **약용법** | 씨 9~30g을 물 800mL에 넣고 달여서 반으로 나누어 아침저녁으로 마신다.

| **주의사항** | 임신부는 복용을 삼간다.

으름덩굴

목통 木通

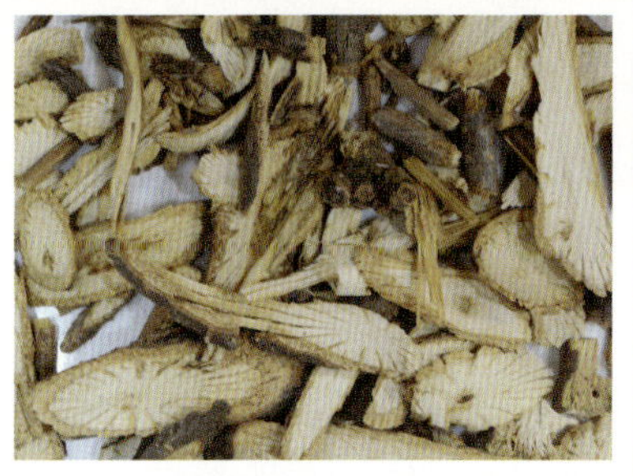

《동의보감》 탕액편에 기재된
조선시대(1610년)의 우리글 약초명

으흐름너출

《동의보감》 탕액편의 통초 항목에 목통과 통초가 함께
설명되어 있다.

약초명 및 학명

으름덩굴
Akebia quinata Decaisne

과명

으름덩굴과

약용부위

줄기로서 주피를 제거한 것

| 약재의 조선시대 의서(醫書) 수재 |

목통은 《동의보감》 탕액편(湯液篇)의 풀부(部)와 《방약합편》의 만초(蔓草, 덩굴풀)편에 수재되어 있다.

| 《동의보감》 탕액편의 효능 | 《동의보감》 탕액편의 통초 항목에 목통과 통초가 함께 설명되어 있다.

통초(通草, 통탈목 줄기의 수, 으름덩굴 줄기)의 성질은 보통이고[平](약간 차다[微寒]고도 한다) 맛은 맵고[辛] 달며[甘] 독이 없다. 다섯 가지 임병[五淋]을 낫게 하고 소변을 잘 나오게 한다. 소변이 잘 나오지 않는 것과 구토가 멎지 않는 것이 동시에 나타나는 증상을 낫세 한다. 몸이 붓는 것을 낫게 하며 가슴이 답답하면서 열나는 증상을 없앤다. 몸에 있는 모든 구멍[九竅, 구규]을 잘 통하게 한다. 목소리를 잘 나오게 하고 비달(脾疸)로 잠을 많이 자는 것을 낫게 한다. 유산시키고 삼충(三蟲)도 죽인다. ○ 산에서 손가락 굵기의 덩굴로 자란다. 마디마다 2~3개의 잎자루가 붙어 있다. 각 잎자루에는 5개의 잎이 달렸고 열매가 맺히는데 작은 모과[木瓜, 목과]와 비슷하다. 씨는 검고 속은 희며 먹어 보면 단맛이 있다. 이것을 연복자(鷰覆子)라고 한다. 음력 정월, 2월에 가지를 베어 그늘에서 말린다. ○ 통초는 즉 목통(木通)이다. ○ 목통의 성질은 보통이며[平] 맛은 달고[甘] 담백하다[淡]. ○ 목통과 통초는 한 가지 식물이다.

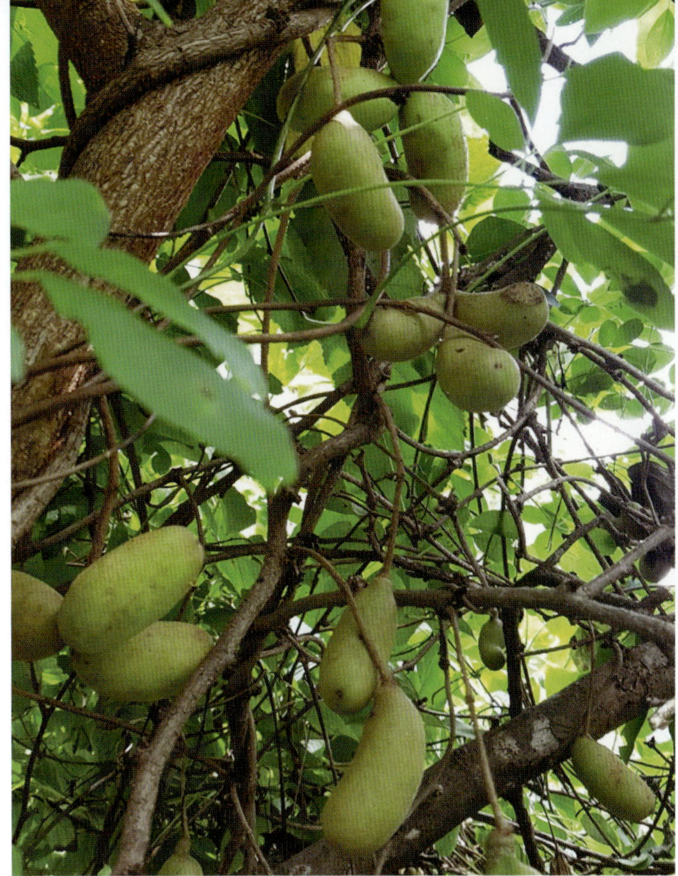
▲ 으름덩굴 열매와 줄기

| 《동의보감》 탕액편의 원문 |

통초(通草) 으흐름너출 ： 性平 [一云微寒] 味辛甘 無毒.

治五淋 利小便 開關格. 治水腫 除煩熱 通利九竅 出音聲. 療脾疸常欲眠 墮胎 去三蟲.

○ 生山中 作藤蔓 大如指. 每節有二三枝 枝頭出五葉 結實如小木瓜 核黑瓤白 食之甘

美. 謂之鸎覆子. 正月二月採枝 陰乾. ○ 莖有細孔 兩頭皆通 含一頭吹之 則氣出彼頭

者 良. [本草] ○ 通草卽木通也. 心空有瓣 輕白可愛. 去皮節生用. 通行十二經 故名爲通

草. [入門] ○ 木通 性平味甘而淡. 主小便不利. 導小腸熱 通經利竅. [湯液] ○ 木通通草

乃一物也. 處處有之. 江原道出一種藤 名爲木通 色黃味苦 瀉濕熱 通水道 有效. 治瘡亦

效 別是一物也. 或云 名爲木防己 瀉濕爲最. [俗方]

| 약초 · 약재의 해설 |

으름덩굴의 줄기는 목통(木通) 그리고 으름덩굴의 열매는 예지자(預知子)로 부른다.

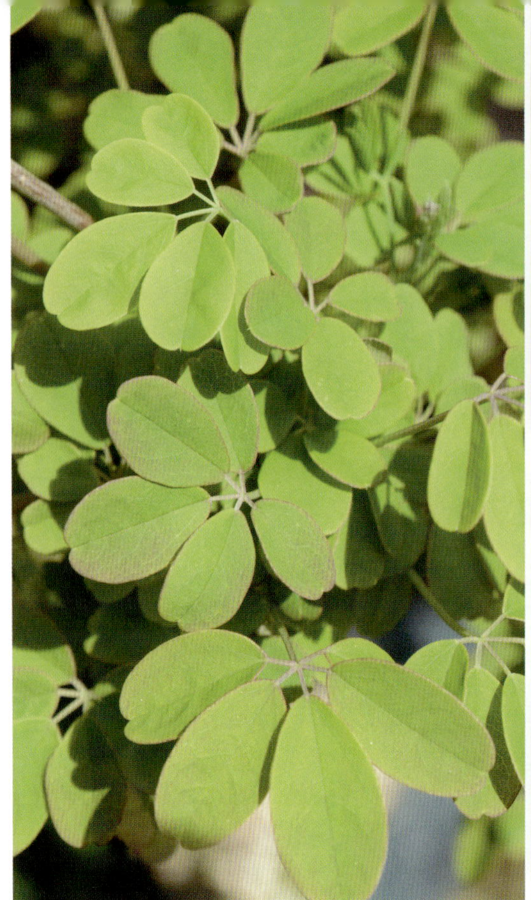

▲ 으름덩굴 잎

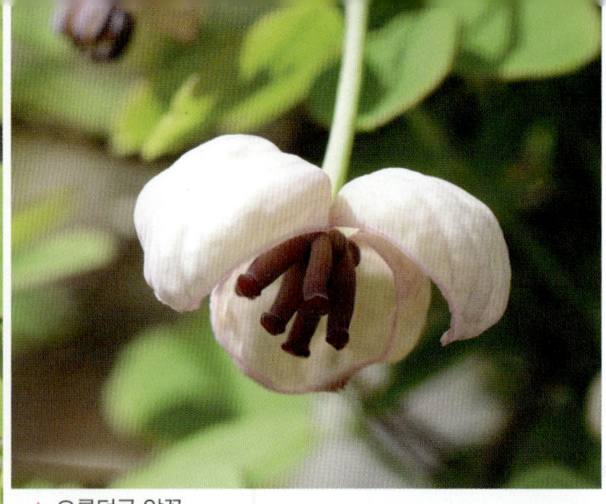

▲ 으름덩굴 암꽃

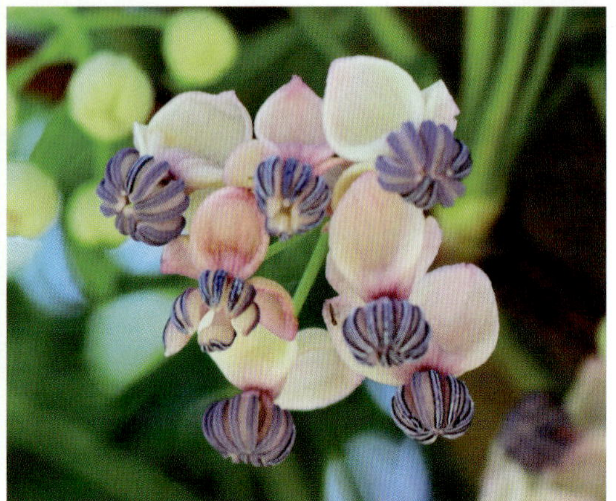

▲ 으름덩굴 수꽃

| 식약처 인정 약초와 약재 |

- **약초·약재의 식약처 공정서 수재 :** 목통은 식품의약품안전처의 의약품 공정서인 《대한민국약전(KP)》에 수재되어 있다.

- **약재의 라틴어 생약명 :** Akebiae Caulis

- **약재의 이명 또는 영명 :** Akebia Stem

- **식약처의 법정 기원식물과 약용부위 :** 약재 목통은 으름덩굴 *Akebia quinata* Decaisne(으름덩굴과 Lardizabalaceae)의 줄기로서 주피를 제거한 것이다.

- **약재의 외부 형태 :** 이 약은 주피를 제거한 줄기로 원기둥 모양이며 보통 비틀려 굽어 있다. 바깥쪽은 황백색~황갈색이고 세로로 난 골이 아주 많다.

- **약재 저장법 :** 밀폐용기(고형의 이물이 들어가는 것을 방지하고 내용의약품이 손실되지 않도록 보호할 수 있는 용기)

518

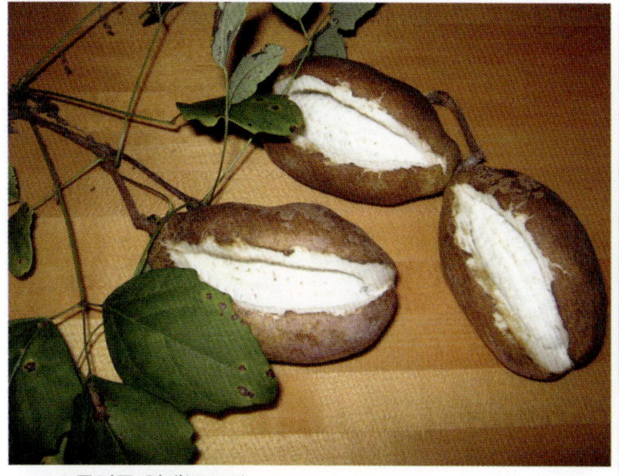

▲ 으름덩굴 열매(채취품)

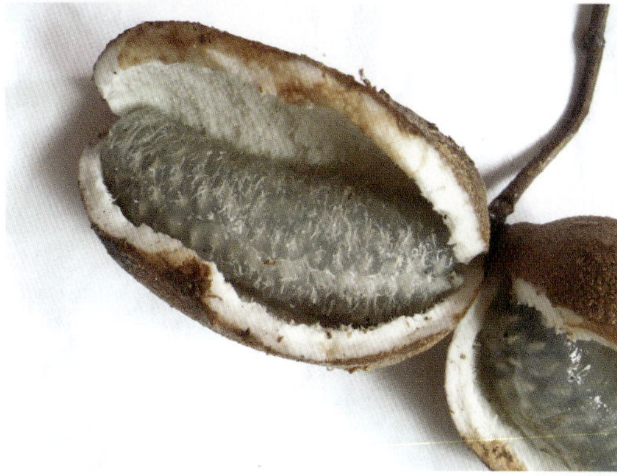

▲ 으름덩굴 열매 내부

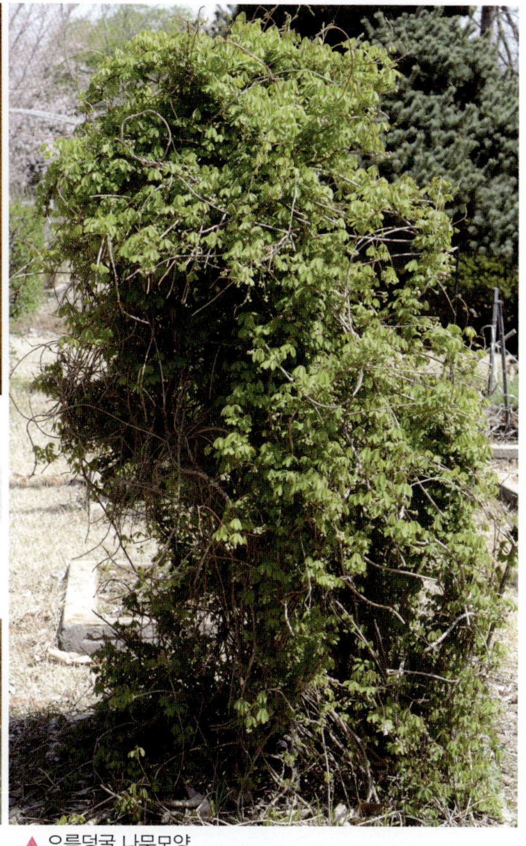

▲ 으름덩굴 나무모양

| 약재의 효능 |

● **한방 효능 분류 :** 이수삼습약(利水滲濕藥, 소변을 잘 나가게 하는 약) - 이뇨통림약(利尿通淋藥, 소변을 잘 나가게 하고 요로 염증을 해소하는 약)

● **한방 약미(藥味)와 약성(藥性) :** 맛은 쓰고 성질은 차다.

+ 한방 약미

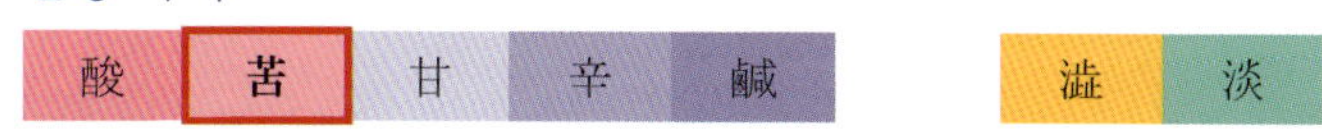

+ 한방 약성

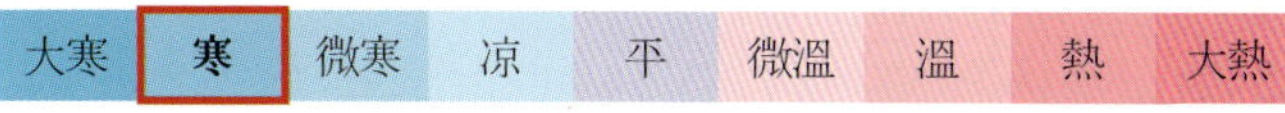

● **한방 작용부위(귀경, 歸經) :** 목통은 주로 심장, 소장, 방광 질환에 영향을 미친다.

○ **한방 효능 :** 소변을 잘 나오게 하고 배뇨장애를 해소한다(**利尿通淋**, 이뇨통림). 심열(心熱)을 식히고 마음이 답답한 것을 없앤다(**淸心除煩**, 청심제번). 경락을 잘 통하게 하여 젖을 잘 나오게 한다(**通經下乳**, 통경하유).

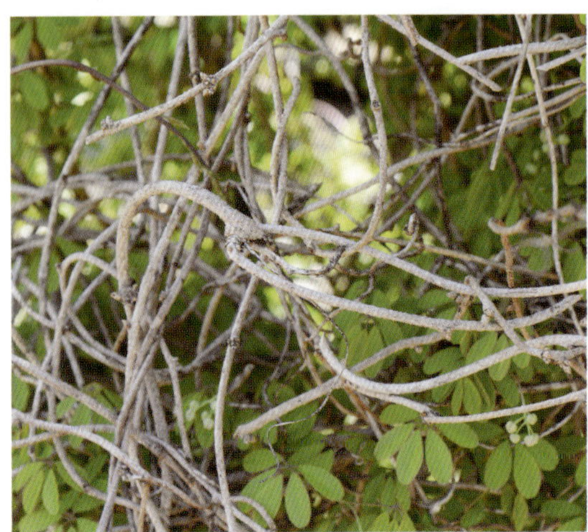

▲ 으름덩굴 줄기

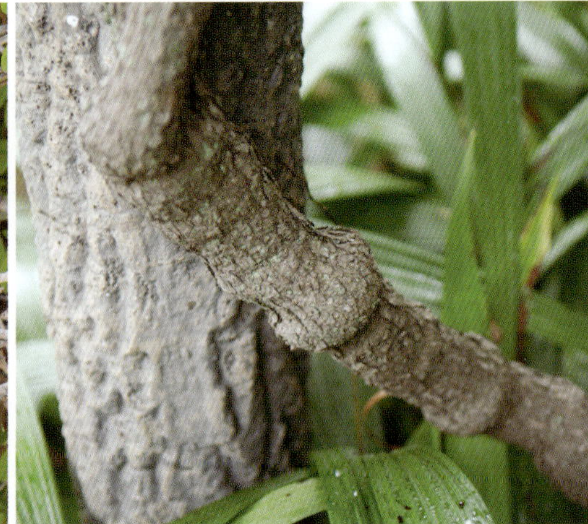

▲ 으름덩굴 나무껍질

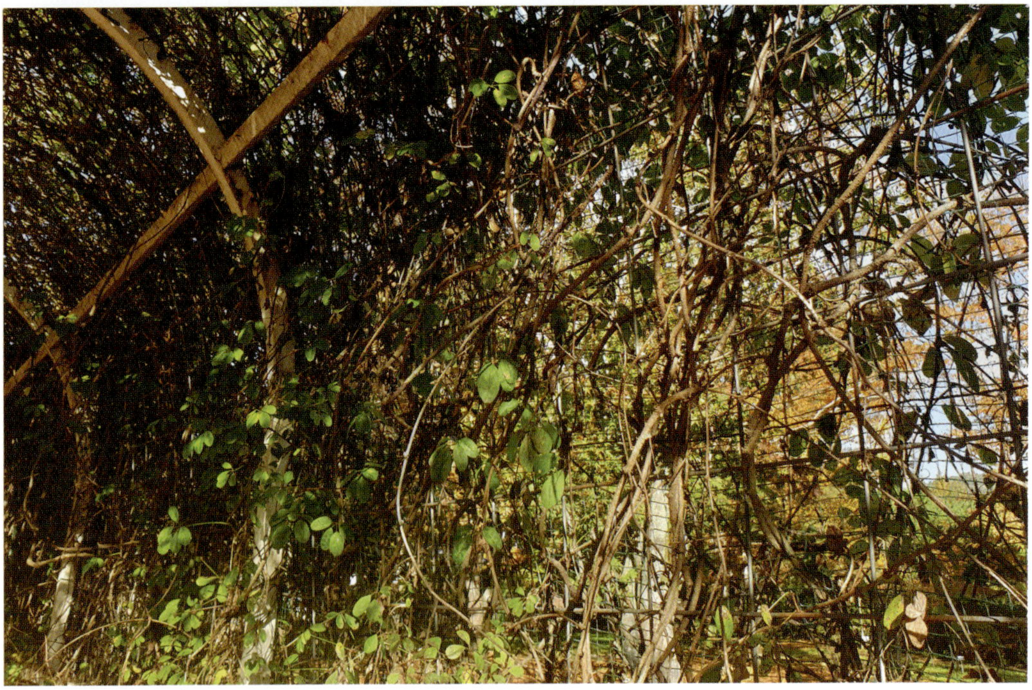

▲ 으름덩굴 덩굴줄기

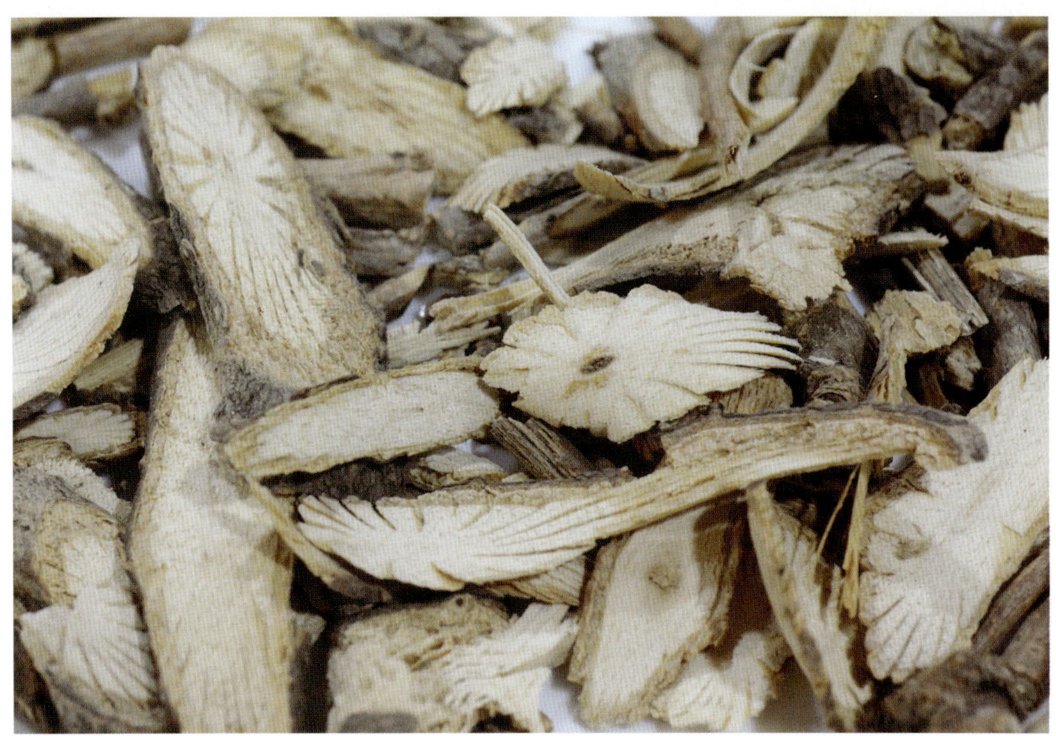

▲ 목통(약재, 절편)

● **약효 해설** : 가슴이 답답하면서 열감을 느끼는 증상을 치료한다. 목구멍이 쑤시고 아픈 증상을 낫게 한다. 입안과 혀가 허는 증상에 유효하다. 팔다리를 잘 쓰지 못하고 마비되며 아픈 증상에 사용한다. 산후 유즙 분비가 미흡할 때 쓰인다. 열을 내리고 소변을 잘 보게 한다.

| **북한에서의 효능** | 오줌내기약으로서 열을 내리우고 오줌을 잘 나가게 하며 월경을 정상화하고 젖이 잘 나오게 한다.

| **약용법** | 줄기 3~6g을 물 800mL에 넣고 달여서 반으로 나누어 아침저녁으로 마시거나 또는 가루나 환(丸)으로 만들어 복용한다.

약초명

으아리

약재명

위령선 威靈仙

《동의보감》 탕액편에 기재된
조선시대(1610년)의 우리글 약초명

술위ㄴ믈불휘

약초명 및 학명

으아리
Clematis mandshurica Ruprecht

과명

미나리아재비과

약용부위

뿌리 및 뿌리줄기

| 약재의 조선시대 의서(醫書) 수재 |

위령선은 《동의보감》 탕액편(湯液篇)의 풀부(部)와 《방약합편》의 만초(蔓草, 덩굴풀)편에 수재되어 있다.

| 《동의보감》 탕액편의 효능 |

위령선(威靈仙, 으아리 뿌리 및 뿌리줄기)은 여러 가지 풍을 없앤다. 오장(五藏)을 잘 통하게 하고 배 속이 차가워서 막힌 것을 낫게 한다. 가슴에 있는 담수(痰水), 배 속에 생긴 덩어리, 옆구리 부위에 생긴 덩어리를 치료한다. 방광에 고인 고름과 나쁜 물[惡水], 허리와 무릎이 시리고 아픈 것을 낫게 하나. 오래 먹으면 급성 전염병[瘟疫, 온역]과 말라리아에 걸리지 않는다. ○ 산과 들에서 자란다. 음력 9월 말에서 12월 사이에 캐어 그늘에서 말리고, 나머지 달에는 캐지 않는다. 철각위령선(鐵脚威靈仙)이 좋다. 또는 물소리가 들리지 않는 곳에서 자란 것이 좋다고 한다[본초].

| 《동의보감》 탕액편의 원문 |

위령선(威靈仙) 술위ㄴ믈불휘 : 主諸風 宣通五藏 去腹內冷滯 心膈痰水 癥瘕痃癖 膀胱宿膿惡水 腰膝冷痛. 久服無瘟疫瘧. ○ 生山野. 九月末至十二月採 陰乾 餘月不堪採. 鐵脚者佳. 又云 不聞水聲者良. [本草] ○ 治痛之要藥也. 聞流水聲響 則其性好走 故取不聞水聲者. 仙靈脾亦然. 酒洗 焙乾用. [丹心]

| 약초 · 약재의 해설 |

KHP에서 으아리의 학명은 *Clematis*

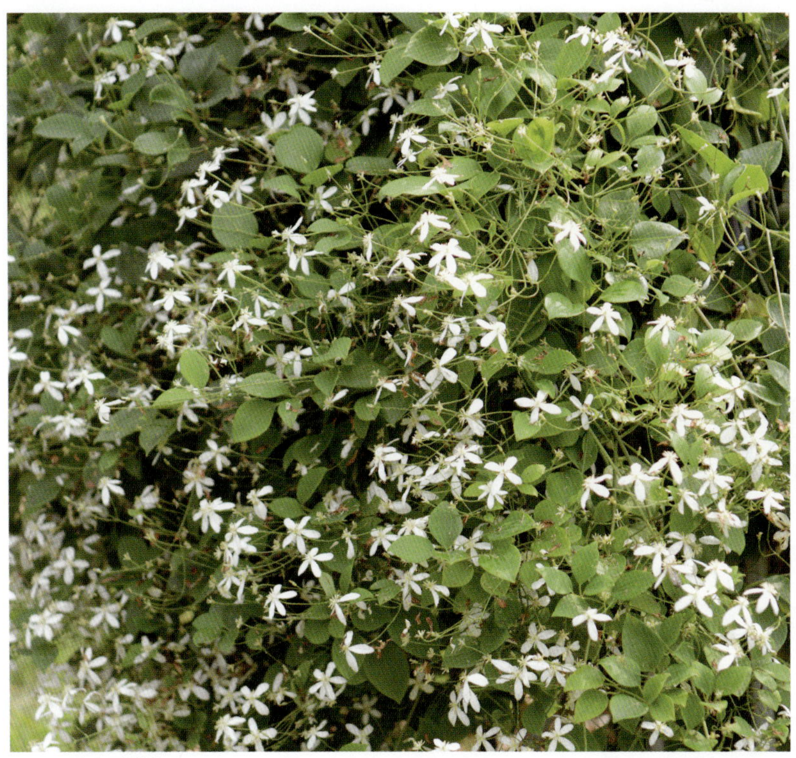

▲ 으아리 지상부

허준, 《원본 동의보감》,
734쪽, 남산당(2014)
《동의보감》 세갑술중동 내의
원교정 완영중간(歲甲戌仲冬
內醫院校正 完營重刊) 영인본

mandshurica Ruprecht로 기재하고 있는데 우리나라 '국가표준식물목록'에는 으아리 정명을 *Clematis terniflora* DC. var. *mandshurica* (Rupr.) Ohwi로 수재하고 있다.

| 식약처 인정 약초와 약재 |

- **약초·약재의 식약처 공정서 수재** : 위령선은 식품의약품안전처의 의약품 공정서인 《대한민국약전외한약(생약)규격집(KHP)》에 수재되어 있다.

- **약재의 라틴어 생약명** : Clematidis Radix

- **약재의 이명 또는 영명** : 철선련(鐵線連)

- **식약처의 법정 기원식물과 약용부위** : 약재 위령선은 으아리 *Clematis mandshurica* Ruprecht, 가는잎사위질빵 *Clematis hexapetala* Pallas 또는 위령선(威靈仙) *Clematis chinensis* Osbeck(미나리아재비과 Ranunculaceae)의 뿌리 및 뿌리줄기이다.

- **약재의 외부 형태 :** 으아리의 뿌리 및 뿌리줄기는 기둥 모양이고 길이 1~11cm, 지름 5~25mm이다. 바깥면은 흑갈색이다.
- **약재 저장법 :** 밀폐용기(고형의 이물이 들어가는 것을 방지하고 내용의약품이 손실되지 않도록 보호할 수 있는 용기)

| 약재의 효능 |

- **한방 효능 분류 :** 거풍습약(祛風濕藥, 저리고 아픈 것을 치료하는 약) - 거풍습지비통약(祛風濕止痺痛藥, 풍습을 제거하며 저리고 아픈 것을 멈추는 약)

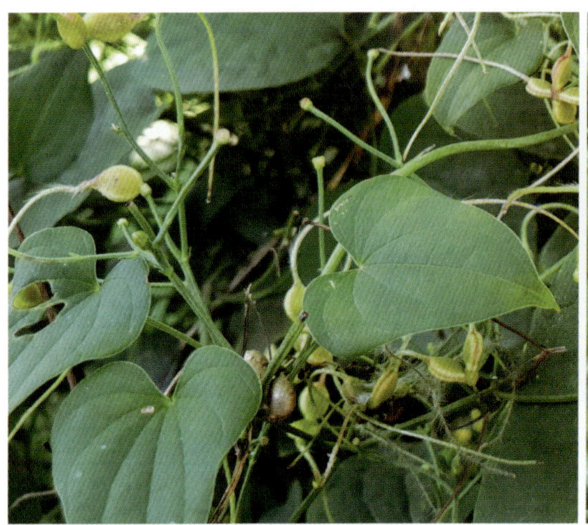

▲ 으아리 잎

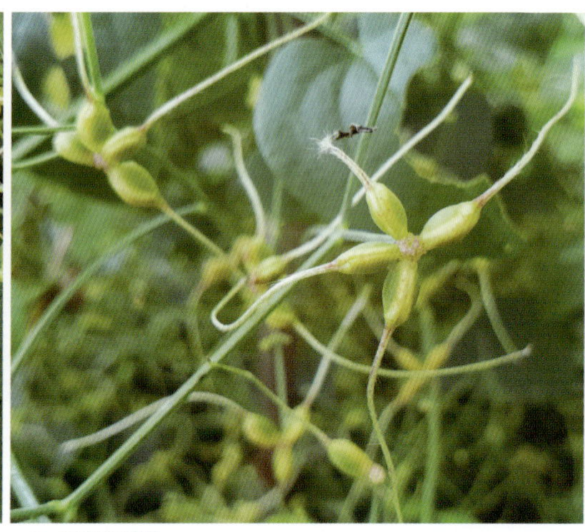

▲ 으아리 열매

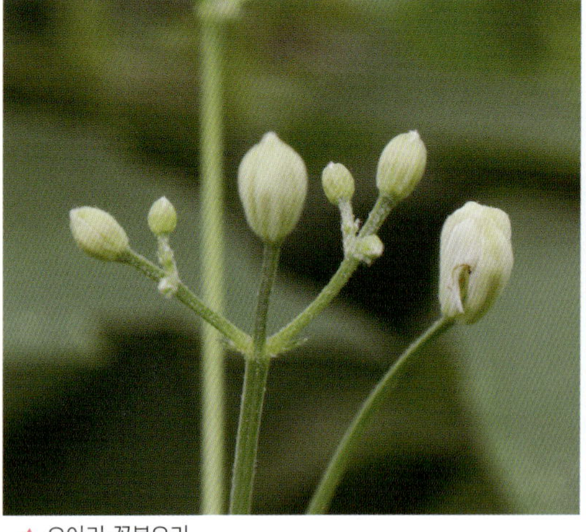

▲ 으아리 꽃봉오리

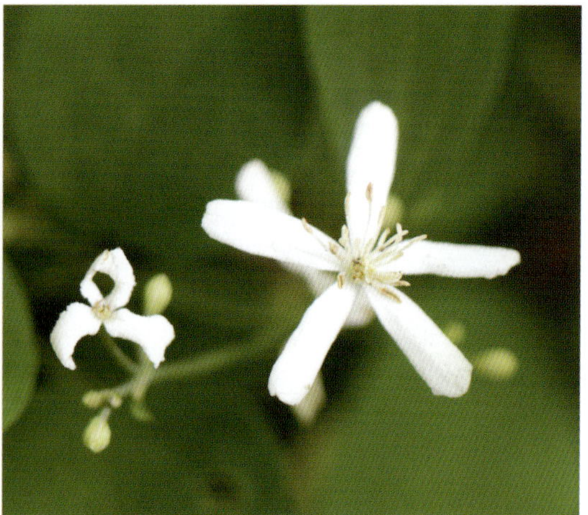

▲ 으아리 꽃

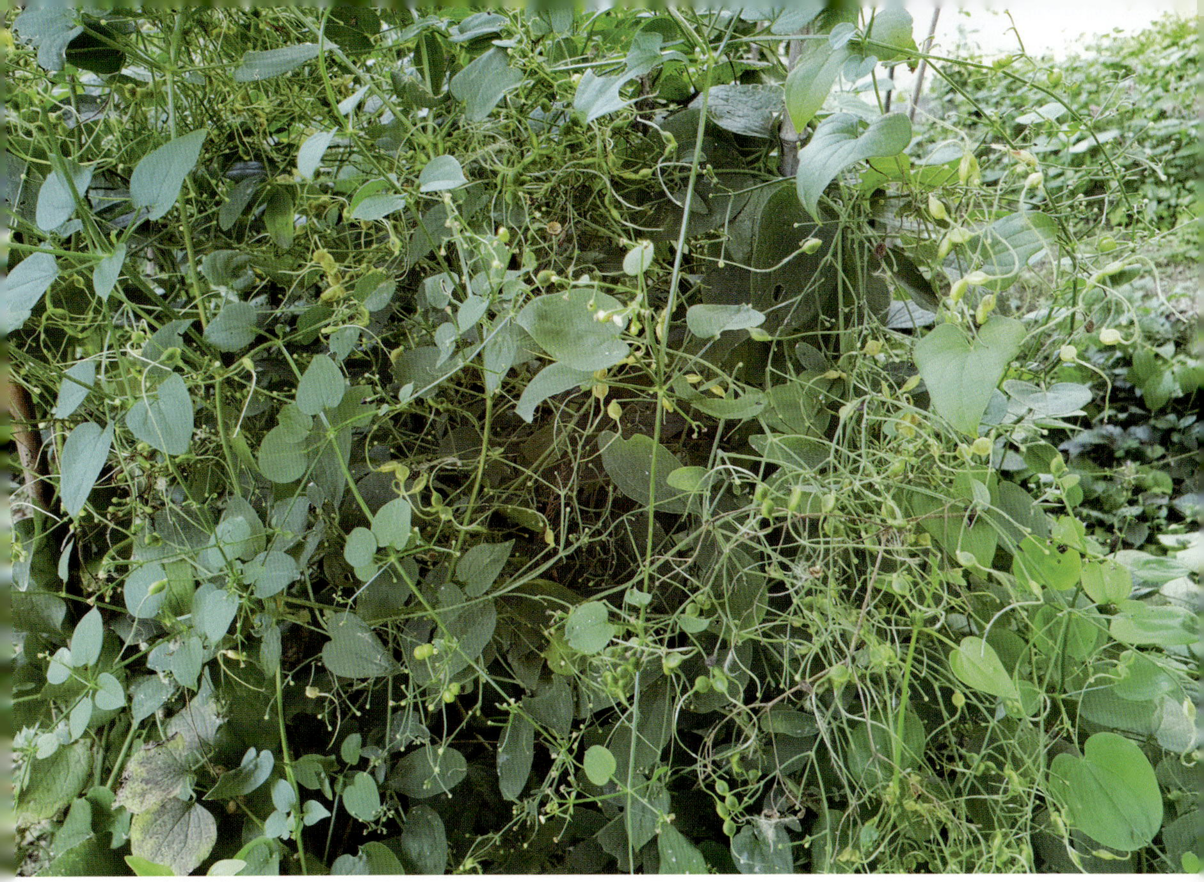

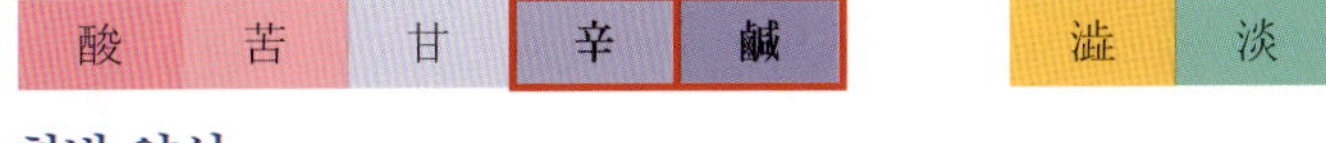

▲ 으아리 무리

- **한방 약미(藥味)와 약성(藥性) :** 맛은 맵고 짜며 성질은 따뜻하다.

  + 한방 약미

酸	苦	甘	**辛**	**鹹**		澁	淡

  + 한방 약성

大寒	寒	微寒	凉	平	微溫	**溫**	熱	大熱

- **한방 작용부위(귀경, 歸經) :** 위령선은 주로 방광 질환에 영향을 미친다.

- **한방 효능 :** 풍사(風邪)와 습사(濕邪)를 없앤다(祛風濕, 거풍습). 경락을 잘 통하게 한다(通經絡, 통경락).

- **약효 해설 :** 관절을 구부리고 펴는 것이 어려운 증상을 치료한다. 팔다리를 잘 쓰지 못하고 마비되며 아픈 증상을 낫게 한다. 편도염, 각기병에 유효하다.

- **임상응용 :** 반신불수, 요통, 류머티즘, 신경통, 통풍에 쓴다.

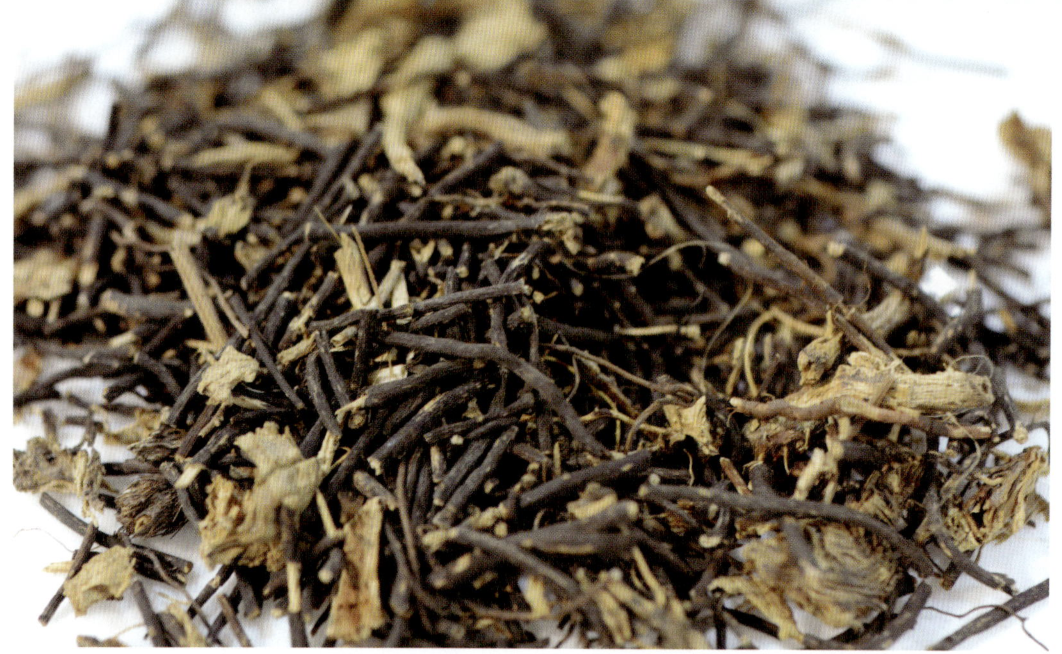

▲ 위령선(약재, 절단)

| 북한에서의 효능 | 거풍습약으로서 풍습을 없애고 가래를 삭이며 기를 잘 돌아가게 하고 아픔을 멈추며 오줌을 잘 나가게 한다.

| 약용법 | 뿌리 및 뿌리줄기 6~10g을 물 800mL에 넣고 달여서 반으로 나누어 아침저녁으로 마신다.

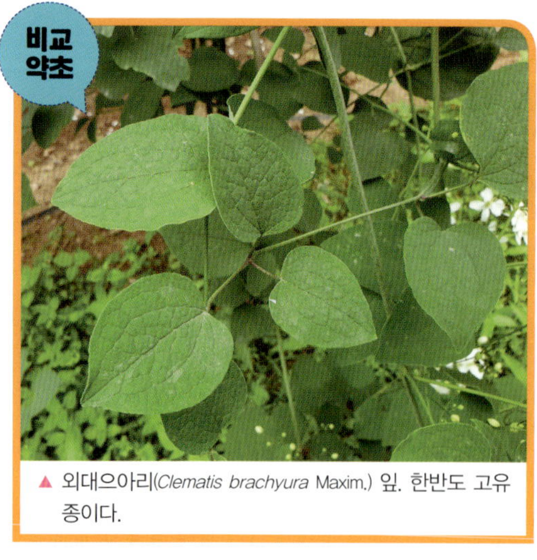

▲ 외대으아리(*Clematis brachyura* Maxim.) 잎. 한반도 고유 종이다.

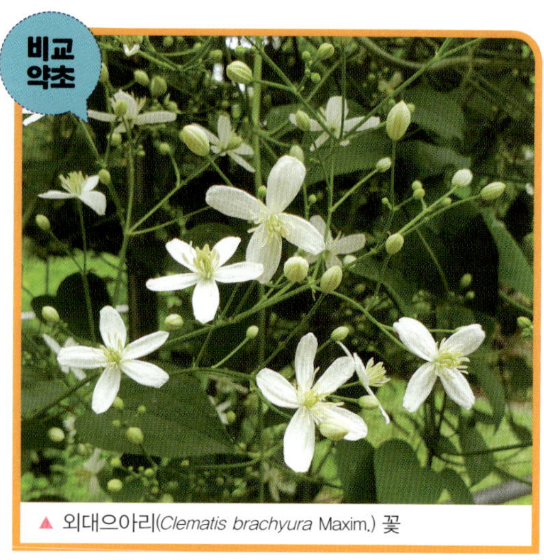

▲ 외대으아리(*Clematis brachyura* Maxim.) 꽃

약초명

은행나무

약재명

백과 白果

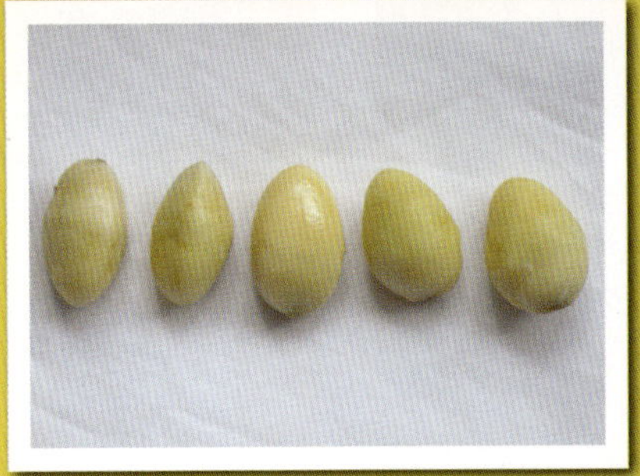

《동의보감》 탕액편에 기재된
조선시대(1610년)의 우리글 약초명

은힝

약초명 및 학명

은행나무
Ginkgo biloba Linné

과명

은행나무과

약용부위

열매의 속씨

| 약재의 조선시대 의서(醫書) 수재 |

백과는 《동의보감》 탕액편(湯液篇)의 과일부(部)와 《방약합편》의 산과(山果)편에 수재되어 있다.

| 《동의보감》 탕액편의 효능 |

은행(銀杏, 은행나무 열매의 속씨)의 성질은 차고[寒] 맛이 달며[甘] 독이 있다. 폐(肺)와 위(胃)의 탁한 기를 맑게 하며 천식과 기침을 멎게 한다[입문]. ○ 일명 백과(白果)라고도 한다. 잎이 오리발과 비슷해서 압각수(鴨脚樹)라고도 한다. 이 나무는 매우 크고 씨가 행인과 비슷해서 은행(銀杏)이라고 한다. 열매가 익으면 누렇게 된다. 살을 제거한 후에 씨를 삶아 먹거나 구워 먹는다. 생것을 먹으면 목을 자극하고 소아가 먹으면 놀라는 증상[驚]이 일어난다[일용].

| 《동의보감》 탕액편의 원문 |

은행(銀杏) 은힝 : 性寒 味甘 有毒. 淸肺胃濁氣 定喘止咳.[入門] ○ 一名白果 以葉似鴨脚 故又名鴨脚樹. 其樹甚高大 子如杏子 故名爲銀杏. 熟則色黃 剝去上肉 取子 煮食或煨熟食. 生則戟人喉 小兒食之發驚.[日用]

| 식약처 인정 약초와 약재 |

- 약초·약재의 식약처 공정서 수재 : 백과는 식품의약품안전처의 의약품 공정서인《대한민국약전외한약(생약)규격집(KHP)》에 수재되어 있다.

- 약재의 라틴어 생약명 : Ginkgonis Semen

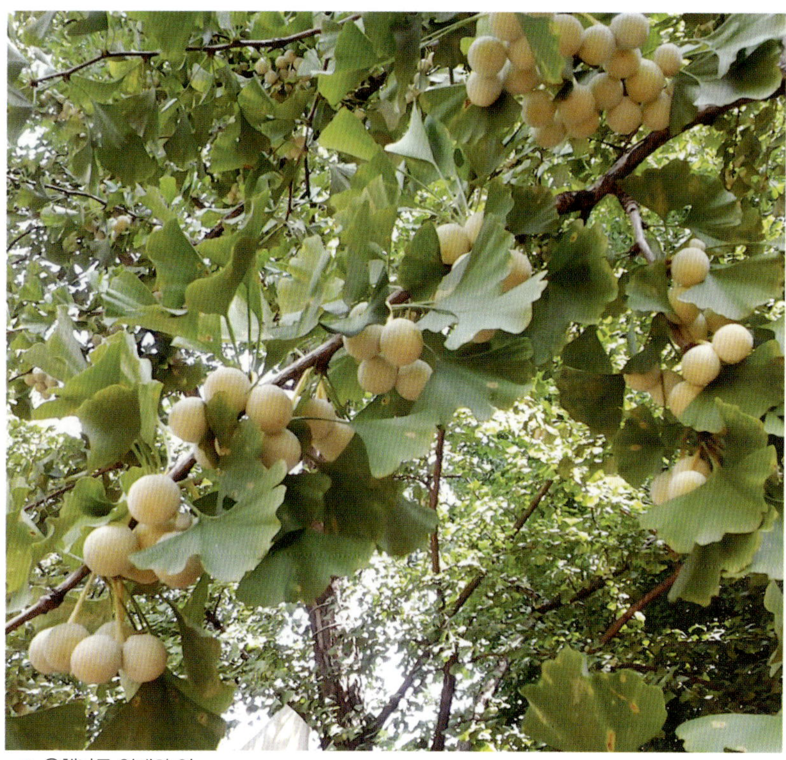

▲ 은행나무 열매와 잎

銀杏〔은행〕性寒味甘有毒淸肺胃潤氣定喘止咳○
一名白果以葉似鴨脚故又名鴨脚樹其挺甚高
大子如杏子故名爲銀杏熟則色黃剝去上肉取
子煮食或煨熟食生則戟人喉小兒食之發驚朋

허준, 《원본 동의보감》,
714쪽, 남산당(2014)
《동의보감》세갑술중동 내의
원교정 완영중간(歲甲戌仲冬
內醫院校正 完營重刊) 영인본

○ **약재의 이명 또는 영명** : 은행(銀杏)

○ **식약처의 법정 기원식물과 약용부위** : 약재 백과는 은행나무 *Ginkgo biloba* Linné(은행나무과 Ginkgoaceae) 열매의 속씨이다.

○ **약재의 외부 형태** : 이 약은 열매의 속씨로 달걀 모양이고 길이 10~16mm, 지름 10~15mm이다. 아랫부분은 연한 노란색~황록색이고, 윗부분은 적갈색으로 막질 모양의 안쪽 씨껍질이 배젖을 싸고 있기도 하다.

○ **약재 저장법** : 밀폐용기(고형의 이물이 들어가는 것을 방지하고 내용의약품이 손실되지 않도록 보호할 수 있는 용기)

| 약재의 효능 |

○ **한방 효능 분류** : 화담지해평천약(化痰止咳平喘藥, 담음을 없애고 기침을 멈추며 천식을 안정시키는 약) - 지해평천약(止咳平喘藥, 기침을 멈추고 천식을 안정시키는 약)

528

- **한방 약미(藥味)와 약성(藥性)** : 맛은 달고 쓰며 떫고 성질은 보통이며 독이 있다.

+ **한방 약미**

| 酸 | **苦** | **甘** | 辛 | 鹹 | | **澁** | 淡 |

+ **한방 약성**

| 大寒 | 寒 | 微寒 | 凉 | **平** | 微溫 | 溫 | 熱 | 大熱 |

- **한방 작용부위(귀경, 歸經)** : 백과는 주로 폐, 신장 질환에 영향을 미친다.

- **한방 효능** : 폐(肺)의 기운을 수렴시켜 천식을 안정시킨다(斂肺定喘, 염폐정천). 냉을 멎게 하고 소변이 너무 잦을 때 하초의 기운을 공고히 하여 이를 다스린다(止帶縮尿, 지대축뇨).

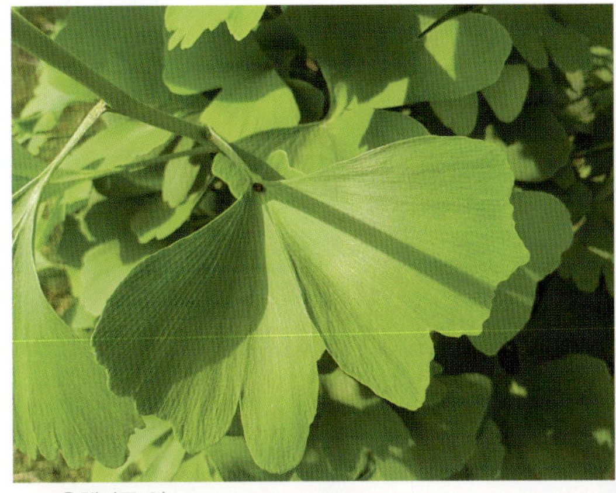

▲ 은행나무 잎

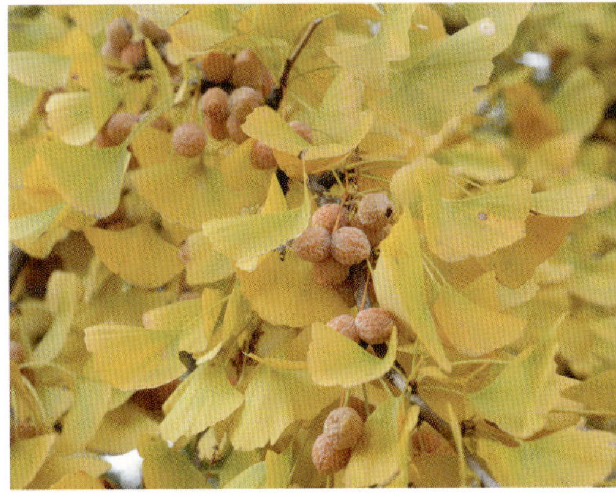

▲ 은행나무 익은 열매

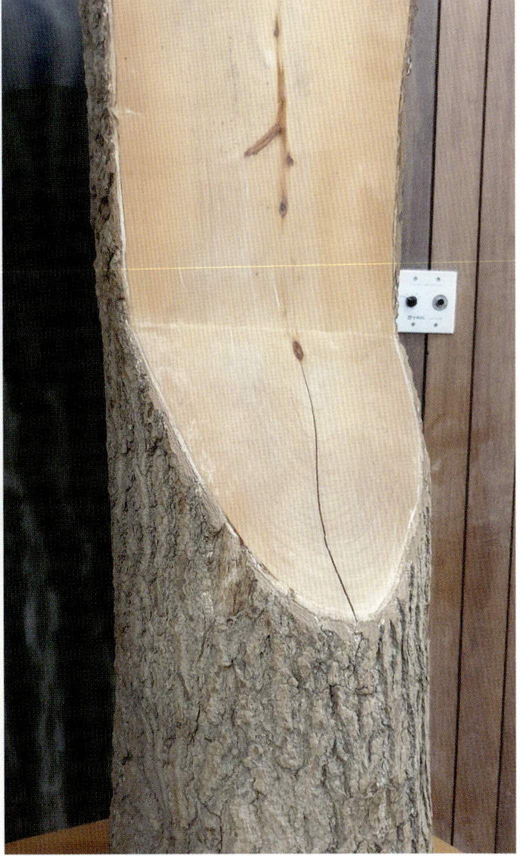

▲ 은행나무 나무껍질과 내부(전시품, 경상남도수목원)

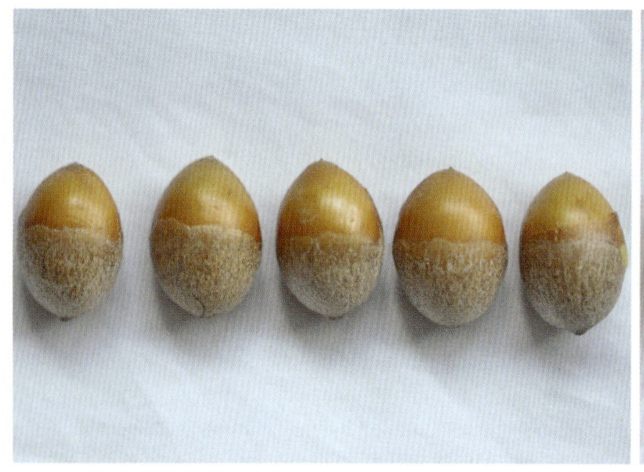

▲ 백과(약재, 내종피 제거 전)

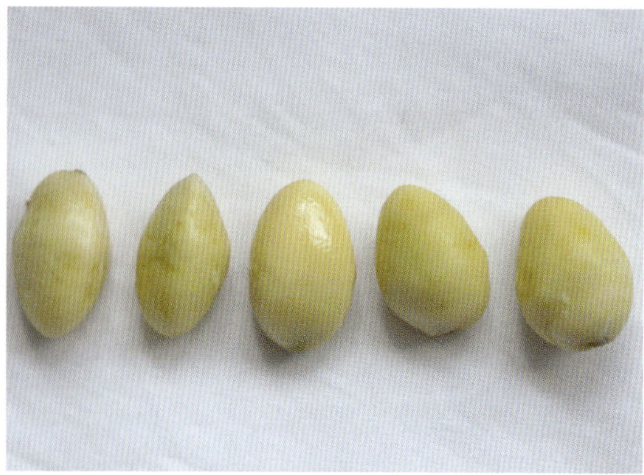

▲ 백과(약재, 내종피 제거한 배젖)

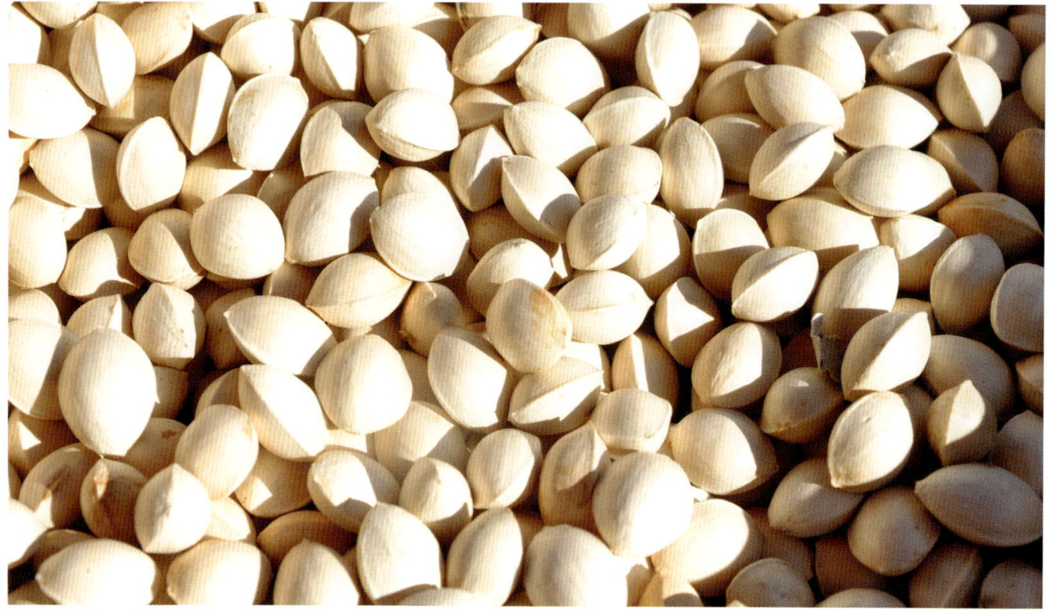

▲ 은행나무 씨(중종피 제거 전)

● **약효 해설 :** 폐(肺)의 기운을 수렴하여 기침과 가래를 멎게 한다. 가래가 많고 숨이 차며 기침하는 증상을 낫게 한다. 무의식중에 정액이 나오는 증상을 치료한다. 소변 횟수가 매우 잦은 증상에 사용한다.

| **북한에서의 효능** | 진해평천약으로서 가래를 삭이고 기침을 멈추며 숨찬 증상을 낫게 한다.

530

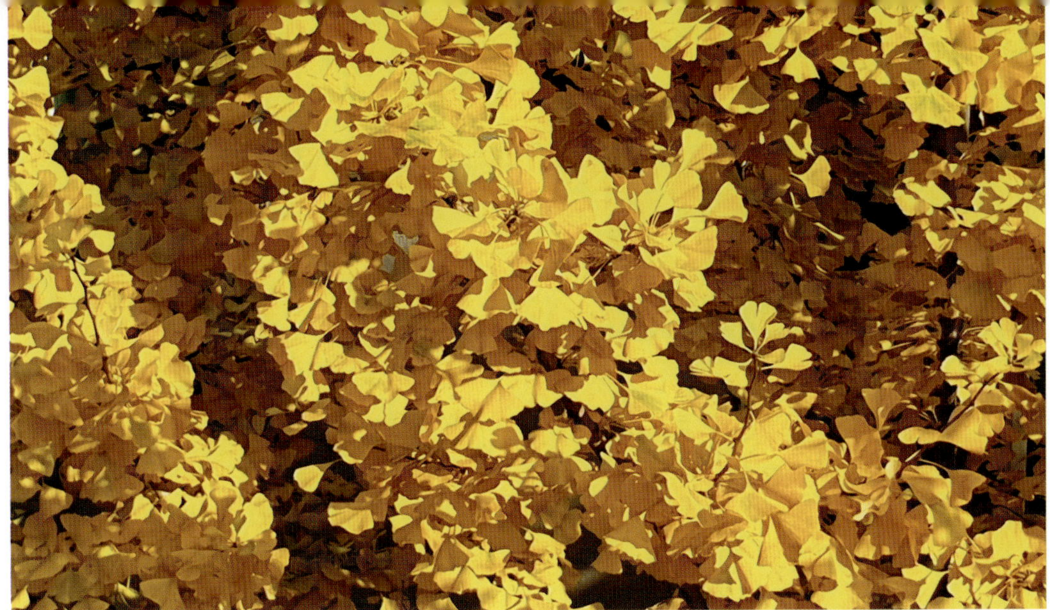

▲ 은행나무 단풍이 든 잎

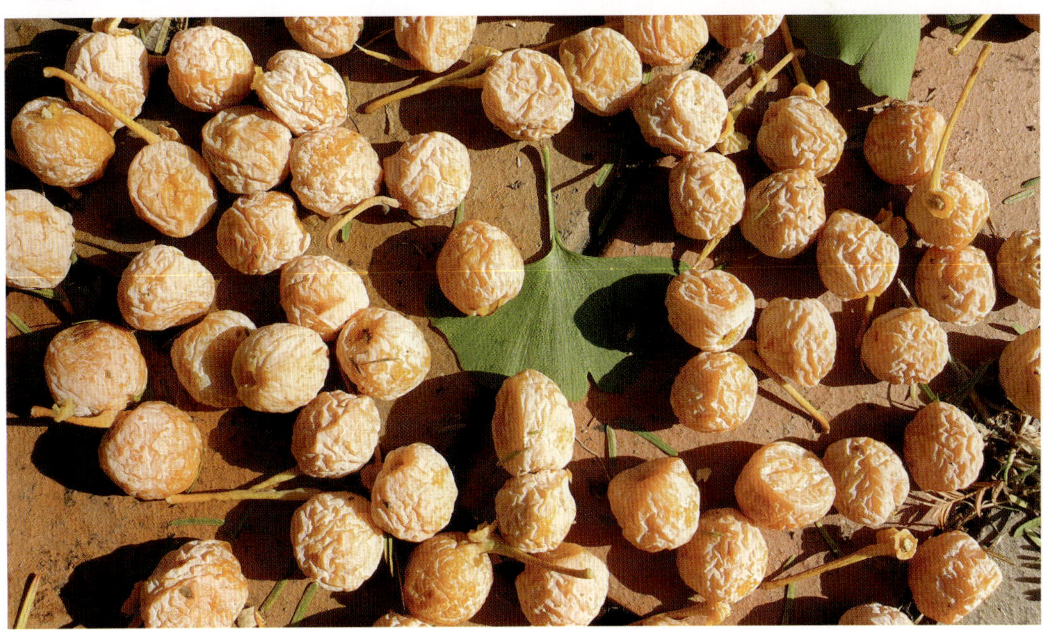

▲ 은행나무 열매. 씨의 바깥쪽은 육질층(육질외종피, sarcotesta)으로 연하며 악취가 난다.

| **약용법** | 열매의 속씨 5~10g을 물 800mL에 넣고 달여서 반으로 나누어 아침저녁으로 마신다.

| **주의사항** | 독성이 있으므로 생으로 먹지 않는다.

의성개나리

약재명

연교 連翹

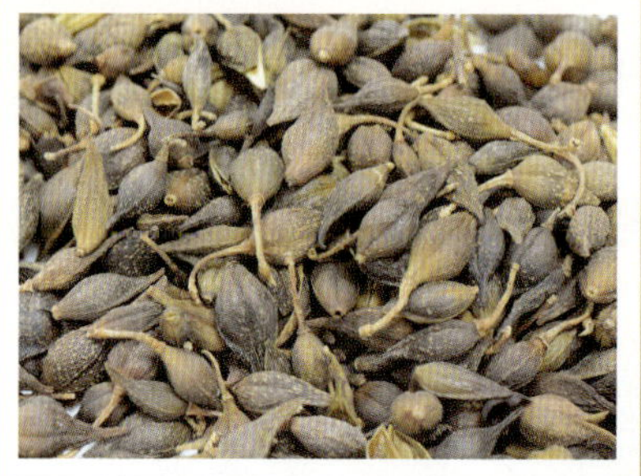

《동의보감》 탕액편에 기재된
조선시대(1610년)의 우리글 약초명

어어리나모여름

약초명 및 학명

의성개나리
Forsythia viridissima Lindley

과명

물푸레나무과

약용부위

열매

| 약재의 조선시대 의서(醫書) 수재 |

연교는 《동의보감》 탕액편(湯液篇)의 풀부(部)와 《방약합편》의 습초(濕草)편에 수재되어 있다.

| 《동의보감》 탕액편의 효능 |

연교(連翹, 의성개나리 열매)의 성질은 보통이고[平] 맛은 쓰며[苦] 독이 없다. 나력(瘰癧), 옹종(癰腫), 피부가 헐어 아프고 가려우며 벌겋게 부어 곪는 것을 치료한다. 영류(癭瘤), 열이 뭉친 것[結熱], 고독(蠱毒)에 주로 쓴다. 고름을 빼내고 피부에 얇게 생긴 헌데를 낫게 하며 통증을 멎게 한다. 오림(五淋)과 소변이 나오지 않는 것을 치료하고 심(心)에 열이 있는 것을 없앤다. ○ 잎은 석잠풀[水蘇, 수소]과 비슷하다. 줄기는 붉으며 높이는 91~121cm[三四尺, 삼사척]이고 꽃은 노랗고 귀엽다. 가을에 꼬투리 속에 씨가 맺힌다. 꼬투리가 쪼개지면서 속 씨가 드러났다가 마르면 곧 떨어진다. 곳곳에 있지만 늙은 나무에만 열매가 달리기 때문에 구하기 어렵다. 그 열매가 줄기를 따라 줄줄이 마주 보고 달린 것이 새의 긴 꼬리털 같아 연교(連翹)라고 한다[본초].

| 《동의보감》 탕액편의 원문 |

연교(連翹) 어어리나모여름 : 性平 味苦 無毒. 主瘰癧 癰腫 惡瘡 癭瘤 結熱 蠱毒. 排膿 治瘡 癤 止痛. 療五淋 小便不通 除心家客熱. ○ 葉 似水蘇 莖赤色 高三四尺 花黃可愛. 秋結實作 房 剖之中解 纔乾便落 不着莖. 在處有之 但 樹老乃有子 故難得. 其實片片相比如翹 故以

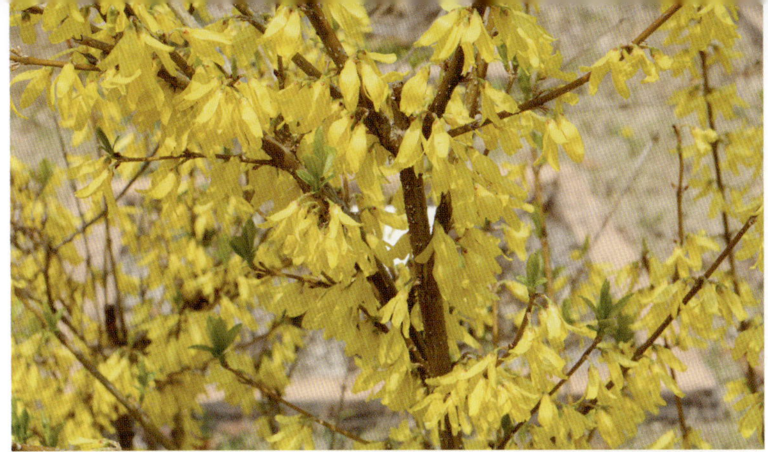

▲ 의성개나리 꽃과 가지

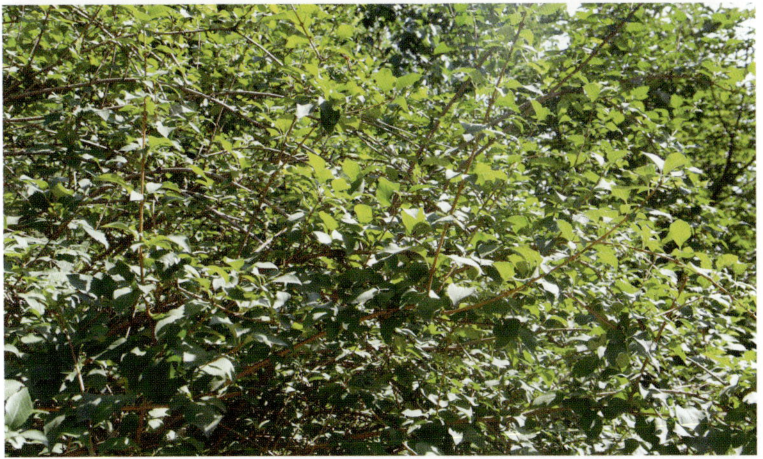

▲ 연교(당개나리) 잎과 가지

連翹 어어리나모여름
性平味苦無毒 主瘰癧癰腫惡瘡瘿瘤結熱蠱毒 排膿治瘡癤止痛 療五淋小便不通 除心家客熱 ○葉似水蘇 莖赤色 高三四尺 花黃可愛 秋結實作房 剖之中解 乃有子 少故難得其實 此翹在處故有以 手足少陽陽明 入手少陰經 去瓤用之 瘡瘻癭腫不可缺也

허준, 《원본 동의보감》, 736쪽, 남산당(2014)
《동의보감》 세갑술중동 내의원교정 완영중간(歲甲戌仲冬 內醫院校正 完營重刊) 영인본

爲名.[本草] ○ 手足少陽·陽明經藥也. 入手少陰經. 去瓤用之.
瘡瘻癭腫 不可缺也.[入門]

| 약초·약재의 해설 |

우리나라 '국가표준식물목록'에는 연교[*Forsythia suspensa* (Thunb.) Vahl]의 식물명을 '당개나리'로 추천하고 있다.

| 식약처 인정 약초와 약재 |

○ **약초·약재의 식약처 공정서 수재 :** 연교는 식품의약품안전처의 의약품 공정서인 《대한민국약전(KP)》에 수재되어 있다.

○ **약재의 라틴어 생약명 :** Forsythiae Fructus

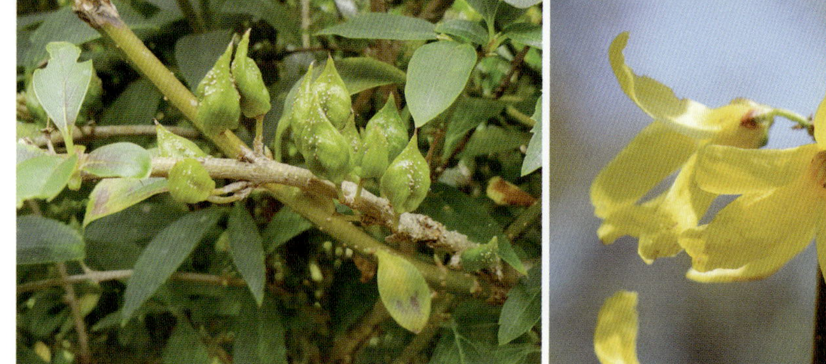

▲ 의성개나리 잎과 열매　　　　　　　　▲ 의성개나리 꽃

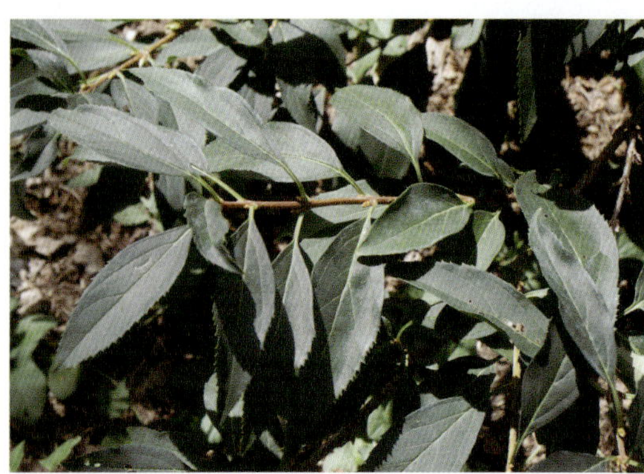

▲ 연교(당개나리) 잎

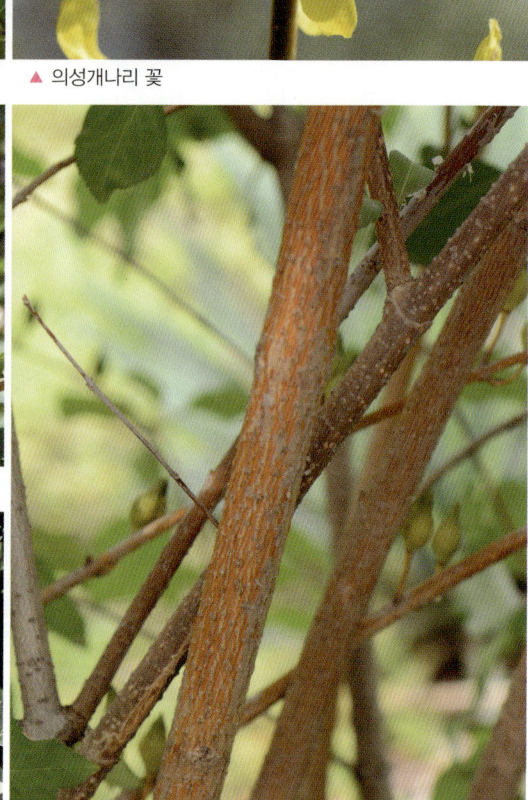

▲ 연교(당개나리, *Forsythia suspensa* var. *sieboldii*) 잎　　　　▲ 연교(당개나리) 줄기

○ **약재의 이명 또는 영명 :** Forsythia Fruit

○ **식약처의 법정 기원식물과 약용부위 :** 약재 연교는 의성개나리 *Forsythia viridissima* Lindley 또는 연교(連翹) *Forsythia suspensa* Vahl(물푸레나무과 Oleaceae)의 열매이다. 열매가 막 익기 시작하여 녹색빛이 남아 있을 때 채취하여 쪄서 말린 것을 청교(靑翹)라 하고, 완전히 익었을 때 채취하여 말린 것을 노교(老翹)라 한다.

○ **약재의 외부 형태** : 의성개나리의 열매는 달걀 모양에 가깝고 약간 넓으며 납작하다. 끝은 매우 뾰족하고 새 부리처럼 벌어졌다. 바깥면은 갈색 또는 녹색이며 약간 볼록하고 고르지 않은 주름살이 있다.

○ **약재 저장법** : 밀폐용기(고형의 이물이 들어가는 것을 방지하고 내용의약품이 손실되지 않도록 보호할 수 있는 용기)

| 약재의 효능 |

○ **한방 효능 분류** : 청열약(淸熱藥, 열을 식히는 약) - 청열해독약(淸熱解毒藥, 열독을 없애는 약)

○ **한방 약미(藥味)와 약성(藥性)** : 맛은 쓰고 성질은 약간 차다.

＋ 한방 약미

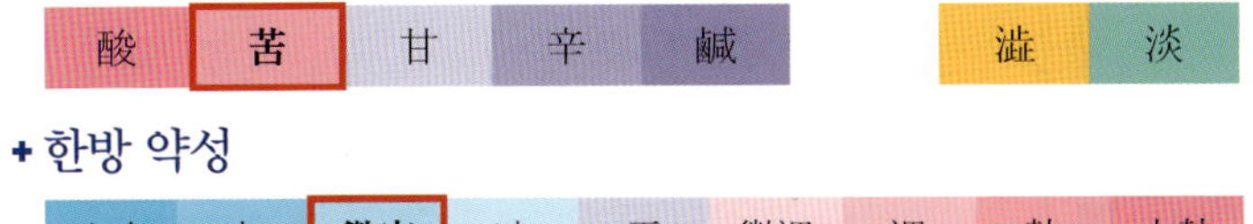

＋ 한방 약성

○ **한방 작용부위(귀경, 歸經)** : 연교는 주로 폐, 심장, 소장 질환에 영향을 미친다.

○ **한방 효능** : 열독(熱毒)을 해소한다(淸熱解毒, 청열해독). 종기를 가라앉히고 뭉친 것을 풀어준다(消腫散結, 소종산결). 풍열(風熱)을 해소한다(消散風熱, 소산풍열).

○ **약효 해설** : 열을 내리고 해독한다. 정신이 혼미하거나 정신을 잃는 증상을 치료한다. 높은 신열(身熱)로 인해 가슴에 열감이 있고 갈증이 나는 증상을 낮게 한다. 염증성 질환, 피부병에 사용한다. 이뇨, 소염, 배농(排膿) 작용이 있다.

○ **임상응용** : 피부 질환의 염증에 쓰며 진통, 진구(鎭嘔), 통경(通経)의 효능이 있다.

| **북한에서의 효능** | 청열해독약으로서 열을 내리우고 독을 풀며 부종을 내리우고 고름을 뺀다.

| **약용법** | 열매 6~15g을 물 800mL에 넣고 달여서 반으로 나누어 아침저녁으로 마신다.

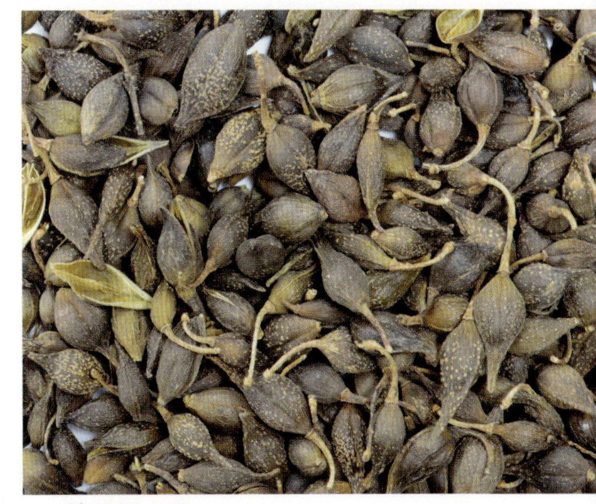

▲ 연교(약재, 전형)

약초명

이스라지

약재명

욱리인 郁李仁

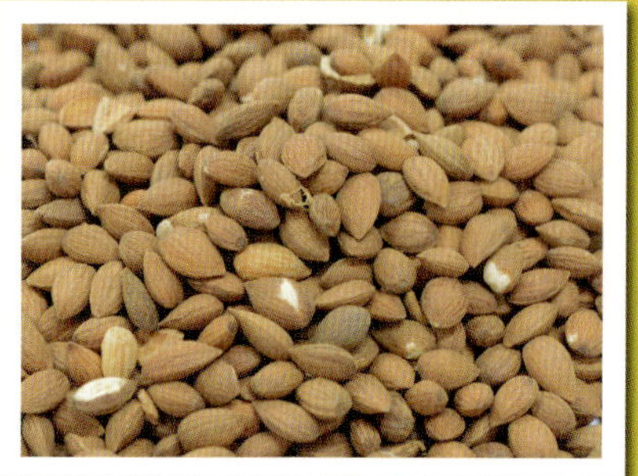

《동의보감》 탕액편에 기재된
조선시대(1610년)의 우리글 약초명

묏이스랏씨, 산미ㅈ

약초명 및 학명

이스라지
Prunus japonica Thunb.

과명

장미과

약용부위

씨

| 약재의 조선시대 의서(醫書) 수재 |

욱리인은 《동의보감》 탕액편(湯液篇)의 나무부(部)와 《방약합편》의 관목(灌木)편에 수재되어 있다.

| 《동의보감》 탕액편의 효능 |

욱리인(郁李仁, 이스라지 씨)의 성질은 보통이며[平] 맛은 쓰고[苦] 매우며[辛] 독이 없다. 전신이 붓는 데 주로 쓴다. 소변을 잘 나오게 한다. 장(腸)에 기가 맺힌 것을 낮게 한다. 소변이 잘 나오지 않는 것, 구토가 멎지 않는 것이 동시에 나타나는 것을 치료한다. 방광을 잘 통하게 하며 오장(五藏)이 갑자기 아픈 것을 치료한다. 허리와 다리의 차가운 고름을 빠지게 하고 숙식(宿食)을 소화시키며 기를 내린다. ○ 곳곳에 있다. 가지, 꽃, 잎은 모두 자두와 비슷하나 열매는 앵두처럼 작으며 붉은색으로 맛은 달고 시면서 약간 떫고 씨는 열매와 함께 익는다. 음력 6월에 열매와 뿌리를 채취해서 쓴다. 거하리(車下李)라고도 한다[본초].

| 《동의보감》 탕액편의 원문 |

욱리인(郁李仁) 묏이스랏씨 又名 산미ㅈ : 性平味苦辛 無毒. 主通身浮腫 利小便. 治腸中結氣 關格不通 通泄膀胱 五藏急痛 宣腰脚冷膿 消宿食下氣. ○ 處處有之. 枝條花葉皆若李 惟子小若櫻桃. 赤色而味甘酸微澁 核隨子熟. 六月採實幷根用 一名車下李.[本草] ○ 去殼 湯浸 去皮尖雙仁 蜜水浸一宿 研用.[入門] ○ 一名千金藤 破血潤燥.[正傳]

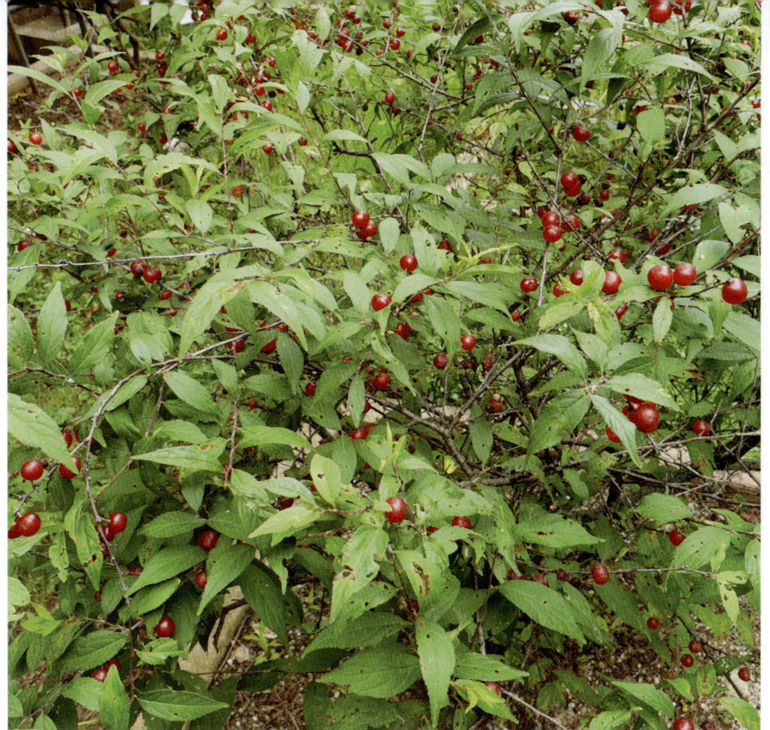

▲ 이스라지 열매와 잎

허준, 《원본 동의보감》, 745쪽, 남산당(2014)

《동의보감》 세갑술중동 내의원교정 완영중간(歲甲戌仲冬 內醫院校正 完營重刊) 영인본

| 약초 · 약재의 해설 |

- 약재명 '郁李仁'을 '욱이인'으로 잘못 읽는 경우가 많다.

- KHP에서 기원식물 이스라지의 학명이 '*Prunus japonica* Thunb.' 로 되어 있는데, 우리나라 '국가표준식물목록'에서는 국내 자생종 이스라지의 정명을 '*Prunus japonica* Thunb. var. *nakaii* (H. Lév.) Rehder'로 하고 있다. [참고문헌: 16]

| 식약처 인정 약초와 약재 |

- **약초·약재의 식약처 공정서 수재** : 욱리인은 식품의약품안전처의 의약품 공정서인 《대한민국약전외한약(생약)규격집(KHP)》에 수재되어 있다.

- **약재의 라틴어 생약명** : Pruni Japonicae Semen

- **식약처의 법정 기원식물과 약용부위** : 약재 욱리인은 이스라지 *Prunus japonica* Thunb. 또는 양이스라지나무 *Prunus humilis* Bunge(장미과 Rosaceae)의 씨이다.

- **약재의 외부 형태** : 이 약은 씨로 달걀 모양이고 길이 5~12mm, 지름 5~8mm이다. 바깥면은 황백색~황갈색이고 한쪽 끝은 뾰족하고 다른 쪽 끝은 둥그스름하다.

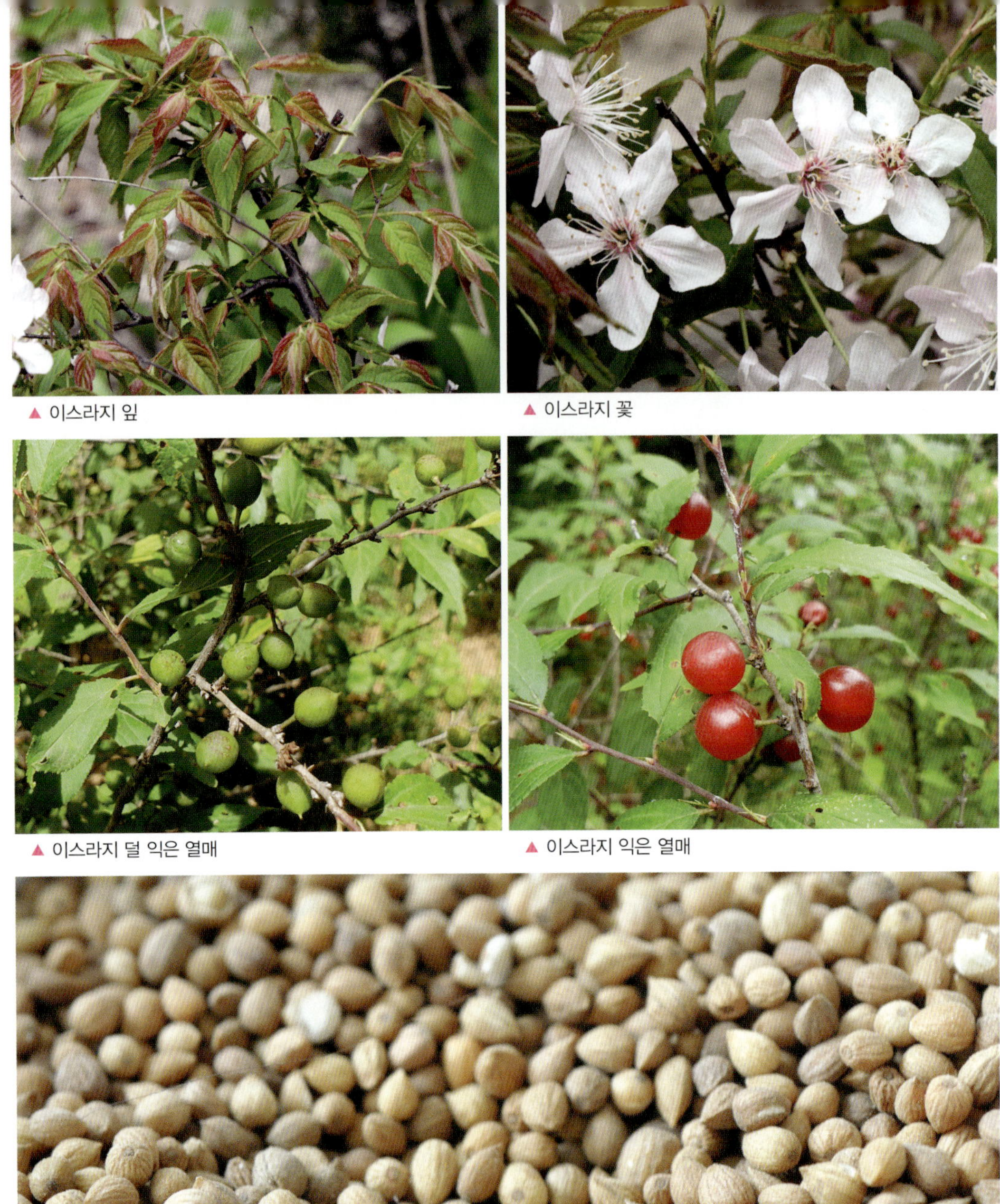

▲ 이스라지 잎

▲ 이스라지 꽃

▲ 이스라지 덜 익은 열매

▲ 이스라지 익은 열매

▲ 욱리인(약재, 전형)

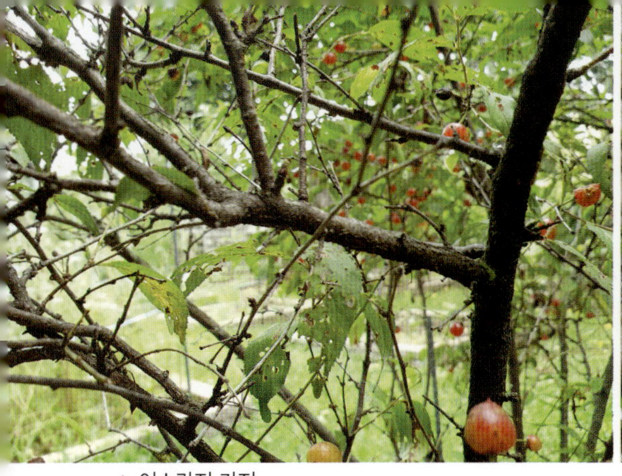

▲ 이스라지 가지

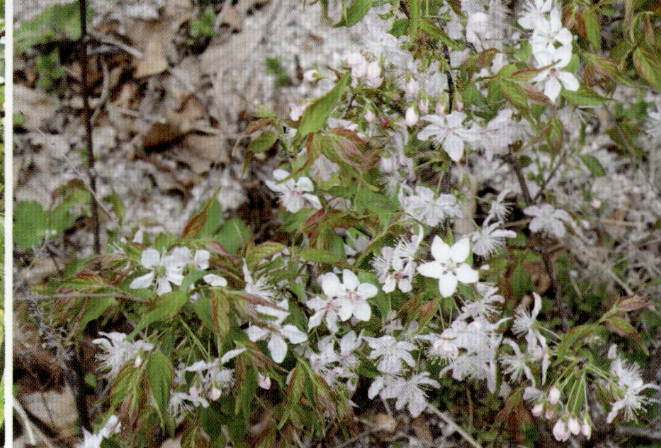

▲ 이스라지 꽃 무리

- **약재 저장법** : 밀폐용기(고형의 이물이 들어가는 것을 방지하고 내용의약품이 손실되지 않도록 보호할 수 있는 용기)

| **약재의 효능** |

- **한방 효능 분류** : 사하약(瀉下藥, 설사시키는 약) - 윤하약(潤下藥, 비교적 부드럽게 설사시키는 약)

- **한방 약미(藥味)와 약성(藥性)** : 맛은 맵고 쓰며 달고 성질은 보통이다.

  + 한방 약미

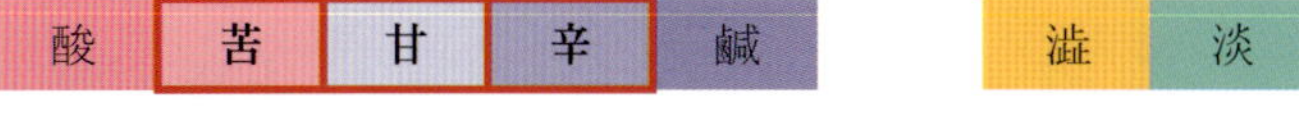

  + 한방 약성

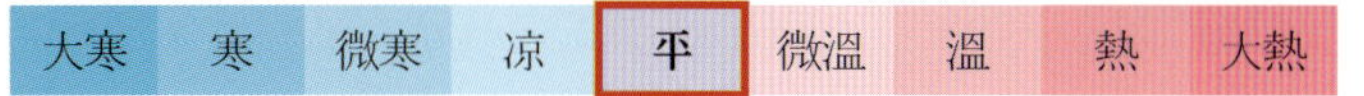

- **한방 작용부위(귀경, 歸經)** : 욱리인은 주로 비장, 대장, 소장 질환에 영향을 미친다.

- **한방 효능** : 대변이 잘 나오게 한다(潤腸通便, 윤장통변). 기운을 아래로 내려 소변이 잘 나오게 한다(下氣利水, 하기이수).

- **약효 해설** : 장(腸)을 부드럽게 하여 대변이 잘 나오게 한다. 음식이 소화되지 않고 오랫동안 적체되는 증상에 유효하다. 소변이 잘 나오지 않거나 몸이 붓는 증상을 치료한다.

| **북한에서의 효능** | 설사약으로서 대변을 잘 누게 하고 오줌을 잘 나가게 한다.

| **약용법** | 씨 6~10g을 물 800mL에 넣고 달여서 반으로 나누어 아침저녁으로 마신다.

| **주의사항** | 임신부는 사용을 삼간다.

<table>
<tr><td>약초명</td><td>

익모초

</td></tr>
</table>

약재명

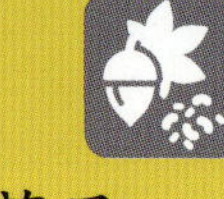

충위자 茺蔚子

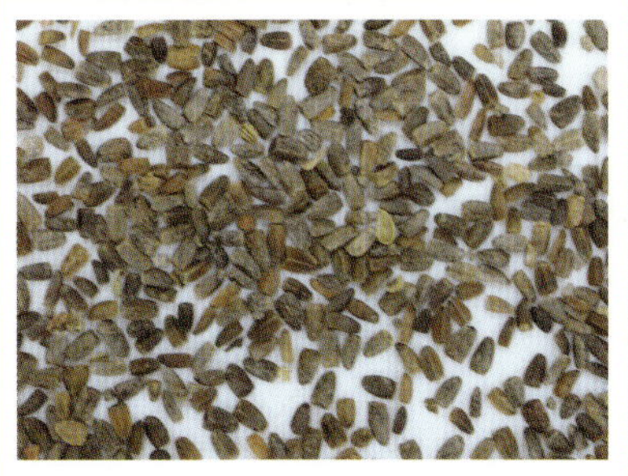

《동의보감》 탕액편에 기재된
조선시대(1610년)의 우리글 약초명

암눈비앗씨

약초명 및 학명

익모초
Leonurus japonicus Houtt.

과명

꿀풀과

약용부위

씨

| 약재의 조선시대 의서(醫書) 수재 |

충위자는 《동의보감》 탕액편(湯液篇)의 풀부 (部)와 《방약합편》의 습초(濕草)편에 수재되어 있다.

| 《동의보감》 탕액편의 효능 |

충위자(茺蔚子, 충울자, 익모초 씨)의 성질은 약 간 따뜻하며[微溫](약간 차다[微寒]고도 한다) 맛 이 맵고[辛] 달며[甘] 독이 없다. 주로 눈을 밝 게 하고 정(精)을 보하며 부종을 없앤다. ○ 어 느 곳에나 다 있다. 일명 익모초(益母草) 또는 야천마(野天麻)라고 한다. 그 잎이 대마(大麻) 의 잎과 비슷하며 줄기는 네모나고 꽃은 자주 색이다. 단옷날에 줄기와 잎을 베어 그늘에서 말린다. 햇빛과 불을 쬐지 않아야 하고 쇠붙이 에 대지 말아야 한다. 잎은 들깨[荏, 임] 잎 같 으며 줄기는 네모이다. 꽃은 마디 사이에 나며 열매는 맨드라미 씨[鷄冠子, 계관자]같이 검다. 음력 9월에 씨를 채취한다[본초].

| 《동의보감》 탕액편의 원문 |

충울자(茺蔚子) 암눈비앗씨 : 性微溫[一云微寒] 味辛甘 無毒. 主明目 益精 除水氣. ○ 處處有 之. 一名益母草 一名野天麻. 其葉類大麻 方 莖 花紫色. 端午日採莖葉 陰乾 不見日及火 忌鐵器. 一云 葉似荏 方莖 花生節間 實如雞 冠子黑色. 九月採.[本草]

| 식약처 인정 약초와 약재 |

○ 약초·약재의 식약처 공정서 수재 : 충위자는 식 품의약품안전처의 의약품 공정서인 《대한민

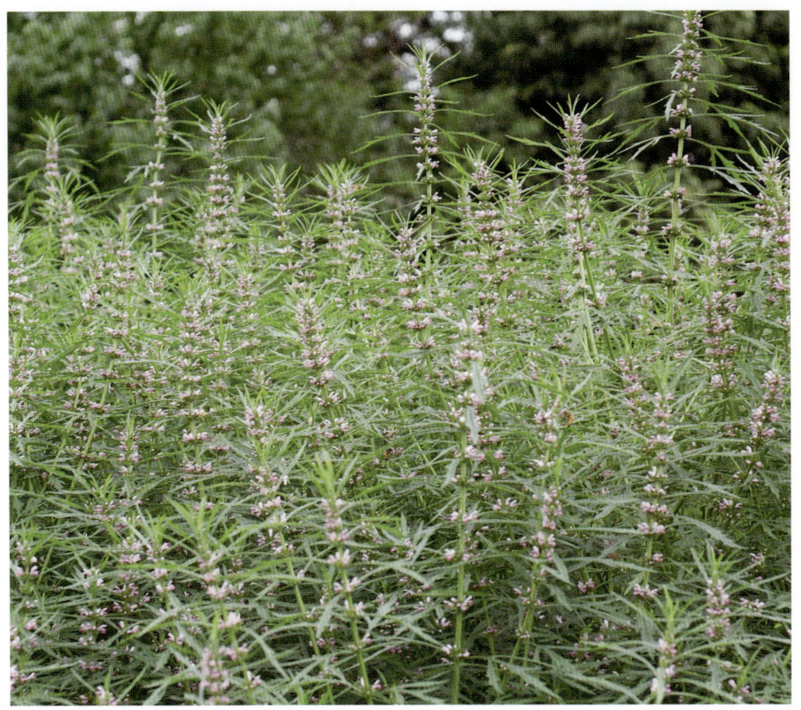

▲ 익모초 지상부

국약전외한약(생약)규격집(KHP)》에 수재되어 있다.

- ○ **약재의 라틴어 생약명** : Leonuri Semen
- ○ **약재의 이명 또는 영명** : 익모초자(益母草子), Motherwort Seed
- ○ **식약처의 법정 기원식물과 약용부위** : 약재 충위자는 익모초 *Leonurus japonicus* Houtt.(꿀풀과 Labiatae)의 씨이다.
- ○ **약재의 외부 형태** : 이 약은 씨로 삼각추 모양의 작은 알맹이이며 길이 2~3mm, 지름 1~2mm이다. 바깥면은 회갈색~흑갈색이고 이보다 진한 색의 반점이 있다. 100알의 중량은 약 0.1g이다.
- ○ **약재 저장법** : 밀폐용기(고형의 이물이 들어가는 것을 방지하고 내용의약품이 손실되지 않도록 보호할 수 있는 용기)

| 약재의 효능 |

- ○ **한방 효능 분류** : 활혈거어약(活血祛瘀藥, 혈액순환을 촉진하고 어혈을 제거하는 약)

허준, 《원본 동의보감》, 721쪽, 남산당(2014)
《동의보감》 세갑술중동 내의 원교정 완영중간(歲甲戌仲冬 內醫院校正 完營重刊) 영인본

○ 한방 약미(藥味)와 약성(藥性) : 맛은 달고 매우며 성질은 약간 차고 독이 약간 있다.

+ 한방 약미

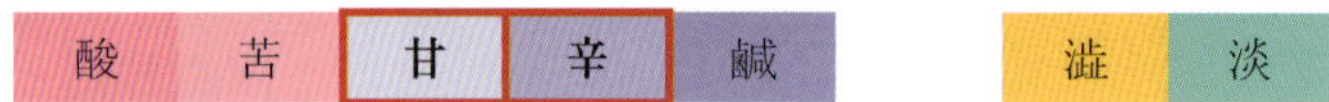

酸	苦	**甘**	**辛**	鹹	澁	淡

+ 한방 약성

大寒	寒	**微寒**	凉	平	微溫	溫	熱	大熱

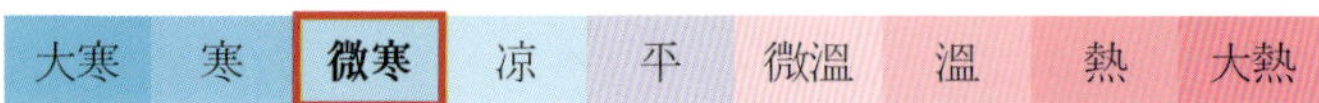

○ 한방 작용부위(귀경, 歸經) : 충위자는 주로 간장 질환에 영향을 미친다.

○ 한방 효능 : 혈액순환을 촉진하고 월경을 순조롭게 한다(活血調經, 활혈조경). 간열(肝熱)을 식히고 눈을 밝게 한다(淸肝明目, 청간명목).

▲ 익모초 잎

▲ 익모초 꽃과 꽃봉오리

▲ 익모초 줄기

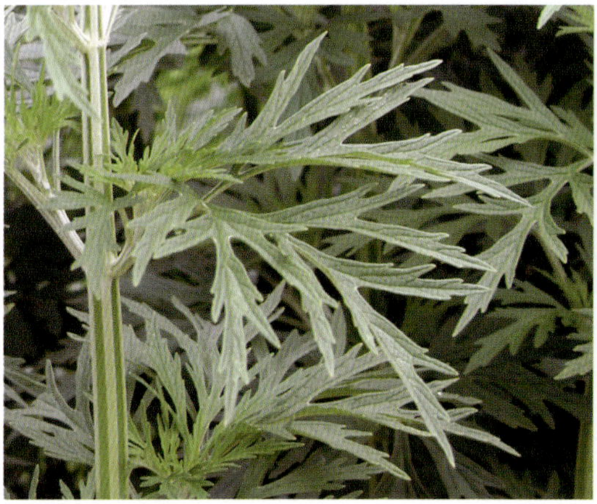

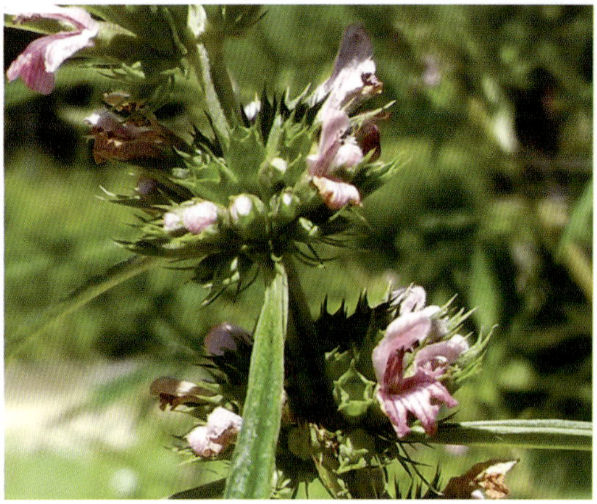

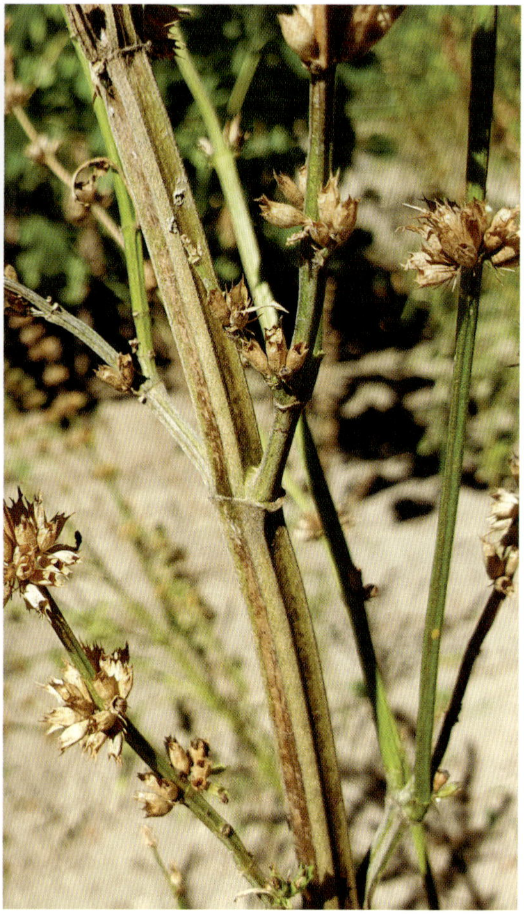

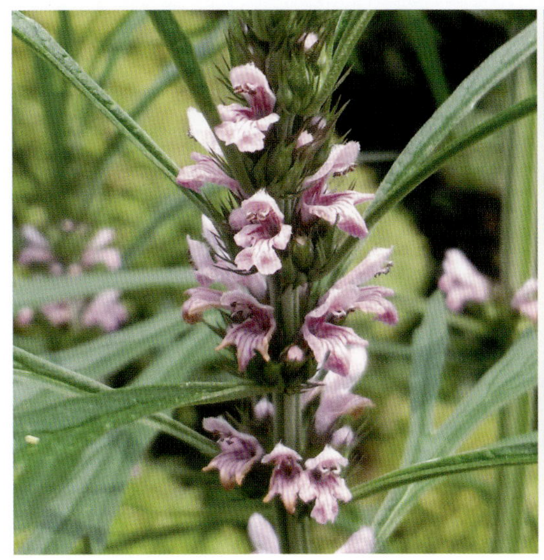

▲ 익모초 꽃

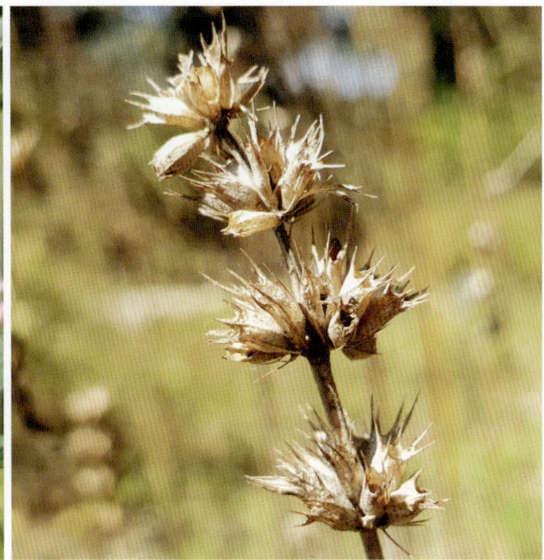

▲ 익모초 익은 열매

○ **약효 해설** : 현기증이 나고 머리가 어지러운 증상에 사용한다. 눈이 충혈되면서 붓고 아픈 증상에 유효하다. 눈에 막 같은 것이 생기는 장애를 치료한다. 월경불순, 산후 어혈통을 낫게 한다.

○ **임상응용** : 월경불순, 현기증, 복통, 눈병, 수종(水腫)에 쓴다.

| **북한에서의 효능** | 행혈약으로서 피순환을 돕고 월경을 정상으로 하게 하며 정을 보하고 눈을 밝게 한다.

| **약용법** | 씨 6~9g을 물 800mL에 넣고 달여서 반으로 나누어 아침저녁으로 마시거나 또는 가루나 환(丸)으로 만들어 복용한다.

| **주의사항** | 동공이 확장된 경우에는 복용을 삼간다.

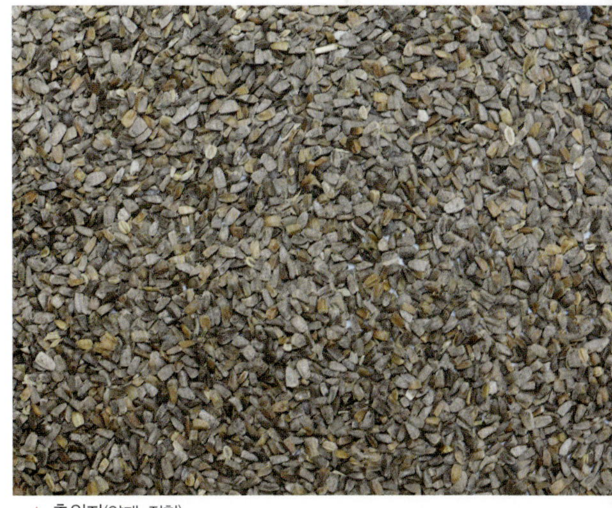

▲ **충위자**(약재, 전형)

약초명

인동덩굴

약재명

인동 忍冬

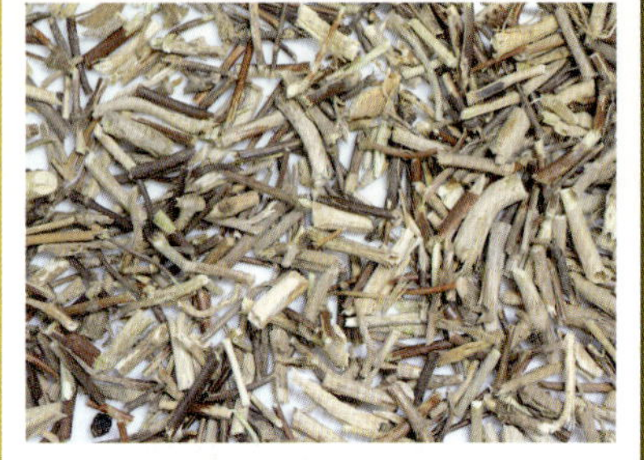

《동의보감》 탕액편에 기재된
조선시대(1610년)의 우리글 약초명

겨ᅀᅳ사리너출

약초명 및 학명

인동덩굴
Lonicera japonica Thunberg

과명

인동과

약용부위

잎 및 덩굴성 줄기

| 약재의 조선시대 의서(醫書) 수재 |

인동은 《동의보감》 탕액편(湯液篇)의 풀부(部)와 《방약합편》의 만초(蔓草, 덩굴풀)편에 수재되어 있다.

|《동의보감》 탕액편의 효능 |

인동(忍冬, 인동덩굴 잎 및 덩굴성 줄기)의 성질은 약간 차고[微寒] 맛이 달며[甘] 독이 없다. 추웠다 열이 나면서 몸이 붓는 것과 열독(熱毒), 대변에 피가 섞여 나오는 이질에 쓴다. 오시(五尸)를 치료한다. ○ 어느 곳에나 다 있다. 줄기는 적자색이다. 묵은 줄기에는 엷고 흰 피막이 있으며 어린 줄기에는 털이 있다. 꽃잎은 흰색이고 꽃술은 자주색이다. 음력 12월에 캐어 그늘에서 말린다[본초].

|《동의보감》 탕액편의 원문 |

인동(忍冬) 겨ᅀᅳ사리너출 : 性微寒 味甘 無毒. 主寒熱身腫 熱毒血痢. 療五尸. ○ 處處有之. 莖赤紫色 宿者有薄白皮膜 其嫩莖有毛. 花白蘂紫. 十二月採 陰乾.[本草] ○ 此草藤生蔓繞古木上 其藤左纏附木 故名爲左纏藤. 凌冬不凋 故又名忍冬草. 花有黃白二色 故又名金銀花.[入門] ○ 一名老翁鬚草 一名鷺鷥藤 又名水楊藤. 其藤左纏 花五出而白 微香 體帶紅色 野生蔓延.[直指] ○ 今人用此 以治癰疽熱盛煩渴 及感寒發表 皆有功.[俗方]

| 식약처 인정 약초와 약재 |

○ 약초·약재의 식약처 공정서 수재 : 인동은 식품의약품안전처의 의약품 공정서인 《대한민국

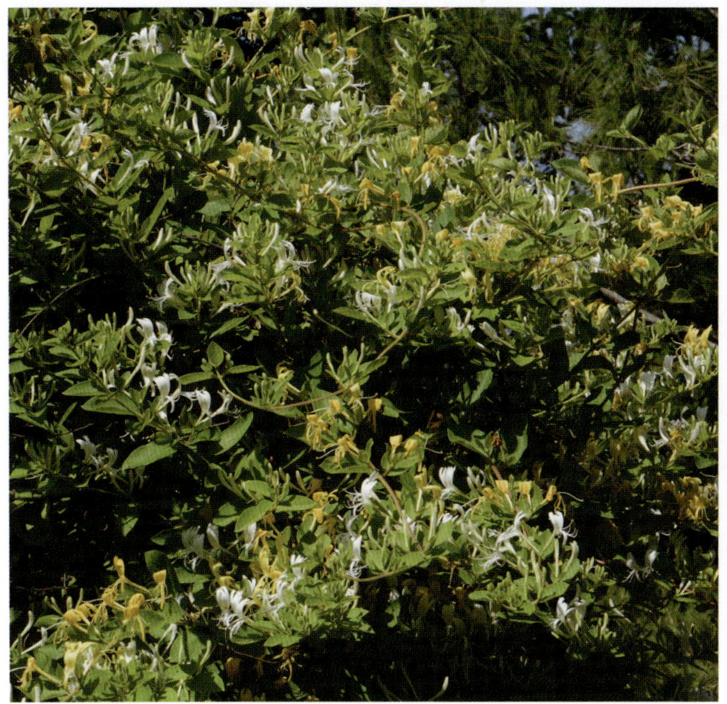

▲ 인동덩굴 잎과 가지

忍冬

겨 ᄋᆞ 사리너출

性微寒味甘無毒主寒熱身腫熱
處處有之莖赤紫色宿者有薄
白皮膜其嫩莖有毛花白蘂紫十二月採陰乾故名鷺鷥
此草藤生蔓繞古木上其藤左纒附木故名左纒藤一名老翁鬚草花有黃白二色故一名金銀花
左纒藤又名金銀花○門故又名一名老翁鬚草一名鷺鷥藤二色藤
又名水楊藤延其藤○今人用此五出而白微香體帶紅
皆及感有寒功發在袞

《동의보감》 세갑술중동 내의원교정 완영
중간(歲甲戌仲冬 內醫院校正 完營重刊)
영인본

허준, 《원본 동의보감》, 725쪽,
남산당(2014)

약전(KP)》에 수재되어 있다.

○ **약재의 라틴어 생약명** : Lonicerae Folium et Caulis

○ **약재의 이명 또는 영명** : Lonicera Leaf and Stem

○ **식약처의 법정 기원식물과 약용부위** : 약재 인동은 인동덩굴
  Lonicera japonica Thunberg(인동과 Caprifoliaceae)의 잎 및 덩굴성 줄기이다.

○ **약재의 외부 형태** : 이 약은 잎 및 덩굴성 줄기로 잎은 원형으로 전연이며 길이 3~7cm,
  너비 1~3cm로 짧은 잎자루가 붙어 있다. 윗면은 녹갈색, 아랫면은 연한 회녹색을 띠고
  확대경으로 볼 때 양면에 부드러운 털을 볼 수 있다.

○ **약재 저장법** : 밀폐용기(고형의 이물이 들어가는 것을 방지하고 내용의약품이 손실되지 않도록
  보호할 수 있는 용기)

| 약재의 효능 |

○ **한방 효능 분류** : 청열약(淸熱藥, 열을 식히는 약) - 청열해독약(淸熱解毒藥, 열독을 없애는 약)

● **한방 약미(藥味)와 약성(藥性) :** 맛은 달고 성질은 차다.

　+ 한방 약미

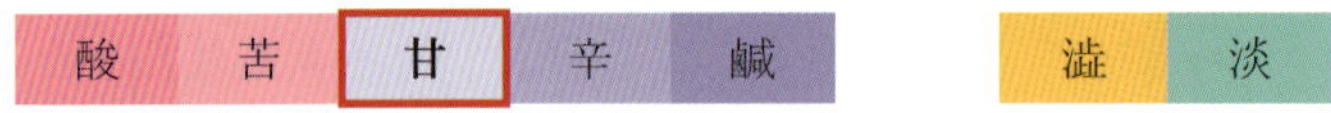

　+ 한방 약성

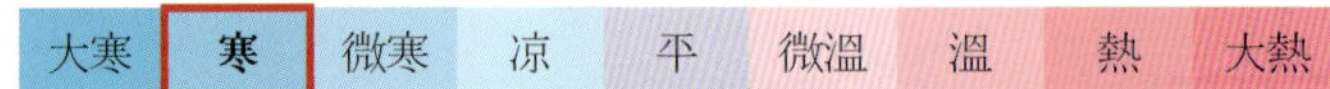

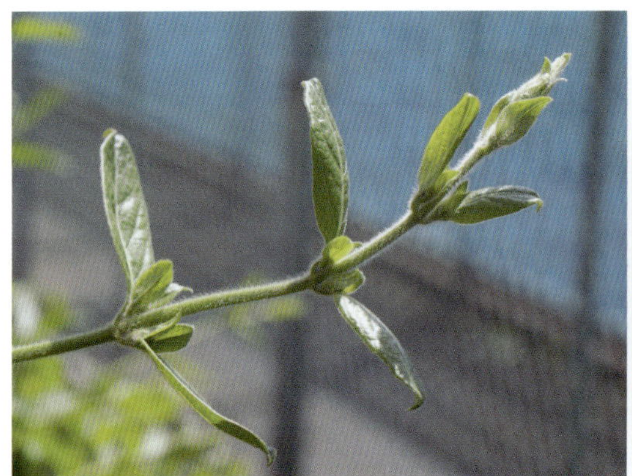

▲ 인동덩굴 어린잎

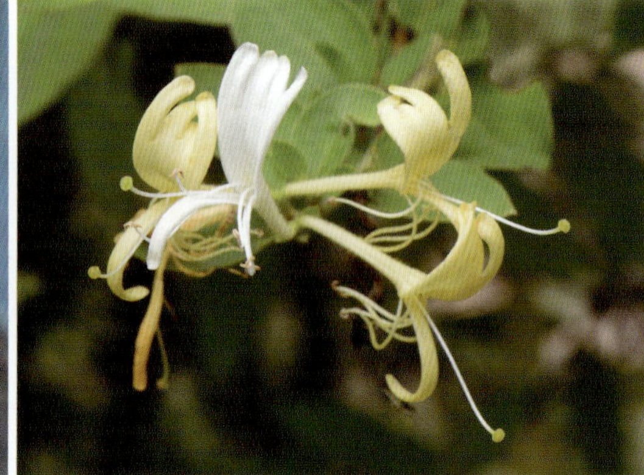

▲ 인동덩굴 꽃

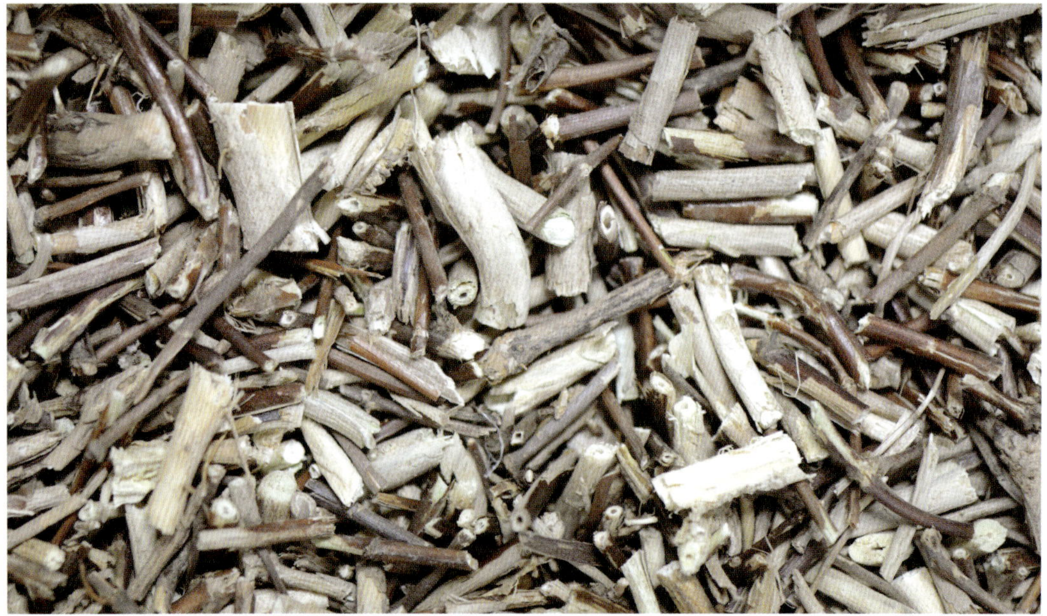

▲ 인동(약재, 절단)

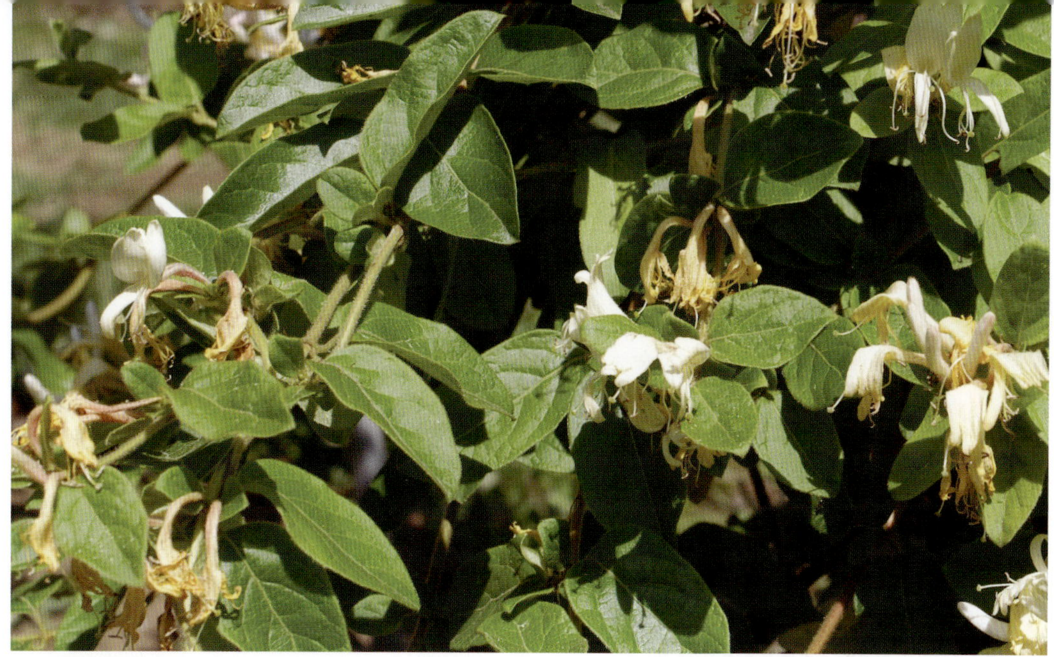

▲ 인동덩굴 꽃과 잎

- **한방 작용부위(귀경, 歸經)** : 인동은 주로 폐, 위장 질환에 영향을 미친다.

- **한방 효능** : 열독(熱毒)을 해소한다(淸熱解毒, 청열해독). 풍사(風邪)를 흩어지게 하고 경락(經絡)을 소통시킨다(疏風通絡, 소풍통락).

- **약효 해설** : 고열이 날 때 유효하다. 팔다리를 잘 쓰지 못하고 마비되며 아픈 병증에 쓰인다. 전염성 간염 치료에 효과가 있다.

- **임상응용** : 배뇨곤란, 하리, 혈변, 발열, 발진, 오한, 관절통, 피부 화농증에 쓴다.

| **북한에서의 효능** | 청열해독약으로서 열을 내리우고 독을 풀며 경락을 통하게 한다.

| **약용법** | 잎 및 덩굴성 줄기 9~30g을 물 800mL에 넣고 달여서 반으로 나누어 아침 저녁으로 마신다.

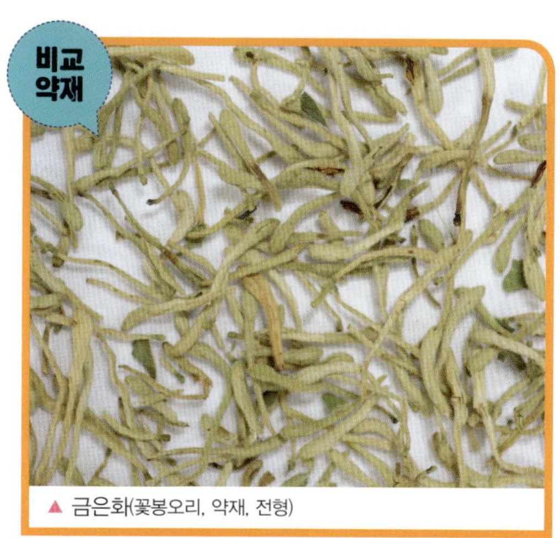

▲ 금은화(꽃봉오리, 약재, 전형)

인삼

인삼 人蔘

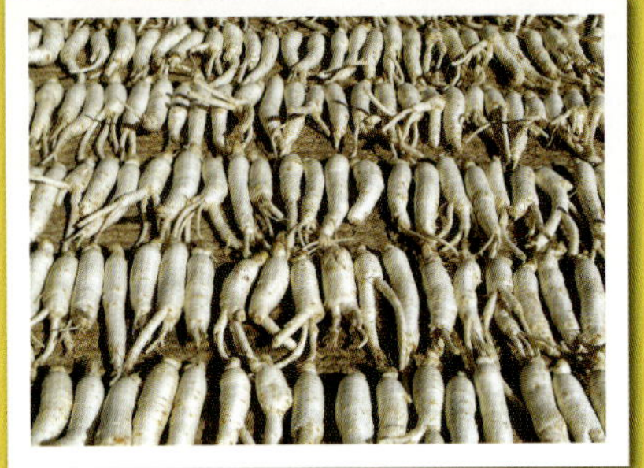

《동의보감》 탕액편에 기재된
조선시대(1610년)의 우리글 약초명

심

약초명 및 학명

인삼
Panax ginseng C. A. Meyer

과명

두릅나무과

약용부위

뿌리로서 그대로 또는 가는뿌리와 코르크
층을 제거한 것

| 약재의 조선시대 의서(醫書) 수재 |

인삼은 《동의보감》 탕액편(湯液篇)의 풀부(部)와
《방약합편》의 산초(山草)편에 수재되어 있다.

|《동의보감》 탕액편의 효능 |

인삼(人蔘, 인삼 뿌리)의 성질은 약간 따뜻하고
[微溫](따뜻하다[溫]고도 한다) 맛이 달며[甘](약간
쓰다[微苦]고도 한다) 독이 없다. 주로 오장(五藏)
의 기(氣)가 부족한 데 쓴다. 정신을 안정시키
고 눈을 밝게 한다. 심규[心]를 열어주고 지혜
를 더한다[益智]. 몸과 마음이 허약하고 피로한
것을 치료한다. 곽란(霍亂)으로 구토하고 딸꾹
질[嘔噦, 구홰]하는 것을 멎게 한다. 폐열(肺熱)
로 진액이 소모되어 기침하고 숨차는 것, 고름
을 토하는 것을 치료하고 담(痰)을 삭인다. ○
〈인삼찬〉에는 "3개의 가지에 잎이 다섯이고
해를 등진 채 음지에서 자란다. 나를 찾아보고
자 하면 개오동나무[檟樹, 가수] 주위를 자세히
찾아 보라."고 쓰여 있다. 신초(神草)라고도 하
는데 사람 모양으로 생긴 것에는 신(神)이 깃
들어 있기 때문이다.

|《동의보감》 탕액편의 원문 |

인삼(人蔘) 심 : 性微溫[一云溫] 味甘[一云微
苦] 無毒. 主五藏氣不足. 安精神 定魂魄 明目
開心益智 療虛損 止霍亂嘔噦 治肺痿吐膿 消
痰. ○ 讚曰 三椏五葉 背陽向陰 欲來求我 檟
樹相尋. 一名神草 如人形者有神. ○ 此物多
生於深山中背陰 近檟漆樹下濕潤處. 中心生
一莖 與桔梗相似. 三四月開花 秋後結子. 二

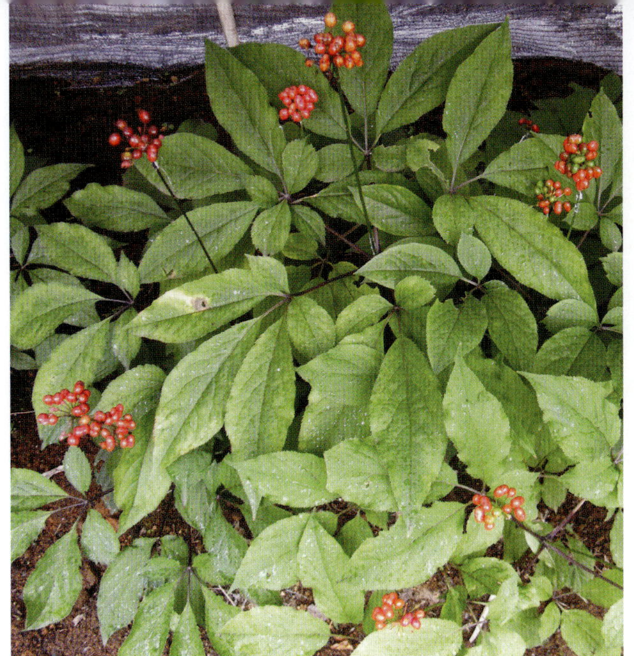
▲ 인삼 지상부

月四月八月上旬 採根 竹刀刮 暴乾. ○ 此物易蛀 惟
納器中密封口 可經年不壞. 和細辛密封 亦久不壞.
○ 用時 去其蘆頭 不去則吐人. [本草] ○ 人參動肺
火 凡吐血久嗽 面黑氣實 血虛陰虛之人 勿用. 代以
沙參 可也. [丹心] ○ 人參 苦微溫 補五藏之陽 沙參
苦微寒 補五藏之陰也. [丹心] ○ 夏月少使 發心痞之
患也. [本草] ○ 夏月多服 發心痞. [丹心] ○ 入手太陰經. [湯液]

| 약초 · 약재의 해설 |

인삼의 동속식물은 서양삼(西洋參, *Panax quinquefolius* L.), 삼칠[三七, *Panax notoginseng* (Burk.)
F. H. Chen], 죽절삼[竹節參, *Panax japonicus* (T.Nees) C.A.Mey.] 등이 있다.

| 식약처 인정 약초와 약재 |

- **약초·약재의 식약처 공정서 수재** : 인삼은 식품의약품안전처의 의약품 공정서인 《대한민
  국약전(KP)》에 수재되어 있다.
- **약재의 라틴어 생약명** : Ginseng Radix
- **약재의 이명 또는 영명** : Ginseng

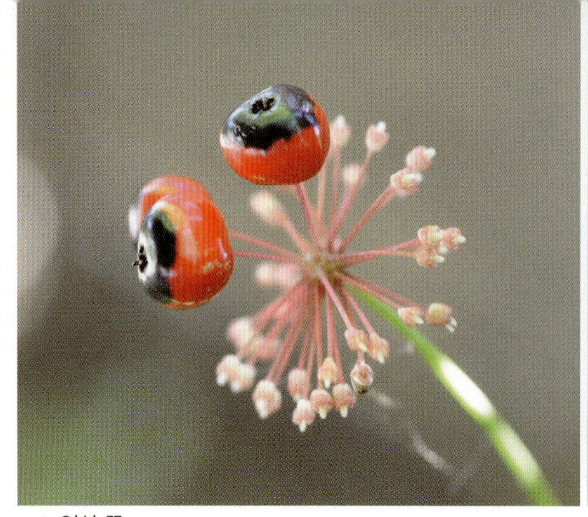
▲ 인삼 꽃

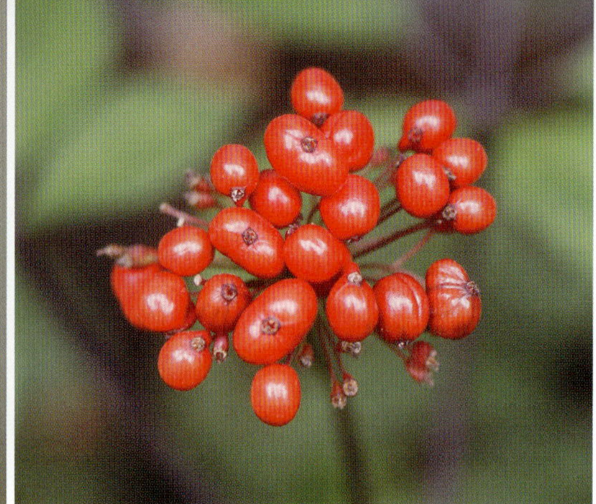
▲ 인삼 열매

○ **식약처의 법정 기원식물과 약용부위** : 약재 인삼은 인삼 *Panax ginseng* C. A. Meyer(두릅나무과 Araliaceae)의 뿌리로서 그대로 또는 가는뿌리와 코르크층을 제거한 것이다.

○ **약재의 외부 형태** : 이 약은 뿌리로 가늘고 긴 원기둥 모양~방추형으로 때로 중간쯤에서 2~5개의 곁뿌리가 있다. 길이 5~20cm이며 원뿌리는 지름 5~30mm이다. 바깥면은 연한 황갈색~연한 회갈색을 띠며 세로 주름과 가는뿌리 자국이 있다.

○ **약재 저장법** : 밀폐용기(고형의 이물이 들어가는 것을 방지하고 내용의약품이 손실되지 않도록 보호할 수 있는 용기)

| 약재의 효능 |

○ **한방 효능 분류** : 보익약(補益藥, 보약) - 보기약(補氣藥, 기운을 보하는 약)

○ **한방 약미(藥味)와 약성(藥性)** : 맛은 달고 약간 쓰며 성질은 약간 따뜻하다.

+ **한방 약미**

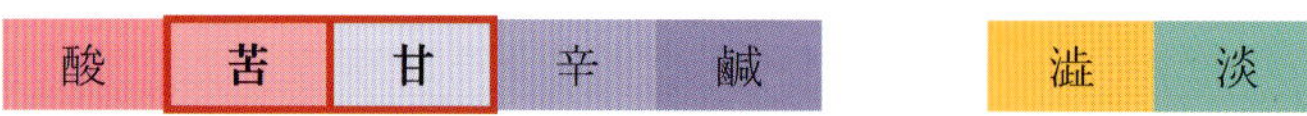

+ **한방 약성**

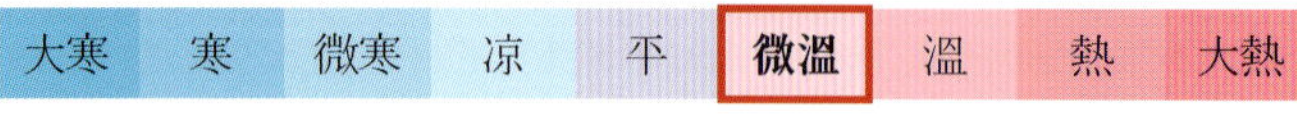

○ **한방 작용부위(귀경, 歸經)** : 인삼은 주로 비장, 폐, 심장, 신장 질환에 영향을 미친다.

○ **한방 효능** : 인체의 원기를 크게 보한다(大補元氣, 대보원기). 탈진되어 맥이 끊어질 듯한 것을 회복시킨다(復脈固脫, 복맥고탈). 비(脾)를 보하고 위(胃)의 기능을 더한다(補脾益胃, 보비익위). 진액 생성을 촉진하고 혈열(血熱)을 식힌다(生津凉血, 생진양혈). 정신을 안정시키고 인지기능을 개선한다(安神益智, 안신익지).

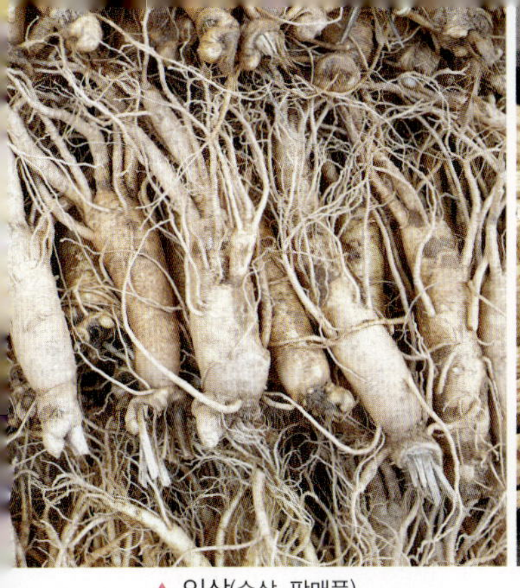

▲ 인삼(수삼, 판매품)

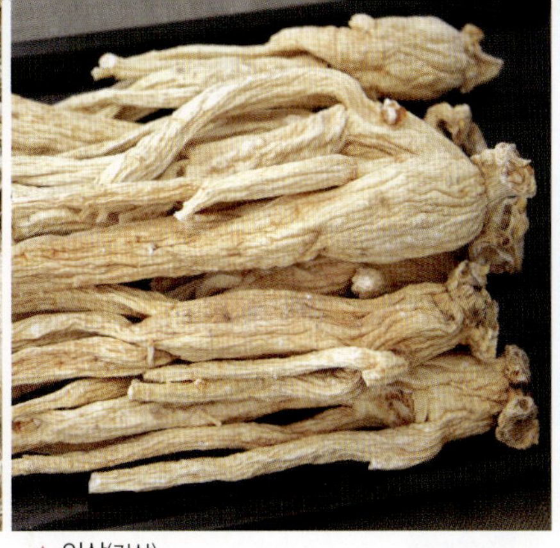

▲ 인삼(건삼)

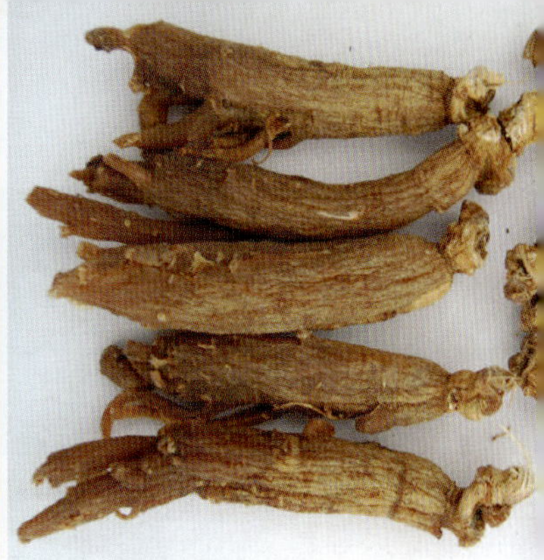

▲ 인삼(홍삼)

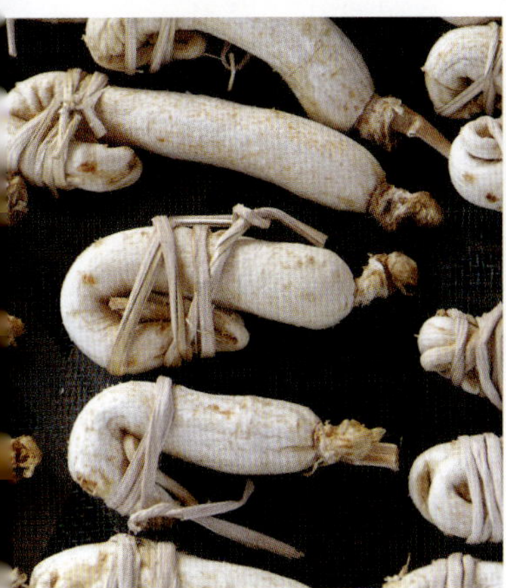

▲ 인삼(곡삼)

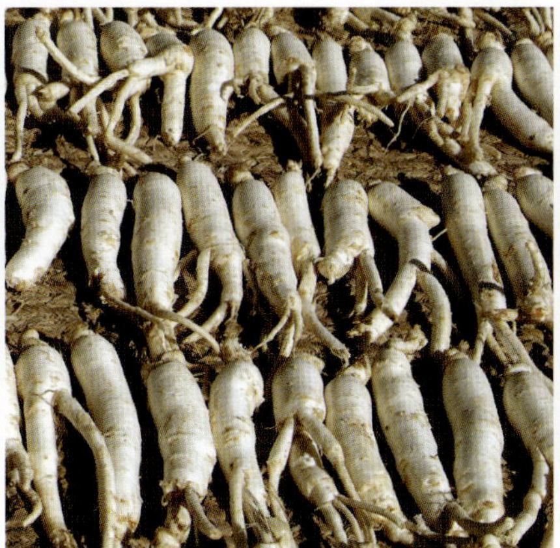

▲ 인삼(직삼)

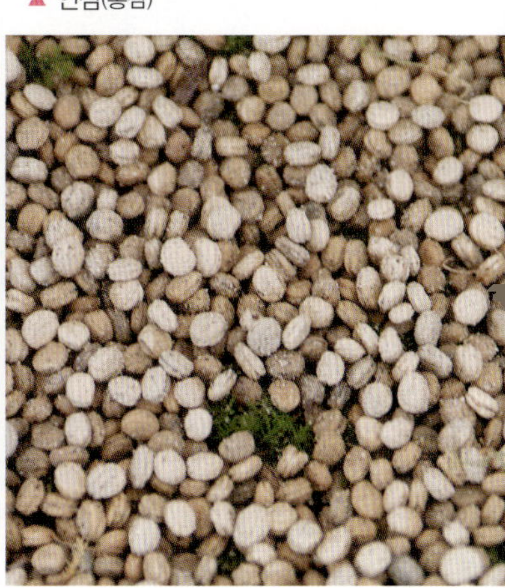

▲ 인삼 씨(채취품)

○ **약효 해설 :** 원기를 보충해주며 신체허약과 피로 증상에 유효하다. 마음을 안정시키며 건망증, 현기증을 치료한다. 빈뇨증, 자궁출혈에 사용한다. 자양강장, 면역증강 작용이 있다.

○ **임상응용 :** 피로감, 허약체질, 전신권태, 호흡곤란, 구갈, 건망증, 가슴이 두근거리는 증상, 불안감에 쓴다.

| **북한에서의 효능** | 보기약으로서 기를 보하고 진액이 생겨나게 하며 정신을 진정시키고 피를 보하며 눈을 밝게 한다.

| **약용법** | 뿌리 3~9g을 물 800mL에 넣고 달여서 반으로 나누어 아침저녁으로 마신다.

| **주의사항** | 당뇨 치료제, 혈액 항응고제 등의 의약품을 복용할 때 인삼 섭취에 주의한다. 여로, 오령지와 함께 사용하지 않는다.

약초명

잇꽃

약재명

홍화 紅花

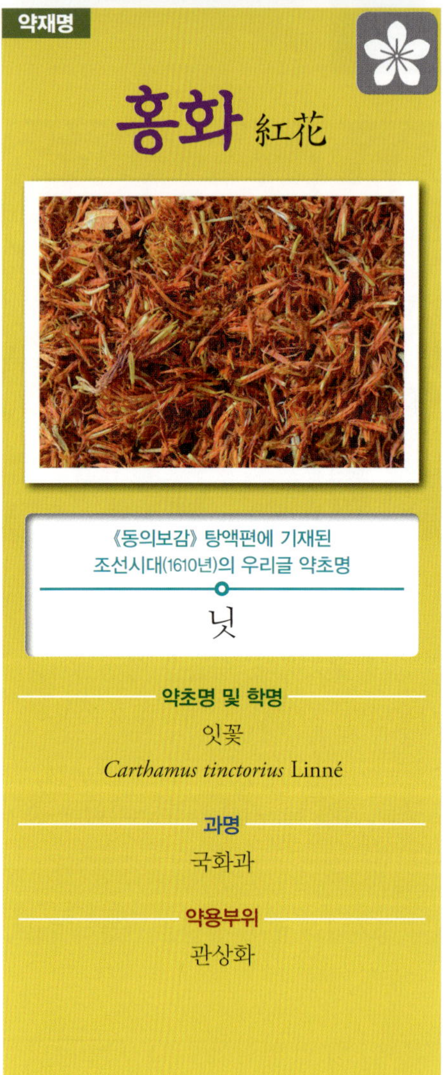

《동의보감》 탕액편에 기재된
조선시대(1610년)의 우리글 약초명

닛

약초명 및 학명
잇꽃
Carthamus tinctorius Linné

과명
국화과

약용부위
관상화

| 약재의 조선시대 의서(醫書) 수재 |

홍화는 《동의보감》 탕액편(湯液篇)의 풀부(部)와 《방약합편》의 습초(濕草)편에 수재되어 있다.

| 《동의보감》 탕액편의 효능 |

홍람화(紅藍花, 잇꽃 관상화)의 성질은 따뜻하고 [溫] 맛은 매우며[辛] 독이 없다. 산후에 출혈이 심하여 정신이 흐리고 혼미해지는 증상을 낫게 한다. 배 속에 굳은 피[惡血]가 다 나가지 못하여 쥐어짜듯이 아픈 것, 태아가 배 속에서 죽은 것에 쓴다. ○ 즉 요즘의 홍화(紅花)이다. 이를 이용하여 진홍색으로 물들이며 연지(臙脂)를 만든다. 잎이 쪽[藍, 남]과 비슷하여 이름에 '남(藍)' 자가 들어간다[본초].

| 《동의보감》 탕액편의 원문 |

홍람화(紅藍花) 닛 : 性溫 味辛 無毒. 主産後血暈 腹內惡血不盡絞痛 胎死腹中. ○ 卽今紅花也. 以染眞紅 及作臙脂. 葉似藍 故有藍名.[本草] ○ 紅花入藥只二分 則入心養血 多用則破血. 又云 多用破血 少用養血.[丹心]

| 약초 · 약재의 해설 |

KP에서 사프란(*Crocus sativus* L.)의 한자명은 번홍화(蕃紅花)이다. 《중국약전》에서 사프란은 서홍화(西紅花)로 수록되어 있으며 일반적으로 장홍화(藏紅花)로 부르기도 한다.

| 식약처 인정 약초와 약재 |

○ 약초·약재의 식약처 공정서 수재 : 홍화는 식품의약품안전처의 의약품 공정서인 《대한민국

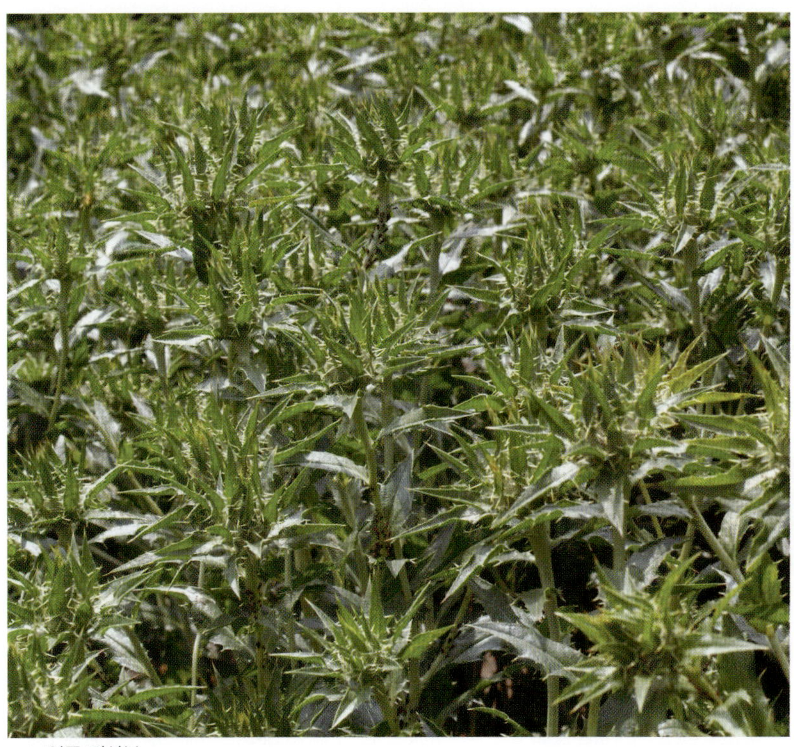

▲ 잇꽃 지상부

紅藍花 잇 性溫味辛無毒主産後血暈腹内惡血不盡
絞痛胎死腹中○即今紅花也以染真紅及作
入臙脂紫似藍故有藍名草本○紅花入藥只二分則
入心養血多用則破血又云多用破血少用養血

허준,《원본 동의보감》, 731쪽, 남산당(2014)
《동의보감》 세갑술중동 내의원교정 완영중간(歲甲戌仲冬 內醫院校正 完營重刊) 영인본

약전(KP)》에 수재되어 있다.

- **약재의 라틴어 생약명 :** Carthami Flos
- **약재의 이명 또는 영명 :** Safflower
- **식약처의 법정 기원식물과 약용부위 :** 약재 홍화는 잇꽃 *Carthamus tinctorius* Linné(국화과 Compositae)의 관상화이다.
- **약재의 외부 형태 :** 이 약은 관상화로 씨방이 붙어 있지 않으며 길이 1~2cm이다. 겉면은 붉은색~적갈색이다.
- **약재 저장법 :** 밀폐용기(고형의 이물이 들어가는 것을 방지하고 내용의약품이 손실되지 않도록 보호할 수 있는 용기)

| 약재의 효능 |

- **한방 효능 분류 :** 활혈거어약(活血祛瘀藥, 혈액순환을 촉진하고 어혈을 제거하는 약)

○ **한방 약미(藥味)와 약성(藥性) :** 맛은 맵고 성질은 따뜻하다.

+ 한방 약미

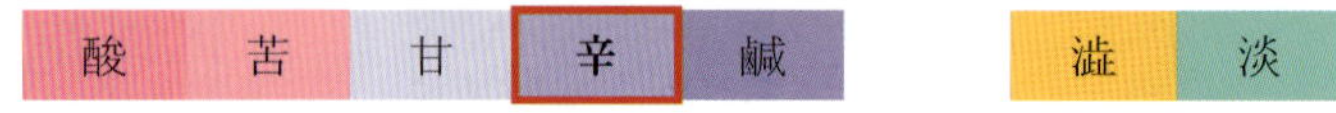

酸	苦	甘	**辛**	鹹		澁	淡

+ 한방 약성

大寒	寒	微寒	凉	平	微溫	**溫**	熱	大熱

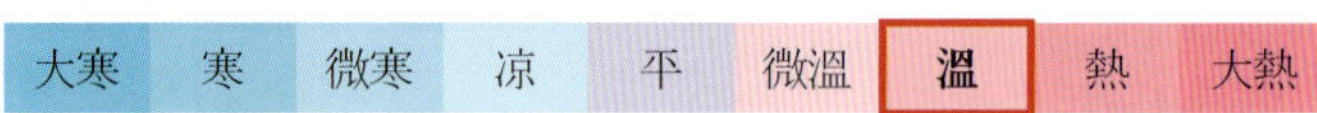

○ **한방 작용부위(귀경, 歸經) :** 홍화는 주로 심장, 간장 질환에 영향을 미친다.

○ **한방 효능 :** 혈액순환을 촉진하여 월경이 잘 나오게 한다(活血通經, 활혈통경). 어혈을 없애고 통증을 멎게 한다(散瘀止痛, 산어지통).

▲ 잇꽃 꽃봉오리

▲ 잇꽃 꽃

▲ 잇꽃 어린잎

▲ 잇꽃 씨(채취품)

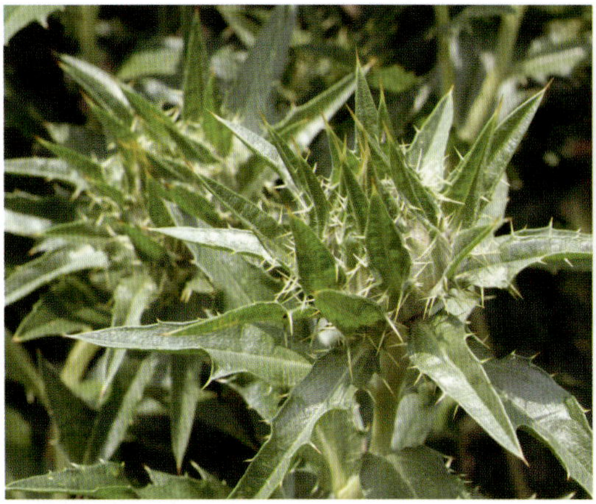

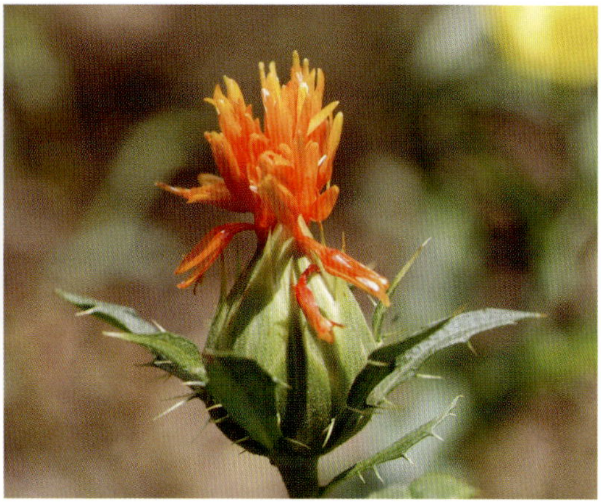

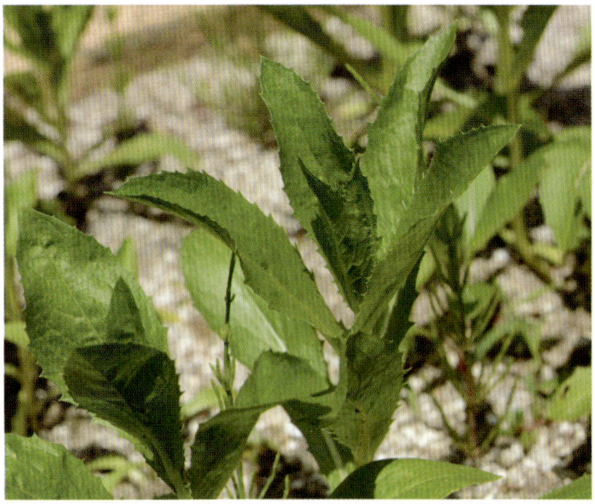

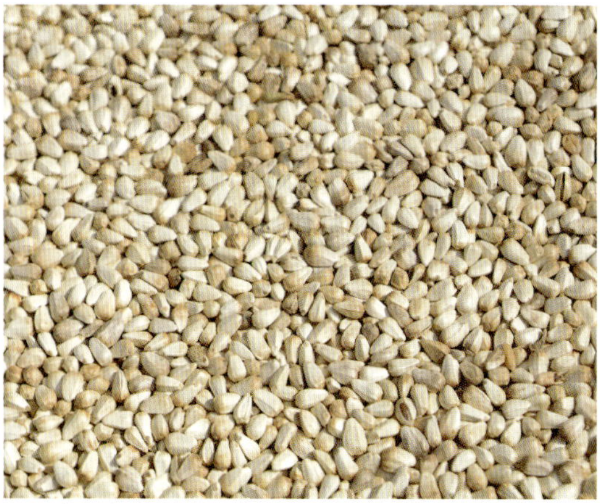

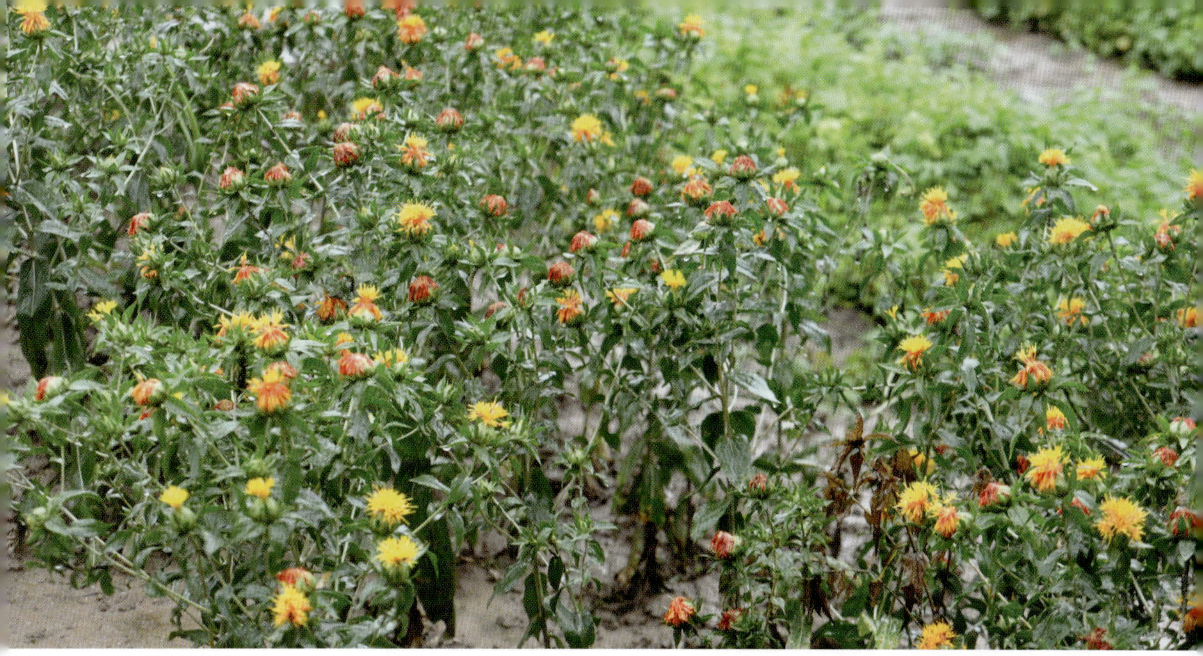

▲ 잇꽃 재배지

○ **약효 해설** : 가슴이 막히는 듯하면서 아픈 증상에 유효하다. 가슴과 양 옆구리의 찌르는 듯한 통증을 없앤다. 타박상에 활용한다. 갱년기 증상 등의 혈액순환 장애 치료에 사용한다. 동맥경화의 예방 효과가 있다.

○ **임상응용** : 무월경, 월경통, 복통, 갱년기 증상, 난산(難産), 피부 화농증에 쓴다.

| **북한에서의 효능** | 행혈약으로서 피순환을 돕고 어혈을 없애며 월경을 정상화하고 적은 량에서 피를 보한다.

| **약용법** | 관상화 3~10g을 물 800mL에 넣고 달여서 반으로 나누어 아침저녁으로 마신다. 양혈(養血, 피를 보양함)과 화혈(和血, 피의 운행을 조화롭게 함) 효능을 위해서는 적은 양의 홍화를 사용한다. 반면 활혈거어(活血祛瘀, 혈액순환을 촉진하여 어혈을 제거함)의 목적에는 많은 양의 홍화를 사용한다.

| **주의사항** | 임신부에게는 쓰지 않는다.

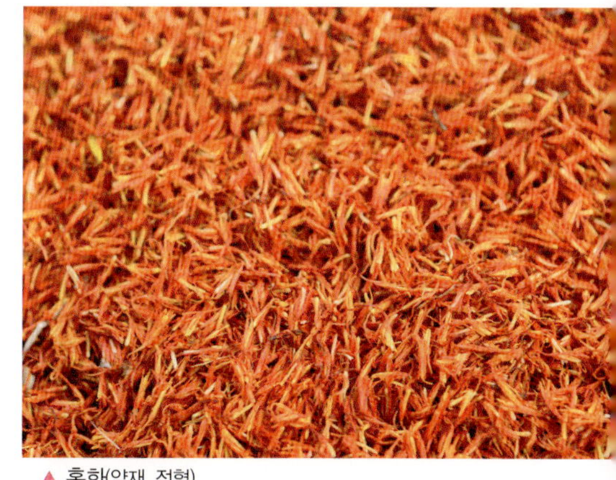

▲ 홍화(약재, 전형)

약초명

자귀나무

약재명

합환피 合歡皮

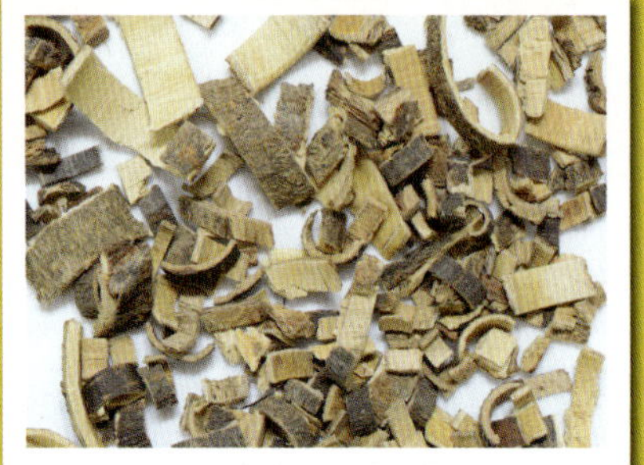

《동의보감》 탕액편에 기재된
조선시대(1610년)의 우리글 약초명

자괴나모겁질

약초명 및 학명

자귀나무
Albizzia julibrissin Durazzini

과명

콩과

약용부위

줄기껍질

| 약재의 조선시대 의서(醫書) 수재 |

합환피는 《동의보감》 탕액편(湯液篇)의 나무부(部)에 수재되어 있다.

|《동의보감》 탕액편의 효능 |

합환피(合歡皮, 자귀나무 줄기껍질)의 성질은 보통이며[平] 맛은 달고[甘] 독이 없다. 주로 오장(五藏)을 편안하게 하고 마음을 안정시키며 근심을 없애고 즐겁게 한다. ○ 가지가 매우 부드럽고 약하다. 잎은 조각자나무나 회화나무처럼 매우 가늘고 촘촘하게 서로 맞붙어 있다. 해가 지면 잎이 서로 합쳐지므로 합혼(合昏)이라고도 한다. 음력 5월에 홍백색 꽃이 피는데 꽃잎 위로 실 같은 꽃술이 무성하게 자라나 있다. 가을에 콩꼬투리 모양의 열매를 맺는데 씨는 매우 얇고 가늘다. 아무 때나 나무껍질과 잎을 채취하여 쓴다. 또한 야합피(夜合皮)라고도 한다[본초].

|《동의보감》 탕액편의 원문 |

합환피(合歡皮) 자괴나모겁질 : 性平 味甘 無毒. 主安五藏 利心志 令人歡樂無憂. ○ 木似梧桐 枝甚柔弱 葉似皂莢槐等 極細而繁密 互相交結. 其葉至暮而合 故一名合昏. 五月花發黃白色 瓣上若絲茸然. 至秋而實作莢 子極薄細. 不拘時月 採皮及葉用. 又名夜合皮.[本草] ○ 主肺癰吐膿. 又殺蟲 續筋骨 消癰腫.[入門] ○ 養生論曰 合歡蠲忿 卽此也. 樹之階庭 使人不忿.[入門] ○ 榮花樹皮 卽夜合花根也.[回春]

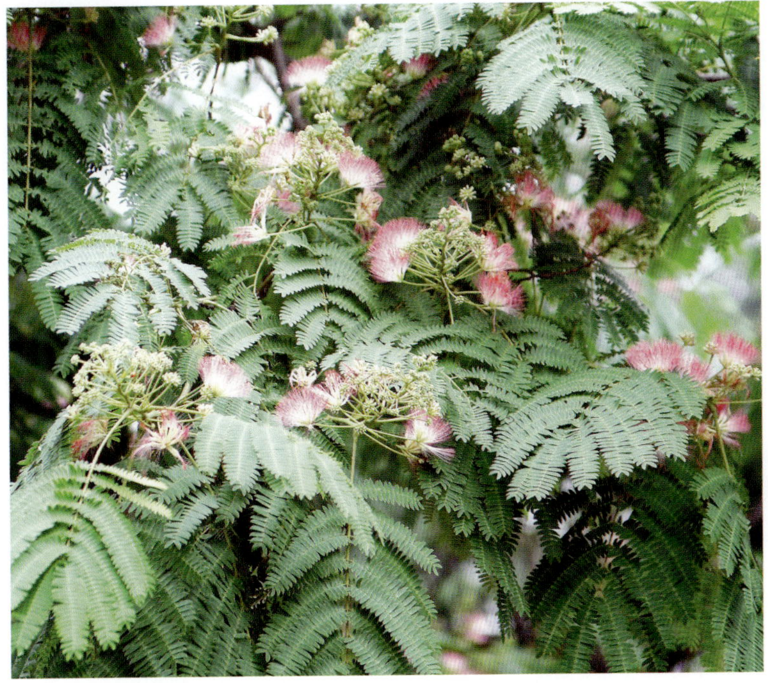

▲ 자귀나무 꽃과 잎

合歡皮 〔자괴나모겁질〕

性平味甘無毒主安五藏利心志今人歡樂無憂○木似梧桐枝甚柔弱葉似皂莢名槐等極細而繁密互相交結其葉至暮而合故一名合昏五月花發黃白色瓣上若綠茸然至暮而合○于主肺癰吐膿不拘時月採皮及骨葉消癰又殺虫續筋骨○養生論曰合歡蠲念即此也又名夜合皮榮花樹皮即夜合花也根樹也使入門不念門階庭癰

허준, 《원본 동의보감》, 744쪽, 남산당(2014)

《동의보감》 세갑술중동 내의원교정 완영중간(歲甲戌仲冬 內醫院校正 完營重刊) 영인본

| 식약처 인정 약초와 약재 |

- **약초·약재의 식약처 공정서 수재** : 합환피는 식품의약품안전처의 의약품 공정서인 《대한민국약전외한약(생약)규격집(KHP)》에 수재되어 있다.

- **약재의 라틴어 생약명** : Albizziae Cortex

- **약재의 이명 또는 영명** : 야합피(夜合皮)

- **식약처의 법정 기원식물과 약용부위** : 약재 합환피는 자귀나무 *Albizzia julibrissin* Durazzini(콩과 Leguminosae)의 줄기껍질이다.

- **약재의 외부 형태** : 이 약은 줄기껍질로 원통 모양 또는 반원통 모양이다. 바깥면은 회갈색~갈색으로 드물게 세로 주름이 있고 얕게 찢겨진 무늬도 보이며 타원형에 가로로 회황색의 껍질눈이 뚜렷하다.

- **약재 저장법** : 밀폐용기(고형의 이물이 들어가는 것을 방지하고 내용의약품이 손실되지 않도록 보호할 수 있는 용기)

| 약재의 효능 |

- **한방 효능 분류 :** 안신약(安神藥, 정신을 안정시키는 약)
- **한방 약미(藥味)와 약성(藥性) :** 맛은 달고 성질은 보통이다.

+ 한방 약미

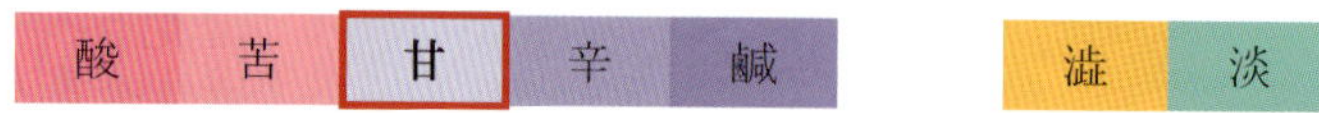

酸	苦	**甘**	辛	鹹	澁	淡

+ 한방 약성

大寒	寒	微寒	凉	**平**	微溫	溫	熱	大熱

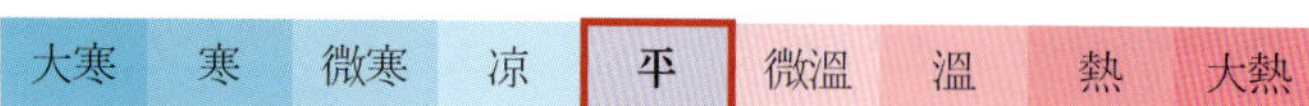

- **한방 작용부위(귀경, 歸經) :** 합환피는 주로 심장, 간장, 폐 질환에 영향을 미친다.

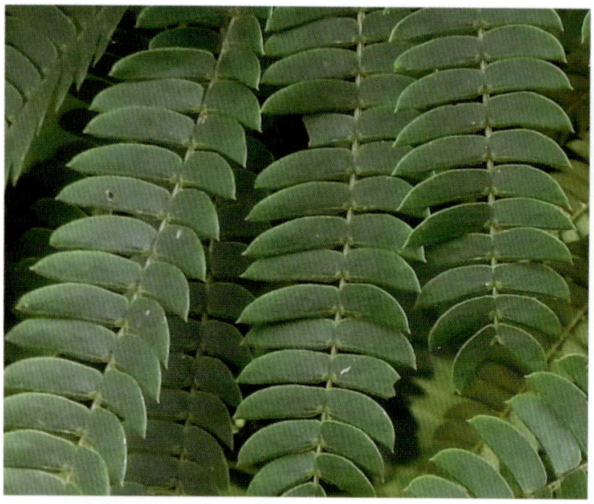

▲ 자귀나무 잎

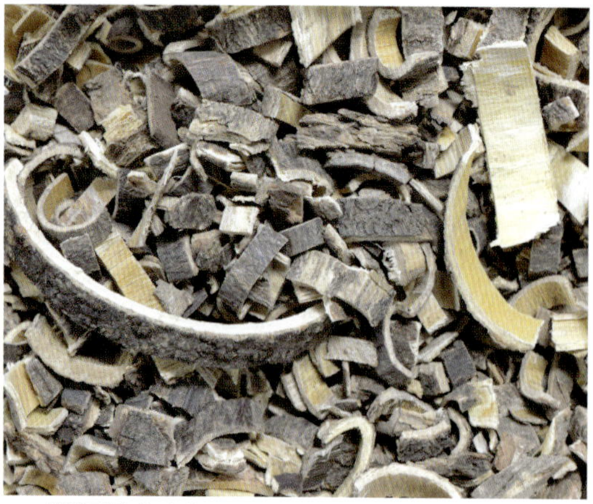

▲ 합환피(약재, 절편)

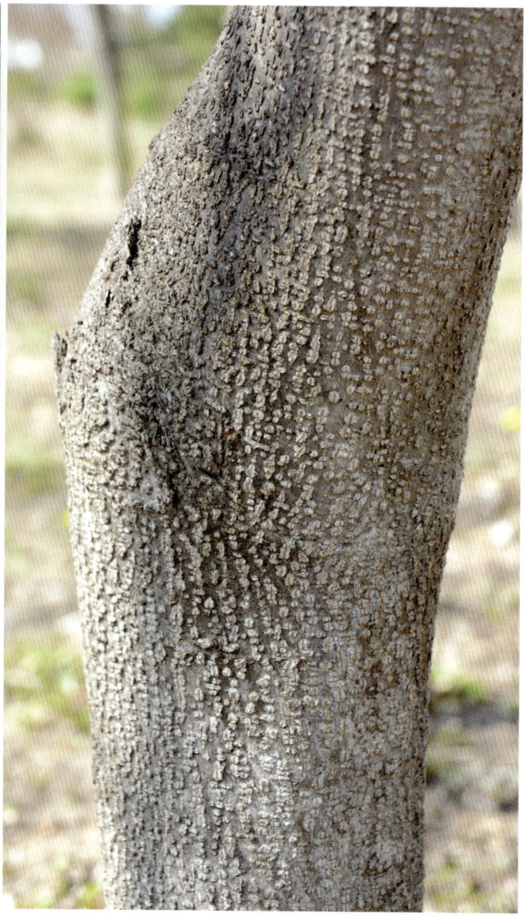

▲ 자귀나무 나무껍질

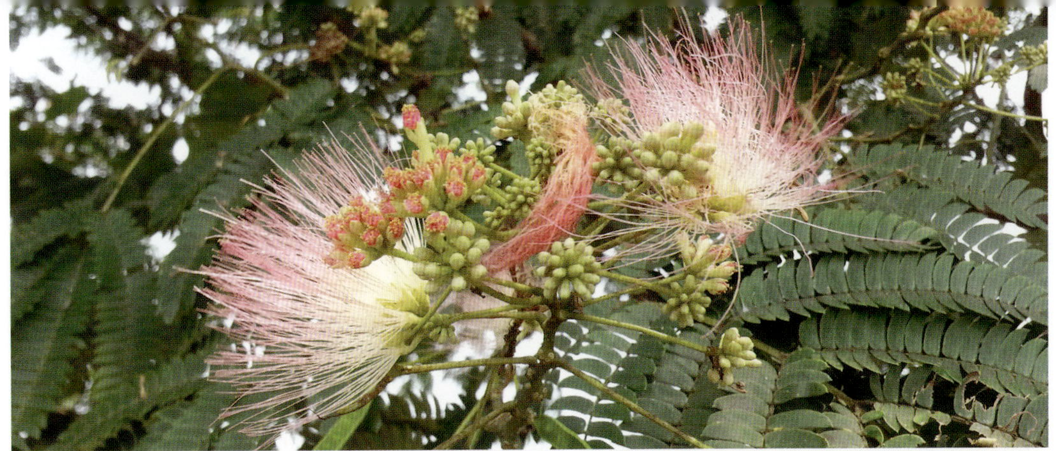

▲ 자귀나무 꽃

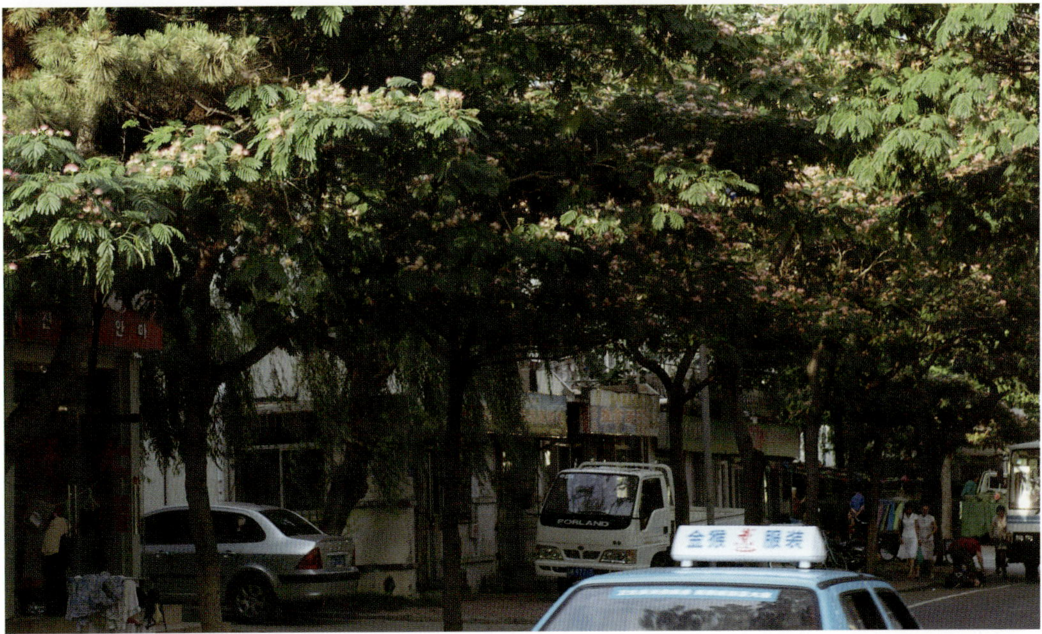

▲ 자귀나무 가로수(중국)

- **한방 효능** : 기운이 울체된 것을 풀어주고 정신을 안정시킨다(解鬱安神, 해울안신). 혈액 순환을 촉진하고 종기를 가라앉힌다(活血消腫, 활혈소종).
- **약효 해설** : 심신불안, 불면증에 사용한다. 타박상에 효과가 있다.
- **임상응용** : 배뇨곤란, 불면증, 가슴이 답답한 증상에 쓴다.

| **약용법** | 줄기껍질 6~12g을 물 800mL에 넣고 달여서 반으로 나누어 아침저녁으로 마신다. 외용할 때는 적당량을 가루 내어 환부에 붙인다.

약초명

자란

약재명

백급 白芨

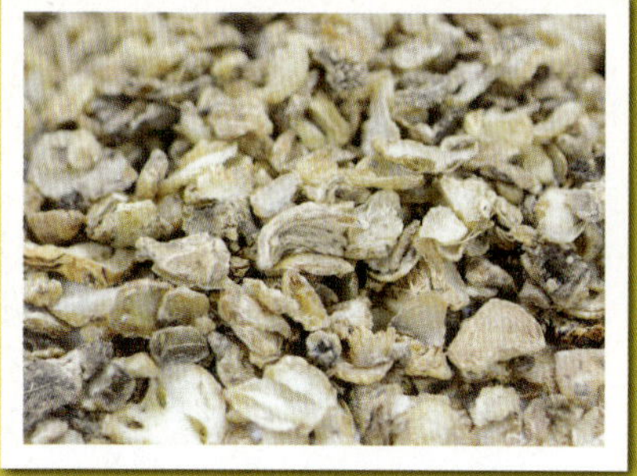

《동의보감》 탕액편에 기재된
조선시대(1610년)의 우리글 약초명

대왐플

약초명 및 학명

자란
Bletilla striata (Thunberg) Reichenbach fil.

과명

난초과

약용부위

덩이줄기

| 약재의 조선시대 의서(醫書) 수재 |

백급은 《동의보감》 탕액편(湯液篇)의 풀부(部)와 《방약합편》의 산초(山草)편에 수재되어 있다.

| 《동의보감》 탕액편의 효능 |

백급(白芨, 자란 덩이줄기)의 성질은 보통이고 [平](약간 차다[微寒]고도 한다) 맛은 쓰고[苦] 매우며[辛] 독이 없다. 옹종(癰腫), 피부가 헐어 아프고 가려우며 벌겋게 부어 곪는 것을 낫게 한다. 썩어들어가는 부스럼, 등에 난 종기, 나력(瘰癧)을 치료한다. 치질[腸風], 항문 주위에 구멍이 생긴 병증, 칼이나 화살에 다친 것, 넘어져서 다친 것, 뜨거운 물이나 불에 덴 것을 낫게 한다. ○ 뿌리는 마름 열매[菱米, 능미]와 비슷하고 삼각형이며 희다. 음력 2월, 8월, 9월에 뿌리를 캐어 햇볕에 말린다[본초].

| 《동의보감》 탕액편의 원문 |

백급(白芨) 대왐플 : 性平[一云微寒] 味苦辛 無毒 主癰腫 惡瘡敗疽 發背瘰癧 腸風痔瘻 刀箭撲損傷 湯火瘡. ○ 根似菱米 有三角 白色. 二月八月九月採根 暴乾.[本草] ○ 白斂·白芨 古今服餌方少用 多見於斂瘡方中 二物多相須而行.[入門]

| 식약처 인정 약초와 약재 |

○ 약초·약재의 식약처 공정서 수재 : 백급은 식품의약품안전처의 의약품 공정서인 《대한민국약전외한약(생약)규격집(KHP)》에 수재되어 있다.

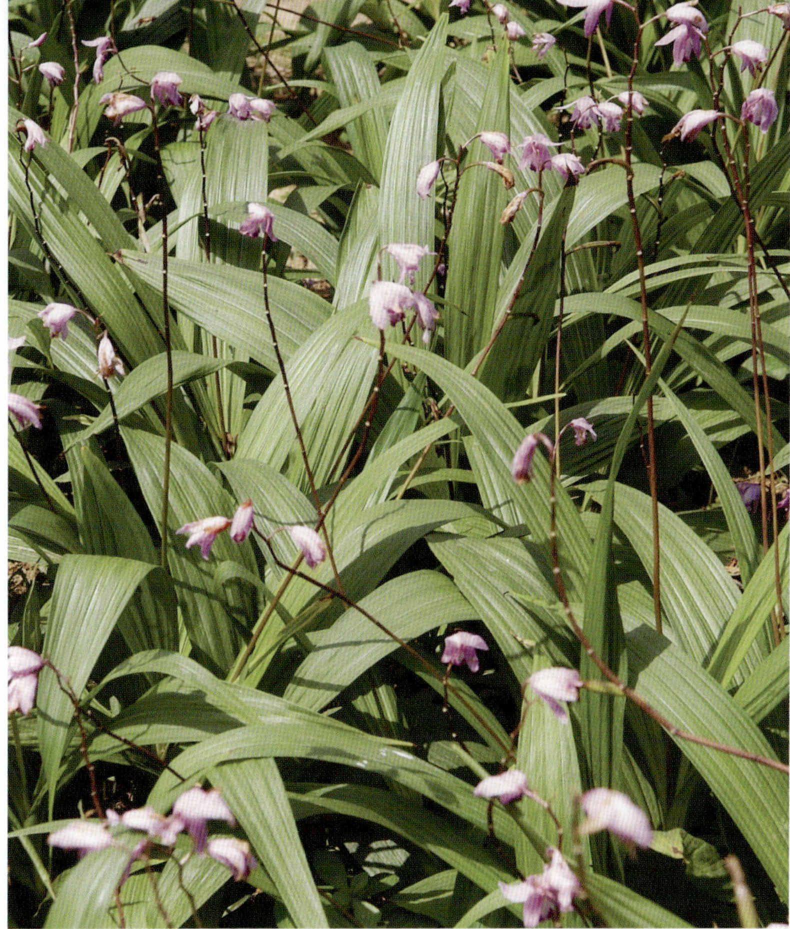

▲ 자란 지상부

白芨 대왐뜰
性平微寒[云]味苦辛無毒主癰腫惡瘡敗疽
發背瘰癧腸風痔瘻刀箭撲損傷湯火瘡○根
白芨米有三角白色二月八月九月採根暴乾○
白芨欲白芨古今服餌方少用多見於欲瘡方中
而物行多相傾

허준, 《원본 동의보감》, 734쪽, 남산당(2014)
《동의보감》 세갑술중동 내의 원교정 완영중간(歲甲戌仲冬 內醫院校正 完營重刊) 영인본

- 약재의 라틴어 생약명 : Bletillae Rhizoma

- 식약처의 법정 기원식물과 약용부위 : 약재 백급은 자란 *Bletilla striata* (Thunberg) Reichenbach fil.(난초과 Orchidaceae)의 덩이줄기이다.

- 약재의 외부 형태 : 이 약은 덩이줄기로 불규칙하고 납작한 원형이며 흔히 2~3개로 갈라져서 새 발톱 모양으로 보인다. 바깥면은 회백색~황백색이다.

- 약재 저장법 : 밀폐용기(고형의 이물이 들어가는 것을 방지하고 내용의약품이 손실되지 않도록 보호할 수 있는 용기)

| 약재의 효능 |

- 한방 효능 분류 : 지혈약(止血藥, 출혈을 멈추는 약) - 수렴지혈약(收斂止血藥, 수렴작용으로 지혈하는 약)

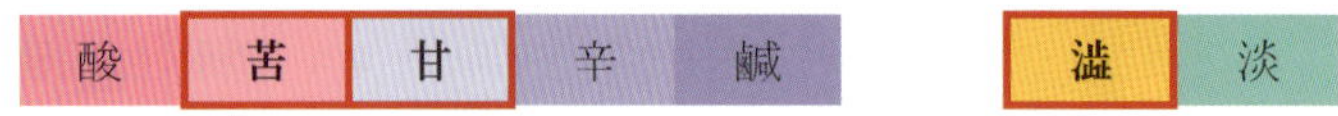

- **한방 약미(藥味)와 약성(藥性)** : 맛은 쓰고 달며 떫고 성질은 약간 차다.

  + 한방 약미

  | 酸 | **苦** | **甘** | 辛 | 鹹 | | **澁** | 淡 |

  + 한방 약성

  | 大寒 | 寒 | **微寒** | 凉 | 平 | 微溫 | 溫 | 熱 | 大熱 |

- **한방 작용부위(귀경, 歸經)** : 백급은 주로 폐, 간장, 위장 질환에 영향을 미친다.

- **한방 효능** : 상처를 아물게 하여 지혈한다(收斂止血, 수렴지혈). 종기를 가라앉히고 새살이 돋게 한다(消腫生肌, 소종생기).

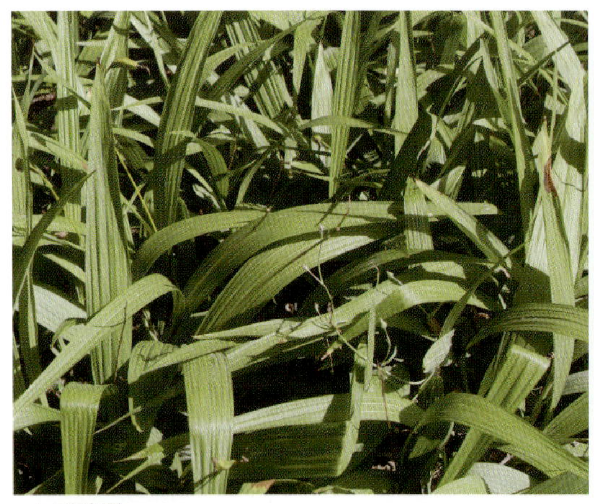

▲ 자란 잎

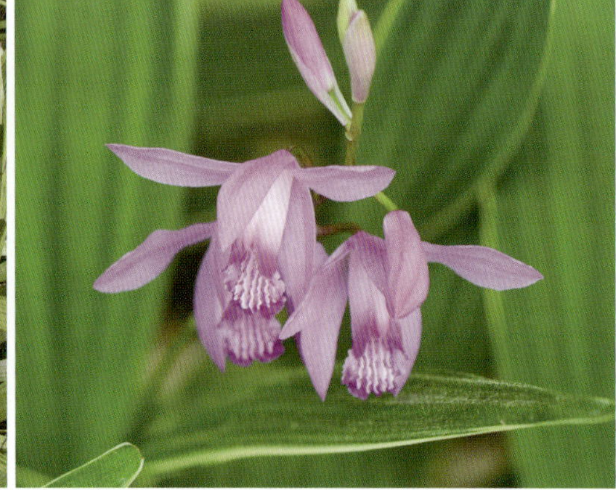

▲ 자란 꽃

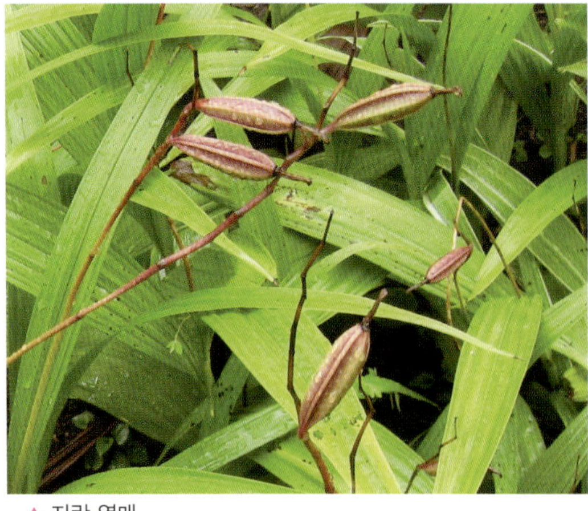

▲ 자란 열매

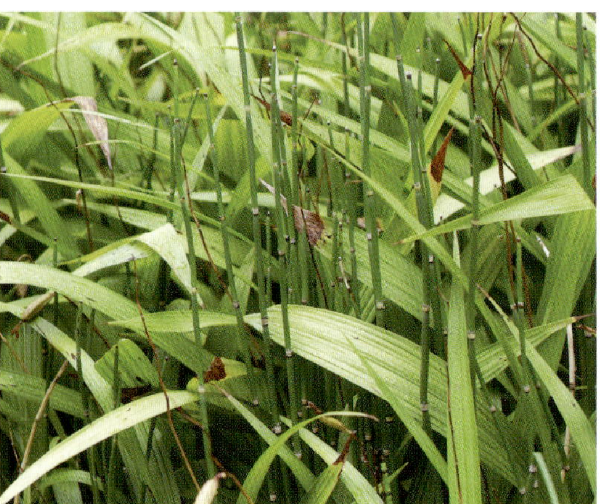

▲ 자란 줄기

562

▲ 자란 무리

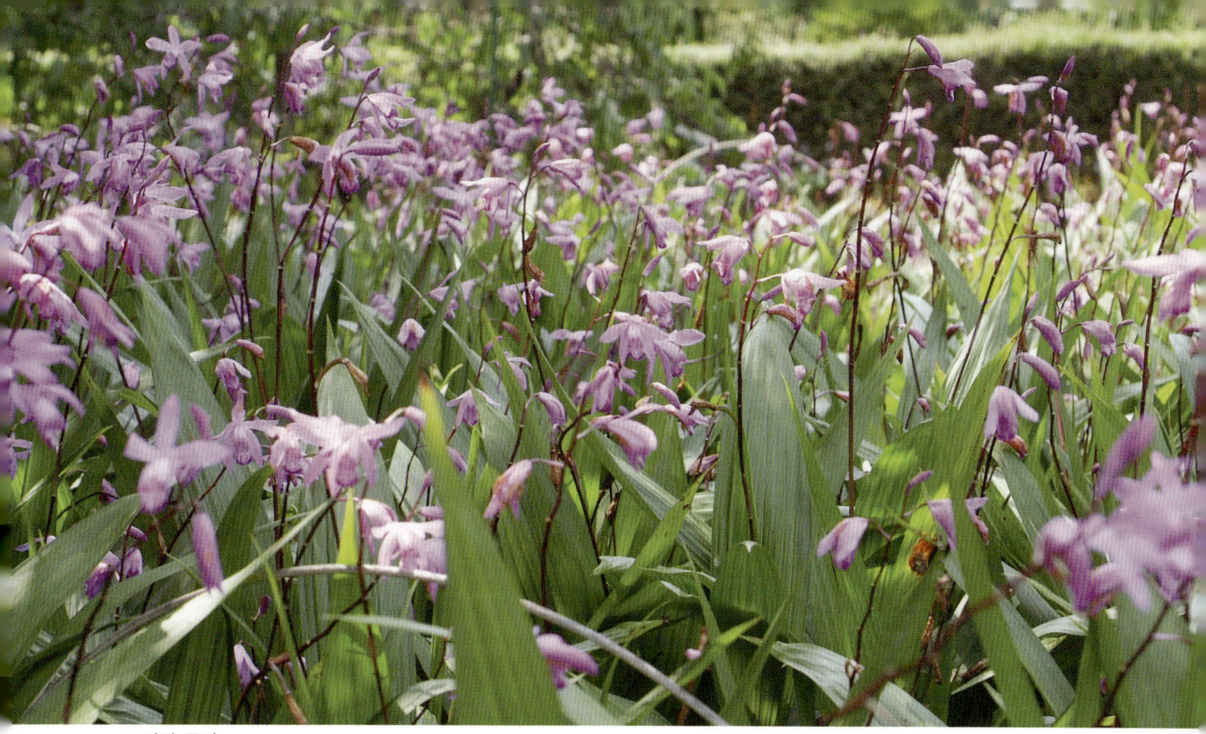

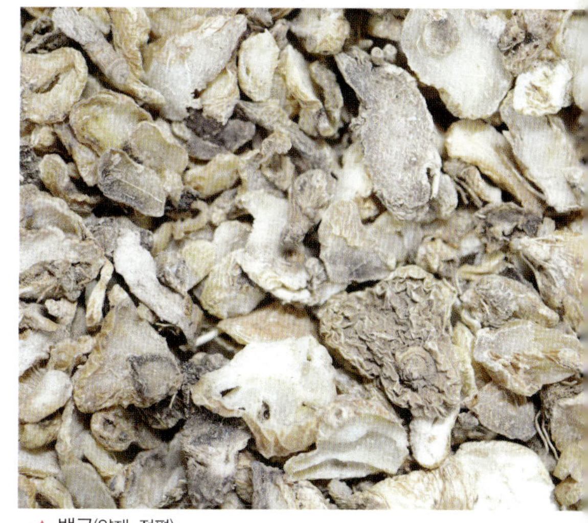

약효 해설 : 새로운 피부 조직의 재생을 촉진시킨다. 각혈, 토혈, 혈변(血便), 외상출혈을 멎게 한다. 궤양으로 인한 동통을 치료한다.

임상응용 : 토혈, 코피, 객혈에 쓴다.

| 북한에서의 효능 | 피멎이약으로서 폐를 보하고 출혈을 멈추며 어혈을 없애고 새살이 나게 하며 상처를 아물게 한다.

| 약용법 | 덩이줄기 3~10g을 물 800mL에 넣고 달여서 반으로 나누어 아침저녁으로 마시거나 또는 가루로 만들어 복용한다. 외용할 때는 가루 내어 환부에 바른다.

| 주의사항 | 천오(川烏), 초오(草烏), 부자(附子)와 함께 사용하면 안 된다.

▲ 백급(약재, 절편)

약초명

자리공
미국자리공

약재명

상륙 商陸

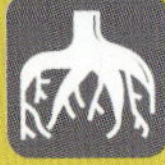

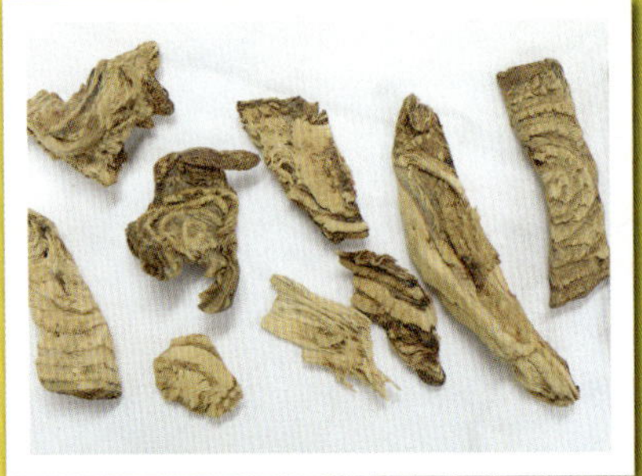

《동의보감》 탕액편에 기재된
조선시대(1610년)의 우리글 약초명

쟈리공불휘

약초명 및 학명

자리공
Phytolacca esculenta Houttuyn
미국자리공
Phytolacca americana Linne

과명

자리공과

약용부위

뿌리

| 약재의 조선시대 의서(醫書) 수재 |

상륙은 《동의보감》 탕액편(湯液篇)의 풀부(部)
와 《방약합편》의 독초편에 수재되어 있다.

| 《동의보감》 탕액편의 효능 |

상륙(商陸, 자리공, 미국자리공 뿌리)의 성질은
보통이고[平](서늘하다[冷]고도 한다) 맛은 맵고
[辛] 시며[酸] 독이 많다. 열 가지 몸이 붓는
것, 목 안이 벌겋게 붓고 아프며 막힌 감이 있
는 것을 치료한다. 고독(蠱毒)을 없애며 유산시
키고 옹종(癰腫)을 치료한다. 헛것에 들린 것
을 없앤다. 피부가 헐어 아프고 가려우며 벌겋
게 부어 곪는 것에 붙이면 효과가 있다. 유산
[墮胎, 타태]시키며 대소장을 잘 통하게 한다.
○ 곳곳에 있다. 붉은 것, 흰 것 2가지가 있다.
흰 것은 약에 넣어 쓰고, 붉은 것은 독이 심하
므로 먹으면 헛것이 보이게 된다. 단 외용으로
종기에 붙이는 데 쓴다. 만약 붉은 것을 복용
하면 사람을 상하게 하여 피가 나오는 이질[血
痢, 혈리]이 그치지 않아 죽게 된다.

| 《동의보감》 탕액편의 원문 |

상륙(商陸) 쟈리공불휘 : 性平[一云冷] 味辛酸
有大毒. 瀉十種水病 喉痺不通. 下蠱毒 墮胎
除癰腫 殺鬼精物 付惡瘡 墮胎 通利大小腸.
○ 在處有之. 有赤白二種. 白者入藥用 赤者
甚有毒 見鬼神 但貼腫外用. 若服則傷人 痢血
不已而死. ○ 一名章柳根 一名章陸 赤花者根
赤 白花者根白. 二月八月採根 暴乾. 如人形
者有神.[本草] ○ 銅刀刮去皮薄切 水浸三日

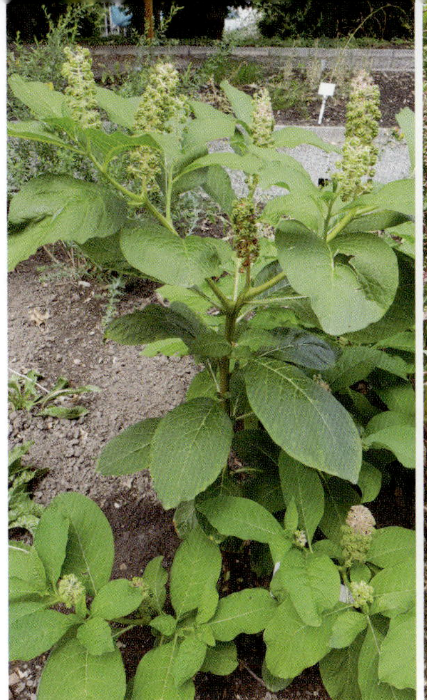

▲ 자리공 지상부(체코)

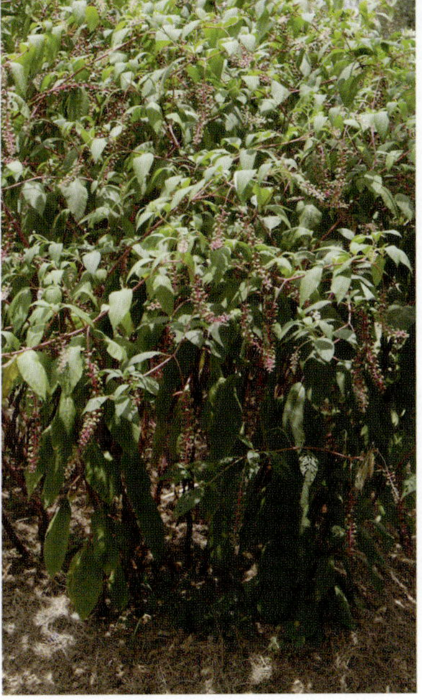

▲ 미국자리공 지상부

取出和菉豆蒸半日 去豆曬乾或焙乾.[入門]

| 약초 · 약재의 해설 |

우리나라 '국가표준식물목록'에서 자리공의 학명은 *Phytolacca acinosa* Roxb.로 기재되어 있다.

| 식약처 인정 약초와 약재 |

- **약초·약재의 식약처 공정서 수재** : 상륙은 식품의약품안전처의 의약품 공정서인《대한민국약전외한약(생약)규격집(KHP)》에 수재되어 있다.
- **약재의 라틴어 생약명** : Phytolaccae Radix
- **약재의 이명 또는 영명** : 장불로(長不老)
- **식약처의 법정 기원식물과 약용부위** : 약재 상륙은 자리공 *Phytolacca esculenta* Houttuyn 또는 미국자리공 *Phytolacca americana* Linne(자리공과 Phytolaccaceae)의 뿌리이다.
- **약재의 외부 형태** : 자리공의 뿌리는 원뿔 모양이고 여러 개로 분지되어 있다. 바깥면은 회갈색 또는 회황색이고 가로로 향한 껍질눈 및 세로로 난 도랑이 뚜렷하게 보인다.
- **약재 저장법** : 밀폐용기(고형의 이물이 들어가는 것을 방지하고 내용의약품이 손실되지 않도록 보호할 수 있는 용기)

허준, 《원본 동의보감》, 734쪽, 남산당(2014)

《동의보감》 세갑술중동 내의원교정 완영중간(歲甲戌仲冬 內醫院校正 完營重刊) 영인본

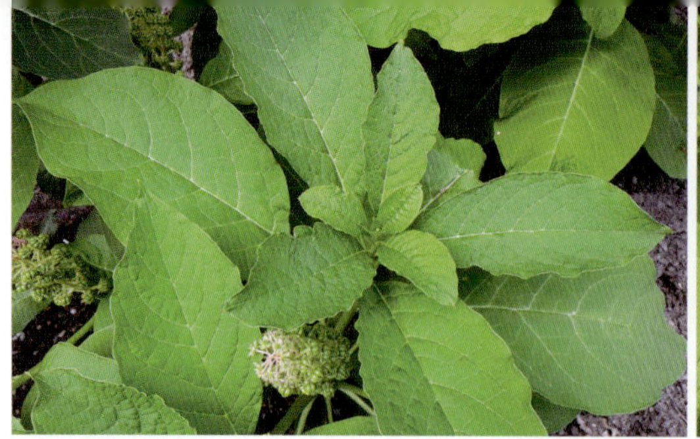

▲ 자리공 잎(체코)

▲ 자리공 꽃과 열매(체코)

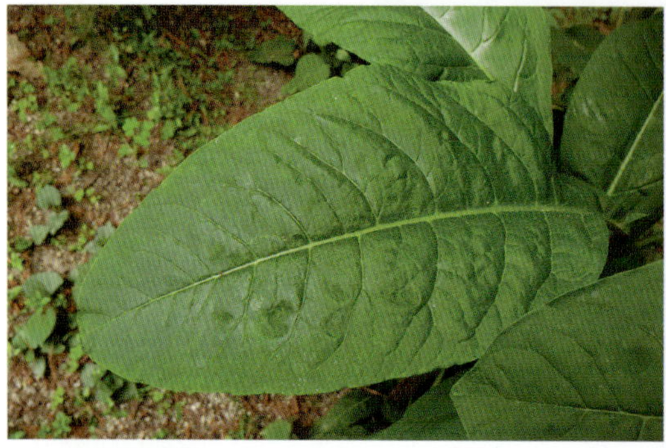

▲ 미국자리공 잎

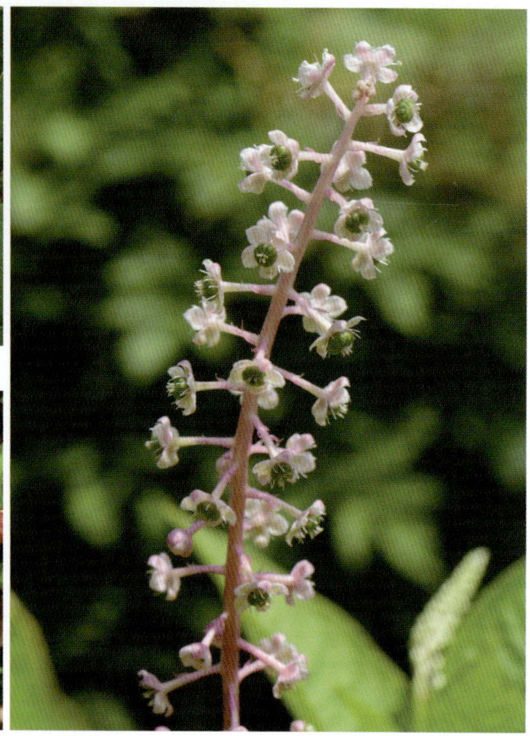

▲ 미국자리공 줄기

▲ 미국자리공 꽃

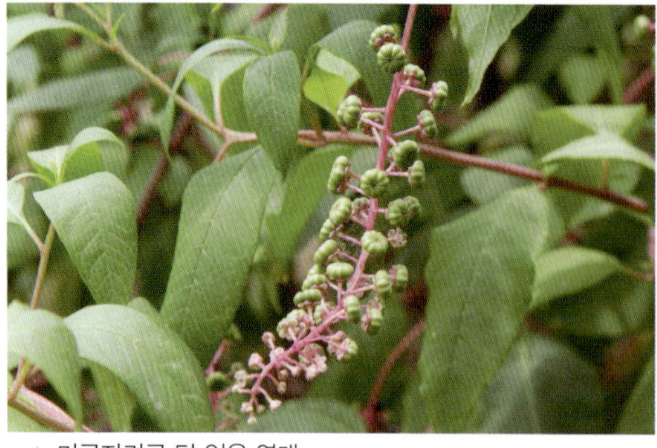

▲ 미국자리공 덜 익은 열매

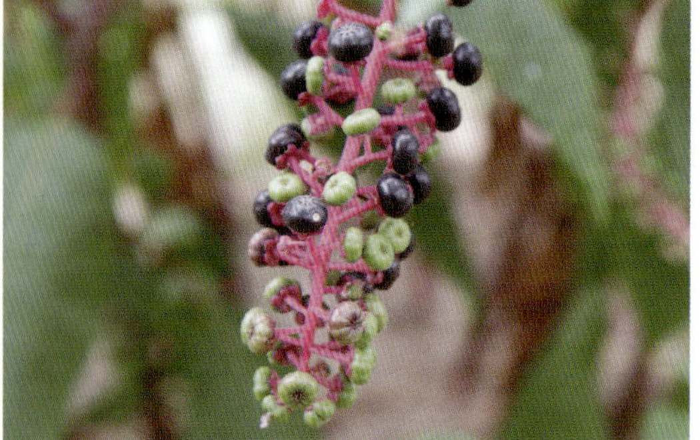

▲ 미국자리공 익은 열매

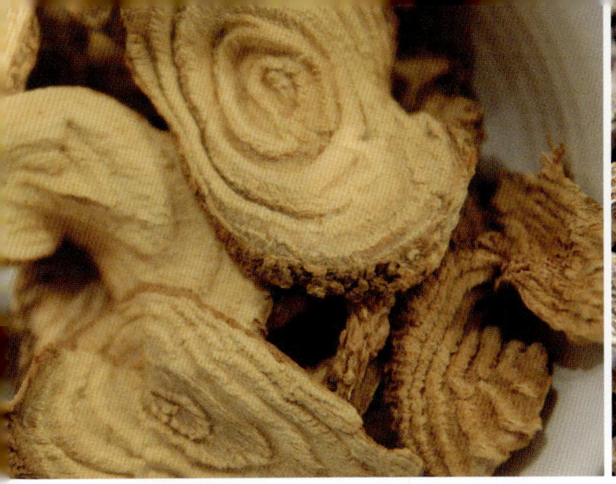
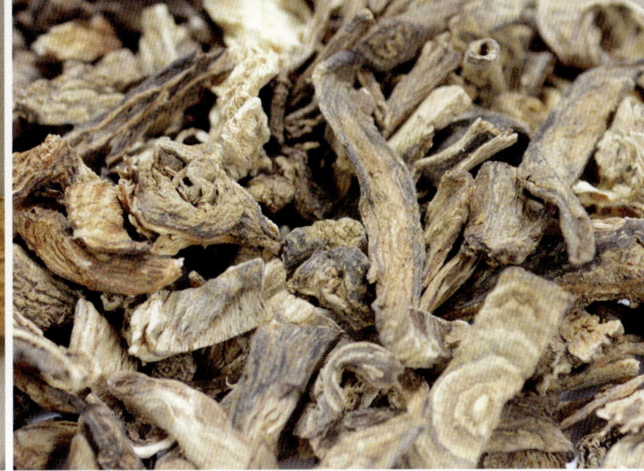

▲ 상륙(약재, 절편)　　▲ 상륙(약재, 절단)

| 약재의 효능 |

● **한방 효능 분류** : 사하약(瀉下藥, 설사시키는 약) - 준하축수약(峻下逐水藥, 매우 강렬하게 설사시켜 체내에 고인 물을 몰아내는 약)

● **한방 약미(藥味)와 약성(藥性)** : 맛은 쓰고 성질은 차며 독이 있다.

+ 한방 약미

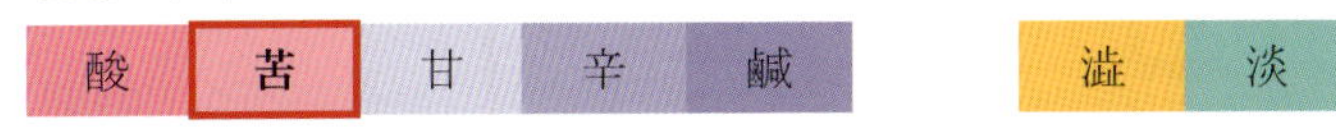

| 酸 | **苦** | 甘 | 辛 | 鹹 | | 澁 | 淡 |

+ 한방 약성

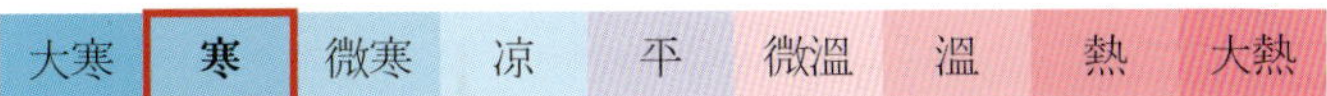

| 大寒 | **寒** | 微寒 | 凉 | 平 | 微溫 | 溫 | 熱 | 大熱 |

● **한방 작용부위(귀경, 歸經)** : 상륙은 주로 폐, 비장, 신장, 대장 질환에 영향을 미친다.

● **한방 효능** : 물기를 배출시켜 부종을 가라앉힌다(逐水消腫, 축수소종). 대소변을 잘 나오게 한다(通利二便, 통리이변). 해독하고 뭉친 것을 풀어준다(解毒散結, 해독산결).

● **약효 해설** : 이뇨 작용이 있으며 몸이 붓는 증상을 치료한다. 목 안이 아픈 증상에 유효하다. 대소변을 보지 못하는 증상에 쓰인다. 독성이 있다.

● **임상응용** : 부종, 복수, 배뇨곤란, 변비, 피부 화농증에 쓴다.

| **북한에서의 효능** | 설사약으로서 센 설사를 일으키고 오줌을 잘 나가게 하며 부은것을 내리우고 독을 푼다.

| **약용법** | 뿌리 3~9g을 물 800mL에 넣고 달여서 반으로 나누어 아침저녁으로 마신다.

| **주의사항** | 임신부에게는 쓰지 않는다.

약초명

작약

약재명

작약 芍藥

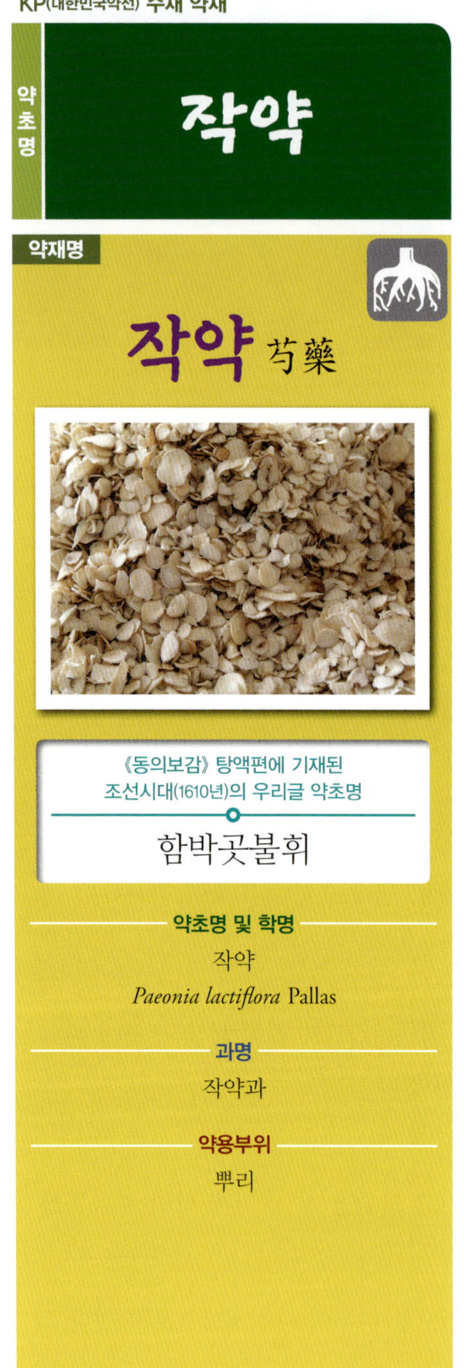

《동의보감》 탕액편에 기재된
조선시대(1610년)의 우리글 약초명

함박곳불휘

약초명 및 학명
작약
Paeonia lactiflora Pallas

과명
작약과

약용부위
뿌리

| 약재의 조선시대 의서(醫書) 수재 |

작약은 《동의보감》 탕액편(湯液篇)의 풀부(部)와 《방약합편》의 방초(芳草, 향기가 좋은 풀)편에 수재되어 있다.

| 《동의보감》 탕액편의 효능 |

작약(芍藥, 작약 뿌리)의 성질은 보통이고[平] 약간 차다[微寒]. 맛은 쓰고[苦] 시며[酸] 독이 조금 있다. 혈비(血痺)를 없애고 혈맥(血脈)을 잘 통하게 하며 속을 느긋하게 한다. 어혈을 깨뜨리며 옹종(癰腫)을 삭인다. 복통(腹痛)을 멈추고 어혈과 고름을 없앤다. 여자의 모든 병과 산전산후의 온갖 질환에 쓴다. 월경을 통하게 하고 치질[腸風, 장풍]로 피를 쏟는 것, 항문 주위에 구멍이 생긴 병증, 등에 나는 큰 종기[發背], 눈이 충혈되고 눈에 군살이 자라는[目赤努肉, 목적노육] 데 쓰며 눈을 밝게 한다. ○ 산과 들에서 자란다. 음력 2월과 8월에 뿌리를 캐어 햇볕에 말린다. 산골에서 저절로 자란 것을 쓰는 것이 좋고 집 근처에서 퇴비를 주면서 기른 것은 쓰지 않는다. 꽃은 붉고 홑잎[單葉, 단엽]이며 산속에서 나는 것이 좋다고도 한다.

| 《동의보감》 탕액편의 원문 |

작약(芍藥) 함박곳불휘 : 性平 微寒 味苦酸 有小毒. 除血痺 通順血脈 緩中 散惡血 消癰腫 止腹痛 消瘀血 能蝕膿. 主女人一切病 幷産前後諸疾. 通月水 療腸風瀉血 痔瘻 發背瘡疥 及目赤努肉 能明目. ○ 生山野 二月八月採根 暴乾. 宜用山谷自生者 不用人家糞壞者. 又

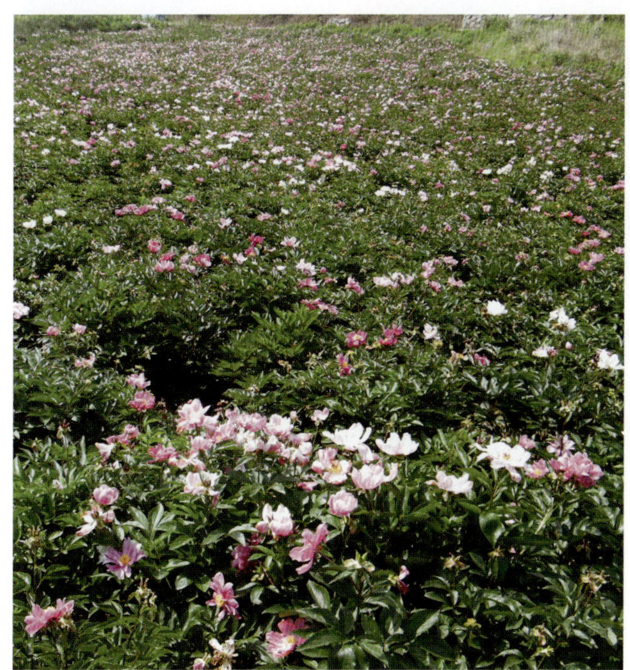

▲ 작약 재배지

芍藥 함박곳불휘

性平微寒 味苦酸 有小毒 除血痺 通順血脉 緩中 散惡血 消癰腫 止腹痛 消瘀血 能蝕膿 主女人一切病 幷産前後諸疾 通月水 療腸風 瀉血 痔瘻 發背 瘡疥 目赤努肉 能明目 ○生山野 二月八月採根暴乾 赤者利小便下氣 白者止痛散血 又云白者補赤者瀉 ○入手足太陰經 又瀉肝補脾胃 酒浸行經 或酒炒或煨用 ○芍藥酒浸炒 與白朮同用則能補脾 與川芎同用則瀉肝 與參朮同用則補氣 治腹痛下痢者必炒 後重則不炒 又云收降之體 故能至血海 入於九地之下 得至足厥陰經也

허준, 《원본 동의보감》, 727쪽, 남산당(2014)
《동의보감》 세갑술중동 내의원교정 완영중간(歲甲戌仲冬 內醫院校正 完營重刊) 영인본

云 須用花紅而單葉 山中者佳. ○ 一名解倉. 有兩種. 赤者 利小便下氣 白者 止痛散血. 又云 白者補 赤者瀉.[本草] ○ 入手足太陰經. 又瀉肝 補脾胃. 酒浸行經 或酒炒或煨用.[入門] ○ 芍藥酒浸炒 與白朮同用則能補脾 與川芎同用則瀉肝 與參朮同用則補氣. 治腹痛下痢者必炒 後重則不炒. 又云 收降之體 故能至血海 入於九地之下 得至足厥陰經也.[丹心]

| 약초 · 약재의 해설 |

백작약은 보익약(補益藥) 중 보혈약(補血藥)에 속하며, 적작약은 청열약(清熱藥) 중 청열양혈약(清熱凉血藥)으로 분류한다.

| 식약처 인정 약초와 약재 |

○ **약초·약재의 식약처 공정서 수재** : 작약은 식품의약품안전처의 의약품 공정서인《대한민국약전(KP)》에 수재되어 있다.

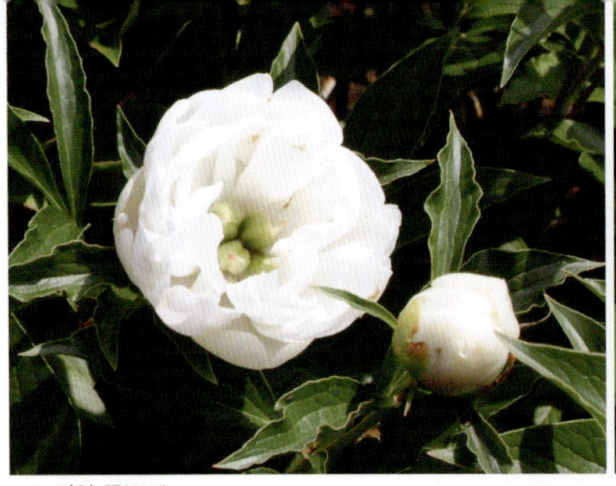

▲ 작약 꽃(흰색)

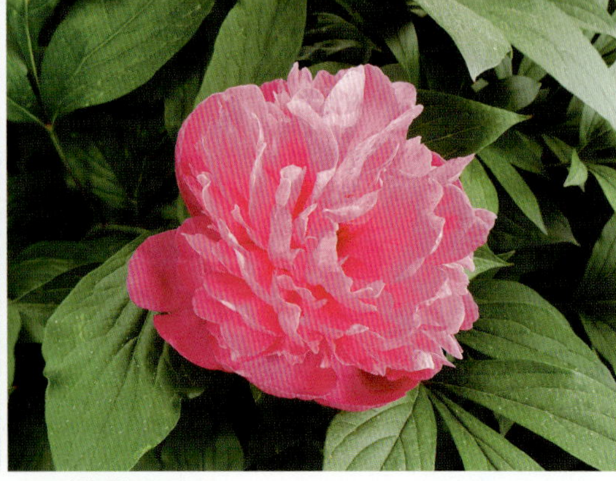

▲ 작약 꽃(붉은색)

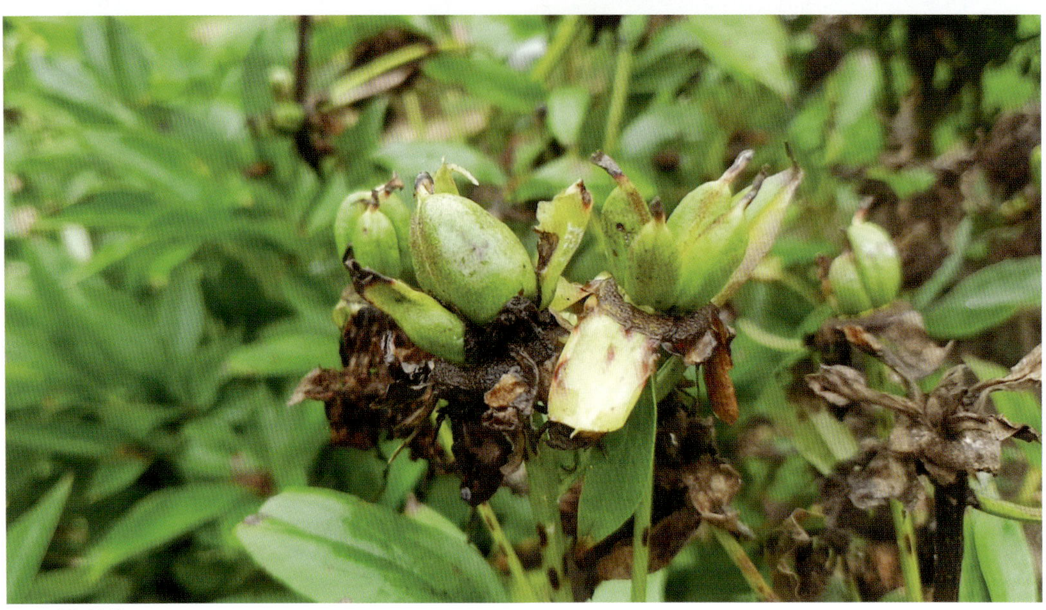

▲ 작약 열매

- **약재의 라틴어 생약명** : Paeoniae Radix
- **약재의 이명 또는 영명** : Peony Root
- **식약처의 법정 기원식물과 약용부위** : 약재 작약은 작약 *Paeonia lactiflora* Pallas 또는 기타 동속 근연식물(작약과 Paeoniaceae)의 뿌리이다.
- **약재의 외부 형태** : 이 약은 뿌리로 원주상이며 때로 구부러져 있고 큰 뿌리는 세로로 쪼개져 있다. 바깥면은 흰색 또는 갈색을 띠고 깨끗하나 세로 주름이 뚜렷하다.
- **약재 저장법** : 밀폐용기(고형의 이물이 들어가는 것을 방지하고 내용의약품이 손실되지 않도록 보호할 수 있는 용기)

○ **한방 효능 분류 :** 보익약(補益藥, 보약) - 보혈약(補血藥, 혈액을 보하는 약)

○ **한방 약미(藥味)와 약성(藥性) :** 맛은 쓰고 시며 성질은 약간 차다.

+ 한방 약미

| 酸 | 苦 | 甘 | 辛 | 鹹 | | 澁 | 淡 |

+ 한방 약성

| 大寒 | 寒 | 微寒 | 凉 | 平 | 微溫 | 溫 | 熱 | 大熱 |

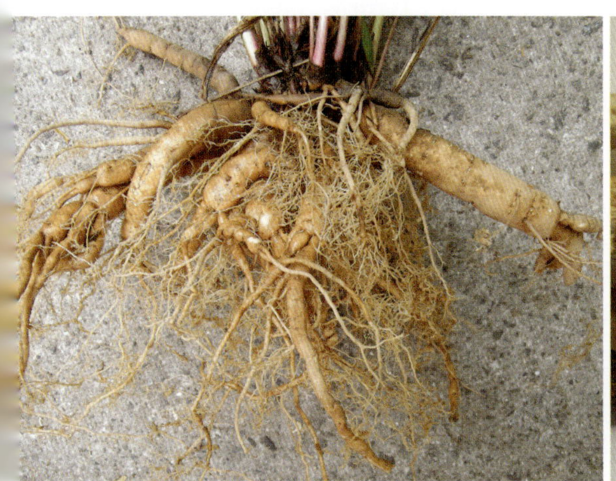

▲ 작약 뿌리(채취품)

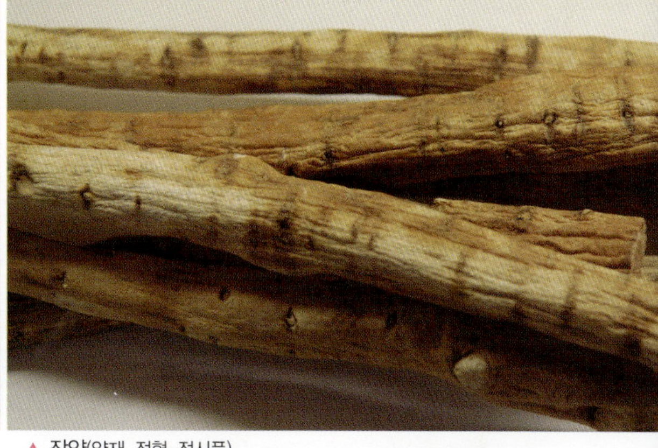

▲ 작약(약재, 전형, 전시품)

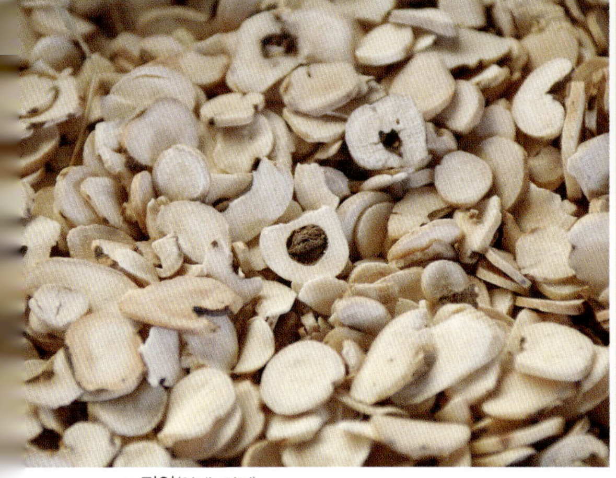

▲ 작약(약재, 절편)

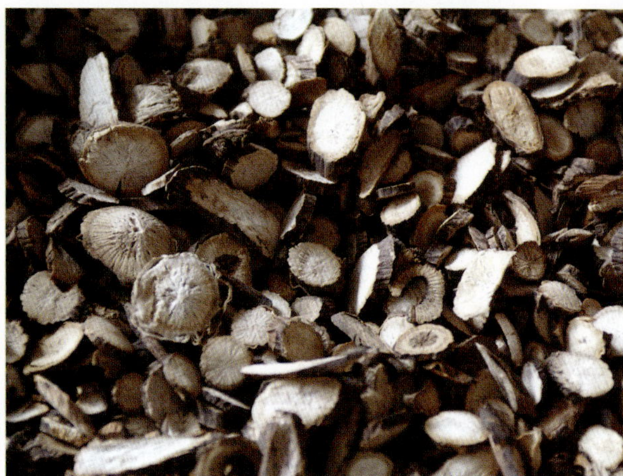

▲ 작약(약재, 판매품)

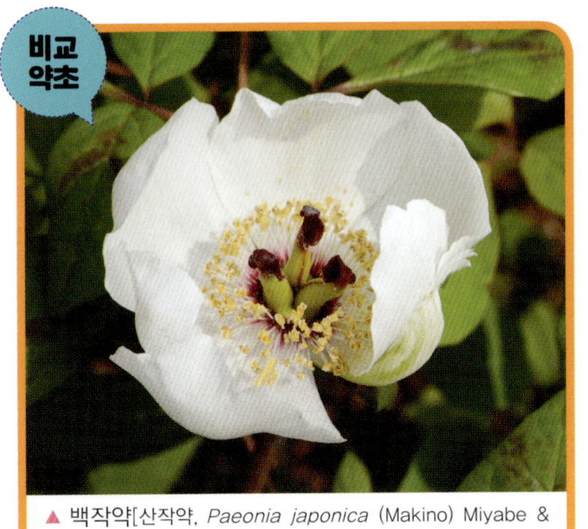

▲ 백작약[산작약, *Paeonia japonica* (Makino) Miyabe & Takeda] 꽃

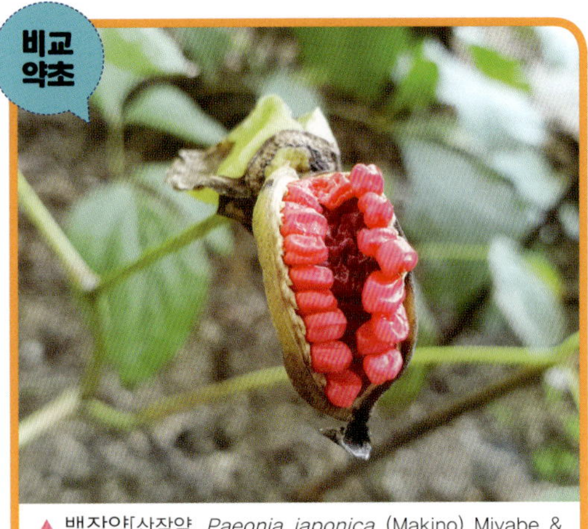

▲ 백작약[산작약, *Paeonia japonica* (Makino) Miyabe & Takeda] 씨

- **한방 작용부위(귀경, 歸經)** : 작약은 주로 간장, 비장 질환에 영향을 미친다.
- **한방 효능** : 혈열(血熱)을 식히고 월경을 순조롭게 한다(凉血調經, 양혈조경). 체액과 땀의 배출·배설을 억제한다(斂陰止汗, 염음지한). 간(肝)을 부드럽게 하여 통증을 멎게 한다(柔肝止痛, 유간지통). 간의 양기가 지나친 것을 억제한다(平抑肝陽, 평억간양).
- **약효 해설** : 월경불순, 복통에 유효하다. 부정기 자궁출혈, 자궁에서 분비물이 나오는 증상에 사용한다. 몸이 허약하여 잠자는 사이에 또는 깨어 있는 상태에서 저절로 땀이 많이 나는 증상을 치료한다. 정신이 아찔아찔하여 어지러운 증상을 낮게 한다. 진경, 진정, 혈소판 응집 억제 작용이 있다.
- **임상응용** : 현기증, 눈이 침침한 증상, 월경불순, 잘 때 땀이 많이 나는 증상, 하리, 복통, 근육의 경련에 쓴다.

| 북한에서의 효능 | 보혈약으로서 피를 보하고 땀을 멈추며 평간하고 아픔을 멈추며 오줌이 잘 나가게 한다.

| 약용법 | 뿌리 6~15g을 물 800mL에 넣고 달여서 반으로 나누어 아침저녁으로 마신다.

| 주의사항 | 여로(藜蘆)와 함께 사용하면 안 된다.

약초명

잔대 당잔대

약재명

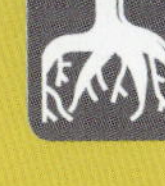

사삼 沙參

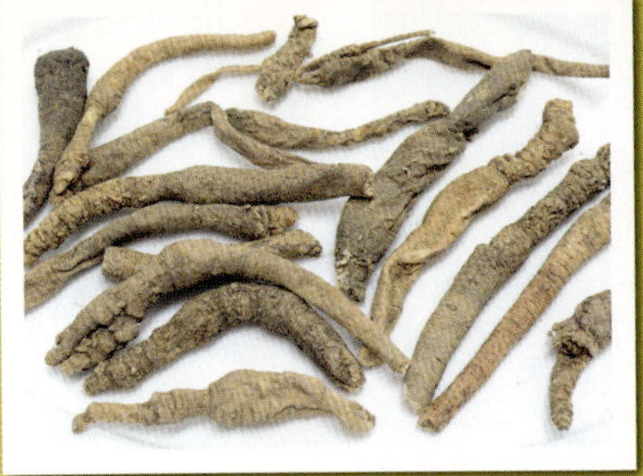

《동의보감》 탕액편에 기재된
조선시대(1610년)의 우리글 약초명

더덕

약초명 및 학명

잔대
Adenophora triphylla var. *japonica* Hara
당잔대
Adenophora stricta Miq.

과명

초롱꽃과

약용부위

뿌리

| 약재의 조선시대 의서(醫書) 수재 |

사삼은 《동의보감》 탕액편(湯液篇)의 채소부(部)와 《방약합편》의 만초(蔓草, 덩굴풀)편에 수재되어 있다.

|《동의보감》 탕액편의 효능 |

사삼(沙參, 잔대, 당잔대 뿌리)은 성질이 약간 차고[微寒] 맛이 쓰며[苦] 독이 없다. 비위(脾胃)를 보하고 폐기(肺氣)를 보충한다. 산기(疝氣)로 음경과 고환이 당기는 것을 치료한다. 고름을 빼내며 독성이 있는 종기를 삭인다. 오장(五藏)의 풍기(風氣)를 흩는다. ○ 곳곳에 있는데 산속에서 난다. 잎은 구기자 잎과 비슷하며 뿌리는 희고 실한 것이 좋다. 싹과 뿌리를 캐어 나물을 무쳐 먹으면 좋다[본초].

|《동의보감》 탕액편의 원문 |

사삼(沙參) 더덕 : 性微寒 味苦 無毒. 補中 益肺氣. 治疝氣下墜 排膿消腫毒 宣五藏風氣. ○ 處處皆有 生山中. 葉似枸杞 根白實者佳. 採苗及根 作菜茹食之 良.[本草] ○ 二月八月 採根 暴乾.[本草]

| 약초·약재의 해설 |

잔대(*Adenophora triphylla* var. *japonica*)에 해당하는 분류군은 일본에 분포하며 한국에서 채집되어 잔대로 동정된 것은 대부분 층층잔대[*Adenophora triphylla* (Thunb.) A.DC. = *Adenophora verticillata* Fisch.]이다. [참고문헌: 25]

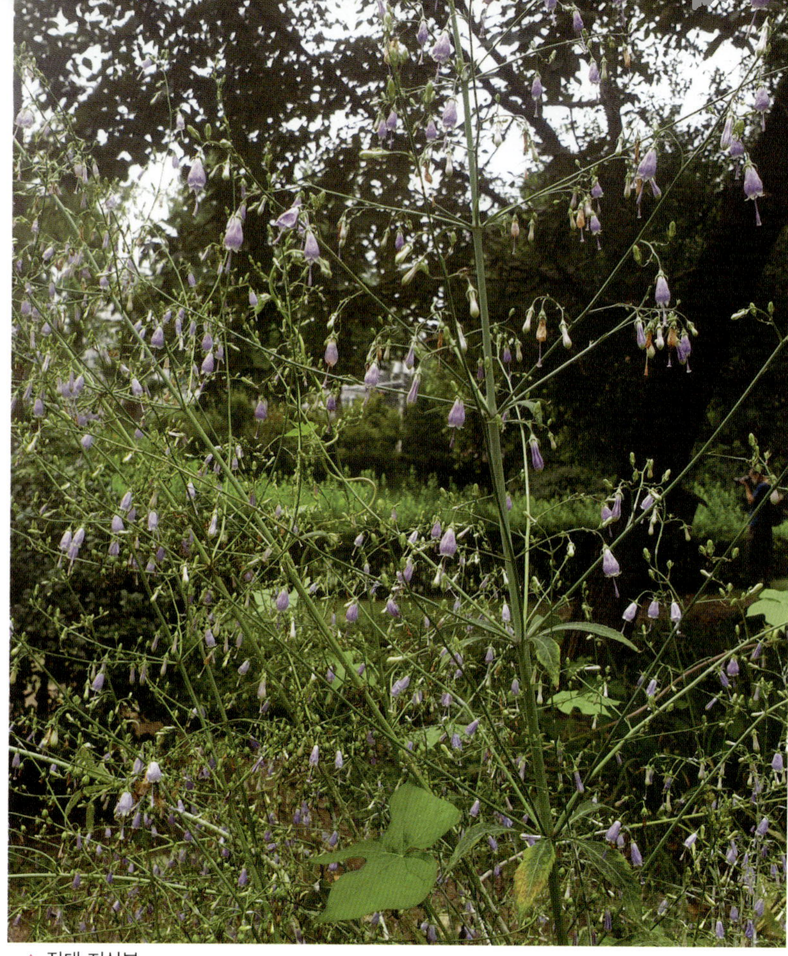

▲ 잔대 지상부

沙參 더덕

性微寒味苦無毒補中益肺氣治疝氣下墜排膿消腫毒宣五藏風氣○處處皆有生山中葉似枸杞根白實者佳採苗及根作菜茹食之良韓○二月八月採根暴乾韓

허준, 《원본 동의보감》, 716쪽, 남산당(2014)
《동의보감》 세갑술중동 내의원교정 완영중간(歲甲戌仲冬 內醫院校正 完營重刊) 영인본

| 식약처 인정 약초와 약재 |

- **약초·약재의 식약처 공정서 수재 :** 사삼은 식품의약품안전처의 의약품 공정서인 《대한민국약전외한약(생약)규격집(KHP)》에 수재되어 있다.

- **약재의 라틴어 생약명 :** Adenophorae Radix

- **식약처의 법정 기원식물과 약용부위 :** 약재 사삼은 잔대 *Adenophora triphylla* var. *japonica* Hara 또는 당잔대 *Adenophora stricta* Miq.(초롱꽃과 Campanulaceae)의 뿌리이다.

- **약재의 외부 형태 :** 이 약은 뿌리로 원뿔 모양~원기둥 모양이고 약간 구부러졌다. 바깥면은 황백색 또는 연한 황갈색이고 움푹 파인 곳에는 거친 껍질이 남아 있기도 하다.

- **약재 저장법 :** 밀폐용기(고형의 이물이 들어가는 것을 방지하고 내용의약품이 손실되지 않도록 보호할 수 있는 용기)

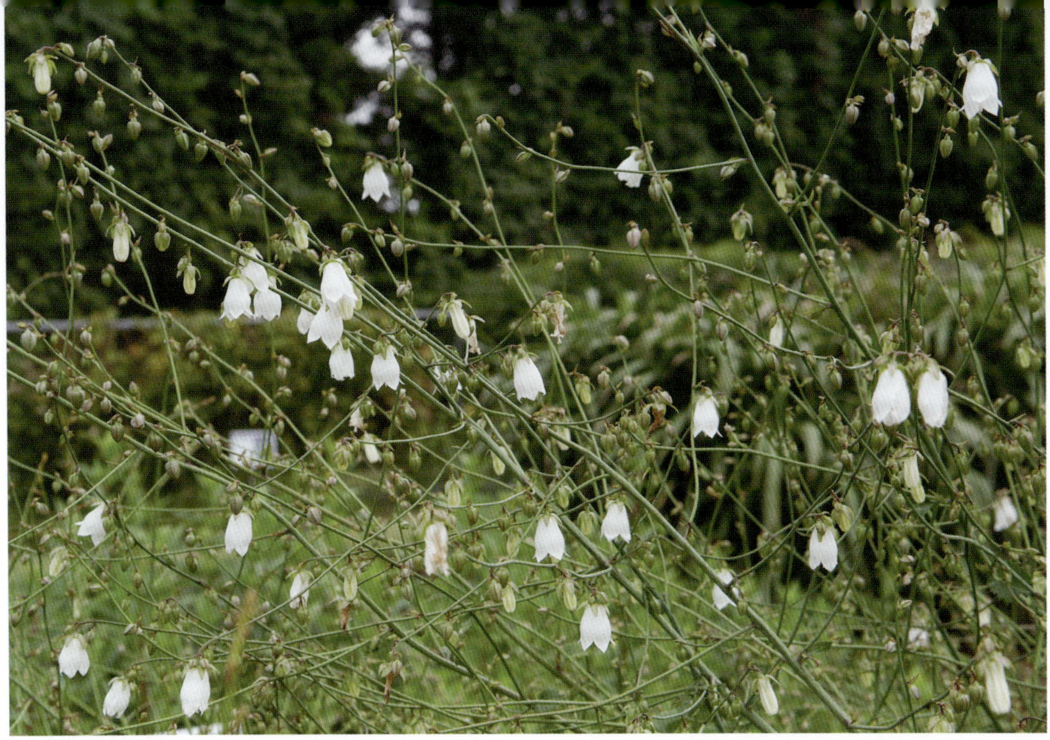

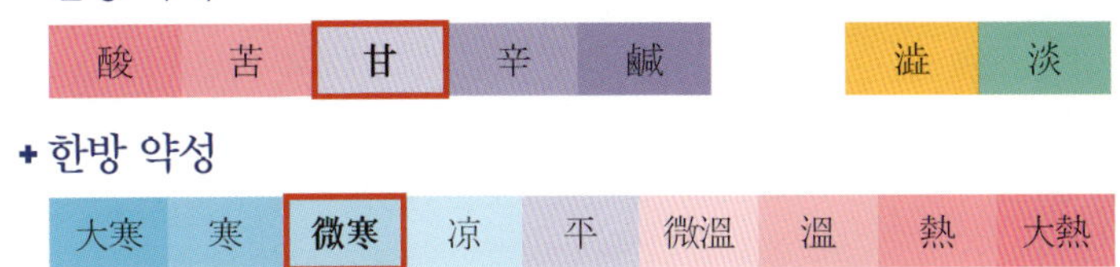
▲ 당잔대 지상부

| 약재의 효능 |

● **한방 효능 분류** : 보익약(補益藥, 보약) - 보음약(補陰藥, 진액을 보하는 약)

● **한방 약미(藥味)와 약성(藥性)** : 맛은 달고 성질은 약간 차다.

+ 한방 약미

酸	苦	**甘**	辛	鹹	澁	淡

+ 한방 약성

大寒	寒	**微寒**	凉	平	微溫	溫	熱	大熱

● **한방 작용부위(귀경, 歸經)** : 사삼은 주로 폐, 위장 질환에 영향을 미친다.

● **한방 효능** : 진액을 보충하고 폐열(肺熱)을 식힌다(養陰淸肺, 양음청폐). 위기(胃氣)를 보충하고 진액 생성을 촉진한다(益胃生津, 익위생진). 가래를 녹인다(化痰, 화담). 원기를 보충한다(益氣, 익기).

● **약효 해설** : 폐 기능 허약으로 마른기침이 나는 증상에 유효하다. 가래가 많이 나오면서 기침하는 병증에 좋다. 가슴이 답답하면서 열나고 입이 마르는 증상을 낮게 한다. 음식을 조금밖에 먹지 못하고 토하는 증상을 치료한다.

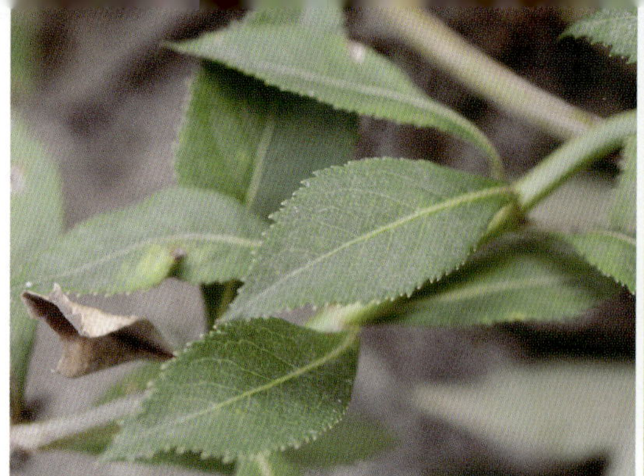

▲ 잔대 잎

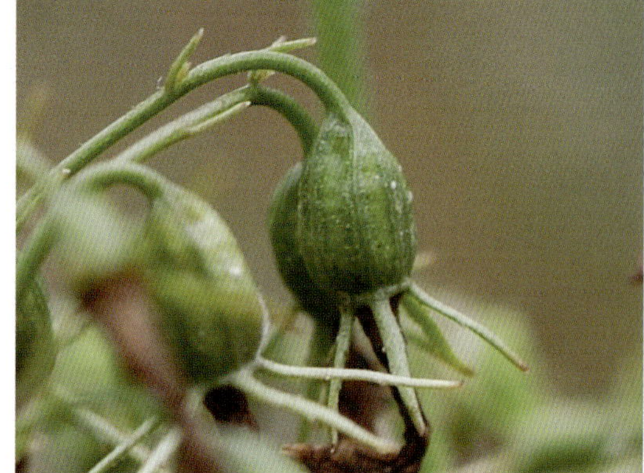

▲ 잔대 열매

▲ 잔대 줄기

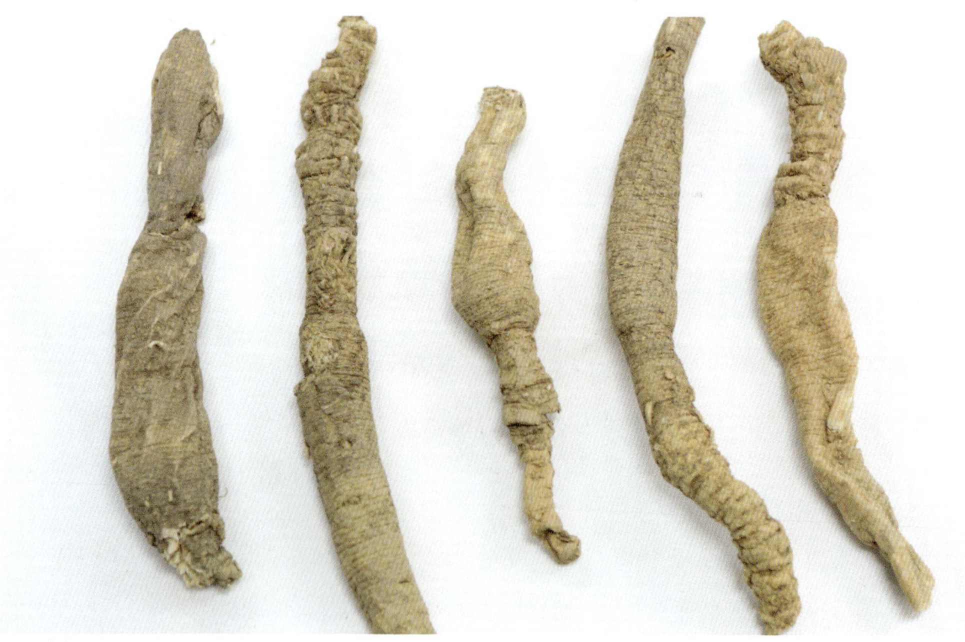

▲ 사삼(약재, 전형)

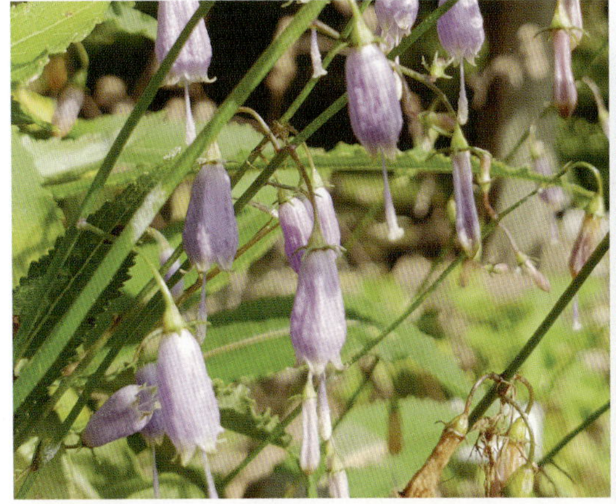

▲ 잔대 꽃

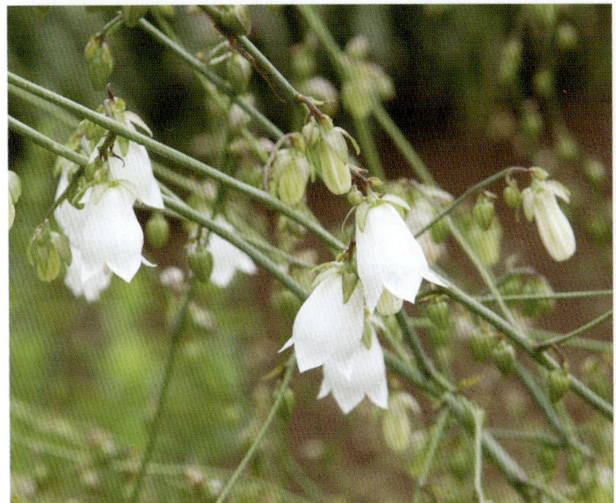

▲ 당잔대 꽃

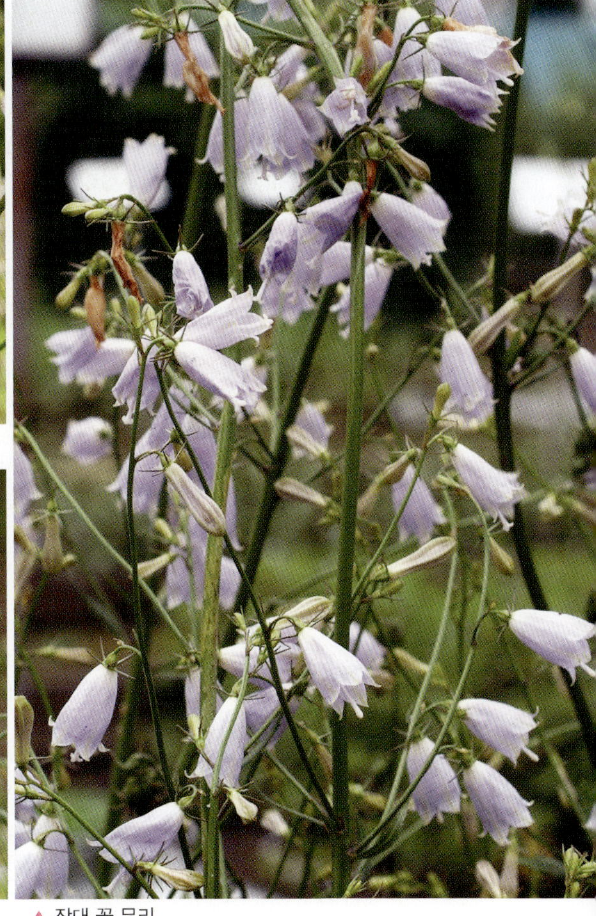

▲ 잔대 꽃 무리

| **북한에서의 효능** | 보음약으로서 음을 보하고 열을 내리우며 폐를 눅여주어 기침을 멈추며 진액이 생겨나게 한다.

| **약용법** | 뿌리 9~15g을 물 800mL에 넣고 달여서 반으로 나누어 아침저녁으로 마신다.

| **주의사항** | 여로(藜蘆)와 함께 사용하면 안 된다.

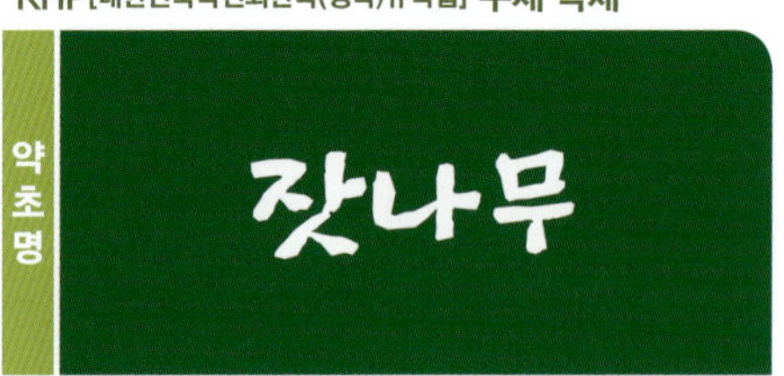

약초명

잣나무

약재명

해송자 海松子

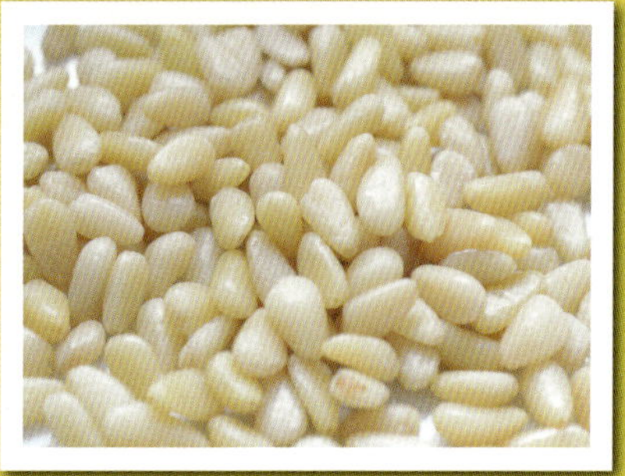

《동의보감》 탕액편에 기재된
조선시대(1610년)의 우리글 약초명

잣

약초명 및 학명

잣나무
Pinus koraiensis Siebold et Zuccarini

과명

소나무과

약용부위

씨

| 약재의 조선시대 의서(醫書) 수재 |

해송자는 《동의보감》 탕액편(湯液篇)의 과일부(部)와 《방약합편》의 이과(夷果)편에 수재되어 있다.

| 《동의보감》 탕액편의 효능 |

해송자(海松子, 잣나무 씨)의 성질은 조금 따뜻하고[小溫] 맛이 달며[甘] 독이 없다. 산후(産後)에 뼈마디에 바람이 들어오는 것 같고 시린 감이 있는 증상, 몸과 팔다리가 마비되고 감각과 동작이 자유롭지 못한 증상, 어지럼증을 치료한다. 피부를 윤기 있게 하고 오장(五藏)을 살찌우며 야위고 기운이 없는 것을 보한다[본초]. ○ 곳곳에 있다. 깊은 산속에서 자란다. 나무는 소나무나 측백나무와 비슷하고 열매는 오이씨[瓜子] 같다. 씨를 깨뜨려서 껍질을 벗기고 먹는다[속방].

| 《동의보감》 탕액편의 원문 |

해송자(海松子) 잣 ：性小溫 味甘 無毒. 主骨節風 及風痺頭眩. 潤皮膚 肥五藏 補虛羸少氣.[本草] ○ 處處有之 生深山中. 樹如松柏 實如瓜子 剝取子 去皮食之.[俗方]

| 약초 · 약재의 해설 |

잣나무의 학명 *Pinus koraiensis* Siebold & Zucc. 에서 속명 다음의 이름인 종소명 *koraiensis*는 한국을 뜻한다.

| 식약처 인정 약초와 약재 |

● 약초·약재의 식약처 공정서 수재 : 해송자는 식

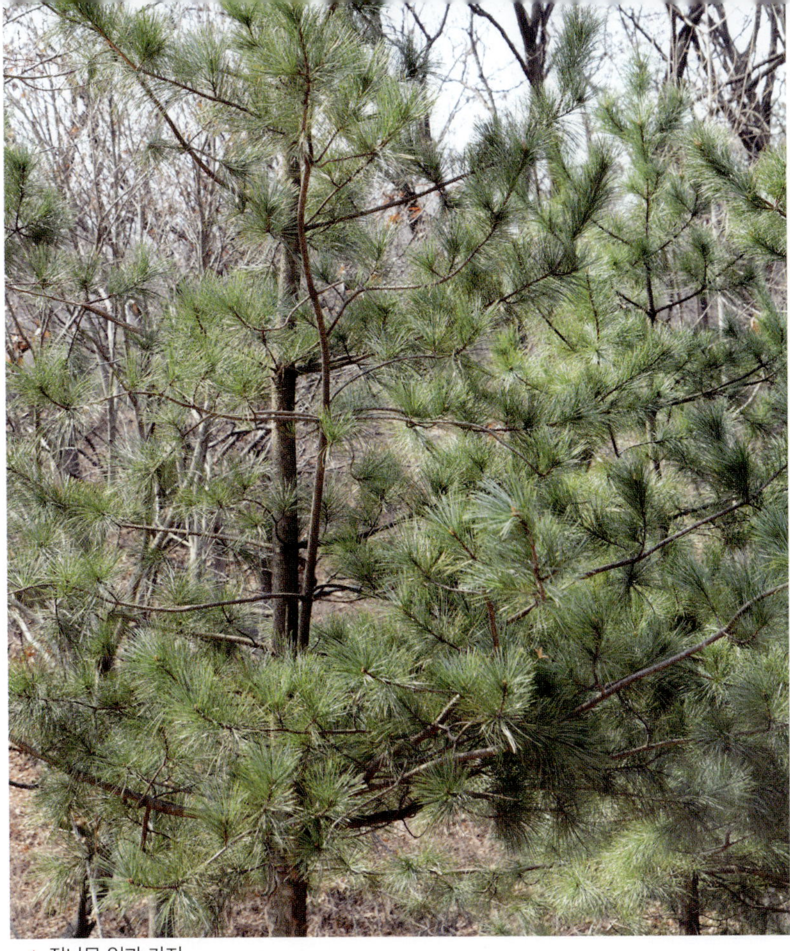

▲ 잣나무 잎과 가지

海松子皮〈잣〉性小溫味甘無毒主骨節風及風痺頭眩潤
皮膚肥五藏補虛羸少氣○處處有之生深
山中樹如松栢實如小瓜
子剝取子去皮食之飽

허준, 《원본 동의보감》,
713쪽, 남산당(2014)
《동의보감》 세갑술중동 내의
원교정 완영중간(歲甲戌仲冬
內醫院校正 完營重刊) 영인본

품의약품안전처의 의약품 공정서인 《대한민국약전외한약(생약)규격집(KHP)》에 수재되어 있다.

- **약재의 라틴어 생약명 :** Pini Koraiensis Semen
- **약재의 이명 또는 영명 :** 송자인(松子仁)
- **식약처의 법정 기원식물과 약용부위 :** 약재 해송자는 잣나무 *Pinus koraiensis* Siebold et Zuccarini(소나무과 Pinaceae)의 씨이다.
- **약재의 외부 형태 :** 이 약은 씨로 긴 타원형이며 길이 약 1cm, 너비 3~5mm이다. 바깥면은 회백색의 씨껍질로 덮여 있다.
- **약재 저장법 :** 밀폐용기(고형의 이물이 들어가는 것을 방지하고 내용의약품이 손실되지 않도록 보호할 수 있는 용기)

● 한방 약미(藥味)와 약성(藥性) : 맛은 달고 성질은 약간 따뜻하다.

＋ 한방 약미

| 酸 | 苦 | **甘** | 辛 | 鹹 | | 澁 | 淡 |

＋ 한방 약성

| 大寒 | 寒 | 微寒 | 凉 | 平 | **微溫** | 溫 | 熱 | 大熱 |

● 한방 작용부위(귀경, 歸經) : 해송자는 주로 간장, 폐, 대장 질환에 영향을 미친다.

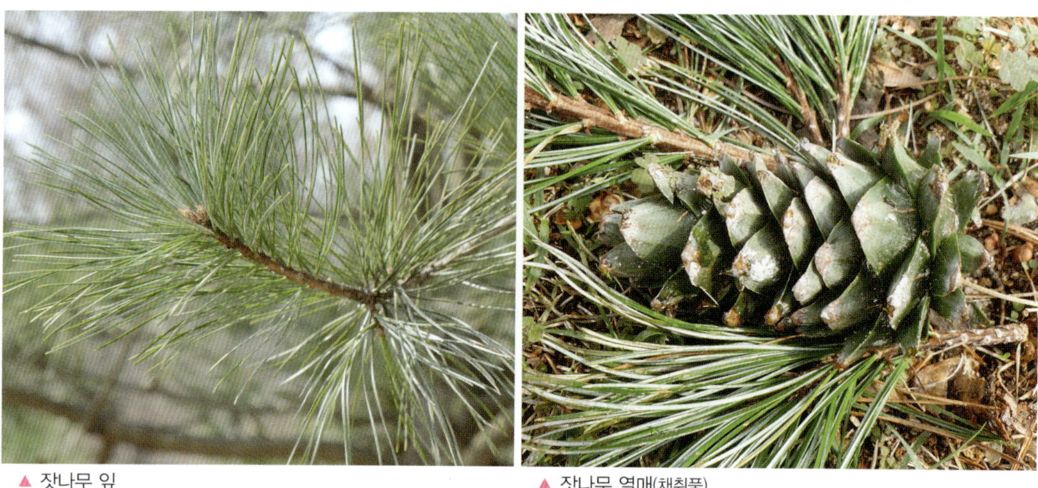

▲ 잣나무 잎

▲ 잣나무 열매(채취품)

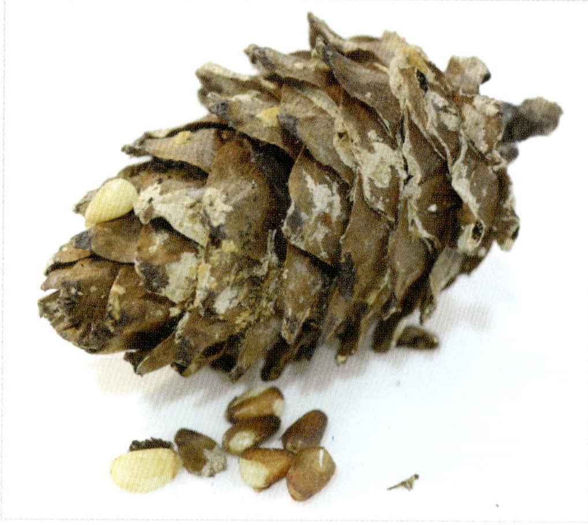

▲ 잣나무 열매와 씨

▲ 해송자(약재, 전형)

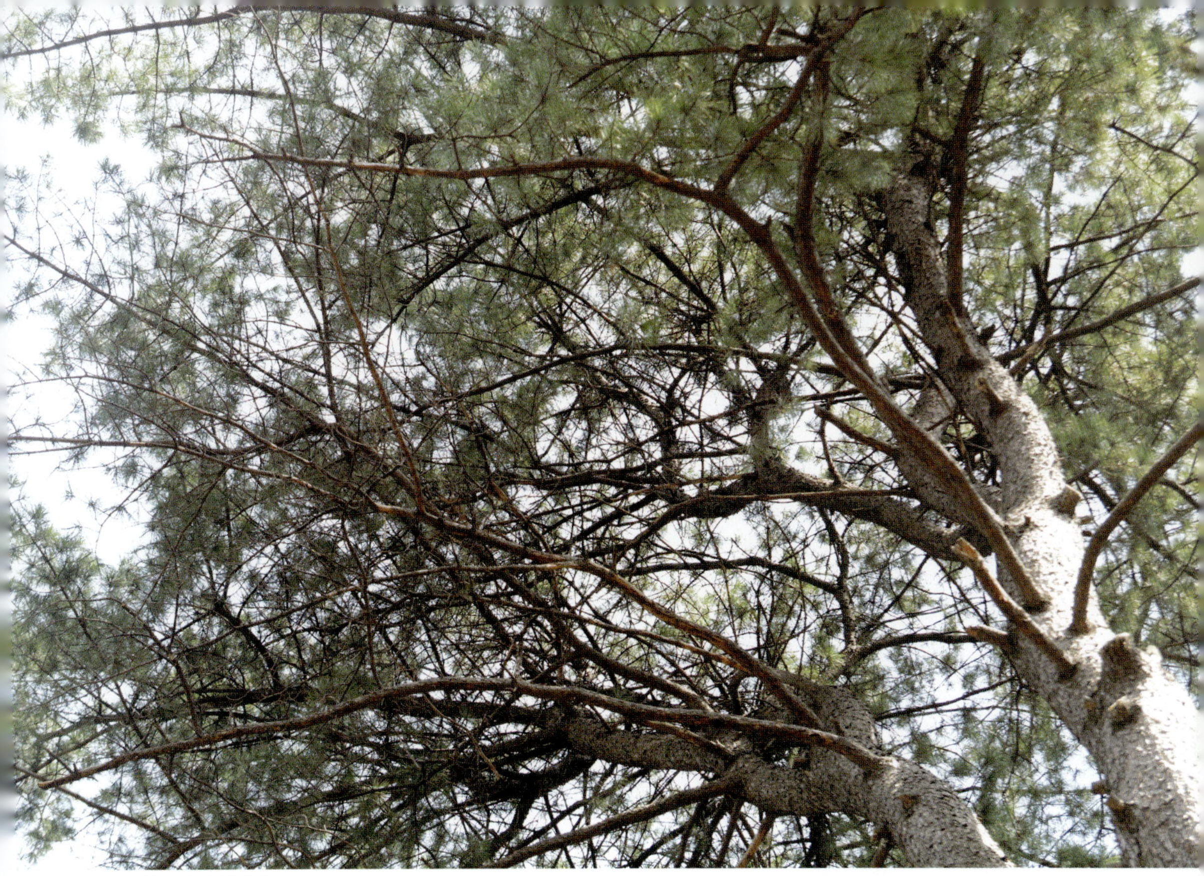

▲ 잣나무 나무모양

● **한방 효능** : 건조한 것을 촉촉하게 한다(潤燥, 윤조). 혈열(血熱)을 식힌다(凉血, 양혈). 풍(風)을 제거한다(祛風, 거풍).

● **약효 해설** : 산후(産後) 뼈마디에 바람이 들어오는 것 같고 시린 감이 있는 증상에 유효하다. 팔다리를 잘 쓰지 못하고 마비되며 아픈 증상에 효과가 있다. 폐가 건조하여 생기는 마른기침에 사용한다. 관절염, 변비, 토혈을 치료한다. 현기증 치료에 도움이 된다.

| **북한에서의 효능** | 보기약으로서 기를 보하고 폐와 심을 보하며 풍을 없애고 대소변을 잘 나가게 한다.

| **약용법** | 씨 10~15g을 물 800mL에 넣고 달여서 반으로 나누어 아침저녁으로 마시거나 또는 환(丸)으로 만들어 복용한다.

약초명

장구채

약재명

왕불류행 王不留行

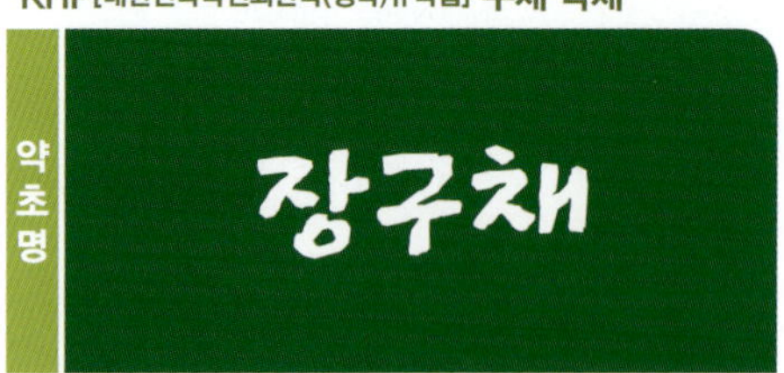

《동의보감》 탕액편에 기재된
조선시대(1610년)의 우리글 약초명

댱고재

약초명 및 학명

장구채
Melandryum firmum Rohrbach

과명

석죽과

약용부위

열매가 익었을 때의 지상부

| 약재의 조선시대 의서(醫書) 수재 |

왕불류행은 《동의보감》 탕액편(湯液篇)의 풀부(部)와 《방약합편》의 습초(濕草)편에 수재되어 있다.

|《동의보감》 탕액편의 효능 |

왕불류행(王不留行, 장구채 지상부)의 성질은 보통이며[平] 맛은 쓰고[苦] 달며[甘] 독이 없다. 쇠붙이에 상하여 피가 나는 것을 멎게 하고 아픈 것을 멈추며 가시 박힌 것을 나오게 한다. 코피, 큰 종기, 피부가 헐어 아프고 가려우며 벌겋게 부어 곪는 것을 낫게 한다. 풍독(風毒)을 없애고 혈맥(血脈)을 통하게 하며 월경이 고르지 못한 것과 난산(難産)을 치료한다. ○ 여러 곳에서 자란다. 잎은 숭람(菘藍)과 비슷하고 꽃은 담홍색이다. 씨의 껍질은 꽈리[酸漿, 산장]와 비슷하다. 씨는 둥글고 검은 것이 마치 배추 씨[菘子, 숭자], 기장[黍, 서], 조[粟, 속]와 비슷하다. 음력 5월에 싹과 줄기를 뜯어 햇볕에 말린다. 뿌리, 줄기, 꽃, 씨를 다 쓸 수 있다[본초].

|《동의보감》 탕액편의 원문 |

왕불류행(王不留行) 댱고재 : 性平 味苦甘 無毒. 主金瘡止血 逐痛 出刺. 治衄血癰疽惡瘡 祛風毒 通血脈 療婦人血經不匀 及難産. ○ 在處有之. 葉似菘藍 花紅白色 子殼似酸漿 實圓黑似菘子如黍粟. 五月採苗莖 曬乾. 根莖花子 幷通用.[本草] ○ 一名剪金花 一名金盞銀臺. 子治淋最有效.[資生]

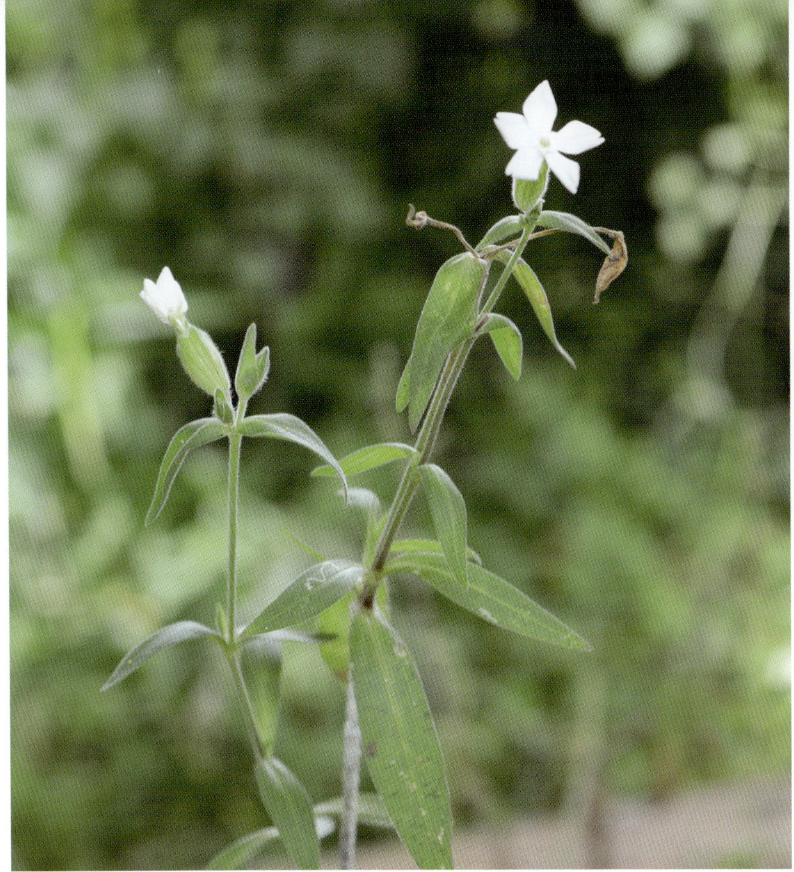

▲ 장구채 지상부

허준, 《원본 동의보감》,
726쪽, 남산당(2014)
《동의보감》 세갑술중동 내의
원교정 완영중간(歲甲戌仲冬
內醫院校正 完營重刊) 영인본

| 약초 · 약재의 해설 |

KHP에서 기원식물이 '장구채(*Melandryum firmum* Rohrbach)'로 되어
있는데 여기서 속명 *Melandryum*은 *Melandrium*의 오류이다(y → i).
올바른 학명의 표기는 '*Melandrium firmum* (Siebold & Zucc.) Rohrb.'이다. [참고문헌: 16]

| 식약처 인정 약초와 약재 |

- **약초·약재의 식약처 공정서 수재** : 왕불류행은 식품의약품안전처의 의약품 공정서인 《대
  한민국약전외한약(생약)규격집(KHP)》에 수재되어 있다.

- **약재의 라틴어 생약명** : Melandrii Herba

- **약재의 이명 또는 영명** : 불류행(不留行), 왕불류(王不留)

- **식약처의 법정 기원식물과 약용부위** : 약재 왕불류행은 장구채 *Melandryum firmum*
  Rohrbach(석죽과 Caryophyllaceae)의 열매가 익었을 때의 지상부이다.

● **약재의 외부 형태 :** 이 약은 지상부로 줄기는 가늘고 볼록한 마디가 있다. 잎은 피침형~
   타원형이고 끝은 뾰족하며 연한 황록색~녹색을 띤 황갈색을 나타낸다.

● **약재 저장법 :** 밀폐용기(고형의 이물이 들어가는 것을 방지하고 내용의약품이 손실되지 않도록
   보호할 수 있는 용기)

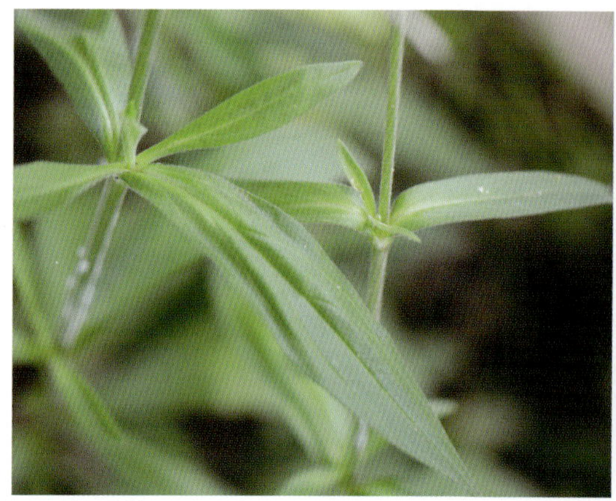

▲ 장구채 잎

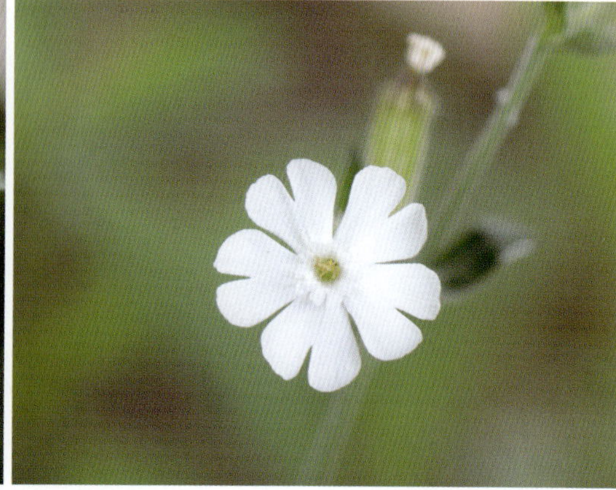

▲ 장구채 꽃

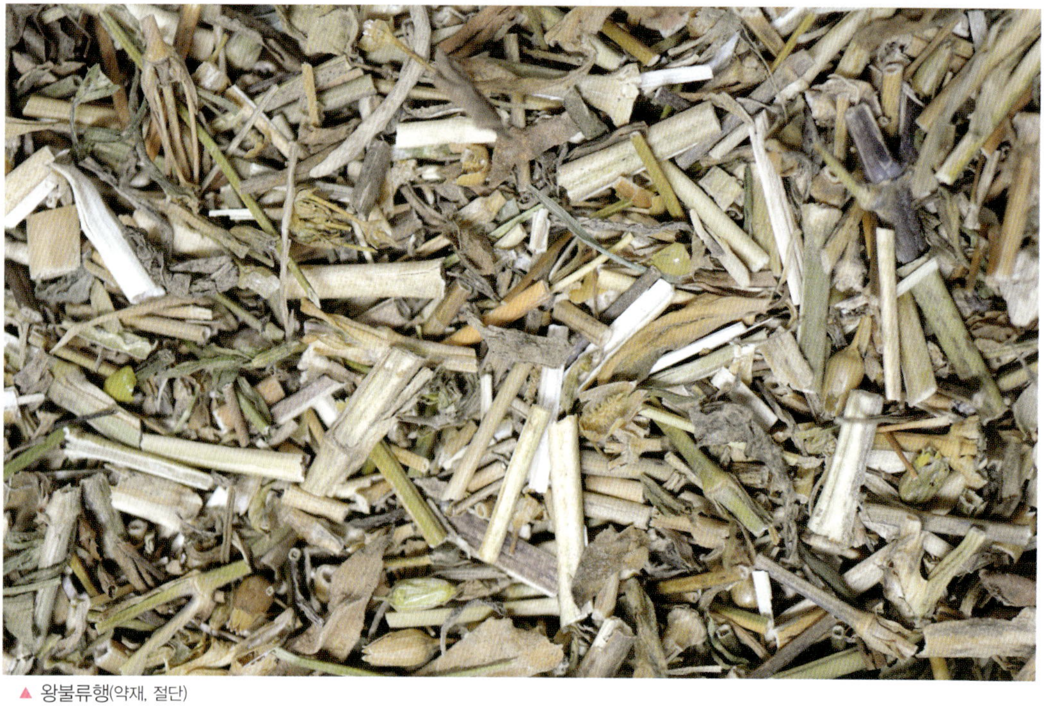

▲ 왕불류행(약재, 절단)

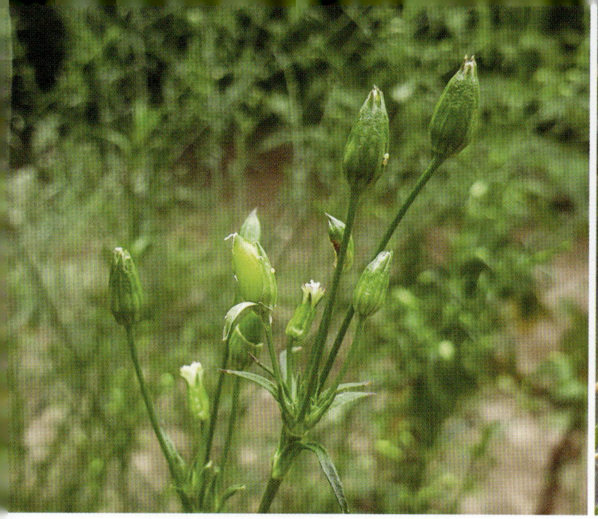
▲ 장구채 덜 익은 열매

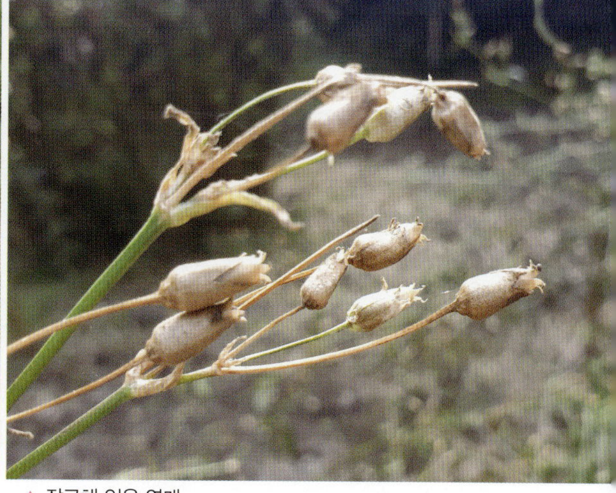
▲ 장구채 익은 열매

| 약재의 효능 |

- **한방 효능 분류 :** 활혈거어약(活血祛瘀藥, 혈액순환을 촉진하고 어혈을 제거하는 약)

- **한방 약미(藥味)와 약성(藥性) :** 맛은 달고 싱거우며 성질은 서늘하다.

  + 한방 약미

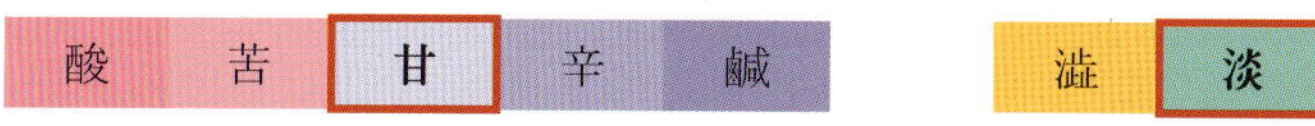

  + 한방 약성

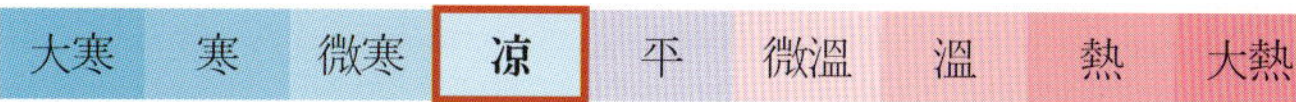

- **한방 작용부위(귀경, 歸經) :** 왕불류행은 주로 소장, 간장 질환에 영향을 미친다.

- **한방 효능 :** 열독(熱毒)을 해소한다(淸熱解毒, 청열해독). 소변을 잘 나오게 한다(利尿, 이 뇨). 월경을 순조롭게 한다(調經, 조경).

- **약효 해설 :** 목 안이 붓고 아픈 증상을 치료한다. 소변량이 줄거나 잘 나오지 않는 병증 에 유효하다. 월경불순, 중이염을 낫게 한다.

| 북한에서의 효능 |
행혈약으로서 피순환을 도우며 월경을 정상화하며 젖을 잘 나게 한다.

| 약용법 |
지상부 6~12g을 물 800mL에 넣고 달여서 반으로 나누어 아침저녁으로 마 신다.

| 주의사항 |
임신부에게는 쓰지 않는다.

약초명

약재명

정공등

정공등 丁公藤

《동의보감》 탕액편에 기재된
조선시대(1610년)의 우리글 약초명

마가목

약초명 및 학명
정공등(丁公藤)
Erycibe obtusifolia Bentham

과명
메꽃과

약용부위
덩굴성 줄기

| 약재의 조선시대 의서(醫書) 수재 |

정공등은《동의보감》 탕액편(湯液篇)의 나무부
(部)와《방약합편》의 만초(蔓草, 덩굴풀)편에 수
재되어 있다.

|《동의보감》 탕액편의 효능 |

정공등(丁公藤, 정공등 덩굴성 줄기)의 성질은 따
뜻하며[溫] 맛은 맵고[辛] 독이 없다. 풍증[風
血]에 주로 쓴다. 늙어서 쇠약한 것을 보하며
발기를 돕고 허리와 다리를 튼튼하게 한다. 뼈
마디가 아프고 손발이 저린 증상을 낫게 한다.
흰머리를 검게 하고 풍사를 몰아낸다. ○ 일
명 남등(南藤)이라고도 한다. 줄기는 말채찍 같
고 마디가 있으면서 자갈색이다. 잎은 살구나
무 잎 비슷한데 뾰족하다. 아무 때나 베어 술
에 담가 먹는다[본초].

|《동의보감》 탕액편의 원문 |

정공등(丁公藤) 마가목 : 性溫 味辛 無毒. 主風
血. 補衰老 起陽 强腰脚 除痺 變白 排風邪.
○ 一名南藤 莖如馬鞭 有節 紫褐色 葉如杏
葉而尖. 採無時 漬酒服.[本草] ○ 解叔謙母病
禱神 遇異人 得服此藥 卽此也.[南史]

| 약초·약재의 해설 |

《동의보감》에서 한약 정공등의 한글 약초명
이 '마가목'이지만 이는 우리나라 '국가표준
식물목록'에서 말하는 '마가목(*Sorbus commixta*
Hedl.)'과 다르다. 이 마가목의 줄기, 가지가
한약 정공등 이름으로 유통되는 일이 많다고
한국한의학연구원 최고야 책임연구원은 지적

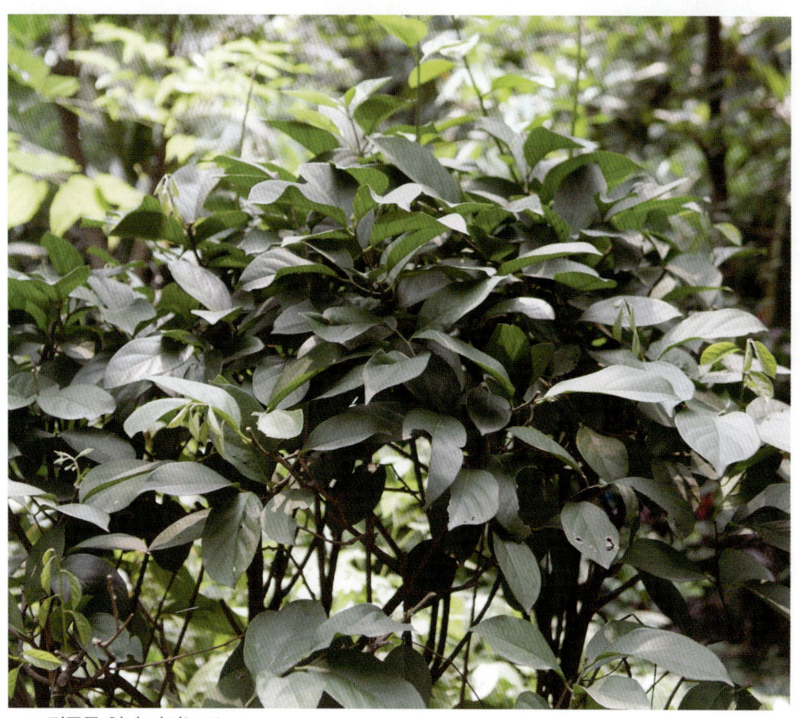

▲ 정공등 잎과 가지(중국)

한다. 이는 위품, 오용품에 해당하므로 주의가 필요하다.

| 식약처 인정 약초와 약재 |

○ **약초·약재의 식약처 공정서 수재** : 정공등은 식품의약품안전처의 의
약품 공정서인 《대한민국약전외한약(생약)규격집(KHP)》에 수재되어 있다.

○ **약재의 라틴어 생약명** : Erycibae Caulis

○ **식약처의 법정 기원식물과 약용부위** : 약재 정공등은 정공등(丁公藤) *Erycibe obtusifolia*
Bentham 또는 광엽정공등(光葉丁公藤) *Erycibe schmidtii* Craib(메꽃과 Convolvulaceae)의 덩
굴성 줄기이다.

○ **약재의 외부 형태** : 이 약은 덩굴성 줄기로 지름 1~10cm이다. 바깥면은 회황색~회갈색
으로 거칠고 세로 주름이나 가로무늬가 있으며 작은 점상의 황백색 껍질눈이 있다.

○ **약재 저장법** : 밀폐용기(고형의 이물이 들어가는 것을 방지하고 내용의약품이 손실되지 않도록
보호할 수 있는 용기)

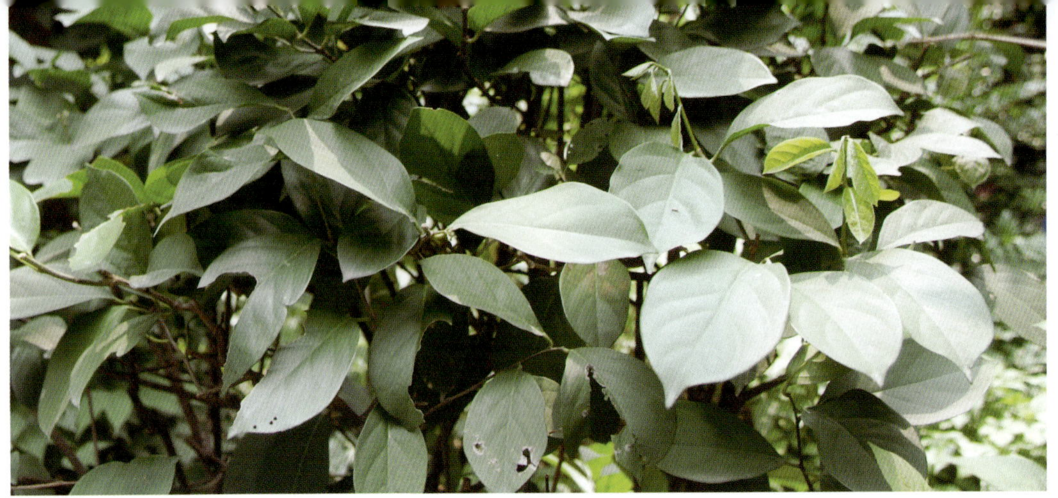

▲ 정공등 잎(중국)

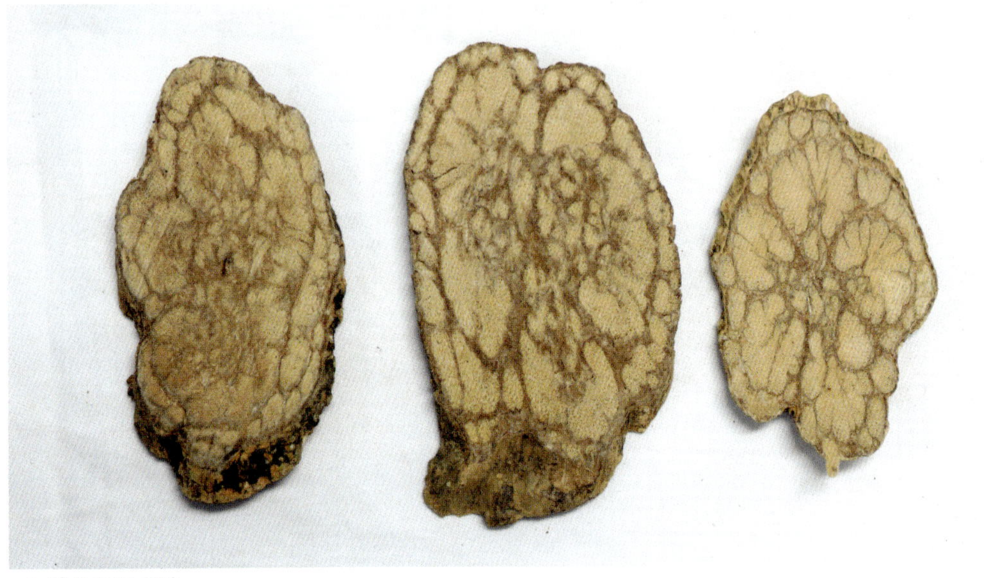

▲ 정공등(약재, 절편)

| 약재의 효능 |

● **한방 약미(藥味)와 약성(藥性) :** 맛은 맵고 성질은 따뜻하며 독이 약간 있다.

+ 한방 약미

| 酸 | 苦 | 甘 | **辛** | 鹹 | | 澁 | 淡 |

+ 한방 약성

| 大寒 | 寒 | 微寒 | 涼 | 平 | 微溫 | **溫** | 熱 | 大熱 |

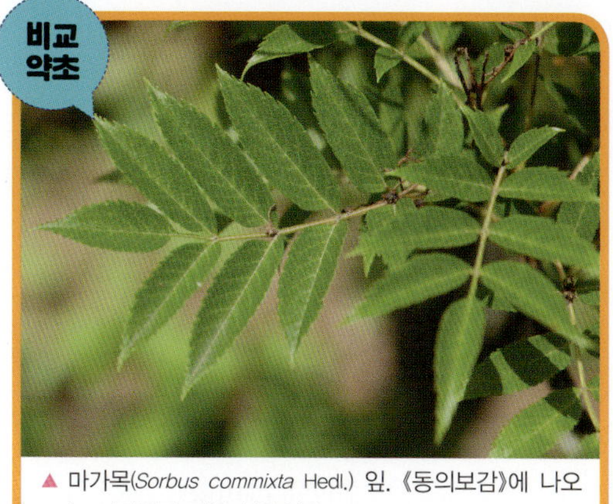

▲ 마가목(*Sorbus commixta* Hedl.) 잎. 《동의보감》에 나오는 마가목과 다른 식물이다.

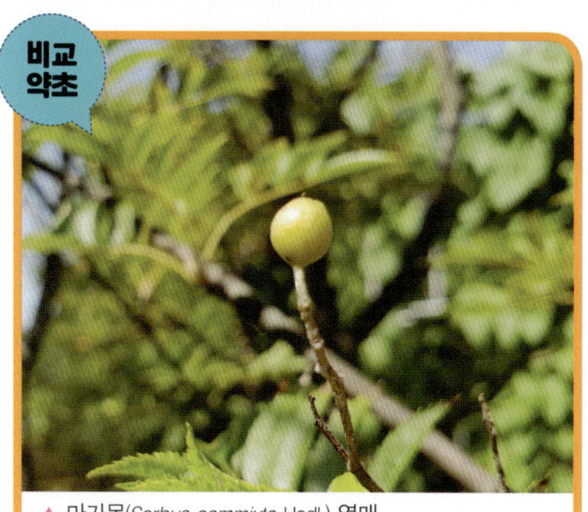

▲ 마가목(*Sorbus commixta* Hedl.) 열매

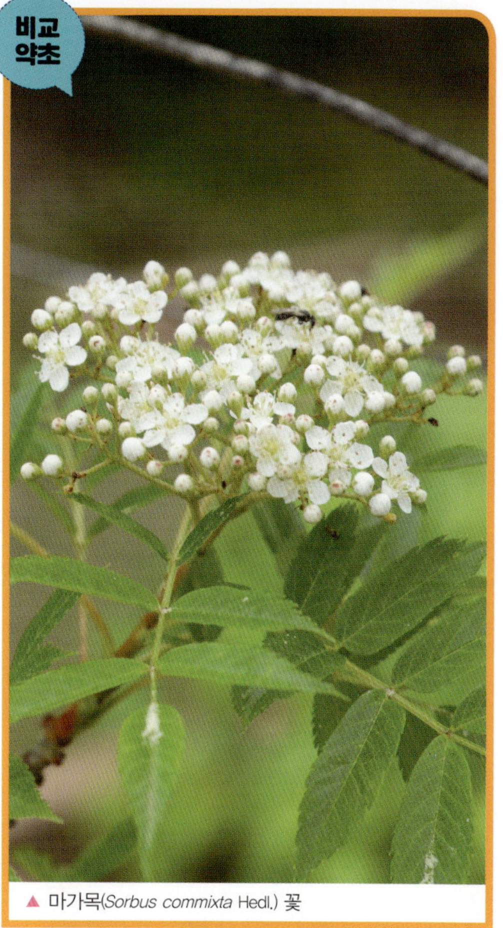

▲ 마가목(*Sorbus commixta* Hedl.) 꽃

- **한방 작용부위(귀경, 歸經)** : 정공등은 주로 간장, 비장, 위장 질환에 영향을 미친다.
- **한방 효능** : 팔다리를 잘 쓰지 못하고 마비되며 아픈 증상을 치료한다(祛風除濕, 거풍제습). 종기를 가라앉히고 통증을 멎게 한다(消腫止痛, 소종지통).
- **약효 해설** : 반신불수 치료에 쓰인다. 팔다리를 잘 쓰지 못하고 마비되며 아픈 증상을 치료한다. 외상으로 붓고 통증이 생기는 증상에 유효하다.

| **약용법** | 덩굴줄기 3~6g을 물 800mL에 넣고 달여서 반으로 나누어 아침저녁으로 마시거나 술에 담가 복용한다. 외용할 때는 적당량 사용한다.

| **주의사항** | 강렬한 발한 작용이 있으므로, 허약자는 복용을 삼가고, 임신부는 복용을 금한다.

약초명

조각자나무 주엽나무

약재명

조협 皂莢

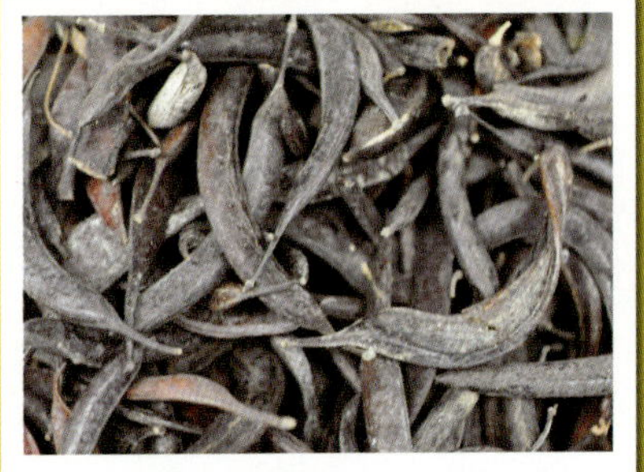

《동의보감》 탕액편에 기재된
조선시대(1610년)의 우리글 약초명

주엽나모여름

약초명 및 학명

조각자나무
Gleditsia sinensis Lamark
주엽나무
Gleditsia japonica Miquel

과명

콩과

약용부위

열매

| 약재의 조선시대 의서(醫書) 수재 |

조협은 《동의보감》 탕액편(湯液篇)의 나무부(部)와 《방약합편》의 교목(喬木, 줄기가 곧고 굵으며 높이 자라는 나무)편에 수재되어 있다.

|《동의보감》 탕액편의 효능 |

조협(皂莢, 조각자나무, 주엽나무 열매)의 성질은 따뜻하며[溫] 맛은 맵고[辛] 짜며[鹹] 독이 조금 있다. 관절을 잘 통하게 하고 두통[頭風]을 제거한다. 몸에 있는 9개의 구멍을 잘 통하게 하고 담연(痰涎)을 삭게 한다. 기침을 멎게 하고 배가 몹시 부르며 속이 그득한 감을 주는 증상을 치료한다. 배 속에 생긴 단단한 덩어리를 깨뜨리고 유산시킬 수 있다. 중풍으로 입을 악다무는 것을 낫게 하며 노채충(勞瘵蟲)을 죽인다. ○ 곳곳에서 난다. 나무는 크고 가지 사이에 큰 가시가 있다. 음력 9~10월에 꼬투리[莢, 협]를 따서 그늘에 말린다.

|《동의보감》 탕액편의 원문 |

조협(皂莢) 주엽나모여름 : 性溫 味辛鹹 有小毒. 通關節 除頭風 利九竅 消痰涎 止咳嗽 療脹滿 破堅癥 能墮胎. 治中風口噤 殺勞蟲. ○ 在處有之 樹高枝間生大刺. 九月十月採莢 陰乾. ○ 有長皂莢·猪牙皂莢二種. 今醫家作疏風氣丸散 多用長皂莢. 治齒及取積藥 多用猪牙皂莢. 大抵性味不相遠. ○ 不蛀而肥者佳 可爲沐湯 去垢甚妙.[本草] ○ 引入厥陰經藥也. 去皮及子 酥灸或蜜灸用.[入門] ○ 鐵磓以鍛金銀 雖千百年不壞 以槌皂莢則卽碎. 一名

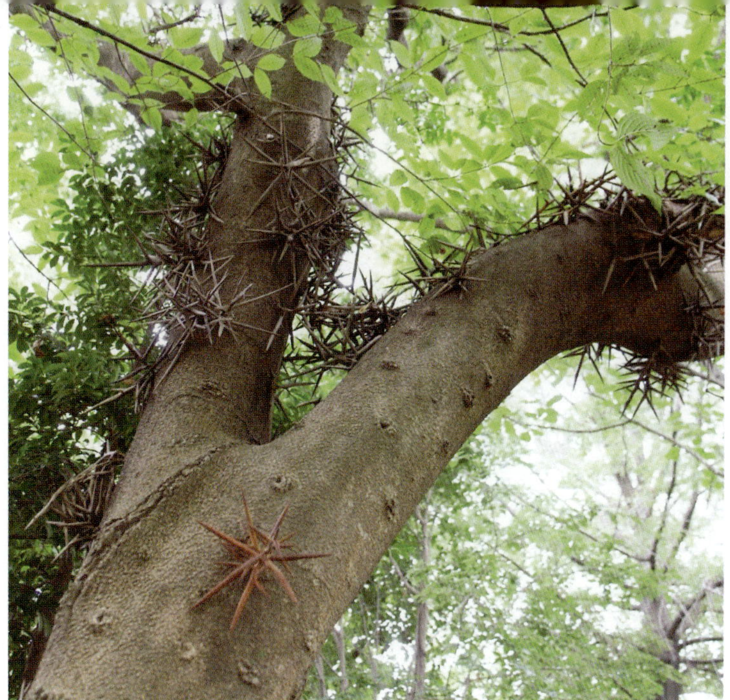

▲ 조각자나무 나무모양(일본)

皂角.[丹心]

| 약초·약재의 해설 |

조각자나무와 주엽나무의 열매 모양의 차이점은 다음과 같다.
조각자나무의 열매는 납작하고 긴 칼집 모양이며 약간 구부러
져 있다. 주엽나무의 열매는 조각자나무에 비해 두께는 아주
얇고 심하게 비틀려서 꼬였으며 전체적으로 빈약하다.

| 식약처 인정 약초와 약재 |

○ **약초·약재의 식약처 공정서 수재** : 조협은 식품의약품안전처의 의약품 공정서인 《대한민
국약전외한약(생약)규격집(KHP)》에 수재되어 있다.

○ **약재의 라틴어 생약명** : Gleditsiae Fructus

○ **식약처의 법정 기원식물과 약용부위** : 약재 조협은 조각자나무 *Gleditsia sinensis* Lamark 또
는 주엽나무 *Gleditsia japonica* Miquel(콩과 Leguminosae)의 열매이다.

○ **약재의 외부 형태** : 조각자나무의 열매는 꼬투리과이다. 납작하고 긴 칼집 모양이며 약간
구부러졌고 길이 15~20cm, 너비 20~35mm, 두께 8~15mm이다. 바깥면은 짙은 자갈

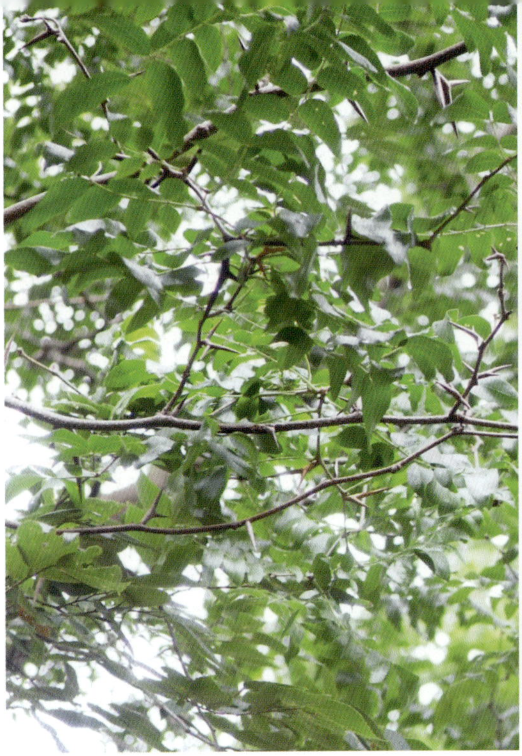

▲ 조각자나무 잎

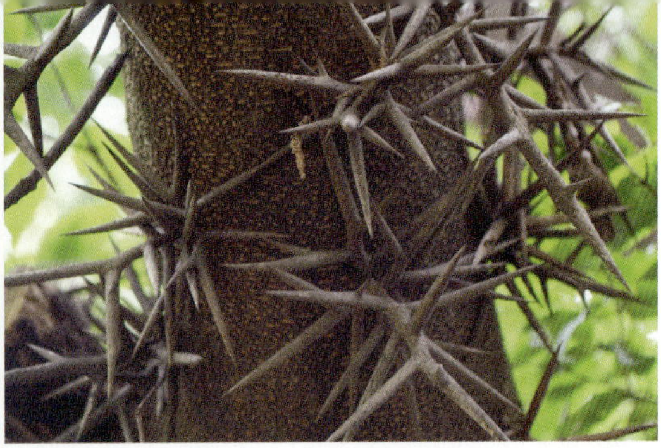

▲ 조각자나무 가시(일본)

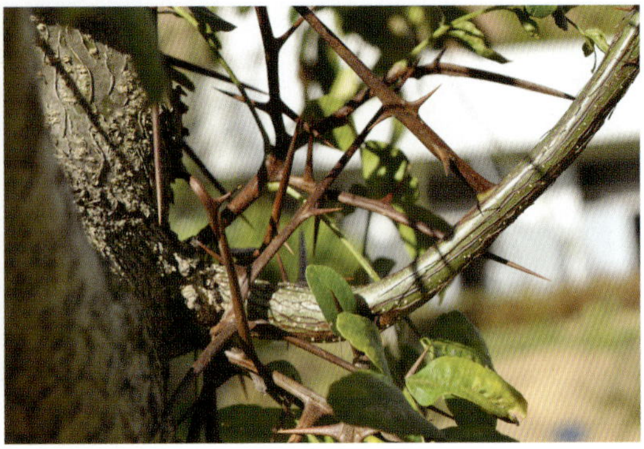

▲ 주엽나무 가시

색~흑갈색이고 회색의 가루가 서리 모양으로 덮여 있다. 주엽나무의 열매는 꼬투리과이다. 조각자나무에 비해 두께는 아주 얇고 심하게 비틀려서 꼬였으며 길이 약 23cm, 너비 약 3cm이고 전체적으로 빈약한 것이 다르다.

- **약재 저장법** : 밀폐용기(고형의 이물이 들어가는 것을 방지하고 내용의약품이 손실되지 않도록 보호할 수 있는 용기)

| 약재의 효능 |

- **한방 효능 분류** : 화담지해평천약(化痰止咳平喘藥, 담음을 없애고 기침을 멈추며 천식을 안정시키는 약) - 온화한담약(溫化寒痰藥, 차가운 담음을 없애는 약)

- **한방 약미(藥味)와 약성(藥性)** : 맛은 맵고 짜며 성질은 따뜻하고 독이 있다.

+ 한방 약미

酸	苦	甘	辛	鹹	澁	淡

+ 한방 약성

大寒	寒	微寒	涼	平	微溫	溫	熱	大熱

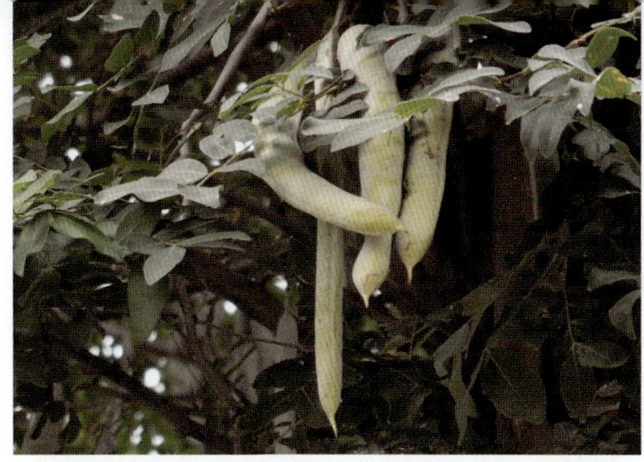

▲ 조각자나무 덜 익은 열매(중국). 이 식물의 열매는 비틀리지 않고 두껍다.

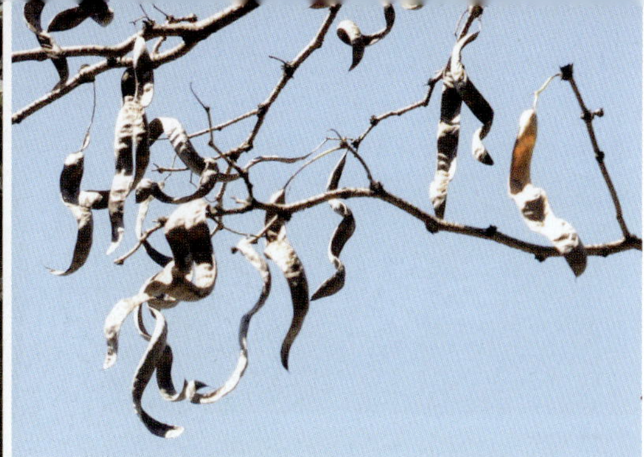

▲ 주엽나무 익은 열매. 이 식물의 열매는 조각자나무에 비해 심하게 비틀려서 꼬였다.

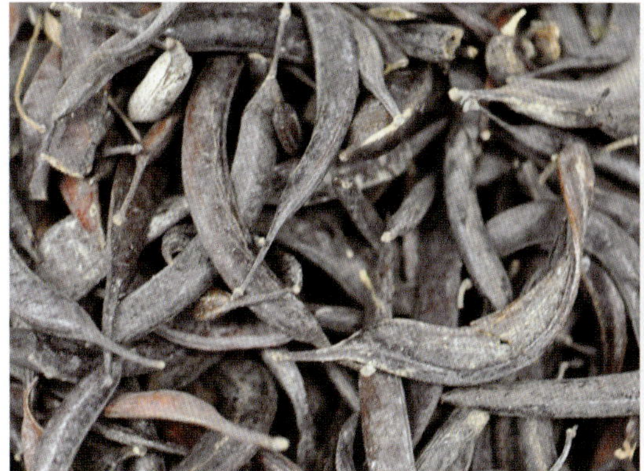

▲ 저아조(猪牙皂, 조각자나무의 발육되지 않은 열매)

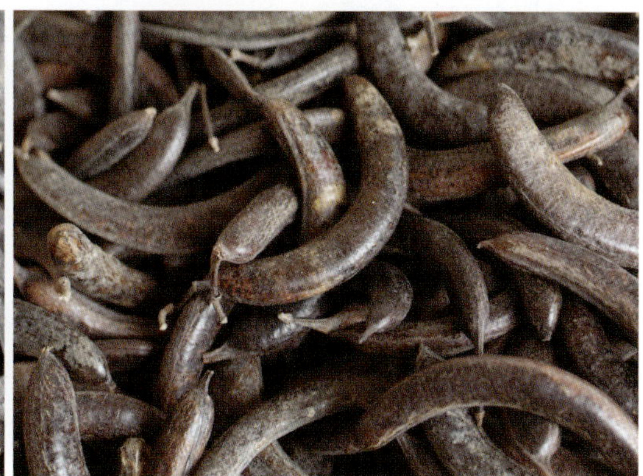

▲ 조협(약재, 전형)

- **한방 작용부위(귀경, 歸經)** : 조협은 주로 폐, 대장 질환에 영향을 미친다.
- **한방 효능** : 담(痰)을 제거하고 정신을 맑게 한다(祛痰開竅, 거담개규). 뭉친 것을 풀고 종기를 가라앉힌다(散結消腫, 산결소종).
- **약효 해설** : 정신이 혼미한 병증에 사용한다. 중풍으로 인한 안면신경 마비에 유효하다. 목 안이 붓고 아프며 막힌 감이 있는 증상을 치료한다. 강한 거담, 살충 작용이 있다. 대소변을 잘 나오게 한다.
- **임상응용** : 기관지염의 기침, 임질 등에 쓴다.

| **북한에서의 효능** | 화담약으로서 가래를 삭이고 기침을 멈추며 풍을 없앤다.

| **약용법** | 열매 1~3g을 물 800mL에 넣고 달여서 반으로 나누어 아침저녁으로 마시거나 또는 가루나 환(丸)으로 만들어 복용한다. 외용할 때는 적당량을 사용한다.

| **주의사항** | 임신부 및 각혈(咯血), 토혈(吐血)하는 환자는 복용을 피한다.

조릿대풀

약재명

담죽엽 淡竹葉

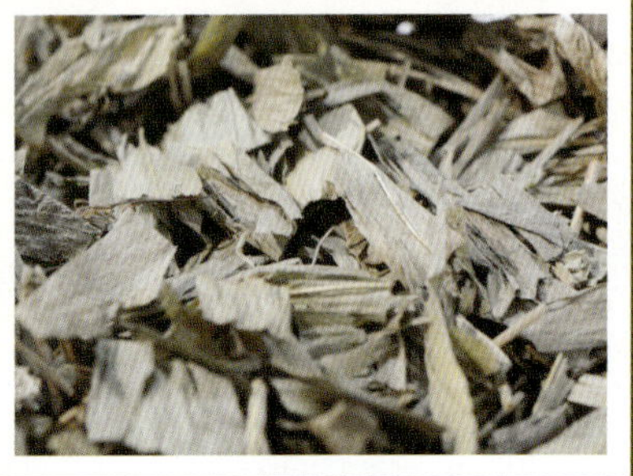

《동의보감》 탕액편에 기재된
조선시대(1610년)의 우리글 약초명

소옴댓닙

약초명 및 학명

조릿대풀
Lophatherum gracile Brongniart

과명

벼과

약용부위

꽃 피기 전의 지상부

| 약재의 조선시대 의서(醫書) 수재 |

담죽엽은 《동의보감》 탕액편(湯液篇)의 나무부(部)에 수재되어 있다.

| 《동의보감》 탕액편의 효능 |

담죽엽(淡竹葉, 조릿대풀 지상부)의 성질은 차며[寒] 맛은 달고[甘] 독이 없다. 담을 삭이고 열을 내린다. 중풍으로 목이 쉬어 말을 하지 못하는 것, 열이 몹시 나면서 머리가 아픈 것을 낫게 한다. 놀라서 가슴이 두근거리는 것과 급성 전염병[瘟疫, 온역]으로 몹시 답답한 것을 멎게 한다. 기침을 하면서 기운이 치밀어 올라 숨이 차는 증상을 치료한다. 임신부가 어지럼증이 나서 넘어지는 것, 소아가 놀랐을 때 발작하는 간질, 천조풍(天弔風)을 낫게 한다[본초].

| 《동의보감》 탕액편의 원문 |

담죽엽(淡竹葉) 소옴댓닙 : 性寒 味甘 無毒. 消痰淸熱. 主中風失音不語 壯熱頭痛. 止驚悸溫疫狂悶. 治咳逆上氣 孕婦眩暈倒地 小兒驚癎天弔.[本草]

| 약초 · 약재의 해설 |

벼과 식물인 조릿대[*Sasa borealis* (Hack.) Makino]의 잎은 담죽엽의 위품(가짜품)이다. 조릿대풀이 아닌 대나무류의 잎은 죽엽(竹葉)이라는 별개의 약재로 취급된다.[참고문헌: 24]

| 식약처 인정 약초와 약재 |

○ 약초·약재의 식약처 공정서 수재 : 담죽엽은 식

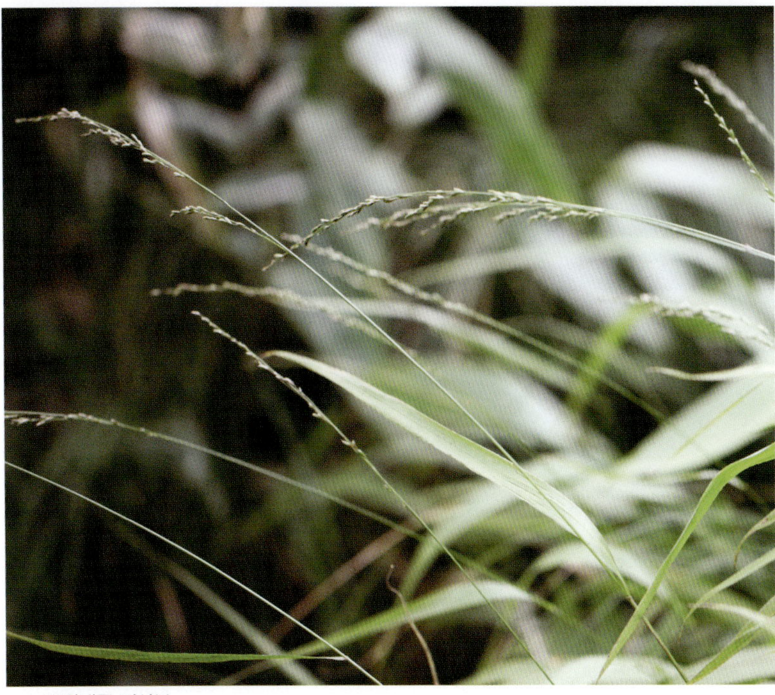

▲ 조릿대풀 지상부

허준, 《원본 동의보감》,
740쪽, 남산당(2014)
《동의보감》 세갑술중동 내의
원교정 완영중간(歲甲戌仲冬
內醫院校正 完營重刊) 영인본

품의약품안전처의 의약품 공정서인 《대한민국약전외한약(생약)규
격집(KHP)》에 수재되어 있다.

- **약재의 라틴어 생약명** : Lophatheri Herba
- **식약처의 법정 기원식물과 약용부위** : 약재 담죽엽은 조릿대풀
  Lophatherum gracile Brongniart(벼과 Gramineae)의 꽃 피기 전의 지상부이다.
- **약재의 외부 형태** : 이 약은 지상부로 길이 25~75cm이다. 줄기는 원기둥 모양으로 마디
  가 있으며 바깥면은 연한 황록색이다.
- **약재 저장법** : 밀폐용기(고형의 이물이 들어가는 것을 방지하고 내용의약품이 손실되지 않도록
  보호할 수 있는 용기)

| 약재의 효능 |

- **한방 효능 분류** : 청열약(淸熱藥, 열을 식히는 약) - 청열사화약(淸熱瀉火藥, 불처럼 달아오른
  열을 식히는 약)

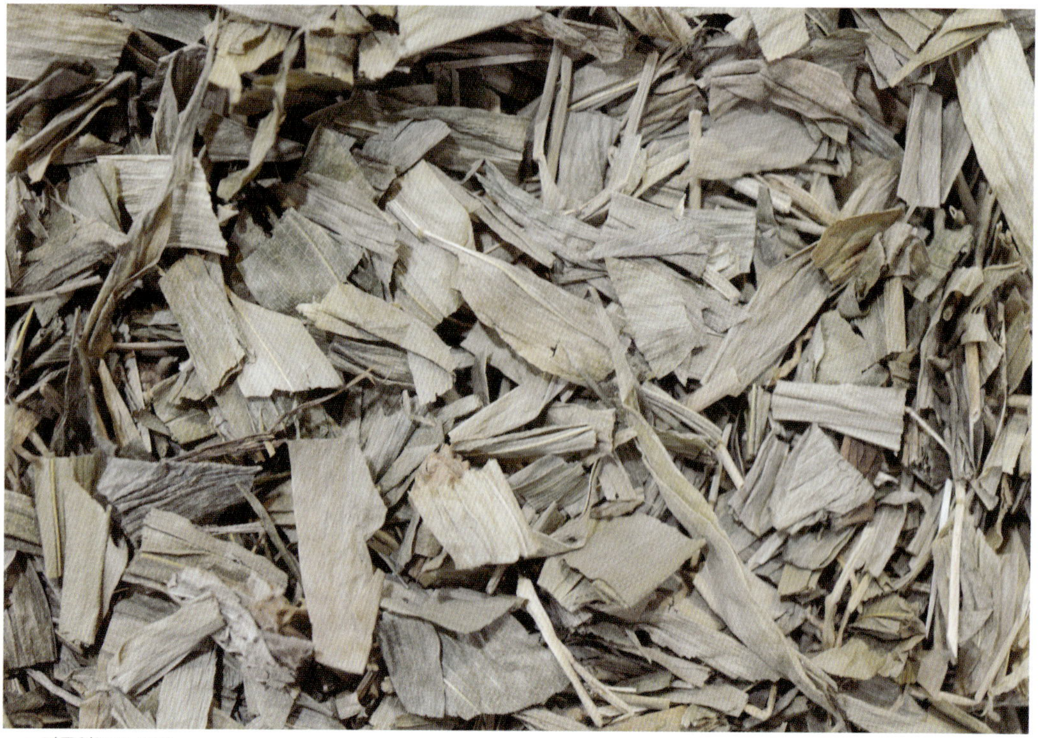

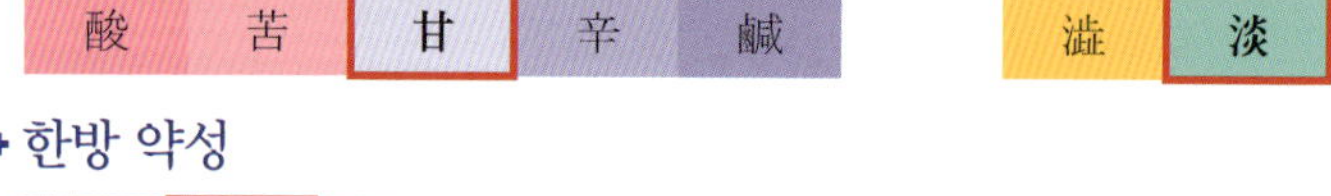

▲ 담죽엽(약재, 절단)

- **한방 약미(藥味)와 약성(藥性)** : 맛은 달고 싱거우며 성질은 차다.

  + 한방 약미

  | 酸 | 苦 | **甘** | 辛 | 鹹 | | 澁 | **淡** |

  + 한방 약성

  | 大寒 | **寒** | 微寒 | 凉 | 平 | 微溫 | 溫 | 熱 | 大熱 |

- **한방 작용부위(귀경, 歸經)** : 담죽엽은 주로 심장, 위장, 소장 질환에 영향을 미친다.

- **한방 효능** : 열기를 식히고 화기(火氣)를 배출시킨다(淸熱瀉火, 청열사화). 마음이 답답한 것을 없애고 갈증을 멎게 한다(除煩止渴, 제번지갈). 소변을 잘 나오게 하고 배뇨장애를 해소한다(利尿通淋, 이뇨통림).

- **약효 해설** : 잇몸이 붓고 아픈 병증을 낫게 한다. 입안과 혀가 허는 증세에 사용한다. 가슴이 답답한 증상과 갈증을 없애준다. 소변이 붉고 시원하지 못한 증상에 쓰인다.

596

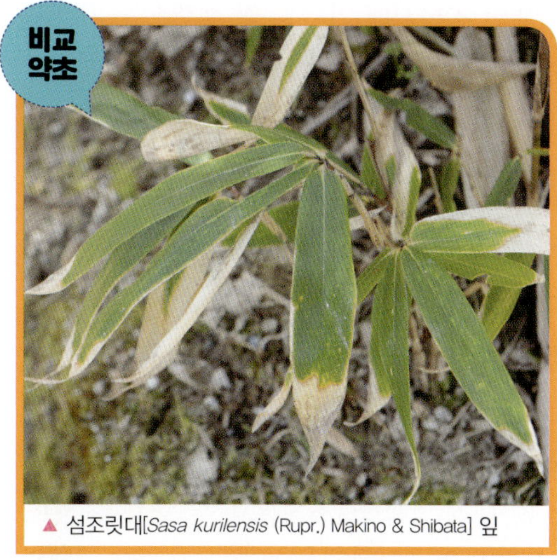

▲ 섬조릿대[*Sasa kurilensis* (Rupr.) Makino & Shibata] 잎

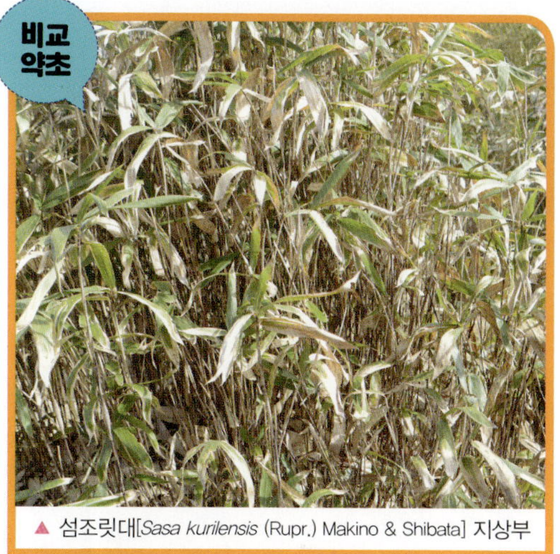

▲ 섬조릿대[*Sasa kurilensis* (Rupr.) Makino & Shibata] 지상부

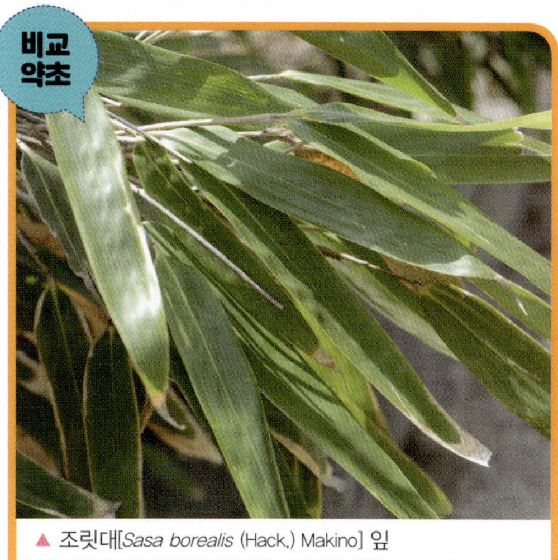

▲ 조릿대[*Sasa borealis* (Hack.) Makino] 잎

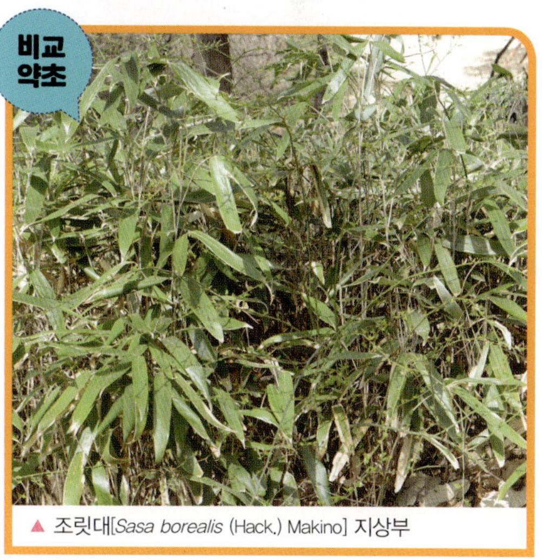

▲ 조릿대[*Sasa borealis* (Hack.) Makino] 지상부

| **북한에서의 효능** | 청열사화약으로서 심열을 내리우고 오줌을 잘 나가게 한다.

| **약용법** | 지상부 6~10g을 물 800mL에 넣고 달여서 반으로 나누어 아침저녁으로 마신다.

약초명

조뱅이

약재명

소계 小薊

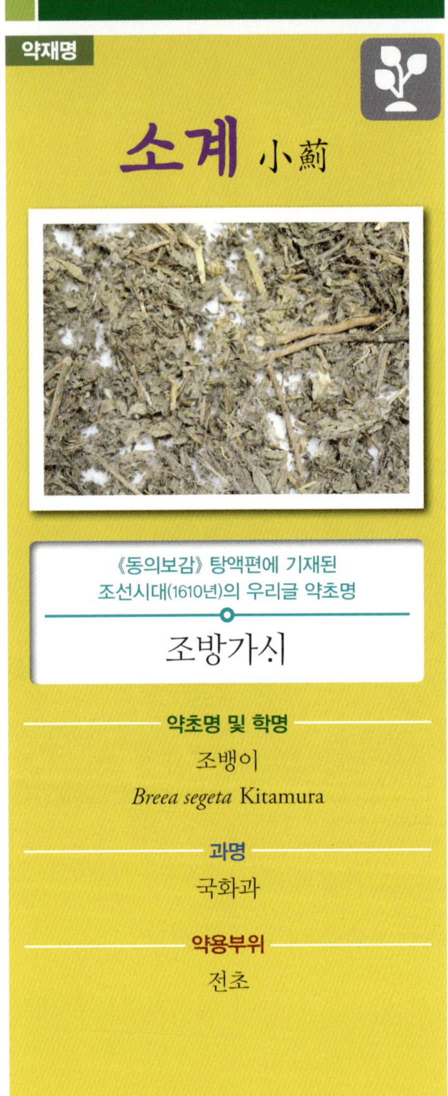

《동의보감》 탕액편에 기재된
조선시대(1610년)의 우리글 약초명

조방가싀

약초명 및 학명

조뱅이
Breea segeta Kitamura

과명

국화과

약용부위

전초

| 약재의 조선시대 의서(醫書) 수재 |

소계는 《동의보감》 탕액편(湯液篇)의 풀부(部)와 《방약합편》의 습초편에 수재되어 있다.

| 《동의보감》 탕액편의 효능 |

소계(小薊, 조뱅이 전초)의 성질은 서늘하고[凉] 독이 없다. 열독풍을 낫게 하고 오래된 어혈을 깨뜨린다. 갓 출혈된 것, 갑자기 하혈(下血)하는 것, 혈붕(血崩), 쇠붙이에 상하여 피가 나는 것을 멎게 한다. 거미, 뱀, 전갈의 독을 풀어준다. ○ 대계(大薊)와 소계는 모두 어혈을 깨뜨리지만 소계는 힘이 약하므로 부은 것을 잘 가라앉히지는 못한다.

| 《동의보감》 탕액편의 원문 |

소계(小薊) 조방가싀 : 性凉 無毒. 治熱毒風 破宿血 止新血 暴下血 血崩 金瘡出血 療蜘蛛蛇蝎毒. ○ 大小薊 俱能破血 但小薊力微 不能消腫. ○ 大小薊皆相似 但大薊高三四尺 葉皺 小薊高一尺許 葉不皺. 以此爲異 功力有殊. 大薊破血之外 亦療癰腫 小薊專主血疾. 一名刺薊. [本草]

| 약초 · 약재의 해설 |

KHP에서 기원식물 조뱅이의 학명이 '*Breea segeta* Kitamura'로 되어 있는데, 누락된 기본명 명명자를 포함하여 올바르게 표기하면 '*Breea segeta* (Bunge) Kitam.'이다. 또한 기원식물 큰조뱅이의 학명이 '*Breea setosa* Kitamura'로 되어 있는데, 〈The Plant List〉에서는 이 종의 정명을 '*Cirsium arvense* (L.) Scop.'로 하고 있으

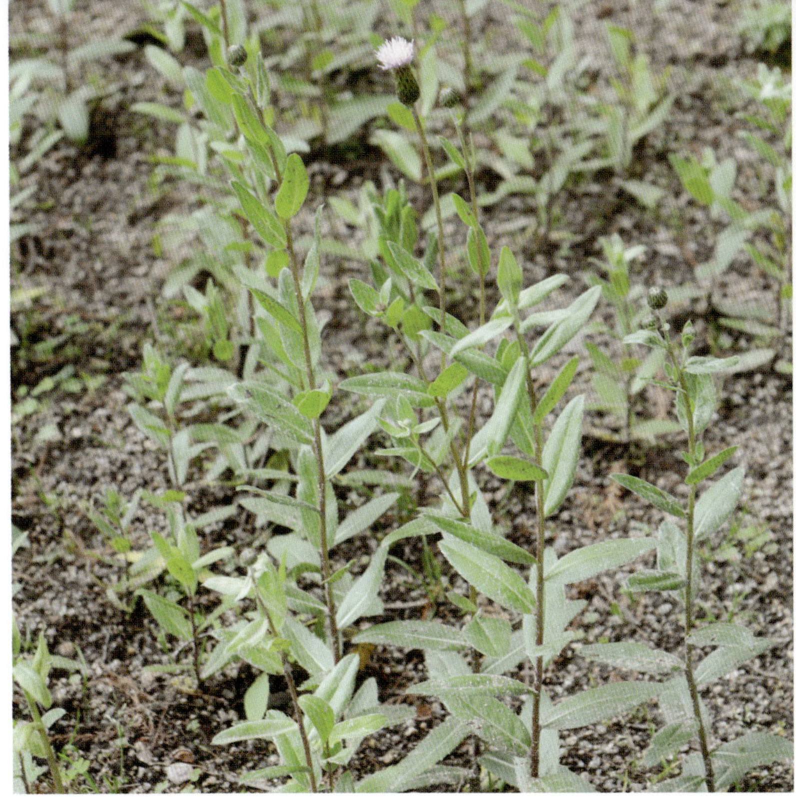

▲ 조뱅이 지상부

허준, 《원본 동의보감》,
730쪽, 남산당(2014)
《동의보감》 세갑술중동 내의
원교정 완영중간(歲甲戌仲冬
內醫院校正 完營重刊) 영인본

며, 〈Flora of China〉에서는 변종으로 처리하여 '*Cirsium arvense* var.
integrifolium Wimm. & Grab.'으로 하고 있다. [참고문헌: 16]

※ 저자 주: 현재의 공정서에는 조뱅이의 학명이 *Breea segeta* (Bunge) Kitam.로
개정되었다.

| 식약처 인정 약초와 약재 |

- **약초·약재의 식약처 공정서 수재** : 소계는 식품의약품안전처의 의약품 공정서인 《대한민
  국약전외한약(생약)규격집(KHP)》에 수재되어 있다.

- **약재의 라틴어 생약명** : Breeae Herba

- **식약처의 법정 기원식물과 약용부위** : 약재 소계는 조뱅이 *Breea segeta* Kitamura 또는 큰조
  뱅이 *Breea setosa* Kitamura(국화과 Compositae)의 전초이다.

- **약재의 외부 형태** : 이 약은 전초로 가는 줄기에 긴 타원상 피침형의 잎이 어긋나 있고 줄
  기 끝에는 꽃이나 꽃망울이 달려 있는 것도 있다. 줄기는 원기둥 모양이고 윗부분은 가
  지가 갈라져 있으며 겉면은 회녹색~자주색이다.

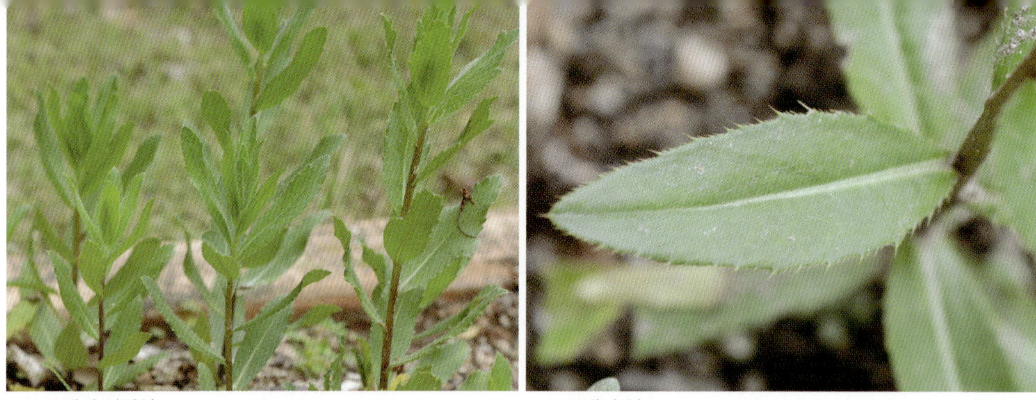

▲ 조뱅이 어린잎　　　　　　　　▲ 조뱅이 잎

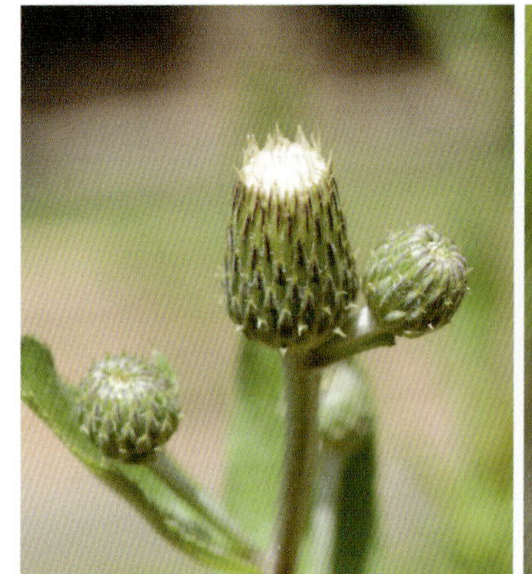

▲ 조뱅이 꽃봉오리

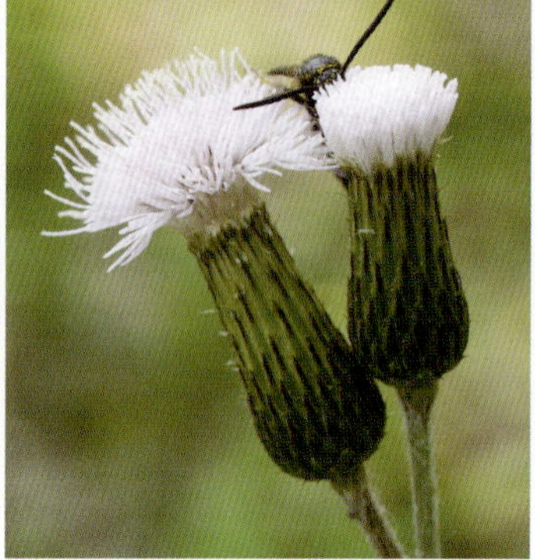

▲ 조뱅이 꽃

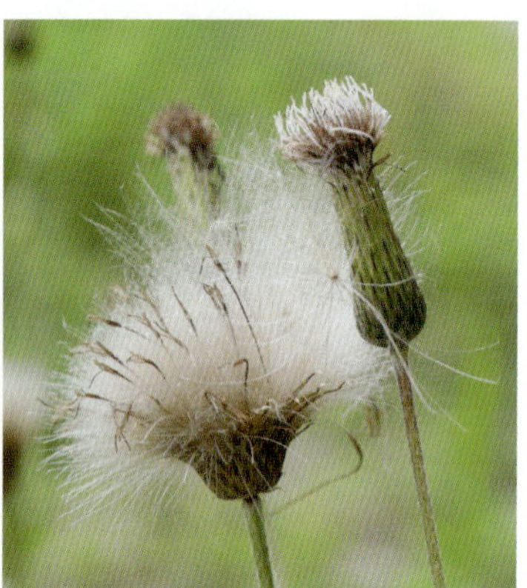

▲ 조뱅이 갓털

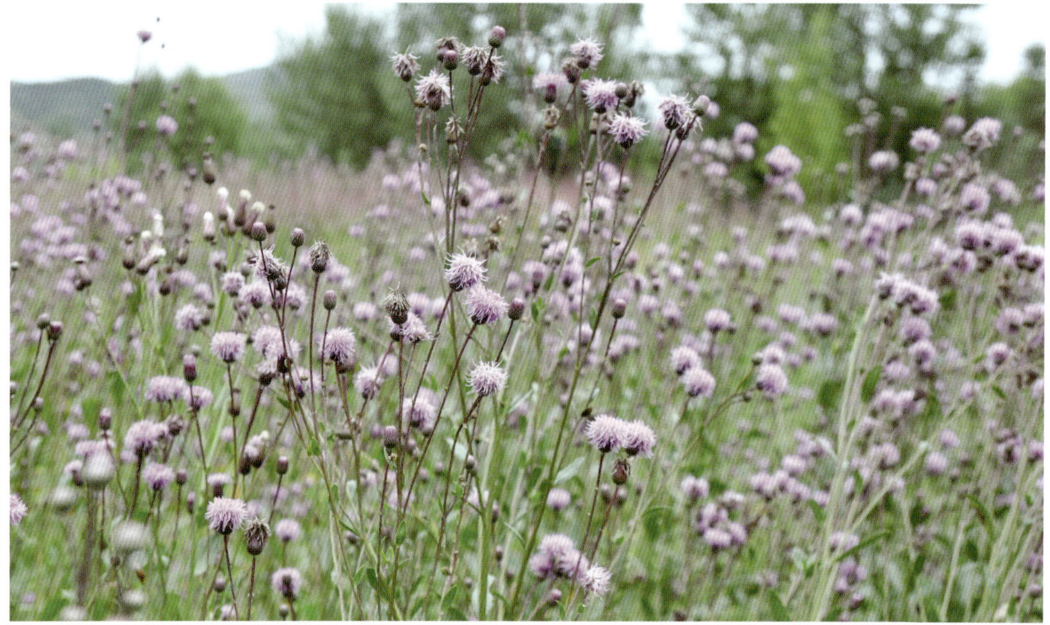

▲ 조뱅이 무리

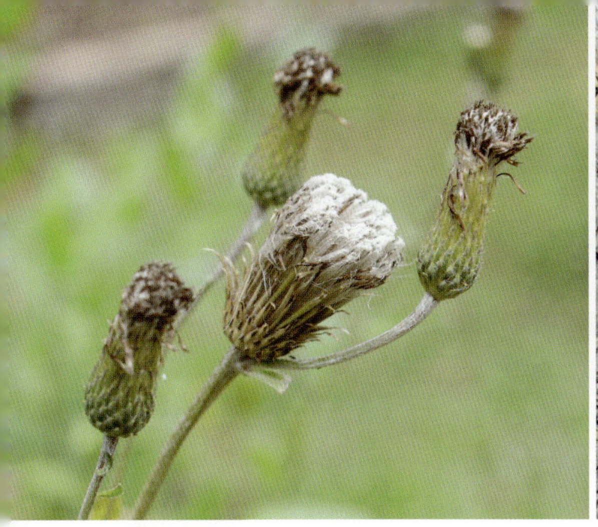
▲ 조뱅이 열매

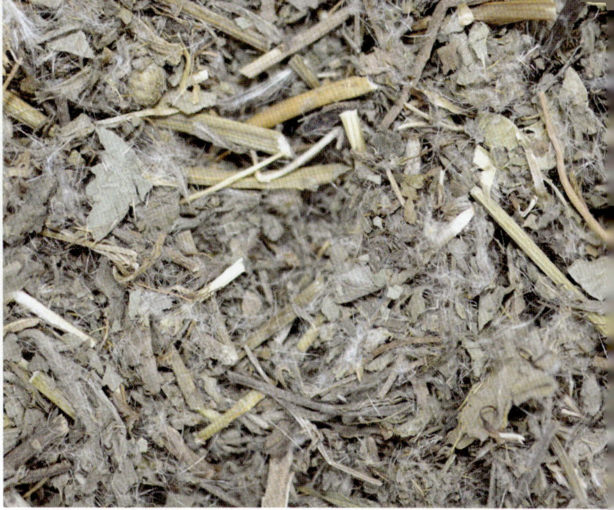
▲ 소계(약재, 절단)

○ **약재 저장법** : 밀폐용기(고형의 이물이 들어가는 것을 방지하고 내용의약품이 손실되지 않도록 보호할 수 있는 용기)

| **약재의 효능** |

○ **한방 효능 분류** : 지혈약(止血藥, 출혈을 멈추는 약) - 양혈지혈약(涼血止血藥, 혈열을 식히고 지혈하는 약)

○ **한방 약미(藥味)와 약성(藥性)** : 맛은 달고 쓰며 성질은 서늘하다.

+ 한방 약미

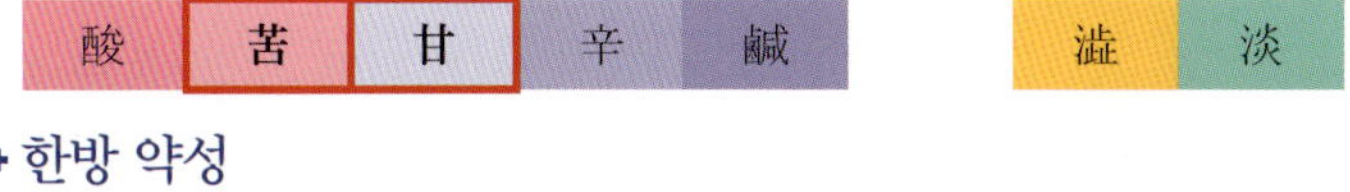

+ 한방 약성

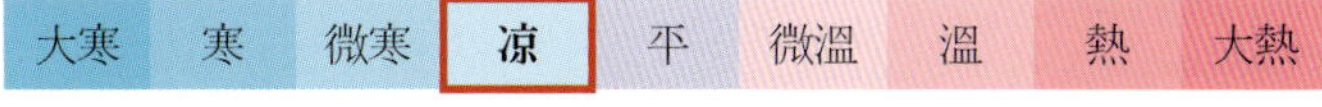

○ **한방 작용부위(귀경, 歸經)** : 소계는 주로 심장, 간장 질환에 영향을 미친다.

○ **한방 효능** : 혈열(血熱)을 식히고 지혈한다(涼血止血, 양혈지혈). 열기를 식히고 종기를 가라앉힌다(淸熱消腫, 청열소종).

○ **약효 해설** : 혈뇨(血尿), 혈변(血便), 토혈, 코피, 외상출혈을 치료한다. 간염, 황달에 유효하다. 여성의 부정기 자궁출혈에 쓰인다.

| **북한에서의 효능** | 출혈을 멈추고 어혈을 없애며 독을 푼다.

| **약용법** | 전초 5~12g을 물 800mL에 넣고 달여서 반으로 나누어 아침저녁으로 마신다.

약초명

지치
신강자초

약재명

자근 紫根

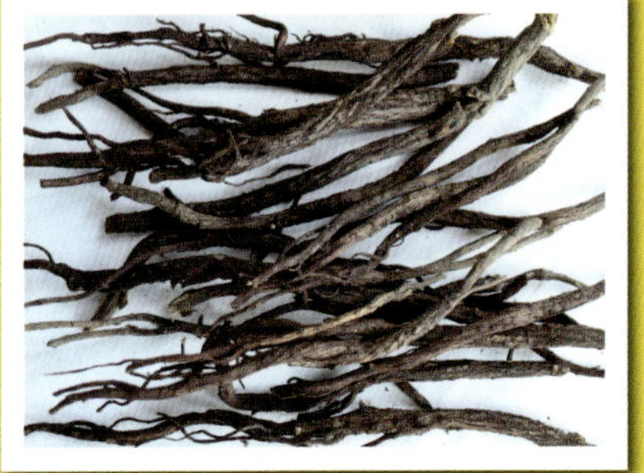

《동의보감》 탕액편에 기재된
조선시대(1610년)의 우리글 약초명

지최

약초명 및 학명

지치
Lithospermum erythrorhizon Siebold et Zuccarini
신강자초(新疆紫草)
Arnebia euchroma Johnst.

과명

지치과

약용부위

뿌리

| 약재의 조선시대 의서(醫書) 수재 |

자근은 《동의보감》 탕액편(湯液篇)의 풀부(部)와 《방약합편》의 산초(山草)편에 수재되어 있다.

| 《동의보감》 탕액편의 효능 |

자초(紫草, 지치, 신강자초 뿌리)는 성질이 차고 [寒](보통이다[平]고도 한다) 맛은 쓰며[苦](달다[甘]고도 한다) 독이 없다. 다섯 가지 황달[五疸]에 주로 쓴다. 소변을 잘 나오게 하고 배가 붓거나 불러 올라 그득한 것을 내린다. 피부가 헐어 아프고 가려우며 벌겋게 부어 곪는 것, 와창(癌瘡), 버짐[癬], 여드름[面皰, 면사], 소아의 홍역과 마마를 낫게 한다. ○ 산과 들에서 자라며 곳곳에 다 있다. 요즘 자주색으로 염색할 때 쓰는 자초이다. 음력 3월에 뿌리를 캐어 그늘에 말려서 술에 씻어 쓴다[본초].

| 《동의보감》 탕액편의 원문 |

자초(紫草) 지최 : 性寒[一云平] 味苦[一云甘] 無毒. 主五疸. 通水道 腹腫脹滿. 療惡瘡 瘑癬 面皰 及小兒痘瘡. ○ 生山野 處處有之. 卽今 染紫紫草也. 三月採根 陰乾 酒洗用.[本草] ○ 痘瘡 須用茸.[湯液]

| 약초 · 약재의 해설 |

자근(紫根)은 《중국약전》에서 자초(紫草)로 불리며 기원식물은 우리 공정서와 달리 신강자초[新疆紫草, *Arnebia euchroma* (Royle) Johnst.]와 내몽자초(內蒙紫草, *Arnebia guttata* Bunge) 2종이다.

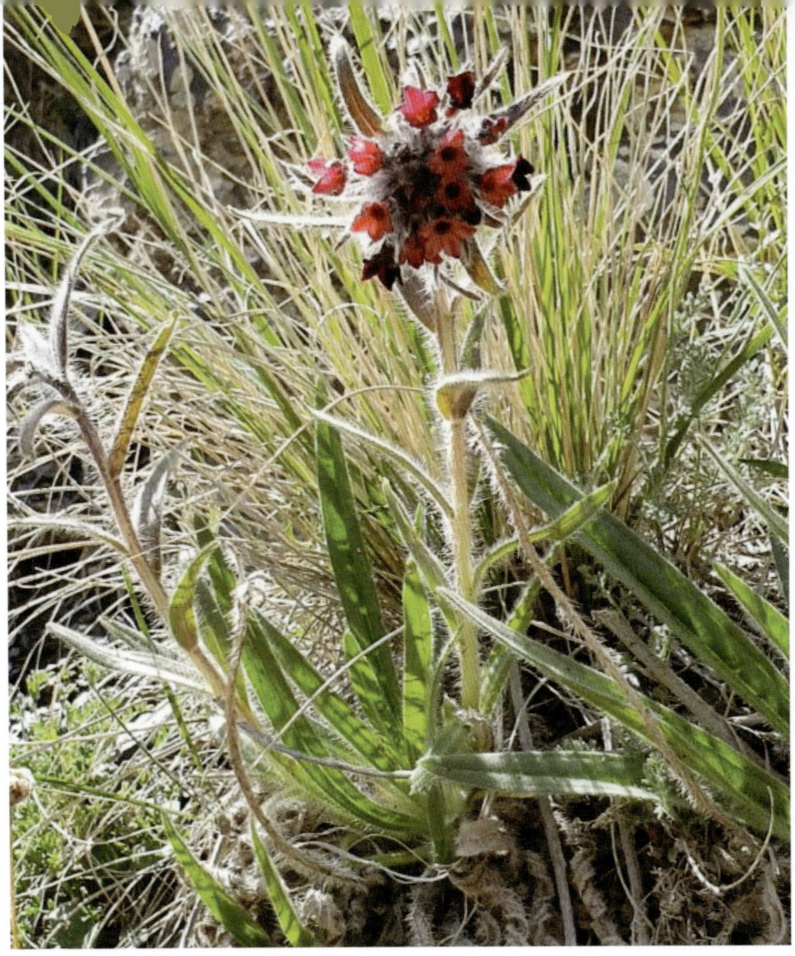

▲ 신강자초 지상부(키르기스스탄)

허준, 《원본 동의보감》,
729쪽, 남산당(2014)
《동의보감》 세갑술중동 내의
원교정 완영중간(歲甲戌仲冬
內醫院校正 完營重刊) 영인본

| 식약처 인정 약초와 약재 |

○ **약초·약재의 식약처 공정서 수재 :** 자근은 식품의약품안전처의 의약품 공정서인 《대한민 국약전(KP)》에 수재되어 있다.

○ **약재의 라틴어 생약명 :** Lithospermi Radix

○ **약재의 이명 또는 영명 :** Lithospermum Root

○ **식약처의 법정 기원식물과 약용부위 :** 약재 자근은 지치 *Lithospermum erythrorhizon* Siebold et Zuccarini, 신강자초(新疆紫草) *Arnebia euchroma* Johnst. 또는 내몽자초(內蒙紫草) *Arnebia guttata* Bunge(지치과 Boraginaceae)의 뿌리이다.

○ **약재의 외부 형태 :** 지치의 뿌리는 약간 가늘고 긴 방추형으로 간혹 분지되어 있다. 바깥 면은 어두운 보라색~자갈색을 띠고 피부는 거칠고 얇게 벗겨지기 쉽다.

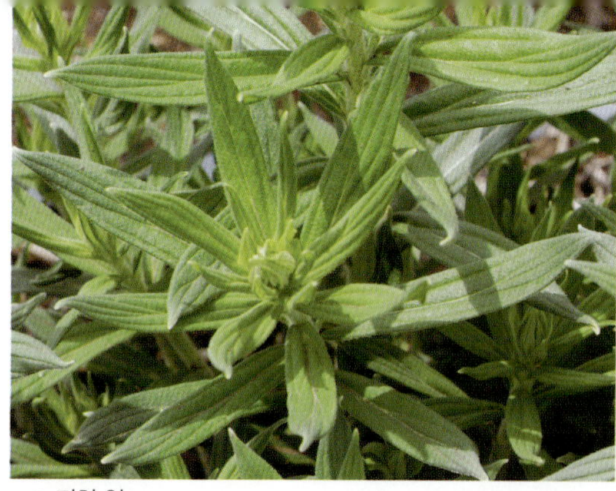

▲ 지치 잎

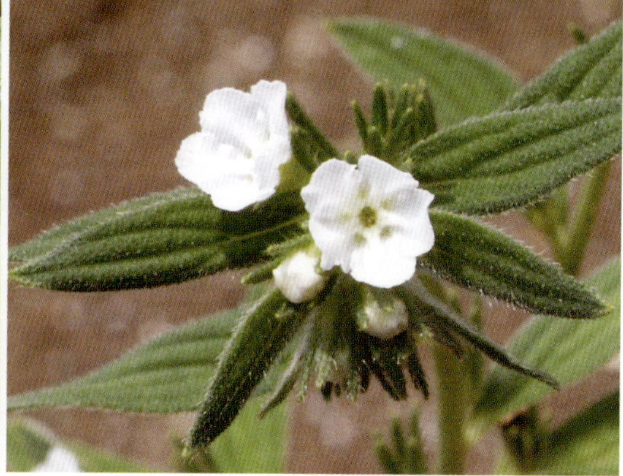

▲ 지치 꽃

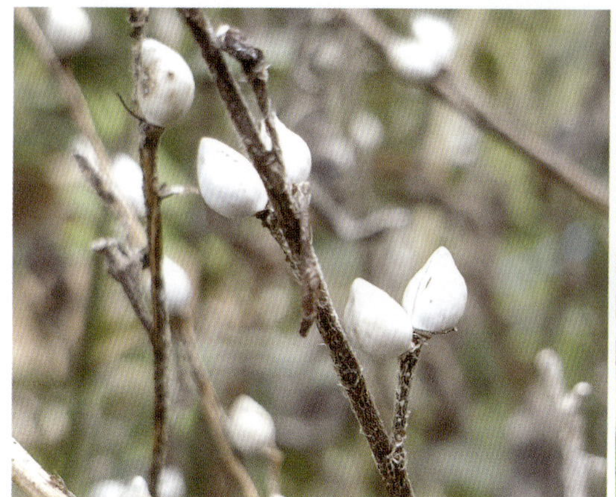

▲ 지치 덜 익은 열매

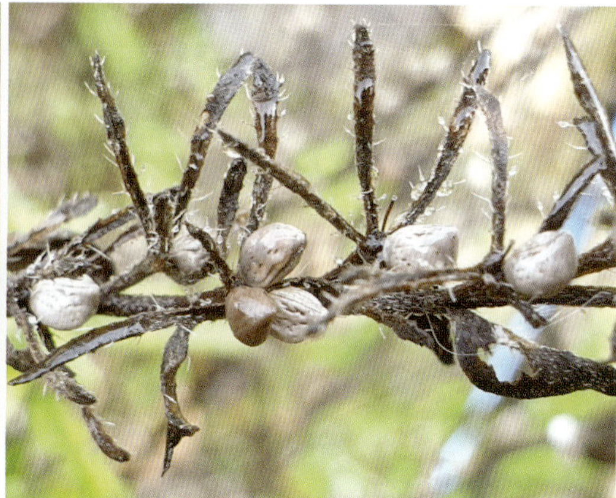

▲ 지치 익은 열매

○ **약재 저장법** : 밀폐용기(고형의 이물이 들어가는 것을 방지하고 내용의약품이 손실되지 않도록 보호할 수 있는 용기)

| 약재의 효능 |

○ **한방 효능 분류** : 청열약(淸熱藥, 열을 식히는 약) - 청열양혈약[淸熱凉血藥, (출혈을 일으키는) 혈열을 식히는 약]

○ **한방 약미(藥味)와 약성(藥性)** : 맛은 달고 짜며 성질은 차다.

+ 한방 약미

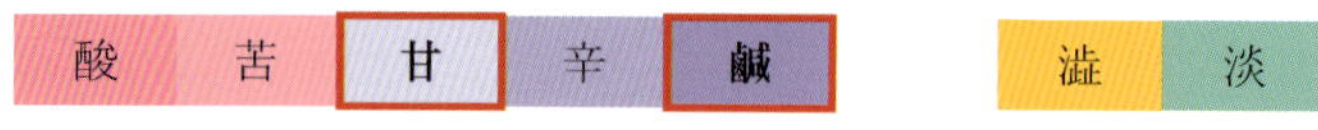

+ 한방 약성

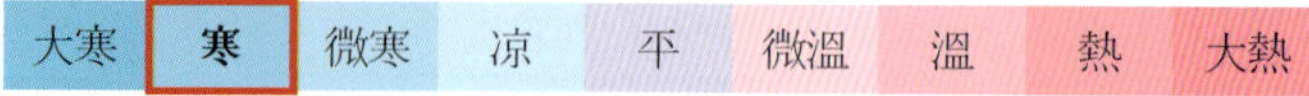

604

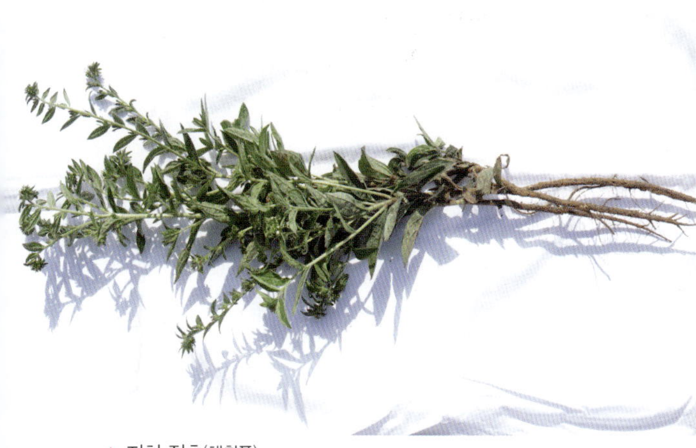

▲ 지치 전초(채취품)

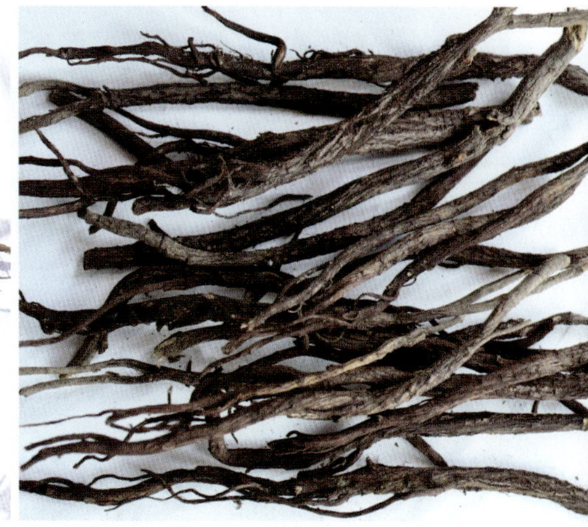

▲ 자근(약재, 전형)

- **한방 작용부위(귀경, 歸經)** : 자근은 주로 심장, 간장 질환에 영향을 미친다.
- **한방 효능** : 열기로 인한 혈열(血熱)을 식힌다(淸熱凉血, 청열양혈). 혈액순환을 촉진하고 해독한다(活血解毒, 활혈해독).
- **약효 해설** : 혈뇨(血尿), 토혈, 코피에 유효하다. 습진, 화상, 피부가 빨갛게 부어오르는 질환을 치료한다.

| **북한에서의 효능** | 청열량혈약으로서 혈열을 없애고 독을 풀며 발진을 약하게 하고 피순환을 도우며 대소변이 잘 나가게 하고 새살이 살아나게 한다.

| **약용법** | 뿌리 5~10g을 물 800mL에 넣고 달여서 반으로 나누어 아침저녁으로 마시거나 외용으로 적당량 사용한다.

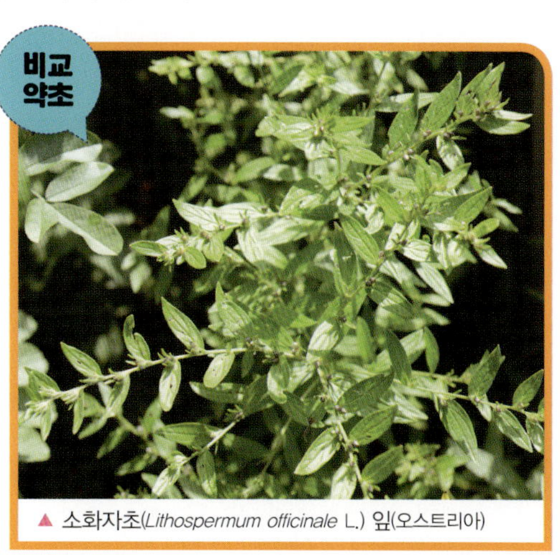

▲ 소화자초(*Lithospermum officinale* L.) 잎(오스트리아)

약초명

진득찰
털진득찰

약재명

희렴 豨薟

《동의보감》 탕액편에 기재된
조선시대(1610년)의 우리글 약초명

진득츌

약초명 및 학명

진득찰
Siegesbeckia glabrescens Makino
털진득찰
Siegesbeckia pubescens Makino

과명

국화과

약용부위

지상부

| 약재의 조선시대 의서(醫書) 수재 |

희렴은 《동의보감》 탕액편(湯液篇)의 풀부(部)와 《방약합편》의 습초(濕草)편에 수재되어 있다.

| 《동의보감》 탕액편의 효능 |

희렴(豨薟, 진득찰, 털진득찰 지상부)의 성질은 차고[寒] 맛은 쓰며[苦] 독이 조금 있다. 열닉(熱䘌)으로 가슴 속이 답답한 데 주로 쓴다. 몸과 팔다리가 마비되고 감각과 동작이 자유롭지 못한 병증을 치료한다. 복용법은 《신농본초경》에 상세히 쓰여 있다[詳見本經]. ○ 곳곳에 있다. 일명 화험초(火杴草)라고도 한다. 냄새가 마치 돼지의 냄새[薟氣, 염기]와 같으며 쪄서 말리면 없어진다[散, 산]. 음력 5월, 6월, 9월에 줄기와 잎을 따서 햇볕에 말린다[본초].

| 《동의보감》 탕액편의 원문 |

희렴(豨薟) 진득츌 : 性寒 味苦 有小毒. 主熱䘌煩滿. 治風痺. 有服食法 詳見本經. ○ 處處有之. 一名火杴草. 氣如猪薟氣 經蒸暴則散. 五月五日 六月六日 九月九日採莖葉 暴乾. [本草]

| 식약처 인정 약초와 약재 |

- **약초·약재의 식약처 공정서 수재** : 희렴은 식품의약품안전처의 의약품 공정서인 《대한민국약전외한약(생약)규격집(KHP)》에 수재되어 있다.
- **약재의 라틴어 생약명** : Siegesbeckiae Herba
- **약재의 이명 또는 영명** : 희첨

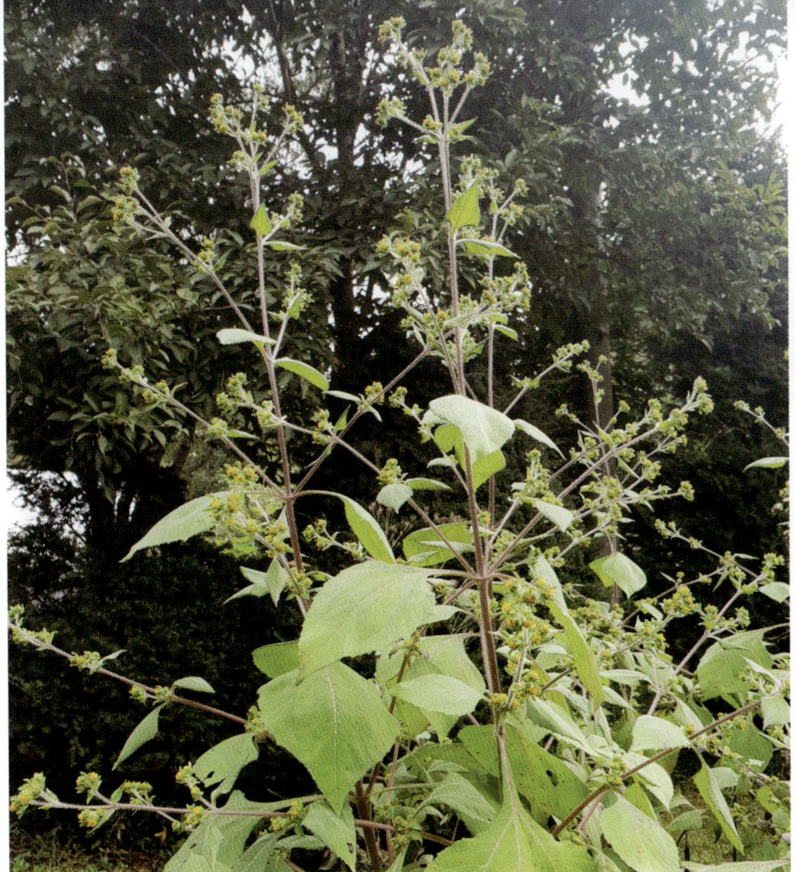

▲ 털진득찰 지상부

허준, 《원본 동의보감》,
735쪽, 남산당(2014)
《동의보감》 세갑술중동 내의
원교정 완영중간(歲甲戌仲冬
內醫院校正 完營重刊) 영인본

- ○ **식약처의 법정 기원식물과 약용부위** : 약재 희렴은 털진득찰
  Siegesbeckia pubescens Makino 또는 진득찰 *Siegesbeckia glabrescens*
  Makino(국화과 Compositae)의 지상부이다.

- ○ **약재의 외부 형태** : 이 약은 지상부로 줄기는 네모졌고 가지가 갈라졌으며 길이
  30~60cm, 지름 3~10mm이다. 바깥면은 회녹색~황갈색이고 흰색의 털이 많이 나
  있다.

- ○ **약재 저장법** : 밀폐용기(고형의 이물이 들어가는 것을 방지하고 내용의약품이 손실되지 않도록
  보호할 수 있는 용기)

| 약재의 효능 |

- ○ **한방 효능 분류** : 거풍습약(祛風濕藥, 저리고 아픈 것을 치료하는 약) - 서근활락약(舒筋活絡
  藥, 근육을 이완시키고 경락을 원활하게 하는 약)

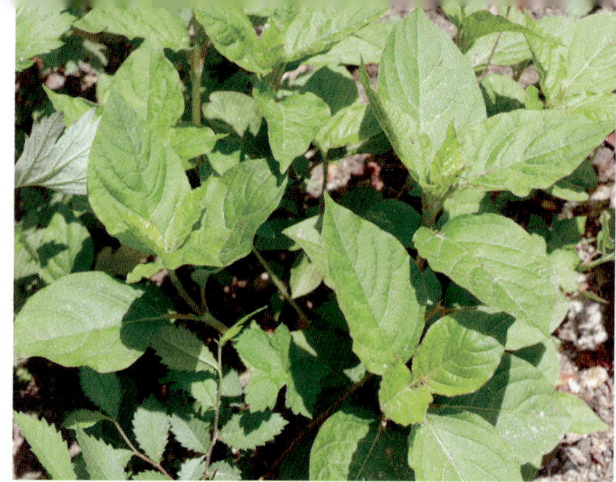

▲ 진득찰 어린잎

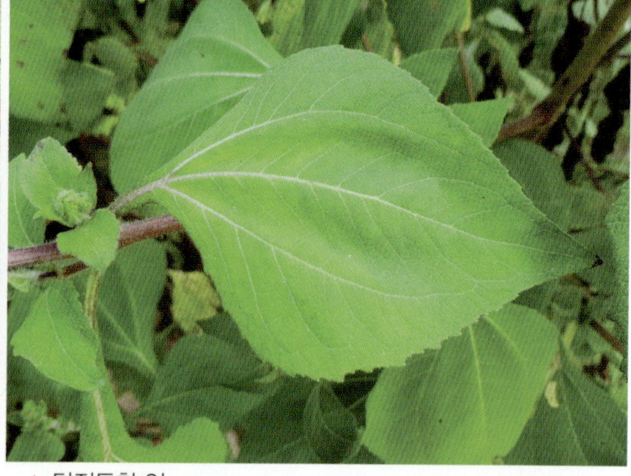

▲ 털진득찰 잎

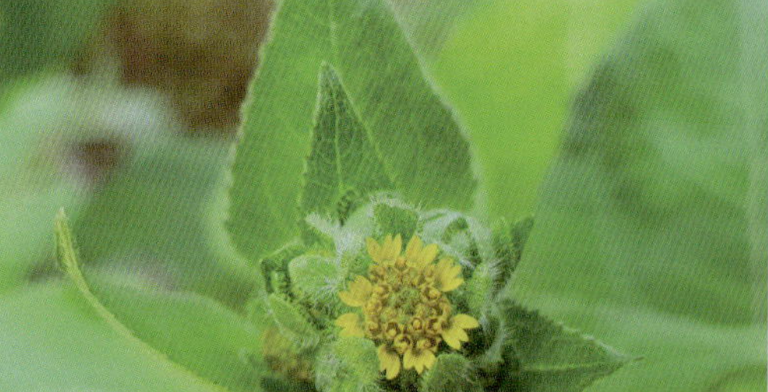

▲ 진득찰 어린 꽃

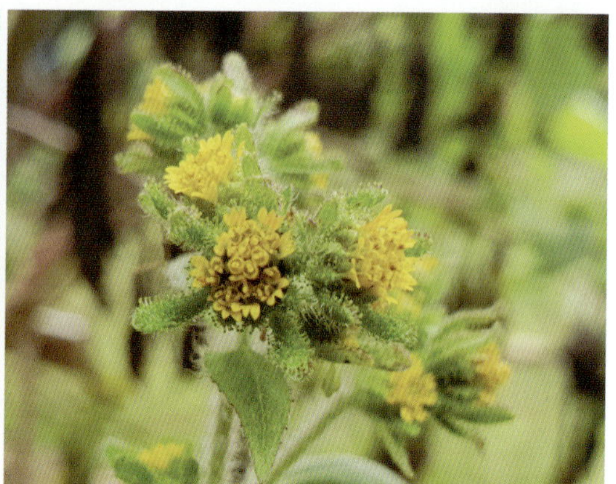

▲ 털진득찰 꽃

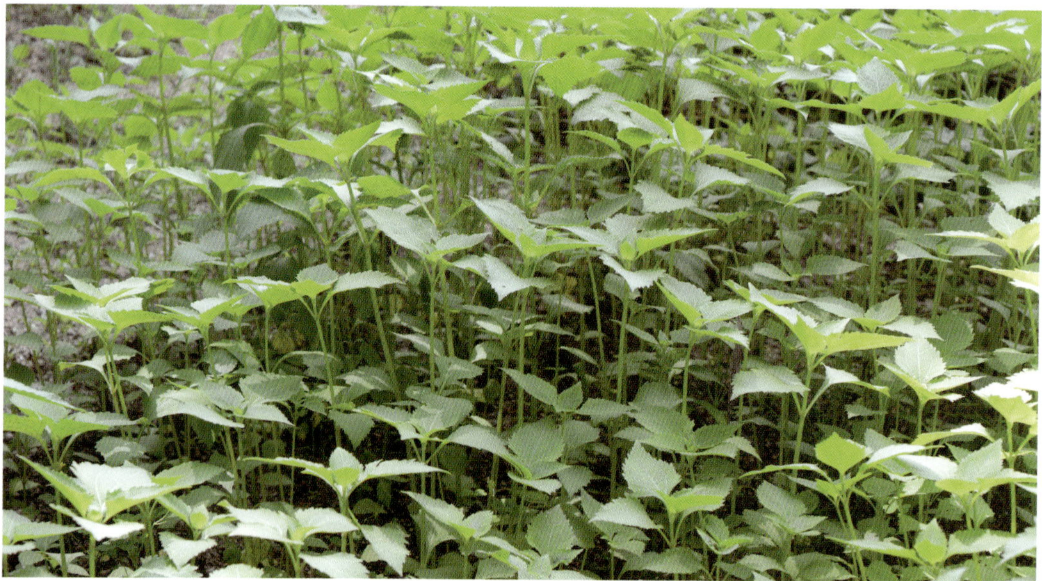

▲ 진득찰 어린 지상부

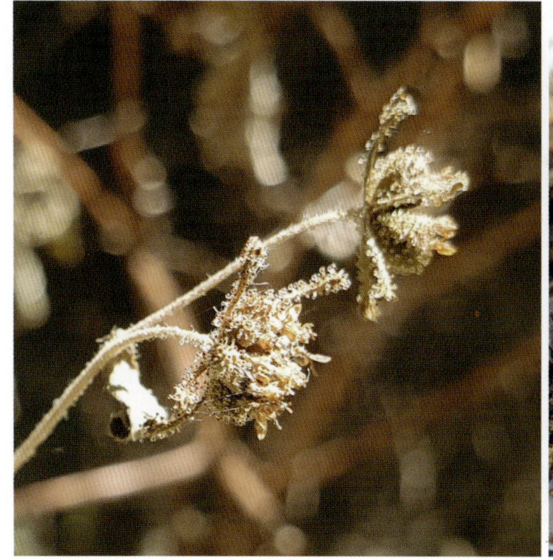

▲ 털진득찰 열매

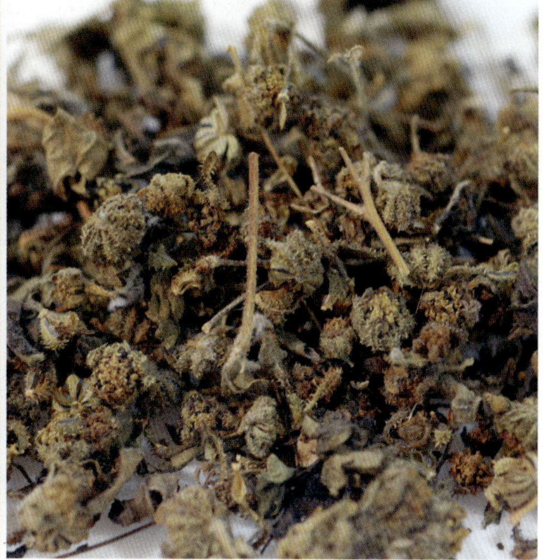

▲ 희렴(약재, 절단)

- **한방 약미(藥味)와 약성(藥性)** : 맛은 맵고 쓰며 성질은 차다.

  + 한방 약미

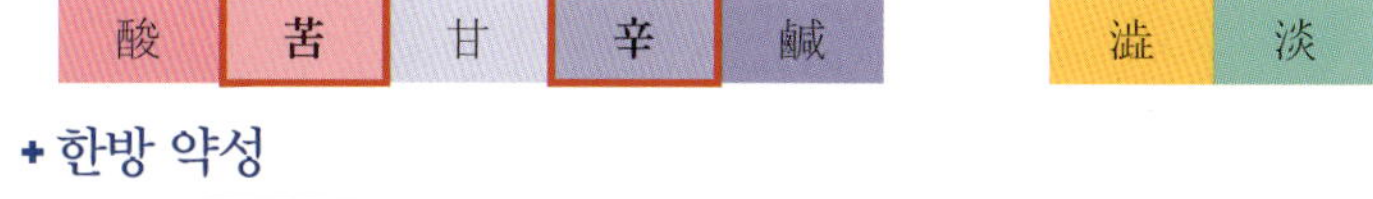

  + 한방 약성

- **한방 작용부위(귀경, 歸經)** : 희렴은 주로 간장, 신장 질환에 영향을 미친다.

- **한방 효능** : 풍사(風邪)와 습사(濕邪)를 없앤다(袪風濕, 거풍습). 관절을 편안하게 한다(利關節, 이관절). 독성을 없앤다(解毒, 해독).

- **약효 해설** : 팔다리를 잘 쓰지 못하고 마비되며 아픈 증상에 쓰인다. 사지마비를 치료한다. 허리와 무릎이 시큰거리고 힘이 없어지는 증상에 사용한다. 고혈압, 급성 간염, 어지럼증에 효과가 있다.

| **북한에서의 효능** | 거풍습약으로서 풍습을 없애고 경맥을 통하게 한다.

| **약용법** | 지상부 9~12g을 물 800mL에 넣고 달여서 반으로 나누어 아침저녁으로 마신다.

약초명

진황정
층층갈고리둥굴레

약재명

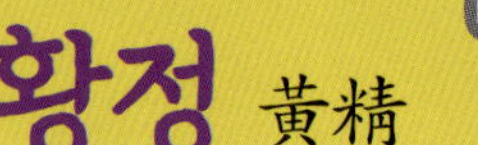

황정 黃精

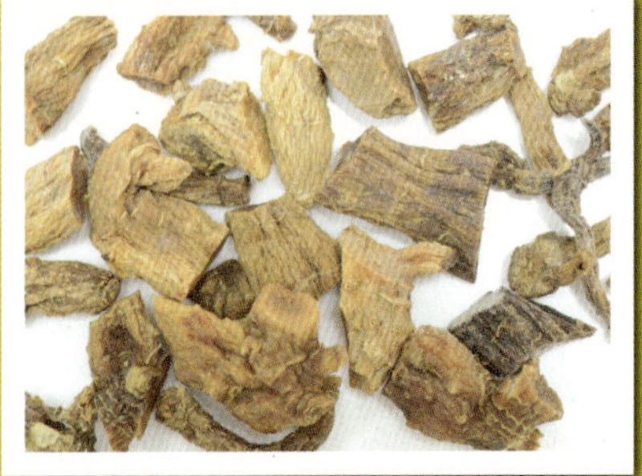

《동의보감》 탕액편에 기재된
조선시대(1610년)의 우리글 약초명

둑댓불휘

약초명 및 학명
진황정
Polygonatum falcatum A. Gray
층층갈고리둥굴레
Polygonatum sibiricum Redoute

과명
백합과

약용부위
뿌리줄기로서 찐 것

| 약재의 조선시대 의서(醫書) 수재 |

황정은 《동의보감》 탕액편(湯液篇)의 풀부(部)와 《방약합편》의 산초(山草)편에 수재되어 있다.

|《동의보감》 탕액편의 효능 |

황정(黃精, 진황정, 층층갈고리둥굴레 뿌리줄기)의 성질은 보통이고[平] 맛이 달며[甘] 독이 없다. 중초를 보하고 기를 돕는다[補中益氣]. 오장(五臟)을 편안하게 하고 오로칠상(五勞七傷)도 보한다. 근육과 뼈를 튼튼하게 하고 비위(脾胃)를 보하며 심폐를 윤택하게 한다. ○ 일명 선인반(仙人飯)이라고도 한다. 음력 3월에 돋아나며 키는 30~61cm[一二尺, 일이척]이다. 잎은 댓잎 같으나 짧고 줄기에 맞붙어 나온다. 줄기는 부드럽고 연해서 복숭아나무 가지[桃枝, 도지]와 비슷하다. 뿌리 쪽 줄기는 노랗고 끝은 붉다. 음력 4월에 청백색의 작은 꽃이 핀다. 씨는 희며 기장[黍, 서]만 하다. 씨가 없는 것도 있다. 뿌리는 어린 생강[嫩生薑, 눈생강]같이 누렇다. 음력 2월과 8월에 뿌리를 캐어 햇볕에 말린다. 뿌리, 잎, 꽃, 씨 등 다 먹을 수 있다.

|《동의보감》 탕액편의 원문 |

황정(黃精) 둑댓불휘 : 性平 味甘 無毒. 主補中益氣 安五藏 補五勞七傷 助筋骨 益脾胃 潤心肺. ○ 一名仙人飯. 三月生苗 高一二尺 葉如竹葉而短 兩兩相對 莖梗柔脆 頗似桃枝 本黃末赤. 四月開細青白花. 子白如黍 亦有無子者. 根如嫩生薑黃色. 二月八月採根 暴乾. 根

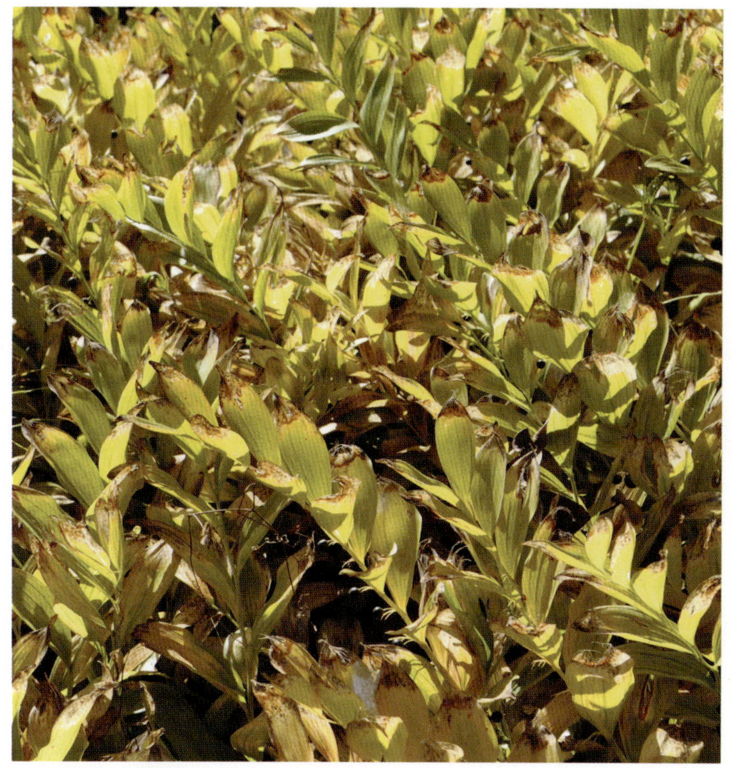

▲ 진황정 지상부

黃精 듕맛불휘

性平味甘無毒 主補中益氣 安五藏 補五勞七傷 助筋骨 益脾胃 潤心肺 ○ 一名仙人飯 三月生苗 高一二尺 葉如竹葉而短 兩兩相對 莖梗柔脆 頗似桃枝 本黃末赤 四月開細青白花 如黍子 白如黍 亦有無子者 根如嫩生薑 黃色 ○ 二月八月採根 暴乾 根葉花實 皆可餌服 ○ 其葉相對爲黃精 不對爲偏精 功用劣 ○ 其根雖燥 幷柔軟有脂潤.[本草] ○ 黃精 得太陽之精也 入藥生用 若久久服餌 則採得 先用滾水 綽過去苦味 乃九蒸九暴.[入門] ○ 我國惟平安道有之 平時上貢焉.[俗方]

허준, 《원본 동의보감》, 719쪽, 남산당(2014)
《동의보감》 세갑술중동 내의원교정 완영중간(歲甲戌仲冬 內醫院校正 完營重刊) 영인본

葉花實 皆可餌服. ○ 其葉相對爲黃精 不對爲偏精 功用劣.
○ 其根雖燥 幷柔軟有脂潤.[本草] ○ 黃精 得太陽之精也.
入藥生用. 若久久服餌 則採得 先用滾水 綽過去苦味 乃九蒸九暴.[入門] ○ 我國惟平安
道有之 平時上貢焉.[俗方]

| 약초 · 약재의 해설 |

황정의 우리나라 시판품에는 층층둥굴레(*Polygonatum stenophyllum* Maxim.), 둥굴레 [*Polygonatum odoratum* var. *pluriflorum* (Miq.) Ohwi] 등의 뿌리줄기가 혼입되어 있다.[참고문헌: 20]

| 식약처 인정 약초와 약재 |

○ **약초·약재의 식약처 공정서 수재** : 황정은 식품의약품안전처의 의약품 공정서인 《대한민국약전(KP)》에 수재되어 있다.

- **약재의 라틴어 생약명** : Polygonati Rhizoma

- **약재의 이명 또는 영명** : Polygonatum Rhizome

- **식약처의 법정 기원식물과 약용부위** : 약재 황정은 층층갈고리둥굴레 *Polygonatum sibiricum* Redoute, 진황정 *Polygonatum falcatum* A. Gray, 전황정(滇黃精) *Polygonatum kingianum* Coll. et Hemsley 또는 다화황정(多花黃精) *Polygonatum cyrtonema* Hua(백합과 Liliaceae)의 뿌리줄기로서 찐 것이다.

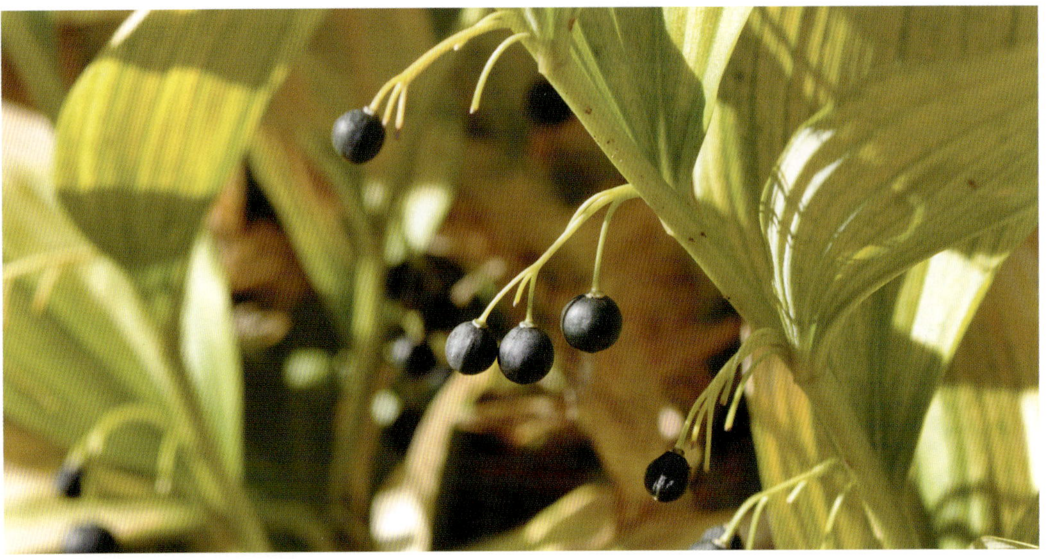

▲ 진황정 열매

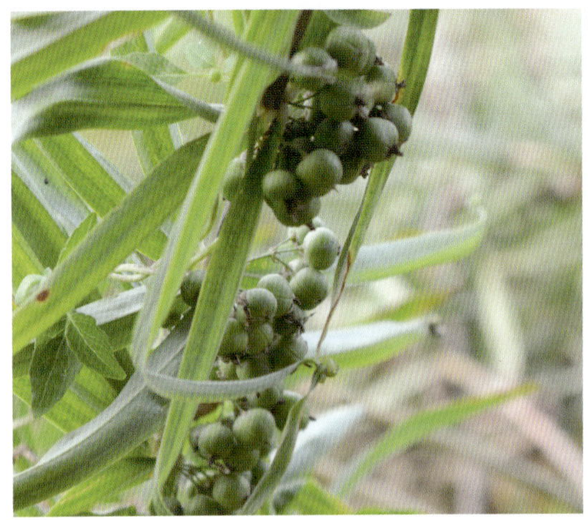

▲ 층층갈고리둥굴레 덜 익은 열매

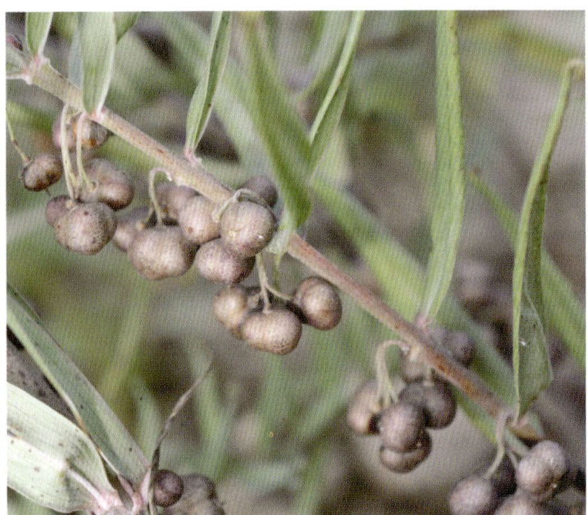

▲ 층층갈고리둥굴레 익은 열매

612

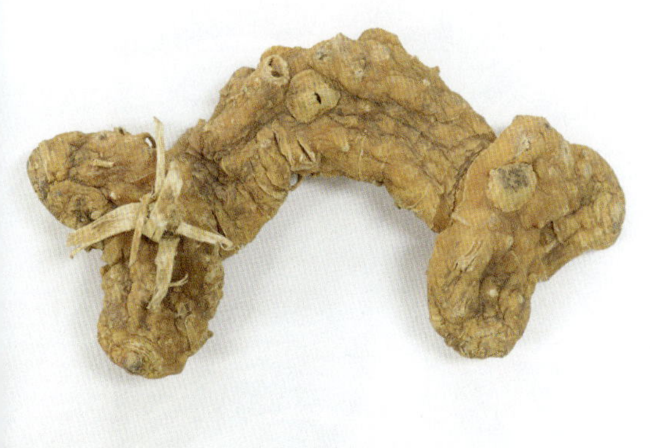

▲ 황정(약재, 전형)

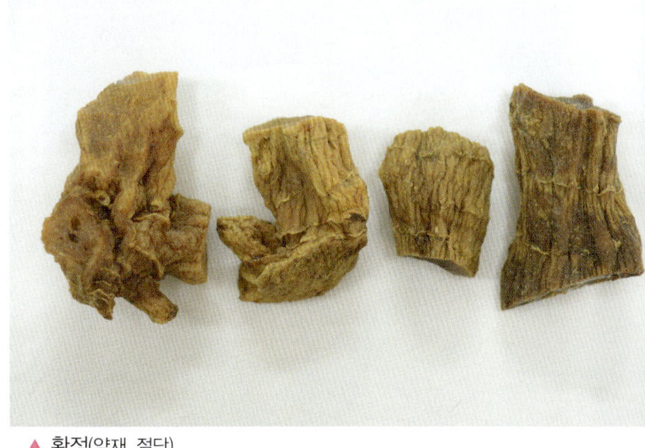

▲ 황정(약재, 절단)

○ **약재의 외부 형태** : 이 약은 뿌리줄기로서 불규칙한 원기둥 모양 또는 덩어리 모양이고 길이 3~10cm, 지름 5~30mm이며 때때로 갈라져 있다. 바깥면은 황갈색~흑갈색을 띠고 가로로 마디가 있으며 반투명이다.

○ **약재 저장법** : 밀폐용기(고형의 이물이 들어가는 것을 방지하고 내용의약품이 손실되지 않도록 보호할 수 있는 용기)

| 약재의 효능 |

○ **한방 효능 분류** : 보익약(補益藥, 보약) - 보음약(補陰藥, 진액을 보하는 약)

○ **한방 약미(藥味)와 약성(藥性)** : 맛은 달고 성질은 보통이다.

+ 한방 약미

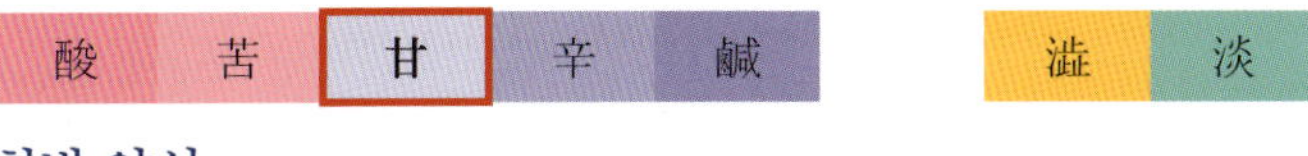

| 酸 | 苦 | **甘** | 辛 | 鹹 | 澀 | 淡 |

+ 한방 약성

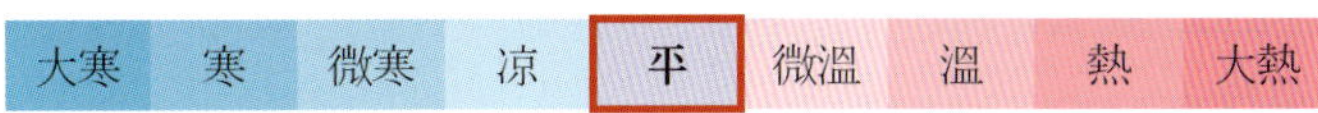

| 大寒 | 寒 | 微寒 | 凉 | **平** | 微溫 | 溫 | 熱 | 大熱 |

○ **한방 작용부위(귀경, 歸經)** : 황정은 주로 비장, 폐, 신장 질환에 영향을 미친다.

○ **한방 효능** : 기(氣)를 보하고 진액 생성을 촉진한다(補氣養陰, 보기양음). 비(脾)를 건강하게 한다(健脾, 건비). 폐를 촉촉하게 한다(潤肺, 윤폐). 신기(腎氣)를 보충한다(益腎, 익신).

○ **약효 해설** : 비위(脾胃)가 허약한 병증으로 몸이 허약하고 활력이 떨어지며 음식을 받아들이지 못하는 증상을 치료한다. 나이는 많지 않으나 머리카락과 수염이 회백색으로

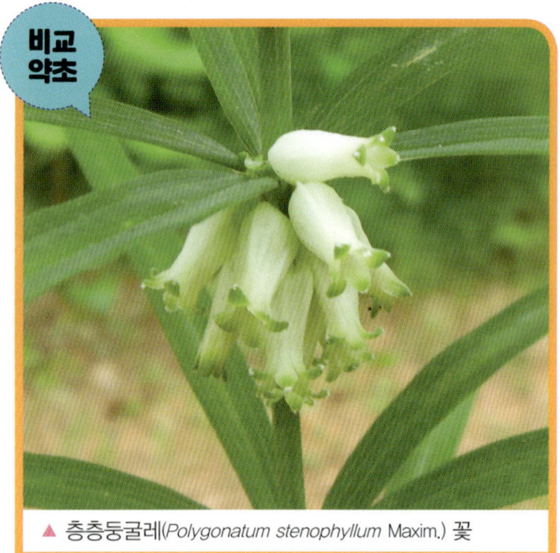

▲ 층층둥굴레(*Polygonatum stenophyllum* Maxim.) 꽃

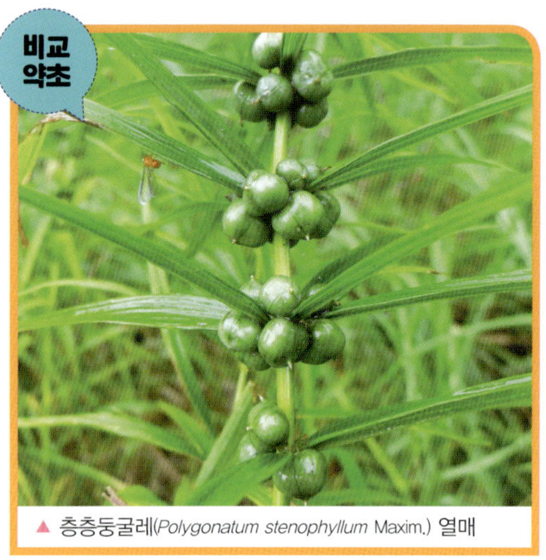

▲ 층층둥굴레(*Polygonatum stenophyllum* Maxim.) 열매

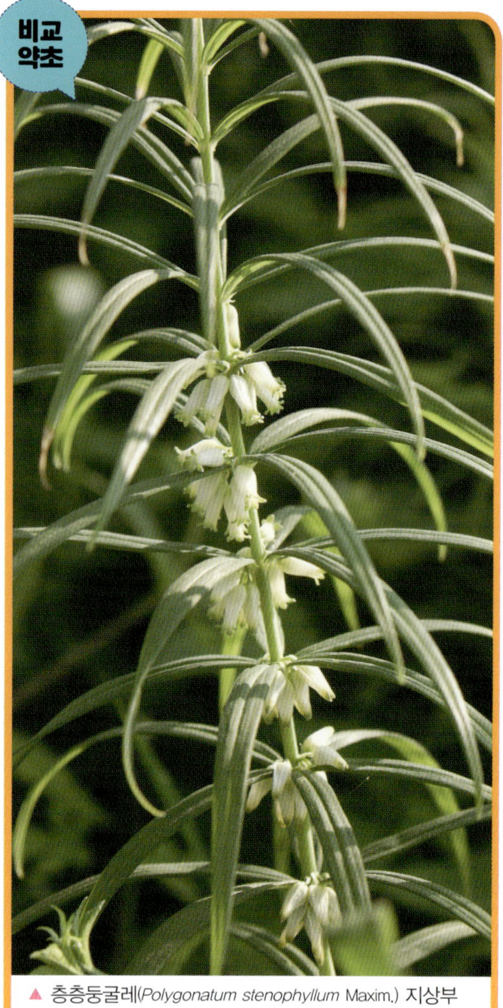

▲ 층층둥굴레(*Polygonatum stenophyllum* Maxim.) 지상부

변하는 데 쓰인다. 입이 마르고 음식을 덜 먹을 때 사용한다. 폐가 손상되어 기침할 때 피가 나오는 증상에 유효하다.

○ **임상응용** : 식욕부진, 병후 허약 증상, 구갈, 변비, 마른기침, 가슴이 답답한 증상에 쓴다.

| **북한에서의 효능** | 보기약으로서 비기와 폐기를 보하고 기침을 멈추며 정과 수를 보한다.

| **약용법** | 뿌리줄기 9~15g을 물 800mL에 넣고 달여서 반으로 나누어 아침저녁으로 마신다.

약초명

질경이
털질경이

약재명

차전자 車前子

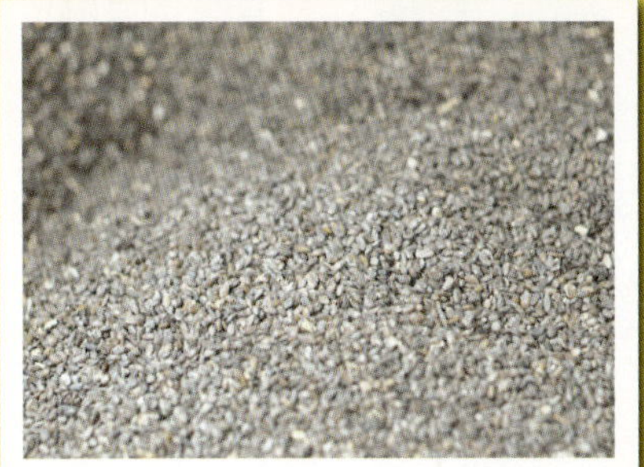

《동의보감》 탕액편에 기재된
조선시대(1610년)의 우리글 약초명

길경이삐(뵈빵이삐)

약초명 및 학명
질경이
Plantago asiatica Linné
털질경이
Plantago depressa Willdenow

과명
질경이과

약용부위
잘 익은 씨

| 약재의 조선시대 의서(醫書) 수재 |

차전자는 《동의보감》 탕액편(湯液篇)의 풀부(部)와 《방약합편》의 습초(濕草)편에 수재되어 있다.

| 《동의보감》 탕액편의 효능 |

차전자(車前子, 질경이, 털질경이 씨)의 성질은 차며[寒](보통이다[平]고도 한다) 맛이 달고[甘] 짜며[鹹] 독이 없다. 주로 기륭(氣癃)에 쓰며 오림(五淋)을 통하게 한다. 소변을 잘 나오게 하며 소변이 찔끔찔끔 나오는 것을 통하게 한다. 눈을 밝게 하고 간의 풍열(風熱)과 풍독(風毒)이 눈을 쳐서 눈이 붉고 아픈 것, 장예(障翳)를 치료한다. ○ 즉 부이(芣苢)이다. 잎이 크고 이삭이 길며 길가에서 잘 자란다. 소가 다니는 길에서 잘 자라므로 차전(車前)이라 한다. 음력 5월에 싹을 캔다. 음력 9월, 10월에 씨를 받아 그늘에서 말린다[본초].

| 《동의보감》 탕액편의 원문 |

차전자(車前子) 길경이삐 一名 뵈빵이삐 : 性寒 [一云平] 味甘鹹 無毒. 主氣癃 通五淋 利水道 通小便淋澁. 明目 能去肝中風熱 毒風衝眼 赤痛障翳. ○ 卽芣苢也. 大葉長穗 好生道傍. 喜在牛跡中生 故曰車前也. 五月採苗 九十月 採實 陰乾.[本草] ○ 略炒 搗碎用 用葉勿用 子.[入門]

| 약초 · 약재의 해설 |

왕질경이(*Plantago major* L.)의 잘 익은 씨인 대차전자(大車前子)는 차전자의 위품(가짜품)이

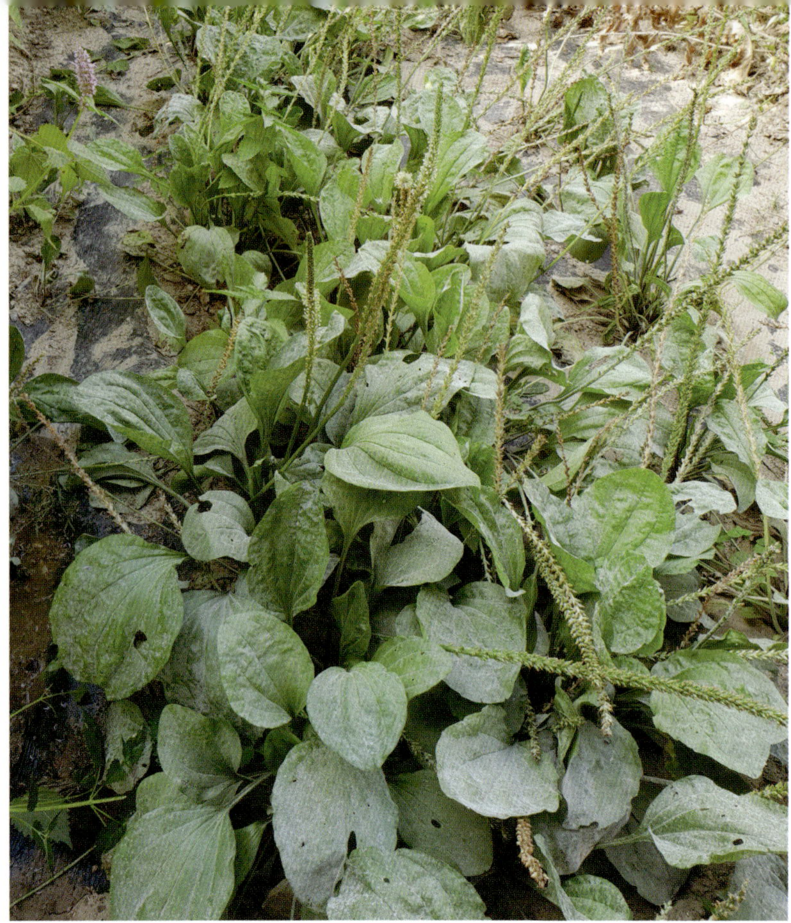

▲ 질경이 지상부

다. [참고문헌: 24]

| 식약처 인정 약초와 약재 |

○ **약초·약재의 식약처 공정서 수재** : 차전자는 식품의약품안전처의 의약품 공정서인 《대한
민국약전(KP)》에 수재되어 있다.

○ **약재의 라틴어 생약명** : Plantaginis Semen

○ **약재의 이명 또는 영명** : Plantago Seed

○ **식약처의 법정 기원식물과 약용부위** : 약재 차전자는 질경이 *Plantago asiatica* Linné 또는
털질경이 *Plantago depressa* Willdenow(질경이과 Plantaginaceae)의 잘 익은 씨이다.

○ **약재의 외부 형태** : 이 약은 씨로 납작한 타원형이며 바깥면은 광택이 있는 갈색~황갈색
을 띤다. 이 약 100알의 질량은 약 50mg이다.

● **약재 저장법 :** 밀폐용기(고형의 이물이 들어가는 것을 방지하고 내용의약품이 손실되지 않도록 보호할 수 있는 용기)

| **약재의 효능** |

● **한방 효능 분류 :** 이수삼습약(利水滲濕藥, 소변을 잘 나가게 하는 약) - 이뇨통림약(利尿通淋藥, 소변을 잘 나가게 하고 요로 염증을 해소하는 약)

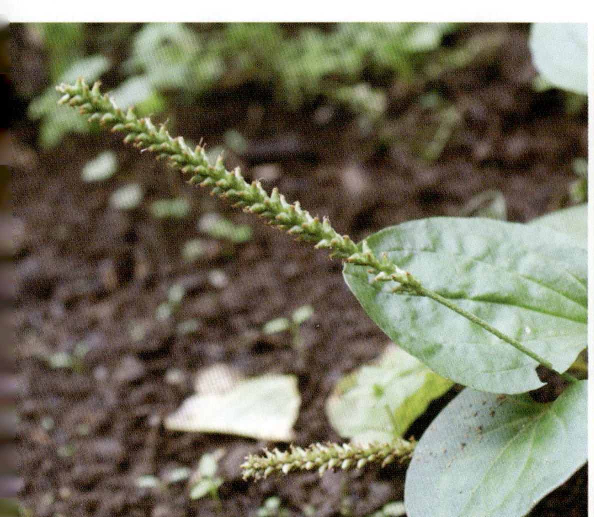

▲ 질경이 덜 익은 열매

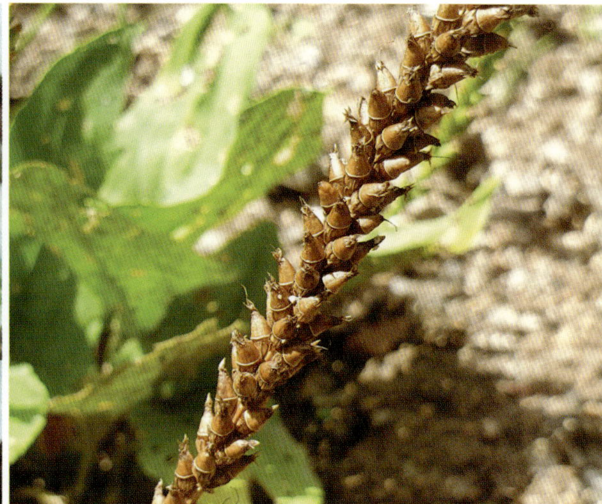

▲ 질경이 익은 열매

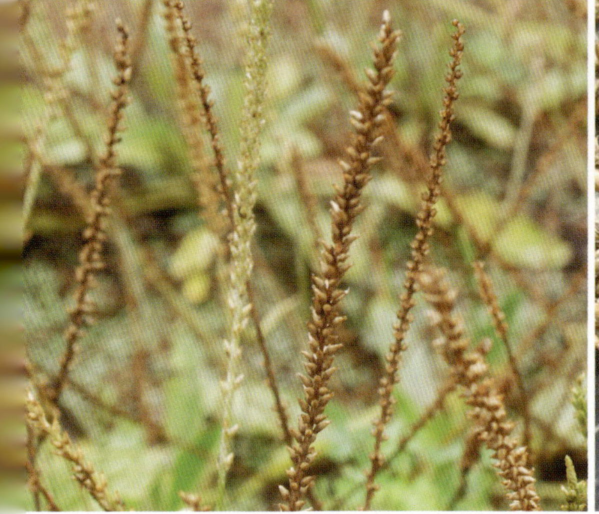

▲ 털질경이 열매

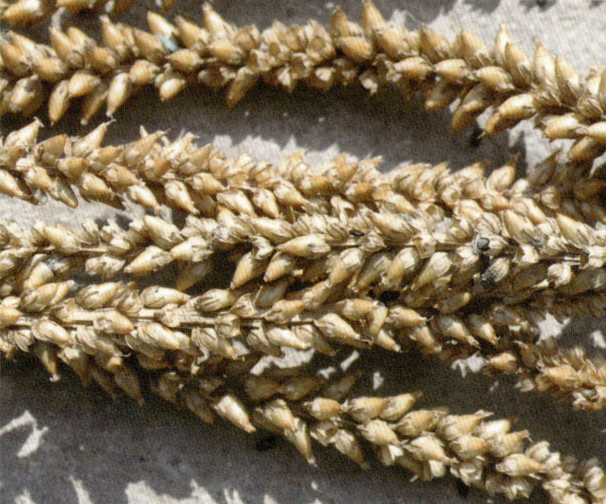

▲ 털질경이 열매(채취품)

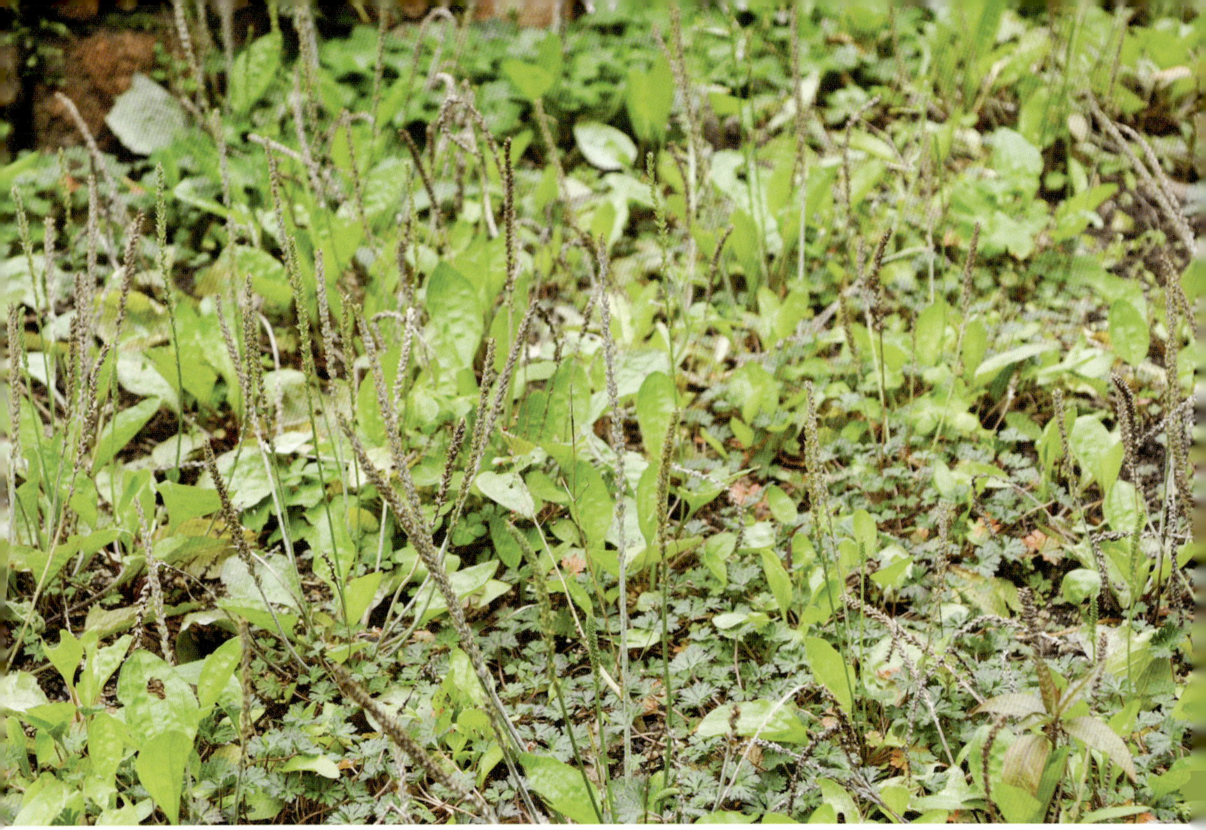

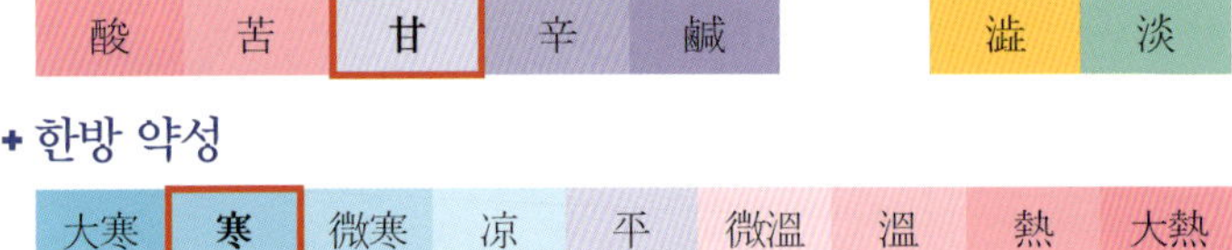

▲ 질경이 무리

○ **한방 약미(藥味)와 약성(藥性)** : 맛은 달고 성질은 차다.

+ **한방 약미**

| 酸 | 苦 | **甘** | 辛 | 鹹 | | 澁 | 淡 |

+ **한방 약성**

| 大寒 | **寒** | 微寒 | 凉 | 平 | 微溫 | 溫 | 熱 | 大熱 |

○ **한방 작용부위(귀경, 歸經)** : 차전자는 주로 간장, 신장, 폐, 소장 질환에 영향을 미친다.

○ **한방 효능** : 열기를 식히고 배뇨장애를 해소하여 소변이 잘 나오게 한다(淸熱利尿通淋, 청열이뇨통림). 습기를 배출하고 설사를 멎게 한다(滲濕止瀉, 삼습지사). 눈을 밝게 한다 (明目, 명목). 담(痰)을 제거한다(祛痰, 거담).

○ **약효 해설** : 소변볼 때 아프거나 시원하게 나가지 않는 병증을 치료한다. 눈이 충혈되면 서 붓고 아픈 증상에 유효하다. 몸이 붓고 배가 몹시 불러 오면서 속이 그득한 증상에 유효하다. 가래가 많은 기침 제거에 효과가 있다.

618

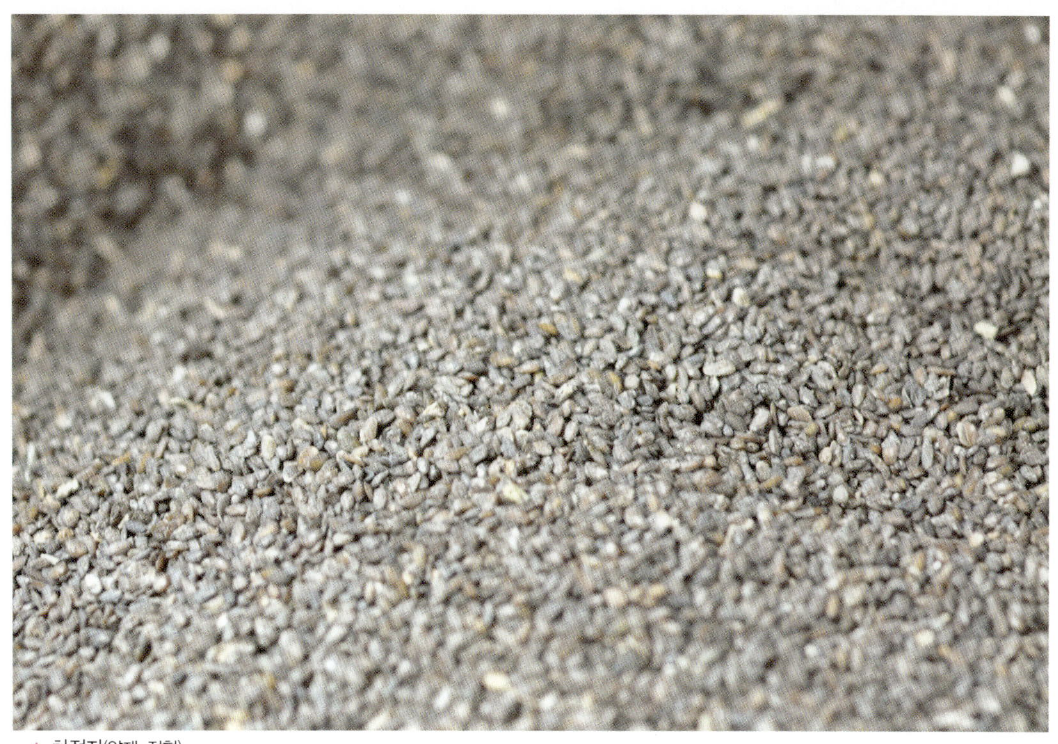

▲ 차전자(약재, 전형)

● **임상응용** : 소변량 감소, 배뇨통, 배뇨곤란, 구토, 하리, 눈 충혈, 시력감퇴, 기침, 가래
가 많은 증상에 쓴다.

| **북한에서의 효능** | 오줌내기약으로서 오줌을 잘 나가게 하고 열을 내리우며 정을 보하
고 눈을 밝게 하며 기침을 멈춘다.

| **약용법** | 씨 9~15g을 거즈에 싸서 물 800mL에 넣고 달여서 반으로 나누어 아침저녁으
로 마신다.

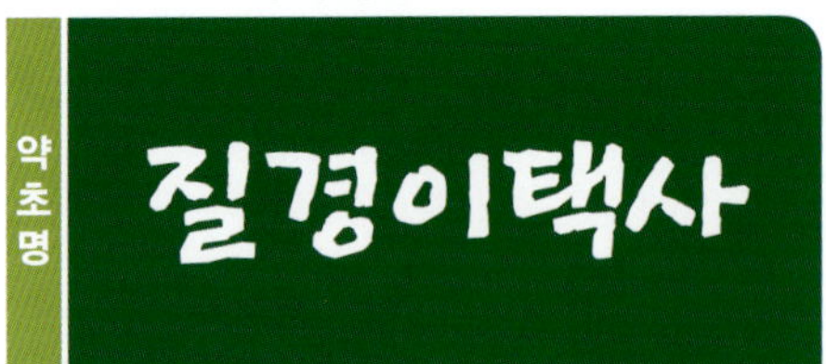

질경이택사

약재명

택사 澤瀉

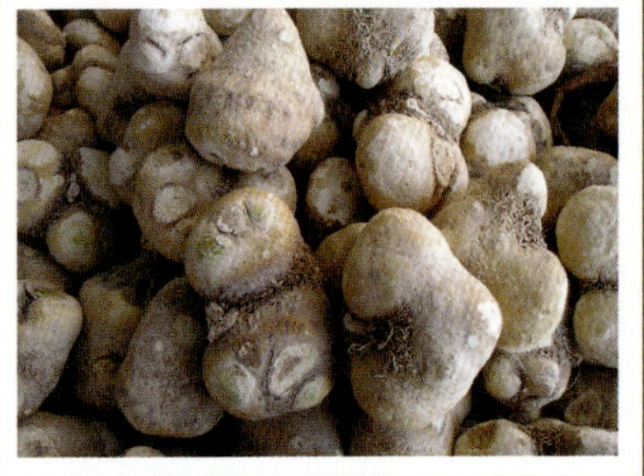

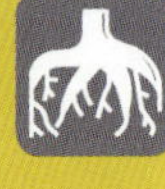

《동의보감》 탕액편에 기재된
조선시대(1610년)의 우리글 약초명

쇠귀ᄂᆞ물불휘

약초명 및 학명
질경이택사
Alisma orientale Juzepzuk

과명
택사과

약용부위
덩이줄기로서 잔뿌리 및 주피를 제거한 것

| 약재의 조선시대 의서(醫書) 수재 |

택사는 《동의보감》 탕액편(湯液篇)의 풀부(部)와 《방약합편》의 수초(水草)편에 수재되어 있다.

|《동의보감》 탕액편의 효능 |

택사(澤瀉, 질경이택사 덩이줄기)의 성질은 차며[寒] 맛이 달고[甘] 짜며[鹹] 독이 없다. 방광에 몰린 소변을 잘 나오게 하며 오림(五淋)을 치료한다. 방광의 열을 없애며 소변과 소장을 잘 통하게 하고 소변이 찔끔찔끔 새는 것을 멎게 한다. ○ 택사는 못에서 자라며 어느 곳에나 다 있다. 음력 8월, 9월에 뿌리를 캐어 햇볕에 말린다[본초].

|《동의보감》 탕액편의 원문 |

택사(澤瀉) 쇠귀ᄂᆞ물불휘 : 性寒 味甘鹹 無毒. 逐膀胱停水 治五淋 利膀胱熱 宣通水道 通小腸 止遺瀝. ○ 生水澤中 處處有之. 八九月採根 暴乾.[本草] ○ 入足太陽經·少陰經 除濕之聖藥也. 然能瀉腎 不可多服久服. 本經云 多服病人眼.[湯液] ○ 入藥 酒浸一宿 漉出 暴乾用. 仲景八味丸 酒蒸用之.[入門]

| 식약처 인정 약초와 약재 |

○ 약초·약재의 식약처 공정서 수재 : 택사는 식품의약품안전처의 의약품 공정서인 《대한민국약전(KP)》에 수재되어 있다.

○ 약재의 라틴어 생약명 : Alismatis Rhizoma

○ 약재의 이명 또는 영명 : Alisma Rhizome

○ 식약처의 법정 기원식물과 약용부위 : 약재 택사는 질경이택사 *Alisma orientale* Juzepzuk(택

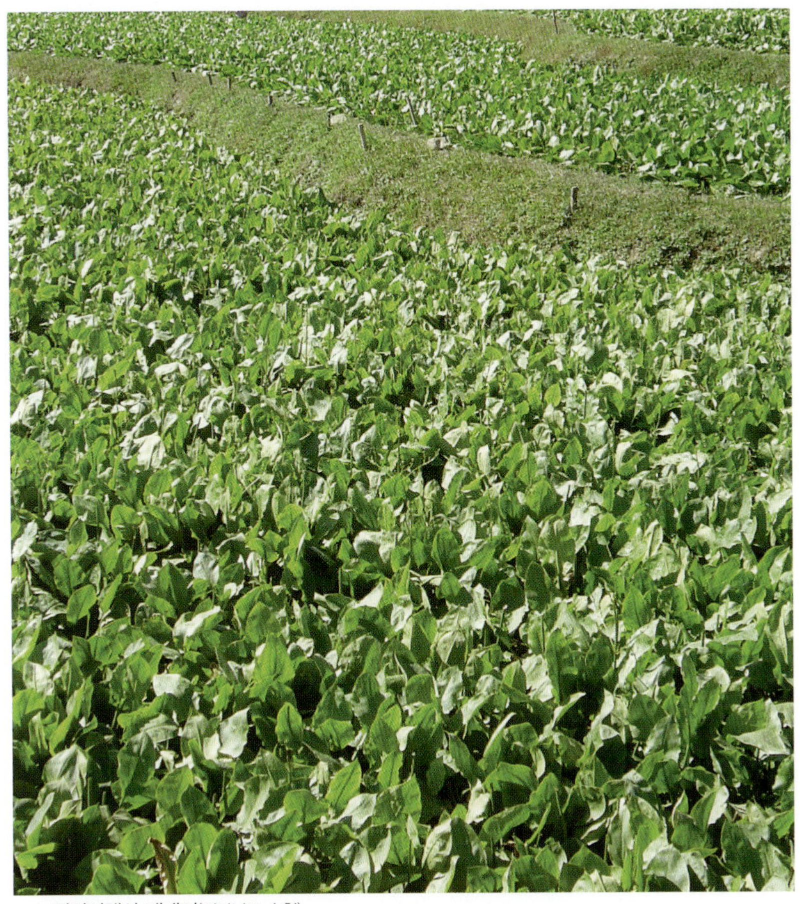

▲ 질경이택사 재배지(전라남도 순천)

澤瀉

쇠귀나믈불휘

性寒味甘鹹無毒逐膀胱停水治五淋利膀胱熱宣通水道通小腸止遺瀝○生水澤中處處有之八九月採根暴乾○入足太陽經少陰經除濕之聖藥也然能瀉腎不可多服○本經云多服病人眼○入藥酒浸一宿漉出暴乾用仲景八味丸○酒蒸用酒浸

허준, 《원본 동의보감》,
722쪽, 남산당(2014)
《동의보감》 세갑술중동 내의
원교정 완영중간(歲甲戌仲冬
內醫院校正 完營重刊) 영인본

사과 Alismataceae)의 덩이줄기로서 잔뿌리 및 주피를 제거한 것이다.

● **약재의 외부 형태 :** 이 약은 덩이줄기로 구형에 가깝거나 타원형이거나 난원형이고 길이 2~7cm, 지름 2~6cm이다. 바깥면은 황백색 또는 연한 황갈색이다.

● **약재 저장법 :** 밀폐용기(고형의 이물이 들어가는 것을 방지하고 내용의약품이 손실되지 않도록 보호할 수 있는 용기)

| 약재의 효능 |

● **한방 효능 분류 :** 이수삼습약(利水滲濕藥, 소변을 잘 나가게 하는 약) - 이수퇴종약(利水退腫藥, 소변을 잘 나가게 하여 부종을 가라앉히는 약)

- **한방 약미(藥味)와 약성(藥性)** : 맛은 달고 싱거우며 성질은 차다.

  + 한방 약미

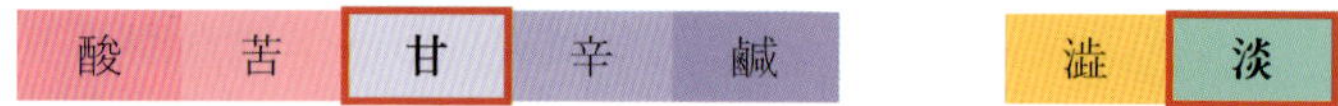

  + 한방 약성

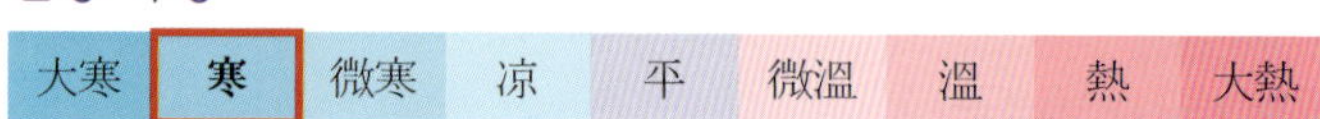

- **한방 작용부위(귀경, 歸經)** : 택사는 주로 신장, 방광 질환에 영향을 미친다.

- **한방 효능** : 소변을 잘 나오게 하여 습기를 배출한다(利水滲濕, 이수삼습). 열을 배출한다
  (泄熱, 설열). 혈중지질을 낮추어 혈액을 맑게 한다(化濁降脂, 화탁강지).

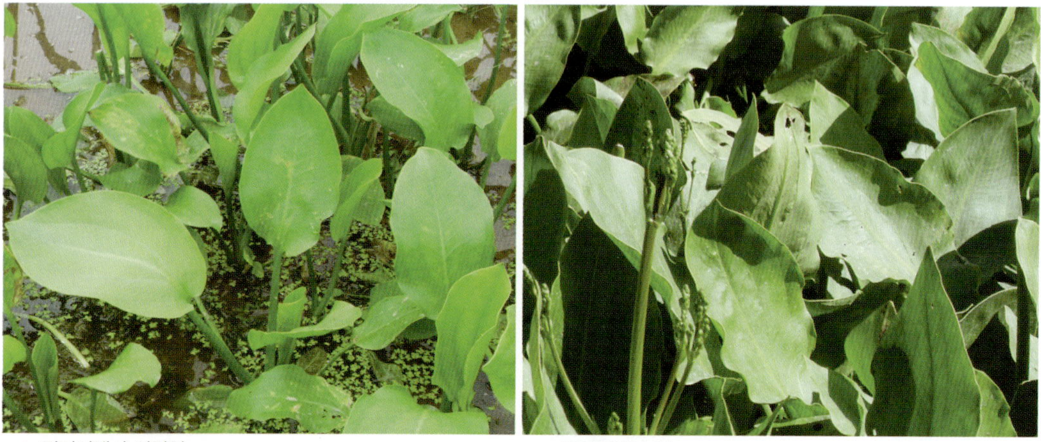

▲ 질경이택사 어린잎

▲ 질경이택사 잎

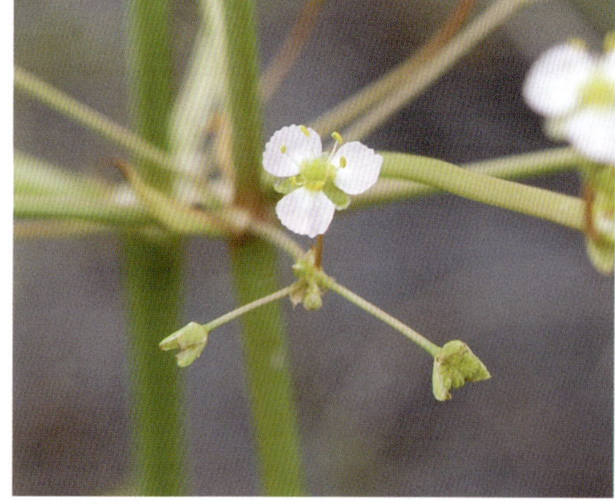

▲ 질경이택사 꽃

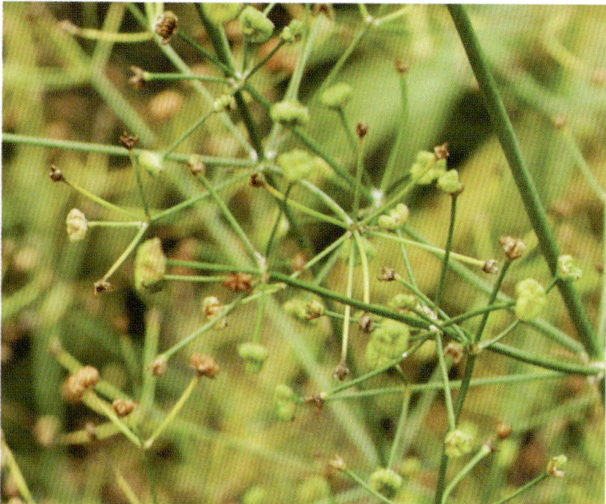

▲ 질경이택사 열매

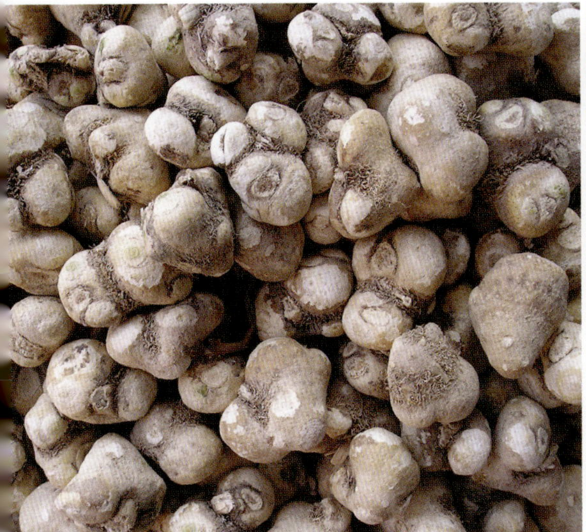

▲ 택사(약재, 전형)

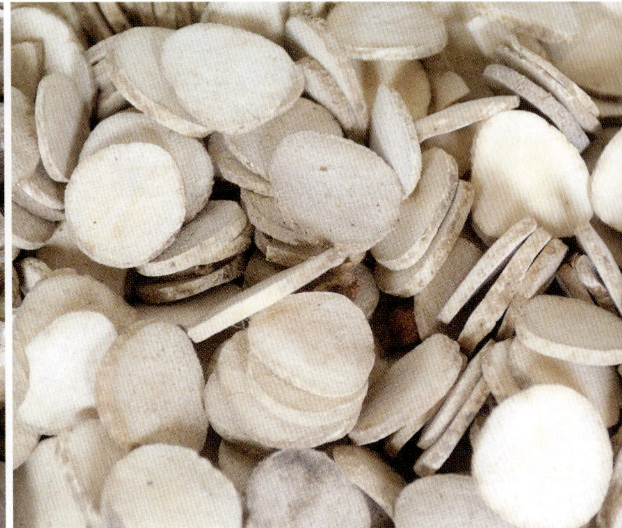

▲ 택사(약재, 절편)

● **약효 해설 :** 소변이 잘 나오지 않는 증상에 사용한다. 몸이 붓고 배가 몹시 불러 오면서 속이 그득한 증상에 효과가 있다. 담음(痰飮)으로 정신이 어지러운 증상을 치료한다. 고지혈증 치료에 도움이 된다.

● **임상응용 :** 소변량 감소, 배뇨통, 배뇨곤란, 현기증, 구갈에 쓴다.

| **북한에서의 효능** | 오줌내기약으로서 습열을 없애고 오줌을 잘 나가게 한다.

| **약용법** | 덩이줄기 6~10g을 물 800mL에 넣고 달여서 반으로 나누어 아침저녁으로 마신다.

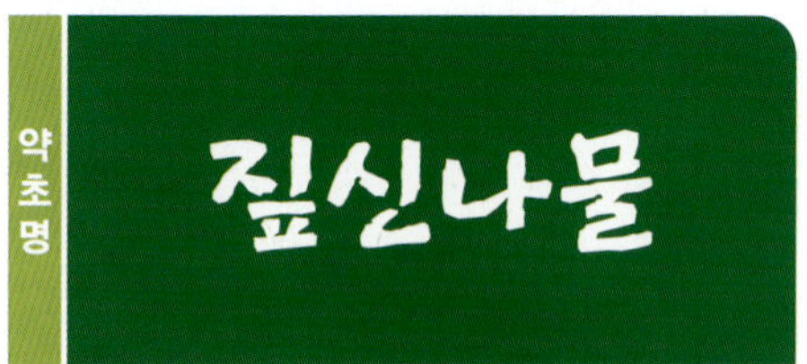

약재명

용아초 龍牙草

《동의보감》 탕액편에 기재된
조선시대(1610년)의 우리글 약초명

낭아초

약초명 및 학명

짚신나물
Agrimonia pilosa Ledebour

과명

장미과

약용부위

전초

| 약재의 조선시대 의서(醫書) 수재 |

용아초는 《동의보감》 탕액편(湯液篇)의 풀부 (部)에 수재되어 있다.

| 《동의보감》 탕액편의 효능 |

낭아(狼牙, 짚신나물 전초)의 성질은 차고[寒] 맛은 쓰며[苦] 시고[酸] 독이 있다. 가려운 종기, 악성 창양[惡瘍], 치질을 낫게 한다. 촌백충 및 배 속의 모든 충을 죽인다. ○ 싹은 뱀딸기[蛇莓, 사매]와 비슷하다. 잎은 두껍고 크며 진한 녹색이다. 뿌리는 검은색이며 짐승의 이빨과 같기 때문에 낭아(狼牙)라 했다. 일명 아자(牙子)라고도 한다. 음력 2월, 8월에 뿌리를 캐어 햇볕에 말린다. 습기에 젖어 썩어 문드러지고 [腐爛, 부란] 곰팡이가 생긴 것은 사람을 죽게 한다[본초].

| 《동의보감》 탕액편의 원문 |

낭아(狼牙) 낭아초 : 性寒 味苦酸 有毒. 主疥瘙 惡瘍瘡痔 殺寸白蟲 及腹中一切蟲. ○ 苗似蛇 莓而厚大 深綠色 根黑若獸之齒牙 故以名之. 一名牙子 二月八月採根 暴乾. 中濕腐爛生衣 者 殺人.[本草]

| 식약처 인정 약초와 약재 |

○ **약초·약재의 식약처 공정서 수재** : 용아초는 식품의약품안전처의 의약품 공정서인 《대한민국약전외한약(생약)규격집(KHP)》에 수재되어 있다.

○ **약재의 라틴어 생약명** : Agrimoniae Herba

○ **약재의 이명 또는 영명** : 선학초(仙鶴草)

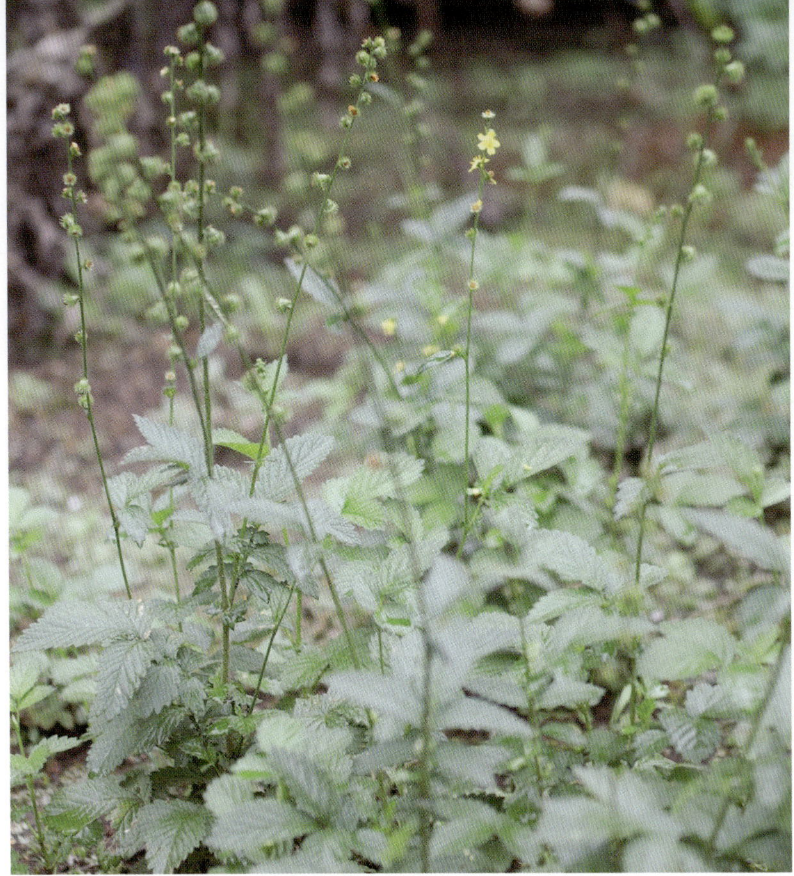

▲ 짚신나물 지상부

狼牙

허준, 《원본 동의보감》,
734쪽, 남산당(2014)
《동의보감》 세갑술중동 내의
원교정 완영중간(歲甲戌仲冬
內醫院校正 完營重刊) 영인본

- **식약처의 법정 기원식물과 약용부위** : 약재 용아초는 짚신나물 *Agrimonia pilosa* Ledebour 또는 기타 동속식물(장미과 Rosaceae)의 전초이다.

- **약재의 외부 형태** : 이 약은 전초로 지상부 전체에 흰색의 부드러운 털이 있다. 줄기의 아랫부분은 원기둥 모양이고 적갈색이다. 윗부분은 네모기둥 모양이고 사면이 약간 오목하며 녹갈색이고 세로 고랑 및 능선과 마디가 있다.

- **약재 저장법** : 밀폐용기(고형의 이물이 들어가는 것을 방지하고 내용의약품이 손실되지 않도록 보호할 수 있는 용기)

| 약재의 효능 |

- **한방 효능 분류** : 지혈약(止血藥, 출혈을 멈추는 약) - 수렴지혈약(收斂止血藥, 수렴작용으로 지혈하는 약)

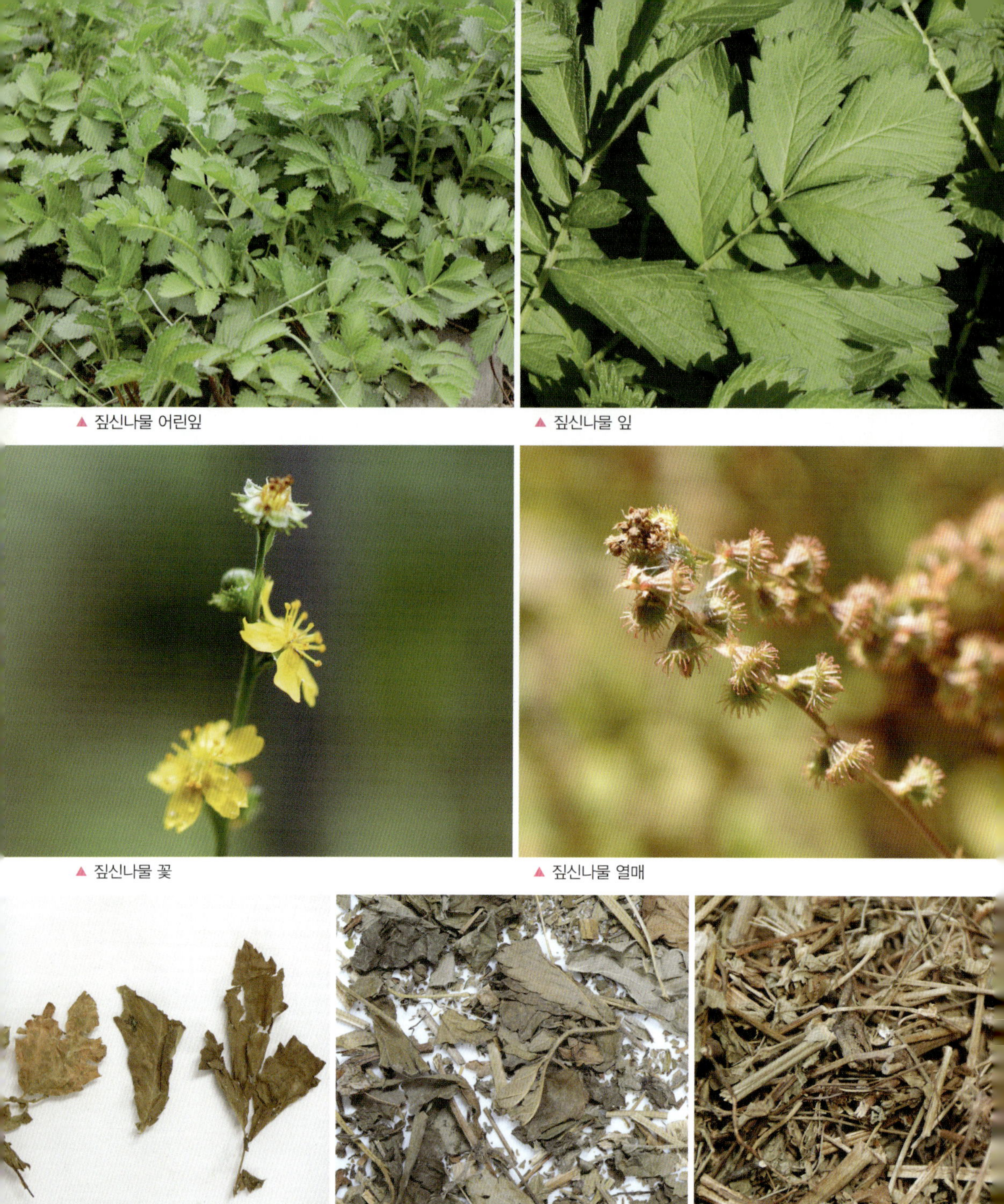

▲ 짚신나물 어린잎

▲ 짚신나물 잎

▲ 짚신나물 꽃

▲ 짚신나물 열매

▲ 용아초(약재, 건조 잎)

▲ 용아초(약재, 절단)

▲ 용아초(약재, 판매품)

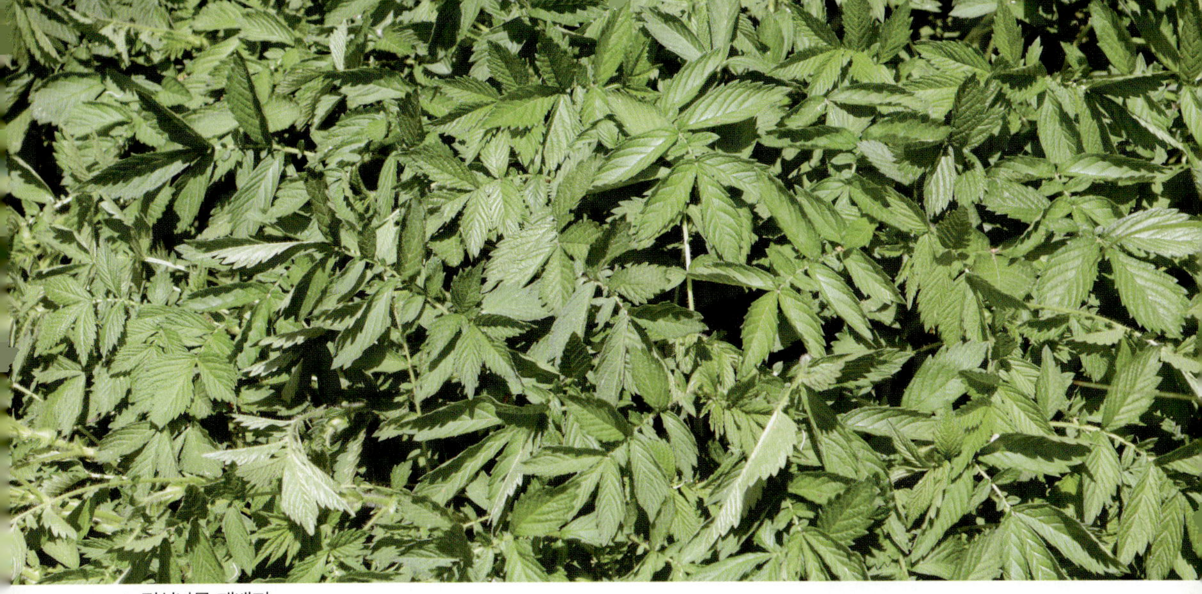

▲ 짚신나물 재배지

○ **한방 약미(藥味)와 약성(藥性)** : 맛은 쓰고 떫으며 성질은 보통이다.

+ **한방 약미**

| 酸 | **苦** | 甘 | 辛 | 鹹 | **澀** | 淡 |

+ **한방 약성**

| 大寒 | 寒 | 微寒 | 凉 | **平** | 微溫 | 溫 | 熱 | 大熱 |

○ **한방 작용부위(귀경, 歸經)** : 용아초는 주로 심장, 간장 질환에 영향을 미친다.

○ **한방 효능** : 상처를 아물게 하여 지혈한다(收斂止血, 수렴지혈). 말라리아[瘧疾]를 억제한다(截瘧, 절학). 이질(痢疾)을 멎게 한다(止痢, 지리). 독성을 없앤다(解毒, 해독). 허(虛)한 것을 보한다(補虛, 보허).

○ **약효 해설** : 혈뇨(血尿), 혈변(血便), 자궁출혈에 유효하다. 이질, 말라리아 치료에 도움이 된다. 자궁에서 나오는 분비물을 멎게 한다.

○ **임상응용** : 토혈, 코피, 혈변, 대하, 이질에 쓴다.

| **북한에서의 효능** | 피멎이약으로서 출혈을 멈추고 설사를 멈추며 독을 풀고 벌레를 죽인다.

| **약용법** | 전초 6~12g을 물 800mL에 넣고 달여서 반으로 나누어 아침저녁으로 마시거나 외용으로 적당량 사용한다.

약초명

찔레꽃

약재명

영실 營實

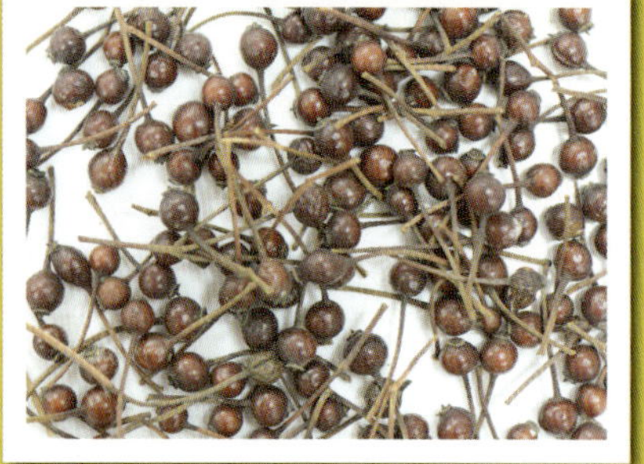

《동의보감》 탕액편에 기재된
조선시대(1610년)의 우리글 약초명

딜위여름

약초명 및 학명
찔레꽃
Rosa multiflora Thunberg

과명
장미과

약용부위
열매

| 약재의 조선시대 의서(醫書) 수재 |

영실은 《동의보감》 탕액편(湯液篇)의 풀부(部)에 수재되어 있다.

| 《동의보감》 탕액편의 효능 |

영실(營實, 찔레꽃 열매)의 성질은 따뜻하고[溫](약간 차다[微寒]고도 한다) 맛이 시며[酸](쓰다[苦]고도 한다) 독이 없다. 옹저, 피부가 헐어 아프고 가려우며 벌겋게 부어 곪는 것을 낫게 한다. 패창(敗瘡), 여성 음부가 헌 것이 낫지 않는 것, 두창(頭瘡), 머리가 허옇게 빠지는 데[白禿瘡, 백독창]에 쓴다. ○ 찔레나무 열매는 즉 들장미의 열매[野薔薇子, 야장미자]이다. 줄기 사이에 가시가 많고 덩굴이 뻗으며 열매는 팥배나무[杜棠, 두당]의 열매와 같다. 꽃은 5잎이며 6~8개가 한곳에 나온다. 붉거나 흰 꽃이 곳곳에 있는데 흰 꽃이 좋다[본초].

| 《동의보감》 탕액편의 원문 |

영실(營實) 딜위여름 : 性溫[一云微寒] 味酸[一云苦] 無毒. 主癰疽惡瘡 敗瘡 陰蝕不瘥 頭瘡白禿. ○ 營實 卽野薔薇子也. 莖間多刺 蔓生 子若杜棠子 其花有五 葉八出六出. 或赤或白 處處有之 以白花者爲良.[本草] ○ 八九月採實 漿水拌蒸 曬乾用.[入門]

| 식약처 인정 약초와 약재 |

○ 약초·약재의 식약처 공정서 수재 : 영실은 식품의약품안전처의 의약품 공정서인 《대한민국약전외한약(생약)규격집(KHP)》에 수재되어 있다.

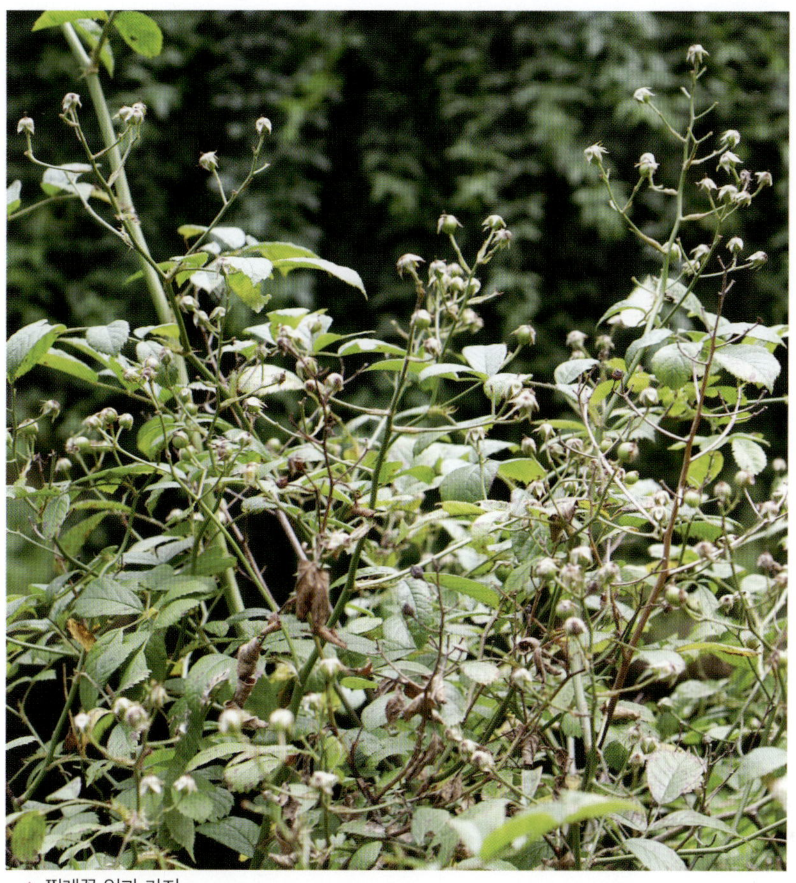

▲ 찔레꽃 잎과 가지

허준, 《원본 동의보감》,
724쪽, 남산당(2014)
《동의보감》 세갑술중동 내의
원교정 완영중간(歲甲戌仲冬
內醫院校正 完營重刊) 영인본

○ **약재의 라틴어 생약명** : Rosae Multiflorae Fructus

○ **약재의 이명 또는 영명** : 영실자(營實子)

○ **식약처의 법정 기원식물과 약용부위** : 약재 영실은 찔레꽃 *Rosa multiflora* Thunberg(장미과 Rosaceae)의 열매이다.

○ **약재의 외부 형태** : 이 약은 열매로 구형, 타원형의 위과(僞果)로 길이 5~10mm, 지름 3~7mm이다. 바깥면은 황갈색~어두운 적갈색이고 열매의 끝에는 오각형의 암술머리의 잔기가 남아 있다.

○ **약재 저장법** : 밀폐용기(고형의 이물이 들어가는 것을 방지하고 내용의약품이 손실되지 않도록 보호할 수 있는 용기)

○ **한방 약미(藥味)와 약성(藥性)** : 맛은 시고 성질은 서늘하다.

+ 한방 약미

| 酸 | 苦 | 甘 | 辛 | 鹹 | | 澁 | 淡 |

+ 한방 약성

| 大寒 | 寒 | 微寒 | 凉 | 平 | 微溫 | 溫 | 熱 | 大熱 |

○ **한방 작용부위(귀경, 歸經)** : 영실은 주로 간장, 신장, 위장 질환에 영향을 미친다.

○ **한방 효능** : 열독(熱毒)을 해소한다(淸熱解毒, 청열해독). 풍(風)으로 인해 정체된 혈행을 잘 통하게 한다(祛風活血, 거풍활혈). 소변을 잘 나오게 하고 부종을 가라앉힌다(利水消腫, 이수소종).

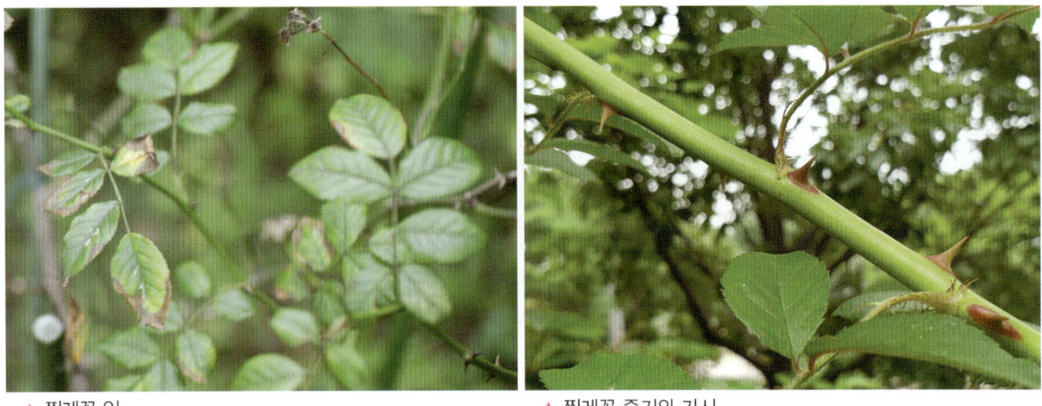

▲ 찔레꽃 잎　　　　　　　　　　　　　　▲ 찔레꽃 줄기와 가시

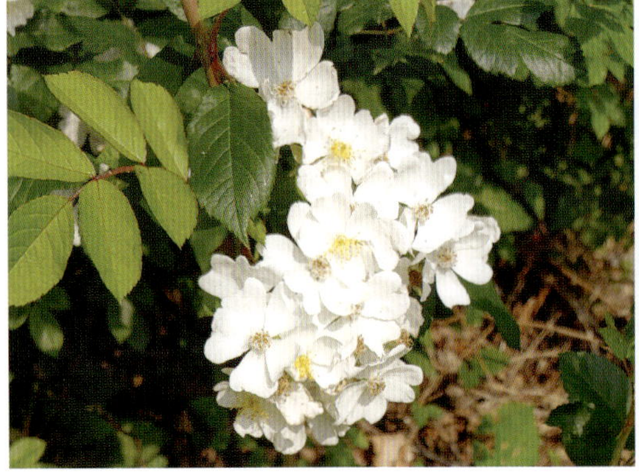

▲ 찔레꽃 꽃

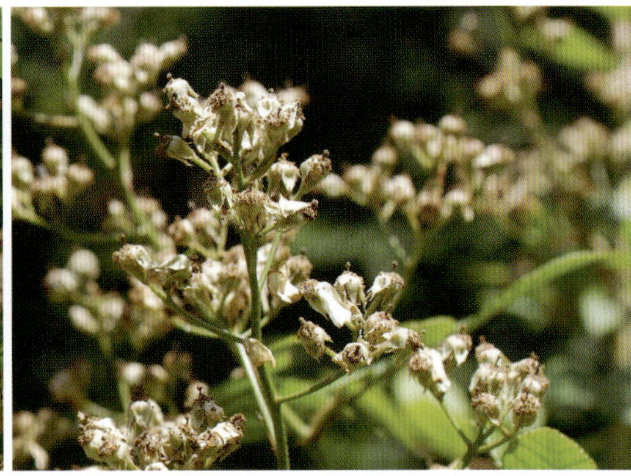

▲ 찔레꽃 시든 꽃

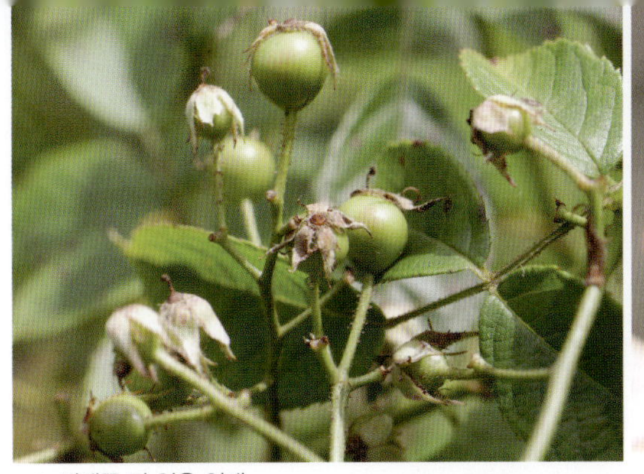

▲ 찔레꽃 덜 익은 열매

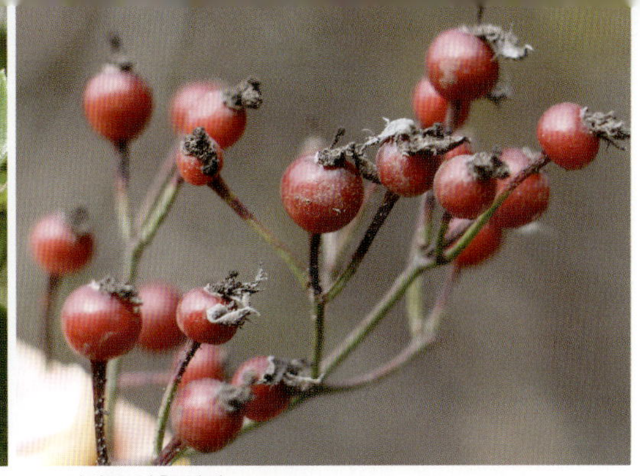

▲ 찔레꽃 익은 열매

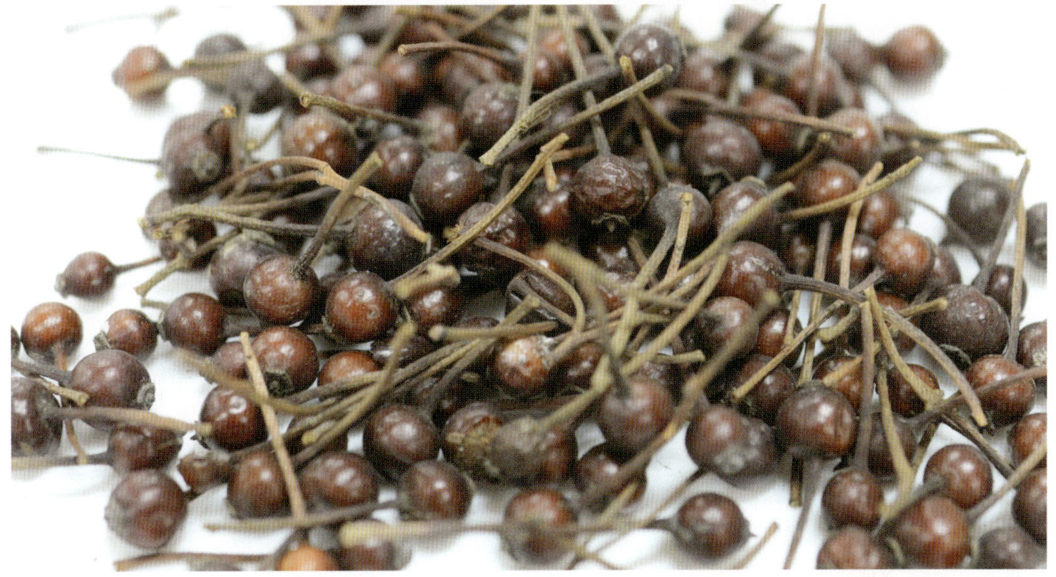

▲ 영실(약재, 전형)

○ **약효 해설** : 팔다리를 잘 쓰지 못하고 마비되며 아픈 증상을 치료한다. 관절 부위가 부드럽지 않은 증상을 낫게 한다. 월경불순, 몸이 붓는 증상에 유효하다.

○ **임상응용** : 변비, 수종(水腫), 피부 질환에 쓴다.

| **북한에서의 효능** | 오줌내기약으로서 오줌을 잘 누게 하고 열을 내리우며 피를 잘 돌게 하고 독을 푼다.

| **약용법** | 열매 15~30g을 물 800mL에 넣고 달여서 반으로 나누어 아침저녁으로 마신다. 신선한 열매일 경우 사용량을 두 배로 한다. 외용할 때는 적당량을 짓찧어서 환부에 붙인다.

약초명

차즈기

약재명

자소엽 紫蘇葉

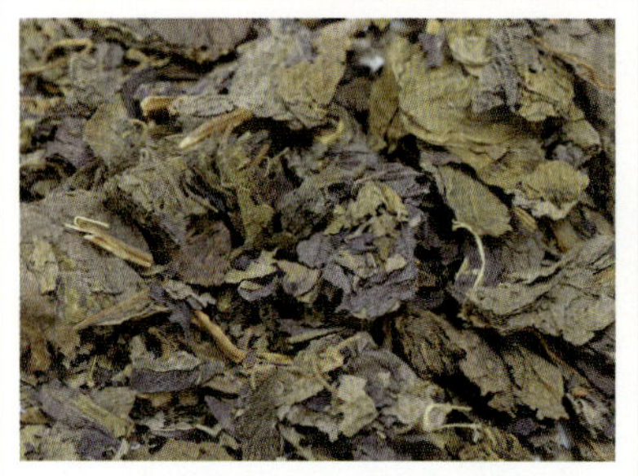

《동의보감》 탕액편에 기재된
조선시대(1610년)의 우리글 약초명

츳조기

약초명 및 학명

차즈기

Perilla frutescens Britton var. *acuta* Kudo

과명

꿀풀과

약용부위

잎 및 끝가지

| 약재의 조선시대 의서(醫書) 수재 |

자소엽은 《동의보감》 탕액편(湯液篇)의 채소부(部)와 《방약합편》의 방초(芳草, 향기가 좋은 풀)편에 수재되어 있다.

| 《동의보감》 탕액편의 효능 |

자소(紫蘇, 차즈기 잎과 끝가지)는 성질이 따뜻하고[溫] 맛이 매우며[辛] 독이 없다. 배가 몹시 부르며 속이 그득한 감을 주는 증상을 치료한다. 음식이 체하여 구토하고 설사하는 것을 멎게 한다. 각기를 치료하고 대소장을 잘 통하게 한다. 온갖 냉기(冷氣)를 없애고 풍한으로 겉에 사기가 있는 것을 흩는다. 또 가슴에 있는 담(痰)과 기운을 내려가게 한다. ○ 밭에 심는다. 잎의 뒷면이 자주색이고 주름이 있으며 냄새가 몹시 향기로워 약에 넣을 수 있다. 자주색이 나지 않고 향기롭지 않은 것은 들차즈기[野蘇]인데 약으로 쓰지 못한다. 잎의 뒷면과 앞면이 모두 자주색인 것이 더 좋다. 여름에는 줄기와 잎, 가을에는 씨를 채취한다.

| 《동의보감》 탕액편의 원문 |

자소(紫蘇) 츳조기 : 性溫 味辛 無毒. 治心腹脹滿 止霍亂. 療脚氣 通大小腸 除一切冷氣 散風寒表邪. 又能下胸膈痰氣. ○ 生園圃中. 葉下紫色皺 而氣甚香 可入藥. 其無紫色不香者 名曰野蘇 不堪用. 其背面皆紫者 尤佳. 夏採莖葉 秋採實. ○ 葉可生食 與一切魚肉作羹良. [本草]

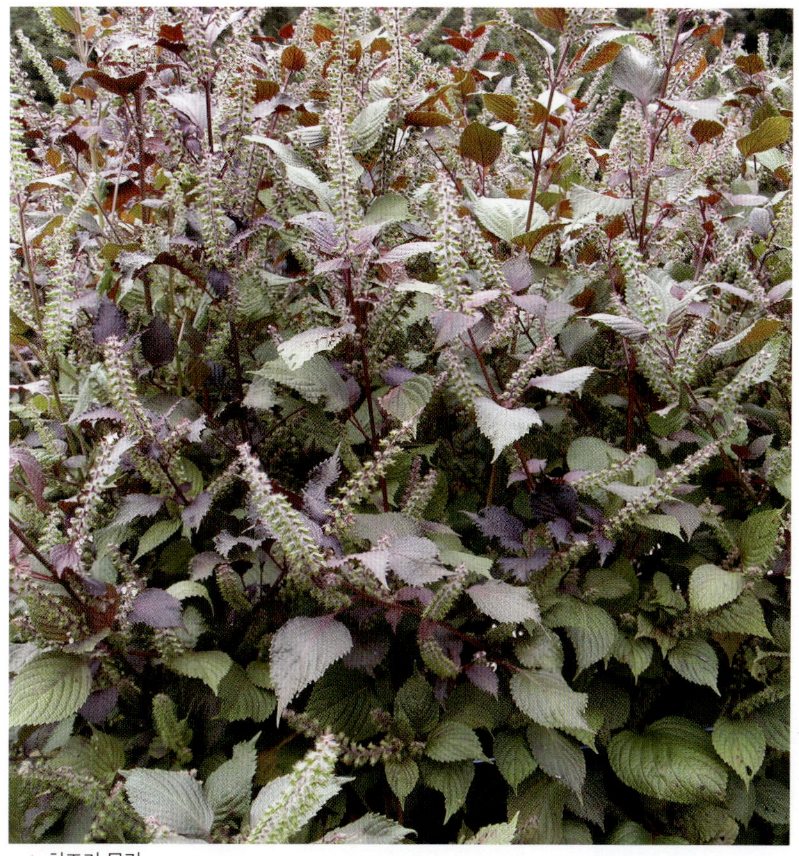

▲ 차즈기 무리

허준, 《원본 동의보감》,
717쪽, 남산당(2014)
《동의보감》 세갑술중동 내의
원교정 완영중간(歲甲戌仲冬
內醫院校正 完營重刊) 영인본

| 약초·약재의 해설 |

우리나라 '국가표준식물목록'에서 차즈기는 식물명을 '소엽'으로 추천하며 학명은 *Perilla frutescens* (L.) Britton var. *crispa* (Benth.) W.Deane로 기재되어 있다.

| 식약처 인정 약초와 약재 |

○ **약초·약재의 식약처 공정서 수재** : 자소엽은 식품의약품안전처의 의약품 공정서인 《대한민국약전(KP)》에 수재되어 있다.

○ **약재의 라틴어 생약명** : Perillae Folium

○ **약재의 이명 또는 영명** : Perilla Leaf

○ **식약처의 법정 기원식물과 약용부위** : 약재 자소엽은 차즈기 *Perilla frutescens* Britton var.

acuta Kudo 또는 주름소엽 *Perilla frutescens* Britton var. *crispa* Decaisne(꿀풀과 Labiatae)의
잎 및 끝가지이다.

- **약재의 외부 형태 :** 이 약은 잎 및 끝가지로 잎은 양면이 모두 갈색을 띤 보라색이거나 윗
  면은 회녹색~녹갈색이고 뒷면은 갈색을 띤 보라색이다.
- **약재 저장법 :** 밀폐용기(고형의 이물이 들어가는 것을 방지하고 내용의약품이 손실되지 않도록
  보호할 수 있는 용기)

| 약재의 효능 |

- **한방 효능 분류 :** 해표약[解表藥, (땀을 내어) 체표를 풀어주는 약] - 발산풍한약(發散風寒藥,
  체표에 머물러 있는 차가운 기운을 발산시키는 약)

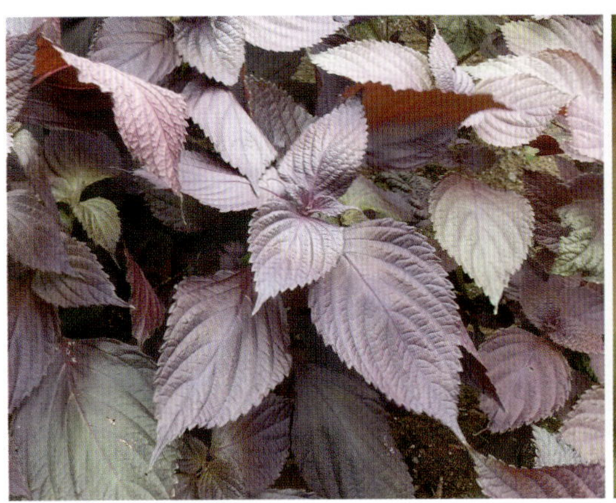

▲ 차즈기 잎

▲ 차즈기 꽃

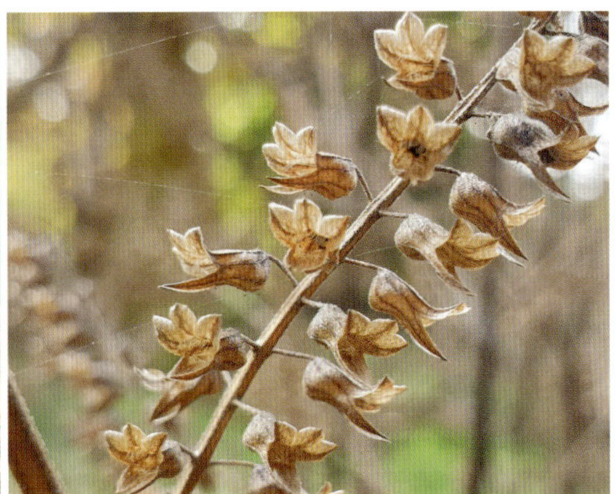

▲ 차즈기 덜 익은 열매

▲ 차즈기 익은 열매

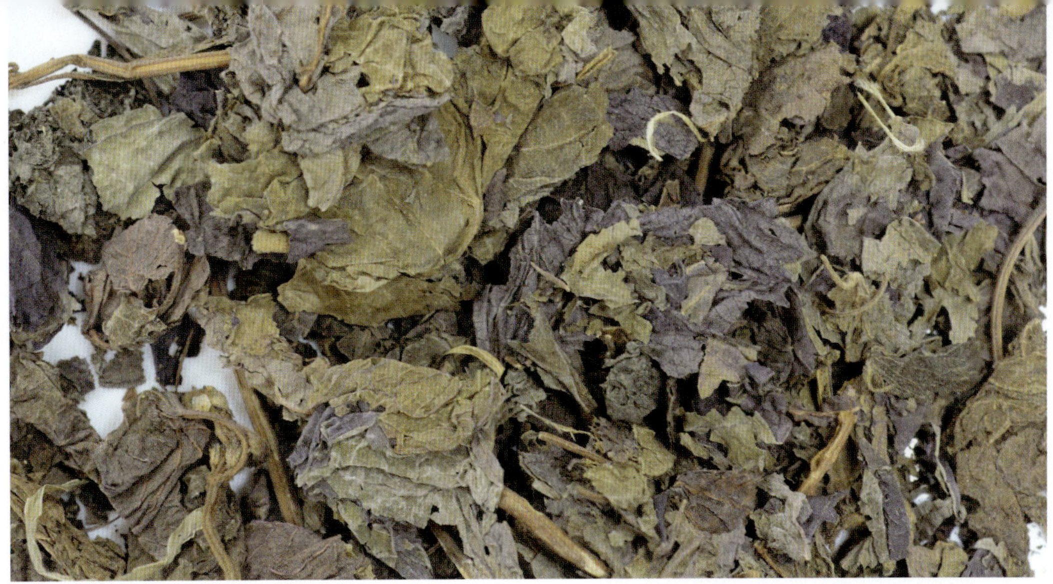

▲ 자소엽(약재, 전형)

- **한방 약미(藥味)와 약성(藥性)** : 맛은 맵고 성질은 따뜻하다.

  + 한방 약미

  | 酸 | 苦 | 甘 | **辛** | 鹹 | | 澁 | 淡 |

  + 한방 약성

  | 大寒 | 寒 | 微寒 | 凉 | 平 | 微溫 | **溫** | 熱 | 大熱 |

- **한방 작용부위(귀경, 歸經)** : 자소엽은 주로 폐, 비장 질환에 영향을 미친다.

- **한방 효능** : 땀을 내어 체표에 있는 사기(邪氣)를 내보내고 추위를 없앤다(解表散寒, 해표 산한). 기운을 잘 소통시키고 위장을 편안하게 한다(行氣和胃, 행기화위).

- **약효 해설** : 오한, 열, 가래가 많은 기침에 유효하다. 구취 방지, 식욕증진 작용이 있다. 항균 작용이 있다.

- **임상응용** : 두통, 발열, 오한, 땀이 나지 않는 증상, 식욕부진, 기침, 복부가 비정상적으 로 불룩 나온 증상, 오심, 구토에 쓴다.

| 북한에서의 효능 | 풍한표증약으로서 땀을 내고 비위의 기를 잘 통하게 하며 태아를 안 정시키고 물고기독을 푼다.

| 약용법 | 잎 및 끝가지 5~10g을 물 800mL에 넣고 달여서 반으로 나누어 아침저녁으로 마신다.

<table>
<tr><td>약초명</td><td>참깨</td></tr>
</table>

약재명

흑지마 黑脂麻

《동의보감》 탕액편에 기재된
조선시대(1610년)의 우리글 약초명

거믄춤깨

약초명 및 학명
참깨
Sesamum indicum Linné

과명
참깨과

약용부위
씨(검은색)

| 약재의 조선시대 의서(醫書) 수재 |

흑지마는 《동의보감》 탕액편(湯液篇)의 곡식부(部)와 《방약합편》의 마맥도(麻麥稻, 삼, 보리, 벼류)편에 수재되어 있다.

| 《동의보감》 탕액편의 효능 |

호마(胡麻, 검은 참깨 씨)는 성질이 보통이고[平] 맛은 달며[甘] 독이 없다. 기력(氣力)을 도와주고 살찌게 한다. 골수와 뇌를 충실하게 한다[塡髓腦]. 근육과 뼈를 튼튼하게 하며 오장을 윤택하게 한다[潤五藏][본초]. ○ 골수를 채우고 정기를 보충해 준다[補髓塡精]. 오래 살게 하고 젊어 보이게 한다[의감].

백유마(白油麻, 흰 참깨 씨)는 성질이 매우 차고[大寒] 독이 없다. 위와 대소장[腸胃]을 미끄럽게 하고 혈맥(血脈)을 통하게 한다. 풍기(風氣)를 잘 운행시키고 피부를 윤기 있게 한다[본초]. ○ 유마(油麻, 참깨)는 두 가지가 있다. 흰 것은 폐를 적셔주고, 검은 것은 신(腎)을 적셔준다[본초].

| 《동의보감》 탕액편의 원문 |

호마(胡麻) 거믄춤깨 : 性平 味甘 無毒. 益氣力 長肌肉 塡髓腦 堅筋骨 潤五藏.[本草] ○ 補髓塡精 延年駐色.[醫鑑] ○ 患人虛而吸吸 加胡麻用之.[序例] ○ 一名巨勝 一名方莖 葉名靑蘘. 本生胡中 形體類麻 故曰胡麻. 又八穀之中最爲大勝 故名巨勝.[本草] ○ 服食則當九蒸九暴 熬搗餌之. 其性與茯苓相宜 久服能辟穀不飢.[本草] ○ 胡麻 巨勝 諸家之說不一 止

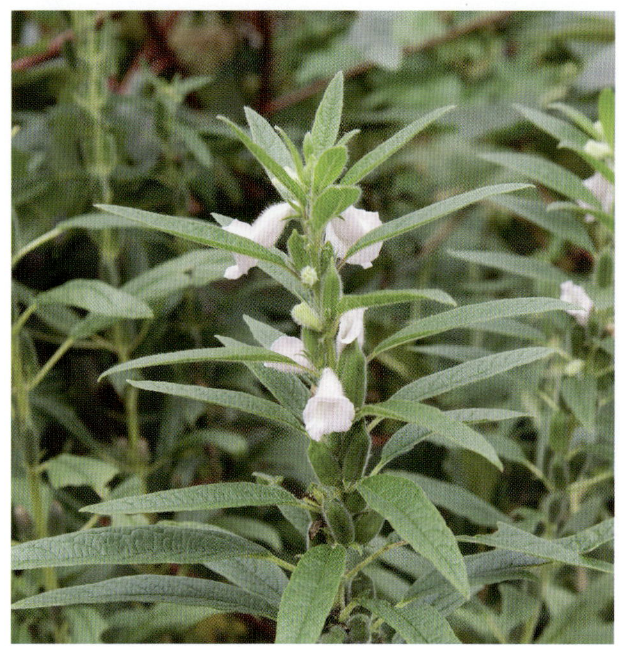

▲ 참깨 지상부

是今黑脂麻 更無他義.[衍義] ○ 胡麻 卽胡地黑芝
麻耳. 湯淘去浮者 酒蒸半日 曬乾 舂去麤皮 微炒用
之.[入門]

백유마(白油麻) 흰참깨 : 性大寒 無毒. 滑腸胃 通血
脈 行風氣 潤肌膚.[本草] ○ 油麻有二種 白者潤肺 黑者潤腎.[本草] ○ 白油麻 與胡麻一
等 但以色言之. 今人止謂之脂麻 生則寒 炒則熱.[本草]

허준, 《원본 동의보감》, 681쪽, 남산당(2014)
《동의보감》 세갑술중동 내의원교정 완영중간(歲甲戌仲冬
內醫院校正 完營重刊) 영인본

| 식약처 인정 약초와 약재 |

○ **약초·약재의 식약처 공정서 수재 :** 흑지마는 식품의약품안전처의 의약품 공정서인 《대한
민국약전외한약(생약)규격집(KHP)》에 수재되어 있다.

○ **약재의 라틴어 생약명 :** Sesami Semen Nigra

○ **약재의 이명 또는 영명 :** 흑호마(黑胡麻)

○ **식약처의 법정 기원식물과 약용부위 :** 약재 흑지마는 참깨 *Sesamum indicum* Linné(참깨과
Pedaliaceae)의 씨로 검은색을 쓴다.

○ **약재의 외부 형태** : 이 약은 씨로 납작한 난원형으로 한쪽은 둥글고 다른 쪽은 뾰족하다. 바깥면은 검은색이고 그물 모양의 주름이 있는 것과 없는 것이 있다.

○ **약재 저장법** : 밀폐용기(고형의 이물이 들어가는 것을 방지하고 내용의약품이 손실되지 않도록 보호할 수 있는 용기)

| 약재의 효능 |

○ **한방 효능 분류** : 보익약(補益藥, 보약) - 보음약(補陰藥, 진액을 보하는 약)

○ **한방 약미(藥味)와 약성(藥性)** : 맛은 달고 성질은 보통이다.

＋ 한방 약미

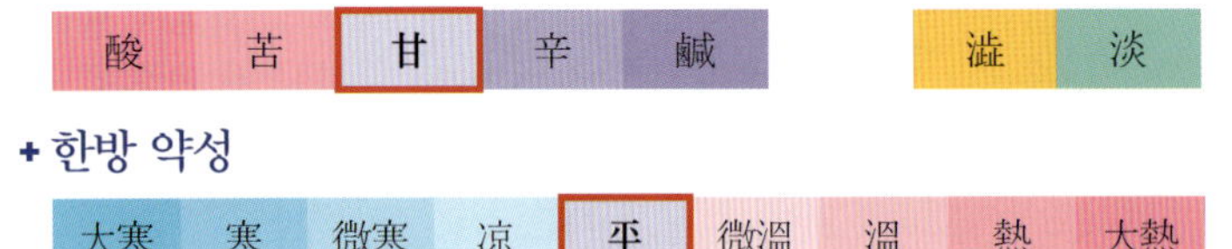

＋ 한방 약성

○ **한방 작용부위(귀경, 歸經)** : 흑지마는 주로 간장, 신장, 대장 질환에 영향을 미친다.

○ **한방 효능** : 간(肝)과 신(腎)을 보한다(補肝腎, 보간신). 정(精)과 혈(血)을 보충한다(益精血, 익정혈). 대변이 잘 나오게 한다(潤腸燥, 윤장조).

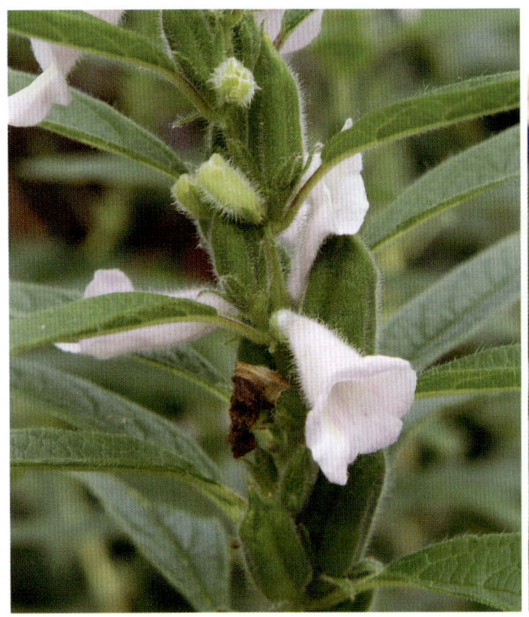

▲ 참깨 꽃과 잎

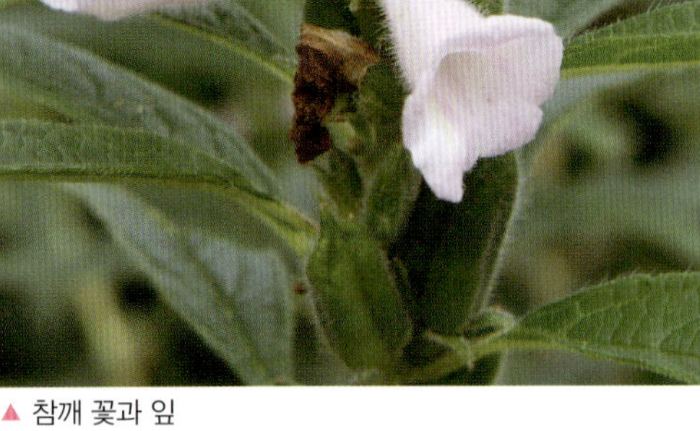

▲ 참깨 열매

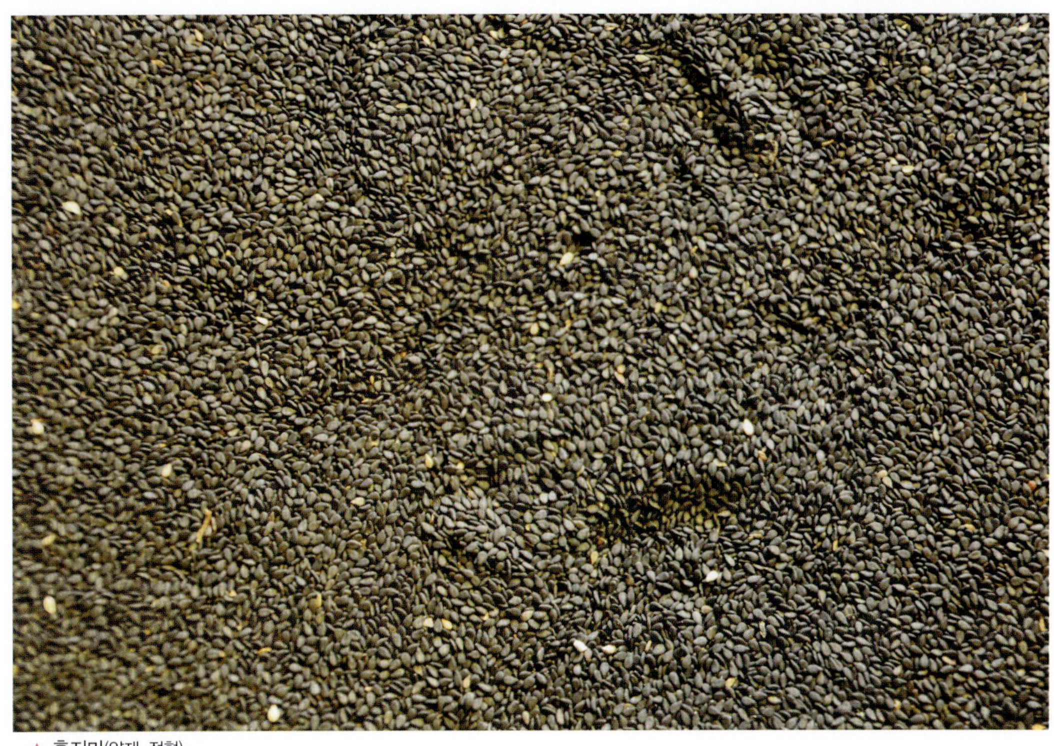

▲ 흑지마(약재, 전형)

● **약효 해설 :** 머리가 어지럽고 눈앞에 뭔가 어른거리며 눈이 침침한 증상에 사용한다. 나이는 많지 않으나 머리카락과 수염이 회백색으로 변하는 증상에 유효하다. 반신불수와 병후 허약증을 치료한다. 귀울림과 소리를 듣지 못하는 증상에 쓰인다. 대장의 진액이 줄어들어 대변이 굳어진 증상을 낫게 한다. 고혈압, 동맥경화 예방에 효과가 있다.

● **임상응용 :** 허약체질, 병후쇠약, 변비, 눈이 침침한 증상, 저림, 이명에 쓴다.

| **약용법** | 씨 9~15g을 물 800mL에 넣고 달여서 반으로 나누어 아침저녁으로 마시거나 또는 가루나 환(丸)으로 만들어 복용한다. 외용할 때는 적당량을 사용한다.

약초명

참나리
큰솔나리

약재명

백합 百合

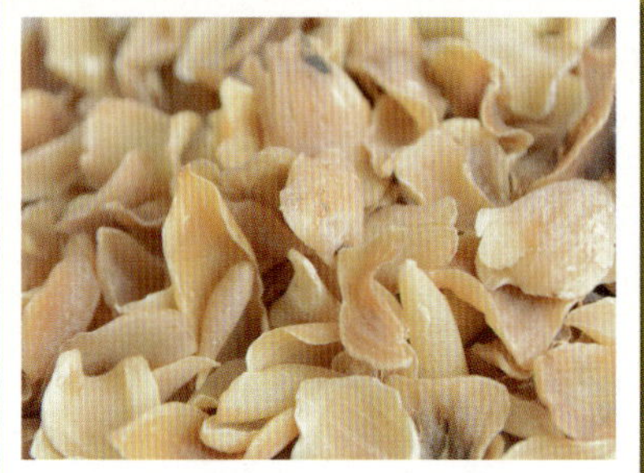

《동의보감》 탕액편에 기재된
조선시대(1610년)의 우리글 약초명

개나리불휘

약초명 및 학명

참나리
Lilium lancifolium Thunberg
큰솔나리
Lilium pumilum DC.

과명

백합과

약용부위

비늘줄기

| 약재의 조선시대 의서(醫書) 수재 |

백합은 《동의보감》 탕액편(湯液篇)의 풀부(部)와 《방약합편》의 방초(芳草, 향기가 좋은 풀)편에 수재되어 있다.

| 《동의보감》 탕액편의 효능 |

백합(百合, 참나리, 큰솔나리 비늘줄기)의 성질은 보통이고[平] 맛은 달며[甘] 독이 없다(독이 조금 있다고도 한다). 상한의 백합병(百合病)을 낫게 하고 대소변을 잘 나오게 한다. 모든 사기와 헛것에 들려[百邪鬼魅] 울고 미친 소리로 떠드는 것을 치료한다. 고독(蠱毒)을 죽이며 젖멍울[乳癰], 등에 나는 큰 종기[發背], 피부에 생기는 부스럼을 치료한다. ○ 산과 들에서 자라는데 두 가지 종류가 있다. 한 종류는 잎이 가늘며 꽃은 분홍색이다. 다른 한 종류는 잎이 크고 줄기가 길며 뿌리는 굵고 흰 꽃이 핀다. 두 가지 모두 약으로 쓸 수 있다. 또 한 종류는 검은 반점이 있는 노란색 꽃이 피고 잎은 가늘며 잎 사이에 검은색의 살눈[주아, 珠芽]이 있다. 이것은 약으로 쓸 수 없다.

| 《동의보감》 탕액편의 원문 |

백합(百合) 개나리불휘 : 性平 味甘 無毒[一云 小毒]. 療傷寒百合病 利大小便. 治百邪鬼魅 啼泣狂叫. 殺蠱毒 治乳癰發背及瘡腫. ○ 生山野 有二種. 一種細葉 花紅白色 一種葉大莖長 根麤 花白色 宜入藥用. 又一種花黃有黑斑 細葉 葉間有黑子 不堪入藥. ○ 根如胡蒜 數十瓣相累. 二月八月採根 暴乾. ○ 紅花者

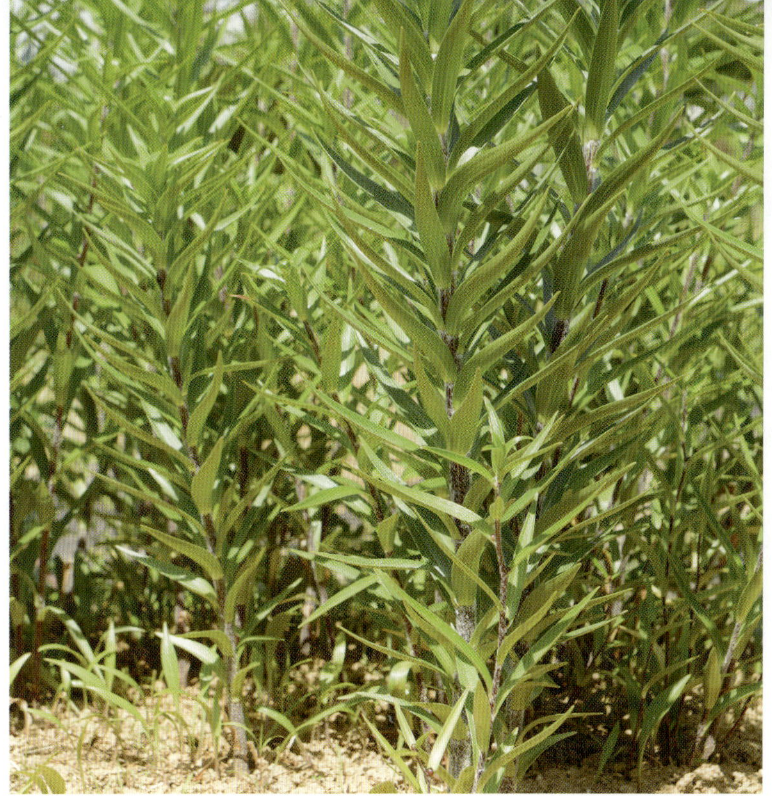

▲ 참나리 지상부

名山丹 不甚良.[本草] ○ 其根 百片累合而生 亦滲利中之美藥.
花白者佳.[入門]

허준, 《원본 동의보감》, 728쪽,
남산당(2014)
《동의보감》 세갑술중동 내의원교
정 완영중간(歲甲戌仲冬 內醫院校
正 完營重刊) 영인본

| 약초·약재의 해설 |

우리나라 '국가표준식물목록'에서 *Lilium longiflorum* Thunb.의 추
천 식물명은 '백합'이다. 이는 공정서 약재인 백합의 기원식물과 다른 식물이다.

| 식약처 인정 약초와 약재 |

○ **약초·약재의 식약처 공정서 수재** : 백합은 식품의약품안전처의 의약품 공정서인 《대한민
국약전외한약(생약)규격집(KHP)》에 수재되어 있다.

○ **약재의 라틴어 생약명** : Lilii Bulbus

○ **식약처의 법정 기원식물과 약용부위** : 약재 백합은 참나리 *Lilium lancifolium* Thunberg, 백
합(百合) *Lilium brownii* var. *viridulun* Baker 또는 큰솔나리 *Lilium pumilum* DC.(백합과
Liliaceae)의 비늘줄기이다.

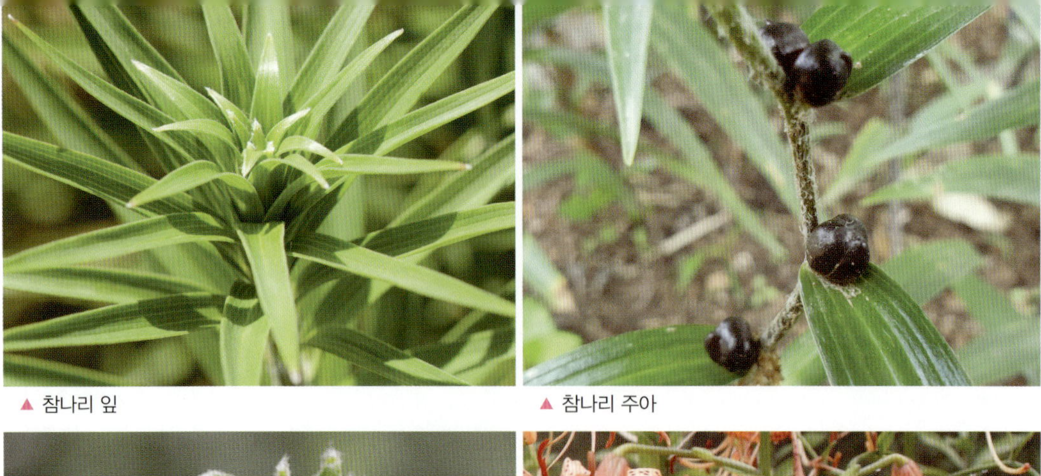

▲ 참나리 잎　　　　　　　　　　　▲ 참나리 주아

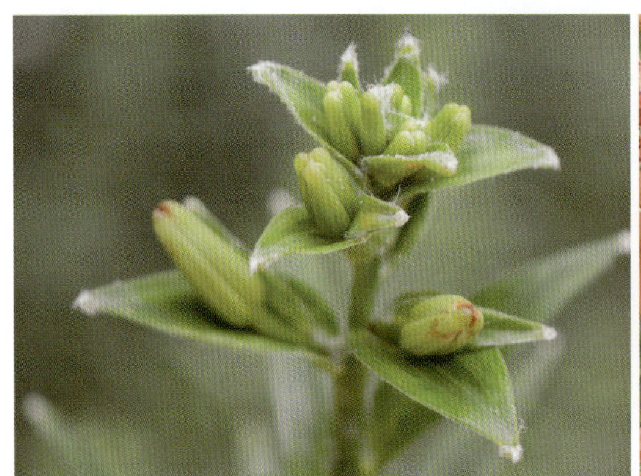

▲ 참나리 꽃봉오리

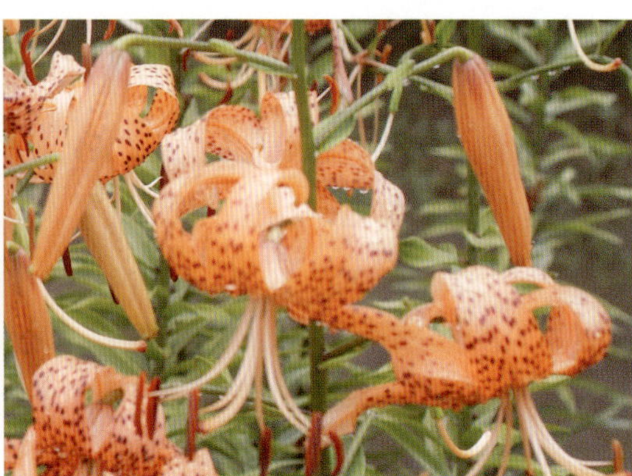

▲ 참나리 꽃

▲ 큰솔나리 잎

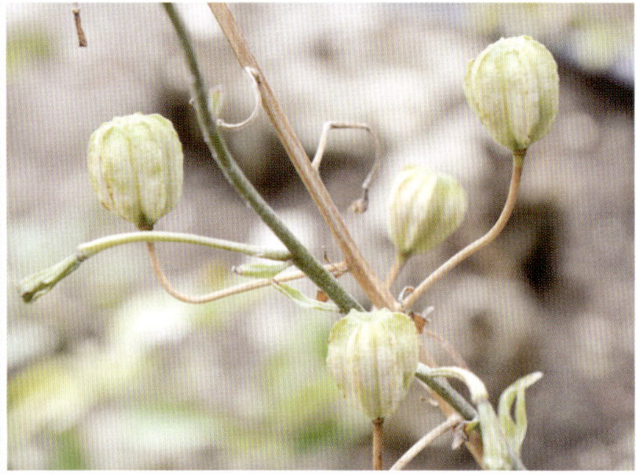

▲ 큰솔나리 열매

- **약재의 외부 형태** : 참나리 비늘줄기는 비늘 조각의 길이와 너비가 2~2.5cm이고 긴 타원형이다. 바깥면은 우유색이거나 연한 황갈색 또는 색이 비교적 짙다.
- **약재 저장법** : 밀폐용기(고형의 이물이 들어가는 것을 방지하고 내용의약품이 손실되지 않도록 보호할 수 있는 용기)

642

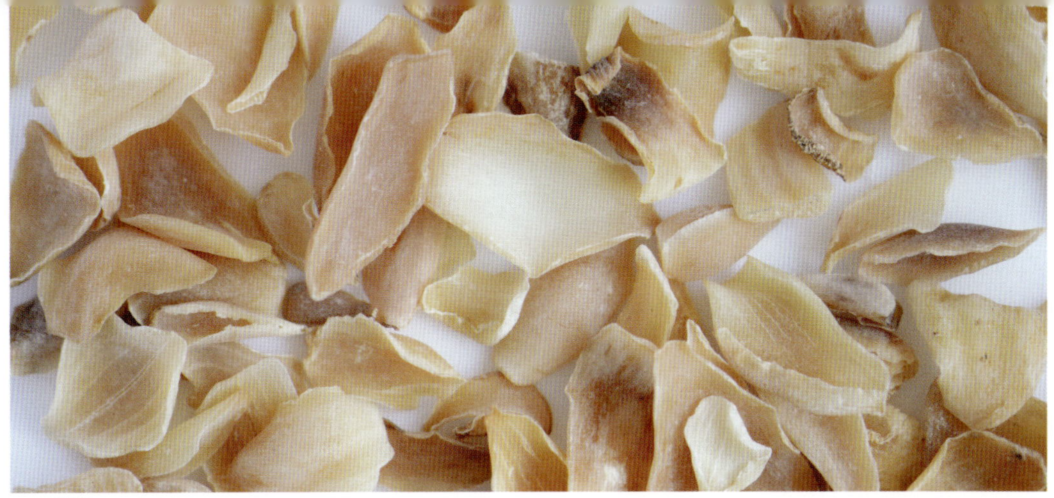

▲ 백합(약재, 절편)

| 약재의 효능 |

● **한방 효능 분류** : 보익약(補益藥, 보약) - 보음약(補陰藥, 진액을 보하는 약)

● **한방 약미(藥味)와 약성(藥性)** : 맛은 달고 성질은 차다.

+ 한방 약미

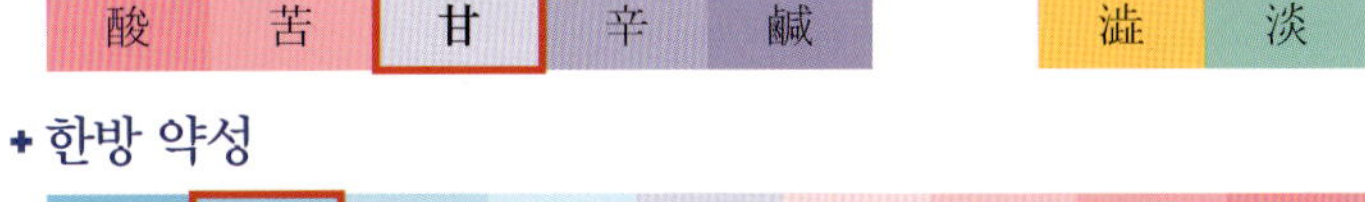

| 酸 | 苦 | **甘** | 辛 | 鹹 | 澁 | 淡 |

+ 한방 약성

| 大寒 | **寒** | 微寒 | 凉 | 平 | 微溫 | 溫 | 熱 | 大熱 |

● **한방 작용부위(귀경, 歸經)** : 백합은 주로 심장, 폐 질환에 영향을 미친다.

● **한방 효능** : 진액을 보충하여 폐를 촉촉하게 한다(養陰潤肺, 양음윤폐). 심열(心熱)을 식히고 정신을 안정시킨다(淸心安神, 청심안신).

● **약효 해설** : 정신을 안정시킨다. 음허(陰虛)로 인한 오랜 기침을 치료한다. 잠을 잘 자지 못하고 꿈을 많이 꾸는 증상에 유효하다.

● **임상응용** : 마른기침, 토혈, 초조, 가슴이 두근거리는 증상, 불면증, 꿈이 많아 숙면을 취하지 못하는 증상에 쓴다.

| **북한에서의 효능** | 보음약으로서 음을 보하고 열을 내리우며 정신을 진정시키고 폐를 눅여주어 기침을 멈추며 대소변이 잘 나가게 하고 부종을 내리운다.

| **약용법** | 비늘줄기 6~12g을 물 800mL에 넣고 달여서 반으로 나누어 아침저녁으로 마신다.

<table>
<tr><td>약초명</td><td rowspan="2">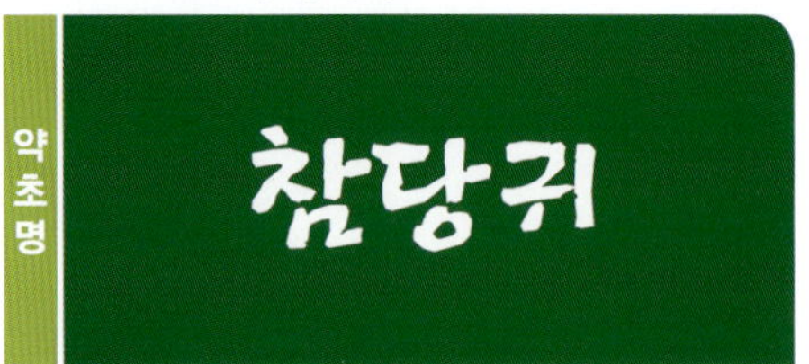

참당귀</td></tr>
<tr><td>약재명</td></tr>
</table>

당귀 當歸

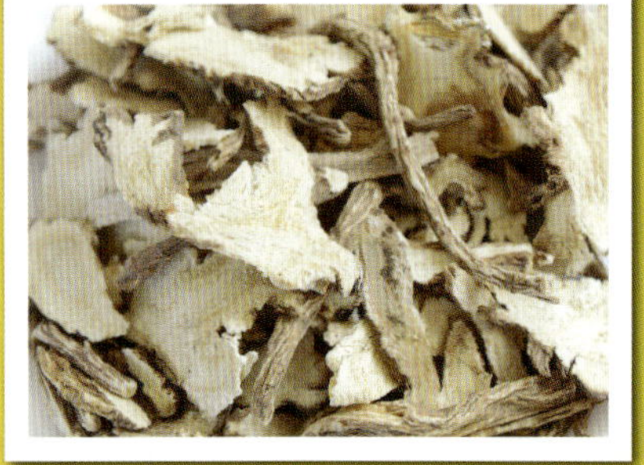

《동의보감》 탕액편에 기재된
조선시대(1610년)의 우리글 약초명

숭엄초불휘

약초명 및 학명

참당귀
Angelica gigas Nakai

과명

산형과

약용부위

뿌리

| 약재의 조선시대 의서(醫書) 수재 |

당귀는 《동의보감》 탕액편(湯液篇)의 풀부(部)와 《방약합편》의 방초(芳草, 향기가 좋은 풀)편에 수재되어 있다.

|《동의보감》 탕액편의 효능 |

당귀(當歸, 참당귀 뿌리)의 성질은 따뜻하며[溫] 맛은 달고[甘] 매우며[辛] 독이 없다. 모든 풍병(風病), 혈병(血病), 몸과 마음이 허약하고 피로한 것을 낫게 한다. 어혈을 풀고[破惡血] 새로운 피를 생겨나게 한다. 징벽(癥癖)과 여성의 부정기 자궁출혈, 불임에 주로 쓴다. 온갖 나쁜 창양(瘡瘍)과 쇠붙이에 상하여 어혈이 속에 뭉친 것을 치료한다. 이질로 배가 아픈 것을 멎게 하며 말라리아[溫瘧]를 낫게 한다. 오장(五藏)을 튼튼하게 하며 새살을 돋아나게 한다. ○ 산과 들에서 자라며 재배하기도 한다. 음력 2월, 8월에 뿌리를 캐어 그늘에 말린다. 살이 많고 마르지 않은 것이 제일 좋다. 또는 살지고 윤기가 있으며 마르지 않은 것이 좋다고 한다. 또는 말꼬리[馬尾, 마미]와 같은 것이 좋다고도 한다.

|《동의보감》 탕액편의 원문 |

당귀(當歸) 숭엄초불휘 : 性溫 味甘辛 無毒. 治一切風·一切血·一切勞 破惡血 養新血. 及主癥癖 婦人崩漏絕子. 療諸惡瘡瘍金瘡 客血內塞 止痢疾腹痛. 治溫瘧 補五藏 生肌肉. ○生山野 或種蒔. 二月八月採根 陰乾. 以肉厚而不枯者 爲勝. 又云 肥潤不枯燥者 爲佳. 又

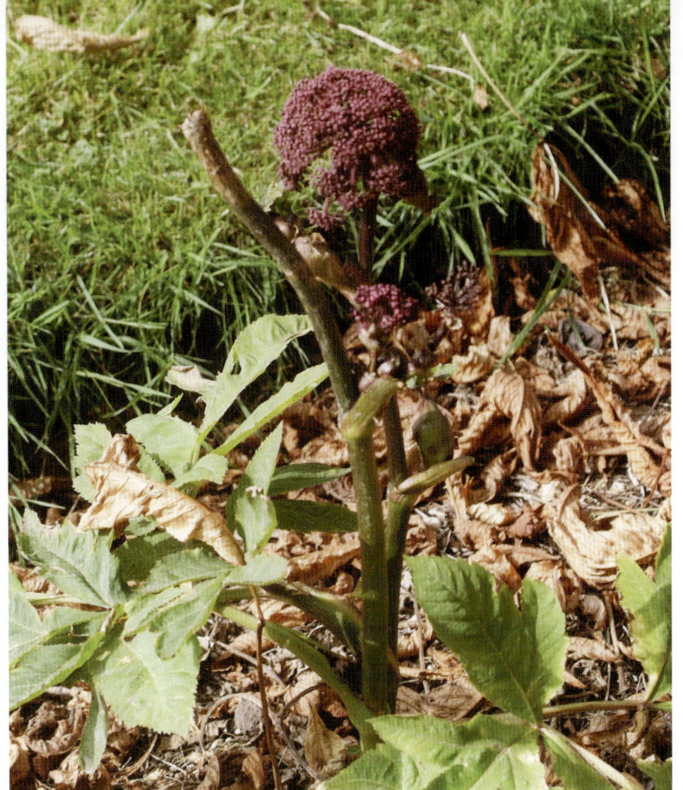

▲ 참당귀 지상부

當歸

性溫 味甘辛 無毒 主一切風 一切血 一切勞 破惡血 養新血 及主癥癖 婦人崩漏絶子 諸惡瘡瘍 金瘡 客血內塞 或寒或熱 去疾 止痢 腹痛 溫中潤腸胃筋骨 ○ 生山野 或種蒔 二月八月採根 肥潤者爲勝 又云 如馬尾者好 麤大 開口者爲劇 則實虛血 若止全痛 用止則血 一卽破用一尾止 卽和用血頭也則入破血 手少陰 以心主血也 ○ 入氣足血太昏陰亂以者肝服裹之血卽定入各足厥陰以肝藏血也 蒸歸痰之用功薑治汁上炒酒門浸 ○ 治得外酒酒浸洗過血良病 用尾

云 如馬尾者 好. ○ 要破血 卽使頭一節硬實處 要止痛止血 卽用尾.[本草] ○ 用頭則破血 用尾則止血. 若全用則一破一止 卽和血也. 入手少陰 以心主血也. 入足太陰 以脾裹血也. 入足厥陰 以肝藏血也.[湯液] ○ 氣血昏亂者 服之卽定 各有所當歸之功. 治上酒浸 治外酒洗 血病酒蒸 痰用薑汁炒.[入門] ○ 得酒浸過 良.[東垣]

| 약초 · 약재의 해설 |

- 《중국약전》에는 당귀를 중국당귀[*Angelica sinensis* (Oliv.) Diels]의 뿌리로 규정한다.
- 일당귀(日當歸)는 왜당귀(*Angelica acutiloba* Kitagawa) 또는 홋카이당귀(*Angelica acutiloba* Kitagawa var. *sugiyamae* Hikino)의 뿌리다.

| 식약처 인정 약초와 약재 |

- 약초·약재의 식약처 공정서 수재 : 당귀는 식품의약품안전처의 의약품 공정서인 《대한민국약전(KP)》에 수재되어 있다.

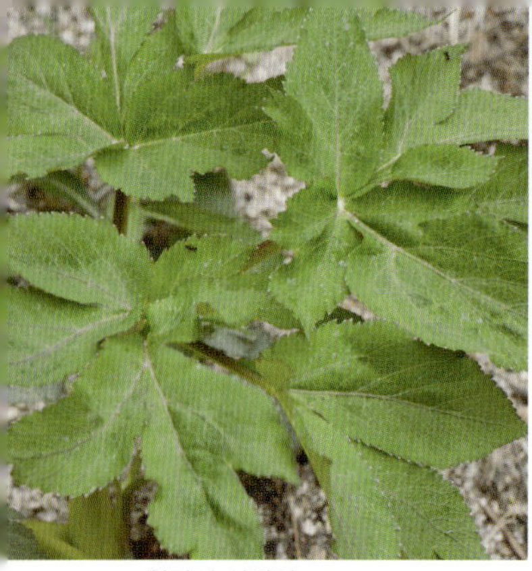

▲ 참당귀 어린잎

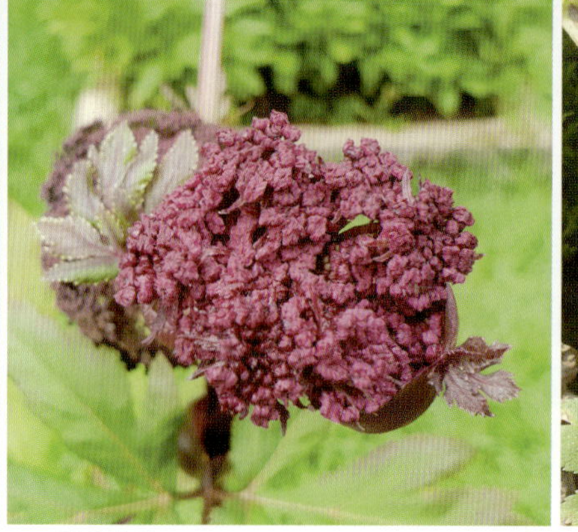

▲ 참당귀 꽃

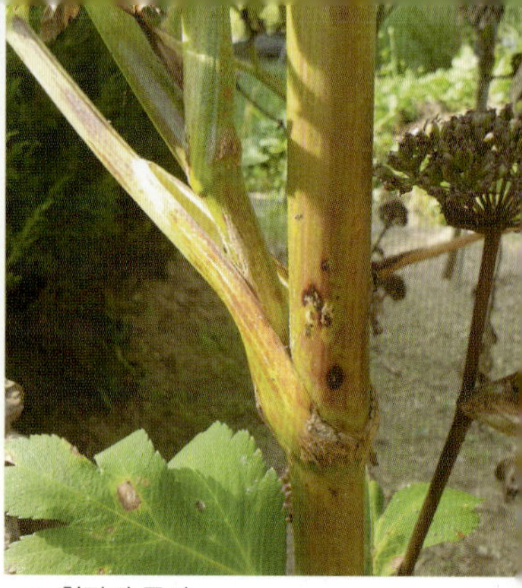

▲ 참당귀 줄기

- **약재의 라틴어 생약명** : Angelicae Gigantis Radix
- **약재의 이명 또는 영명** : Angelica Gigas Root
- **식약처의 법정 기원식물과 약용부위** : 약재 당귀는 참당귀 *Angelica gigas* Nakai(산형과 Umbelliferae)의 뿌리이다.
- **약재의 외부 형태** : 이 약은 뿌리로 원뿔 모양 또는 좁고 긴 원뿔 모양이고 보통 가지가 갈리며, 길이 15~25cm, 지름 2~5cm이다. 바깥면은 연한 황갈색~흑갈색이고 고르지 않은 세로 주름이 있다.
- **약재 저장법** : 밀폐용기(고형의 이물이 들어가는 것을 방지하고 내용의약품이 손실되지 않도록 보호할 수 있는 용기)

| 약재의 효능 |

- **한방 효능 분류** : 보익약(補益藥, 보약) - 보혈약(補血藥, 혈액을 보하는 약)
- **한방 약미(藥味)와 약성(藥性)** : 맛은 맵고 성질은 따뜻하다.

  + 한방 약미

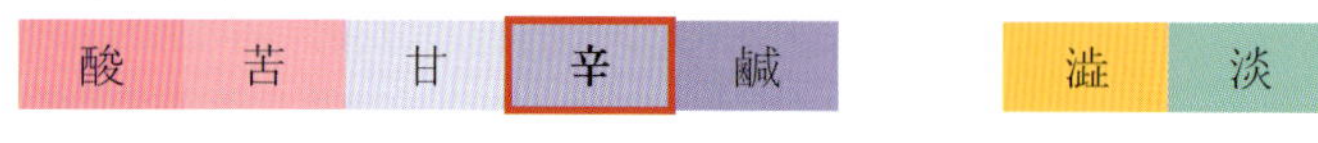

  + 한방 약성

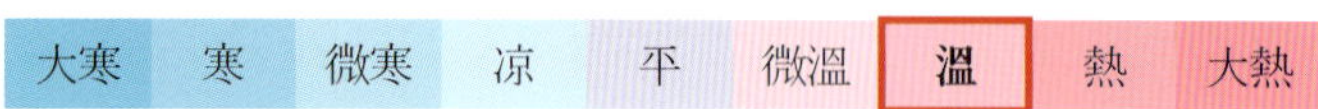

- **한방 작용부위(귀경, 歸經)** : 당귀는 주로 심장, 간장, 비장 질환에 영향을 미친다.
- **한방 효능** : 풍(風)으로 인해 막힌 경락을 잘 통하게 한다(祛風通絡, 거풍통락). 혈액순환을 촉진하고 통증을 멎게 한다(活血止痛, 활혈지통).
- **약효 해설** : 보혈, 강장 작용이 있다. 부인과 질환(갱년기 증상, 냉증)에 많이 쓴다. 풍을

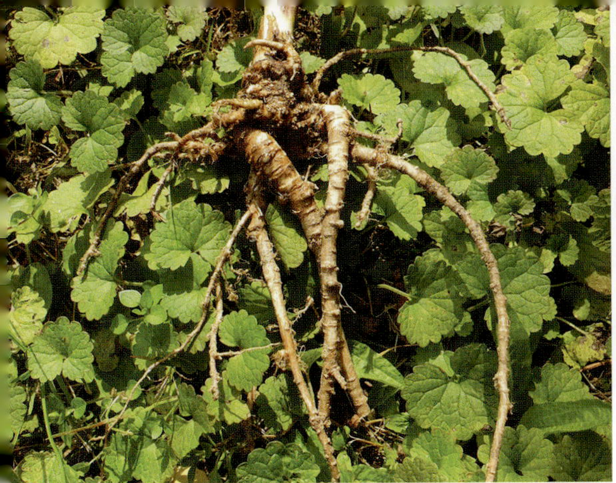

▲ 참당귀 뿌리(채취품)

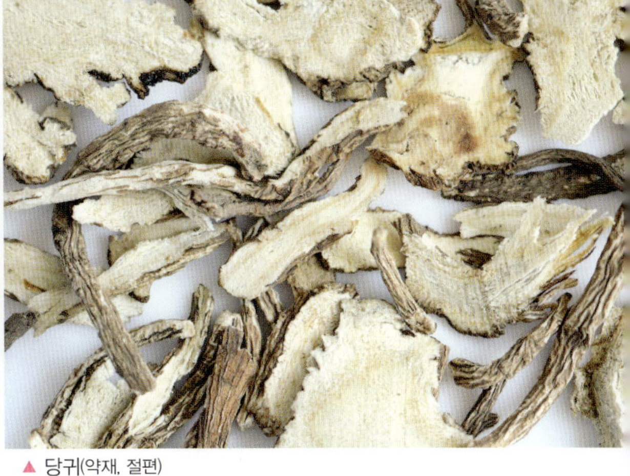

▲ 당귀(약재, 절편)

제거하고 혈액순환이 잘되게 한다. 팔다리를 잘 쓰지 못하고 마비되며 아픈 증상에 사용한다. 진정, 진통, 진경 작용이 있다.

○ **임상응용** : 빈혈증, 복통, 월경불순, 월경통, 혈행장애, 여성의 갱년기 증상에 쓴다.

| **북한에서의 효능** | 보혈약으로서 피를 보하고 피순환을 도우며 월경을 정상화하고 아픔을 멈추며 대변을 무르게 한다.

| **약용법** | 뿌리 10~15g을 물 800mL에 넣고 달여서 반으로 나누어 아침저녁으로 마신다.

| **주의사항** | 설사하는 데는 쓰지 않는다.

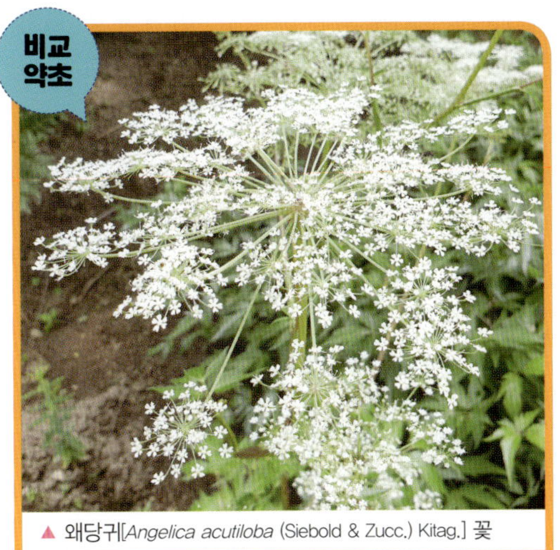

▲ 왜당귀[*Angelica acutiloba* (Siebold & Zucc.) Kitag.] 꽃

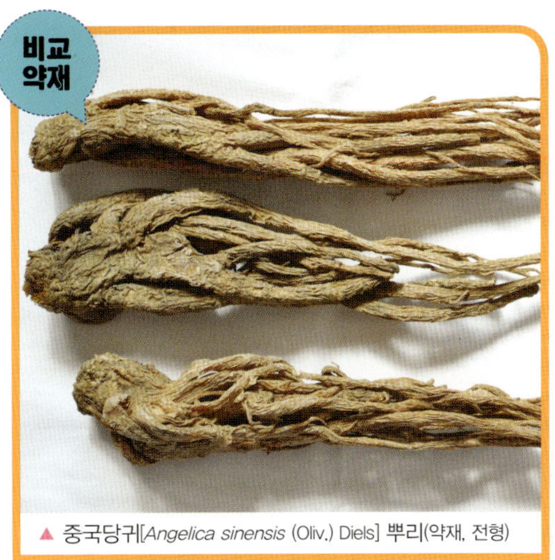

▲ 중국당귀[*Angelica sinensis* (Oliv.) Diels] 뿌리(약재, 전형)

참소리쟁이 토대황

양제근 羊蹄根

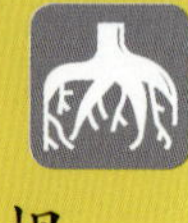

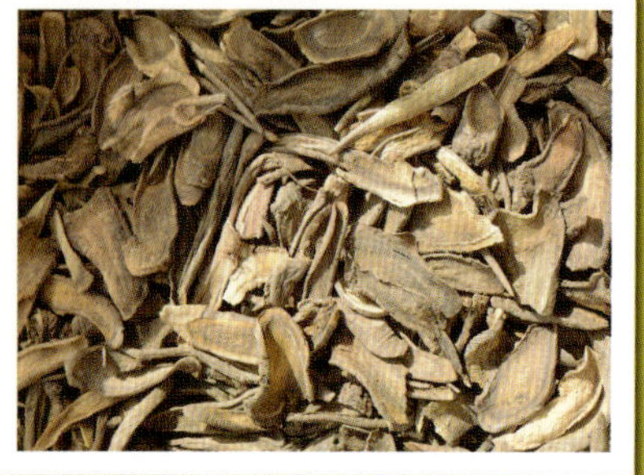

《동의보감》 탕액편에 기재된
조선시대(1610년)의 우리글 약초명

솔옷불휘

약초명 및 학명

참소리쟁이
Rumex japonicus Houttuyn
토대황
Rumex chalepensis Miller

과명

마디풀과

약용부위

뿌리

| 약재의 조선시대 의서(醫書) 수재 |

양제근은 《동의보감》 탕액편(湯液篇)의 풀부(部)에 수재되어 있다.

| 《동의보감》 탕액편의 효능 |

양제근(羊蹄根, 참소리쟁이, 토대황 뿌리)의 성질은 차고[寒] 맛은 쓰고[苦] 매우며[辛] 독이 없다(독이 조금 있다고도 한다). 머리카락이 빠지는 것, 옴, 버짐, 큰 종기, 치질, 여성의 음부가 헌 데, 급성 피부염[浸淫瘡, 침음창]에 주로 쓴다. 여러 가지 충을 죽인다. 고독(蠱毒)을 낫게 하고 독성이 있는 종기에 붙인다. 곳곳에 있다[본초].

| 《동의보감》 탕액편의 원문 |

양제근(羊蹄根) 솔옷불휘 : 性寒 味苦辛 無毒[一云有小毒]. 主頭禿疥癬疽痔 女子陰蝕浸淫. 殺諸蟲. 療蠱毒 付腫毒. 處處有之.[本草]

| 약초 · 약재의 해설 |

과명 Polygonaceae의 국문명을 '여뀌과'로 표기하고 있으나, 우리나라 '국가표준식물목록'에서는 이를 '마디풀과'로 하고 있으며, 여뀌의 속명이 *Persicaria*인데 비해 마디풀의 속명은 *Polygonum*이므로 여뀌과보다는 마디풀과가 과명인 Polygonaceae에 더 타당한 국명이다.[참고문헌: 16]

※ 저자 주: 현재의 공정서에는 '마디풀과'로 수정되어 있다.

| 식약처 인정 약초와 약재 |

● 약초·약재의 식약처 공정서 수재 : 양제근은 식

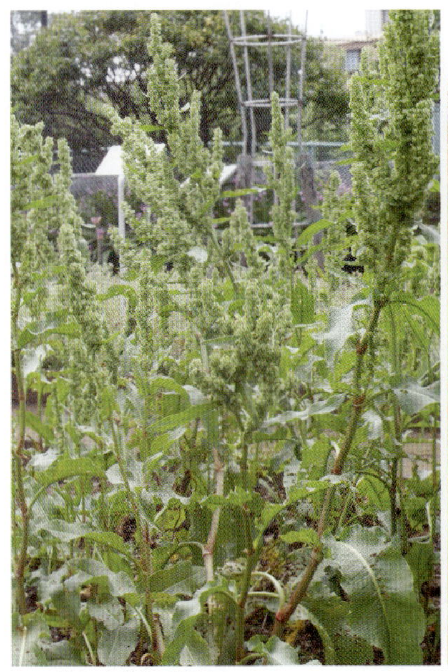

▲ 참소리쟁이 지상부

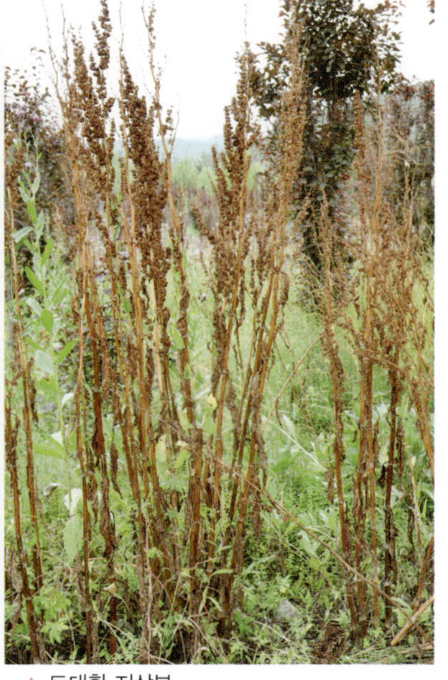

▲ 토대황 지상부

허준,《원본 동의보감》,
735쪽, 남산당(2014)
《동의보감》 세갑술중동 내의
원교정 완영중간(歲甲戌仲冬
內醫院校正 完營重刊) 영인본

품의약품안전처의 의약품 공정서인 《대한민국약전외한약(생약)규격집(KHP)》에 수재되어 있다.

- ○ **약재의 라틴어 생약명** : Rumecis Radix
- ○ **약재의 이명 또는 영명** : 야대황(野大黃), 양제대황(羊蹄大黃)
- ○ **식약처의 법정 기원식물과 약용부위** : 약재 양제근은 참소리쟁이 *Rumex japonicus* Houttuyn 또는 토대황 *Rumex chalepensis* Miller(마디풀과 Polygonaceae)의 뿌리이다.
- ○ **약재의 외부 형태** : 참소리쟁이의 뿌리는 원기둥 모양이고 가로로 된 주름이 있으며 가는 곁뿌리가 달려 있다. 이 약의 바깥면은 회황색~황갈색이다.
- ○ **약재 저장법** : 밀폐용기(고형의 이물이 들어가는 것을 방지하고 내용의약품이 손실되지 않도록 보호할 수 있는 용기)

| 약재의 효능 |

- ○ **한방 효능 분류** : 지혈약(止血藥, 출혈을 멈추는 약) - 양혈지혈약(凉血止血藥, 혈열을 식히고 지혈하는 약)

○ **한방 약미(藥味)와 약성(藥性)** : 맛은 쓰고 성질은 차다.

+ 한방 약미

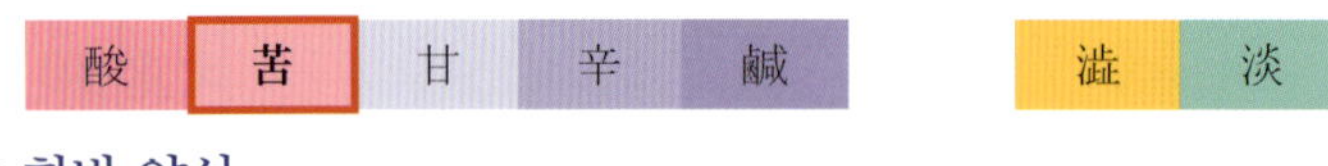

+ 한방 약성

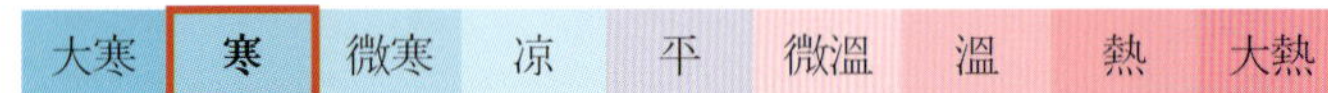

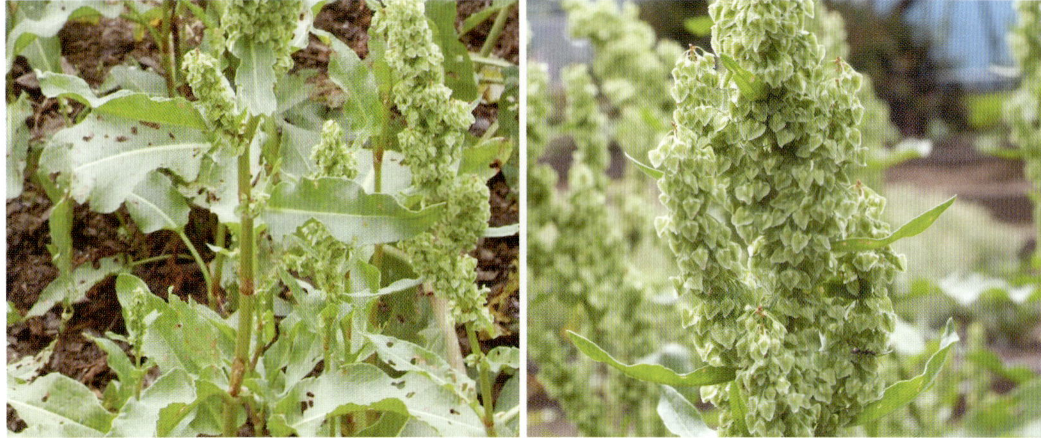

▲ 참소리쟁이 잎   ▲ 참소리쟁이 꽃

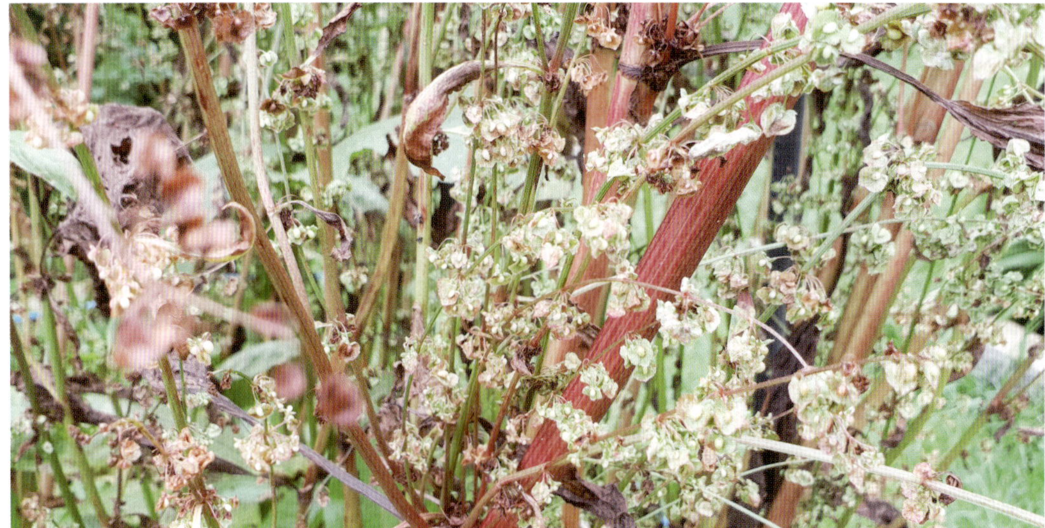

▲ 토대황(*Rumex aquaticus*) 열매. 우리나라 '국가표준식물목록'에서는 토대황의 학명을 *Rumex aquaticus* L.로 추천하고 있으며 *Rumex chalepensis*와 별개의 종이다.

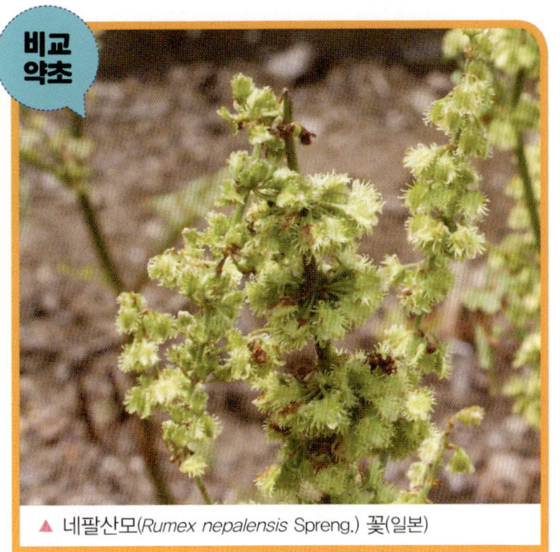

▲ 네팔산모(*Rumex nepalensis* Spreng.) 꽃(일본)

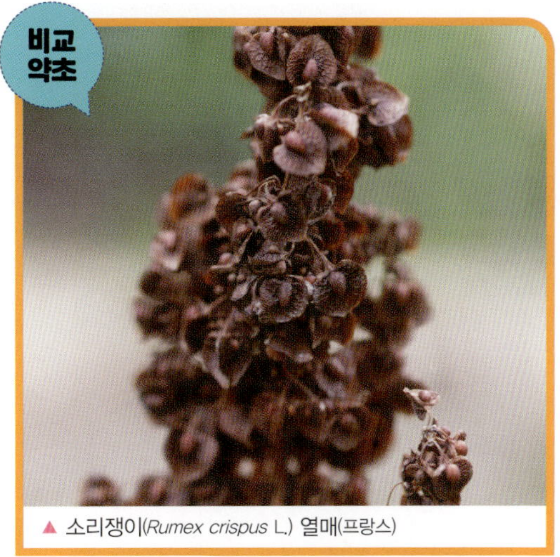

▲ 소리쟁이(*Rumex crispus* L.) 열매(프랑스)

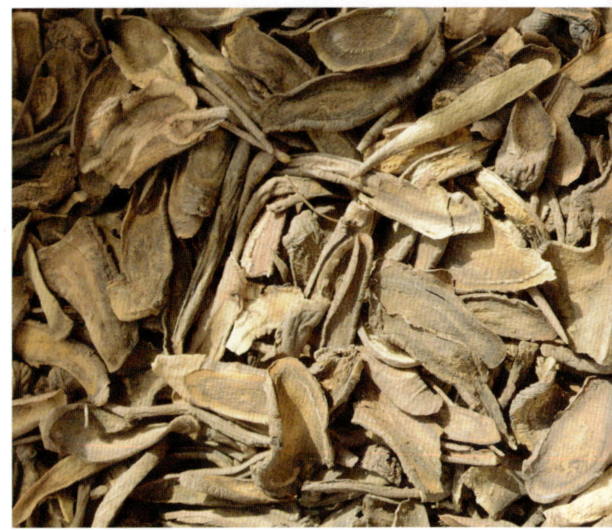

▲ 양제근(약재, 절편)

- **한방 작용부위(귀경, 歸經) :** 양제근은 주로 심장, 간장, 대장 질환에 영향을 미친다.

- **한방 효능 :** 열기를 식히고 대변이 잘 나오게 한다(淸熱通便, 청열통변). 혈열(血熱)을 식히고 지혈한다(凉血止血, 양혈지혈). 기생충을 죽이고 가려움증을 멎게 한다(殺蟲止痒, 살충지양).

- **약효 해설 :** 여성의 부정기 자궁출혈을 치료한다. 황달, 변비에 유효하다. 토혈, 혈변(血便)을 멎게 한다.

| 북한에서의 효능 | 설사약으로서 대변을 잘 누게 하고 독을 풀며 출혈을 멈추고 벌레를 죽인다.

| 약용법 | 뿌리 9~15g을 물 800mL에 넣고 달여서 반으로 나누어 아침저녁으로 마시거나 외용으로 적당량 사용한다.

약초명

참외

약재명

과체 瓜蔕

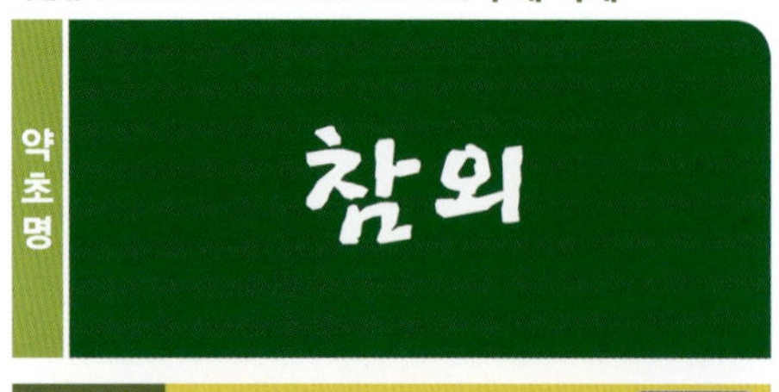

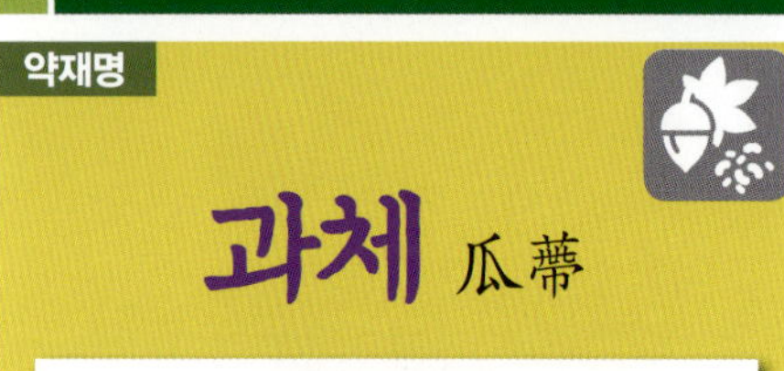

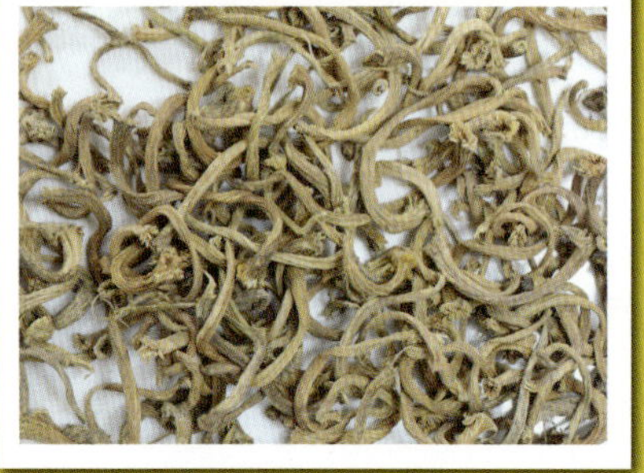

《동의보감》 탕액편에 기재된
조선시대(1610년)의 우리글 약초명

춤외고고리

약초명 및 학명

참외
Cucumis melo Linné

과명

박과

약용부위

열매꼭지

| 약재의 조선시대 의서(醫書) 수재 |

과체는 《동의보감》 탕액편(湯液篇)의 채소부(部)와 《방약합편》의 과과(瓜果, 박과 열매류)편에 수재되어 있다.

| 《동의보감》 탕액편의 효능 |

과체(瓜蔕, 참외 열매꼭지)는 성질이 차고[寒] 맛이 쓰며[苦] 독이 있다. 온몸이 부은 것을 치료하는데 물을 빼낸다. 고독(蠱毒)을 죽이고 코안에 생긴 군살을 없앤다. 황달(黃疸)을 치료한다. 여러 음식을 지나치게 먹거나[食諸物過多] 병이 가슴 속에 있는 경우에[病在胸中者] 토하게 하거나 설사시킨다. ○ 곧 참외꼭지인데 고정향(苦丁香)이라고도 한다. 참외에는 푸른 것과 흰 것의 2가지가 있다. 이 중 푸른 참외의 꼭지를 써야 한다. 음력 7월에 참외가 익어서 기운이 차면 그 꼭지가 저절로 덩굴 위로 떨어진다. 약 반치[半寸] 크기이다. 이것을 그늘에 말린 후에 밀기울에 누렇게 볶아 쓴다[본초].

| 《동의보감》 탕액편의 원문 |

과체(瓜蔕) 춤외고고리 : 性寒 味苦 有毒. 主通身浮腫 下水. 殺蠱毒 去鼻中瘜肉. 療黃疸 及食諸物過多 病在胸中者 皆吐下之. ○ 卽甛瓜蔕也. 一名苦丁香. 瓜有靑白二種 當用靑瓜蔕. 七月待瓜熟氣足 其蔕自然落 在蔓莖上 約半寸許. 採取陰乾 麩炒黃色用. [本草]

| 식약처 인정 약초와 약재 |

○ **약초·약재의 식약처 공정서 수재** : 과체는 식품의약품안전처의 의약품 공정서인 《대한민국

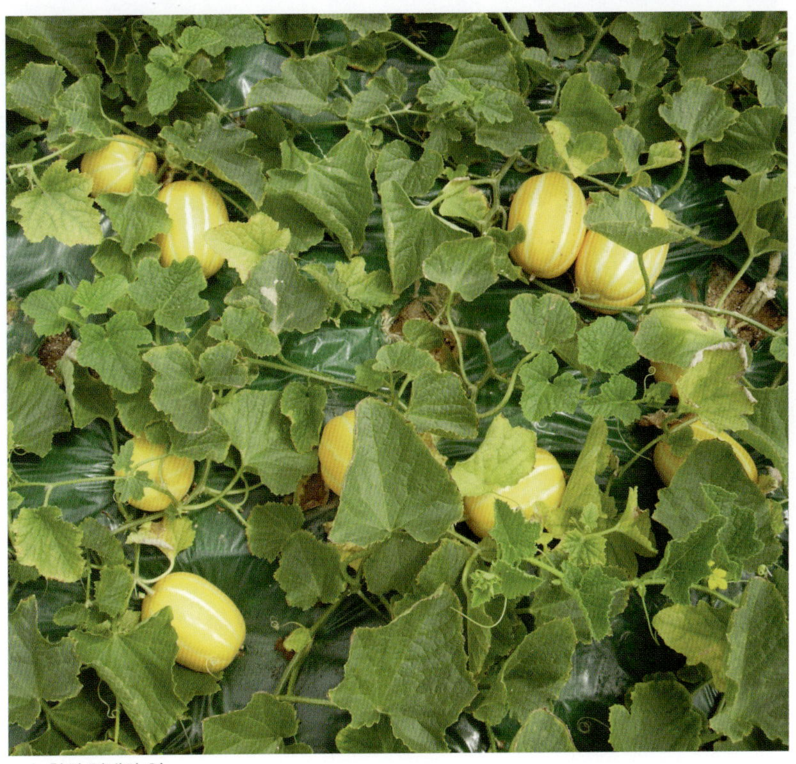
▲ 참외 열매와 잎

瓜蔕

杏외고꼬리

性寒味苦有毒主通身浮腫下水

殺蠱毒去鼻中瘜肉療黃疸及食諸物過多病

瓜有青白二種當用青瓜蔕七月待瓜熟氣足其香

在瓿中者省吐下之○卽甜瓜蔕也一名苦丁香

蔕自然落在蔓草上約半廿

許揀取陰乾麩炒黃色用蔕

허준, 《원본 동의보감》,
715쪽, 남산당(2014)
《동의보감》 세갑술중동 내의
원교정 완영중간(歲甲戌仲冬
內醫院校正 完營重刊) 영인본

약전외한약(생약)규격집(KHP)》에 수재되어 있다.

- **약재의 라틴어 생약명** : Melonis Pedicellus
- **약재의 이명 또는 영명** : 과체(果蔕)
- **식약처의 법정 기원식물과 약용부위** : 약재 과체는 참외 *Cucumis melo* Linné(박과 Cucurbitaceae)의 열매꼭지이다.
- **약재의 외부 형태** : 이 약은 열매꼭지로 원기둥 모양이고 겉면은 연한 갈색 또는 연한 녹색이며 주름이 있다.
- **약재 저장법** : 밀폐용기(고형의 이물이 들어가는 것을 방지하고 내용의약품이 손실되지 않도록 보호할 수 있는 용기)

| 약재의 효능 |

- **한방 효능 분류** : 용토약(涌吐藥, 구토하게 하는 약)

▲ 참외 재배지(경기도 여주)

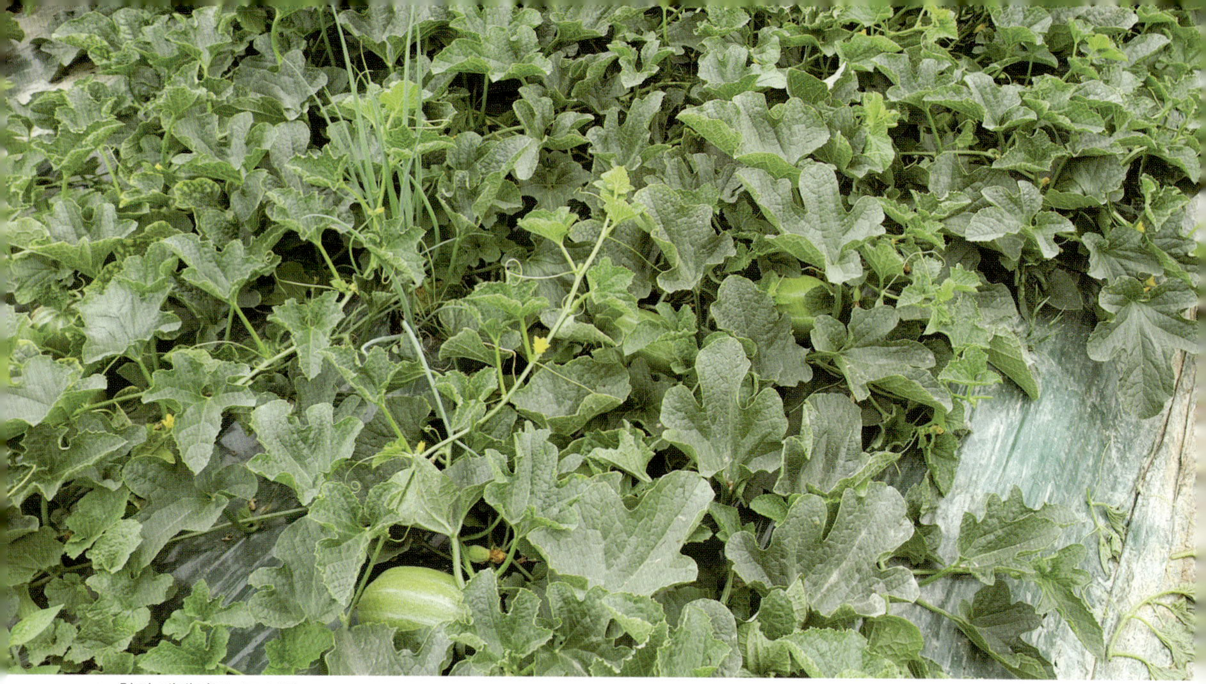

- **한방 약미(藥味)와 약성(藥性)** : 맛은 쓰고 성질은 차며 독이 있다.

+ 한방 약미

酸	**苦**	甘	辛	鹹	澁	淡

+ 한방 약성

大寒	**寒**	微寒	凉	平	微溫	溫	熱	大熱

- **한방 작용부위(귀경, 歸經)** : 과체는 주로 비장, 위장, 간장 질환에 영향을 미친다.
- **한방 효능** : 몸 안에 진액이 여러 가지 원인으로 인하여 제대로 순환하지 못하고 일정한 부위에 몰려서 생긴 담음(痰飮)의 증상을 토해내게 한다(涌吐痰飮, 용토담음). 습기를 없애고 황달을 가라앉힌다(除濕退黃, 제습퇴황).
- **약효 해설** : 코막힘, 편도염, 인후염 치료에 도움이 된다. 목 안이 붓고 아프며 무

▲ 참외 꽃

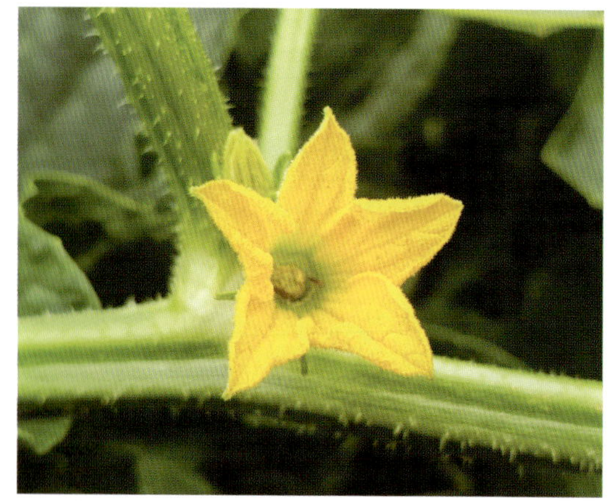

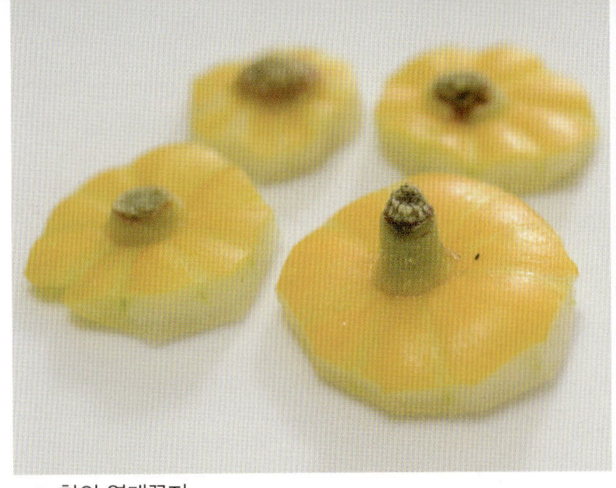

▲ 참외 열매꼭지

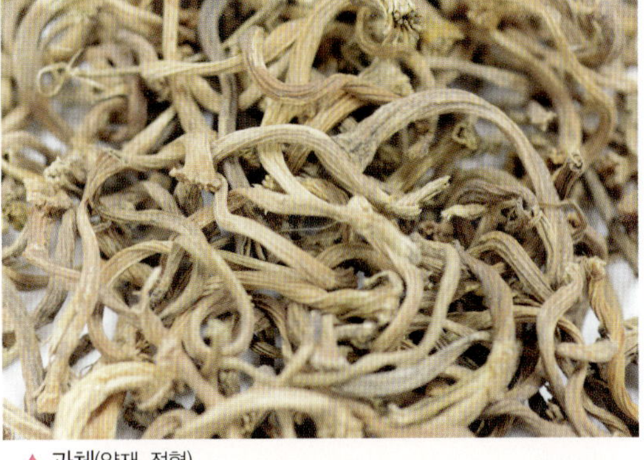

▲ 과체(약재, 전형)

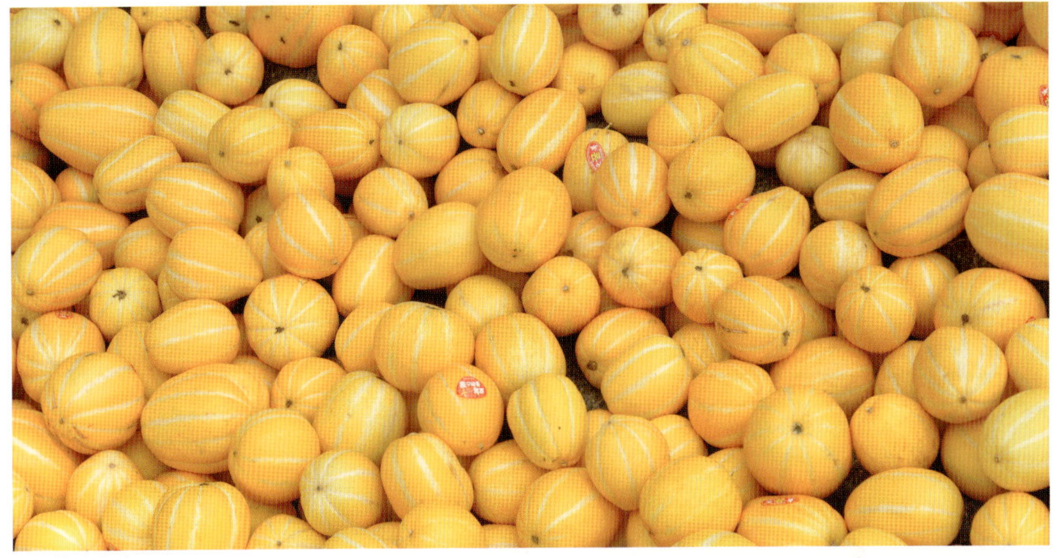

▲ 참외 열매

언가 막혀 있는 느낌이 드는 것을 낫게 한다. 가슴과 배가 붓고 아픈 증상에 사용한다. 음식이 위장에 정체되고 쌓여 오랫동안 소화되지 않는 병증에 쓰인다.

○ **임상응용** : 얼굴, 팔다리의 부종, 음식물이 소화되지 않고 위장에 머물러 있는 병증, 황달에 쓴다.

| **북한에서의 효능** | 음식에 체한 데, 전간, 황달에 쓴다.

| **약용법** | 열매꼭지 3~6g을 물 800mL에 넣고 달여서 반으로 나누어 아침저녁으로 마신다. 산제(散劑)나 환제(丸劑)로 복용할 경우에는 0.3~1.5g을 사용한다. 적당량을 짓찧어서 환부에 붙이기도 한다.

약초명

천궁

약재명

천궁 川芎

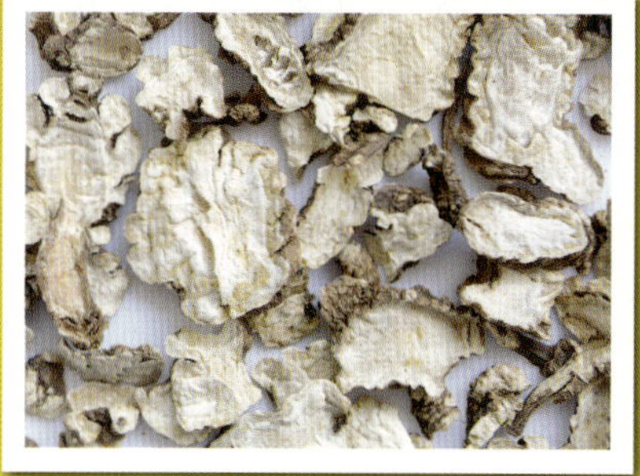

《동의보감》 탕액편에 기재된
조선시대(1610년)의 우리글 약초명

궁궁이

약초명 및 학명

천궁
Cnidium officinale Makino

과명

산형과

약용부위

뿌리줄기로서 그대로 또는 끓는 물에 데친 것

| 약재의 조선시대 의서(醫書) 수재 |

천궁은 《동의보감》 탕액편(湯液篇)의 풀부(部)와 《방약합편》의 방초(芳草, 향기가 좋은 풀)편에 수재되어 있다.

|《동의보감》 탕액편의 효능 |

궁궁(芎藭, 천궁 뿌리줄기)의 성질은 따뜻하고[溫] 맛이 매우며[辛] 독이 없다. 모든 풍병, 기병, 노손(勞損), 혈병을 치료한다. 오래된 어혈을 깨뜨리고 피를 만든다. 토혈(吐血), 코피, 혈뇨(血尿), 혈변(血便)을 멎게 한다. 바람과 찬 기운이 뇌에 들어가 머리가 아프고 눈물이 나는 것을 치료한다. 명치와 옆구리가 차고 아픈 것을 낫게 한다. ○ 어느 곳에나 다 심는다. 음력 3월, 9월에 뿌리를 캐어 햇볕에 말린다. 뿌리는 덩이지고 무거우면서 속이 단단하고, 참새의 골[雀腦, 작뇌]처럼 생겼다. 이것을 작뇌궁(雀腦芎)이라 하는데 약효가 가장 좋다[본초].

|《동의보감》 탕액편의 원문 |

궁궁(芎藭) 궁궁이 : 性溫 味辛 無毒. 治一切風·一切氣·一切勞損·一切血. 破宿血 養新血 止吐衄血及尿血便血 除風寒入腦頭痛 目淚出. 療心腹脇冷痛. ○ 處處種蒔. 三月九月採根 暴乾. 惟貴形塊重實 作雀腦狀者 謂之雀腦芎 此最有力. [本草] ○ 入手足厥陰經·少陽經本經藥也. 治血虛頭痛之聖藥 散肝經之風邪. ○ 貫芎 治少陽經苦頭痛 上行頭目下行血海 治頭面風 不可缺也. 頂痛腦痛 須用川芎. [湯液] ○ 蕪芎 卽苗頭小塊也. 氣脈上行

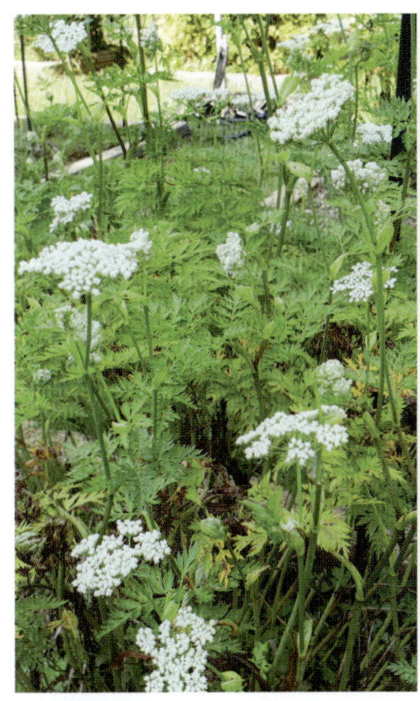

▲ 천궁 지상부

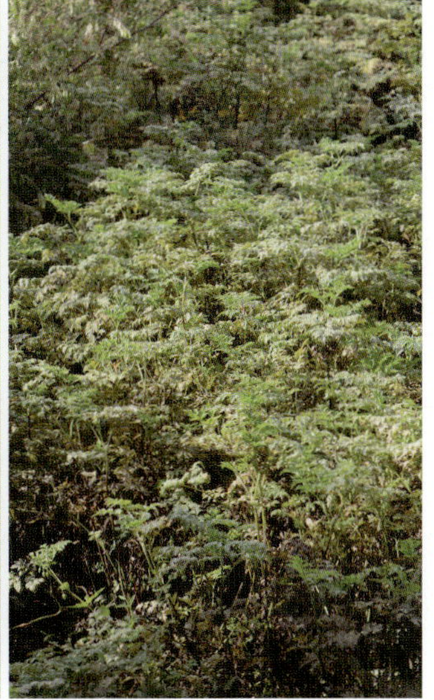

▲ 중국천궁 지상부(중국)

芎藭 궁궁이
性溫味辛無毒 治一切風 一切氣 一切勞損 一切血 破宿血 養新血 止吐衄血及尿血便血 除風寒入腦頭痛 目淚出 療心腹脇冷實痛作○ 蒔三月九月採根暴乾 惟貴形塊重冷實者 狀如雀腦者 謂之雀腦芎 此最有力○ 入手足厥陰經 少陽經 本經藥也 治血虛頭痛之聖藥也 嚴足厥陰經之經○ 頭面風芎不治 可少缺陽經頭痛 腦痛上須用頭川芎 翛行○血 買芎小塊也 氣脉上行 故能散鬱 與雀腦芎同功○ 燕芎即苗頭小塊也 若單服久服 則走散眞氣 或致暴死 須以他藥佐之 骨蒸多汗者 尤不可久服○ 大塊色白不油者 佳

허준, 《원본 동의보감》, 723쪽, 남산당(2014)
《동의보감》 세갑술중동 내의원교정 완영중간(歲
甲戌仲冬 內醫院校正 完營重刊) 영인본

故能散鬱. 與雀腦芎同功.[丹心] ○ 芎藭 若單服久服 則
走散眞氣 或致暴死. 須以他藥佐之. 骨蒸多汗者 尤不可
久服.[本草] ○ 大塊色白不油者 佳.[本草]

| 약초 · 약재의 해설 |

KP에서 천궁의 기원식물은 천궁(*Cnidium officinale* Makino)과 중국천궁(*Ligusticum chuanxiong* Hort.)이다. 일반적으로 전자를 일천궁(日川芎), 후자를 토천궁(土川芎)이라고 한다.[참고문헌: 24]

| 식약처 인정 약초와 약재 |

● **약초·약재의 식약처 공정서 수재 :** 천궁은 식품의약품안전처의 의약품 공정서인 《대한민국약전(KP)》에 수재되어 있다.

● **약재의 라틴어 생약명 :** Cnidii Rhizoma

● **약재의 이명 또는 영명 :** Cnidium Rhizome

● **식약처의 법정 기원식물과 약용부위 :** 약재 천궁은 천궁 *Cnidium officinale* Makino 또는 중국천궁(中國川芎) *Ligusticum chuanxiong* Hort.(산형과 Umbelliferae)의 뿌리줄기로서 그대

로 또는 끓는 물에 데친 것이다.

- **약재의 외부 형태** : 이 약은 뿌리줄기로 고르지 않은 결절상 덩어리 모양이고 길이
  5~10cm, 지름 3~5cm이다. 바깥면은 회갈색~어두운 갈색이고 거칠고 쭈글쭈글하며
  나란히 돌기된 윤절이 많다.
- **약재 저장법** : 밀폐용기(고형의 이물이 들어가는 것을 방지하고 내용의약품이 손실되지 않도록
  보호할 수 있는 용기)

| 약재의 효능 |

- **한방 효능 분류** : 활혈거어약(活血祛瘀藥, 혈액순환을 촉진하고 어혈을 제거하는 약)

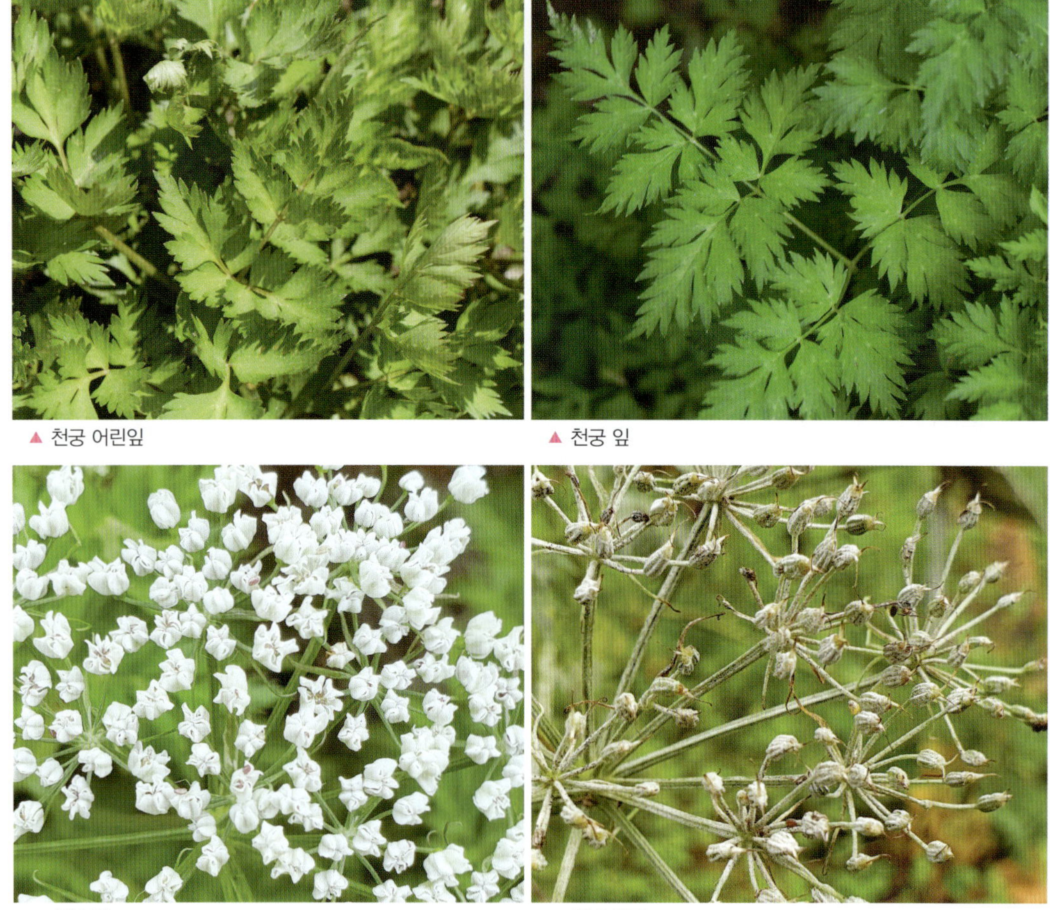

▲ 천궁 어린잎

▲ 천궁 잎

▲ 천궁 꽃

▲ 천궁 열매

- **한방 약미(藥味)와 약성(藥性) :** 맛은 맵고 성질은 따뜻하다.

  + 한방 약미

  | 酸 | 苦 | 甘 | 辛 | 鹹 | | 澁 | 淡 |

  + 한방 약성

  | 大寒 | 寒 | 微寒 | 凉 | 平 | 微溫 | 溫 | 熱 | 大熱 |

- **한방 작용부위(귀경, 歸經) :** 천궁은 주로 간장, 담낭, 심포(心包) 질환에 영향을 미친다.

- **한방 효능 :** 혈액과 기운이 잘 소통되게 한다(活血行氣, 활혈행기). 풍(風)으로 인한 통증을 멎게 한다(祛風止痛, 거풍지통).

- **약효 해설 :** 혈액순환을 촉진시켜 기를 잘 돌게 하고 통증을 제거한다. 팔다리를 잘 쓰지 못하고 마비되며 아픈 증상을 치료한다. 가슴이 막히는 듯하면서 아픈 병증을 낫게 한다. 앞가슴과 양쪽 옆구리의 찌르는 듯한 통증을 없앤다. 월경불순, 난산(難産)에 사용한다. 추위로 인한 근육의 마비 증상에 쓰인다.

- **임상응용 :** 월경불순, 월경통, 난산(難産), 흉통, 두통, 관절통에 쓴다.

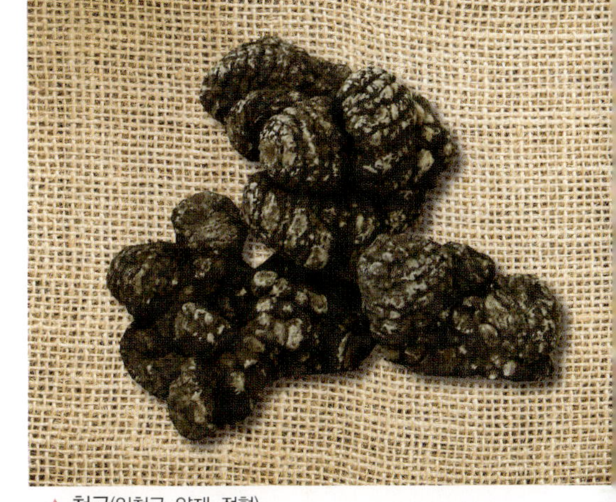

▲ 천궁(일천궁, 약재, 전형)

| **북한에서의 효능** | 행혈약으로서 피순환을 돕고 월경을 정상화하며 풍을 없애고 아픔을 멈춘다.

| **약용법** | 뿌리줄기 3~10g을 물 800mL에 넣고 달여서 반으로 나누어 아침저녁으로 마신다.

| **주의사항** | 임신부에게는 쓰지 않는다.

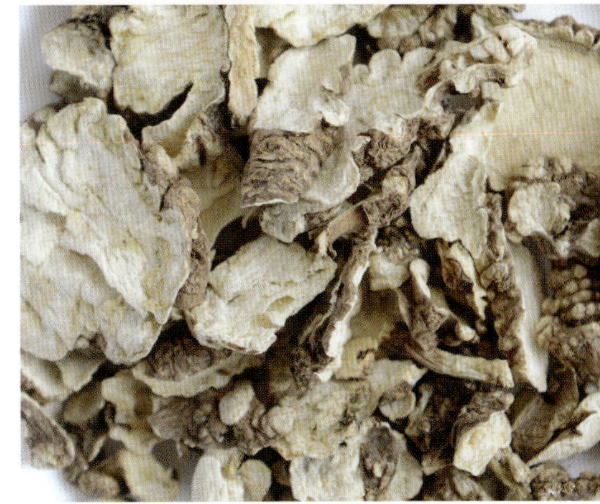

▲ 천궁(약재, 절편)

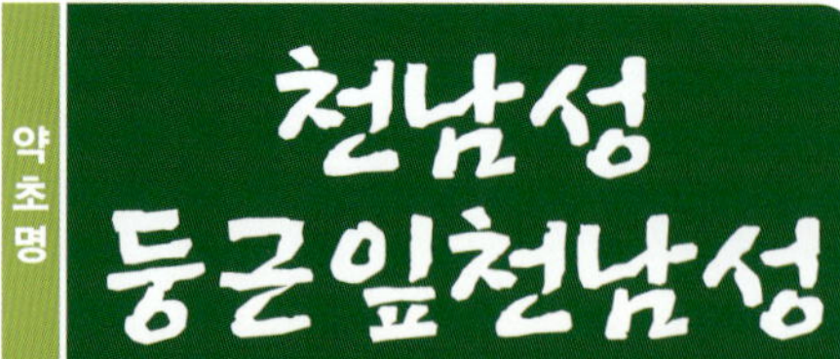

약초명

약재명

천남성 天南星

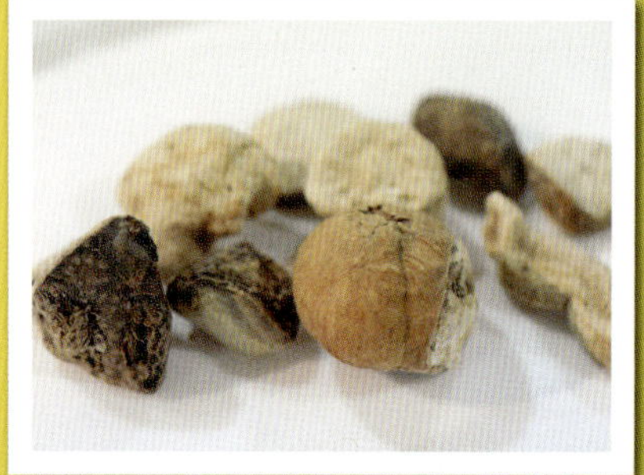

《동의보감》 탕액편에 기재된
조선시대(1610년)의 우리글 약초명

두여머조자기

약초명 및 학명

천남성(天南星)
Arisaema erubescens Schott
둥근잎천남성
Arisaema amurense Maximowicz

과명

천남성과

약용부위

덩이뿌리로서 주피를 완전히 제거한 것

| 약재의 조선시대 의서(醫書) 수재 |

천남성은 《동의보감》 탕액편(湯液篇)의 풀부(部)와 《방약합편》의 독초편에 수재되어 있다.

|《동의보감》 탕액편의 효능 |

천남성(天南星, 천남성, 둥근잎천남성 덩이뿌리)의 성질은 보통이고[平] 맛은 쓰고[苦] 매우며[辛] 독이 있다. 중풍에 주로 쓴다. 담을 삭이며 흉격을 편하게 한다. 옹종(癰腫)을 삭이고 유산시키며 근육의 경련성 마비와 동통을 동반한 근육수축을 일으키는 감염성 질환을 낫게 한다. ○ 산과 들에서 자란다. 음력 2월, 8월에 뿌리를 캔다. 약으로 쓸 때에는 구워 쓴다[본초].

|《동의보감》 탕액편의 원문 |

천남성(天南星) 두여머조자기 : 性平 味苦辛 有毒. 主中風 除痰 利胸膈 消癰腫 墮胎. 又療破傷風. ○ 生山野. 二月八月採根. 入藥炮用.[本草] ○ 治風痰 破傷風 及小兒驚癇. 牛膽製者 尤佳.[醫鑑] ○ 臘月置水中 凍去燥性 炮裂用 或薑汁白礬煮 至中心無白點 亦好.[丹心]

| 약초 · 약재의 해설 |

호장남성(虎掌南星, 장엽반하, *Pinellia pedatisecta* Schott)의 덩이줄기인 장엽반하(掌葉半夏)는 천남성의 위품(가짜품)이다.[참고문헌: 24]

| 식약처 인정 약초와 약재 |

○ 약초·약재의 식약처 공정서 수재 : 천남성은 식

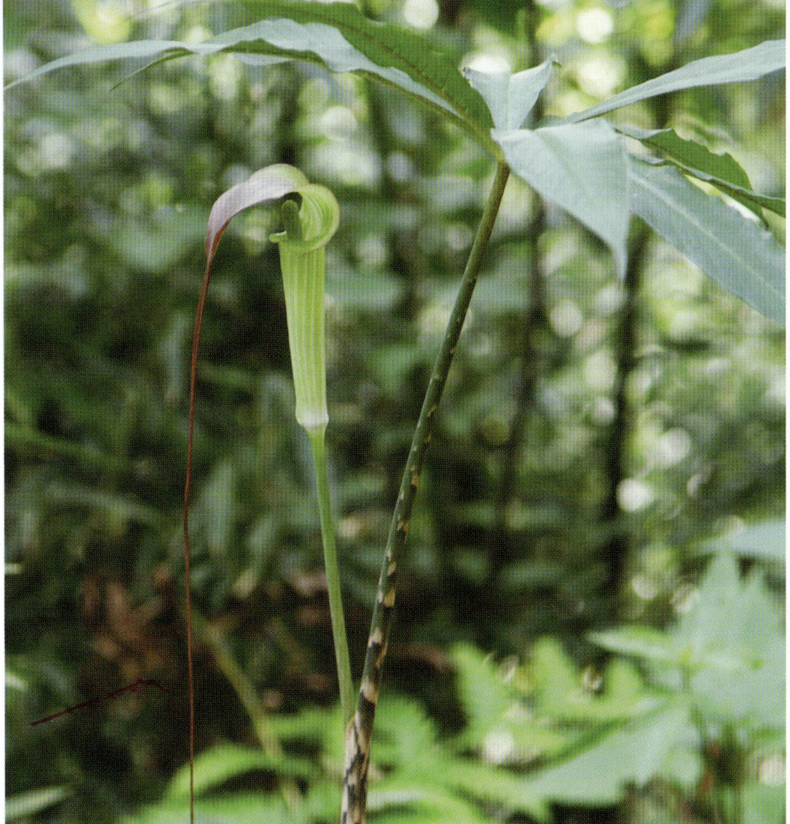

▲ 천남성 지상부

허준, 《원본 동의보감》, 734쪽, 남산당(2014)
《동의보감》 세갑술중동 내의원교정 완영중간(歲甲戌仲冬 內醫院校正 完營重刊) 영인본

품의약품안전처의 의약품 공정서인 《대한민국약전(KP)》에 수재되어 있다.

- ○ **약재의 라틴어 생약명** : Arisaematis Rhizoma

- ○ **약재의 이명 또는 영명** : Arisaema Rhizome

- ○ **식약처의 법정 기원식물과 약용부위** : 약재 천남성은 둥근잎천남성 *Arisaema amurense* Maximowicz, 천남성(天南星) *Arisaema erubescens* Schott 또는 두루미천남성 *Arisaema heterophyllum* Blume(천남성과 Araceae)의 덩이뿌리로서 주피를 완전히 제거한 것이다.

- ○ **약재의 외부 형태** : 이 약은 덩이뿌리로 약간 납작하고 고르지 않은 구형이며 지름 1.5~7cm, 길이 1~3cm이다. 바깥면은 흰색~연한 갈색이다. 비교적 매끈하며 윗부분에는 파인 줄기 자국이 있다.

- ○ **약재 저장법** : 밀폐용기(고형의 이물이 들어가는 것을 방지하고 내용의약품이 손실되지 않도록 보호할 수 있는 용기)

- **한방 효능 분류 :** 화담지해평천약(化痰止咳平喘藥, 담음을 없애고 기침을 멈추며 천식을 안정시키는 약) - 온화한담약(溫化寒痰藥, 차가운 담음을 없애는 약)

- **한방 약미(藥味)와 약성(藥性) :** 맛은 쓰고 매우며 성질은 따뜻하고 독이 있다.

  + 한방 약미

酸	**苦**	甘	**辛**	鹹		澁	淡

  + 한방 약성

大寒	寒	微寒	凉	平	微溫	**溫**	熱	大熱

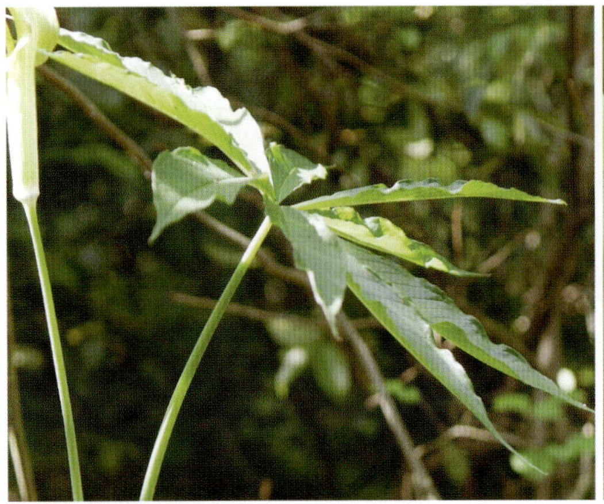

▲ 천남성 잎

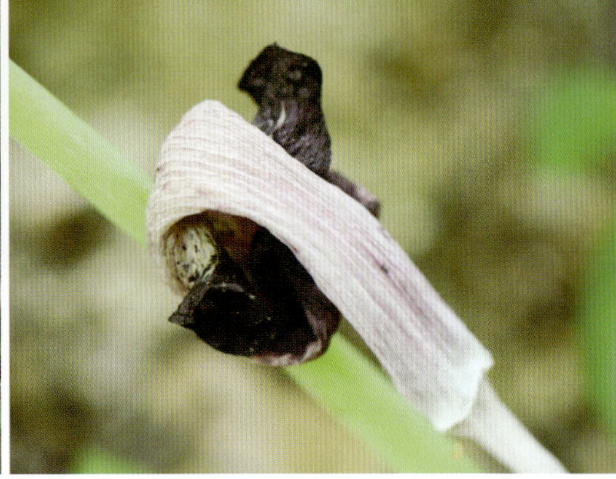

▲ 둥근잎천남성 꽃

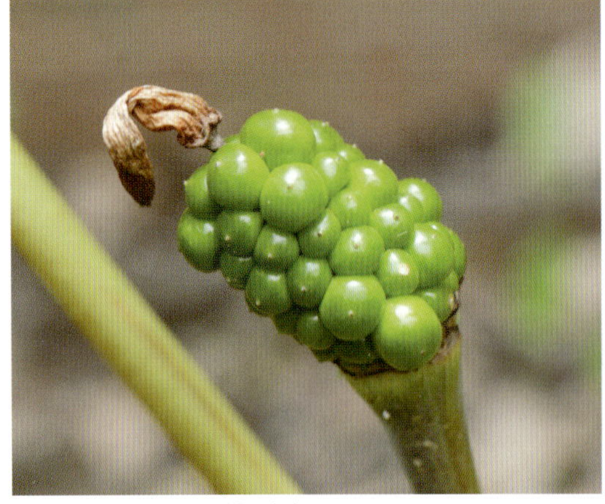

▲ 둥근잎천남성 덜 익은 열매

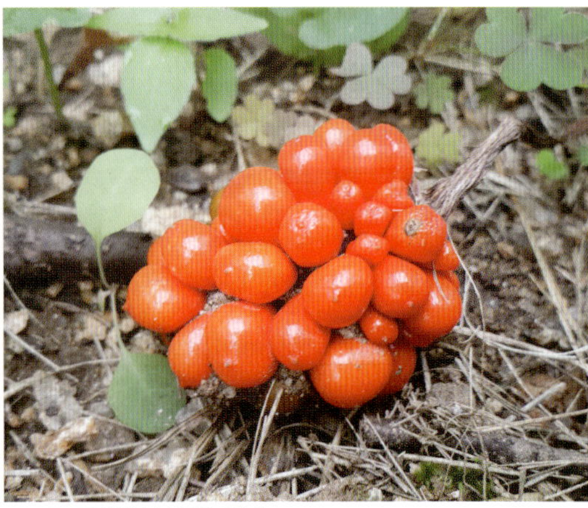

▲ 둥근잎천남성 익은 열매

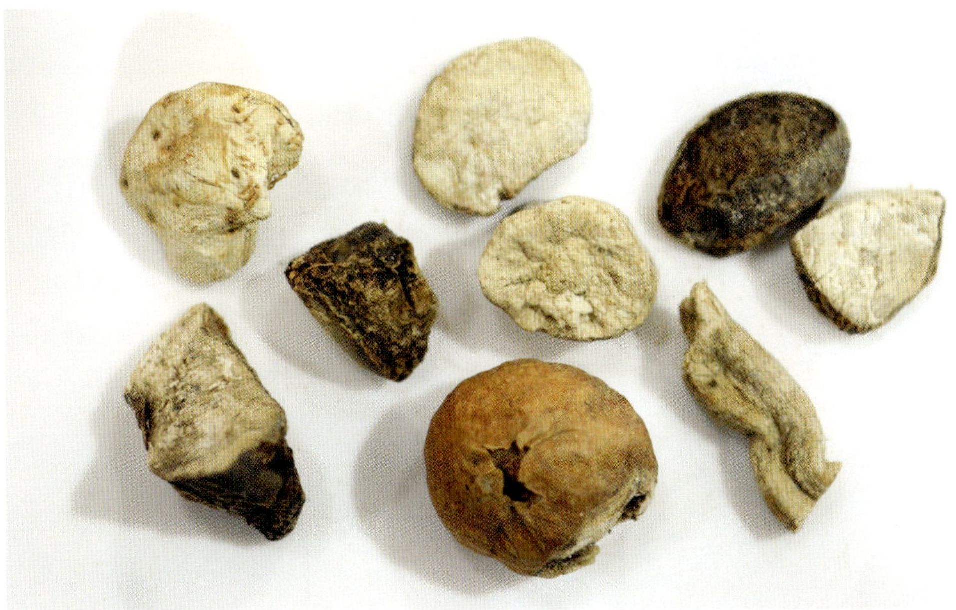

▲ 천남성(약재, 절편)

- **한방 작용부위(귀경, 歸經)** : 천남성은 주로 폐, 간장, 비장 질환에 영향을 미친다.
- **한방 효능** : 뭉친 것을 풀고 종기를 가라앉힌다(散結消腫, 산결소종).
- **약효 해설** : 안면신경 마비, 반신불수에 유효하다. 인후염, 외상에 의한 골절을 치료한다. 가래가 많은 기침에 쓰인다. 진경, 진정 작용이 있다. 독성이 있어 유의해야 한다.
- **임상응용** : 기침, 가래가 많은 증상, 현기증, 반신불수, 안면신경 마비, 파상풍, 피부 화농증에 쓴다.

| **북한에서의 효능** | 화담약으로서 습을 없애고 가래를 삭이며 경련을 멈추고 어혈을 없애며 풍담과 습담을 없앤다.

| **약용법** | 수치(修治)한 덩이뿌리 3~9g을 물 800mL에 넣고 달여서 반으로 나누어 아침 저녁으로 마신다. 다른 약재와 함께 끓일 때는 천남성을 나중에 넣는다. 또는 가루나 환(丸)으로 만들어 복용한다. 외용할 때는 가루를 식초나 술에 담가 바른다.

| **주의사항** | 천남성의 덩이뿌리는 독성이 있으므로 수치(修治)한 후 사용해야 한다. 임신부에게는 쓰지 않는다.

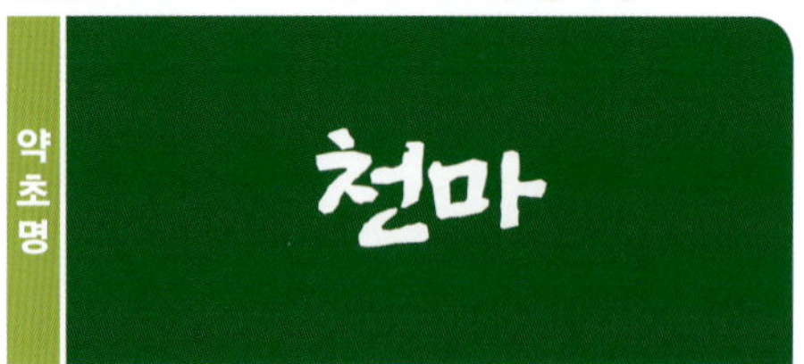

약초명

천마

약재명

적전 赤箭

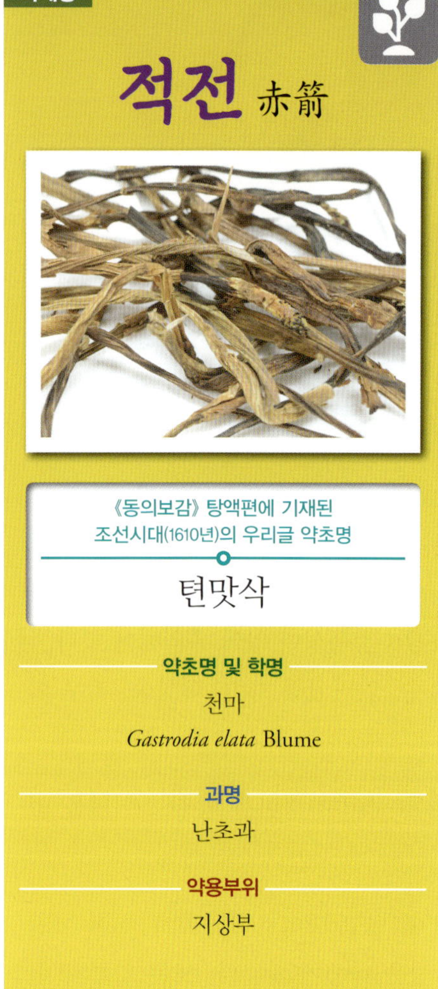

《동의보감》 탕액편에 기재된
조선시대(1610년)의 우리글 약초명

텬맛삭

약초명 및 학명

천마
Gastrodia elata Blume

과명

난초과

약용부위

지상부

| 약재의 조선시대 의서(醫書) 수재 |

적전은《동의보감》탕액편(湯液篇)의 풀부(部)와
《방약합편》의 산초(山草)편에 수재되어 있다.

|《동의보감》탕액편의 효능 |

적전(赤箭, 천마 지상부)의 성질은 따뜻하고[溫]
맛이 매우며[辛] 독이 없다. 헛것에 들린 것,
고독(蠱毒), 나쁜 기운을 없애며 옹종(癰腫)을
삭인다. 고환이나 음낭이 커지면서 아프거나
아랫배가 땅기며 아픈 병증을 치료한다. ○ 산
이나 들에 자란다. 천마의 싹[天麻苗, 천마묘]은
한 줄기 화살대같이 돋아 올라온다. 잎은 그
끝에 나고 붉기 때문에 적전(赤箭)이라고도 한
다. 음력 3월, 4월에 싹을 뜯어 햇볕에 말린다.
이 풀은 바람이 불 때에는 흔들리지 않고 바람
이 없을 때에는 저절로 흔들린다[본초].

|《동의보감》탕액편의 원문 |

적전(赤箭) 텬맛삭 : 性溫 味辛 無毒. 殺鬼精物
蠱毒惡氣 消癰腫 治疝. ○ 生山野 即天麻苗
也. 其苗獨莖如箭簳 葉生其端 簳葉俱赤 故
號爲赤箭. 三月四月採苗 暴乾. 此草有風不
動 無風則自搖. [本草] ○ 此物治風 苗爲赤
箭 有自表入裏之功. 根爲天麻 有自內達外之
理. [丹心]

| 식약처 인정 약초와 약재 |

● **약초·약재의 식약처 공정서 수재 :** 적전은 식품
의약품안전처의 의약품 공정서인《대한민국
약전외한약(생약)규격집(KHP)》에 수재되어
있다.

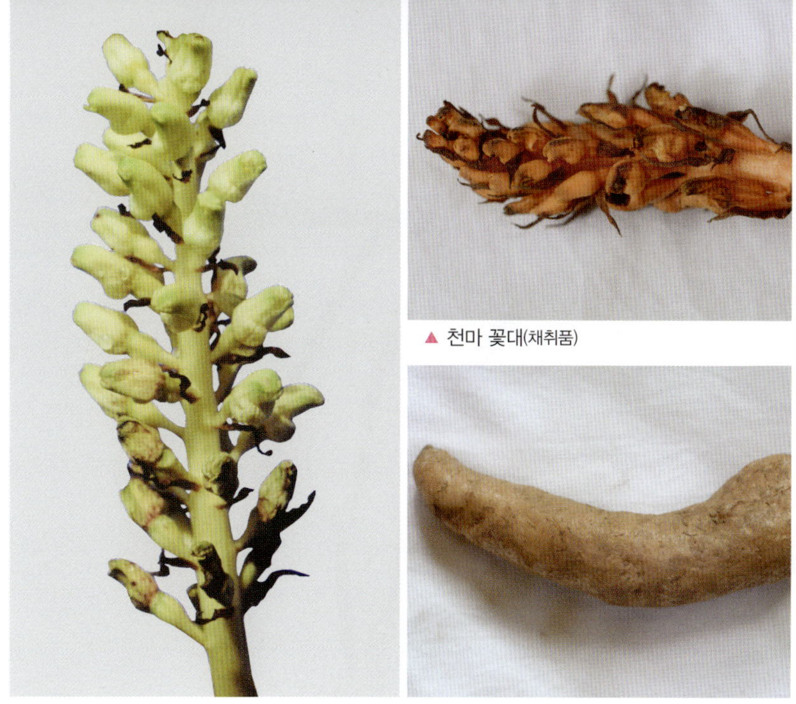

▲ 천마 꽃대   ▲ 천마 꽃대(채취품)

▲ 천마 덩이줄기(채취품)

허준, 《원본 동의보감》,
722쪽, 남산당(2014)
《동의보감》 세갑술중동 내의
원교정 완영중간(歲甲戌仲冬
內醫院校正 完營重刊) 영인본

- ○ **약재의 라틴어 생약명** : Gastrodiae Herba
- ○ **식약처의 법정 기원식물과 약용부위** : 약재 적전은 천마 *Gastrodia elata* Blume(난초과 Orchidaceae)의 지상부이다.
- ○ **약재의 외부 형태** : 이 약은 지상부로 줄기는 원기둥 모양이고 지름 7~15mm이며 녹갈색~적갈색이다. 잎은 퇴화하여 막질로 되고 비늘 모양이며 길이 1~2cm이고 가는 잎맥이 보인다.
- ○ **약재 저장법** : 밀폐용기(고형의 이물이 들어가는 것을 방지하고 내용의약품이 손실되지 않도록 보호할 수 있는 용기)

| 약재의 효능 |

- ○ **한방 약미(藥味)와 약성(藥性)** : 맛은 맵고 쓰며 성질은 따뜻하다.

  + 한방 약미

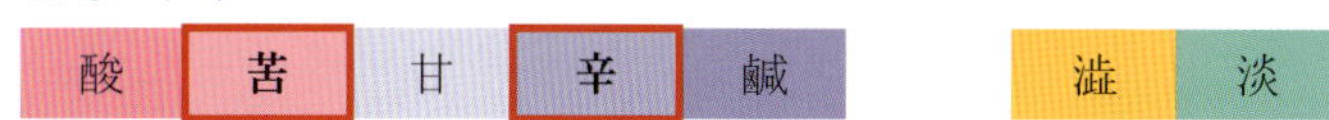

酸	**苦**	甘	**辛**	鹹		澁	淡

  + 한방 약성

大寒	寒	微寒	凉	平	微溫	**溫**	熱	大熱

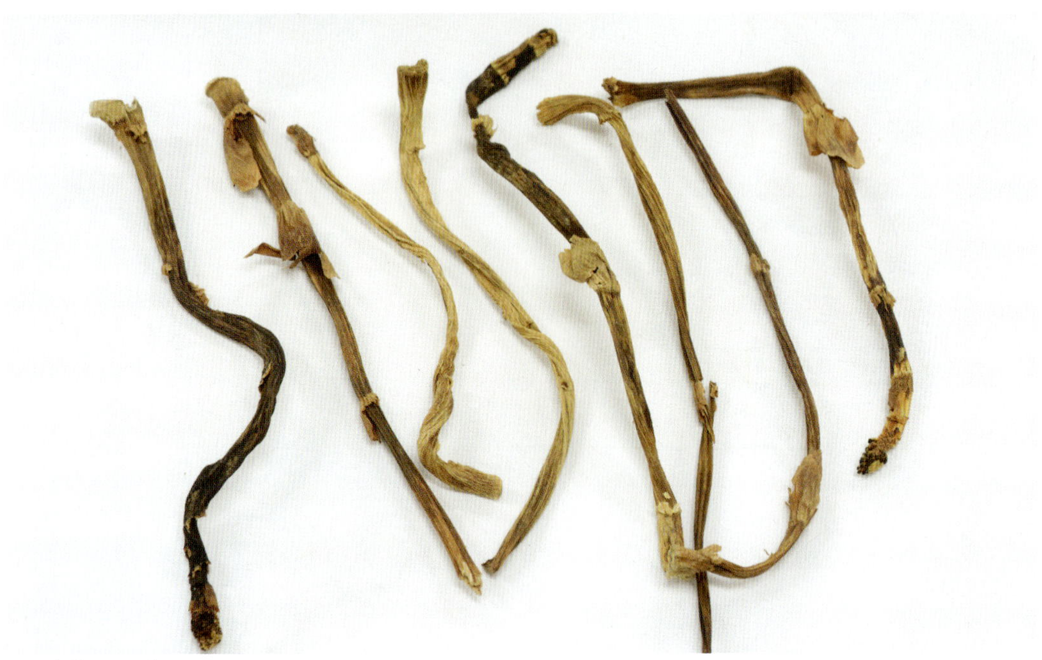

▲ 적전(약재, 전형)

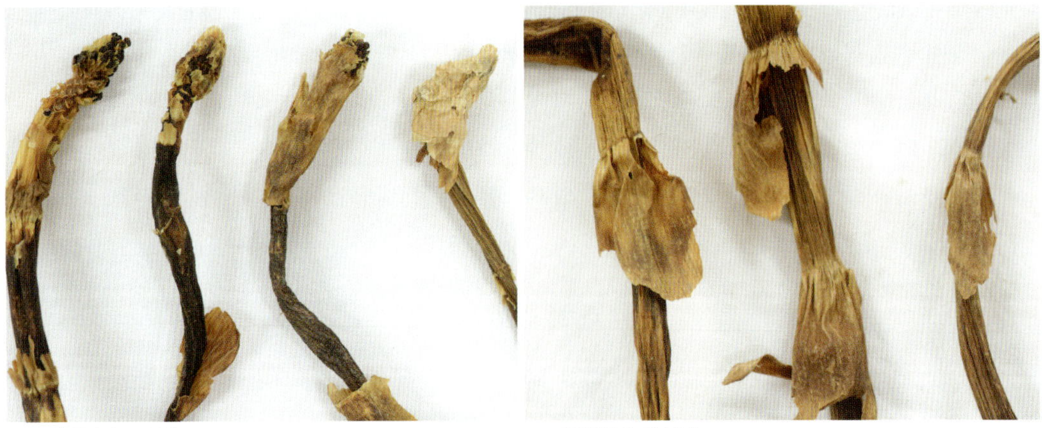

▲ 적전(약재, 꽃 부분)

▲ 적전(약재, 잎 부분)

● **한방 작용부위(귀경, 歸經)** : 적전은 주로 간 질환에 영향을 미친다.

● **약효 해설** : 짓찧어 붙이면 열독(熱毒)으로 인한 부스럼을 치료한다.

| **북한에서의 효능** | 경련, 옹종에 쓴다.

666

약초명

천마

약재명

천마 天麻

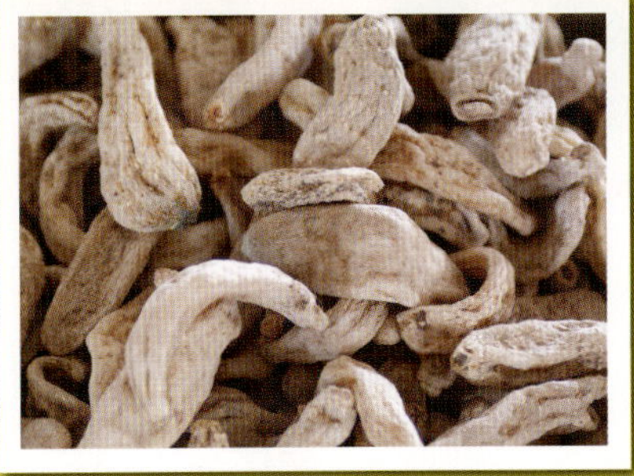

《동의보감》 탕액편에 기재된
조선시대(1610년)의 우리글 약초명

슈자히좃

약초명 및 학명

천마
Gastrodia elata Blume

과명

난초과

약용부위

덩이줄기를 쪄서 건조한 것

| 약재의 조선시대 의서(醫書) 수재 |

천마는 《동의보감》 탕액편(湯液篇)의 풀부(部)와 《방약합편》의 산초(山草)편에 수재되어 있다.

|《동의보감》 탕액편의 효능 |

천마(天麻, 천마 덩이줄기)의 성질은 보통이고 [平](차다[寒]고도 한다) 맛은 매우며[辛](달다[甘]고도 한다) 독이 없다. 팔다리를 잘 쓰지 못하고 마비되며 아픈 것, 사지에 경련이 이는 것, 소아 풍간(風癎)과 경풍(驚風)을 낫게 한다. 어지럼증, 풍간으로 말을 잘 하지 못하는 것, 잘 놀라며 정신이 온전치 못한 것을 치료한다. 근육과 뼈를 강하게 하며 허리와 무릎을 부드럽게 한다. ○ 즉 적전의 뿌리[赤箭根, 적전근]이다. 생김새는 오이[黃瓜, 황과]와 비슷하고 10~20개의 뿌리가 이어져 자란다. 음력 2월, 3월, 5월, 8월에 뿌리를 캐어 햇볕에 말린다. 싹은 정풍초(定風草)라고 한다. 뿌리를 채취하여 윤기가 있을 때 껍질을 긁어 버리고 끓는 물에 약간 삶아 햇볕에 말린다. 속이 단단한 것이 좋다[본초].

|《동의보감》 탕액편의 원문 |

천마(天麻) 슈자히좃 ：性平[一云寒] 味辛[一云甘] 無毒. 主諸風濕痺 四肢拘攣 小兒風癎 驚氣. 治眩暈風癎 語言蹇澁 多驚失志. 強筋骨 利腰膝. ○ 卽赤箭根也. 形如黃瓜 連生一二十枚. 二月三月五月八月採根 暴乾. 苗名定風草 採得乘潤刮去皮 沸湯略煮過 暴乾收之. 堅實者佳. [本草] ○ 諸虛眩暈 非此不能除

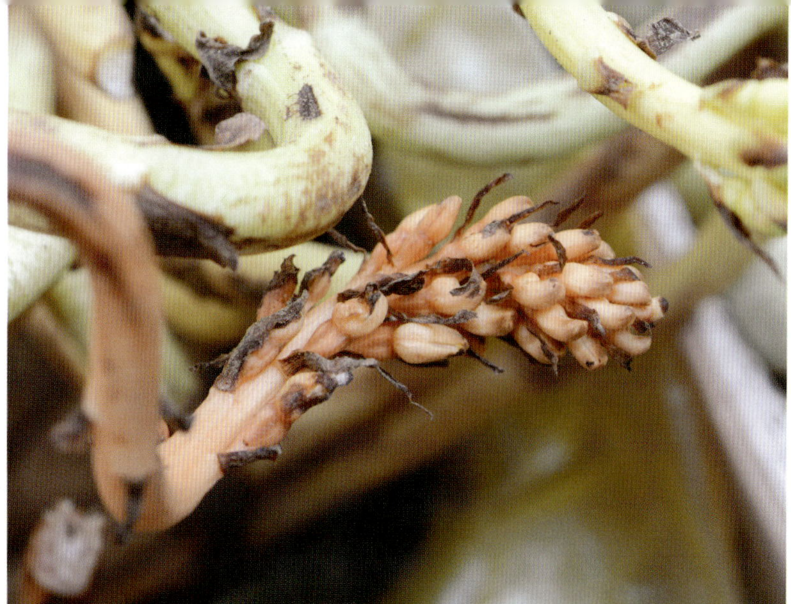

▲ 천마 꽃(채취품)

也. [丹心]

天麻
性平〔一云味辛〕甘無毒主諸風濕痺
四肢拘攣小兒風癇驚氣治眩暈風癇語言蹇澁
多驚失志强筋骨利腰膝○即赤箭根也根形如黃
苗名定風草採得乘潤刮去皮非沸湯不暑能煮過也暴乾
收之堅實者佳○諸虛眩暈非此湯不能除也暴乾

허준, 《원본 동의보감》,
730쪽, 남산당(2014)
《동의보감》 세갑술중동 내의
원교정 완영중간(歲甲戌仲冬
內醫院校正 完營重刊) 영인본

| 식약처 인정 약초와 약재 |

- **약초·약재의 식약처 공정서 수재** : 천마는 식품의약품안전처의 의약
  품 공정서인 《대한민국약전(KP)》에 수재되어 있다.
- **약재의 라틴어 생약명** : Gastrodiae Rhizoma
- **약재의 이명 또는 영명** : Gastrodia Rhizome
- **식약처의 법정 기원식물과 약용부위** : 약재 천마는 천마 *Gastrodia
  elata* Blume(난초과 Orchidaceae)의 덩이줄기를 쪄서 건조한 것이다.
- **약재의 외부 형태** : 이 약은 덩이줄기로 약간 구부러지고 납작하게 눌린 원기둥 모양~방
  추형이며 길이 3~15cm, 너비 1.5~5cm, 두께 0.5~2cm이다. 바깥면은 연한 황백색~
  황갈색이다.
- **약재 저장법** : 밀폐용기(고형의 이물이 들어가는 것을 방지하고 내용의약품이 손실되지 않도록
  보호할 수 있는 용기)

| 약재의 효능 |

- **한방 효능 분류** : 평간약(平肝藥, 간기를 안정시켜 경련발작, 어지러움, 두통 등을 치료하는 약)
  - 평간식풍약[平肝息風藥, 간풍내동(肝風內動)을 안정시켜 경련 등을 치료하는 약]

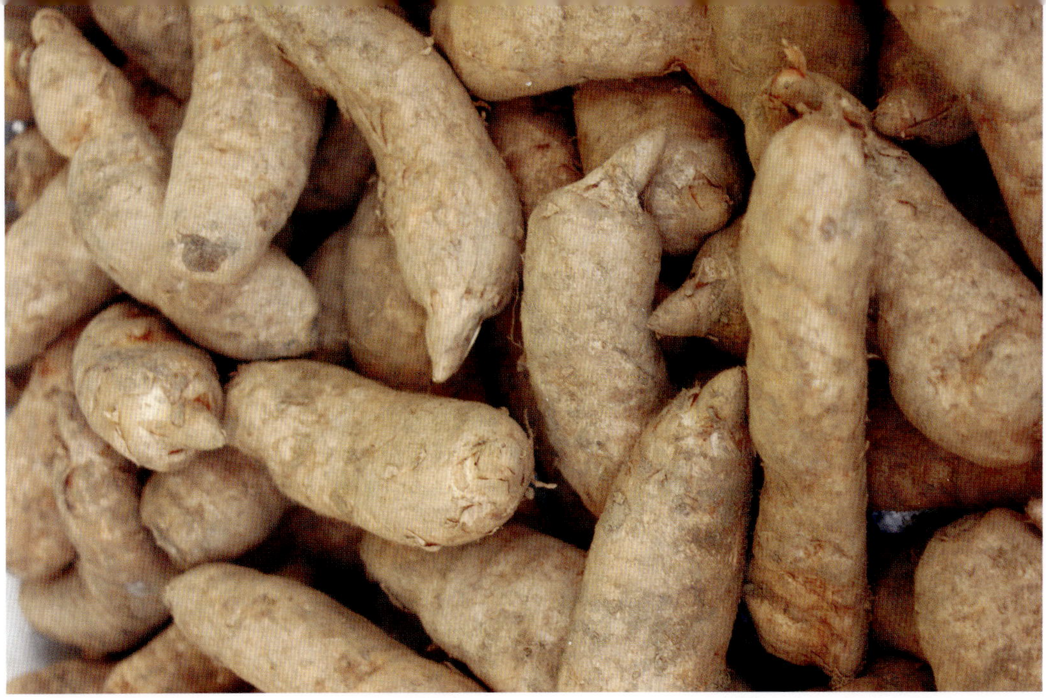

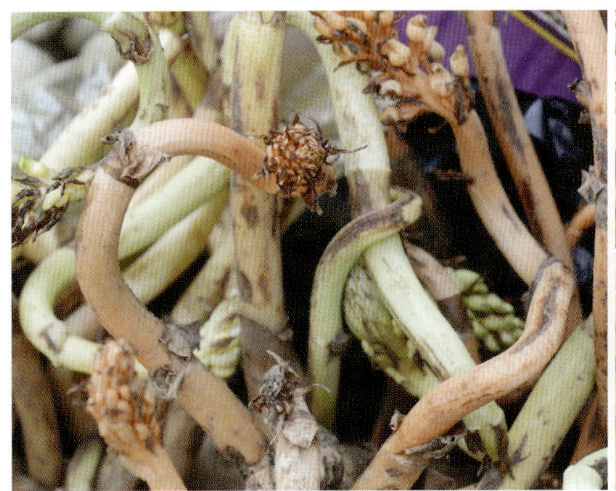

▲ 천마 덩이줄기(채취품)

▲ 천마 줄기(채취품) 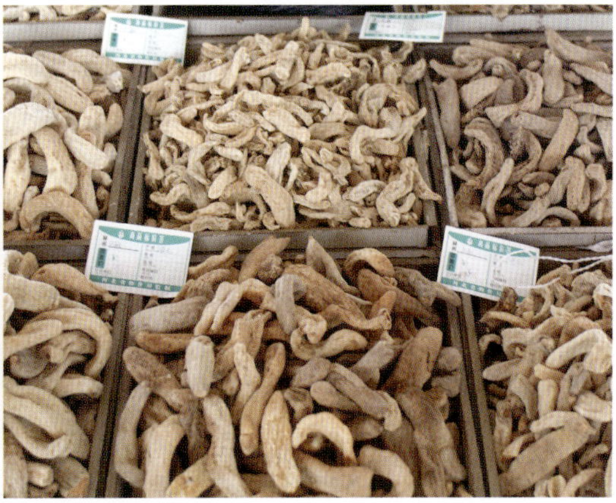   ▲ 천마(약재, 판매품, 중국)

● **한방 약미(藥味)와 약성(藥性) :** 맛은 달고 성질은 보통이다.

+ 한방 약미

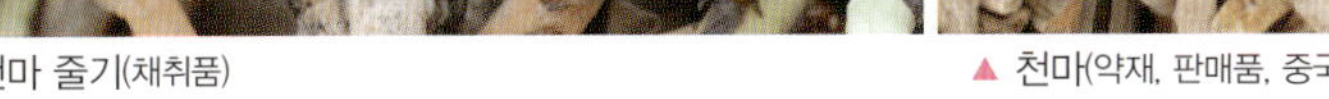

| 酸 | 苦 | 甘 | 辛 | 鹹 | | 澁 | 淡 |

+ 한방 약성

| 大寒 | 寒 | 微寒 | 凉 | 平 | 微溫 | 溫 | 熱 | 大熱 |

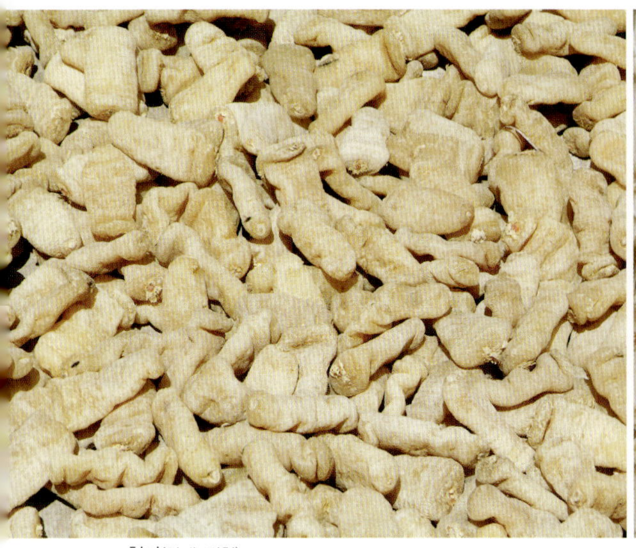

▲ 천마(약재, 전형)

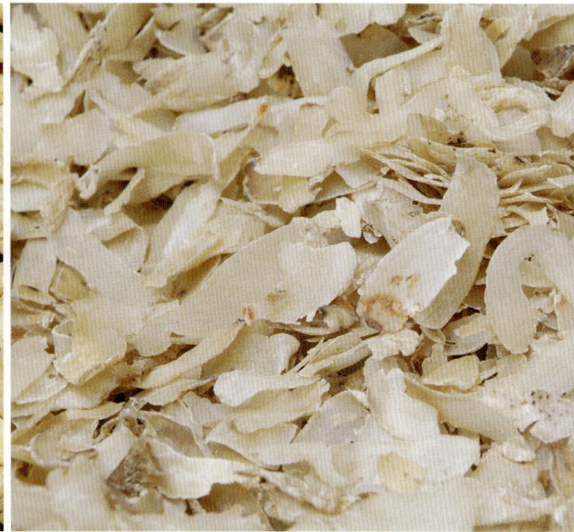

▲ 천마(약재, 절편)

- **한방 작용부위(귀경, 歸經)** : 천마는 주로 간장 질환에 영향을 미친다.
- **한방 효능** : 풍(風)으로 인한 경련을 멎게 한다(熄風止痙, 식풍지경). 간의 양기가 지나친 것을 억제한다(平抑肝陽, 평억간양). 풍(風)으로 인해 막힌 경락을 잘 통하게 한다(祛風通絡, 거풍통락).
- **약효 해설** : 반신불수 치료에 효과가 있다. 머리가 아프고 정신이 아찔아찔하여 어지러운 증상을 치료한다. 팔다리가 저리고 아프며 잘 쓰지 못하는 증상에 쓰인다. 어린아이가 깜짝깜짝 놀라고 경련이 일어나는 병에 유효하다.
- **임상응용** : 히스테리증, 반신불수, 현기증, 두통, 오심, 구토, 경련, 관절통에 쓴다.

| 북한에서의 효능 | 진경약으로서 경련을 멈추고 평간작용이 있으며 풍습을 없앤다.

| 약용법 | 덩이줄기 3~10g을 물 800mL에 넣고 달여서 반으로 나누어 아침저녁으로 마신다. 또는 가루나 환(丸)으로 만들어 매회 1~1.5g을 복용한다.

약초명

철피석곡

약재명

석곡 石斛

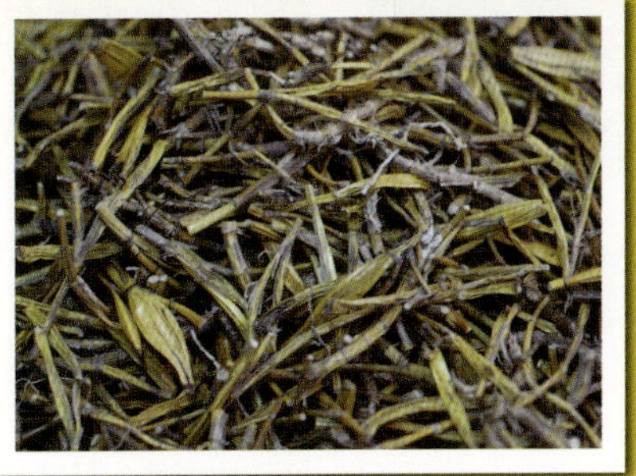

《동의보감》 탕액편에 기재된
조선시대(1610년)의 우리글 약초명

셕곡플

약초명 및 학명

철피석곡(鐵皮石斛)
Dendrobium candidum Wall. ex Lindley

과명

난초과

약용부위

줄기

석곡은 《동의보감》 탕액편(湯液篇)의 풀부(部)와 《방약합편》의 석초(石草)편에 수재되어 있다.

| 《동의보감》 탕액편의 효능 |

석곡(石斛, 철피석곡 줄기)의 성질은 보통이고 [平] 맛이 달며[甘] 독이 없다. 허리와 다리가 연약한 것을 낫게 하고 몸과 마음이 허약하고 피로한 것을 보한다. 근육과 뼈를 튼튼하게 하고 신장[水藏]을 덥게 하며 신(腎)을 보하고 정(精)을 보충한다. 신기(腎氣)를 기르며 허리 아픈 것을 멎게 한다. ○ 물가의 돌 위에서 난다. 가늘면서 단단하고 노란색이다. 뽕나무 태운 잿물을 부어주면 금빛과 같이 된다. 메뚜기 넓적다리[蚱蜢髀, 책맹비]와 같은 것이 좋다. 민간에서는 이것을 금채석곡(金釵石斛)이라고 부른다. 음력 7월, 8월에 줄기를 베어 그늘에서 말린다. 약에 넣을 때는 술로 씻은 후 쪄서 쓴다[본초].

| 《동의보감》 탕액편의 원문 |

석곡(石斛) 셕곡플 : 性平 味甘 無毒. 治腰脚軟弱 補虛損 壯筋骨 煖水藏 補腎塡精 養腎氣 止腰痛. ○ 生水傍石上. 細實而黃色. 以桑灰湯沃之 色如金 形如蚱蜢髀者 爲佳 世謂之金釵石斛. 七月八月採莖 陰乾. 入藥酒洗蒸用. [本草]

| 약초 · 약재의 해설 |

우리나라 '국가표준식물목록'에서는 *Dendrobium moniliforme* (L.) Sw. 의 식물명을 석곡으로 추천

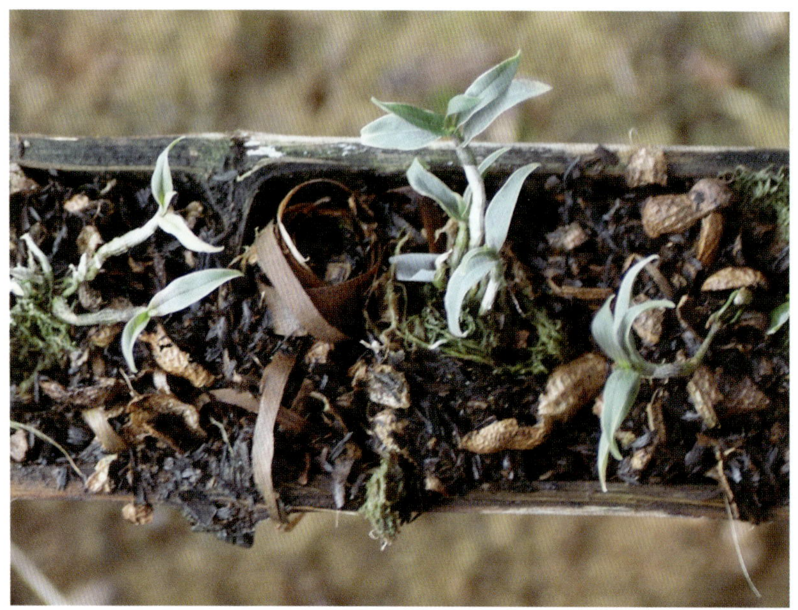

▲ 석곡 지상부

石斛 〔셕곡 쓸〕
性平味甘無毒治腰脚軟弱補虛損壯筋
骨煖水藏補腎填精養腎氣止腰痛○生水傍石
上細實而黃色以桑灰湯沃之色如金形如蚱蜢
脛者爲佳世謂之金釵石斛七月八月採莖陰乾
○入藥酒洗蒸用

허준, 《원본 동의보감》, 722쪽, 남산당(2014)
《동의보감》 세갑술중동 내의원교정 완영중간(歲甲戌仲冬 內醫院校正 完營重刊) 영인본

하고 있다.

| 식약처 인정 약초와 약재 |

○ **약초·약재의 식약처 공정서 수재 :** 석곡은 식품의약품안전처의 의약품 공정서인 《대한민국약전외한약(생약)규격집(KHP)》에 수재되어 있다.

○ **약재의 라틴어 생약명 :** Dendrobii Caulis

○ **약재의 이명 또는 영명 :** 두란(杜蘭)

○ **식약처의 법정 기원식물과 약용부위 :** 약재 석곡은 금채석곡(金釵石斛) *Dendrobium nobile* Lindley, 환초석곡(環草石斛) *Dendrobium loddigesii* Rolfe., 마편석곡(馬鞭石斛) *Dendrobium fimbriatum* Hook. var. *oculatum* Hook., 황초석곡(黃草石斛) *Dendrobium chrysanthum* Wall. ex Lindley 또는 철피석곡(鐵皮石斛) *Dendrobium candidum* Wall. ex Lindley(난초과 Orchidaceae)의 줄기이다.

○ **약재의 외부 형태 :** 철피석곡의 줄기는 원기둥 모양이고 길이 15~50cm, 지름 1.5~3mm, 마디 사이가 1~4cm이다. 바깥면은 노란색이고 아랫부분의 일부에는 광택

이 나며 세로 주름이 있다.

- **약재 저장법 :** 밀폐용기(고형의 이물이 들어가는 것을 방지하고 내용의약품이 손실되지 않도록 보호할 수 있는 용기)

| 약재의 효능 |

- **한방 효능 분류 :** 보익약(補益藥, 보약) - 보음약(補陰藥, 진액을 보하는 약)
- **한방 약미(藥味)와 약성(藥性) :** 맛은 달고 성질은 약간 차다.

  + 한방 약미

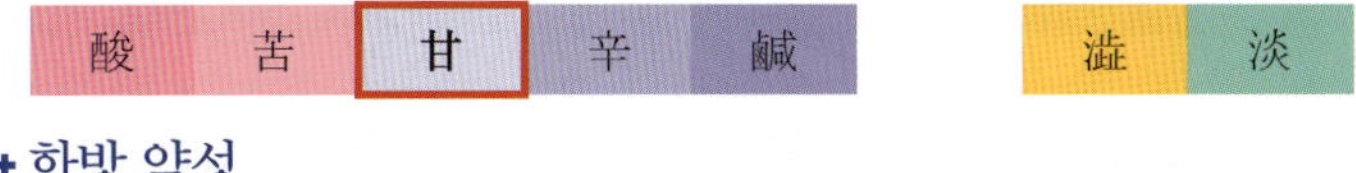

  + 한방 약성

- **한방 작용부위(귀경, 歸經) :** 석곡은 주로 위장, 신장 질환에 영향을 미친다.
- **한방 효능 :** 위기(胃氣)를 보충하고 진액 생성을 촉진한다(益胃生津, 익위생진). 진액을 보충하여 발열을 식힌다(滋陰淸熱, 자음청열).

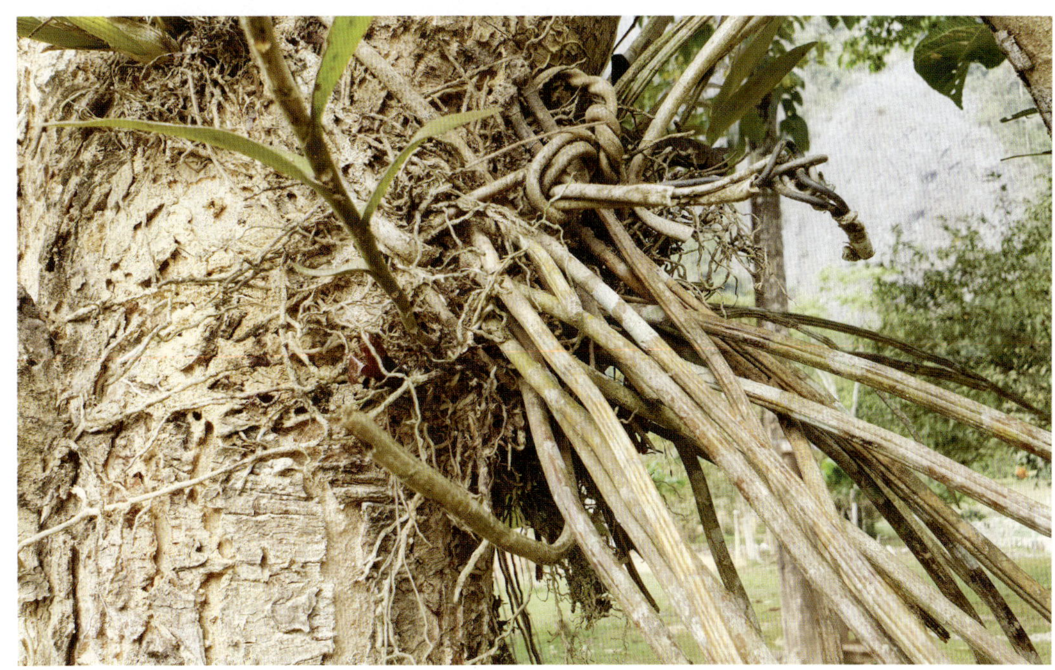

▲ 철피석곡 줄기(라오스)

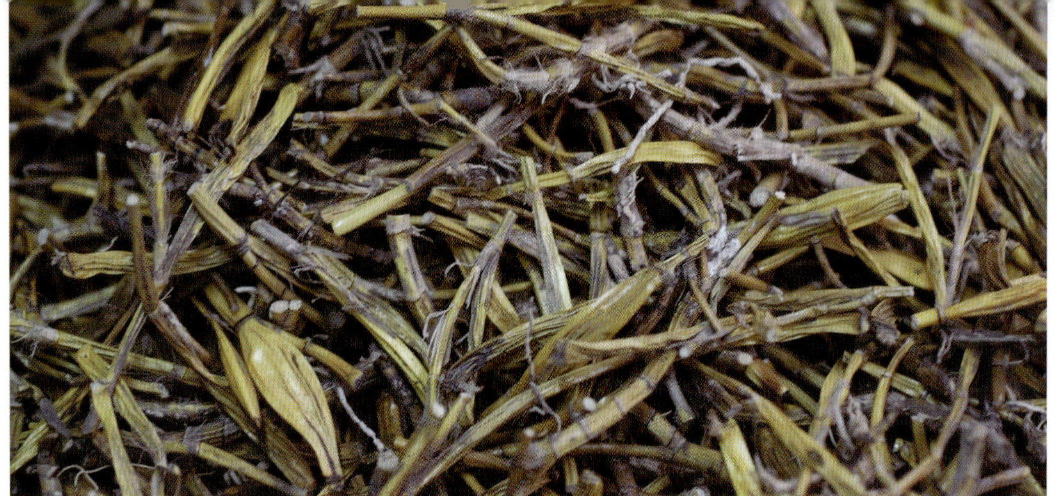

▲ 석곡(약재, 전형)

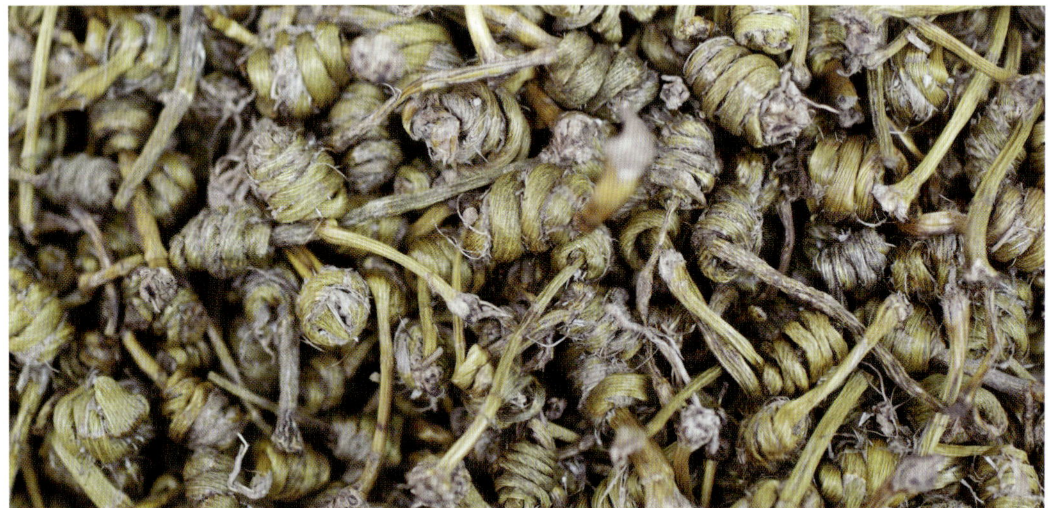

▲ 이환석곡. 철피석곡의 수염뿌리를 제거한 후 나선상이나 용수철 모양으로 구부려서 홍건(烘乾)한 것이다.

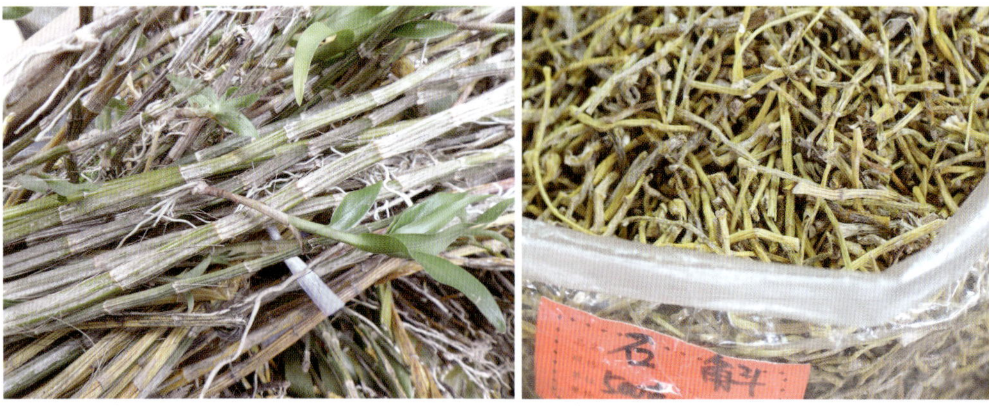

▲ 석곡 줄기(채취품, 중국)　　　　▲ 석곡(약재, 판매품, 중국)

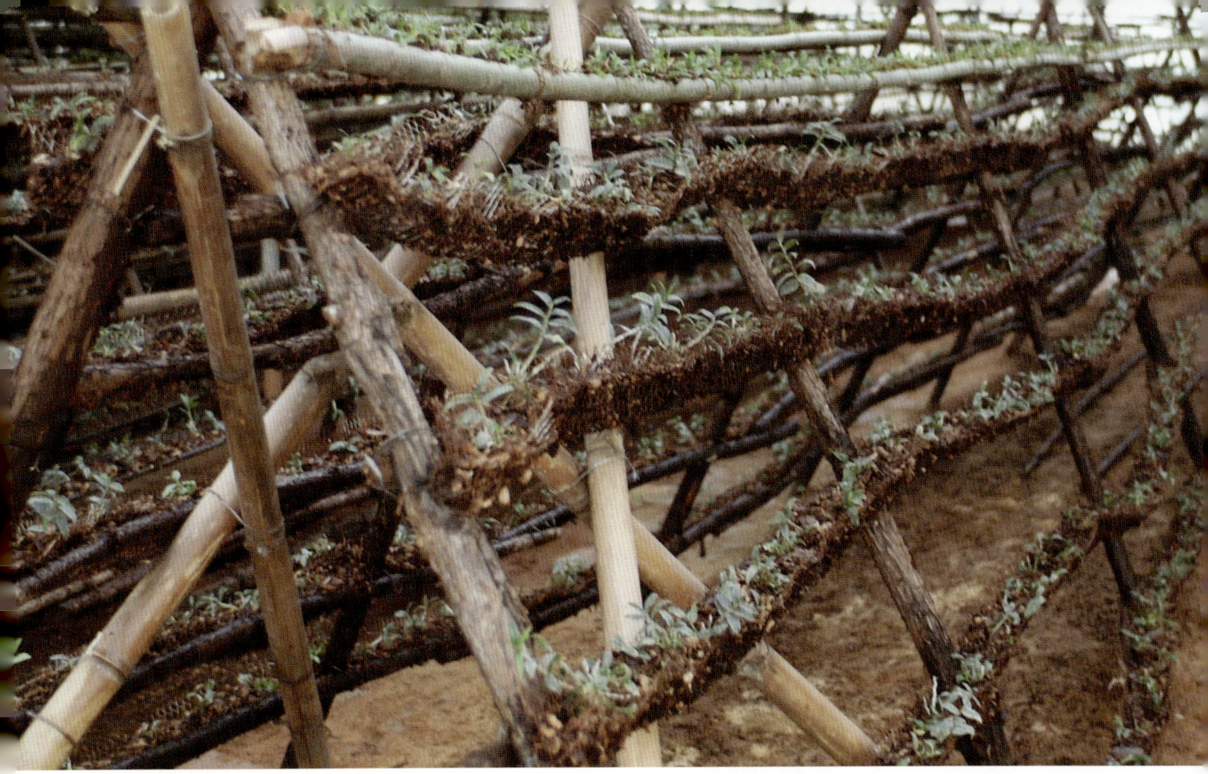

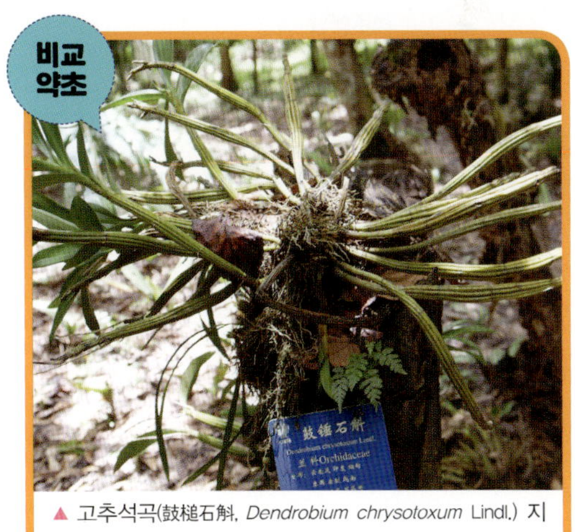

▲ 석곡 재배지(중국)

○ **약효 해설 :** 눈이 어둡고 잘 보이지 않는 증상을 치료한다. 가슴이 답답하고 갈증이 나는 증세에 사용한다. 몸이 허약하여 기침과 미열이 나고 식은땀이 흐르며 뼛속이 달아오르는 증상을 낫게 한다. 해열, 건위(健胃), 강장 작용이 있다. 석곡의 알칼로이드 성분은 기억력 손상을 완화하는 효능이 있다.

| **북한에서의 효능** | 음을 보하고 열을 내리우며 진액을 생겨나게 한다.

| **약용법** | 줄기 6~12g을 물 800mL에 넣고 달여서 반으로 나누어 아침저녁으로 마신다. 신선한 재료는 15~30g을 사용한다.

▲ 고추석곡(鼓槌石斛, *Dendrobium chrysotoxum* Lindl.) 지상부(중국 광시좡족자치구)

측백나무

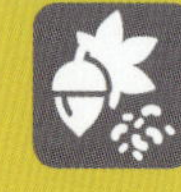

백자인 柏子仁

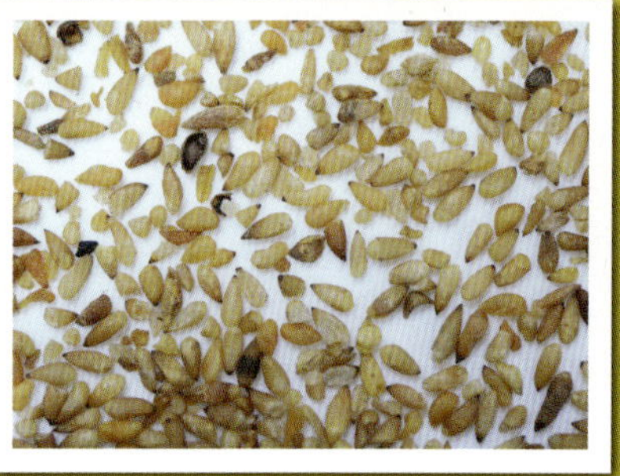

《동의보감》 탕액편에 기재된
조선시대(1610년)의 우리글 약초명

측빅나모여름

약초명 및 학명

측백나무
Thuja orientalis Linné

과명

측백나무과

약용부위

씨로서 씨껍질을 제거한 것

| 약재의 조선시대 의서(醫書) 수재 |

백자인은 《동의보감》 탕액편(湯液篇)의 나무부(部)와 《방약합편》의 향목(香木, 향나무)편에 수재되어 있다.

|《동의보감》 탕액편의 효능 |

백실(栢實, 측백나무 씨)의 성질은 보통이며[平] 맛은 달고[甘] 독이 없다. 놀라서 가슴이 두근거리는 데 주로 쓴다. 오장(五藏)을 편안하게 하고 기운을 돕는다. 풍증[風]을 낮게 하고 피부를 윤기 있게 한다. 팔다리를 잘 쓰지 못하고 마비되며 아픈 것, 몸과 마음이 허약하고 피로하여 숨을 겨우 쉬는 것을 낮게 한다. 발기를 돕고 오래 살게 한다. ㅇ 이것은 측백나무 열매이다. 음력 9월 열매가 익은 다음에 따서 찌고 말린 후 껍질을 버리고 쓴다[본초].

|《동의보감》 탕액편의 원문 |

백실(栢實) 측빅나모여름 : 性平 味甘 無毒. 主驚悸. 安五藏 益氣. 治風 潤皮膚 除風濕痺 虛損吸吸 興陽道 益壽. ○ 此側葉子也. 九月結子 候成熟收採 蒸乾 去殼用.[本草] ○ 令人潤澤 美顏色 耳目聰明 則澤腎之藥也.[湯液] ○ 萬木向陽 惟柏西向 故字從白 稟金之正氣 木之最堅者. 實去殼取仁 微炒 去油用.[入門]

| 식약처 인정 약초와 약재 |

- 약초·약재의 식약처 공정서 수재 : 백자인은 식품의약품안전처의 의약품 공정서인 《대한민국약전(KP)》에 수재되어 있다.
- 약재의 라틴어 생약명 : Thujae Semen

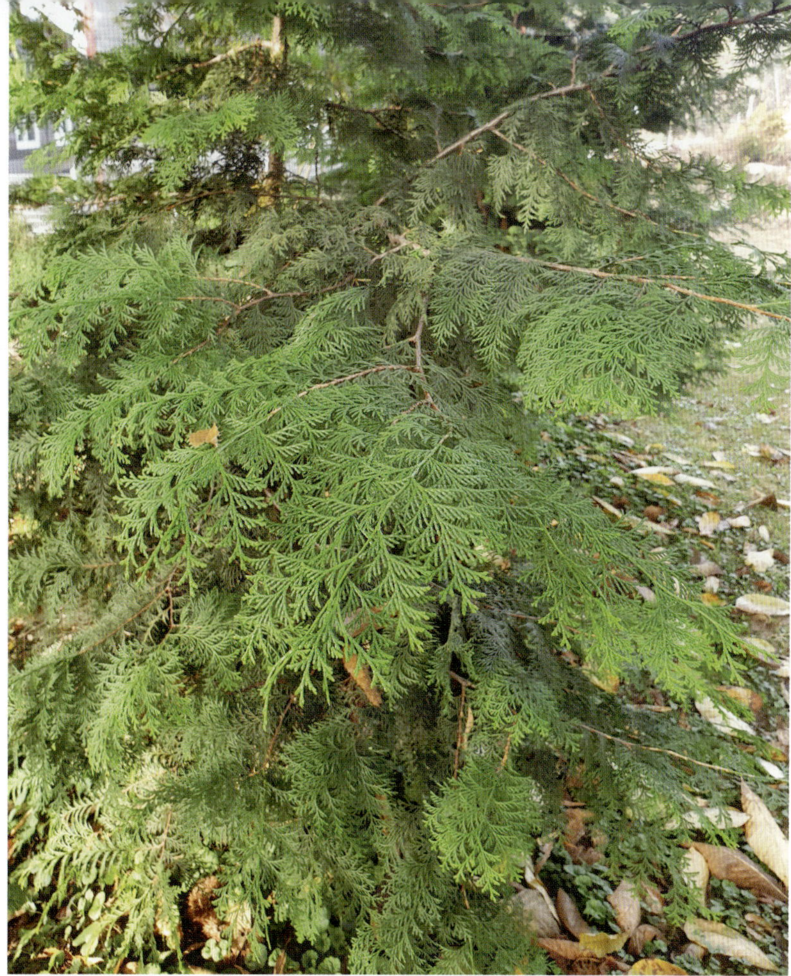

▲ 측백나무 잎과 가지

허준, 《원본 동의보감》,
738쪽, 남산당(2014)
《동의보감》 세갑술중동 내의
원교정 완영중간(歲甲戌仲冬
內醫院校正 完營重刊) 영인본

● **약재의 이명 또는 영명** : Thuja Seed

● **식약처의 법정 기원식물과 약용부위** : 약재 백자인은 측백나무 *Thuja orientalis* Linné(측백나
무과 Cupressaceae)의 씨로서 씨껍질을 제거한 것이다.

● **약재의 외부 형태** : 이 약은 씨로 긴 달걀 모양 또는 긴 타원형이다. 바깥면은 황백색 또
는 연한 황갈색이고 막질인 내종피로 싸여 있다.

● **약재 저장법** : 밀폐용기(고형의 이물이 들어가는 것을 방지하고 내용의약품이 손실되지 않도록
보호할 수 있는 용기)

| 약재의 효능 |

● **한방 효능 분류** : 안신약(安神藥, 정신을 안정시키는 약)

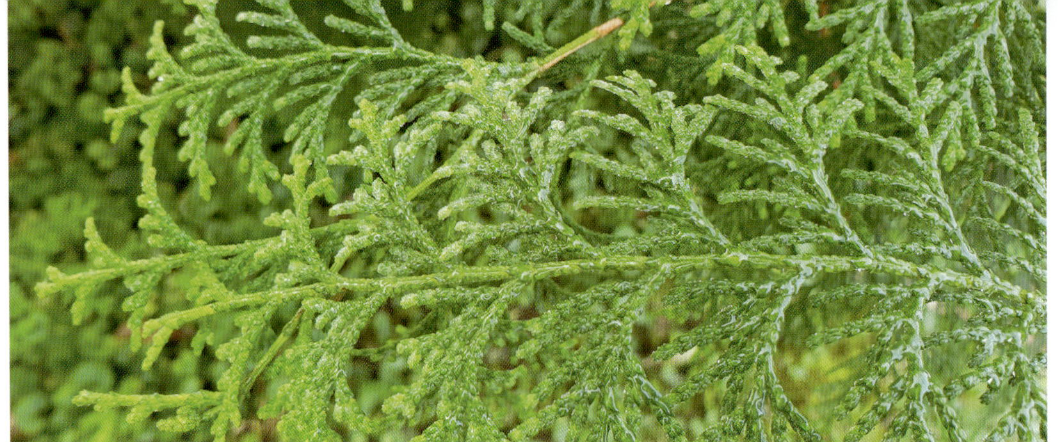

▲ 측백나무 잎

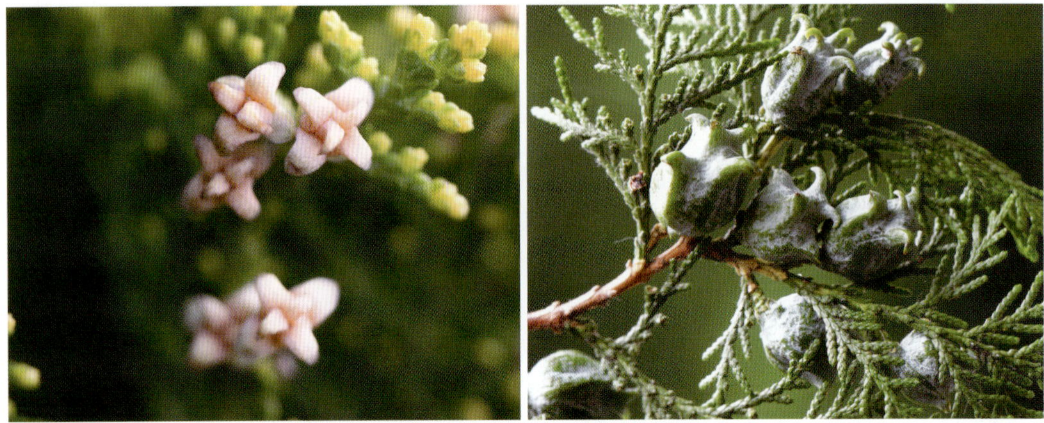

▲ 측백나무 암꽃

▲ 측백나무 열매

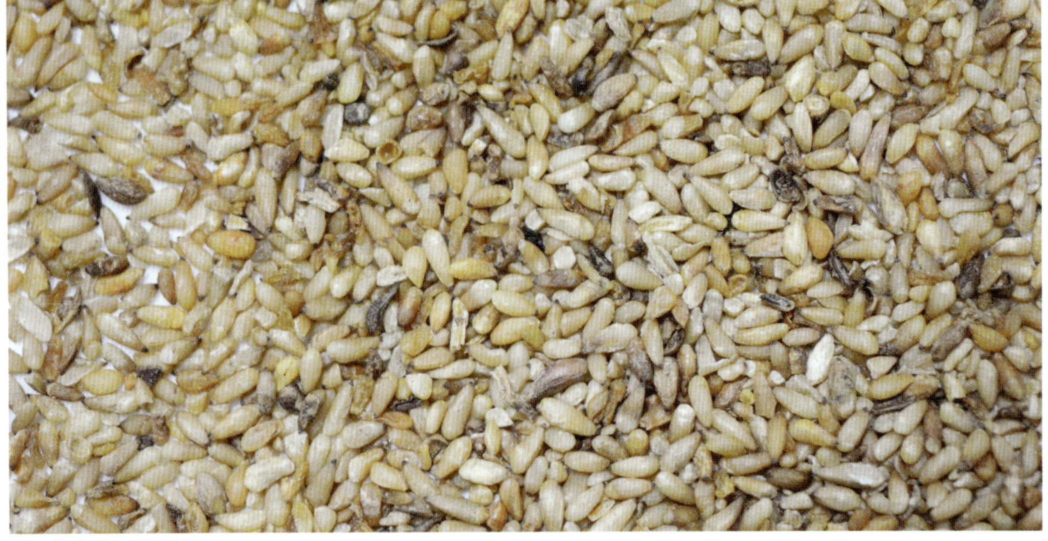

▲ 백자인(약재, 전형)

○ **한방 약미(藥味)와 약성(藥性)** : 맛은 달고 성질은 보통이다.

+ 한방 약미

| 酸 | 苦 | **甘** | 辛 | 鹹 | | 澁 | 淡 |

+ 한방 약성

| 大寒 | 寒 | 微寒 | 凉 | **平** | 微溫 | 溫 | 熱 | 大熱 |

○ **한방 작용부위(귀경, 歸經)** : 백자인은 주로 심장, 신장, 대장 질환에 영향을 미친다.

○ **한방 효능** : 심(心)을 보양하고 정신을 안정시킨다(養心安神, 양심안신). 대변이 잘 나오게 한다(潤腸通便, 윤장통변). 땀을 멎게 한다(止汗, 지한).

○ **약효 해설** : 마음을 안정시키고 진정시킨다. 건망증 개선에 도움이 된다. 땀이 많이 나는 증상을 낫게 한다. 팔다리를 잘 쓰지 못하고 마비되며 아픈 증상을 치료한다. 자양, 강장 작용이 있다.

○ **임상응용** : 불안감, 초조, 불면증, 꿈이 많아 숙면을 취하지 못하는 증상, 잘 때 땀이 많이 나는 증상, 변비에 쓴다.

| **북한에서의 효능** | 진정약으로서 심을 보하고 정신을 안정시키며 대변을 잘 누게 하고 풍습을 없애며 땀을 멈춘다.

| **약용법** | 씨 6~12g을 물 800mL에 넣고 달여서 반으로 나누어 아침저녁으로 마시거나 외용으로 적당량을 사용한다.

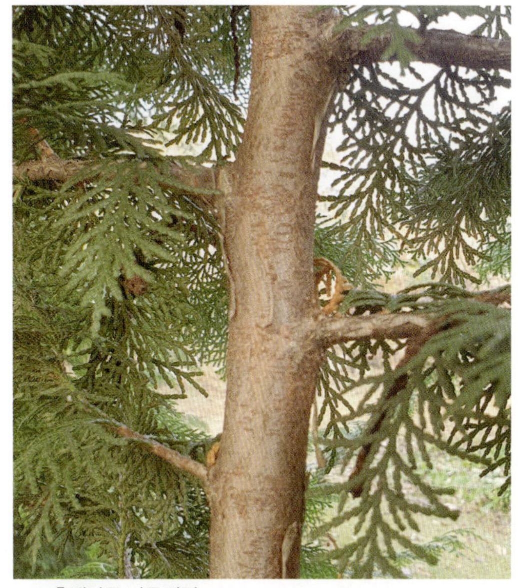

▲ 측백나무 나무껍질

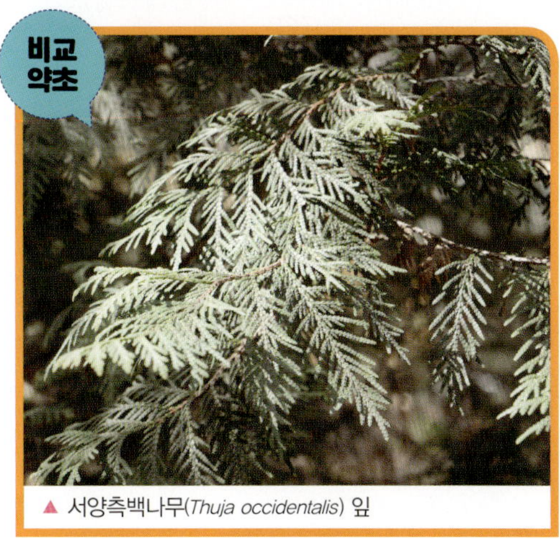

▲ 서양측백나무(*Thuja occidentalis*) 잎

약초명

치자나무

약재명

치자 梔子

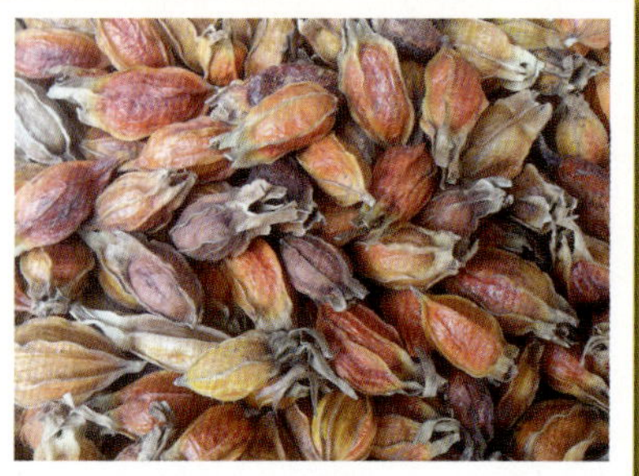

《동의보감》 탕액편에 기재된
조선시대(1610년)의 우리글 약초명

지지

약초명 및 학명

치자나무
Gardenia jasminoides Ellis

과명

꼭두서니과

약용부위

잘 익은 열매로서 그대로 또는 끓는 물에
데치거나 찐 것

| 약재의 조선시대 의서(醫書) 수재 |

치자는 《동의보감》 탕액편(湯液篇)의 나무부
(部)와 《방약합편》의 관목(灌木)편에 수재되어
있다.

|《동의보감》 탕액편의 효능 |

치자(梔子, 치자나무 열매)의 성질은 차며[寒] 맛
이 쓰고[苦] 독이 없다. 가슴, 대소장, 위(胃)
에 심한 열이 있는 것과 가슴이 답답하고 괴
로운 데[煩悶, 번민] 주로 쓴다. 열독풍(熱毒風)
을 없애고 오림(五淋)을 잘 통하게 하며 소변
을 잘 나오게 한다. 다섯 가지 황달[五疸]을 낫
게 하며 소갈(消渴)을 멎게 한다. 입안이 마르
는 것, 눈이 벌겋게 붓고 아픈 것, 얼굴이 벌게
지는 것, 코끝이 빨갛게 되는 것[酒齇鼻, 주사
비], 나병 등의 피부병을 치료한다. 자충(蟅蟲)
의 독을 없앤다. ○ 잎은 자두와 비슷한데 두
껍고 단단하다. 음력 2~3월에 흰 꽃이 피는데
꽃잎은 모두 6개로 아주 향기롭다. 여름, 가을
에 열매가 열린다. 처음에는 파랗다가 익으면
누렇게 되고 속은 진한 붉은색이다. 음력 9월
에 열매를 따서 햇볕에 말린다.

|《동의보감》 탕액편의 원문 |

치자(梔子) 지지 : 性寒 味苦 無毒. 主胸心大小
腸大熱 胃中熱氣 心中煩悶. 去熱毒風 利五淋
通小便 除五種黃病 止消渴. 治口乾 目赤腫痛
面赤 酒皰 齇鼻 白癩 赤癩 瘡瘍 殺蟅蟲毒. ○
葉似李而厚硬. 二三月開白花 花皆六出 甚芬
香. 夏秋結實 生青熟黃 中仁深紅. 九月採實

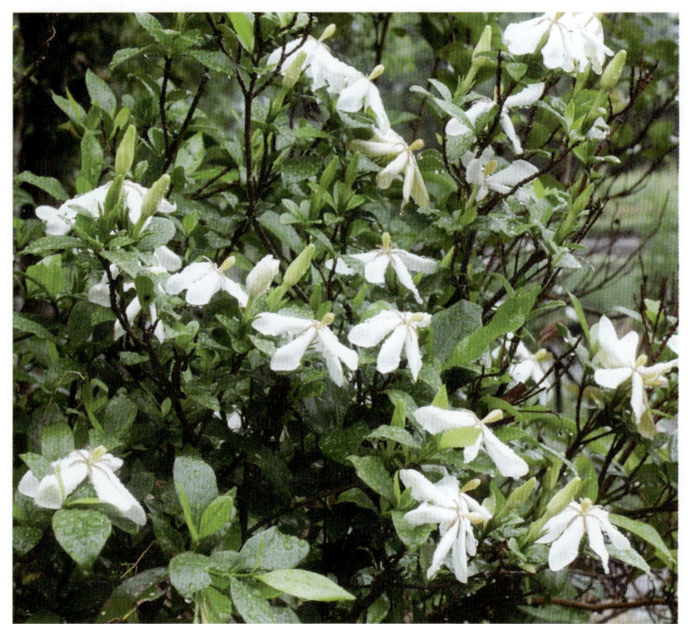

▲ 치자나무 꽃과 잎

暴乾. ○ 入藥用山梔子 方書所謂越桃 皮薄而圓小 刻房七稜至九稜者 爲佳.[本草] ○ 小而七稜者佳. 長大者亦可用 但無力耳.[丹心] ○ 入手太陰經 治心煩懊憹不得眠 能瀉肺中之火.[湯液] ○ 用仁 去心胸熱 用皮 去肌表熱. 尋常生用 虛火 童便炒七次至黑色 止血 炒如墨 涼肺胃 酒泡用.[入門]

| 약초 · 약재의 해설 |

우리나라 '국가표준식물목록'에는 꽃치자의 학명이 *Gardenia jasminoides* var. *radicans* (Thunb.) Makino로 기재되어 있으나 이는 〈The Plant List〉에 의하면 치자나무(*Gardenia jasminoides* J.Ellis)의 이명이다.

| 식약처 인정 약초와 약재 |

- **약초·약재의 식약처 공정서 수재** : 치자는 식품의약품안전처의 의약품 공정서인 《대한민국약전(KP)》에 수재되어 있다.
- **약재의 라틴어 생약명** : Gardeniae Fructus

○ **약재의 이명 또는 영명 :** Gardenia Fruit

○ **식약처의 법정 기원식물과 약용부위 :** 약재 치자는 치자나무 *Gardenia jasminoides* Ellis(꼭두서니과 Rubiaceae)의 잘 익은 열매로서 그대로 또는 끓는 물에 데치거나 찐 것이다.

○ **약재의 외부 형태 :** 이 약은 열매로 달걀 모양~긴 달걀 모양이며 바깥면은 황갈색~적갈색이고 보통 5~7개의 날개 모양인 세로 능선이 뚜렷하다. 맨 위에는 꽃받침 또는 그 자국이 있으며 아래쪽은 약간 뾰족하고 열매꼭지가 남아 있기도 하다.

○ **약재 저장법 :** 밀폐용기(고형의 이물이 들어가는 것을 방지하고 내용의약품이 손실되지 않도록 보호할 수 있는 용기)

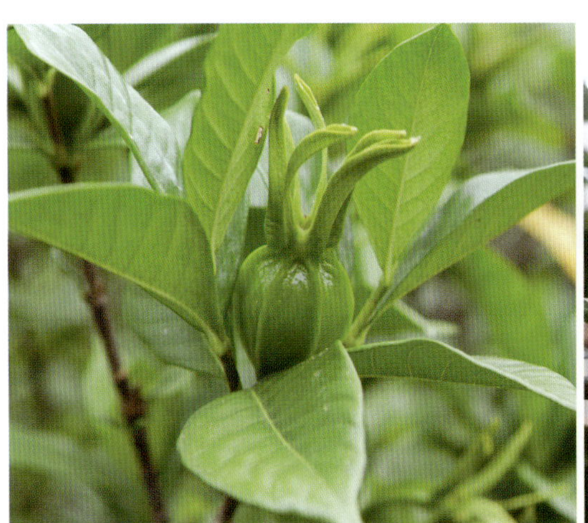

▲ 치자나무 덜 익은 열매

▲ 치자나무 익은 열매

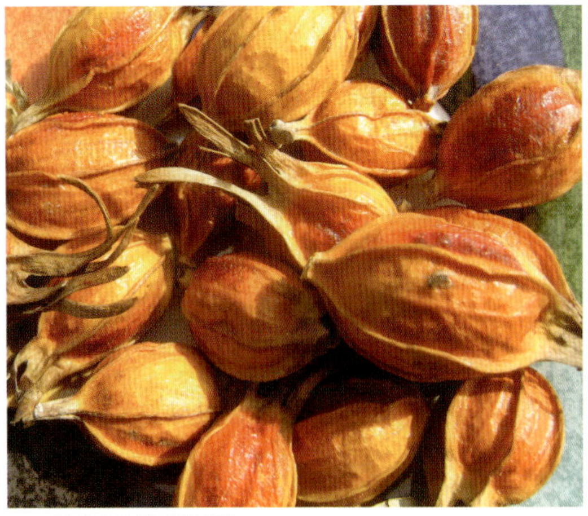

▲ 치자나무 열매(채취품)

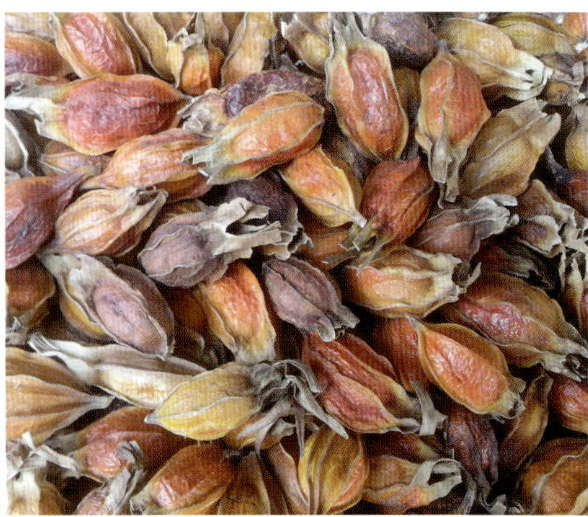

▲ 치자(약재, 전형)

| 약재의 효능 |

- **한방 효능 분류 :** 청열약(淸熱藥, 열을 식히는 약) - 청열사화약(淸熱瀉火藥, 불처럼 달아오른 열을 식히는 약)

- **한방 약미(藥味)와 약성(藥性) :** 맛은 쓰고 성질은 차다.

  + 한방 약미

酸	**苦**	甘	辛	鹹		澁	淡

  + 한방 약성

大寒	**寒**	微寒	凉	平	微溫	溫	熱	大熱

- **한방 작용부위(귀경, 歸經) :** 치자는 주로 심장, 폐, 삼초(三焦) 질환에 영향을 미친다.

- **한방 효능 :** 심장의 열을 내려 답답함을 없앤다(瀉火除煩, 사화제번). 열기를 식히고 습기를 배출시킨다(淸熱利濕, 청열이습). 혈열(血熱)을 식히고 해독한다(凉血解毒, 양혈해독).

- **약효 해설 :** 간화(肝火)로 눈이 충혈되는 증상에 유효하다. 열병(熱病)으로 가슴이 답답한 증상을 낫게 한다. 습열(濕熱)이 원인이 되는 황달과 당뇨병을 치료한다. 토혈, 혈뇨(血尿)에 효과가 있다. 부정기 자궁출혈을 멈추게 한다. 이담(利膽), 간기능 강화 작용이 있다.

- **임상응용 :** 고열, 의식장애, 눈 충혈, 구갈, 황달, 배뇨통, 배뇨곤란, 토혈, 비출혈, 혈변, 혈뇨, 피부 화농증에 쓴다.

| 북한에서의 효능 | 청열사화약으로서 열을 내리우고 제번하며 습열을 없애고 오줌을 잘 나가게 하며 독을 푼다. 거멓게 닦은것은 피멎이작용을 나타낸다.

| 약용법 | 열매 5~10g을 물 800mL에 넣고 달여서 반으로 나누어 아침저녁으로 마시거나 또는 가루나 환(丸)으로 만들어 복용한다. 외용할 때는 적당량을 가루 내어 환부에 붙인다.

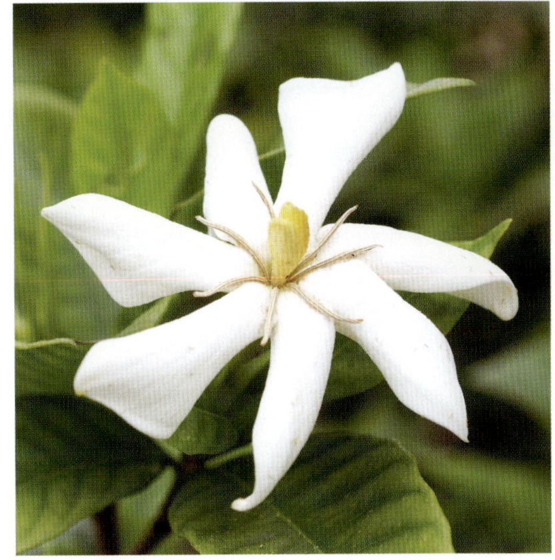

▲ 치자나무 꽃

약
초
명

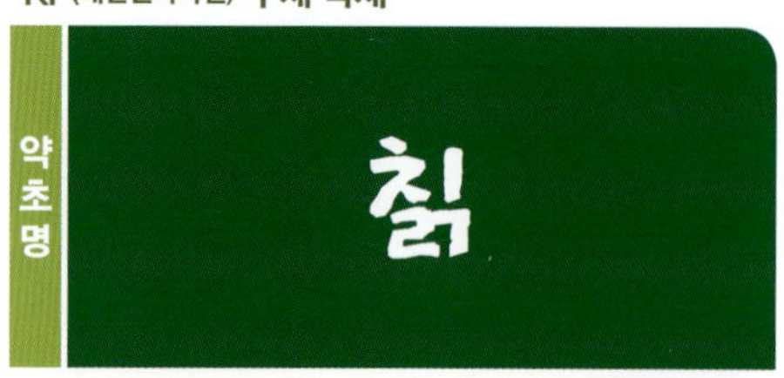

약재명

갈근 葛根

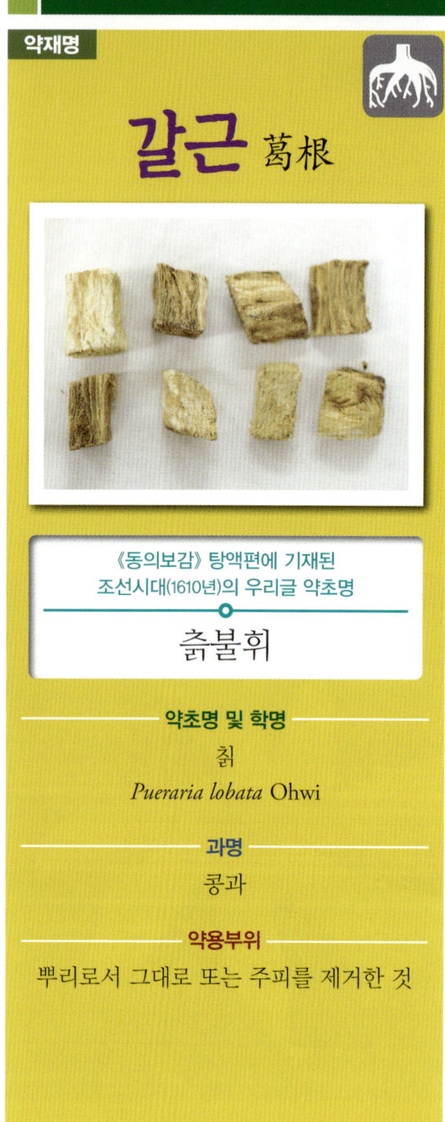

《동의보감》 탕액편에 기재된
조선시대(1610년)의 우리글 약초명

츩불휘

약초명 및 학명

칡
Pueraria lobata Ohwi

과명

콩과

약용부위

뿌리로서 그대로 또는 주피를 제거한 것

| 약재의 조선시대 의서(醫書) 수재 |

갈근은 《동의보감》 탕액편(湯液篇)의 풀부(部)와 《방약합편》의 만초(蔓草, 덩굴풀)편에 수재되어 있다.

|《동의보감》 탕액편의 효능 |

갈근(葛根, 칡 뿌리)의 성질은 보통이고[平](서늘하다[冷]고도 한다) 맛은 달며[甘] 독이 없다. 바람과 찬 기운으로 머리가 아픈 것을 낫게 한다. 땀이 나게 하여 표(表)를 풀어주고 땀구멍[腠理, 주리]을 열어준다. 술독을 풀고 번갈을 멈추며 식욕을 돋우고 소화를 돕는다. 가슴의 열을 없애고 소장을 잘 통하게 하며 쇠붙이에 다친 상처를 낫게 한다. ○ 산에서 자라며 곳곳에 다 있다. 음력 5월 초에 뿌리를 캐어서 햇볕에 말린다. 땅속으로 깊이 들어간 것이 약효가 좋다[본초].

|《동의보감》 탕액편의 원문 |

갈근(葛根) 츩불휘 : 性平[一云冷] 味甘 無毒. 主風寒頭痛. 解肌發表 出汗開腠理 解酒毒 止煩渴 開胃下食. 治胸膈熱 通小腸 療金瘡. ○ 生山中 處處有之. 五月五日採根 暴乾. 以入土深者 爲佳.[本草] ○ 一名鹿藿.[本草] ○ 足陽明經行經的藥也. 通行足陽明之經 生津止渴 虛渴者 非此不能除也. 凡病酒及渴者 得之甚良. 亦治溫瘧消渴.[湯液]

| 약초 · 약재의 해설 |

중국에서는 감갈등[甘葛藤, *Pueraria montana* var. *chinensis* (Ohwi) Sanjappa & Pradeep = *Pueraria*

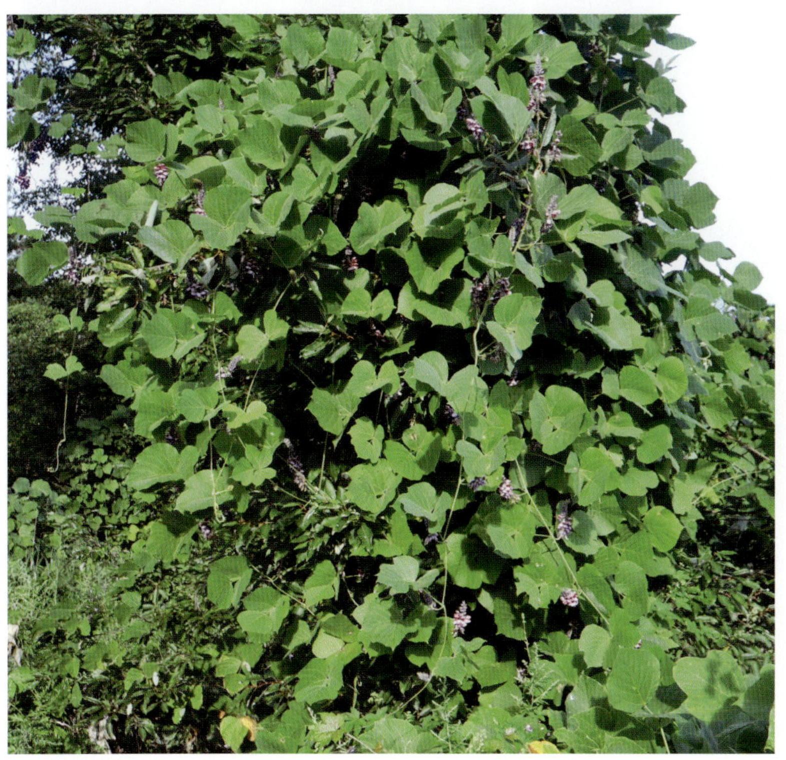

▲ 칡 지상부

葛根 불휘
性平〈本云〉味甘無毒主風寒頭痛解肌發
表出汗開腠理解酒毒止煩渴開胃下食治胷膈
熱通小腸療金瘡○生山中處處有之五月五○日
採根暴乾以入土深者為佳韓○一名鹿藿韓○
足陽明経行的藥也通行足陽明之経生津
渴虛渴者非此不能除也九病酒及渴者得之甚
良亦治溫
癰消渴

허준, 《원본 동의보감》, 726쪽, 남산당(2014)
《동의보감》 세갑술중동 내의원교정 완영중간(歲甲戌仲冬 內醫院校正 完營重刊) 영인본

thomsonii Benth.]의 뿌리를 분갈(粉葛)이라 하여 식품으로 주로 사용하고 있다. [참고문헌: 20]

| 식약처 인정 약초와 약재 |

- **약초·약재의 식약처 공정서 수재** : 갈근은 식품의약품안전처의 의약품 공정서인 《대한민국약전(KP)》에 수재되어 있다.

- **약재의 라틴어 생약명** : Puerariae Radix

- **약재의 이명 또는 영명** : Pueraria Root

- **식약처의 법정 기원식물과 약용부위** : 약재 갈근은 칡 *Pueraria lobata* Ohwi(콩과 Leguminosae)의 뿌리로서 그대로 또는 주피를 제거한 것이다.

- **약재의 외부 형태** : 이 약은 뿌리로 직사각형의 두꺼운 조각 또는 세로로 자른 작은 덩어리이다. 앞의 것은 길이 20~30cm, 두께 약 1cm이며, 뒤의 것은 크기가 일정하지 않은

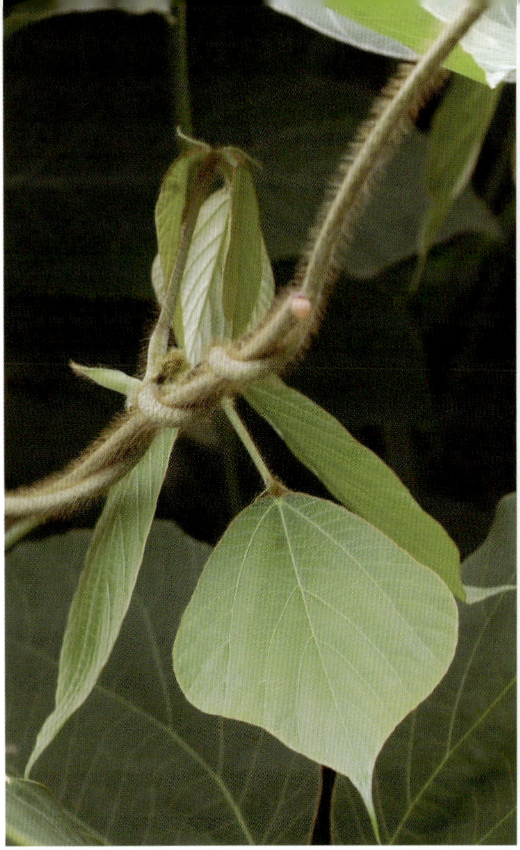

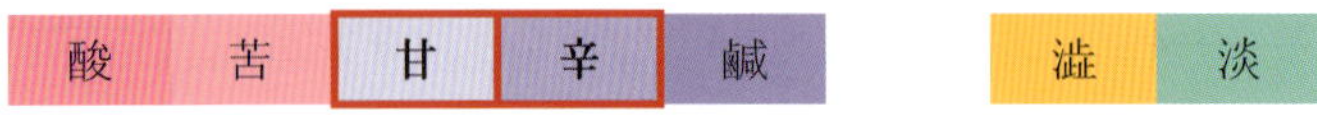
▲ 칡 잎과 줄기

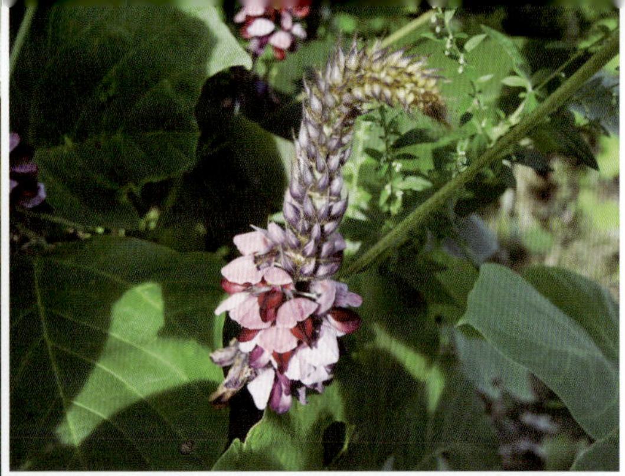

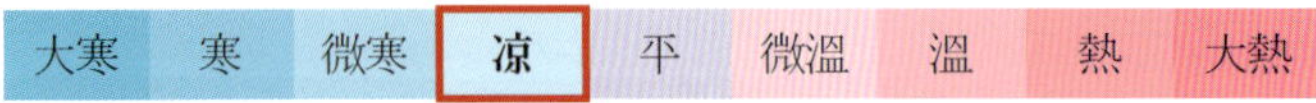
▲ 칡 꽃

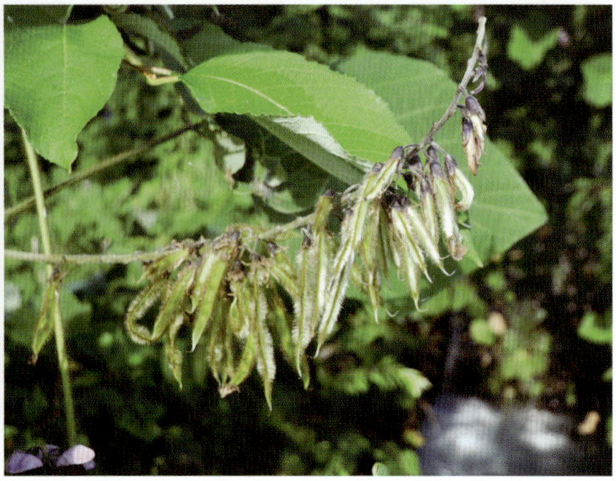

▲ 칡 열매

육면체에 가깝다.

- **약재 저장법 :** 밀폐용기(고형의 이물이 들어가는 것을 방지하고 내용의약품이 손실되지 않도록 보호할 수 있는 용기)

| 약재의 효능 |

- **한방 효능 분류 :** 해표약[解表藥, (땀을 내어) 체표를 풀어주는 약] - 발산풍열약(發散風熱藥, 체표에 머물러 있는 뜨거운 기운을 발산시키는 약)

- **한방 약미(藥味)와 약성(藥性) :** 맛은 달고 매우며 성질은 서늘하다.

  + 한방 약미

酸	苦	甘	辛	鹹		澁	淡

  + 한방 약성

大寒	寒	微寒	凉	平	微溫	溫	熱	大熱

686

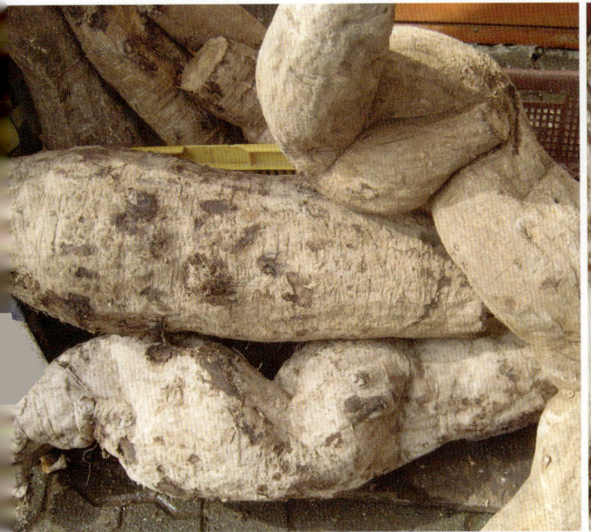
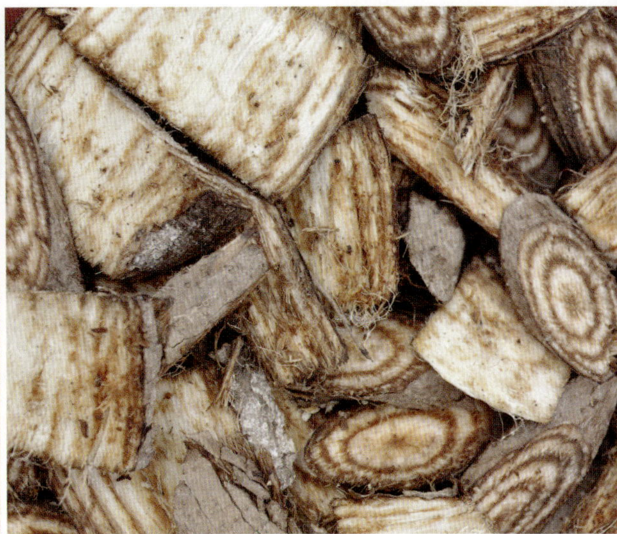

▲ 칡 뿌리(약재, 전형, 판매품)　　　　▲ 칡 뿌리(약재, 절편, 판매품)

- **한방 작용부위(귀경, 歸經)** : 갈근은 주로 비장, 위장, 폐 질환에 영향을 미친다.
- **한방 효능** : 땀을 약간 내어 근육을 풀어주고 열을 내린다(解肌退熱, 해기퇴열). 진액 생성을 촉진하고 갈증을 멎게 한다(生津止渴, 생진지갈). 발진이 잘 돋게 한다(透疹, 투진). 숙취를 해소한다(解酒毒, 해주독).
- **약효 해설** : 열이 나는 것과 갈증을 해소한다. 정신이 아찔아찔하여 어지럽고 머리가 아픈 증상에 사용한다. 가슴이 막히는 듯하면서 아픈 증상에 유효하다. 고혈압으로 목덜미가 뻣뻣하고 아픈 증상을 치료한다. 진경(鎭痙), 혈당강하 작용이 있다.
- **임상응용** : 감기, 발열, 두통, 땀이 나지 않는 증상, 구갈, 하리(下痢)에 쓴다.

| **북한에서의 효능** | 풍열표증약으로서 땀을 내고 열을 내리우며 진액을 생겨나게 하고 발진을 약하게 하며 주독을 푼다.

| **약용법** | 뿌리 10~15g을 물 800mL에 넣고 달여서 반으로 나누어 아침저녁으로 마시거나 즙을 내어 복용한다. 외용할 때는 적당량을 짓찧어서 환부에 붙인다.

약초명

콩

약재명

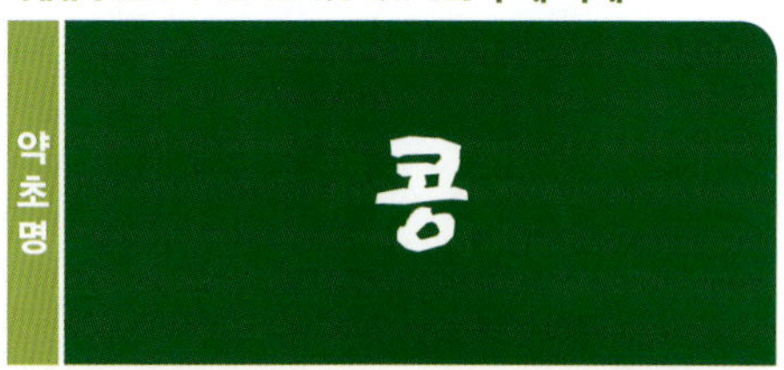

대두황권 大豆黃卷

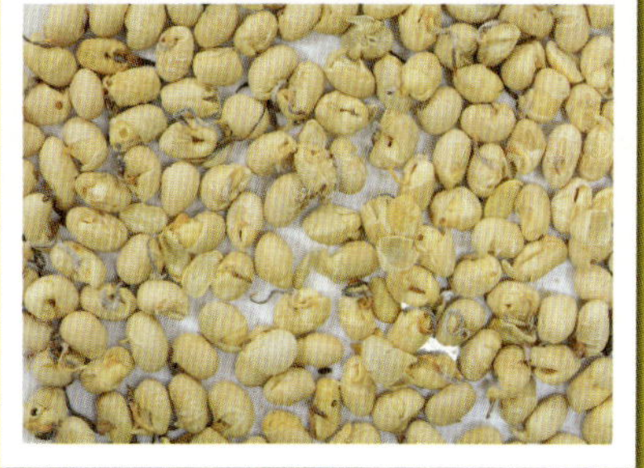

《동의보감》 탕액편에 기재된
조선시대(1610년)의 우리글 약초명

콩기룸

약초명 및 학명

콩
Glycine max Merrill

과명

콩과

약용부위

잘 익은 씨를 발아시킨 것

| 약재의 조선시대 의서(醫書) 수재 |

대두황권은《동의보감》탕액편(湯液篇)의 곡식부(部)와《방약합편》의 숙두(菽豆, 콩류)편에 수재되어 있다.

|《동의보감》 탕액편의 효능 |

대두황권(大豆黃卷, 콩의 잘 익은 씨를 발아시킨 것)은 성질이 보통이고[平] 맛이 달며[甘] 독이 없다. 팔다리를 잘 쓰지 못하고 마비되며 아픈 증상이 오래된 것, 근(筋)에 경련이 이는 것, 무릎이 아픈 것에 주로 쓴다. 오장(五藏)과 위(胃) 속에 맺힌 것을 없앤다[본초]. ○ 대두황권은 생콩으로 기른 싹이다. 싹이 났을 때 볕에 말려 쓴다. 약에 넣을 때는 약간 볶는다[본초].

|《동의보감》 탕액편의 원문 |

대두황권(大豆黃卷) **콩기룸 :** 性平 味甘 無毒. 主久風濕痺 筋攣膝痛. 除五藏胃中結聚. [本草] ○ 黃卷 是以生豆爲蘗 待其芽出 便暴乾 取用. 入藥微炒. [本草] ○ 卷蘗長五分者 破婦人惡血. 産婦藥中用之. [本草]

| 약초 · 약재의 해설 |

KHP에서 기원식물 콩의 학명이 ‘*Glycine max* Merrill’로 되어 있는데, 누락된 기본명 명명자를 포함해 올바르게 표기하면 *Glycine max* (L.) Merr. 이다.[참고문헌: 16]

| 식약처 인정 약초와 약재 |

○ **약초·약재의 식약처 공정서 수재 :** 대두황권은 식품의약품안전처의 의약품 공정서인《대한

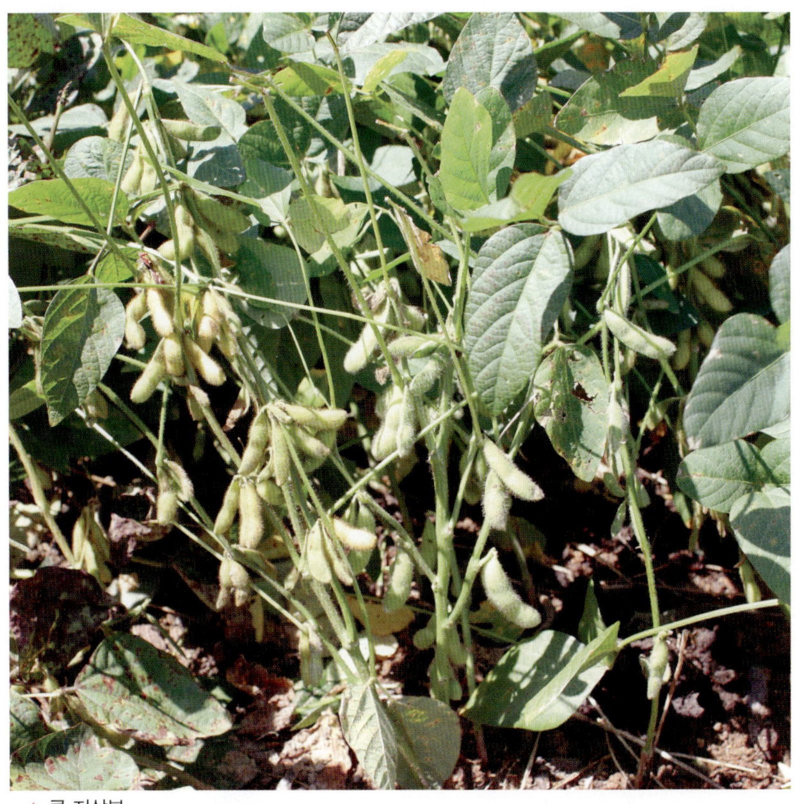

▲ 콩 지상부

허준, 《원본 동의보감》,
682쪽, 남산당(2014)
《동의보감》 세갑술중동 내의
원교정 완영중간(歲甲戌仲冬
內醫院校正 完營重刊) 영인본

민국약전외한약(생약)규격집(KHP)》에 수재되어 있다.

- **약재의 라틴어 생약명 :** Glycine Semen Germinatum
- **식약처의 법정 기원식물과 약용부위 :** 약재 대두황권은 콩 *Glycine max* Merrill(콩과
  Leguminosae)의 잘 익은 씨를 발아시킨 것이다.
- **약재의 외부 형태 :** 이 약은 잘 익은 씨를 발아시킨 것으로 타원 모양이며 납작하다. 바깥
  면은 노란색 또는 흑갈색으로 약간 쭈그러졌고 배꼽점이 뚜렷하다.
- **약재 저장법 :** 밀폐용기(고형의 이물이 들어가는 것을 방지하고 내용의약품이 손실되지 않도록
  보호할 수 있는 용기)

| 약재의 효능 |

- **한방 효능 분류 :** 청열약(淸熱藥, 열을 식히는 약) - 청열조습약(淸熱燥濕藥, 습열을 없애는 약)

● 한방 약미(藥味)와 약성(藥性) : 맛은 달고 성질은 보통이다.

  ＋ 한방 약미

| 酸 | 苦 | 甘 | 辛 | 鹹 | | 澁 | 淡 |

  ＋ 한방 약성

| 大寒 | 寒 | 微寒 | 凉 | 平 | 微溫 | 溫 | 熱 | 大熱 |

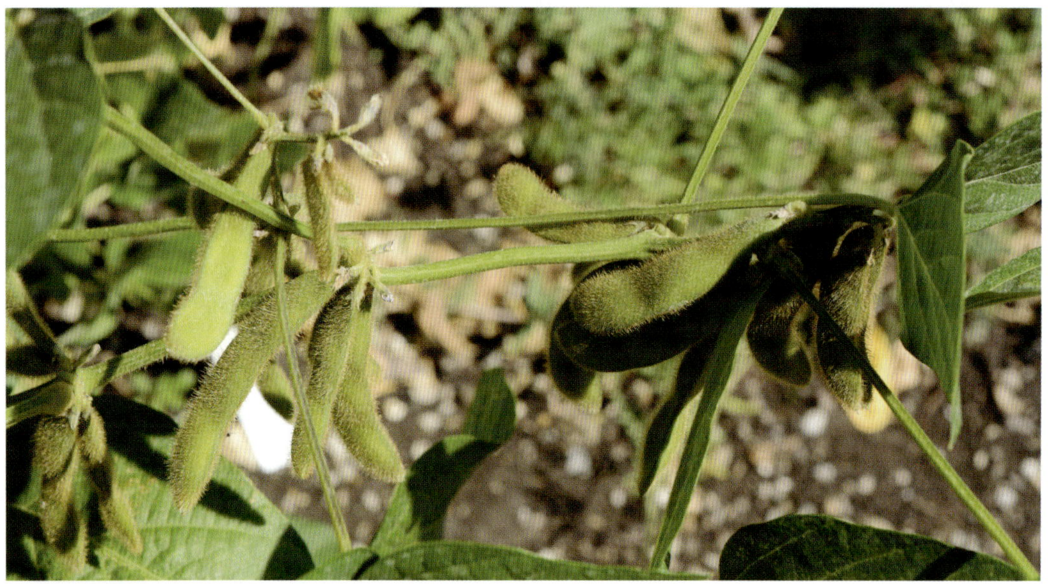

▲ 콩 열매와 줄기

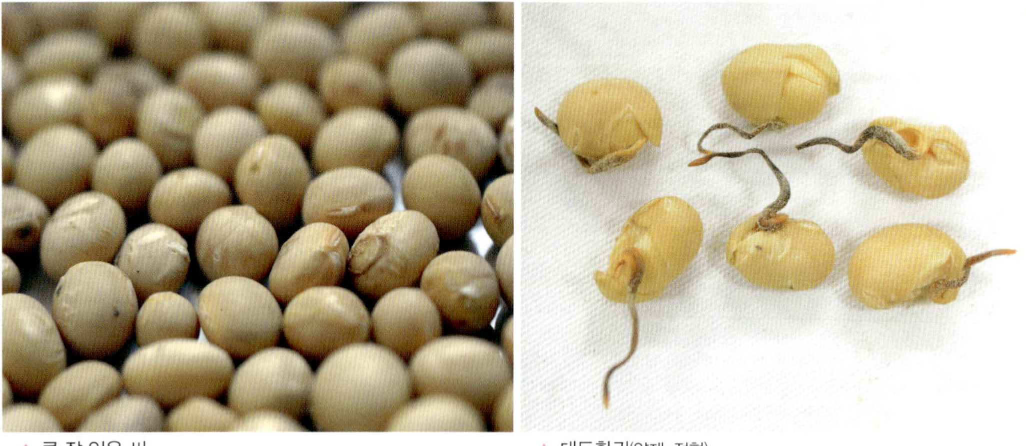

▲ 콩 잘 익은 씨

▲ 대두황권(약재, 전형)

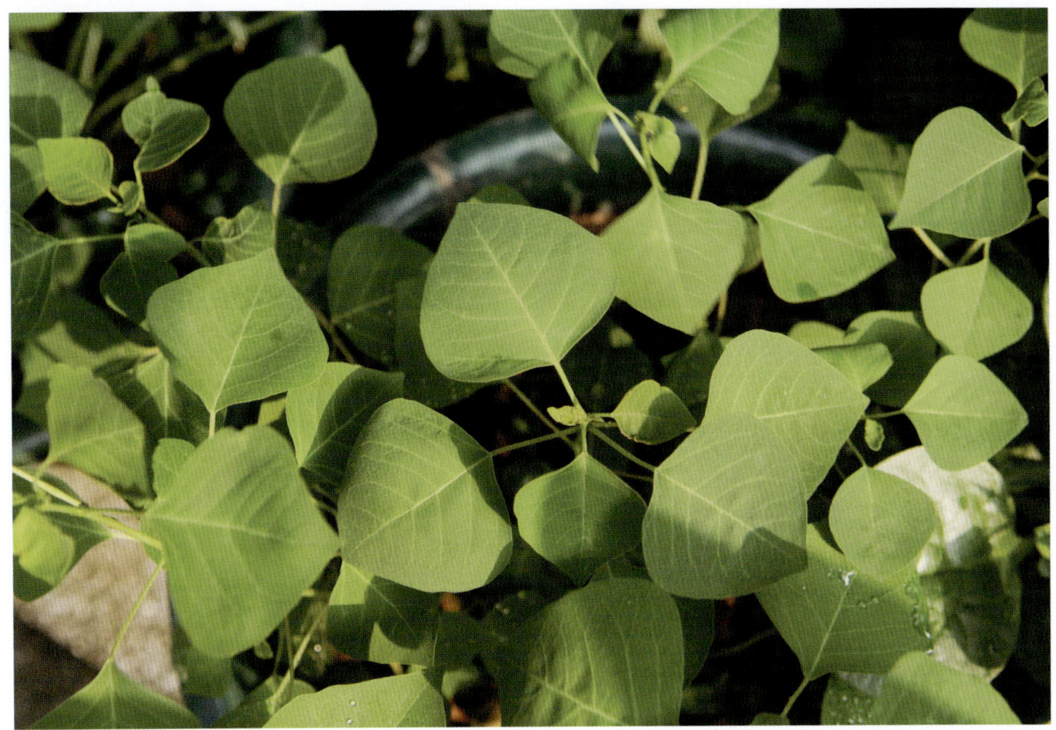

▲ 콩 잎

- **한방 작용부위(귀경, 歸經)** : 대두황권은 주로 비장, 위장, 폐 질환에 영향을 미친다.

- **한방 효능** : 열기를 식히고 체표에 있는 사기를 내보낸다(**清熱透表**, 청열투표). 습기를 없애고 기를 잘 통하게 한다(**除濕理氣**, 제습이기).

- **약효 해설** : 여름철 날씨가 매우 더워 생긴 병을 낫게 한다. 가슴이 답답하고 초조한 증상에 쓰인다. 뼈마디가 아픈 병증에 효과가 있다. 근육의 경련을 없앤다. 먹은 음식이 잘 내려가지 않아 위가 그득하고 답답한 증상을 치료한다. 소변이 잘 나오지 않는 증상에 사용한다.

- **임상응용** : 수종(水腫), 변비, 류머티즘, 배뇨곤란, 무릎통증에 쓴다.

| **북한에서의 효능** | 거서약으로서 서열을 없애고 오줌이 잘나가게 하며 풍습을 없애며 아픔을 멈춘다.

| **약용법** | 대두황권 9~15g을 물로 끓여 복용한다.

약초명

콩

약재명

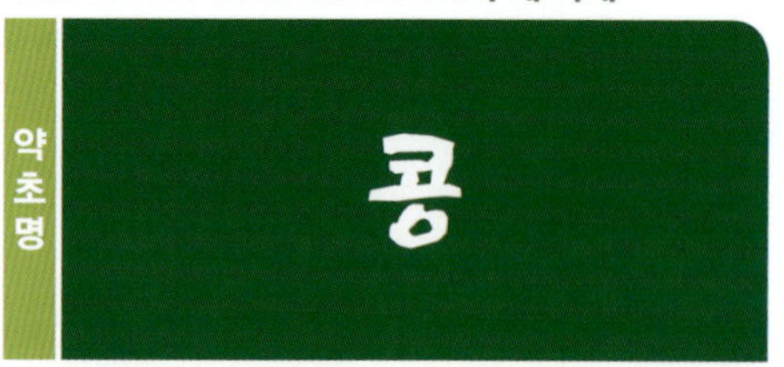

흑두 黑豆

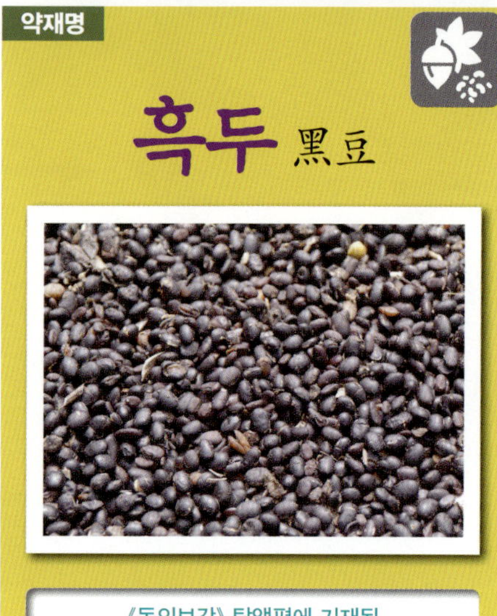

《동의보감》 탕액편에 기재된
조선시대(1610년)의 우리글 약초명

흰콩

약초명 및 학명

콩
Glycine max Merrill

과명

콩과

약용부위

씨(검은색)

| 약재의 조선시대 의서(醫書) 수재 |

흑두는 《동의보감》 탕액편(湯液篇)의 곡식부(部)와 《방약합편》의 숙두(菽豆, 두류)편에 수재되어 있다.

|《동의보감》 탕액편의 효능 |

대두(大豆, 콩 씨)는 성질이 보통이고[平] 맛은 달며[甘](짜다[鹹]고도 한다) 독이 없다. 오장(五藏)을 보하고 중초(中焦)와 십이경맥을 도와준다. 속을 고르게 하고 위와 대소장[腸胃]을 따뜻하게 한다. 오래 먹으면 몸무게가 늘어난다[본초]. ○ 콩에는 검은 것과 흰 것 2가지 종류가 있다. 검은 것은 약으로 쓰지만 흰 것은 약으로 쓰지 않고 식용한다[본초].

|《동의보감》 탕액편의 원문 |

대두(大豆) 흰콩 : 性平 味甘[一云鹹] 無毒. 補五藏 益中 助十二經脈. 調中 煖腸胃. 久服令人身重.[本草] ○ 豆有黑白二種. 黑者入藥 白者不用 但食之而已.[本草]

| 약초 · 약재의 해설 |

KHP에서 기원식물 콩의 학명이 '*Glycine max* Merrill'로 되어 있는데, 누락된 기본명 명명자를 포함해 올바르게 표기하면 *Glycine max* (L.) Merr. 이다.[참고문헌: 16]

| 식약처 인정 약초와 약재 |

○ 약초·약재의 식약처 공정서 수재 : 흑두는 식품의약품안전처의 의약품 공정서인 《대한민국약전외한약(생약)규격집(KHP)》에 수재되어

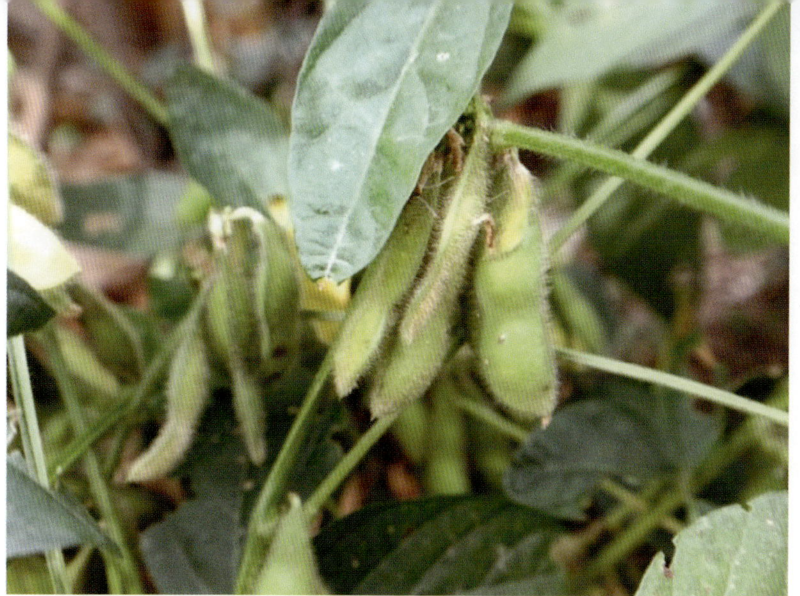

▲ 콩 열매

있다.

- ○ **약재의 라틴어 생약명** : Glycine Semen Nigra

- ○ **약재의 이명 또는 영명** : 흑대두(黑大豆), 오두(烏豆)

- ○ **식약처의 법정 기원식물과 약용부위** : 약재 흑두는 콩 *Glycine max* Merrill(콩과 Leguminosae)의 씨로 검은색을 쓴다.

- ○ **약재의 외부 형태** : 이 약은 씨로 난원형 또는 구형이며 지름 5~8mm이고, 바깥면은 검거나 얼룩이 있고 광택이 있다. 흰색의 배꼽점은 한쪽에 길게 자리잡고 있다.

- ○ **약재 저장법** : 밀폐용기(고형의 이물이 들어가는 것을 방지하고 내용의약품이 손실되지 않도록 보호할 수 있는 용기)

허준, 《원본 동의보감》, 682쪽, 남산당(2014)
《동의보감》 세갑술중동 내의원교정 완영중간(歲甲戌仲冬 內醫院校正 完營重刊) 영인본

| 약재의 효능 |

- ○ **한방 약미(藥味)와 약성(藥性)** : 맛은 달고 성질은 보통이다.

  + 한방 약미

酸	苦	甘	辛	鹹	澁	淡

  + 한방 약성

大寒	寒	微寒	凉	平	微溫	溫	熱	大熱

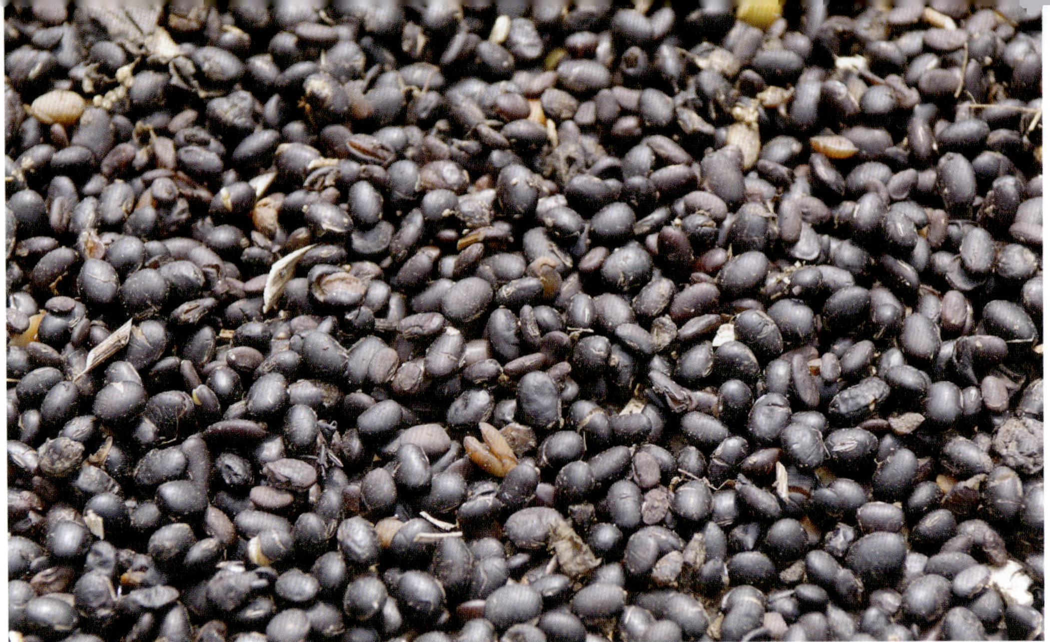

▲ 흑두(약재, 전형)

- **한방 작용부위(귀경, 歸經)** : 흑두는 주로 비장, 신장 질환에 영향을 미친다.

- **한방 효능** : 정기(精氣)를 보충하고 눈을 밝게 한다(益精明目, 익정명목). 혈열(血熱)을 식히고 풍(風)을 제거한다(涼血祛風, 양혈거풍). 소변을 잘 나오게 한다(利水, 이수). 독성을 없앤다(解毒, 해독).

- **약효 해설** : 손발이 저리고 나무처럼 뻣뻣해지는 병증에 사용한다. 신장의 기능이 허약해져서 나타나는 요통(腰痛)에 효과가 있다. 몸이 허해 기력이 없고 무덥지도 않은데 땀이 많이 나는 증상을 치료한다. 현기증이 나고 눈이 어두워 잘 보이지 않는 병증에 유효하다. 몸이 부으며 소변량이 적은 증상에 쓰인다.

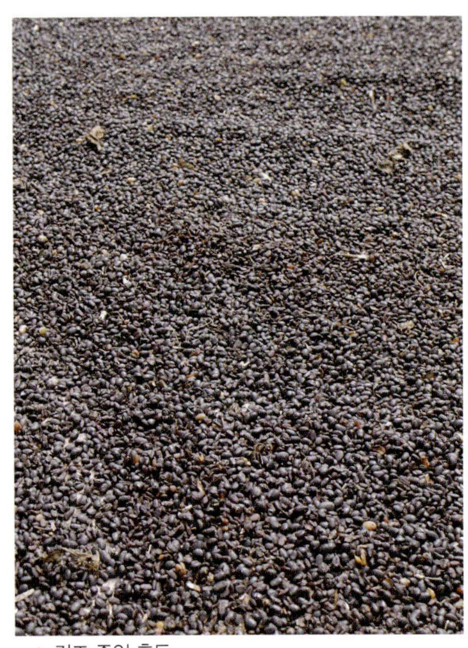

▲ 건조 중인 흑두

| **약용법** | 씨 9~30g을 물 800mL에 넣고 달여서 반으로 나누어 아침저녁으로 마시거나 또는 가루나 환(丸)으로 만들어 복용한다. 외용할 때는 적당량 사용한다.

약초명

큰조롱 (은조롱)

약재명

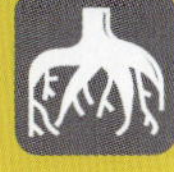

백수오 白首烏

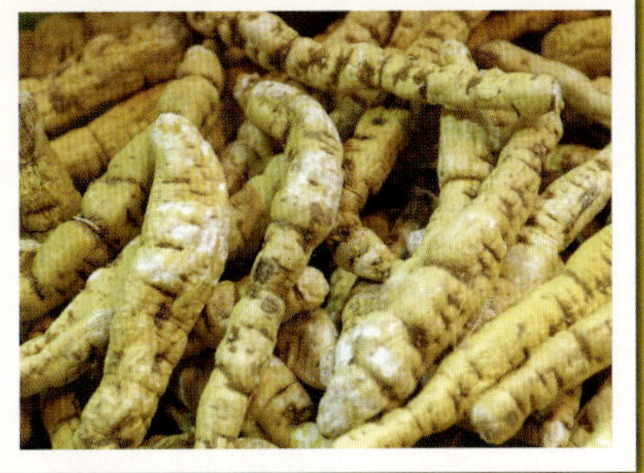

《동의보감》 탕액편에 기재된
조선시대(1610년)의 우리글 약초명

온죠롱(강원도), 새박불휘(황해도)

약초명 및 학명

큰조롱(은조롱)
Cynanchum wilfordii Hemsley

과명

박주가리과

약용부위

덩이뿌리

| 약재의 조선시대 의서(醫書) 수재 |

백수오는 《동의보감》 탕액편(湯液篇)의 풀부(部)에 수재되어 있다.

|《동의보감》 탕액편의 효능 |

하수오(何首烏, 큰조롱 덩이뿌리)의 성질은 보통이고[平] 따뜻하며[溫] 맛은 쓰고[苦] 떫으며[澁](달다[甘]고도 한다) 독이 없다. 나력(瘰癧), 옹종(癰腫)과 다섯 가지 치질을 치료한다. 오랜 허로로 여윈 것, 담(痰)이 옆구리로 가서 옆구리가 아픈 것, 풍허(風虛)로 몸이 몹시 상한 것을 낫게 한다. 부인의 출산 후 생긴 여러 가지 병과 적백대하를 치료한다. 혈기를 보하며 근육과 뼈를 튼튼하게 한다. 정수(精髓)를 보충하며 머리카락을 검게 한다. 또 안색을 좋게 하고 늙지 않게 하며 오래 살게 한다. ○ 원래 이름은 야교등(夜交藤)이다. 하수오(何首烏)라는 사람이 복용해서 하수오(何首烏)라고 하게 되었다. 이 사람은 태어날 때부터 생식기가 발달되지 못하여 나이가 들어서도 처자식이 없었다. 하루는 술에 취해 밭에 누워 있다가 같은 종류의 덩굴 두 그루의 싹이 서너번 서로 붙었다 떨어졌다 하는 것을 봤다. 괴이하게 여기고, 뿌리를 캐어 햇볕에 말린 후에 찧어서 가루 내어 술에 타 먹었다. 7일이 지나자 성욕이 느껴지고 100일이 되자 고질병이 모두 나았다. 10년 후에는 여러 명의 아들을 낳았고 130살까지 살았다.

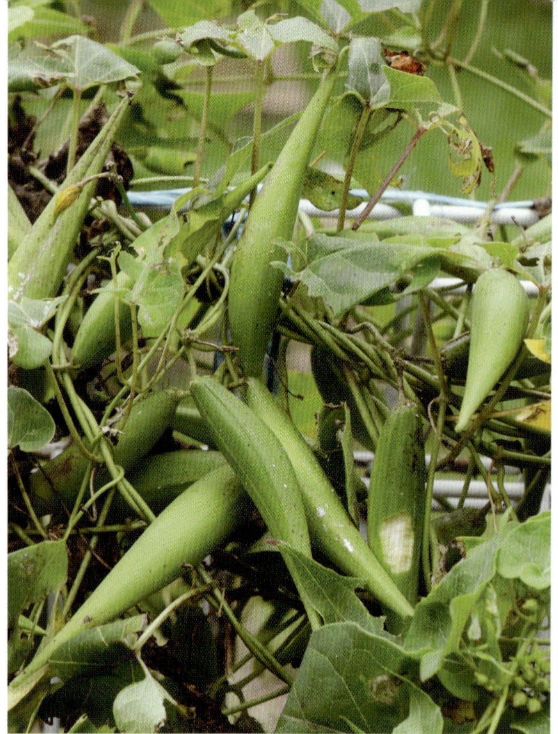

▲ 큰조롱(은조롱) 열매

何首烏

江原道名 온죠롱[云온죠롱] 黃海道名 새박불휘[州박불휘] 性平溫 味苦澁 无毒 主療瘰 消癰腫五痔 治積年勞瘦 痰癖風虛敗劣 療婦人産後諸疾 帶下赤白 益血氣 壯筋骨 塡精髓 黑毛髮 悅顔色 駐顔延年 ○ 本名夜交藤 因何首烏服而得名 此人生而闇弱 年老無妻子 一日醉臥田中 見一藤兩本異生 苗蔓相交 釋合三四心異之 遂採根暴乾 搗末酒服 七日而思人道 百日久疾皆愈 十年生數男 壽至一百三十歲 ○ 蔓紫 花黃白 葉如薯蕷而不光 生必相對 根大如拳 有赤白二種 赤者雄 白者雌 根形如鳥獸山岳之狀者 珍也 ○ 春末夏中初秋 候淸明日 兼雌雄採之 以竹刀或銅刀去皮 薄切 蒸暴 一名交藤 一名夜合 一名九眞藤 終始勿犯鐵 忌食葱蒜蘿蔔猪羊血无鱗魚 凡修合藥 須雌雄相合喫有驗 ○ 米泔浸一宿 切片 晒乾搗碎 如作丸則黑豆汁拌蒸 晒乾用 門入

허준, 《원본 동의보감》, 735쪽, 남산당(2014)
《동의보감》 세갑술중동 내의원교정 완영중간(歲甲戌仲冬 內醫院校正 完營重刊) 영인본

|《동의보감》 탕액편의 원문 |

하수오(何首鳥) 江原道名 온죠롱 黃海道名 새박불

휘 : 性平溫 味苦澁[一云甘] 無毒. 主療瘰癧. 消癰腫五痔. 治積年勞瘦 痰癖 風虛敗劣. 療婦人産後諸疾 帶下赤白. 益血氣 壯筋骨 塡精髓 黑毛髮 悅顔色 駐顔延年. ○ 本名夜交藤 因何首烏服而得名. 此人生而闇弱 年老無妻子. 一日醉臥田中 見一藤兩本異生 苗蔓相交 釋合三四心異之 遂採根暴乾 搗末酒服. 七日而思人道 百日久疾皆愈 十年生數男 壽至一百三十歲. ○ 蔓紫 花黃白 葉如薯蕷而不光 生必相對 根大如拳. 有赤白二種 赤者雄 白者雌. 根形如鳥獸山岳之狀者 珍也. ○ 春末夏中初秋 候淸明日 兼雌雄採之 以竹刀或銅刀去皮 薄切 蒸暴. 一名交藤 一名夜合 一名九眞藤. 終始勿犯鐵 忌食葱·蒜·蘿蔔·猪羊血·無鱗魚. 凡修合藥 須雌雄相合喫有驗.[本草] ○ 米泔浸一宿 切片 曬乾搗碎. 如作丸則黑豆汁拌蒸 曬乾用.[入門]

| 약초 · 약재의 해설 |

우리나라 '국가표준식물목록'에는 *Cynanchum wilfordii* (Maxim.) Maxim. ex Hook.f. 의 식

물명을 '큰조롱'으로 추천하고 있으며 '은조롱'은 비추천명이다.

| 식약처 인정 약초와 약재 |

- **약초·약재의 식약처 공정서 수재** : 백수오는 식품의약품안전처의 의약품 공정서인 《대한민국약전외한약(생약)규격집(KHP)》에 수재되어 있다.
- **약재의 라틴어 생약명** : Cynanchi Wilfordii Radix
- **식약처의 법정 기원식물과 약용부위** : 약재 백수오는 큰조롱(은조롱) *Cynanchum wilfordii* Hemsley(박주가리과 Asclepiadaceae)의 덩이뿌리이다.
- **약재의 외부 형태** : 이 약은 덩이뿌리로 원뿔 모양이고 길이 5~10cm, 지름 15~35mm이다. 바깥면은 회황색~황갈색이며 세로 주름이 많다.
- **약재 저장법** : 밀폐용기(고형의 이물이 들어가는 것을 방지하고 내용의약품이 손실되지 않도록 보호할 수 있는 용기)

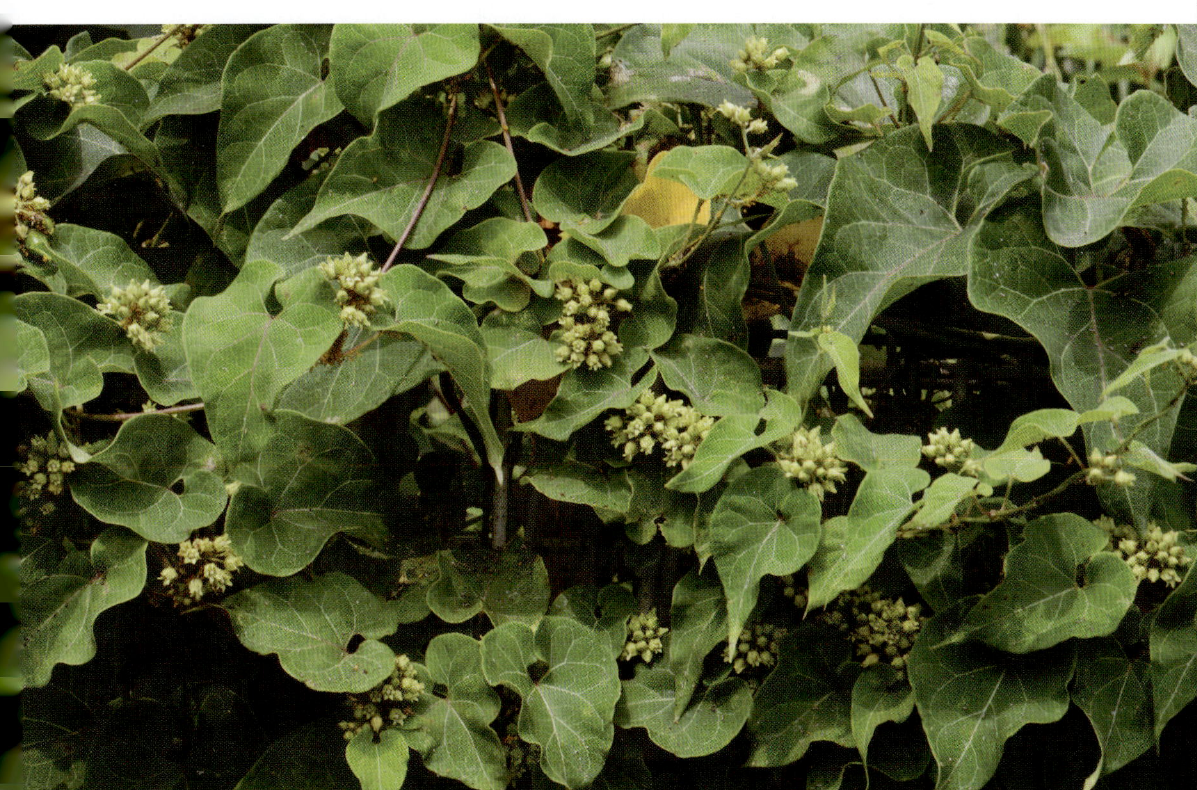

▲ 큰조롱(은조롱) 지상부

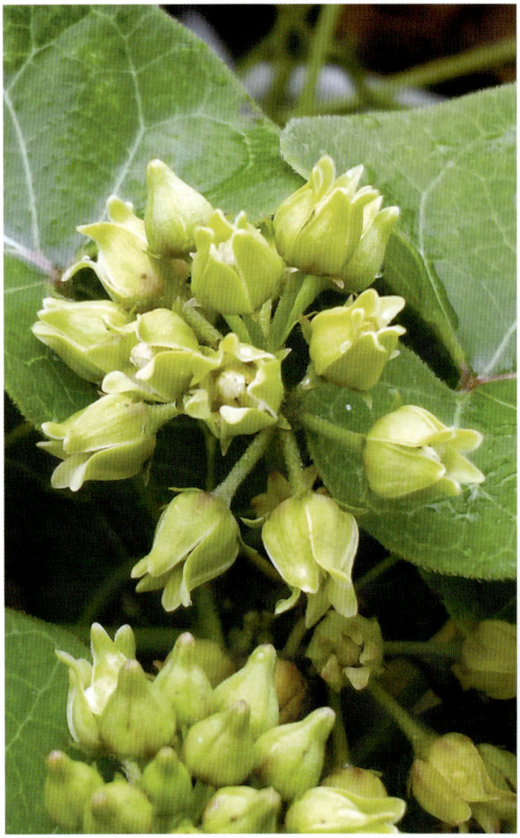

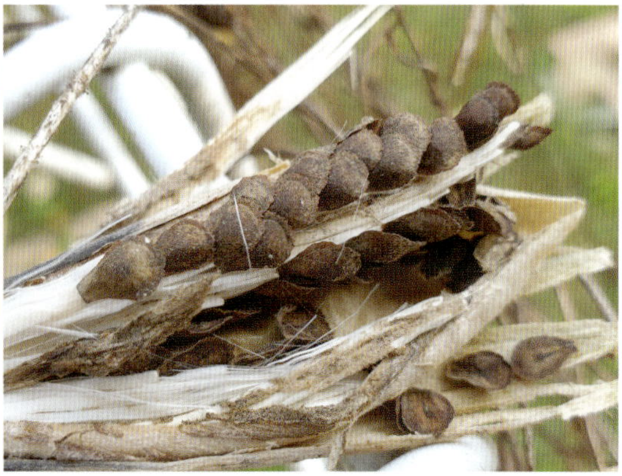

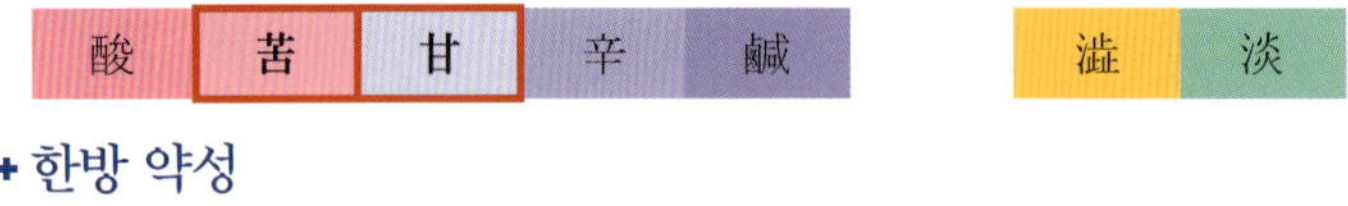

▲ 큰조롱(은조롱) 씨

▲ 큰조롱(은조롱) 꽃

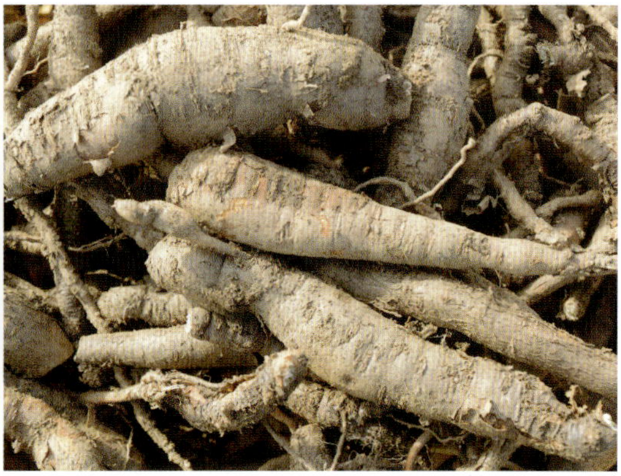

▲ 큰조롱(은조롱) 덩이뿌리(채취품)

| 약재의 효능 |

● **한방 효능 분류** : 보익약(補益藥, 보약) - 보혈약(補血藥, 혈액을 보하는 약)

● **한방 약미(藥味)와 약성(藥性)** : 맛은 달고 약간 쓰며 성질은 약간 따뜻하다.

+ 한방 약미

| 酸 | **苦** | **甘** | 辛 | 鹹 | | 澁 | 淡 |

+ 한방 약성

| 大寒 | 寒 | 微寒 | 凉 | 平 | **微溫** | 溫 | 熱 | 大熱 |

● **한방 작용부위(귀경, 歸經)** : 백수오는 주로 간장, 신장, 비장 질환에 영향을 미친다.

● **한방 효능** : 간(肝)과 신(腎)을 보한다(補肝腎, 보간신). 근육과 뼈를 튼튼하게 한다(强筋

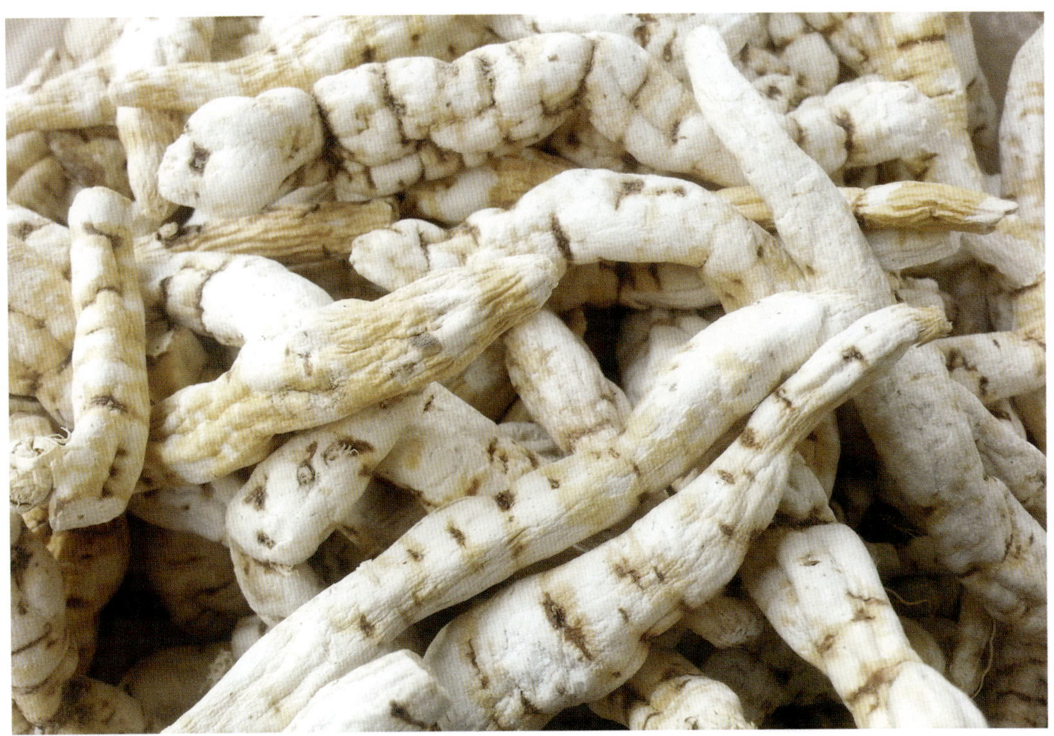

▲ 백수오(약재, 전형)

骨, 강근골), 비위(脾胃)를 건강하게 한다(健脾胃, 건비위). 독성을 없앤다(解毒, 해독).

○ **약효 해설** : 머리카락과 수염이 회백색으로 변하는 증상에 유효하다. 발기부전, 무의식 중에 정액이 나오는 증상에 사용한다. 머리가 어지럽고 정신이 없으면서 눈에 꽃 같은 물체가 보이는 증상을 치료한다. 숙면을 이루지 못하면서 건망증이 있는 증상을 낫게 한다. 출산 후에 젖이 적게 나오는 증상에 쓴다. 복부가 부르고 그득한 증상에 활용한다. 식욕부진, 빈혈, 치질 치료에 도움이 된다.

| **북한에서의 효능** | 보혈약으로서 피를 보하고 간, 신을 보하며 힘줄과 뼈를 든든하게 하고 정을 보한다. 그리고 머리칼을 검게 하고 대변을 잘 누게 하며 종처를 낫게 한다.

| **약용법** | 덩이뿌리 9~15g을 물 800mL에 넣고 달여서 반으로 나누어 아침저녁으로 마신다. 외용할 때는 신선한 덩이뿌리를 짓찧어서 환부에 붙인다.

탱자나무

지실 枳實

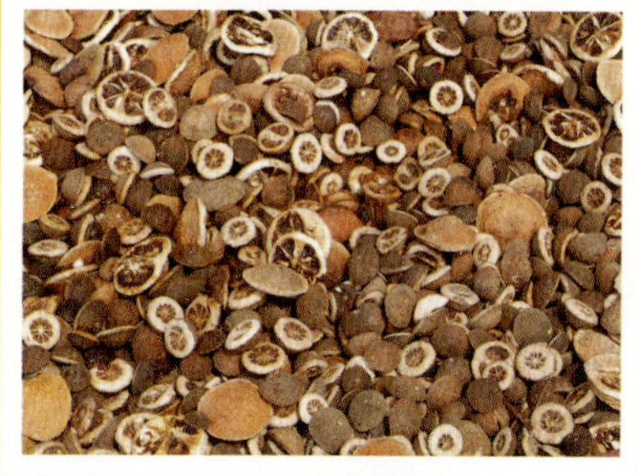

《동의보감》 탕액편에 기재된
조선시대(1610년)의 우리글 약초명

팅_ᄌ여름

약초명 및 학명

탱자나무
Poncirus trifoliata Rafinesque

과명

운향과

약용부위

익지 않은 열매

| 약재의 조선시대 의서(醫書) 수재 |

지실은 《동의보감》 탕액편(湯液篇)의 나무부(部)와 《방약합편》의 관목(灌木)편에 수재되어 있다.

|《동의보감》 탕액편의 효능 |

지실(枳實, 탱자나무 익지 않은 열매)의 성질은 차며[寒](약간 차다[微寒]고도 한다) 맛은 쓰고[苦] 시며[酸](쓰고[苦] 맵다[辛]고도 한다) 독이 없다. 피부가 심하게 가려운 데 주로 쓴다. 담(痰)이 옆구리로 가서 옆구리가 아픈 것을 치료한다. 배가 몹시 부르며 속이 그득한 감을 주는 것, 명치가 답답하고 아픈 것을 낫게 하고 오랜 식체를 삭인다. ○ 귤나무와 비슷하나 약간 작다. 잎은 등자나무와 비슷하고 가시가 많다. 봄에 흰 꽃이 피고 가을에 열매가 익는다. 음력 7~8월에 따서 햇볕에 말린다.

|《동의보감》 탕액편의 원문 |

지실(枳實) 팅_ᄌ여름 : 性寒[一云微寒] 味苦酸 [一云苦辛] 無毒. 主皮膚苦痒. 除痰癖 消脹滿 心下痞痛 消宿食. ○ 木如橘而小 葉如根 多刺. 春生白花 至秋結實. 七八月採 暴乾. ○ 以翻肚 如盆口脣狀 須陳久者 爲勝. ○ 古云 橘渡淮爲枳. 又云 江南爲橘 江北爲枳. 今江南俱有橘枳 江北有枳無橘 此是別種 非關變也.[本草] ○ 枳實瀉痰 有衝墻倒壁之功. 水浸去瓤 麩炒用.[入門] ○ 枳實不去瓤 其效更速.[丹心]

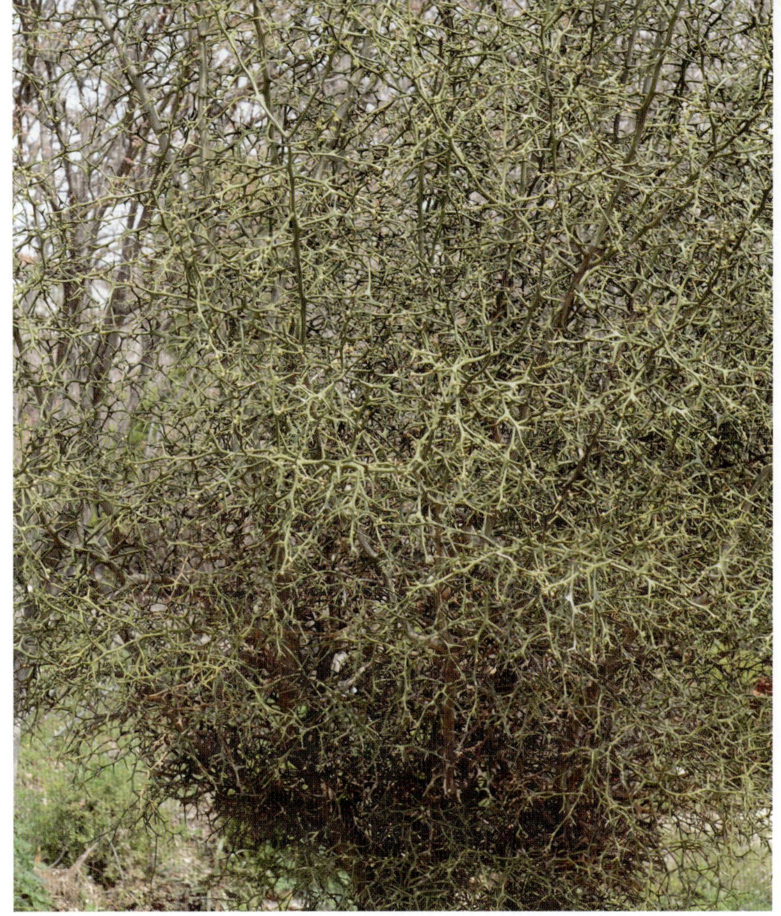

▲ 탱자나무 나무모양

枳實 팅ㅈ여름
性寒微寒味苦酸辛無毒 ○主皮膚而苦
弈除痰癖消腹滿心下痞痛消宿食 ○木如橘
乾小○葉以榝根多如剌盆口白花至陳久者實爲勝○月古採云暴
有橘橙渡枳淮江北有又枳云無橘橘此爲是橘別江種北非爲關枳要今也江鮮南○
燮枳實瀉痰○枳衝實不去瓤其功效更速瀉

허준, 《원본 동의보감》, 742쪽, 남산당(2014)
《동의보감》 세갑술중동 내의원교정 완영중간(歲甲戌仲冬 內醫院校正 完營重刊) 영인본

| 약초 · 약재의 해설 |

《북한약전》에서 지실의 기원식물은 우리 공정서와 달리 탱자나무 [*Poncirus trifoliata* (L.) Raf.]와 광귤나무(*Citrus aurantium* L.)의 2종이다.

| 식약처 인정 약초와 약재 |

- **약초·약재의 식약처 공정서 수재 :** 지실은 식품의약품안전처의 의약품 공정서인 《대한민국약전(KP)》에 수재되어 있다.
- **약재의 라틴어 생약명 :** Ponciri Fructus Immaturus
- **약재의 이명 또는 영명 :** Poncirus Immature Fruit
- **식약처의 법정 기원식물과 약용부위 :** 약재 지실은 탱자나무 *Poncirus trifoliata* Rafinesque(운향과 Rutaceae)의 익지 않은 열매이다.

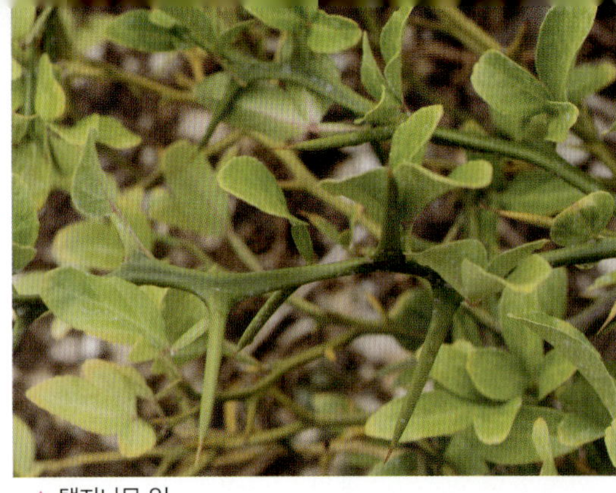
▲ 탱자나무 잎

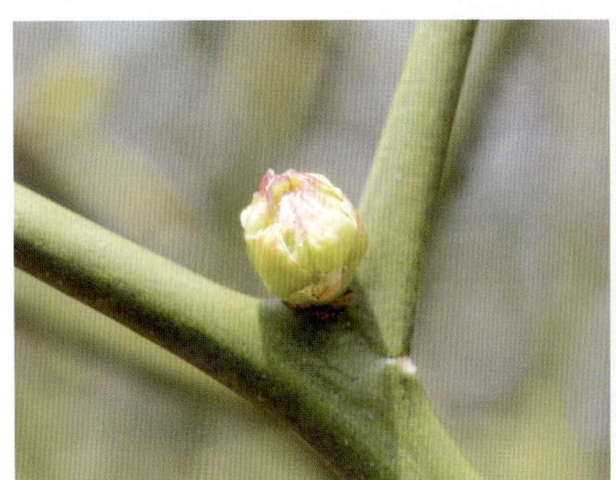
▲ 탱자나무 가시

▲ 탱자나무 꽃봉오리

▲ 탱자나무 꽃

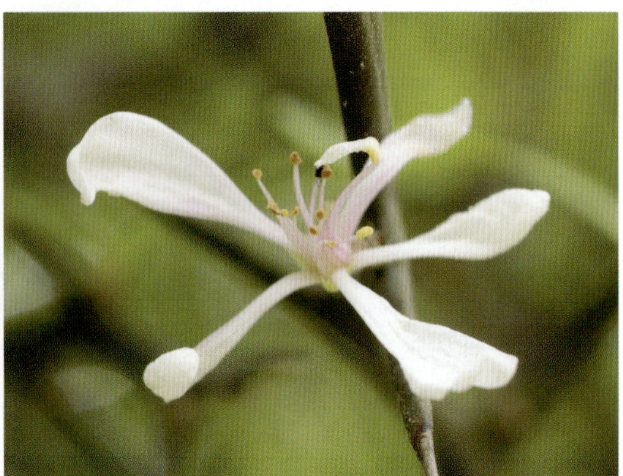

○ **약재의 외부 형태 :** 이 약은 열매로 거의 구형이고 지름은 1~2cm이다. 바깥면은 갈색~진한 갈색을 띠며 거칠고 유실에 의한 오목한 작은 점이 많으며 연한 녹색의 털이 있다.

○ **약재 저장법 :** 밀폐용기(고형의 이물이 들어가는 것을 방지하고 내용의약품이 손실되지 않도록 보호할 수 있는 용기)

| **약재의 효능** |

○ **한방 효능 분류 :** 이기약(理氣藥, 기운이 잘 흐르게 하는 약)

○ **한방 약미(藥味)와 약성(藥性) :** 맛은 쓰고 매우며 성질은 차다.

+ 한방 약미

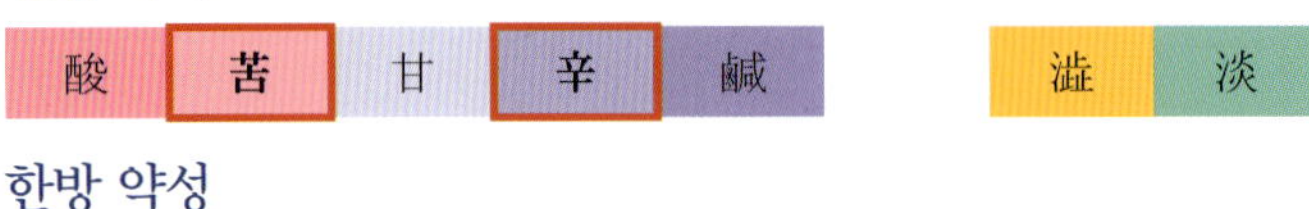

+ 한방 약성

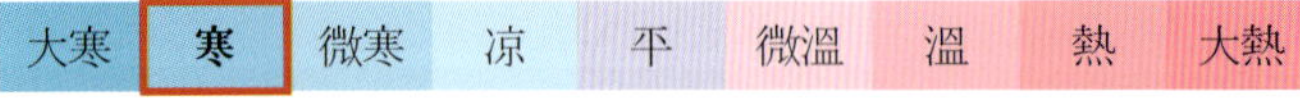

702

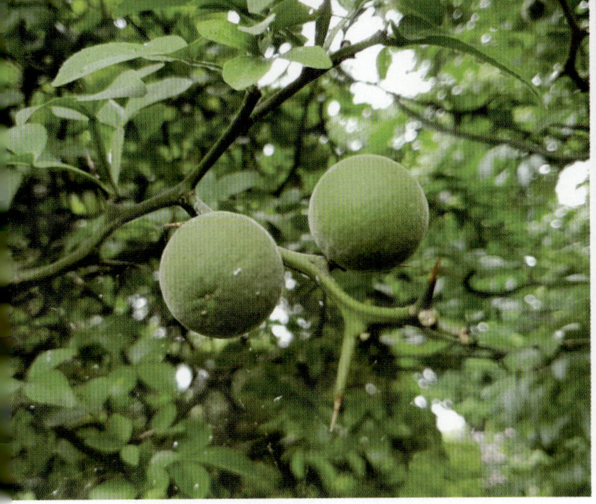
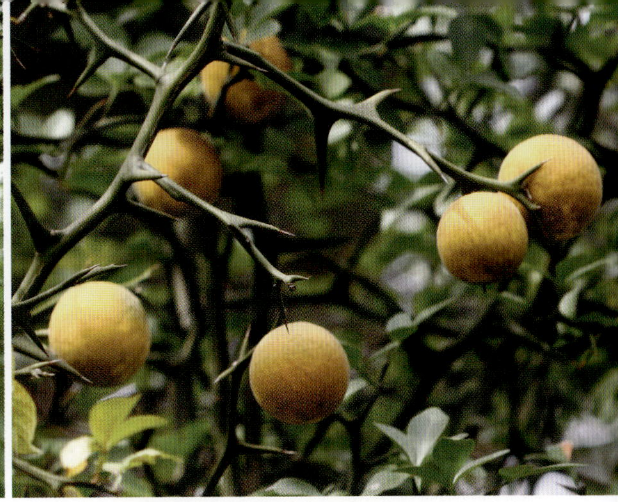

▲ 탱자나무 덜 익은 열매　　　　　▲ 탱자나무 익은 열매

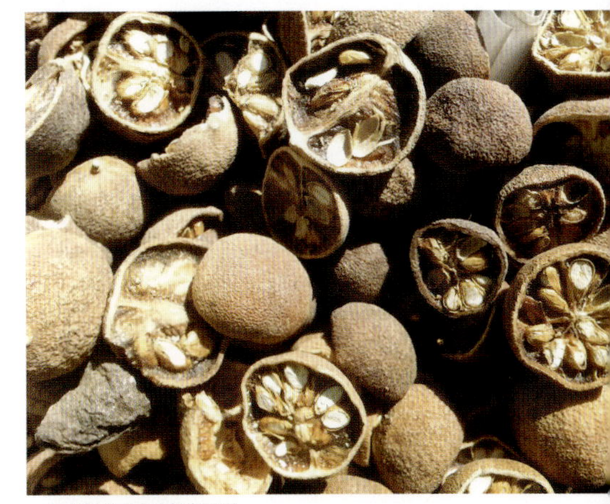

- **한방 작용부위**(귀경, 歸經) : 지실은 주로 비장, 위장, 대장 질환에 영향을 미친다.
- **한방 효능** : 기가 뭉친 것을 깨뜨리고 배 속에 덩어리가 생겨 아픈 증상인 적취(積聚)를 가라앉힌다(破氣消積, 파기소적). 가래를 녹이고 가슴 답답함을 없앤다(化痰除痞, 화담제비).
- **약효 해설** : 방향성 고미건위제로 소화불량에 쓰인다. 가슴이 막히는 듯하면서 아픈 증상에 유효하다. 위(胃)하수, 자궁하수, 탈항(脫肛)을 치료한다. 변비, 몸이 붓는 증상에 유효하다.

▲ 탱자나무 열매(약재)

- **임상응용** : 소화불량, 식욕부진, 복통, 변비, 하리, 복부가 비정상적으로 불룩 나온 증상, 위통에 쓴다.

| **북한에서의 효능** | 리기약으로서 비위의 기를 잘 통하게 하고 기가 뭉친것을 흩어지게 하며 소화를 돕고 속이 트직한 증상을 낫게 하며 가래를 삭인다.

| **약용법** | 열매 3~10g을 물 800mL에 넣고 달여서 반으로 나누어 아침저녁으로 마시거나 또는 가루나 환(丸)으로 만들어 복용한다. 외용할 때는 적당량 사용한다.

| **주의사항** | 임신부에게는 쓰지 않는다.

약초명

통탈목

약재명

통초 通草

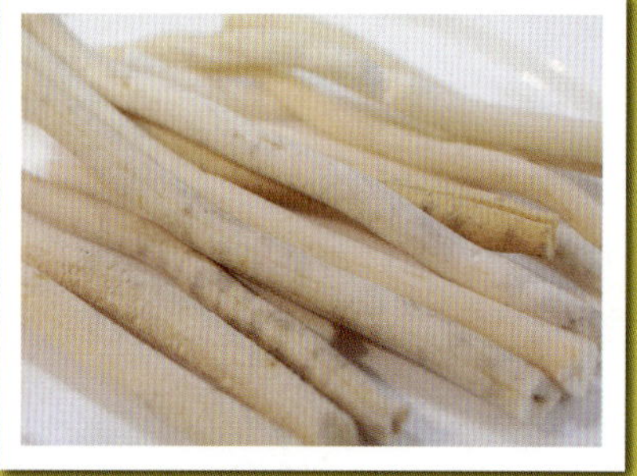

《동의보감》 탕액편에 기재된
조선시대(1610년)의 우리글 약초명

으흐름너츌

《동의보감》 탕액편의 통초 항목에 목통과 통초가 함께
설명되어 있다.

약초명 및 학명

통탈목
Tetrapanax papyriferus K. Koch

과명

두릅나무과

약용부위

줄기의 수(髓, 연한 조직으로 구성되어 있는
비섬유상 세포)

| 약재의 조선시대 의서(醫書) 수재 |

통초는 《동의보감》 탕액편(湯液篇)의 풀부(部)
와 《방약합편》의 만초(蔓草, 덩굴풀)편에 수재
되어 있다.

|《동의보감》 탕액편의 효능 | 《동의보감》 탕액편의 통

초 항목에 목통과 통초가 함께 설명되어 있다.

통초(通草, 통탈목 줄기의 수, 으름덩굴 줄기)의
성질은 보통이고[平](약간 차다[微寒]고도 한다)
맛은 맵고[辛] 달며[甘] 독이 없다. 다섯 가지
임병[五淋]을 낮게 하고 소변을 잘 나오게 한
다. 소변이 잘 나오지 않는 것과 구토가 멎지
않는 것이 동시에 나타나는 증상을 낮게 한다.
몸이 붓는 것을 낮게 하며 가슴이 답답하면서
열나는 증상을 없앤다. 몸에 있는 9개의 구멍
을 잘 통하게 한다. 목소리를 잘 나오게 하고
비달(脾疸)로 잠을 많이 자는 것을 낮게 한다.
유산시키고 삼충(三蟲)도 죽인다. ○ 산에서 손
가락 굵기의 덩굴로 자란다. 마디마다 2~3개
의 잎자루가 붙어 있다. 각 잎자루에는 5개의
잎이 달렸고 열매가 맺히는데 작은 모과[木瓜,
목과]와 비슷하다. 씨는 검고 속은 희며 먹어
보면 단맛이 있다. 이것을 연복자(燕覆子)라고
한다. 음력 정월, 2월에 가지를 베어 그늘에서
말린다.

|《동의보감》 탕액편의 원문 |

통초(通草) 으흐름너츌 : 性平 [一云微寒] 味辛
甘 無毒. 治五淋 利小便 開關格. 治水腫 除煩
熱 通利九竅 出音聲. 療脾疸常欲眠 墮胎 去

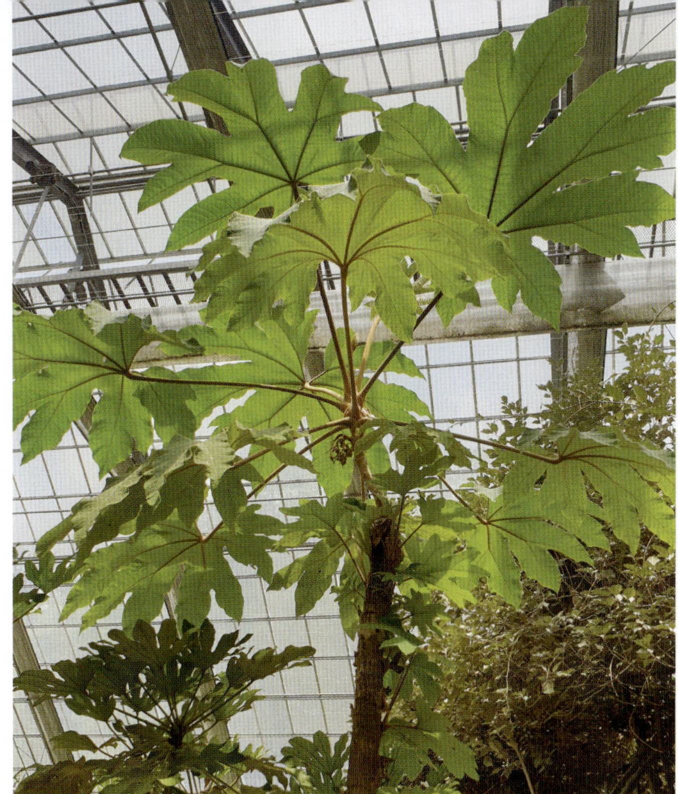
▲ 통탈목 나무모양

三蟲. ○ 生山中 作藤蔓 大如指. 每節有二三枝 枝頭出 五葉 結實如小木瓜 核黑瓤白 食之甘美. 謂之鷰覆子. 正 月二月採枝 陰乾. ○ 莖有細孔 兩頭皆通 含一頭吹之 則 氣出彼頭者 良.[本草] ○ 通草卽木通也. 心空有瓣 輕白可愛. 去皮節生用. 通行十二經 故名爲通草.[入門] ○ 木通 性平味甘而淡. 主小便不利. 導小腸熱 通經利竅.[湯液] ○ 木通通草 乃一物也. 處處有之. 江原道出一種藤 名爲木通 色黃味苦 瀉濕熱 通水道 有 效. 治瘡亦效 別是一物也. 或云 名爲木防己 瀉濕爲最.[俗方]

허준, 《원본 동의보감》, 727쪽, 남산당(2014)
《동의보감》 세갑술중동 내의원교정 완영중간(歲
甲戌仲冬 內醫院校正 完營重刊) 영인본

| 약초 · 약재의 해설 |

《동의보감》 탕액편의 '통초(通草) 으흐름너출' 항목에 통초와 목통이 함께 기술되어 있다.

| 식약처 인정 약초와 약재 |

● **약초·약재의 식약처 공정서 수재** : 통초는 식품의약품안전처의 의약품 공정서인 《대한민 국약전외한약(생약)규격집(KHP)》에 수재되어 있다.

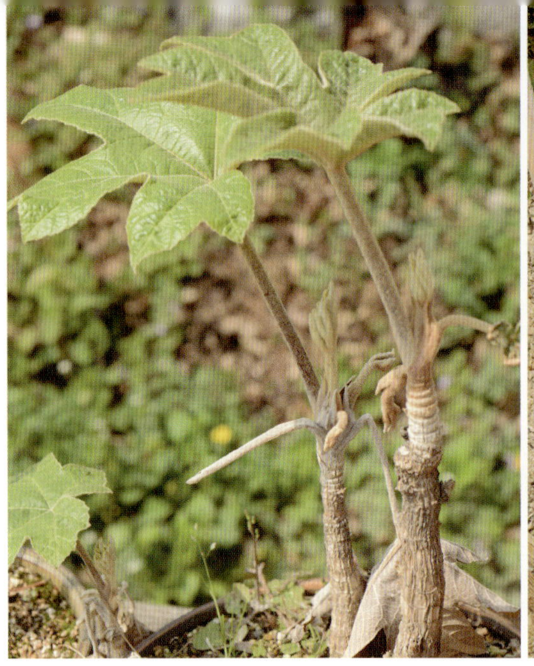

▲ 통탈목 어린 나무

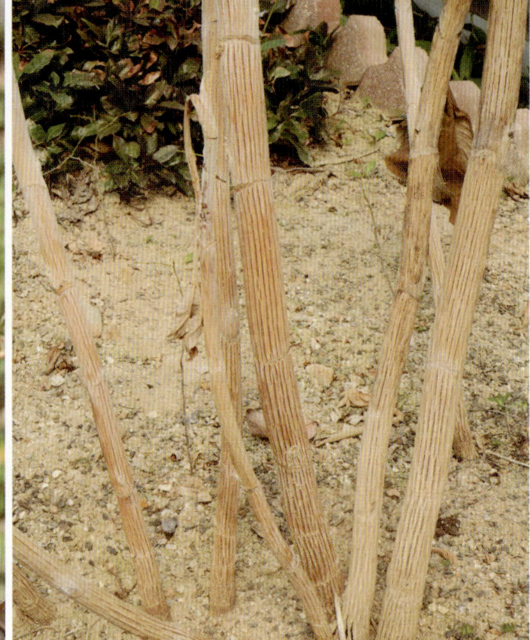

▲ 통탈목 줄기

- **약재의 라틴어 생약명** : Tetrapanacis Medulla
- **식약처의 법정 기원식물과 약용부위** : 약재 통초는 통탈목 *Tetrapanax papyriferus* K. Koch(두릅나무과 Araliaceae)의 줄기의 수(髓)이다.
- **약재의 외부 형태** : 이 약은 줄기의 수(髓)로 원기둥 모양이며 지름 12~40mm이다. 색은 유백색이다.
- **약재 저장법** : 밀폐용기(고형의 이물이 들어가는 것을 방지하고 내용의약품이 손실되지 않도록 보호할 수 있는 용기)

| 약재의 효능 |

- **한방 효능 분류** : 이수삼습약(利水滲濕藥, 소변을 잘 나가게 하는 약) - 이뇨통림약(利尿通淋藥, 소변을 잘 나가게 하고 요로 염증을 해소하는 약)
- **한방 약미(藥味)와 약성(藥性)** : 맛은 달고 싱거우며 성질은 약간 차다.

  + 한방 약미

  | 酸 | 苦 | **甘** | 辛 | 鹹 | | 澁 | **淡** |

  + 한방 약성

  | 大寒 | 寒 | **微寒** | 凉 | 平 | 微溫 | 溫 | 熱 | 大熱 |

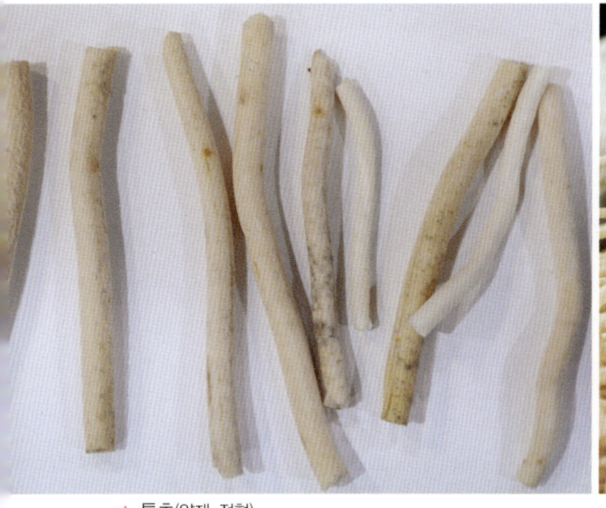

▲ 통초(약재, 전형)

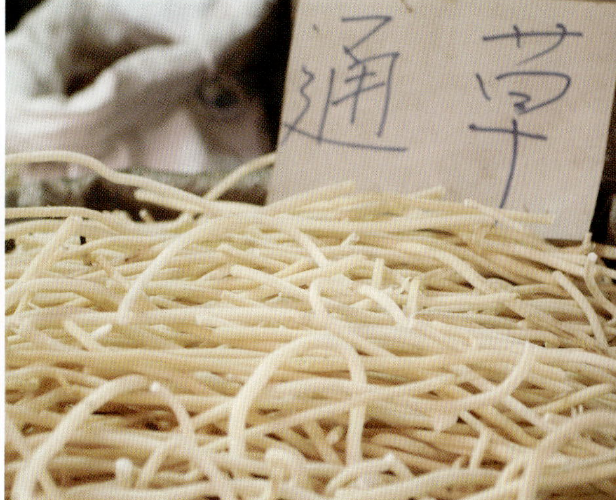

▲ 통초(약재, 판매품, 중국)

- **한방 작용부위(귀경, 歸經)** : 통초는 주로 폐, 위장 질환에 영향을 미친다.
- **한방 효능** : 열기를 식히고 소변이 잘 나오게 한다(淸熱利尿, 청열이뇨). 기운을 잘 통하게 하고 젖이 잘 나오게 한다(通氣下乳, 통기하유).
- **약효 해설** : 산후에 젖이 잘 나오지 않는 증상에 활용한다. 소변이 시원하게 나오지 않고 찔끔거리며 양이 적고 붉은 증상을 치료한다. 임질에 유효하다. 황달과 자궁에서 분비물이 나오는 증상에 사용한다.

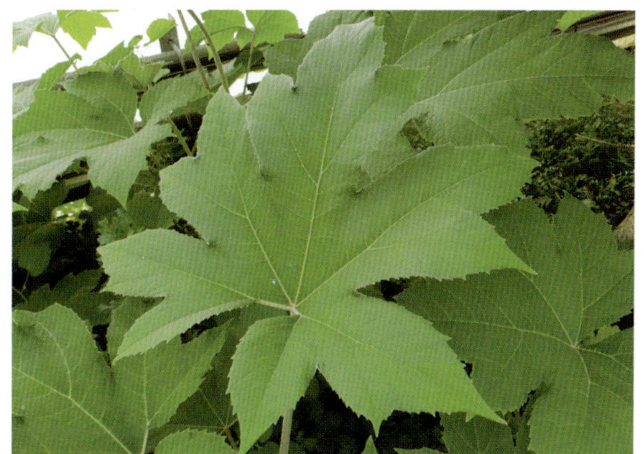

▲ 통탈목 잎

| **약용법** | 줄기의 수(髓) 3~5g을 물 800mL에 넣고 달여서 반으로 나누어 아침저녁으로 마신다.

| **주의사항** | 임신부는 사용을 삼간다.

약초명

약재명

총백 葱白

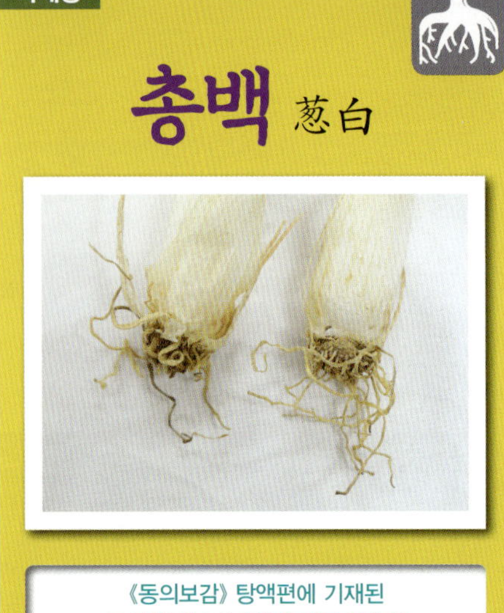

《동의보감》 탕액편에 기재된
조선시대(1610년)의 우리글 약초명

파흰밑

약초명 및 학명

파
Allium fistulosum Linné

과명

백합과

약용부위

신선한 비늘줄기

| 약재의 조선시대 의서(醫書) 수재 |

총백은 《동의보감》 탕액편(湯液篇)의 채소부(部)와 《방약합편》의 훈신채(葷辛菜, 매운맛이 나는 채소)편에 수재되어 있다.

|《동의보감》 탕액편의 효능 |

총백(葱白, 파 비늘줄기)은 성질이 서늘하고[凉](보통이다[平]고도 한다) 맛이 매우며[辛] 독이 없다. 상한(傷寒)으로 추웠다 열이 나는 것, 중풍으로 얼굴과 눈이 붓는 것에 쓴다. 목 안이 벌겋게 붓고 아프며 막힌 감이 있는 증상을 치료한다. 태아를 편안하게 하며 눈을 밝게 한다. 간에 있는 나쁜 기운을 없애며 오장(五藏)을 고르게 한다. 온갖 약독(藥毒)을 없애고 대소변을 잘 나오게 한다. 아랫배에서 생긴 통증이 명치까지 치밀어 오르는 증상을 낫게 한다. 각기를 치료한다. ○ 어느 곳에나 다 심는데 겨울에 먹는 것이 좋다. 그리고 반드시 양념으로 쓰되 많이 먹지 말아야 한다. 관절을 벌어지게 하고 땀이 나게 하여 사람을 허하게 만들기 때문이다.

|《동의보감》 탕액편의 원문 |

총백(葱白) 파흰밑 : 性凉[一云平] 味辛 無毒. 主傷寒寒熱 中風面目腫. 療喉痺 安胎 歸目 除肝邪 利五藏 殺百藥毒 通大小便. 治奔豚脚氣. ○ 處處種之 宜冬月食. 只可和五味用之 不宜多食. 盖開骨節 出汗虛人故爾. ○ 一名凍葱 謂經冬不死. 分莖栽蒔而無子也. 食用入藥 最善. ○ 此物 大抵以發散爲功 多食昏人

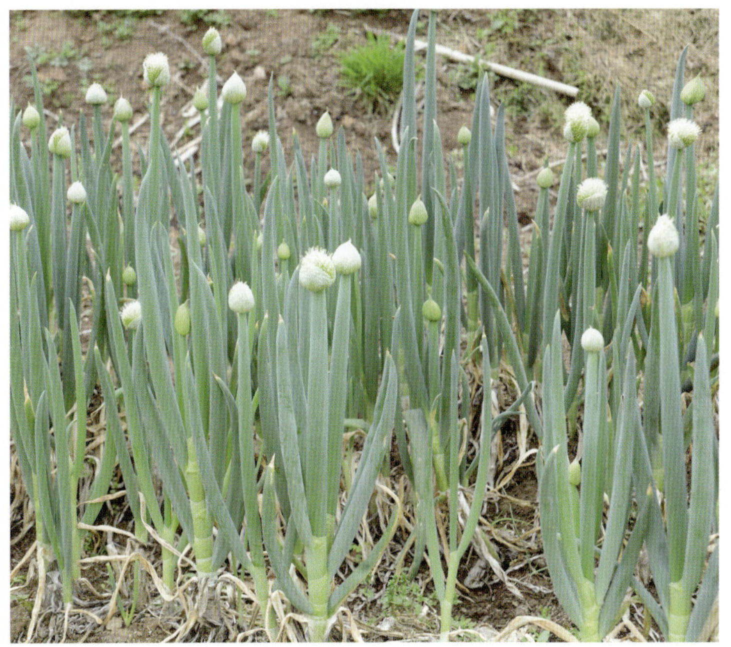

▲ 파 재배지

葱白 파흰밑
性凉〔一云平〕味辛無毒主傷寒寒熱中風面
目腫喉痺安胎明目除肝邪利五藏發百藥毒
通大小便治奔豚肺氣○處處種之空冬月食只
可和五味用之不空多食盡開骨節出汗虛人食故只
爾○一名凍葱謂此物冬不死分莖裁爲蒔而無子也
食用○入藥最善葱○謂此物冬大不死以分莖裁爲功多食昏也
○葱者菜之伯雖臭而有用消金玉成漿以韓○入
下手之太陽也經足陽明經風以通和上

허준, 《원본 동의보감》, 717쪽, 남산당(2014)

《동의보감》 세갑술중동 내의원교정 완영 중간(歲甲戌仲冬 內醫院校正 完營重刊) 영인본

神. 且白冷而青熱. 傷寒藥去青葉者 以其熱也. ○ 葱者菜之伯 雖臭而有用. 消金玉成漿.[本草] ○ 入手太陰經·足陽明經 以通上下之陽也. 專主發散風寒.[湯液]

| 식약처 인정 약초와 약재 |

- **약초·약재의 식약처 공정서 수재** : 총백은 식품의약품안전처의 의약품 공정서인 《대한민국약전외한약(생약)규격집(KHP)》에 수재되어 있다.

- **약재의 라틴어 생약명** : Allii Fistulosi Bulbus

- **약재의 이명 또는 영명** : 파뿌리, Ciboule Root, Fistular Onion Stalk

- **식약처의 법정 기원식물과 약용부위** : 약재 총백은 파 *Allium fistulosum* Linné(백합과 Liliaceae)의 신선한 비늘줄기이다.

- **약재의 외부 형태** : 이 약은 비늘줄기로 원기둥 모양이며, 한쪽 끝에는 가는뿌리가 여러 개 붙어 있고 다른 쪽은 동심원으로 된 잘린 자리가 있다. 바깥면은 흰색이며 세로로 된 가는 평행맥(나란히맥)이 뚜렷하다.

- **약재 저장법 :** 밀폐용기(고형의 이물이 들어가는 것을 방지하고 내용의약품이 손실되지 않도록 보호할 수 있는 용기)

| 약재의 효능 |

- **한방 효능 분류 :** 해표약[解表藥, (땀을 내어) 체표를 풀어주는 약] - 발산풍한약(發散風寒藥, 체표에 머물러 있는 차가운 기운을 발산시키는 약)

- **한방 약미(藥味)와 약성(藥性) :** 맛은 맵고 성질은 따뜻하다.

  + 한방 약미

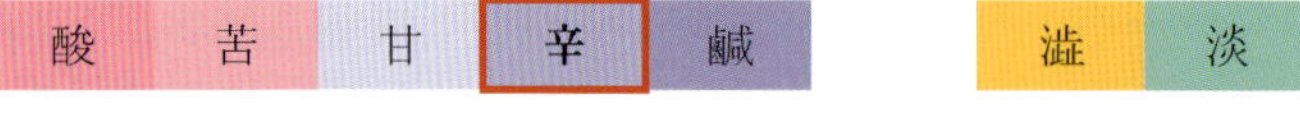

| 酸 | 苦 | 甘 | **辛** | 鹹 | | 澁 | 淡 |

  + 한방 약성

| 大寒 | 寒 | 微寒 | 凉 | 平 | 微溫 | **溫** | 熱 | 大熱 |

- **한방 작용부위(귀경, 歸經) :** 총백은 주로 폐, 위장 질환에 영향을 미친다.

- **한방 효능 :** 땀을 내어 체표에 있는 사기(邪氣)를 없앤다(發表, 발표). 양기를 잘 통하게

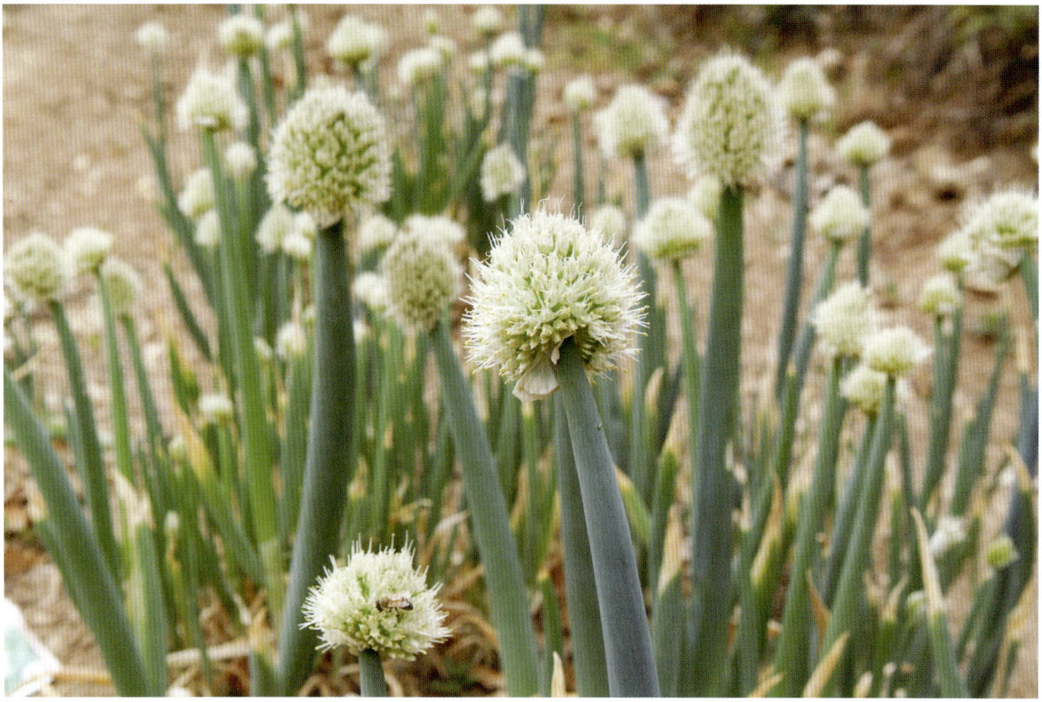

▲ 파 꽃

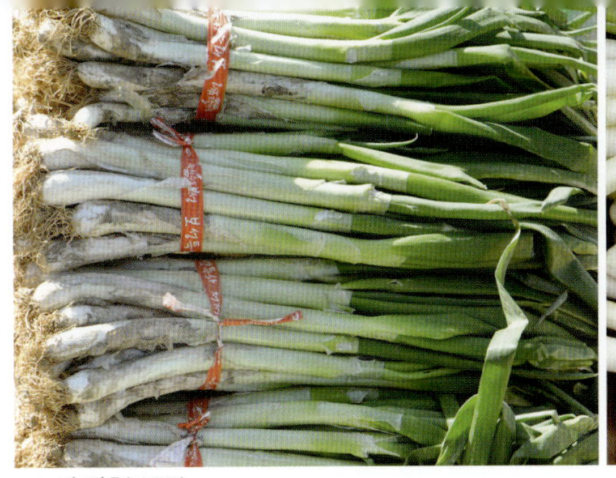

▲ 파 전초(판매품)

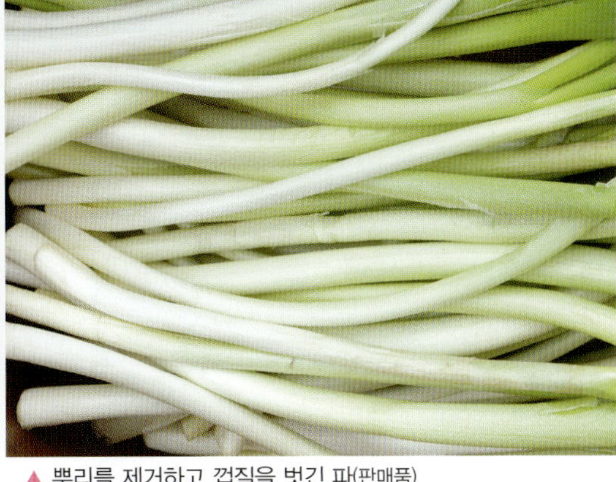

▲ 뿌리를 제거하고 껍질을 벗긴 파(판매품)

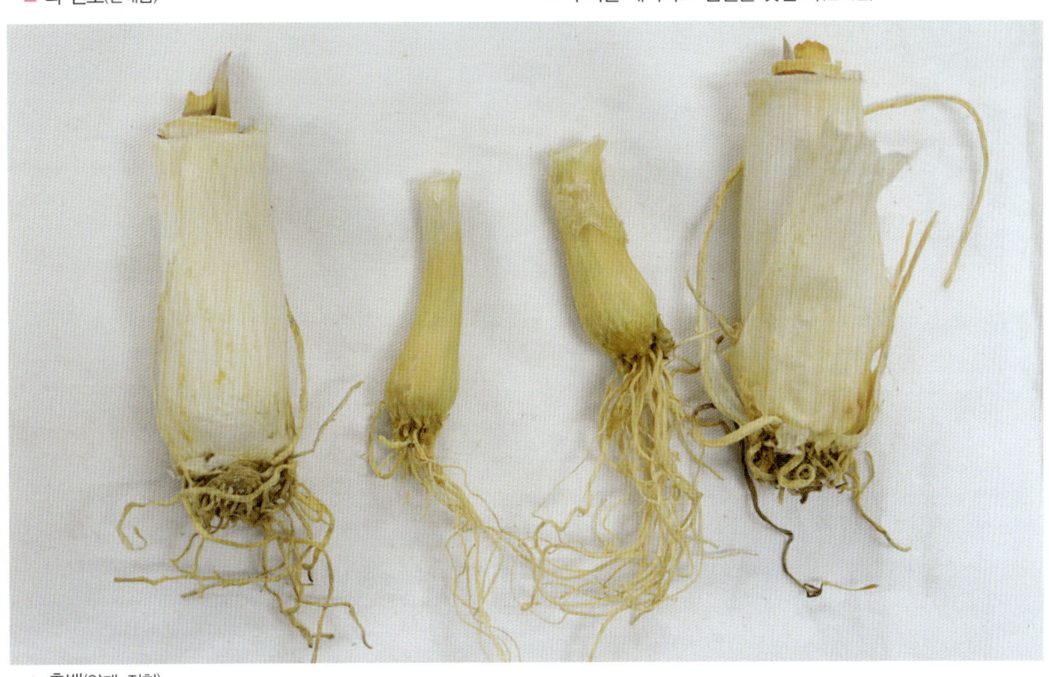

▲ 총백(약재, 전형)

한다(通陽, 통양). 독성을 없앤다(解毒, 해독). 기생충을 죽인다(殺蟲, 살충).

● **약효 해설** : 열이 나고 추운 증상에 쓰인다. 소화불량, 사지냉증에 효과가 있다. 두통, 대소변 불통, 이질, 부스럼을 치료한다.

| **약용법** | 비늘줄기 9~15g을 물 800mL에 넣고 달여서 반으로 나누어 아침저녁으로 마시거나 술에 담가 복용한다. 외용할 때는 적당량을 짓찧어서 환부에 붙인다.

약초명

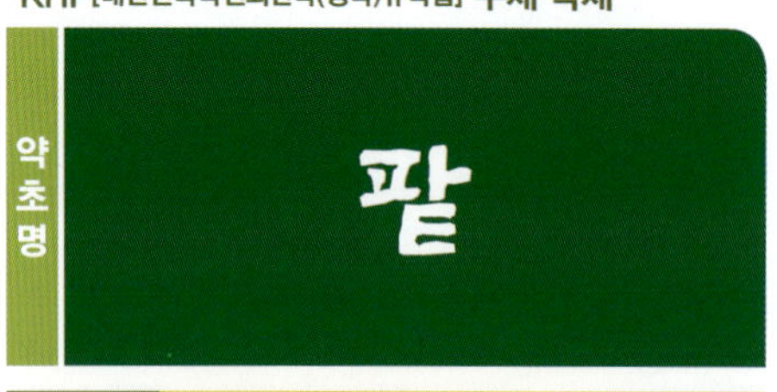

약재명

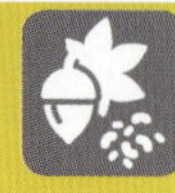

적소두 赤小豆

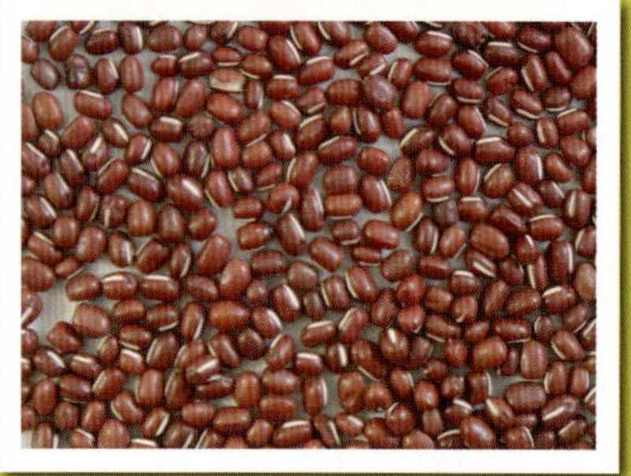

《동의보감》 탕액편에 기재된
조선시대(1610년)의 우리글 약초명

블근ᄑᆞᆺ

약초명 및 학명
팥
Vigna angularis (Willd.) Ohwi & H. Ohashi

과명
콩과

약용부위
씨

| 약재의 조선시대 의서(醫書) 수재 |

적소두는 《동의보감》 탕액편(湯液篇)의 곡식부(部)와 《방약합편》의 숙두(菽豆, 두류)편에 수재되어 있다.

| 《동의보감》 탕액편의 효능 |

적소두(赤小豆, 팥 씨)는 성질이 보통이고[平](약간 차다[微寒]고도 하고 따뜻하다[溫]고도 한다) 맛이 달면서[甘] 시고[酸] 독이 없다. 물을 빠지게 하며 옹종(癰腫)과 피고름을 나가게 한다. 소갈(消渴)을 치료하고 설사를 멎게 하며 소변을 잘 나오게 한다. 몸이 붓는 것 그리고 배가 몹시 부르며 속이 그득한 감을 주는 것을 낫게 한다[본초]. ○ 열로 인한 옹종(癰腫)을 없애고 어혈을 깨뜨린다[본초].

| 《동의보감》 탕액편의 원문 |

적소두(赤小豆) 블근ᄑᆞᆺ : 性平[一云微寒 一云溫] 味甘酸 無毒. 主下水 排癰腫膿血. 治消渴 止泄 利小便 下水腫脹滿.[本草] ○ 消熱癰腫 散惡血.[本草] ○ 小豆 性逐津液 主水氣 脚氣方最要. 行水 通氣 盪脾之劑 久服令人黑瘦枯燥.[入門] ○ 入藥 宜用早種色赤者 晚種者力弱.[本草] ○ 赤小豆陰中之陽 解小麥毒.[湯液]

| 식약처 인정 약초와 약재 |

○ 약초·약재의 식약처 공정서 수재 : 적소두는 식품의약품안전처의 의약품 공정서인 《대한민국약전외한약(생약)규격집(KHP)》에 수재되어 있다.

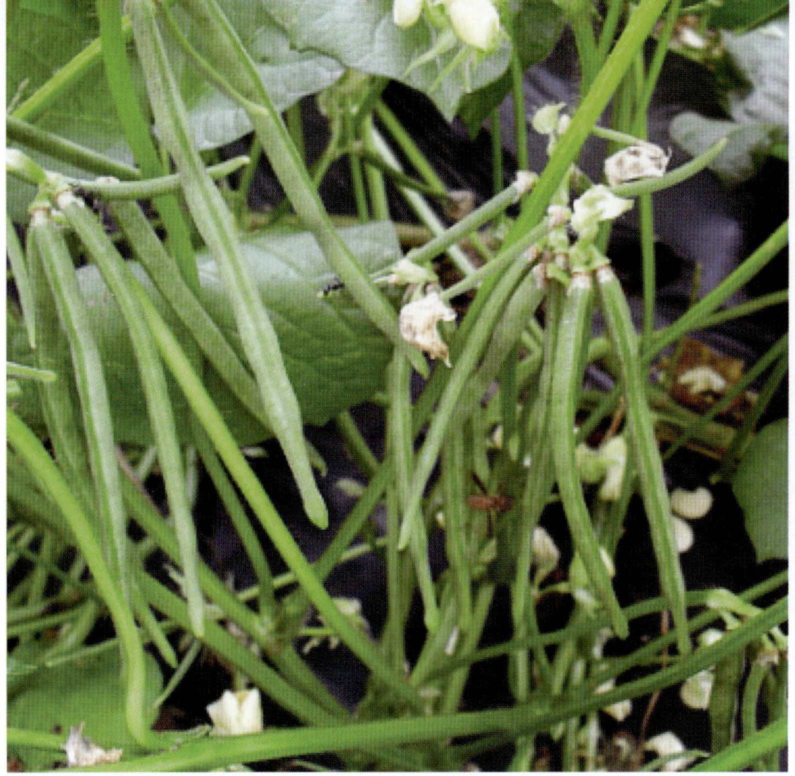

▲ 팥 열매

허준, 《원본 동의보감》,
682쪽, 남산당(2014)
《동의보감》 세갑술중동 내의
원교정 완영중간(歲甲戌仲冬
內醫院校正 完營重刊) 영인본

- 약재의 라틴어 생약명 : Vignae Angularis Semen
- 약재의 이명 또는 영명 : 적두(赤豆)
- 식약처의 법정 기원식물과 약용부위 : 약재 적소두는 팥 *Vigna angularis* (Willd.) Ohwi & H. Ohashi 또는 덩굴팥 *Vigna umbellata* (Thunb.) Ohwi & H. Ohashi(콩과 Leguminosae)의 씨이다.
- 약재의 외부 형태 : 팥의 씨는 원기둥 모양이고 양쪽 끝은 비교적 납작하거나 둔한 원형이다. 바깥면은 어두운 적갈색이고 배꼽점은 돌기되어 있지 않으며 중간의 세로 도랑도 뚜렷하지 않다.
- 약재 저장법 : 밀폐용기(고형의 이물이 들어가는 것을 방지하고 내용의약품이 손실되지 않도록 보호할 수 있는 용기)

| 약재의 효능 |

- 한방 효능 분류 : 이수삼습약(利水滲濕藥, 소변을 잘 나가게 하는 약) - 이수퇴종약(利水退腫藥, 소변을 잘 나가게 하여 부종을 가라앉히는 약)

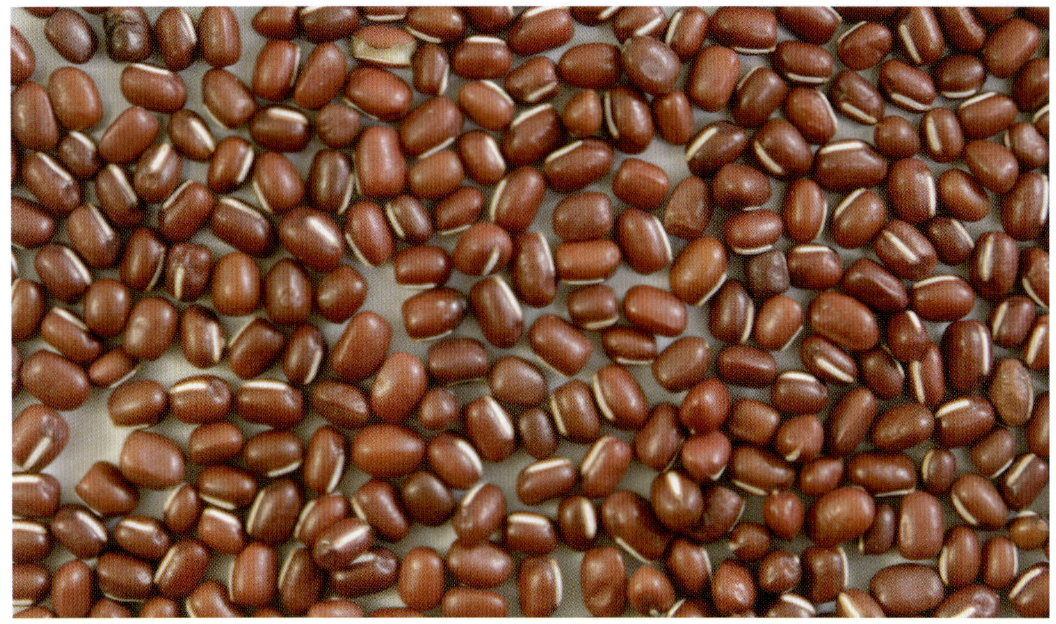

▲ 적소두(약재, 전형)

● **한방 약미(藥味)와 약성(藥性)** : 맛은 달고 시며 성질은 보통이다.

  + 한방 약미

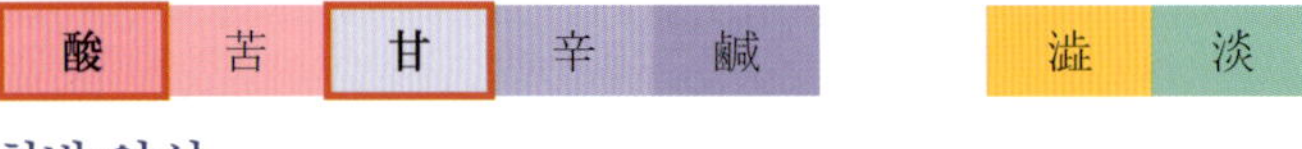

  + 한방 약성

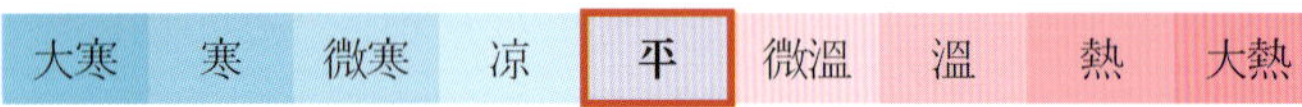

● **한방 작용부위(귀경, 歸經)** : 적소두는 주로 심장, 소장 질환에 영향을 미친다.

● **한방 효능** : 소변을 잘 나오게 하고 부종을 가라앉힌다(利水消腫, 이수소종). 해독하고 고름을 배출시킨다(解毒排膿, 해독배농).

● **약효 해설** : 몸이 붓고 배가 몹시 불러 오면서 속이 그득한 증상을 치료한다. 혈변(血便), 황달에 사용한다. 팔다리를 잘 쓰지 못하고 마비되며 아픈 증상에 유효하다.

● **임상응용** : 부종, 소변량 감소, 황달, 각기, 피부 화농증에 쓴다.

| **약용법** | 씨 9~30g을 물 800mL에 넣고 달여서 반으로 나누어 아침저녁으로 마신다. 외용할 때는 적당량을 가루 내어 환부에 붙인다.

714

약초명

편두

약재명

백편두 白扁豆

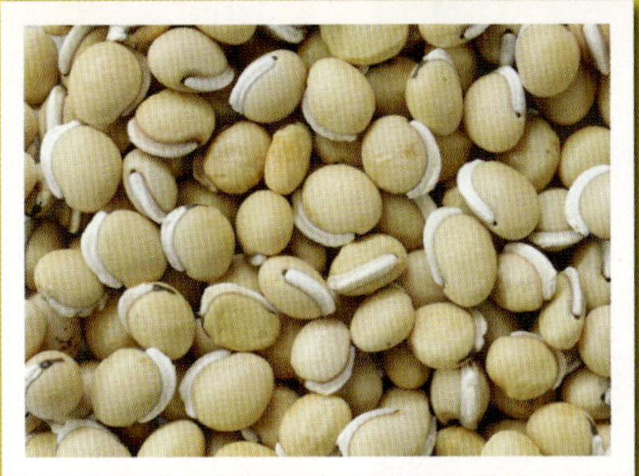

《동의보감》 탕액편에 기재된
조선시대(1610년)의 우리글 약초명

변두콩

약초명 및 학명
편두(扁豆)
Dolichos lablab Linné

과명
콩과

약용부위
잘 익은 씨

| 약재의 조선시대 의서(醫書) 수재 |

백편두는 《동의보감》 탕액편(湯液篇)의 곡식부(部)와 《방약합편》의 만초(蔓草, 덩굴풀)편에 수재되어 있다.

|《동의보감》 탕액편의 효능 |

변두(藊豆, 까치콩 잘 익은 씨)는 성질이 약간 따뜻하고[微溫](약간 차다[微寒]고도 하고 보통이다[平]고도 한다) 맛이 달며[甘] 독이 없다. 속을 조화롭게 하고 기를 내린다[和中下氣]. 곽란(霍亂)으로 토하고 설사하는 것이 멎지 않는 것과 쥐가 나는 것을 치료한다[본초]. ○ 열매에는 검은 것과 흰 것의 2가지가 있다. 흰 것은 성질이 따뜻하고 검은 것은 약간 차다. 약으로는 반드시 흰 것을 써야 한다[본초].

|《동의보감》 탕액편의 원문 |

변두(藊豆) **변두콩** : 性微溫[一云微寒 一云平] 味甘 無毒. 主和中下氣. 療霍亂吐利不止 轉筋.[本草] ○ 其實有黑白二種 白者溫而黑者小冷 入藥當用白者.[本草] ○ 亦名鵲豆 以其黑 間而有白道 如鵲也.[本草] ○ 解一切草木毒及酒毒 亦解河㹠毒.[本草] ○ 凡使去皮 生薑汁拌 炒用.[入門] ○ 患寒熱者 不可食.[本草] ○ 卽白扁豆也.[本草]

| 식약처 인정 약초와 약재 |

● **약초·약재의 식약처 공정서 수재** : 백편두는 식품의약품안전처의 의약품 공정서인 《대한민국약전(KP)》에 수재되어 있다.

● **약재의 라틴어 생약명** : Dolichoris Semen

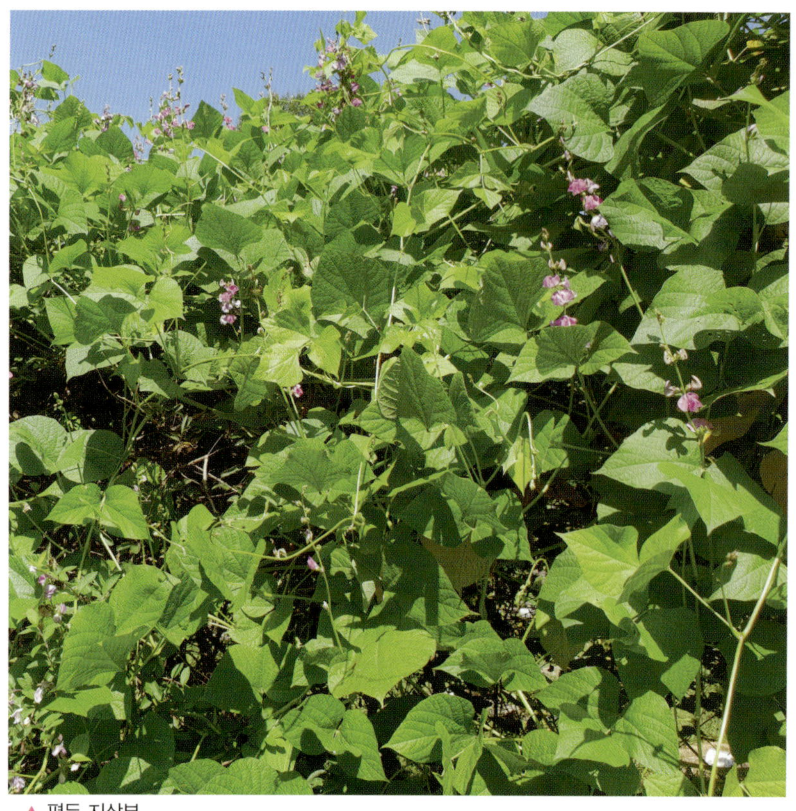

▲ 편두 지상부

허준, 《원본 동의보감》, 684쪽, 남산당(2014)
《동의보감》 세갑술중동 내의원교정 완영중간(歲甲戌仲冬 內醫院校正 完營重刊) 영인본

- ○ **약재의 이명 또는 영명** : Dolichos Seed
- ○ **식약처의 법정 기원식물과 약용부위** : 약재 백편두는 편두(扁豆) *Dolichos lablab* Linné(콩과 Leguminosae)의 잘 익은 씨이다.
- ○ **약재의 외부 형태** : 이 약은 씨로 납작한 타원형~납작한 난원형이다. 바깥면은 황백색이고 평활하며 광택이 있고 한쪽 가장자리에는 눈썹 모양으로 융기된 흰색의 종침(種枕)이 있다.
- ○ **약재 저장법** : 밀폐용기(고형의 이물이 들어가는 것을 방지하고 내용의약품이 손실되지 않도록 보호할 수 있는 용기)

| 약재의 효능 |

- ○ **한방 효능 분류** : 보익약(補益藥, 보약) - 보기약(補氣藥, 기운을 보하는 약)

- 한방 약미(藥味)와 약성(藥性) : 맛은 달고 성질은 약간 따뜻하다.

  + 한방 약미

  | 酸 | 苦 | **甘** | 辛 | 鹹 | | 澁 | 淡 |

  + 한방 약성

  | 大寒 | 寒 | 微寒 | 凉 | 平 | **微溫** | 溫 | 熱 | 大熱 |

- 한방 작용부위(귀경, 歸經) : 백편두는 주로 비장, 위장 질환에 영향을 미친다.

- 한방 효능 : 비(脾)를 건강하게 하여 습사(濕邪)를 제거한다(健脾化濕, 건비화습). 배 속을 편안하게 하고 더위를 가시게 한다(和中消暑, 화중소서).

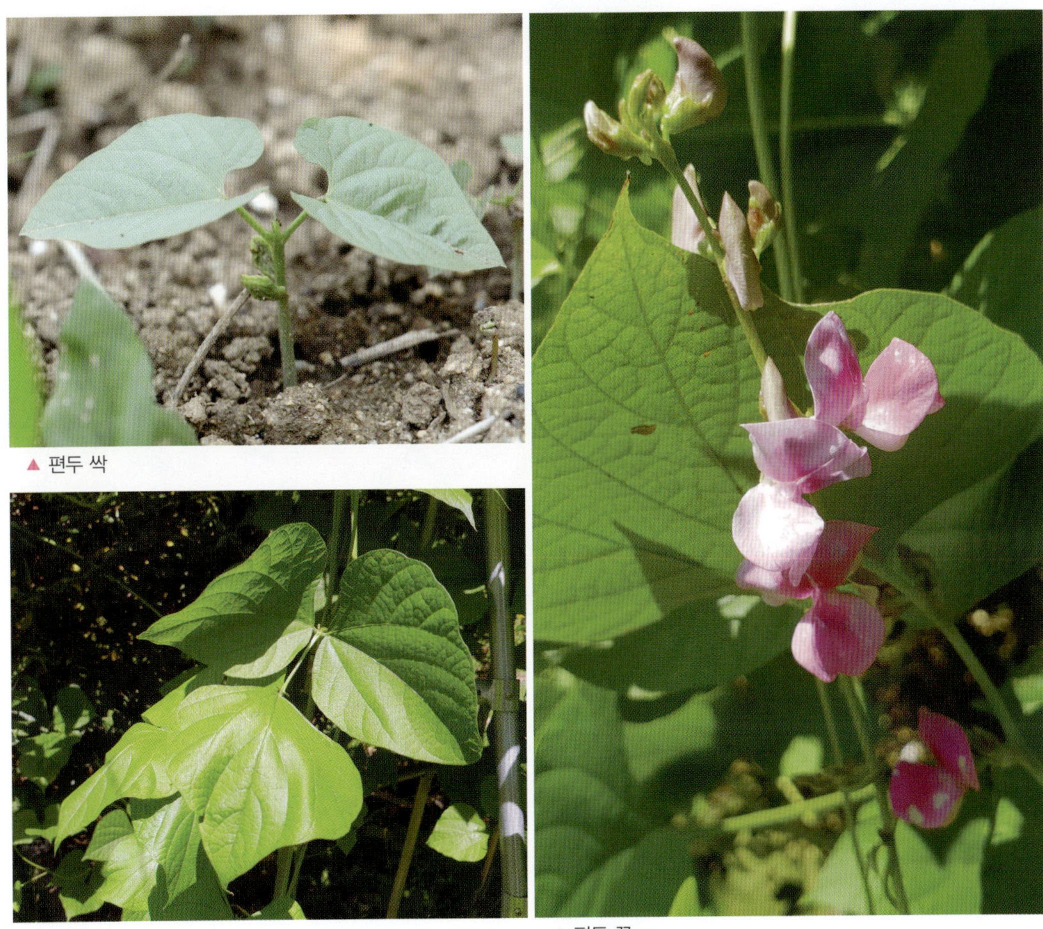

▲ 편두 싹

▲ 편두 잎

▲ 편두 꽃

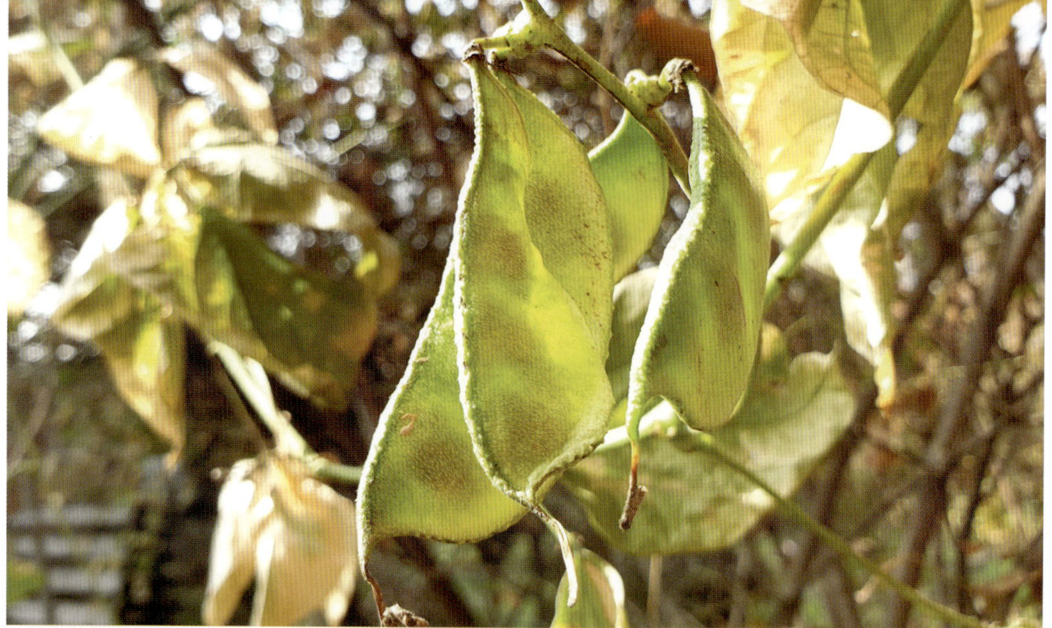

▲ 편두 열매

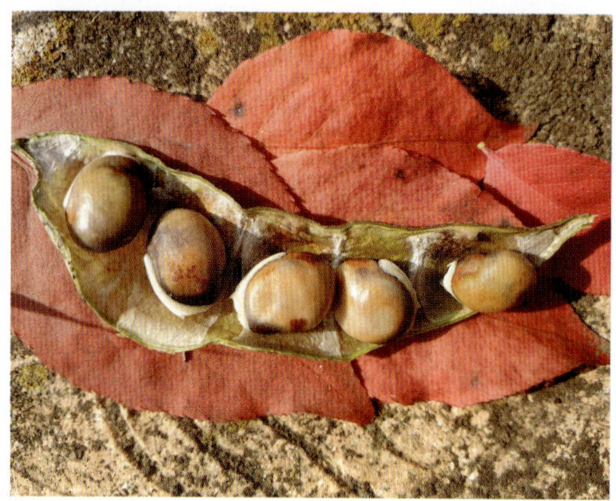

▲ 편두 씨(채취품)

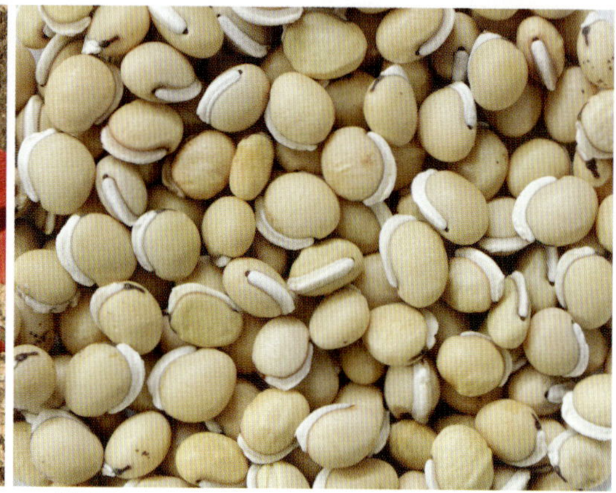

▲ 백편두(약재, 전형)

○ **약효 해설 :** 더위로 구갈이 심하면서 가슴이 답답한 증상을 해소한다. 여름에 오랫동안 설사가 그치지 않을 때 사용한다. 주독(酒毒)을 제거한다. 식욕부진 증상을 치료한다.

○ **임상응용 :** 복부가 비정상적으로 불룩 나온 증상, 복통, 하리, 식욕부진, 구토, 대하에 쓴다.

| **북한에서의 효능** | 거서약으로서 비를 보하고 서습을 없애며 독을 풀고 갈증을 멈춘다.

| **약용법** | 씨 9~15g을 물 800mL에 넣고 달여서 반으로 나누어 아침저녁으로 마신다.

약초명

약재명

낭독 狼毒

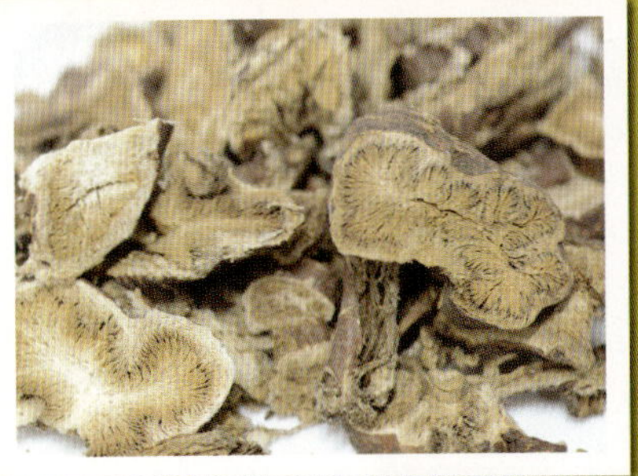

《동의보감》 탕액편에 기재된
조선시대(1610년)의 우리글 약초명

오독또기

약초명 및 학명

풍도대극
Euphorbia ebracteolata Hayata

과명

대극과

약용부위

뿌리로서 주피를 제거한 것

| 약재의 조선시대 의서(醫書) 수재 |

낭독은 《동의보감》 탕액편(湯液篇)의 풀부(部)와 《방약합편》의 독초편에 수재되어 있다.

| 《동의보감》 탕액편의 효능 |

낭독(狼毒, 풍도대극 뿌리)의 성질은 보통이고[平] 맛은 매우며[辛](쓰고[苦] 맵다[辛]고도 한다) 독이 많다. 배 속에 생긴 덩어리, 징벽(癥癖), 담음을 깨뜨린다. 귀정(鬼精), 고독(蠱毒)과 새, 짐승을 죽인다. ○ 산골짜기에서 자란다. 잎은 자리공[商陸, 상륙], 대황(大黃)과 비슷하고 줄기와 잎에는 털이 있다. 음력 4월에 꽃이 피고 8월에 열매를 맺는다. 뿌리의 껍질은 노랗고 속은 희다. 음력 2월, 8월에 뿌리를 캐어 그늘에서 말린다. 묵은 것으로서 물에 가라앉는 것이 좋다. 불에 구워 쓴다[본초].

| 《동의보감》 탕액편의 원문 |

낭독(狼毒) 오독또기 : 性平 味辛[一云苦辛] 有大毒. 破積聚癥癖痰飮 殺鬼精蠱毒 及飛禽走獸. ○ 生山谷. 葉似商陸及大黃 莖葉上有毛. 四月開花 八月結實. 根皮黃肉白. 二月八月採根 陰乾. 以陳而沈水者爲良 火炮用.[本草]

| 약초·약재의 해설 |

낭독은 《북한약전》에서 '오독도기뿌리'로 기재되어 있다. 《동의보감》의 한글 약초명도 '오독또기'다.

| 식약처 인정 약초와 약재 |

○ 약초·약재의 식약처 공정서 수재 : 낭독은 식품

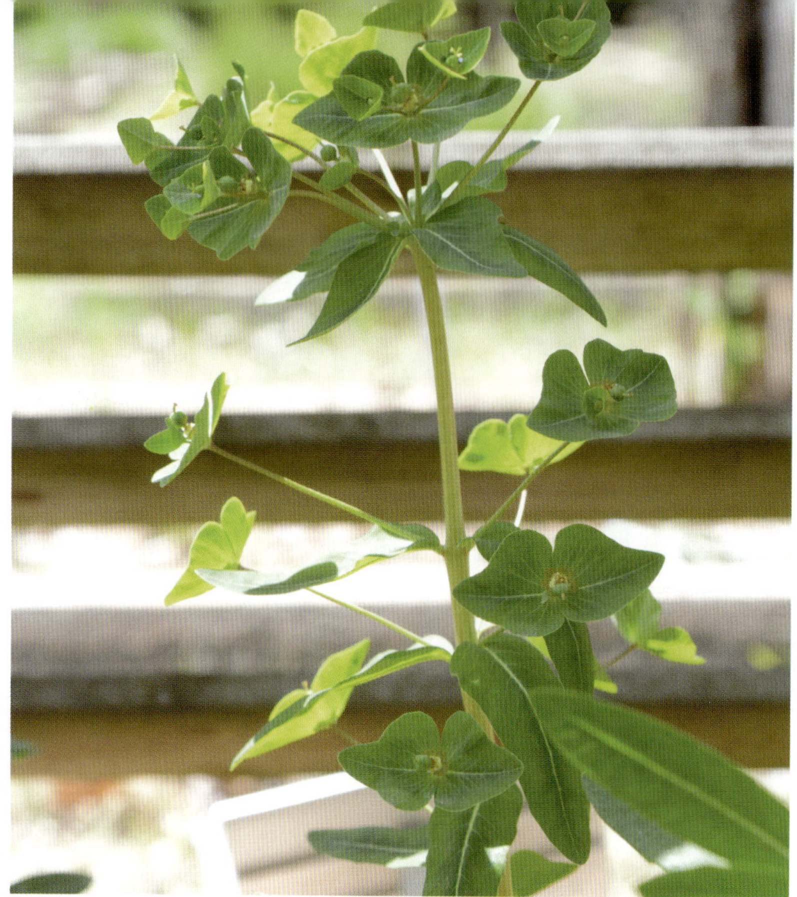

▲ 풍도대극 지상부

허준, 《원본 동의보감》,
735쪽, 남산당(2014)
《동의보감》 세갑술중동 내의
원교정 완영중간(歲甲戌仲冬
內醫院校正 完營重刊) 영인본

의약품안전처의 의약품 공정서인 《대한민국약전외한약(생약)규격집(KHP)》에 수재되어 있다.

- **약재의 라틴어 생약명 :** Euphorbiae Fischerianae Radix
- **약재의 이명 또는 영명 :** 낭독대극(狼毒大戟)
- **식약처의 법정 기원식물과 약용부위 :** 약재 낭독은 낭독 *Euphorbia fischeriana* Steudel 또는 풍도대극 *Euphorbia ebracteolata* Hayata(대극과 Euphorbiaceae)의 뿌리로서 주피를 제거한 것이다.
- **약재의 외부 형태 :** 낭독의 뿌리는 연한 갈색의 코르크층이 남아 있는 것도 있다. 긴 원기둥 모양~방추형을 이루며 길이 5~10cm, 지름 1~2cm이다.
- **약재 저장법 :** 밀폐용기(고형의 이물이 들어가는 것을 방지하고 내용의약품이 손실되지 않도록 보호할 수 있는 용기)

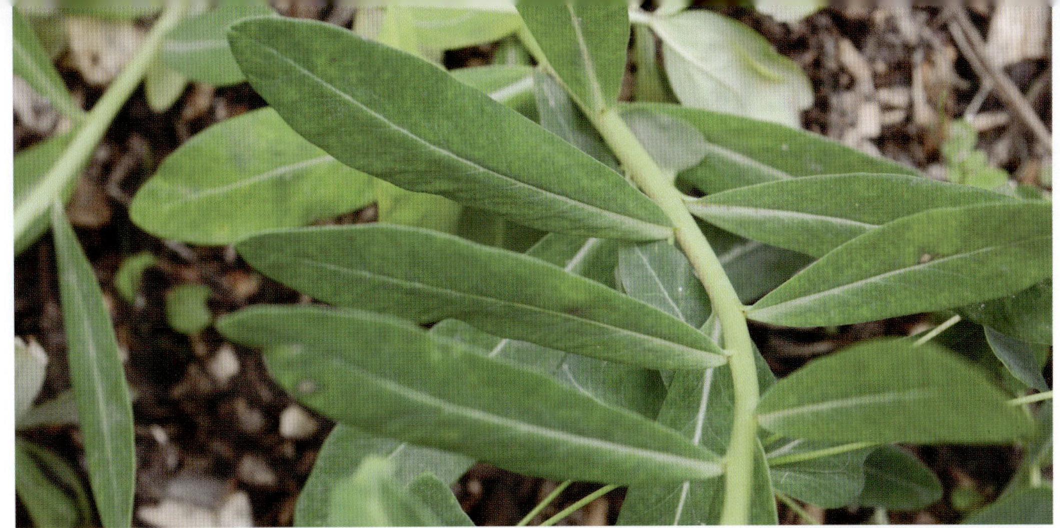

▲ 풍도대극 잎

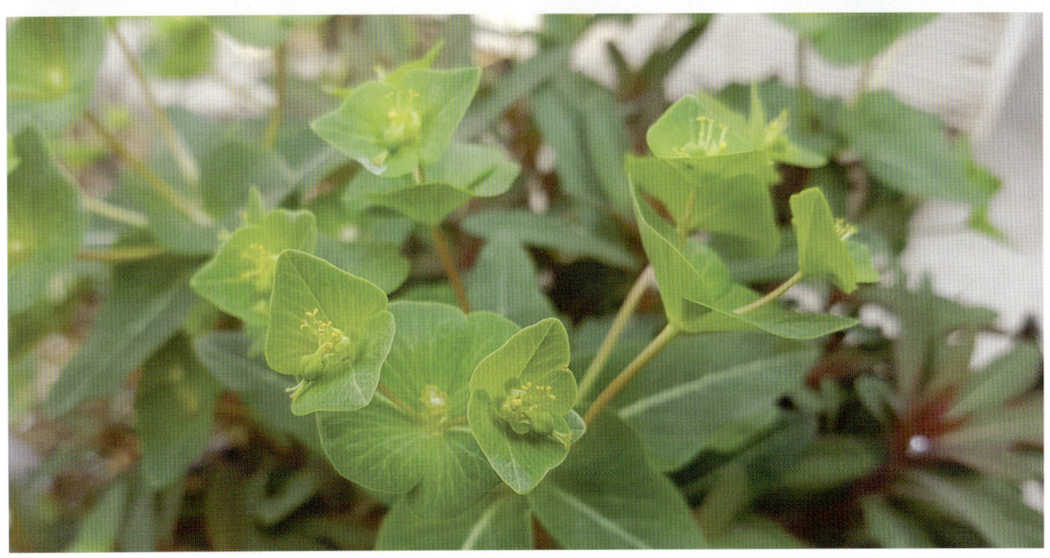

▲ 풍도대극 꽃

| 약재의 효능 |

● **한방 약미(藥味)와 약성(藥性)** : 맛은 맵고 성질은 보통이며 독이 있다.

+ 한방 약미

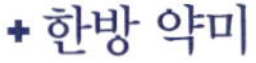

| 酸 | 苦 | 甘 | 辛 | 鹹 | | 澁 | 淡 |

+ 한방 약성

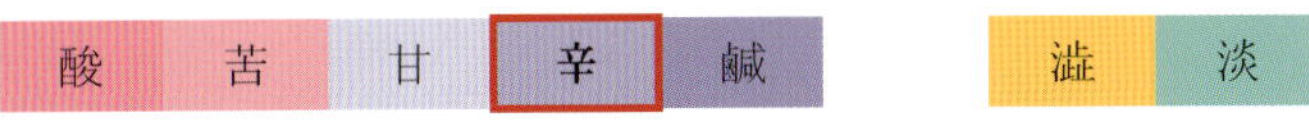

| 大寒 | 寒 | 微寒 | 凉 | 平 | 微溫 | 溫 | 熱 | 大熱 |

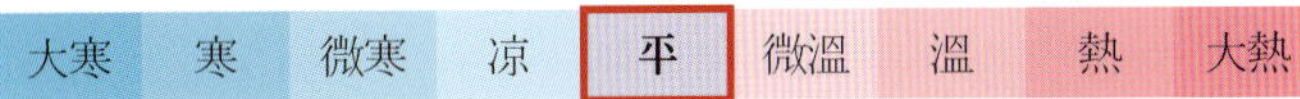

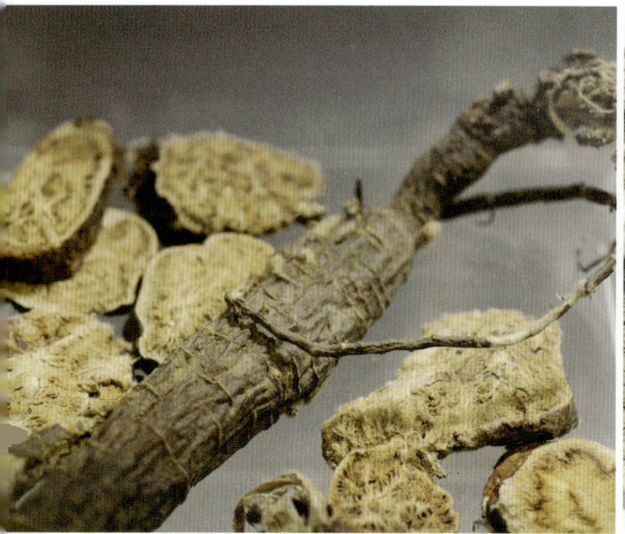

▲ 낭독(약재, 전형)

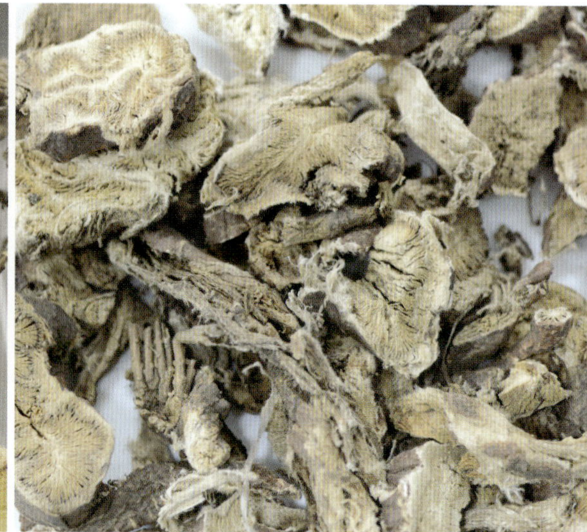

▲ 낭독(약재, 절편)

- **한방 작용부위(귀경, 歸經)** : 낭독은 주로 간장, 비장 질환에 영향을 미친다.

- **한방 효능** : 뭉친 것을 풀어준다(散結, 산결). 기생충을 죽인다(殺蟲, 살충).

- **약효 해설** : 만성 기관지염, 기침에 사용한다. 치질, 옴 치료에 효과가 있다. 독성이 있다.

- **임상응용** : 폐결핵, 가슴과 배가 불러 오르고 그득한 증상에 쓴다.

| 북한에서의 효능 | 외용약으로서 벌레를 죽이고 가래를 삭인다.

| 약용법 | 뿌리 적당량을 외용한다. 독성이 있으므로 내복할 경우에는 포제(炮制)한 뿌리 1~2.4g을 사용하며, 물 800mL에 넣고 달여서 반으로 나누어 아침저녁으로 마신다. 또는 가루나 환(丸)으로 만들어 복용한다.

| 주의사항 | 낭독 또는 풍도대극의 뿌리는 독성이 있으므로 수치(修治)한 후 사용해야 한다.

약초명

피마자

약재명

피마자 蓖麻子

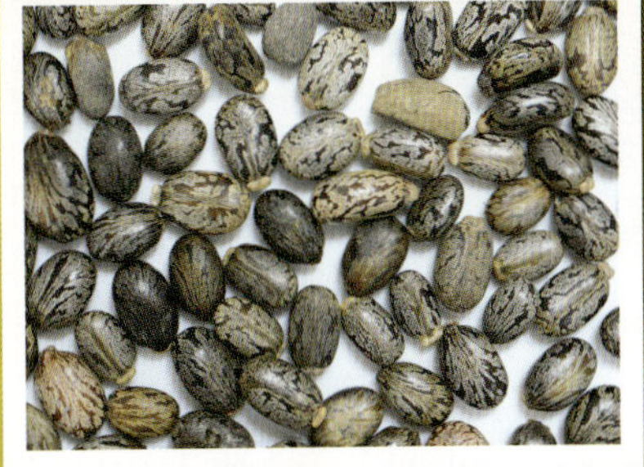

《동의보감》 탕액편에 기재된
조선시대(1610년)의 우리글 약초명

아줏가리

약초명 및 학명

피마자
Ricinus communis Linné

과명

대극과

약용부위

씨

| 약재의 조선시대 의서(醫書) 수재 |

피마자는 《동의보감》 탕액편(湯液篇)의 풀부(部)와 《방약합편》의 독초편에 수재되어 있다.

| 《동의보감》 탕액편의 효능 |

비마자(蓖麻子, 피마자 씨)의 성질은 보통이고[平] 맛은 달고[甘] 매우며[辛] 독이 조금 있다. 수창(水脹)으로 배가 그득한 것을 낫게 하고 출산을 쉽게 한다. 헌데와 상한 데, 옴, 문둥병을 낫게 한다. 수징(水癥), 부종(浮腫), 시주(尸疰), 악기(惡氣)를 없앤다. ○ 잎은 대마(大麻) 잎과 비슷하지만 매우 크다. 씨가 소 진드기[牛蜱蟲, 우비충]와 비슷하여 피마자[蓖麻子, 비마자]라 한 것이다[본초].

| 《동의보감》 탕액편의 원문 |

비마자(蓖麻子) 아줏가리 : 性平 味甘辛 有小毒. 治水脹腹滿 催生. 瘡痍疥癩 去水癥浮腫 尸疰惡氣. ○ 葉似大麻而極大 其子形如牛蜱蟲 故以名之.[本草] ○ 蓖麻能出有形質之滯物 善吸氣 當是外科要藥. 鹽水煮 去皮取仁.[入門]

| 식약처 인정 약초와 약재 |

○ **약초·약재의 식약처 공정서 수재** : 피마자는 식품의약품안전처의 의약품 공정서인 《대한민국약전외한약(생약)규격집(KHP)》에 수재되어 있다.

○ **약재의 라틴어 생약명** : Ricini Semen

○ **약재의 이명 또는 영명** : 비마자(蓖麻子)

○ **식약처의 법정 기원식물과 약용부위** : 약재 피

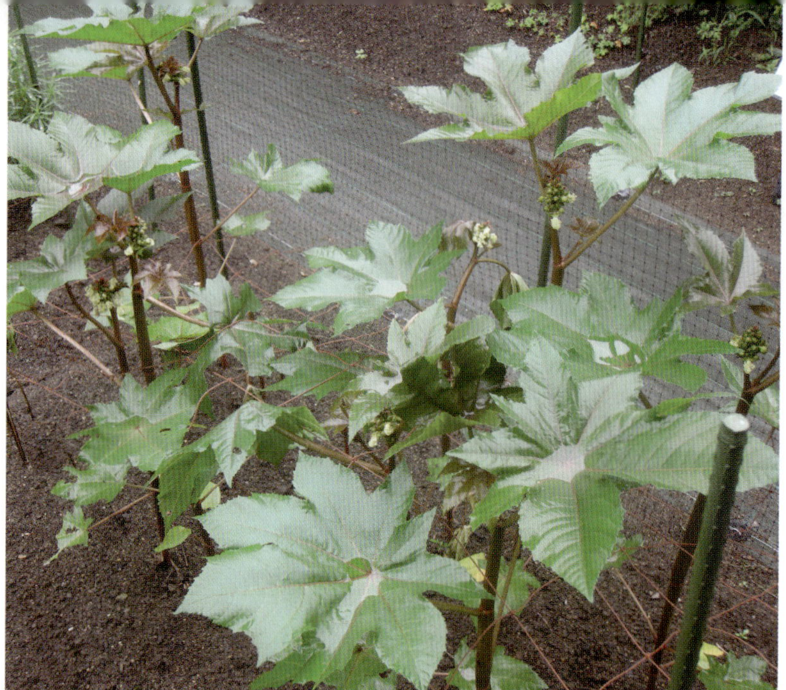

▲ 피마자 지상부

마자는 피마자 *Ricinus communis* Linné(대극과 Euphorbiaceae)의 씨이다.

○ **약재의 외부 형태 :** 이 약은 씨로 약간 눌린 구형이며 길이 15mm, 너비 10mm, 두께 7mm가량이고 1개의 평균무게는 0.25g 내외이다. 바깥면에는 회백색, 흑갈색 및 적갈색 무늬가 있고 광택이 있다.

○ **약재 저장법 :** 밀폐용기(고형의 이물이 들어가는 것을 방지하고 내용의약품이 손실되지 않도록 보호할 수 있는 용기)

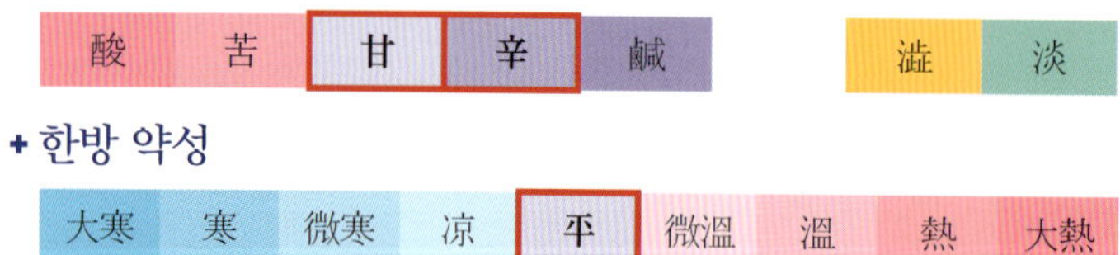

허준, 《원본 동의보감》, 734쪽, 남산당(2014)
《동의보감》 세갑술중동 내의원교정 완영중간(歲甲戌仲冬 內醫院校正 完營重刊) 영인본

| 약재의 효능 |

○ **한방 약미(藥味)와 약성(藥性) :** 맛은 달고 매우며 성질은 보통이고 독이 있다.

+ 한방 약미

| 酸 | 苦 | **甘** | **辛** | 鹹 | | 澁 | 淡 |

+ 한방 약성

| 大寒 | 寒 | 微寒 | 涼 | **平** | 微溫 | 溫 | 熱 | 大熱 |

724

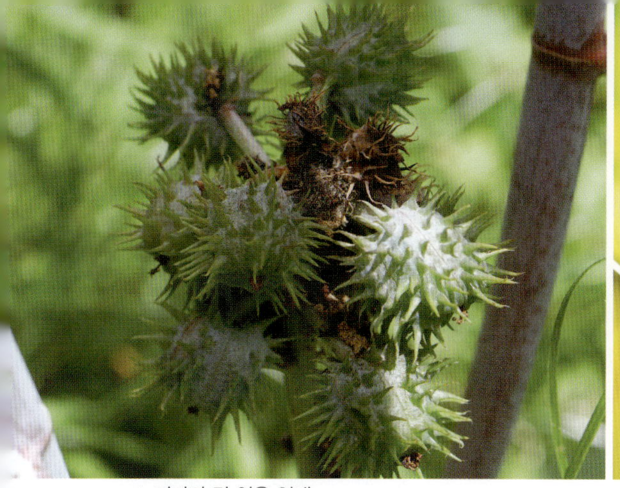

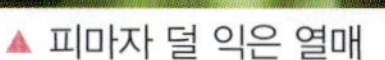
▲ 피마자 덜 익은 열매

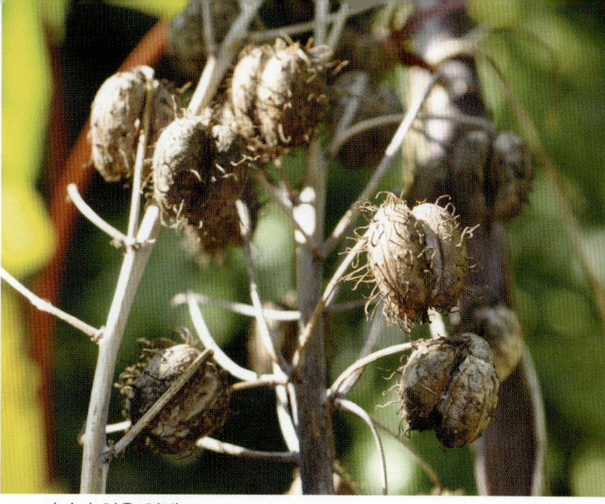
▲ 피마자 익은 열매

- **한방 작용부위**(귀경, 歸經) : 피마자는 주로 대장, 폐 질환에 영향을 미친다.
- **한방 효능** : 사하시키고 기가 막힌 것을 통하게 한다(瀉下通滯, 사하통체). 종기를 가라앉히고 상처의 독기를 배출시킨다(消腫拔毒, 소종발독).
- **약효 해설** : 대변이 딱딱하게 말라 굳은 증상에 유효하다. 몸이 붓고 배가 몹시 불러오면서 속이 그득한 증상을 치료한다. 구안와사, 타박상에 사용한다.
- **임상응용** : 변비, 식중독에 쓴다.

| 북한에서의 효능 | 외용약으로서 부종을 내리우고 고름을 빼며 독을 푼다.

| 약용법 | 씨 2~5g을 물 800mL에 넣고 달여서 반으로 나누어 아침저녁으로 마시거나 외용으로 적당량 사용한다.

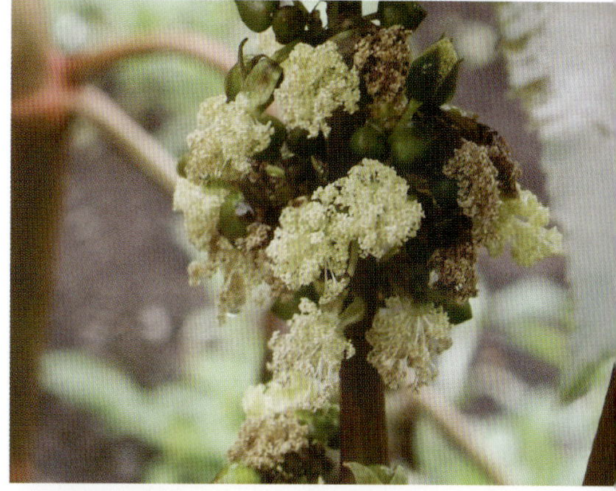
▲ 피마자 수꽃

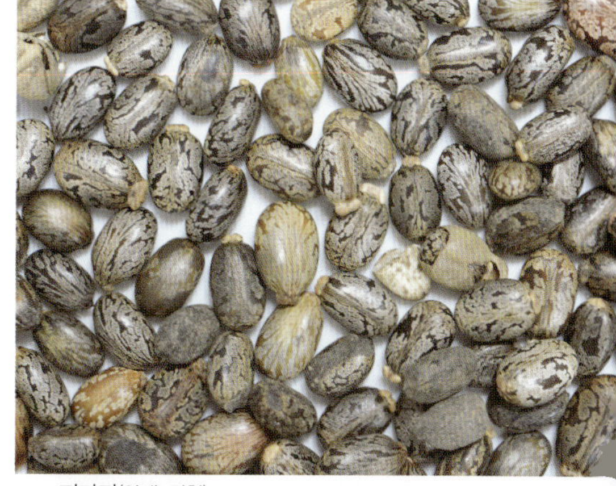
▲ 피마자(약재, 전형)

약초명

약재명

하늘타리

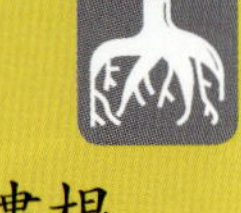

괄루근 栝樓根

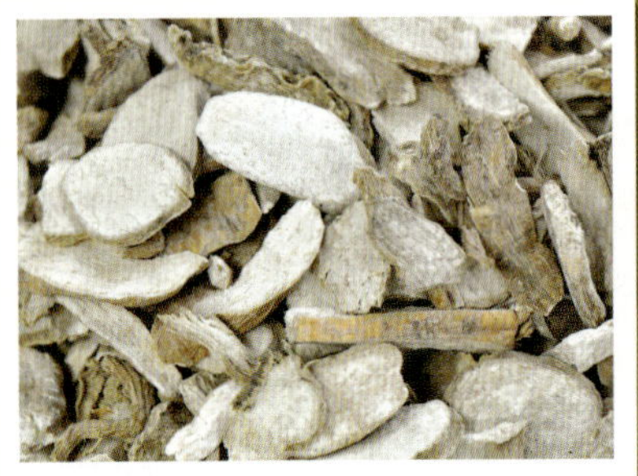

《동의보감》 탕액편에 기재된
조선시대(1610년)의 우리글 약초명

하눌타리불휘

약초명 및 학명

하늘타리
Trichosanthes kirilowii Maximowicz

과명

박과

약용부위

뿌리로서 피부를 제거한 것

| 약재의 조선시대 의서(醫書) 수재 |

괄루근은 《동의보감》 탕액편(湯液篇)의 풀부(部)와 《방약합편》의 만초(蔓草, 덩굴풀)편에 수재되어 있다.

《동의보감》 탕액편의 효능 |

과루근(瓜蔞根, 하늘타리 뿌리)의 성질은 차고 [寒] 맛은 쓰며[苦] 독이 없다. 소갈(消渴)로 열이 나고 가슴이 답답하면서 그득한 데 주로 쓴다. 위와 대소장[腸胃] 속에 오래된 열 (熱)과 여덟 가지 황달(黃疸)로 몸과 얼굴이 누렇고 입술과 입안이 마르는 것을 치료한다. 소장을 잘 통하게 하고 고름을 빼내며 독성이 있는 종기를 삭게 한다. 젖멍울[乳癰], 등에 나는 큰 종기[發背], 항문 주위에 구멍이 생긴 것, 피부에 생긴 헌데를 치료한다. 월경을 잘 통하게 하며 다쳐서 생긴 어혈(瘀血)을 풀어준다. ○ 일명 천화분(天花粉)이라고도 한다. 벌판과 들에서 자라며 곳곳에 다 있다. 일명 과라(果蠃) 또는 천과(天瓜)라고도 한다. 그 뿌리가 여러 해 되어 땅속 깊이 들어간 것이 좋다. 음력 2월, 8월에 뿌리를 캐어 겉껍질을 벗기고 햇볕에 30일 동안 말려 쓴다[본초].

《동의보감》 탕액편의 원문 |

과루근(瓜蔞根) 하눌타리불휘 : 性寒 味苦 無毒. 主消渴 身熱煩滿. 除腸胃中痼熱 八疸身面黃 脣乾口燥. 通小腸 排膿 消腫毒. 療乳癰發背 痔瘻瘡癤 通月水 消撲損瘀血. ○ 一名天花粉

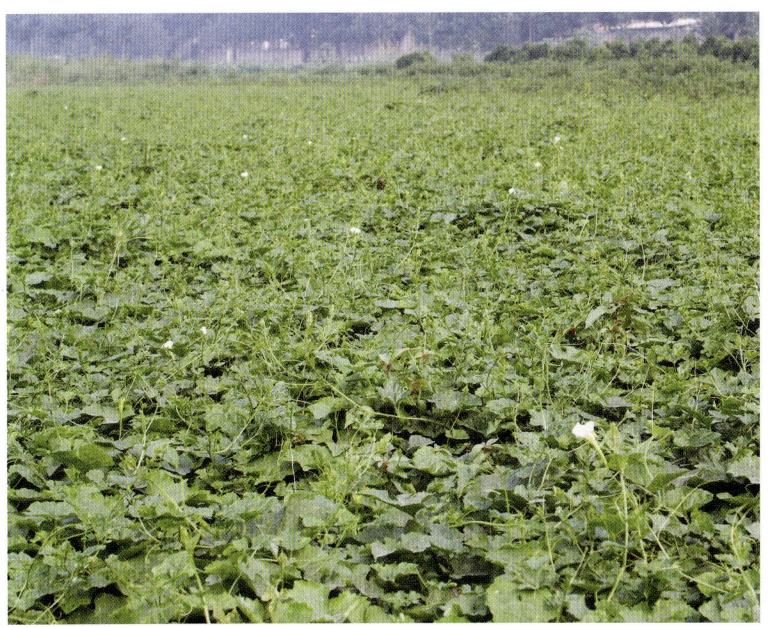

▲ 쌍변괄루 재배지(중국)

허준, 《원본 동의보감》, 726쪽,
남산당(2014)
《동의보감》 세갑술중동 내의원교
정 완영중간(歲甲戌仲冬 內醫院校
正 完營重刊) 영인본

生原野 處處有之. 一名果蔍 一名天瓜. 其根 惟歲久入土深者 佳.
二月八月採根 刮去皮 暴乾三十日成. [本草] ○ 天花粉 治消渴聖
藥也. [丹心]

| 약초 · 약재의 해설 |

- 괄루근의 기원식물은 KP에서 '하눌타리'로 표기하고 있었으나
  최근 '하늘타리'로 수정되었다.

- 일본은 괄루근의 기원식물을 우리 공정서와 달리 하늘타리, 노랑하늘타리[*Trichosanthes
  kirilowii* Maxim. var. *japonica* (Miq.) Kitam.], 삼첨괄루[三尖栝樓, *Trichosanthes tricuspidata*
  Lour. = *Trichosanthes bracteata* (Lam.) Voigt]로 규정하고 있다.

| 식약처 인정 약초와 약재 |

- **약초·약재의 식약처 공정서 수재 :** 괄루근은 식품의약품안전처의 의약품 공정서인 《대한
  민국약전(KP)》에 수재되어 있다.

- **약재의 라틴어 생약명 :** Trichosanthis Radix

○ **약재의 이명 또는 영명** : 천화분(天花粉), Trichosanthes Root

○ **식약처의 법정 기원식물과 약용부위** : 약재 괄루근은 하늘타리 *Trichosanthes kirilowii* Maximowicz 또는 쌍변괄루(雙邊栝樓) *Trichosanthes rosthornii* Harms(박과 Cucurbitaceae)의 뿌리로서 피부를 제거한 것이다.

○ **약재의 외부 형태** : 이 약은 뿌리로 고르지 않은 원기둥 모양, 방추형 또는 널빤지 모양의 덩어리이며, 바깥면은 황백색 또는 연한 황갈색이다.

○ **약재 저장법** : 밀폐용기(고형의 이물이 들어가는 것을 방지하고 내용의약품이 손실되지 않도록 보호할 수 있는 용기)

| 약재의 효능 |

○ **한방 효능 분류** : 청열약(淸熱藥, 열을 식히는 약) - 청열사화약(淸熱瀉火藥, 불처럼 달아오른 열을 식히는 약)

○ **한방 약미(藥味)와 약성(藥性)** : 맛은 달고 약간 쓰며 성질은 약간 차다.

+ 한방 약미

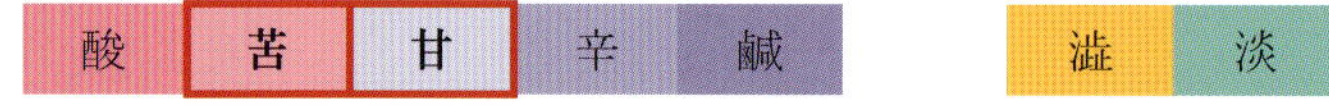

+ 한방 약성

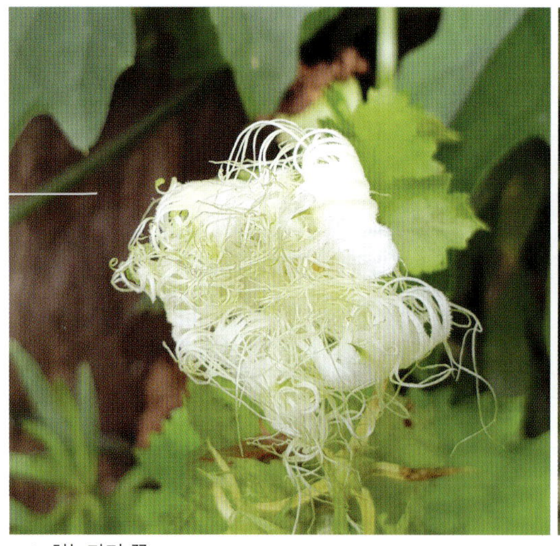

▲ 하늘타리 꽃

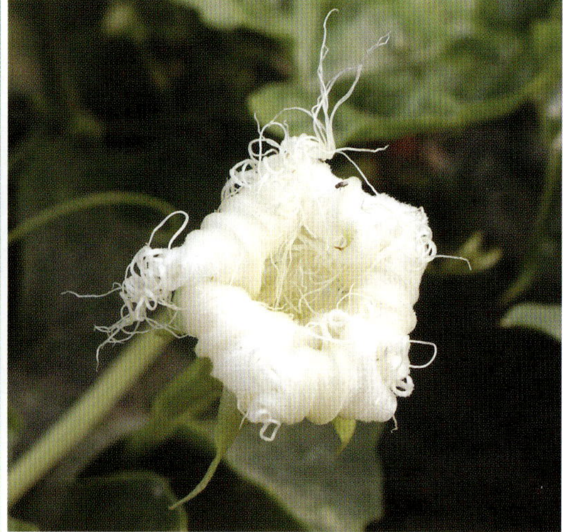

▲ 쌍변괄루 꽃(중국)

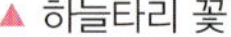

728

- **한방 작용부위(귀경, 歸經)** : 괄루근은 주로 폐, 위장 질환에 영향을 미친다.

- **한방 효능** : 열기를 식히고 화기(火氣)를 배출시킨다(淸熱瀉火, 청열사화). 진액 생성을 촉진하고 갈증을 멎게 한다(生津止渴, 생진지갈). 종기를 가라앉히고 고름을 배출시킨다(消腫排膿, 소종배농).

- **약효 해설** : 진액(津液)을 생기게 하고 갈증을 없애는 효능이 있다. 폐에 생긴 여러 가지 열증(熱證)으로 마른기침이 나는 증상을 낫게 한다. 황달과 소갈증에 사용한다. 혈당강하 작용이 있다.

- **임상응용** : 목구멍이 붓고 아픈 병증, 호흡기 질환에 쓴다.

| **북한에서의 효능** | 청열해독약으로서 열을 내리우고 갈증을 멈추며 가래를 삭이고 독을 푼다.

| **약용법** | 뿌리 10~15g을 물 800mL에 넣고 달여서 반으로 나누어 아침저녁으로 마신다.

| **주의사항** | 천오(川烏), 초오(草烏), 부자(附子)와 함께 사용하면 안 된다. 임신부는 사용을 삼간다.

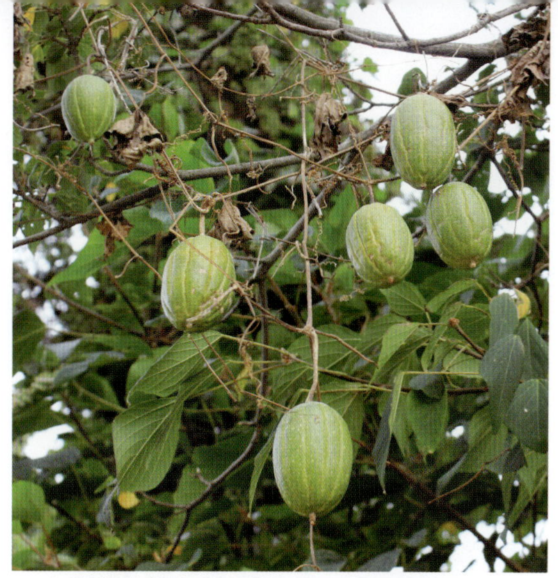

▲ 노랑하늘타리[*Trichosanthes kirilowii* Maxim. var. *japonica* (Miq.) Kitam.] 열매

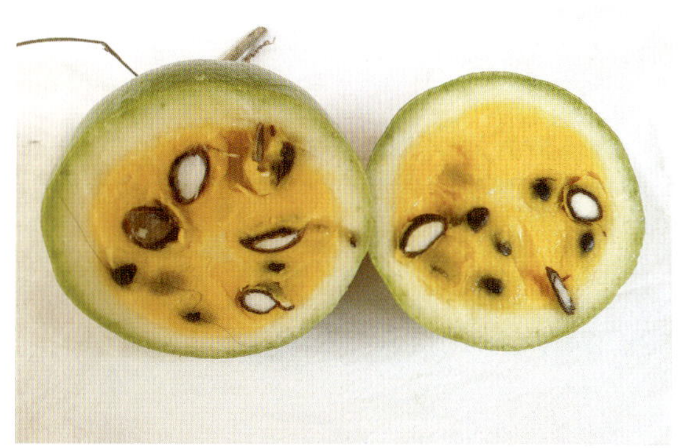

▲ 하늘타리 열매 내부(채취품)

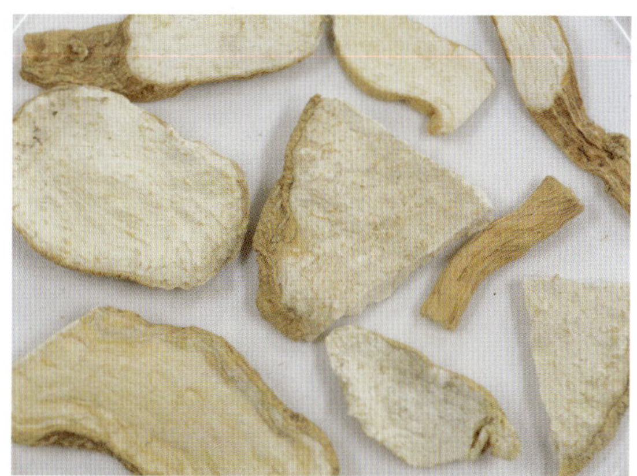

▲ 괄루근(약재, 절편)

약초명

한련초

약재명

한련초 旱蓮草

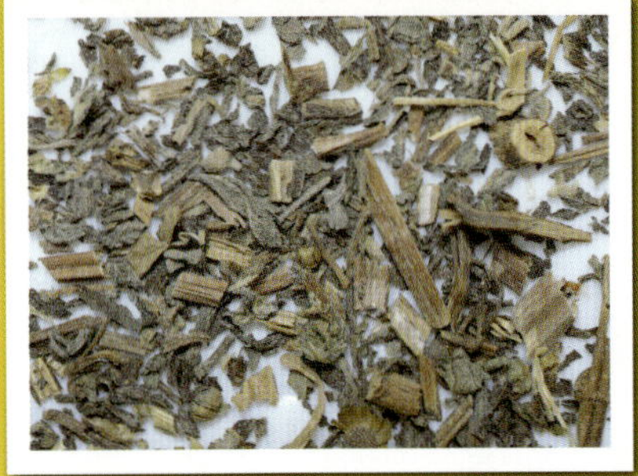

《동의보감》 탕액편에 기재된
조선시대(1610년)의 우리글 약초명

한년초

약초명 및 학명

한련초
Eclipta prostrata Linné

과명

국화과

약용부위

전초

| 약재의 조선시대 의서(醫書) 수재 |

한련초는 《동의보감》 탕액편(湯液篇)의 풀부
(部)와 《방약합편》의 습초(濕草)편에 수재되어
있다.

|《동의보감》 탕액편의 효능 |

예장(鱧腸, 한련초 전초)의 성질은 보통이고[平]
맛은 달며[甘] 시고[酸] 독이 없다. 대변에 피
가 섞여 나오는 이질 그리고 침이나 뜸을 놓은
자리가 헐어 터져서 피가 나오는 것을 낫게 한
다. 수염과 머리카락을 자라게 하고 모든 헌데
에 붙인다. ○ 곳곳에 자란다. 곧 연자초(蓮子
草)이다. 민간에서는 한련자(旱蓮子)라고도 한
다. 음력 3월, 8월에 채취하여 그늘에서 말린
다. 열매는 작은 연밥[蓮房, 연방]과 같다. 그
싹을 따면 진이 나오며 잠시 후 검게 변한다.
그래서 수염과 머리카락을 검게 하는 약에 자
주 들어간다[본초].

|《동의보감》 탕액편의 원문 |

예장(鱧腸) 한년초 : 性平 味甘酸 無毒. 主血痢
鍼灸瘡發 洪血不可止者. 長鬚髮 付一切瘡.
○ 處處有之 卽蓮子草也. 俗謂之旱蓮子. 三
月八月採 陰乾. 實若小蓮房. 摘其苗皆有汁出
須臾而黑. 故多入烏鬚髮藥.[本草]

| 약초 · 약재의 해설 |

한련초(旱蓮草)의 《중국약전》 약재명은 묵한련
(墨旱莲)이다.

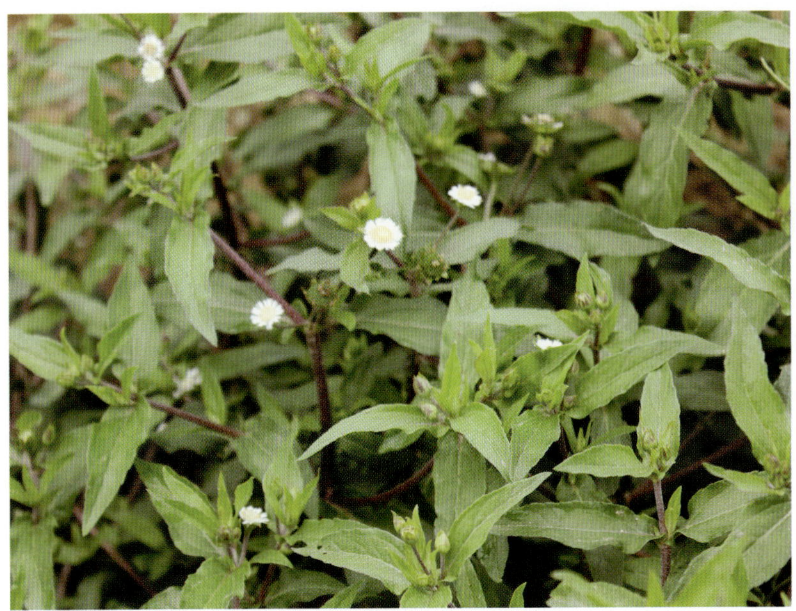
▲ 한련초 지상부

허준, 《원본 동의보감》,
732쪽, 남산당(2014)
《동의보감》 세갑술중동 내의
원교정 완영중간(歲甲戌仲冬
內醫院校正 完營重刊) 영인본

| 식약처 인정 약초와 약재 |

● **약초·약재의 식약처 공정서 수재** : 한련초는 식품의약품안전처의 의약품 공정서인 《대한민국약전외한약(생약)규격집(KHP)》에 수재되어 있다.

● **약재의 라틴어 생약명** : Ecliptae Herba

● **약재의 이명 또는 영명** : 묵한련(墨旱蓮)

● **식약처의 법정 기원식물과 약용부위** : 약재 한련초는 한련초 *Eclipta prostrata* Linné(국화과 Compositae)의 전초이다.

● **약재의 외부 형태** : 이 약은 전초로, 잎으로 되어 있고 때로 꽃이나 열매가 붙어 있다. 줄기는 원기둥 모양이고 세로로 모서리가 있으며 지름 2~5mm이다.

● **약재 저장법** : 밀폐용기(고형의 이물이 들어가는 것을 방지하고 내용의약품이 손실되지 않도록 보호할 수 있는 용기)

| 약재의 효능 |

● **한방 효능 분류** : 보익약(補益藥, 보약) - 보음약(補陰藥, 진액을 보하는 약)

- **한방 약미(藥味)와 약성(藥性) :** 맛은 달고 시며 성질은 차다.

  + 한방 약미

  | 酸 | 苦 | 甘 | 辛 | 鹹 | | 澁 | 淡 |

  + 한방 약성

  | 大寒 | 寒 | 微寒 | 凉 | 平 | 微溫 | 溫 | 熱 | 大熱 |

- **한방 작용부위(귀경, 歸經) :** 한련초는 주로 신장, 간장 질환에 영향을 미친다.

- **한방 효능 :** 간(肝)과 신(腎)을 보양한다(滋補肝腎, 자보간신). 혈열(血熱)을 식히고 지혈한다(凉血止血, 양혈지혈).

- **약효 해설 :** 나이는 많지 않으나 머리카락과 수염이 회백색으로 변하는 것을 막는다. 어지럼증과 이명 증상을 없앤다. 허리와 무릎이 시큰거리고 힘이 없어지는 증상에 유효하다. 여성의 부정기 자궁출혈을 치료한다. 토혈, 혈뇨(血尿), 혈변(血便)을 멎게 한다.

- **임상응용 :** 현기증, 이명, 혈변, 토혈, 혈뇨, 하혈, 외상출혈에 쓴다.

| **북한에서의 효능** | 보음약으로서 간과 신을 보하고 혈열을 없애며 출혈을 멈춘다.

| **약용법** | 전초 6~12g을 물 800mL에 넣고 달여서 반으로 나누어 아침저녁으로 마신다.

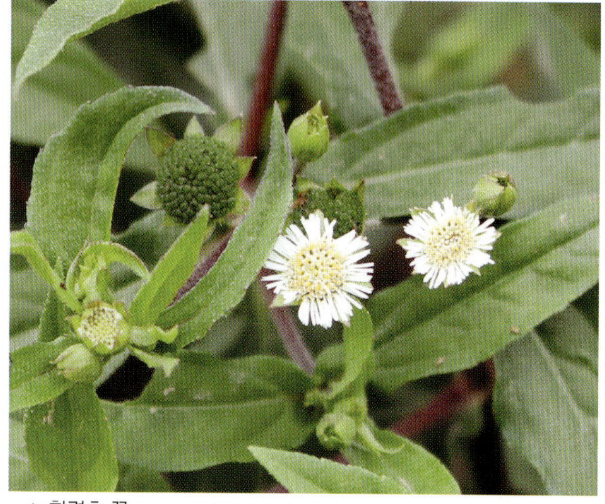

▲ 한련초 꽃

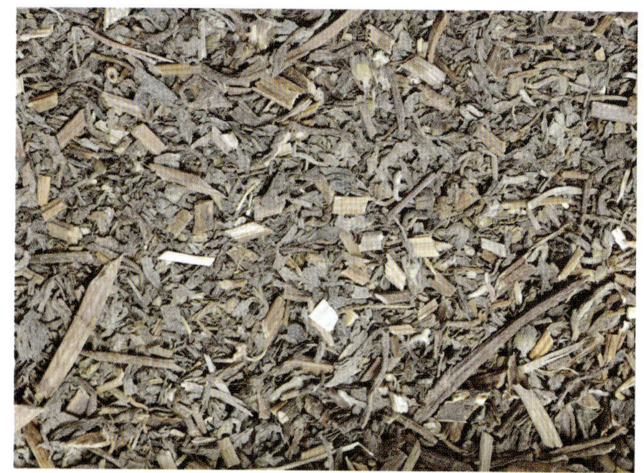

▲ 한련초(약재, 절단)

약초명

한삼덩굴

약재명

율초 葎草

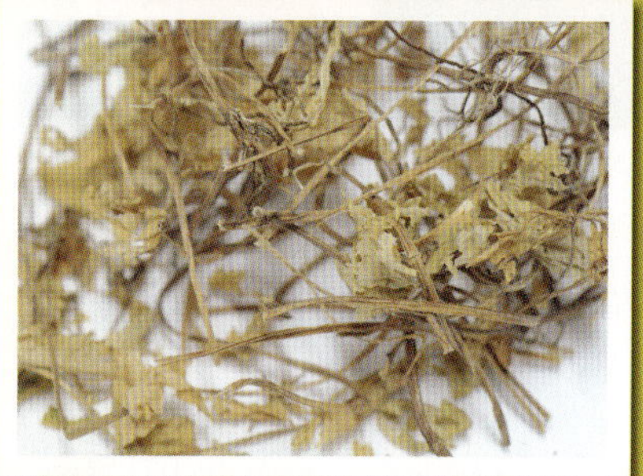

《동의보감》 탕액편에 기재된
조선시대(1610년)의 우리글 약초명

한삼

약초명 및 학명

한삼덩굴
Humulus japonicus Siebold et Zuccarini

과명

뽕나무과

약용부위

지상부

| 약재의 조선시대 의서(醫書) 수재 |

율초는 《동의보감》 탕액편(湯液篇)의 풀부(部)에 수재되어 있다.

| 《동의보감》 탕액편의 효능 |

율초(葎草, 한삼덩굴 지상부)의 성질은 차고[寒] 맛은 달며[甘] 독이 없다. 오림(五淋)을 낫게 하며 이질[水痢], 말라리아를 없앤다. 나병의 부스럼[癩瘡, 나창]에 주로 쓴다. ○ 곳곳에서 덩굴지어 자란다. 여름철에 줄기와 잎을 채취하여 쓴다[본초].

| 《동의보감》 탕액편의 원문 |

율초(葎草) 한삼 : 性寒 味甘 無毒. 主五淋. 止水痢 除瘧 主癩瘡. ○ 處處有之 蔓生. 夏月採莖 葉用.[本草]

| 약초 · 약재의 해설 |

우리나라 '국가표준식물목록'에는 *Humulus japonicus* Sieboid & Zucc.의 식물명을 공정서에 기재된 '한삼덩굴'이 아닌 '환삼덩굴'로 추천하고 있다.

| 식약처 인정 약초와 약재 |

○ **약초·약재의 식약처 공정서 수재 :** 율초는 식품의약품안전처의 의약품 공정서인 《대한민국약전외한약(생약)규격집(KHP)》에 수재되어 있다.

○ **약재의 라틴어 생약명 :** Humuli Herba

○ **식약처의 법정 기원식물과 약용부위 :** 약재 율초는 한삼덩굴 *Humulus japonicus* Siebold et

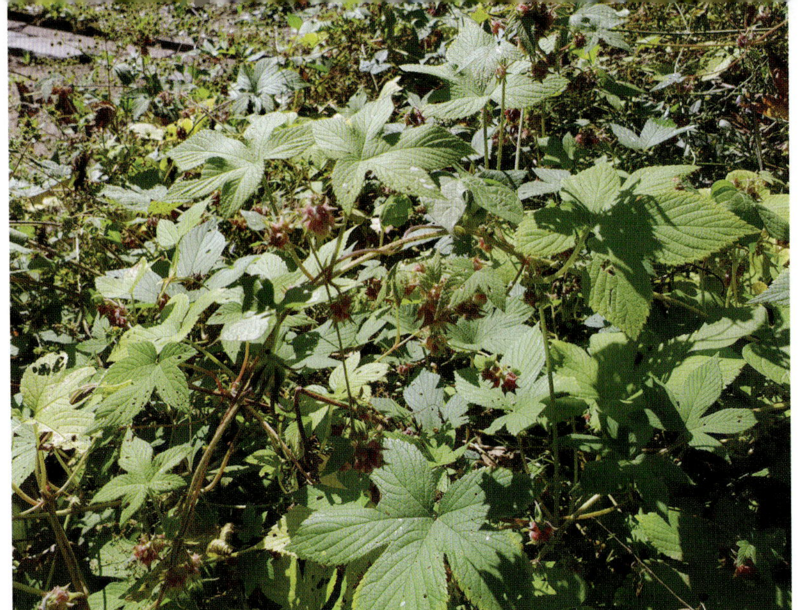

▲ 한삼덩굴 지상부

Zuccarini(뽕나무과 Moraceae)의 지상부이다.

○ **약재의 외부 형태 :** 이 약은 지상부로 주로 잎이 달린 덩굴성 줄기로
되어 있고 열매가 달려 있는 것도 있다. 잎은 밝은 녹색~회녹색으
로 말려서 쭈그러져 있으며 펴 보면 손바닥 모양으로 5~7개로 갈
라졌다.

○ **약재 저장법 :** 밀폐용기(고형의 이물이 들어가는 것을 방지하고 내용의
약품이 손실되지 않도록 보호할 수 있는 용기)

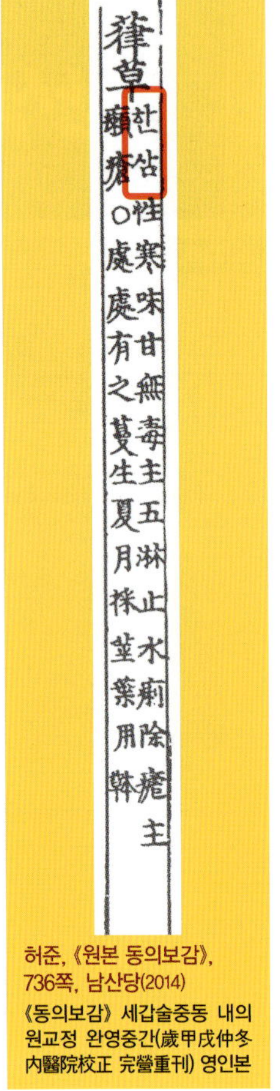

허준, 《원본 동의보감》,
736쪽, 남산당(2014)
《동의보감》 세갑술중동 내의
원교정 완영중간(歲甲戌仲冬
內醫院校正 完營重刊) 영인본

| 약재의 효능 |

○ **한방 약미(藥味)와 약성(藥性) :** 맛은 달고 쓰며 성질은 차다.

+ **한방 약미**

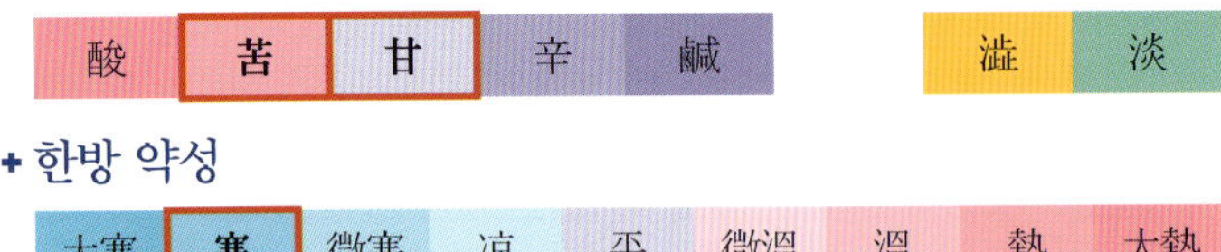

| 酸 | 苦 | 甘 | 辛 | 鹹 | | 澁 | 淡 |

+ **한방 약성**

| 大寒 | 寒 | 微寒 | 凉 | 平 | 微溫 | 溫 | 熱 | 大熱 |

○ **한방 작용부위(귀경, 歸經) :** 율초는 주로 폐, 신장 질환에 영향을 미친다.

○ **한방 효능 :** 열독(熱毒)을 해소한다(清熱解毒, 청열해독). 소변을 잘 나오게 하고 배뇨장애
를 해소한다(利尿通淋, 이뇨통림).

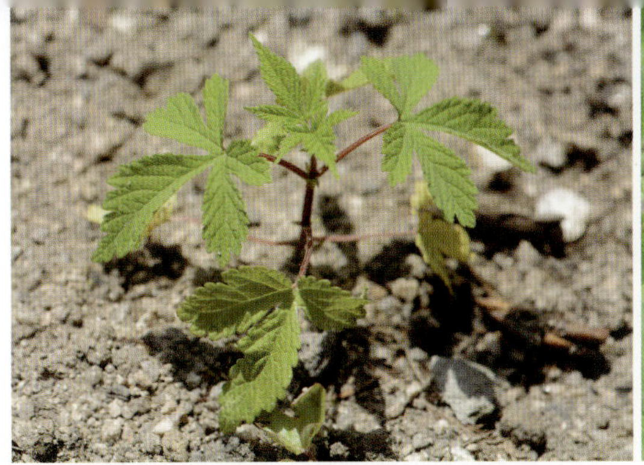

▲ 한삼덩굴 어린잎

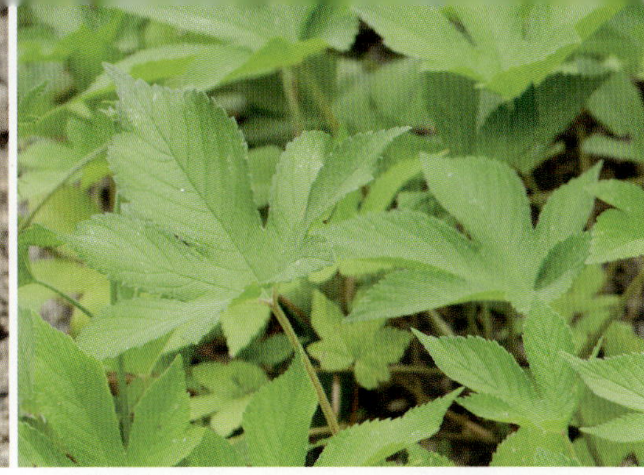

▲ 한삼덩굴 잎

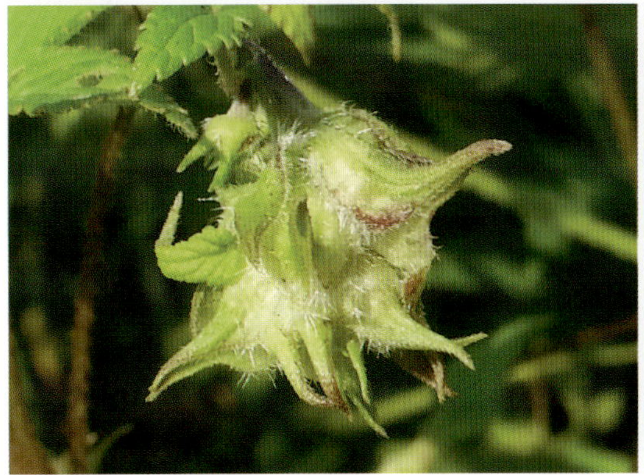

▲ 한삼덩굴 덜 익은 열매

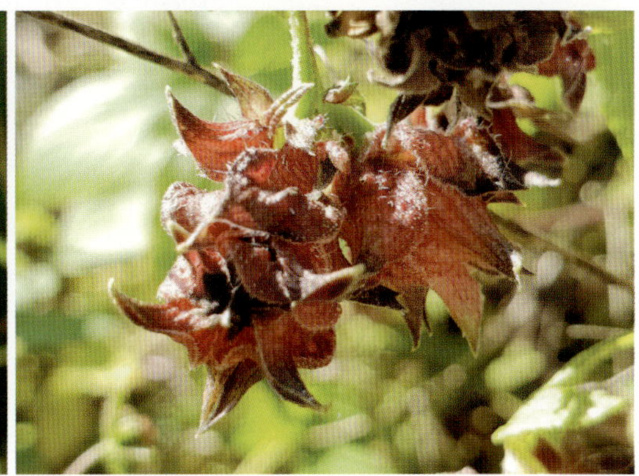

▲ 한삼덩굴 익은 열매

○ **약효 해설** : 피부 가려움증을 낫게 한다. 소변이 잘 나오지 않거나 몸이 붓는 증상에 유효하다. 폐에 열사(熱邪)가 침범하여 생긴 기침을 없앤다. 폐결핵, 폐렴의 치료에 효과가 있다.

| **북한에서의 효능** | 청열해독약으로서 열을 내리우고 독을 풀며 오줌을 잘 나가게 한다.

| **약용법** | 지상부 10~15g을 물 800mL에 넣고 달여서 반으로 나누어 아침저녁으로 마신다. 신선한 재료는 30~60g을 사용한다. 외용할 때는 적당량을 짓찧어서 환부에 붙인다.

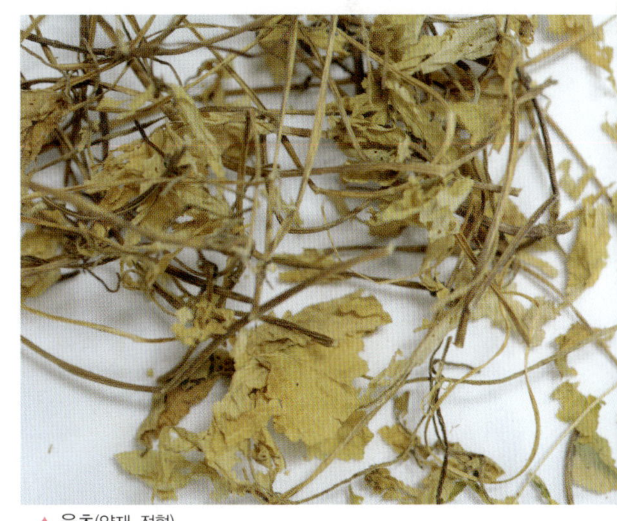

▲ 율초(약재, 전형)

약초명

할미꽃

약재명

백두옹 白頭翁

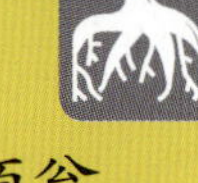

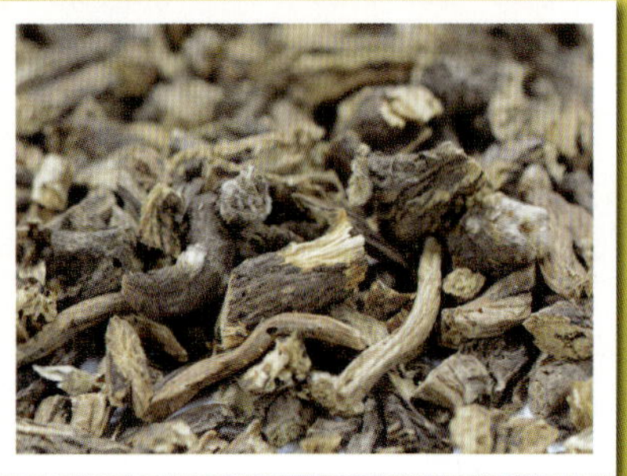

《동의보감》 탕액편에 기재된
조선시대(1610년)의 우리글 약초명

주ㄱ곶, 할미십가빗불휘

약초명 및 학명

할미꽃
Pulsatilla koreana Nakai

과명

미나리아재비과

약용부위

뿌리

| 약재의 조선시대 의서(醫書) 수재 |

백두옹은 《동의보감》 탕액편(湯液篇)의 풀부
(部)에 수재되어 있다.

|《동의보감》 탕액편의 효능 |

백두옹(白頭翁, 할미꽃 뿌리)의 성질은 차고[寒]
맛은 쓰며[苦] 독이 조금 있다. 적독리(赤毒痢)
와 대변에 피가 섞여 나오는 것에 많이 쓴다.
목덜미 아래의 영류, 나력(瘰癧)을 낫게 한다.
군살을 없애고 머리에 생긴 피부병[癩頭瘡, 나
두창]을 치료한다. ○ 일명 호왕사자(胡王使者)
라고도 한다. 곳곳에 있다. 싹은 바람이 불 때
는 가만히 있고, 바람이 불지 않으면 혼자 움
직이는 것이 천마 싹[赤箭, 적전]이나 독활(獨
活)과 같다.

|《동의보감》 탕액편의 원문 |

백두옹(白頭翁) 주ㄱ곶 又云 할미십가빗불휘 : 性
寒 味苦 有小毒. 主赤毒痢及血痢. 治項下瘤
瘻 消贅子 療頭癩. ○ 一名胡王使者 處處有
之. 其苗有風則靜 無風自搖 與赤箭獨活同.
○ 莖端有白細毛寸餘披下 如白頭老翁 故以
爲名. 八月採根 暴乾.[本草]

| 식약처 인정 약초와 약재 |

○ **약초·약재의 식약처 공정서 수재** : 백두옹은 식
품의약품안전처의 의약품 공정서인 《대한민
국약전외한약(생약)규격집(KHP)》에 수재되
어 있다.

○ **약재의 라틴어 생약명** : Pulsatillae Radix

○ **약재의 이명 또는 영명** : 노고초(老姑草)

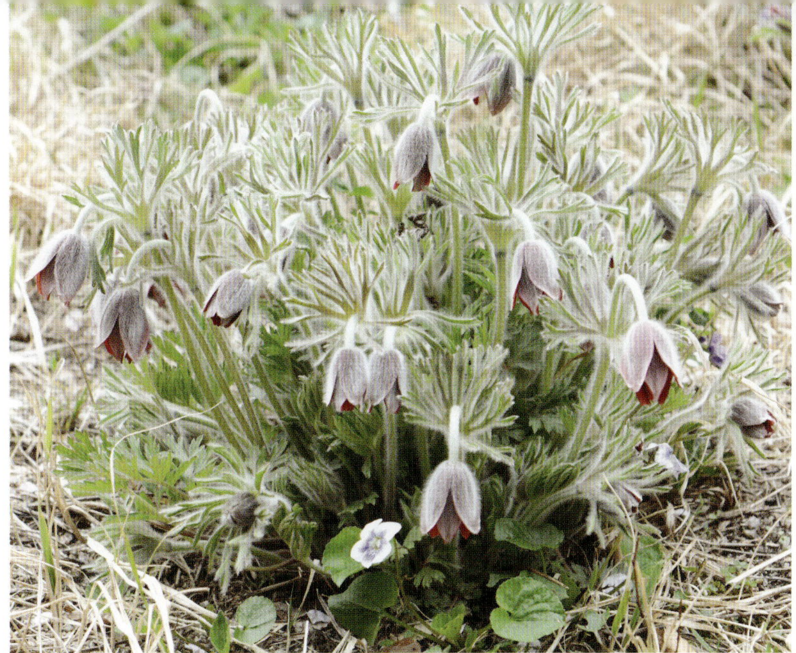

▲ 할미꽃 지상부

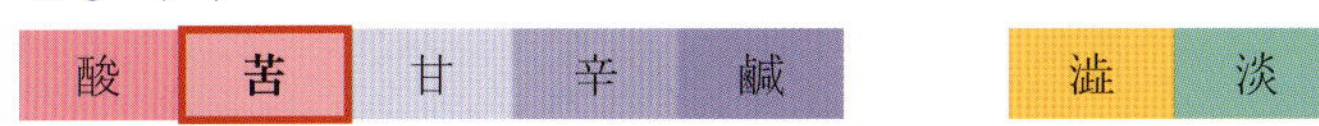

허준, 《원본 동의보감》,
735쪽, 남산당(2014)
《동의보감》 세갑술중동 내의
원교정 완영중간(歲甲戌仲冬
內醫院校正 完營重刊) 영인본

- **식약처의 법정 기원식물과 약용부위** : 약재 백두옹은 할미꽃 *Pulsatilla koreana* Nakai 또는 백두옹(白頭翁) *Pulsatilla chinensis* Regel(미나리아재비과 Ranunculaceae)의 뿌리이다.

- **약재의 외부 형태** : 할미꽃의 뿌리는 원기둥 모양이고 바깥면은 황갈색~갈색이며 불규칙한 세로 주름이 있다. 근두부에는 흰색의 연한 털이 있으며 줄기와 잎자리가 있다.

- **약재 저장법** : 밀폐용기(고형의 이물이 들어가는 것을 방지하고 내용의 약품이 손실되지 않도록 보호할 수 있는 용기)

| 약재의 효능 |

- **한방 효능 분류** : 청열약(清熱藥, 열을 식히는 약) - 청열해독약(清熱解毒藥, 열독을 없애는 약)

- **한방 약미(藥味)와 약성(藥性)** : 맛은 쓰고 성질은 차다.

  + 한방 약미

酸	**苦**	甘	辛	鹹		澁	淡

  + 한방 약성

大寒	**寒**	微寒	凉	平	微溫	溫	熱	大熱

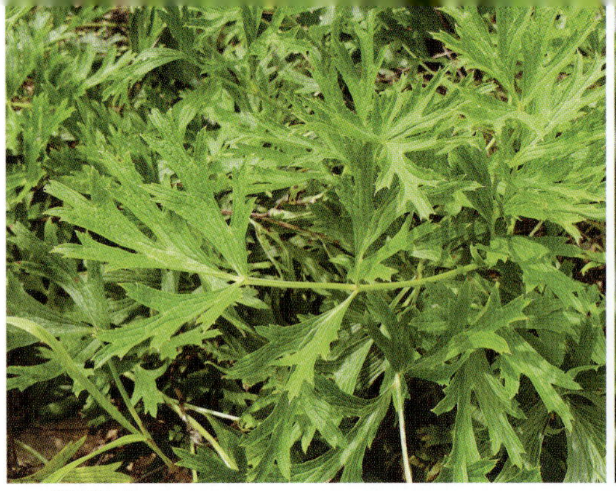

▲ 할미꽃 잎

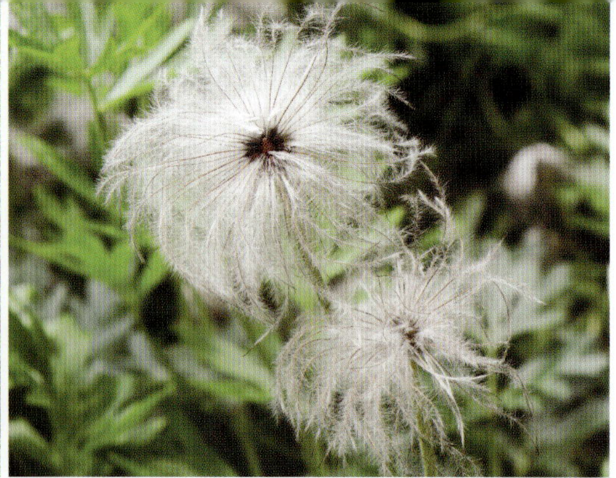

▲ 할미꽃 갓털

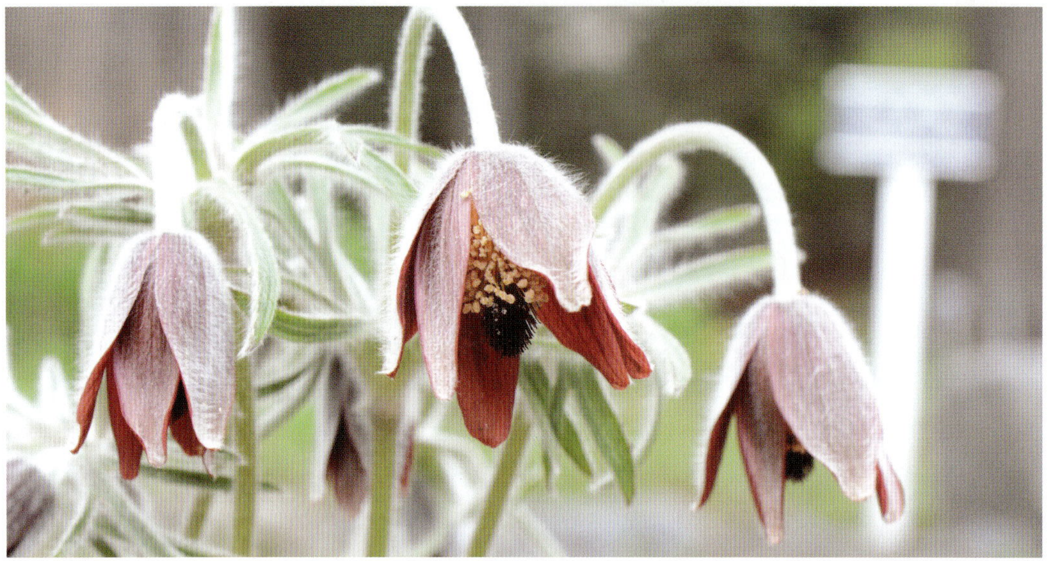

▲ 할미꽃 꽃

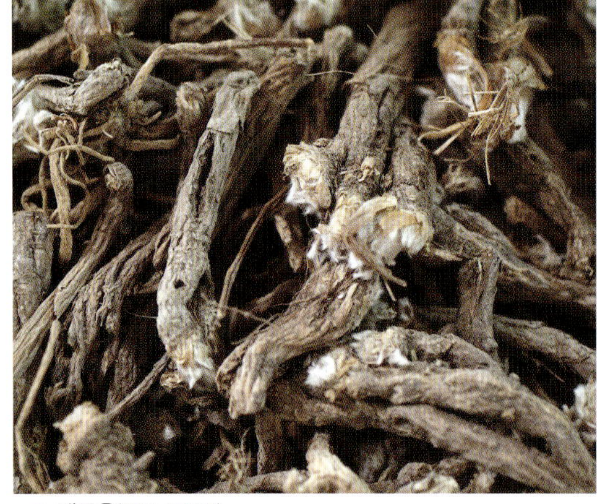

▲ 백두옹(약재, 판매품)

▲ 백두옹 전초(약재, 판매품)

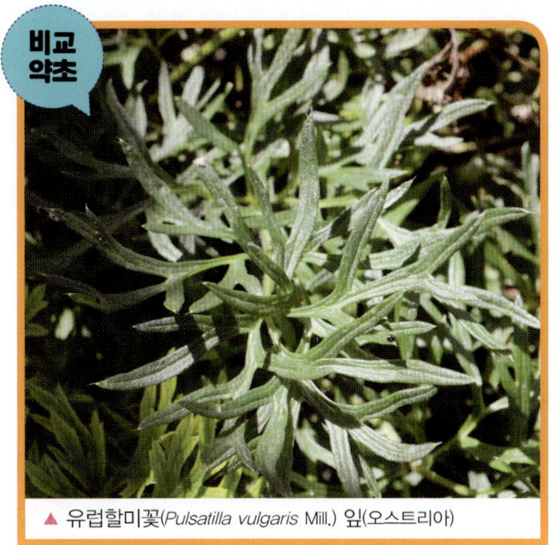

▲ 유럽할미꽃(*Pulsatilla vulgaris* Mill.) 잎(오스트리아)

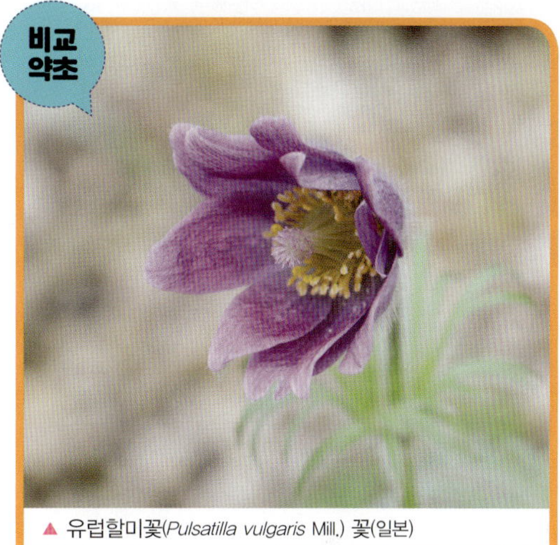

▲ 유럽할미꽃(*Pulsatilla vulgaris* Mill.) 꽃(일본)

- **한방 작용부위(귀경, 歸經)** : 백두옹은 주로 위장, 대장 질환에 영향을 미친다.
- **한방 효능** : 열독(熱毒)을 해소한다(淸熱解毒, 청열해독). 혈열(血熱)을 식히고 이질을 멎게 한다(凉血止痢, 양혈지리).
- **약효 해설** : 질 점막의 트리코모나스에 대해 살충 작용을 나타낸다. 자궁에서 분비물이 나오고 가려운 증상을 치료한다. 이질을 치료한다. 코피, 치질 출혈을 멎게 한다. 열을 내리고 해독한다.
- **임상응용** : 산후하리(産後下痢), 출혈, 복통에 쓴다.

| **북한에서의 효능** | 청열해독약으로서 열을 내리우고 독을 풀며 혈열을 없애고 어혈을 없앤다.

| **약용법** | 뿌리 9~15g을 물 800mL에 넣고 달여서 반으로 나누어 아침저녁으로 마신다.

약초명

향부자

약재명

향부자 香附子

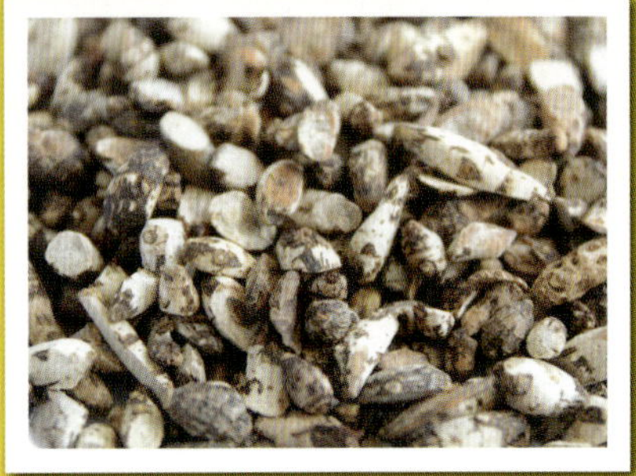

《동의보감》 탕액편에 기재된
조선시대(1610년)의 우리글 약초명

향부ㅈ

약초명 및 학명
향부자
Cyperus rotundus Linné

과명
사초과

약용부위
뿌리줄기로서 가는뿌리를 제거한 것

| 약재의 조선시대 의서(醫書) 수재 |

향부자는 《동의보감》 탕액편(湯液篇)의 풀부(部)와 《방약합편》의 방초(芳草, 향기가 좋은 풀) 편에 수재되어 있다.

| 《동의보감》 탕액편의 효능 |

사초근(莎草根, 향부자 뿌리줄기)의 성질은 약간 차고[微寒] 맛은 달며[甘] 독이 없다. 기를 강하게 내리고 가슴의 열을 없앤다. 오래 먹으면 기운이 나고 상쾌하게 하며 속이 답답한 것을 풀어준다. 통증을 멈추며 월경을 고르게 하고 숙식(宿食)을 내려가게 한다. ○ 사초의 뿌리에 달린 대추씨 같은 것을 향부자 또는 작두향(雀頭香)이라고 한다. 음력 2월, 8월에 캔다[본초].

| 《동의보감》 탕액편의 원문 |

**사초근(莎草根) 향부ㅈ : **性微寒 味甘 無毒. 大下氣 除胸中熱. 久服令人益氣 能快氣開鬱 止痛調經 更消宿食. ○ 莎草 其根上如棗核者 謂之香附子 又名雀頭香. 二月八月採. [本草] ○ 香附主氣分之病 香能竄 苦能降 推陳致新. 婦人血用事 氣行則無疾 老人精枯血閉 惟氣是資. 凡有病則氣滯而餒. 故香附入氣分爲君藥 世所罕知. [丹心] ○ 香附 婦人之仙藥. 盖婦人性偏多鬱 此藥能散鬱逐瘀. 採得後 以稈火燒去毛 入石臼搗淨. 氣病略炒 血病酒煮 痰病薑汁煮 下虛鹽水煮 血虛有火童便煮過則凉 積冷醋浸炒則熱 鹽炒則補腎間元氣 用檀香佐香附 流動諸氣甚妙. [入門]

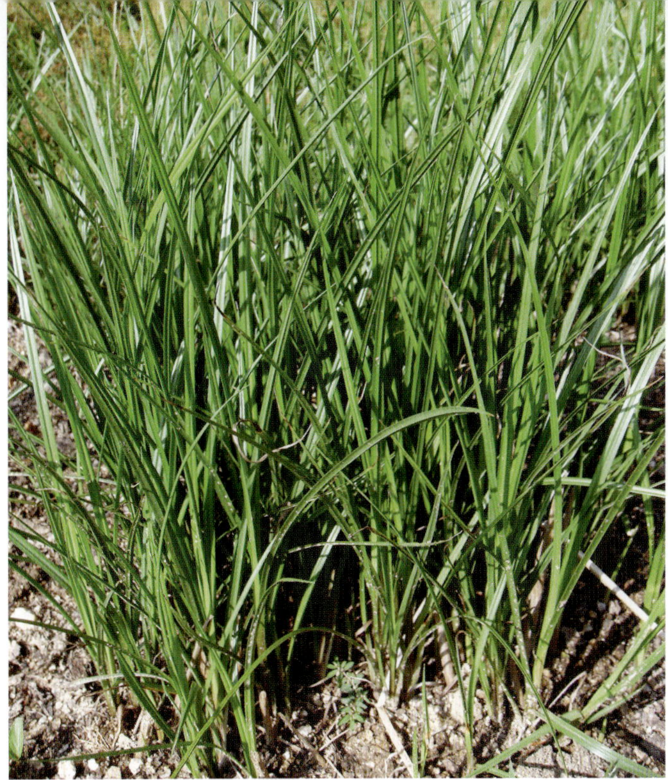

▲ 향부자 지상부

허준, 《원본 동의보감》, 732쪽, 남산당(2014)
《동의보감》 세갑술중동 내의원교정 완영중간(歲甲戌仲冬 內醫院校正 完營重刊) 영인본

| 약초·약재의 해설 |

《동의보감》에서 '향부ᄌ'로 불리던 향부자는 인도의학에서 오래전부터 사용되었던 약초이며 'musta'로 부른다.

| 식약처 인정 약초와 약재 |

- **약초·약재의 식약처 공정서 수재** : 향부자는 식품의약품안전처의 의약품 공정서인 《대한민국약전(KP)》에 수재되어 있다.

- **약재의 라틴어 생약명** : Cyperi Rhizoma

- **약재의 이명 또는 영명** : Cyperus Rhizome

- **식약처의 법정 기원식물과 약용부위** : 약재 향부자는 향부자 *Cyperus rotundus* Linné(사초과 Cyperaceae)의 뿌리줄기로서 가는뿌리를 제거한 것이다.

- **약재의 외부 형태** : 이 약은 뿌리줄기로 주로 방추형이고 길이 15~35mm, 지름 5~10mm이다. 바깥면은 밤색~흑갈색이고 세로 주름무늬가 있으며 정단에는 줄기그루가 남아 있기도 하다.

○ **약재 저장법 :** 밀폐용기(고형의 이물이 들어가는 것을 방지하고 내용의약품이 손실되지 않도록 보호할 수 있는 용기)

| 약재의 효능 |

○ **한방 효능 분류 :** 이기약(理氣藥, 기운이 잘 흐르게 하는 약)

○ **한방 약미(藥味)와 약성(藥性) :** 맛은 맵고 약간 쓰며 약간 달고 성질은 보통이다.

＋ 한방 약미

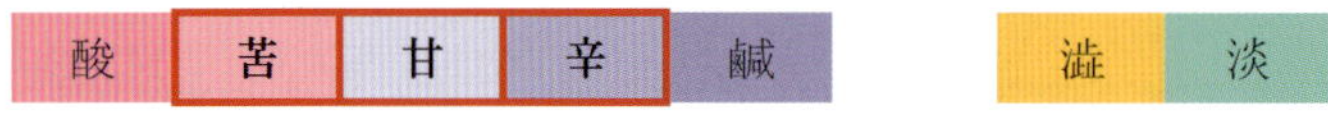

| 酸 | 苦 | 甘 | 辛 | 鹹 | | 澁 | 淡 |

＋ 한방 약성

| 大寒 | 寒 | 微寒 | 凉 | 平 | 微溫 | 溫 | 熱 | 大熱 |

○ **한방 작용부위(귀경, 歸經) :** 향부자는 주로 간장, 비장, 삼초(三焦) 질환에 영향을 미친다.

○ **한방 효능 :** 간기(肝氣)가 뭉친 것을 해소한다(疏肝解鬱, 소간해울). 기(氣)를 통하게 하고 배 속을 편안하게 한다(理氣寬中, 이기관중). 월경을 순조롭게 하고 통증을 멎게 한다(調經止痛, 조경지통).

○ **약효 해설 :** 가슴과 배가 창만하고 아픈 증상을 치료한다. 유방이 팽창하면서 아픈 병증

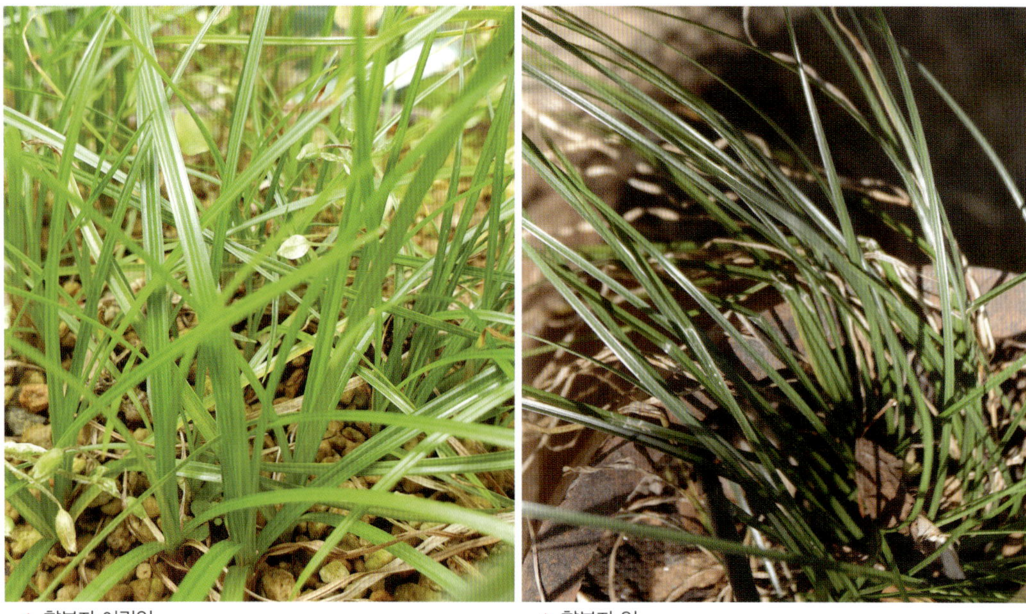

▲ 향부자 어린잎   ▲ 향부자 잎

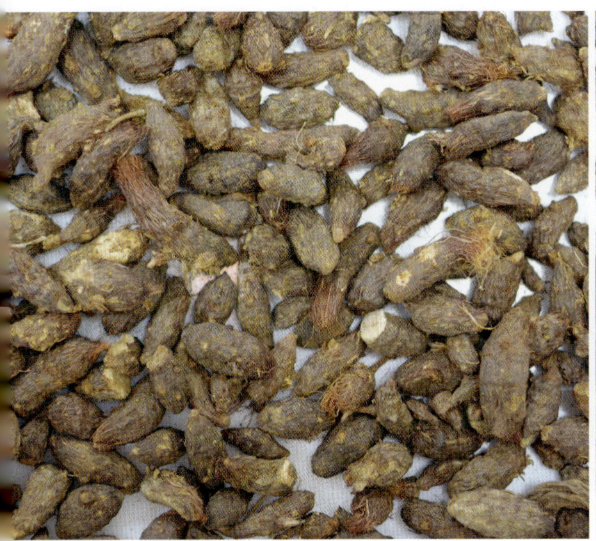

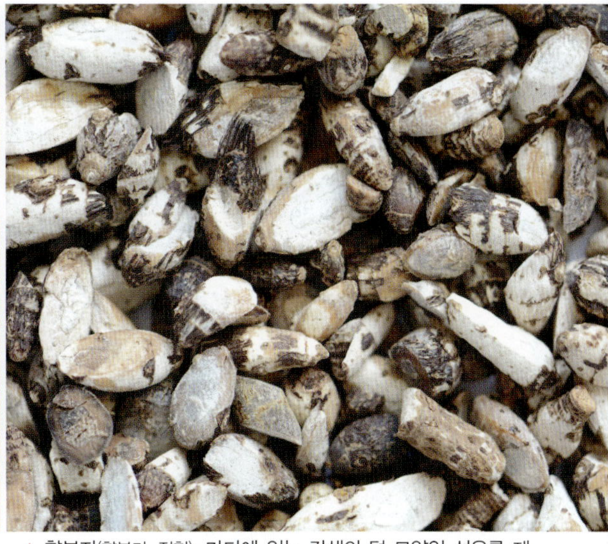

에 유효하다. 양 옆구리가 창만(脹滿)하거나 가슴이 답답하고 상쾌하지 못한 증상을 낫게 한다. 월경불순에 활용한다. 고환이나 음낭이 커지면서 아픈 증상에 사용한다.

○ **임상응용** : 복부가 비정상적으로 나온 증상, 월경불순, 월경통, 복통, 소화불량, 구토에 쓴다.

| **북한에서의 효능** | 리기약으로서 간기와 비위의 기를 통하게 하고 아픔을 멈추며 월경을 정상화한다.

| **약용법** | 뿌리줄기 6~10g을 물 800mL에 넣고 달여서 반으로 나누어 아침저녁으로 마신다.

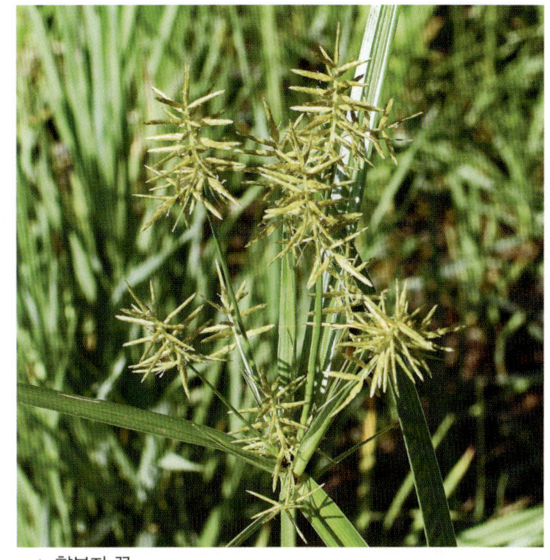

▲ 향부자 꽃

약초명

향유

약재명

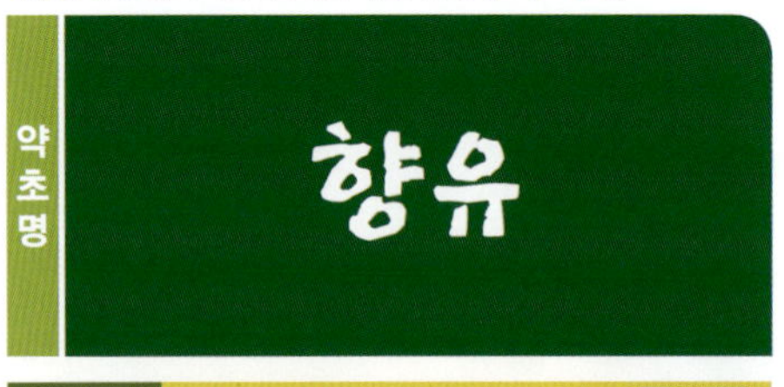

향유 香薷

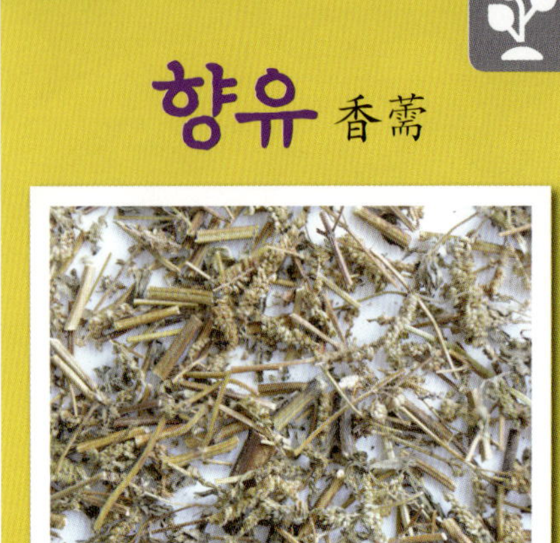

《동의보감》 탕액편에 기재된
조선시대(1610년)의 우리글 약초명

노야기

약초명 및 학명

향유
Elsholtzia ciliata Hylander

과명

꿀풀과

약용부위

꽃이 필 때의 전초

| 약재의 조선시대 의서(醫書) 수재 |

향유는 《동의보감》 탕액편(湯液篇)의 채소부(部)와 《방약합편》의 방초(芳草, 향기가 좋은 풀)편에 수재되어 있다.

| 《동의보감》 탕액편의 효능 |

향유(香薷, 향유 전초)는 성질이 약간 따뜻하고[微溫] 맛이 매우며[辛] 독이 없다. 곽란(霍亂)으로 배가 아프면서 토하고 설사하는 데 주로 쓴다. 몸이 부은 것을 내리게 하고 더위 먹은 것을 낫게 한다. 위기(胃氣)를 따뜻하게 하고 가슴이 답답하면서 열나는 것을 없앤다. ○ 집집마다 심는다. 여름철에는 채소로 먹는다. 음력 9~10월에 이삭이 나온 다음에 베어서 말린다[본초].

| 《동의보감》 탕액편의 원문 |

향유(香薷) 노야기 : 性微溫 味辛 無毒. 主霍亂腹痛吐下. 散水腫 消暑濕 煖胃氣 除煩熱. ○ 家家皆種 暑月亦作蔬菜食之 九十月作穗後採 乾之.[本草] ○ 一名香茹 言可作菜茹也.[入門]

| 식약처 인정 약초와 약재 |

- **약초·약재의 식약처 공정서 수재 :** 향유는 식품의약품안전처의 의약품 공정서인 《대한민국약전외한약(생약)규격집(KHP)》에 수재되어 있다.

- **약재의 라틴어 생약명 :** Elsholtziae Herba

- **식약처의 법정 기원식물과 약용부위 :** 약재 향유는 향유 *Elsholtzia ciliata* Hylander 또는 기

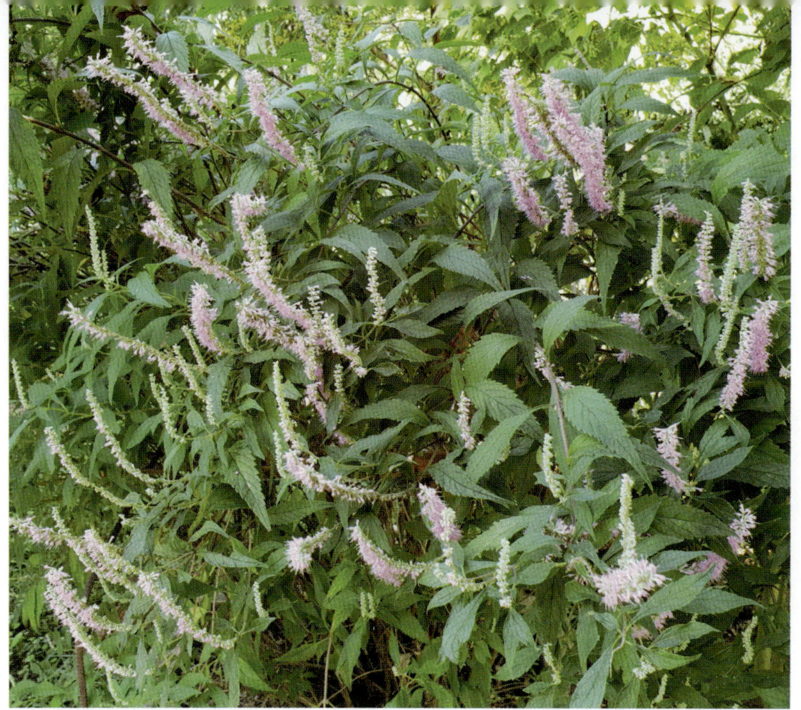

▲ 향유 지상부

허준, 《원본 동의보감》,
718쪽, 남산당(2014)
《동의보감》 세갑술중동 내의
원교정 완영중간(歲甲戌仲冬
內醫院校正 完營重刊) 영인본

타 동속식물(꿀풀과 Labiatae)의 꽃이 필 때의 전초이다.

○ **약재의 외부 형태 :** 이 약은 전초로 줄기는 가늘고 네모 모양이며 바깥면은 회녹색~황록색이며 줄기 끝에는 꽃대가 있다.

○ **약재 저장법 :** 밀폐용기(고형의 이물이 들어가는 것을 방지하고 내용의 약품이 손실되지 않도록 보호할 수 있는 용기)

| 약재의 효능 |

○ **한방 효능 분류 :** 해표약[解表藥, (땀을 내어) 체표를 풀어주는 약] - 발산풍한약(發散風寒藥, 체표에 머물러 있는 차가운 기운을 발산시키는 약)

○ **한방 약미(藥味)와 약성(藥性) :** 맛은 맵고 성질은 약간 따뜻하다.

+ 한방 약미

| 酸 | 苦 | 甘 | **辛** | 鹹 | | 澁 | 淡 |

+ 한방 약성

| 大寒 | 寒 | 微寒 | 凉 | 平 | **微溫** | 溫 | 熱 | 大熱 |

○ **한방 작용부위(귀경, 歸經) :** 향유는 주로 폐, 위장 질환에 영향을 미친다.

- **한방 효능 :** 땀을 내어 더위를 가시게 한다(發汗解暑, 발한해서). 습기를 없애고 소변을 잘 나오게 한다(化濕利尿, 화습이뇨).
- **약효 해설 :** 여름철 감기에 유효하다. 여름철 무더울 때 갑자기 어지럽고 토하며 가슴이 답답하고 얼굴이 창백한 증상에 사용한다. 소변량이 줄거나 잘 나오지 않는 병증을 치료한다. 설사, 습진에 쓰인다.

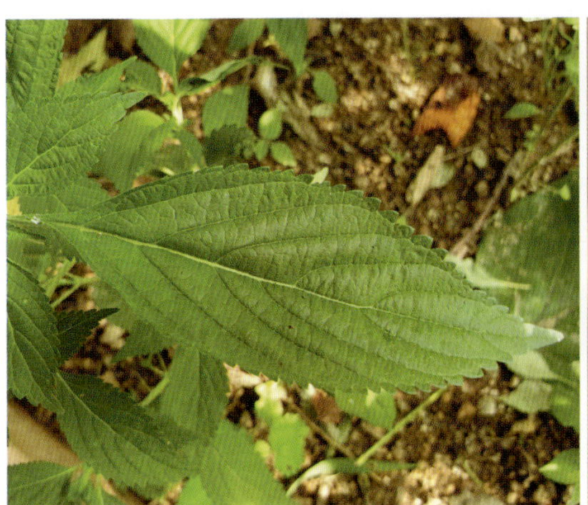

▲ 향유 잎

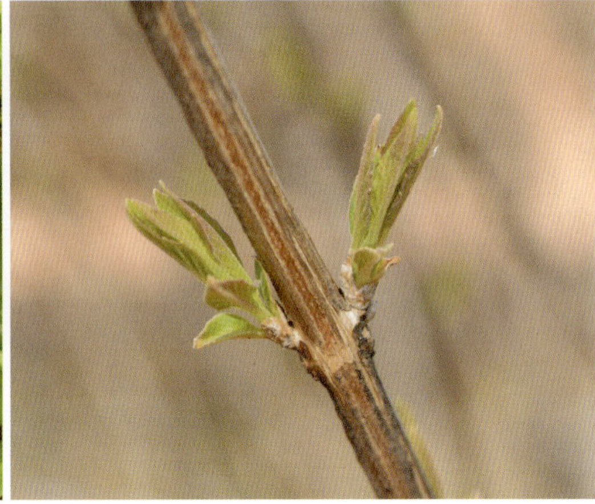

▲ 향유 줄기와 싹

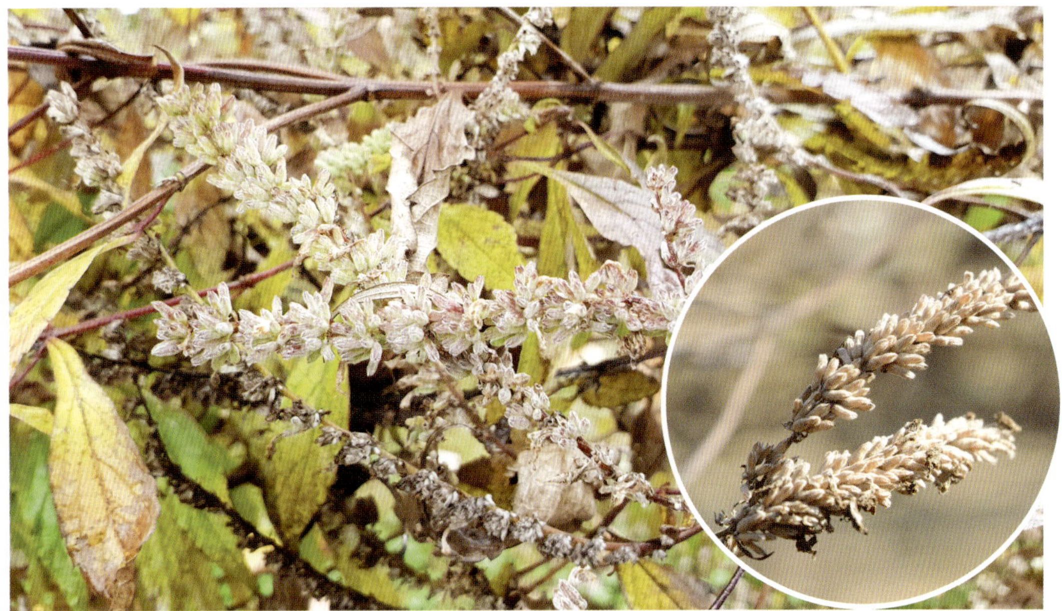

▲ 향유 열매

746

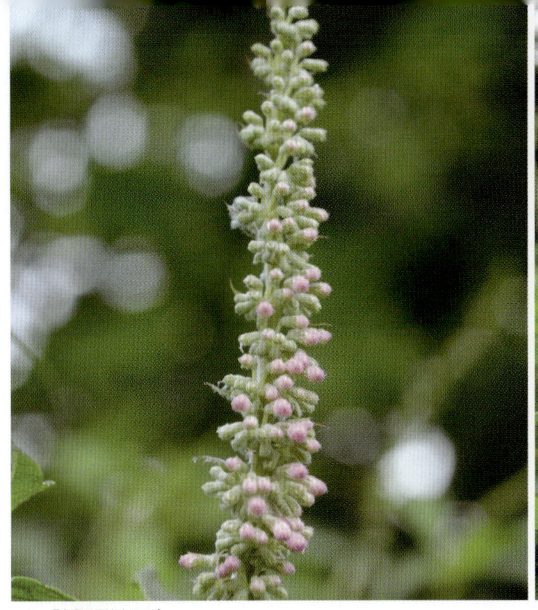

▲ 향유 꽃봉오리

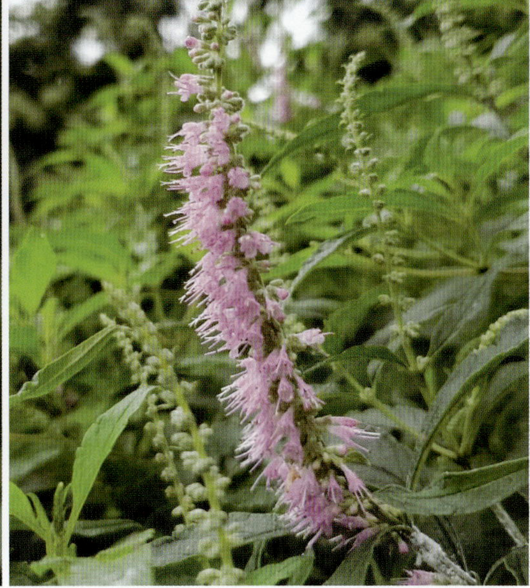

▲ 향유 꽃

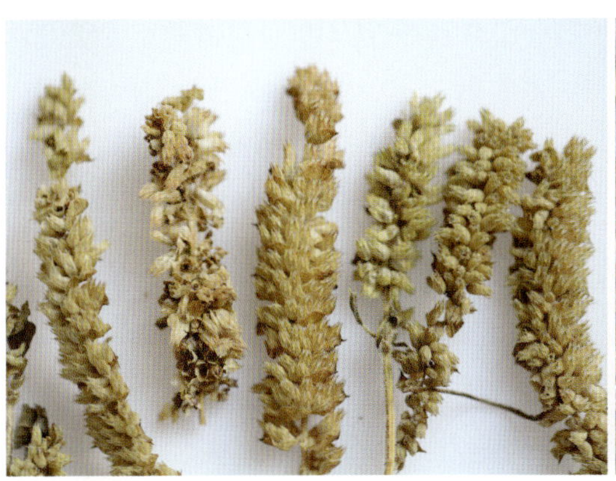

▲ 향유 꽃대(약재, 전형)

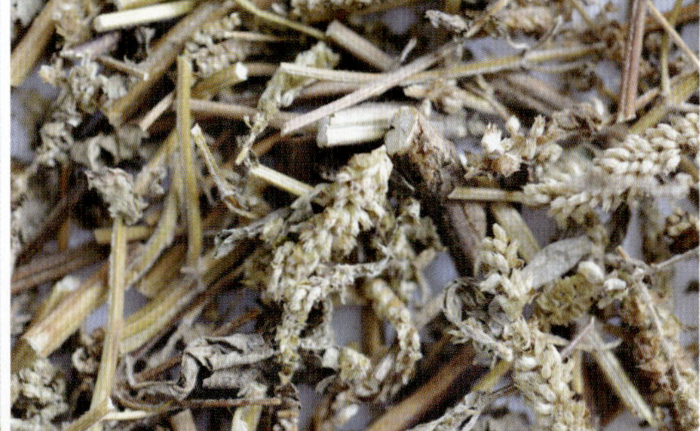

▲ 향유(약재, 절단)

● **임상응용** : 배뇨곤란, 발열, 복통, 구토와 설사, 두통에 쓴다.

| **북한에서의 효능** | 거서약으로서 땀을 내고 서습을 없애며 위를 덥혀주고 오줌이 잘 나가게 한다.

| **약용법** | 전초 9~15g을 물 800mL에 넣고 달여서 반으로 나누어 아침저녁으로 마신다. 신선한 재료는 두 배를 사용한다. 외용할 때는 적당량을 짓찧어서 환부에 붙인다.

약초명

형개

약재명

형개 荊芥

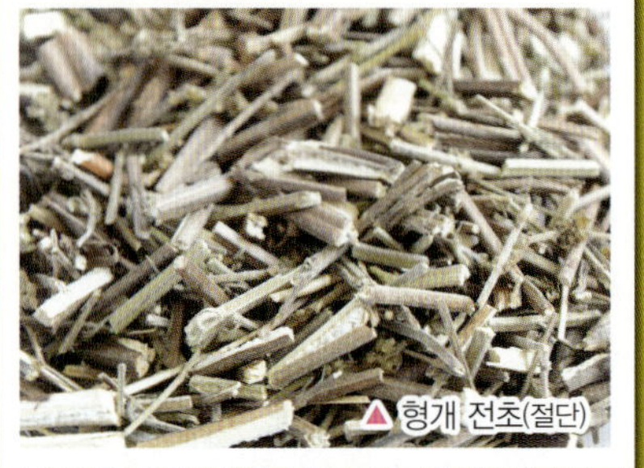

▲ 형개 전초(절단)

《동의보감》 탕액편에 기재된
조선시대(1610년)의 우리글 약초명

덩가

약초명 및 학명

형개
Schizonepeta tenuifolia Briquet

과명

꿀풀과

약용부위

꽃이삭[花穗, 화수]

| 약재의 조선시대 의서(醫書) 수재 |

형개는 《동의보감》 탕액편(湯液篇)의 채소부(部)와 《방약합편》의 방초(芳草, 향기가 좋은 풀)편에 수재되어 있다.

| 《동의보감》 탕액편의 효능 |

형개(荊芥, 형개 꽃이삭)는 성질이 따뜻하고[溫] 맛이 매우면서[辛] 쓰며[苦] 독이 없다. 악풍(惡風), 적풍(賊風), 온몸에 감각이 없는 것, 상한(傷寒)으로 머리가 아픈 것, 근육과 뼈가 욱씬욱씬 쑤시는 것을 치료한다. 혈로(血勞), 풍기(風氣)에 효과가 있으며 나력(瘰癧), 창양(瘡瘍)을 낫게 한다. ○ 밭에서 자란다. 처음 자라날 때는 향기롭고 매운데, 먹을 수 있다. 채소로 써서 생으로 먹거나 익혀서 먹는다. 달여서 차로 마시기도 한다. 머리와 눈을 맑게 할 수 있다.

| 《동의보감》 탕액편의 원문 |

형개(荊芥) 덩가 : 性溫 味辛苦 無毒. 治惡風賊風 遍身瘰痺 傷寒頭痛 筋骨煩疼 血勞風氣 療瘰癧瘡瘍. ○ 生圃中. 初生香辛可啖. 作菜生熟食 幷煎茶服. 能淸利頭目. ○ 取花實成穗者 暴乾入藥.[本草] ○ 本名假蘇 以氣味似紫蘇故也.[入門]

| 약초 · 약재의 해설 |

예전에는 약용부위가 전초였기 때문에 국내 유통품은 형개 전초의 형태로 유통되었으나, 현재는 전초 형개는 부적합품이다.[참고문헌: 24]

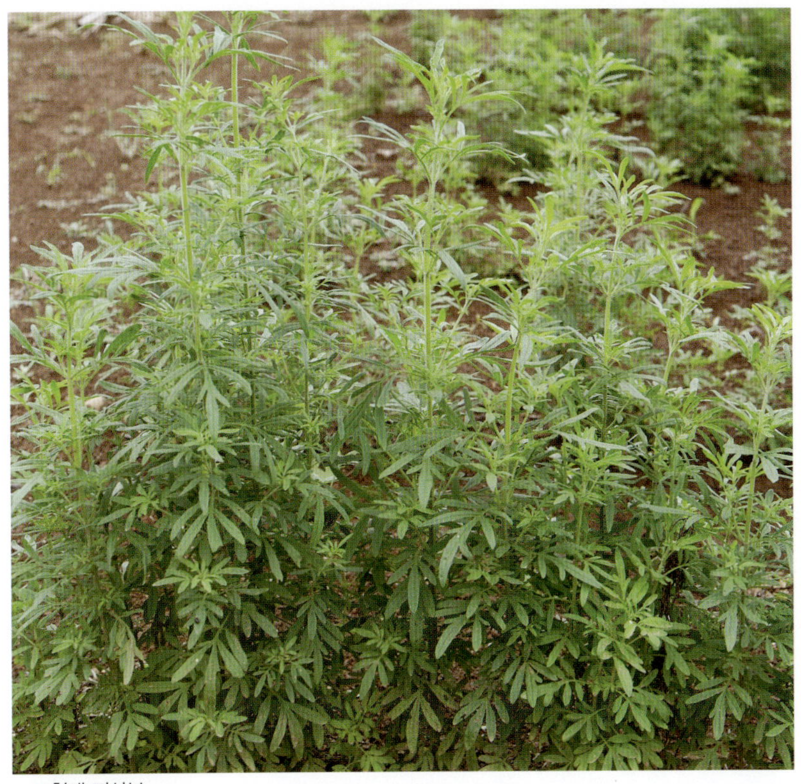

▲ 형개 지상부

荊芥

性溫味辛苦無毒治惡風賊風遍身瘰痺傷
寒頭痛筋骨煩疼血勞風氣療瘰癧瘡瘍○生
中初生香辛可咬作菜生熟食幷煎茶服能淸
頭目○取花實成穗者暴乾入藥○本名假蘇
以氣味似紫蘇故也

허준, 《원본 동의보감》,
717쪽, 남산당(2014)
《동의보감》 세갑술중동 내의
원교정 완영중간(歲甲戌仲冬
內醫院校正 完營重刊) 영인본

| 식약처 인정 약초와 약재 |

- **약초·약재의 식약처 공정서 수재** : 형개는 식품의약품안전처의 의약
  품 공정서인 《대한민국약전(KP)》에 수재되어 있다.

- **약재의 라틴어 생약명** : Schizonepetae Spica

- **약재의 이명 또는 영명** : Schizonepeta Spike

- **식약처의 법정 기원식물과 약용부위** : 약재 형개는 형개 *Schizonepeta tenuifolia* Briquet(꿀풀
  과 Labiatae)의 꽃이삭[花穗]이다.

- **약재의 외부 형태** : 이 약은 꽃이삭으로 가늘고 긴 보리이삭 모양이고 길이 5~10cm이며
  보라색을 띤 녹갈색~녹갈색이다.

- **약재 저장법** : 밀폐용기(고형의 이물이 들어가는 것을 방지하고 내용의약품이 손실되지 않도록
  보호할 수 있는 용기)

| 약재의 효능 |

- **한방 효능 분류** : 해표약[解表藥, (땀을 내어) 체표를 풀어주는 약] - 발산풍한약(發散風寒藥, 체표에 머물러 있는 차가운 기운을 발산시키는 약)
- **한방 약미(藥味)와 약성(藥性)** : 맛은 맵고 성질은 약간 따뜻하다.

+ 한방 약미

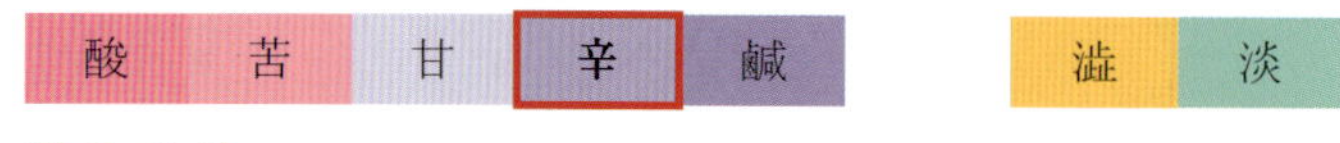

酸	苦	甘	**辛**	鹹		澁	淡

+ 한방 약성

大寒	寒	微寒	凉	平	**微溫**	溫	熱	大熱

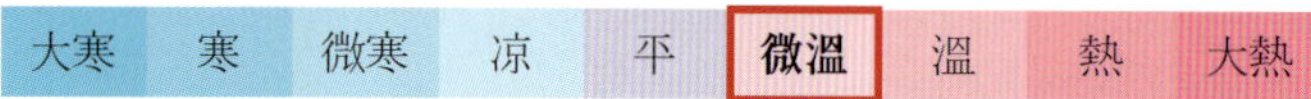

- **한방 작용부위(귀경, 歸經)** : 형개는 주로 폐, 간장 질환에 영향을 미친다.

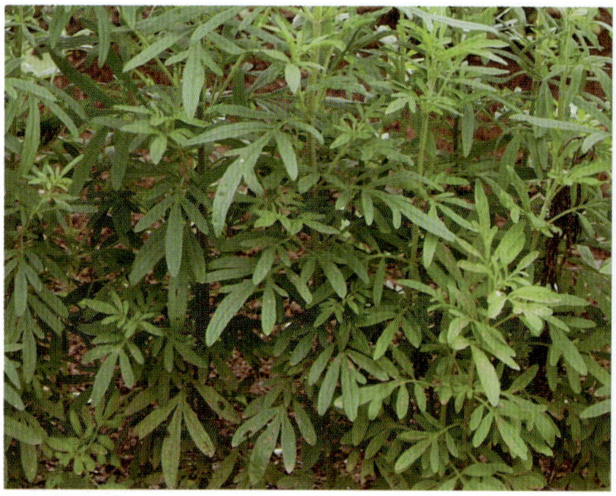

▲ 형개 잎

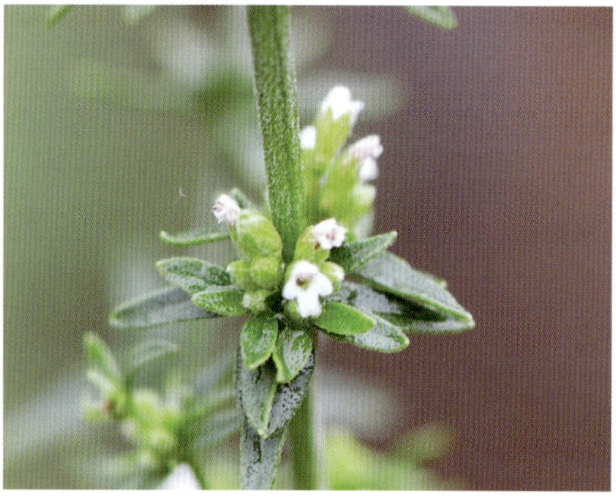

▲ 형개 꽃

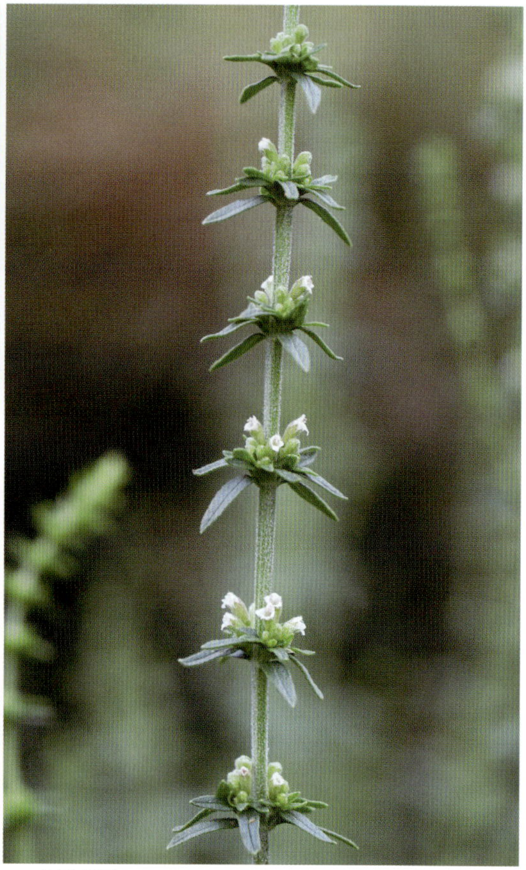

▲ 형개 줄기

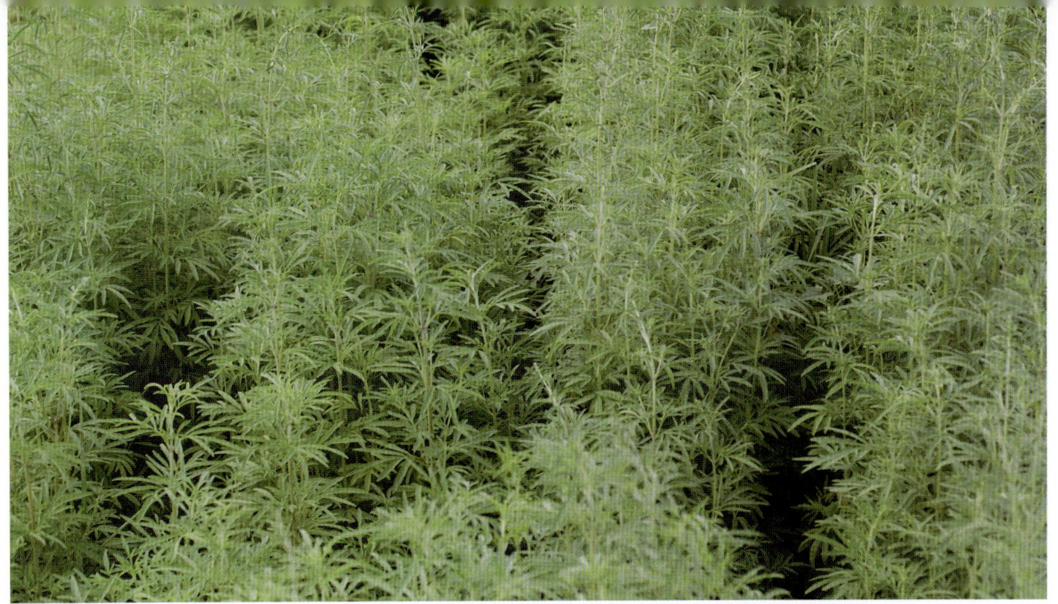

▲ 형개 재배지

- **한방 효능** : 땀을 내어 체표에 있는 사기(邪氣)를 내보내고 풍사(風邪)를 내보낸다(解表散風, 해표산풍). 발진을 잘 돋게 한다(透疹, 투진). 창만(脹滿)을 없앤다(消脹, 소창).

- **약효 해설** : 감기 발열, 두통, 기침을 제거한다. 목 안이 붓고 아픈 증상에 사용한다. 눈이 참기 어려울 정도로 가려운 증세에 쓴다. 산후(産後)에 머리가 아찔하고 어지러운 증상을 치료한다. 여성의 부정기 자궁출혈에 유효하다. 혈변(血便), 코피, 토혈을 멎게 한다.

- **임상응용** : 감기, 오한, 발열, 두통, 인후통, 토혈, 혈변, 피부 화농증에 쓴다.

| **북한에서의 효능** | 땀내기, 풍한표증과 감기에 쓴다.

| **약용법** | 꽃이삭 5~10g을 물 800mL에 넣고 달여서 반으로 나누어 아침저녁으로 마신다.

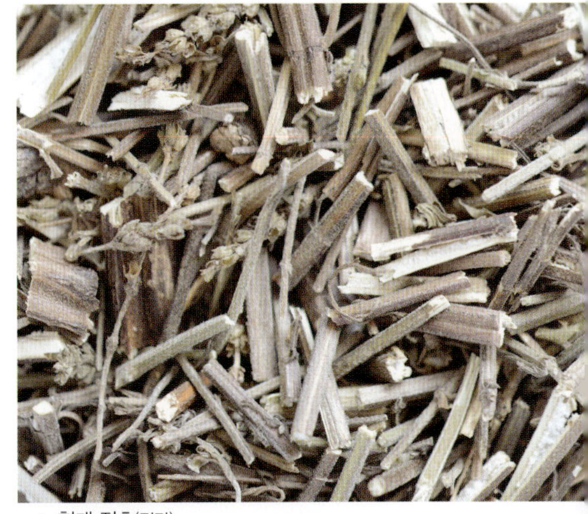

▲ 형개 전초(절단)

약초명

호도나무
(호두나무)

약재명

호도 胡桃

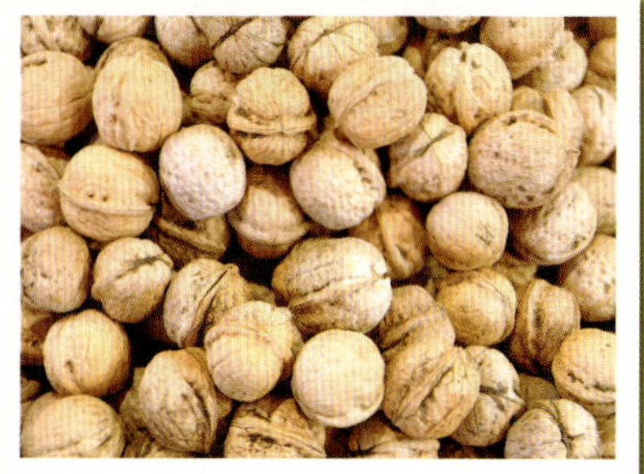

《동의보감》 탕액편에 기재된
조선시대(1610년)의 우리글 약초명

당츄즈

약초명 및 학명
호도나무
Juglans regia Linné

과명
가래나무과

약용부위
씨

| 약재의 조선시대 의서(醫書) 수재 |

호도는 《동의보감》 탕액편(湯液篇)의 과일부(部)와 《방약합편》의 산과(山果)편에 수재되어 있다.

| 《동의보감》 탕액편의 효능 |

호도(胡桃, 호두나무 씨)의 성질은 보통이며[平] (뜨겁다[熱]고도 한다) 맛이 달고[甘] 독이 없다. 경맥(經脈)을 통하게 하고 혈맥(血脈)을 윤활하게 한다. 귀밑머리[鬢髮, 빈발]를 검게 하고 몸을 살찌게 하고 튼튼하게 한다. ○ 성질이 뜨거워서 많이 먹으면 안 된다. 많이 먹으면 눈썹이 빠지고 풍(風)이 동하기 때문이다. 여름에는 먹지 말아야 한다. 호두는 살을 찌우지만 풍(風)을 생기게 한다.

| 《동의보감》 탕액편의 원문 |

호도(胡桃) 당츄즈 : 性平 [一云熱] 味甘 無毒. 通經脈 潤血脈 黑鬢髮 令人肥健. ○ 性熱 不可多食 能脫人眉 動風故也. 入夏禁食. 雖肥人而動風. ○ 生南方. 生實外有靑皮包之 胡桃乃核也. 核中瓤爲胡桃肉. 湯浸 剝去肉上薄皮 乃用. ○ 胡桃瓤縮 資其形以斂肺 故能治肺氣喘促. 補腎治腰痛. 本出胡地 生時外有靑皮 形如桃 故謂之胡桃. [入門]

| 식약처 인정 약초와 약재 |

○ 약초·약재의 식약처 공정서 수재 : 호도는 식품의약품안전처의 의약품 공정서인 《대한민국약전외한약(생약)규격집(KHP)》에 수재되어 있다.

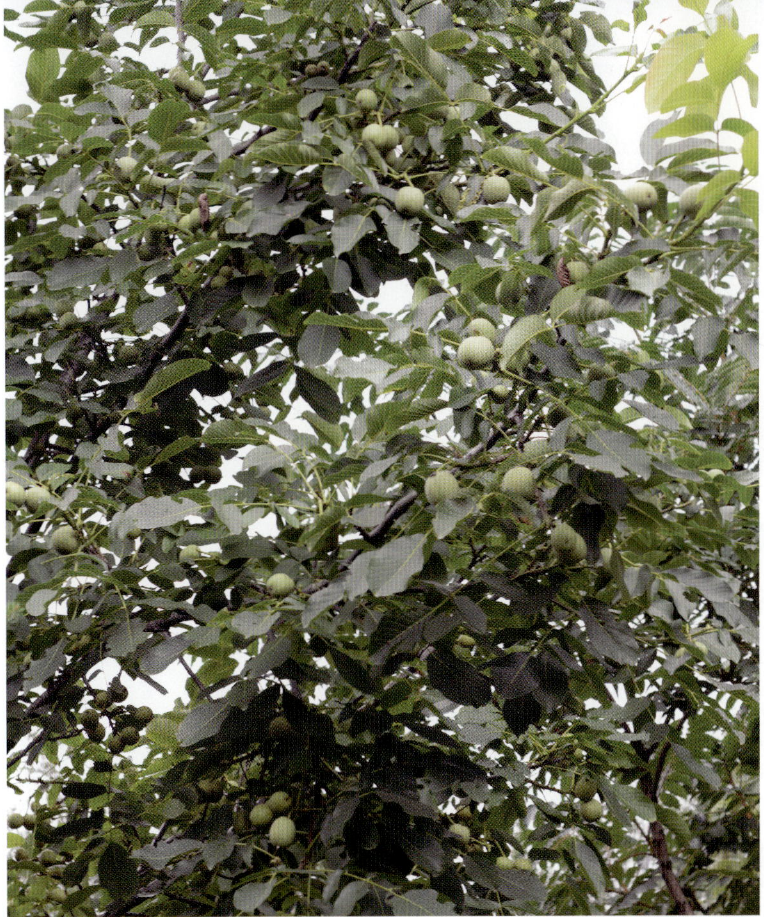

▲ 호도나무(호두나무) 열매와 잎

허준, 《원본 동의보감》, 713쪽, 남산당(2014)
《동의보감》 세갑술중동 내의원교정 완영중간(歲甲戌仲冬 內醫院校正 完營重刊) 영인본

- ○ **약재의 라틴어 생약명 :** Juglandis Semen

- ○ **약재의 이명 또는 영명 :** 핵도(核挑)

- ○ **식약처의 법정 기원식물과 약용부위 :** 약재 호도는 호도나무 *Juglans regia* Linné(가래나무과 Juglandaceae)의 씨이다.

- ○ **약재의 외부 형태 :** 이 약은 씨로 길고 깊은 홈이 있는 울퉁불퉁한 구형이며 지름 2~3cm 이다. 씨껍질은 연한 갈색이며 잎맥 모양으로 가늘고 굵은 갈색의 무늬가 있다.

- ○ **약재 저장법 :** 밀폐용기(고형의 이물이 들어가는 것을 방지하고 내용의약품이 손실되지 않도록 보호할 수 있는 용기)

| 약재의 효능 |

- ○ **한방 효능 분류 :** 보익약(補益藥, 보약) - 보양약(補陽藥, 양기를 보하는 약)

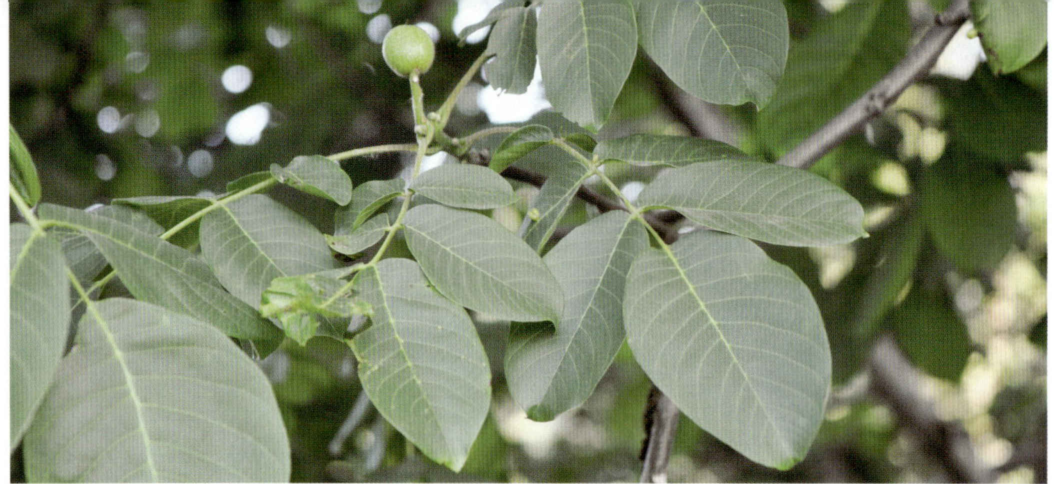

▲ 호도나무(호두나무) 잎

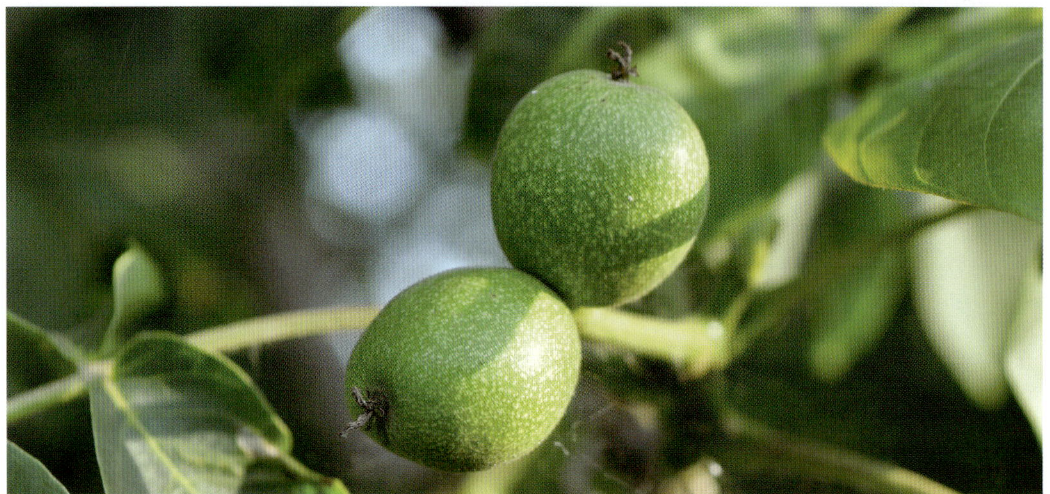

▲ 호도나무(호두나무) 열매

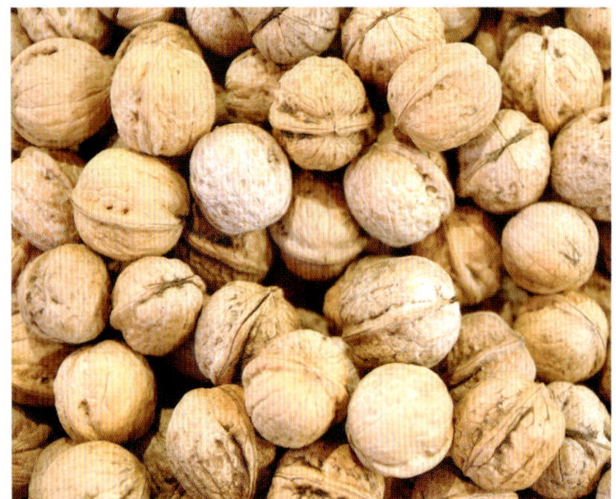

▲ 호도나무(호두나무) 씨(내과피 제거 전, 판매품)

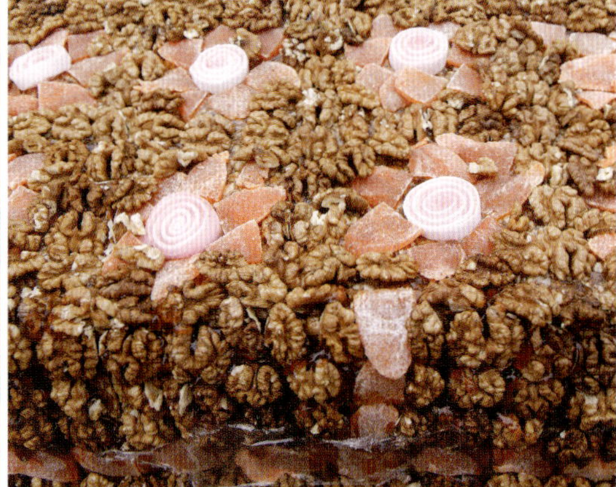

▲ 호도 식품(중국 윈난성)

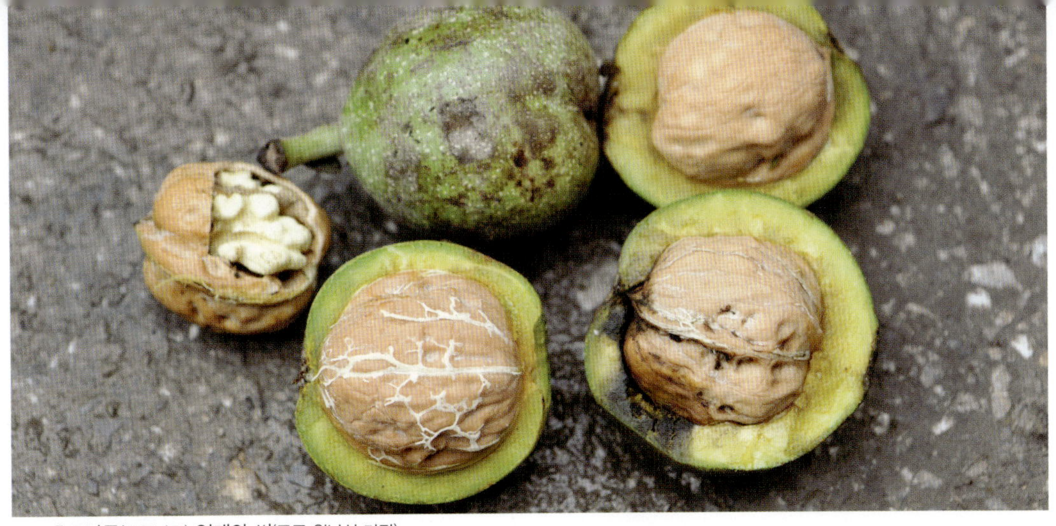

▲ 호도나무(호두나무) 열매와 씨(중국 윈난성 리장)

- **한방 약미(藥味)와 약성(藥性) :** 맛은 달고 성질은 따뜻하다.

  + 한방 약미

  | 酸 | 苦 | **甘** | 辛 | 鹹 | | 澁 | 淡 |

  + 한방 약성

  | 大寒 | 寒 | 微寒 | 凉 | 平 | 微溫 | **溫** | 熱 | 大熱 |

- **한방 작용부위(귀경, 歸經) :** 호도는 주로 신장, 폐, 대장 질환에 영향을 미친다.

- **한방 효능 :** 신(腎)을 보한다(補腎, 보신). 폐(肺)를 따뜻하게 한다(溫肺, 온폐). 대변이 잘 나오게 한다(潤腸, 윤장).

- **약효 해설 :** 요통(腰痛)과 다리가 약해지는 증상을 치료한다. 발기부전, 유정, 유뇨(遺尿)에 유효하다. 대장의 진액이 줄어들어 대변이 굳어지는 증상에 사용한다. 기침, 천식을 낫게 한다.

| 약용법 | 씨 9~15g을 물 800mL에 넣고 달여서 반으로 나누어 아침저녁으로 마시거나 또는 가루나 환(丸)으로 만들어 복용한다. 외용할 때는 적당량을 가루 내어 환부에 붙인다.

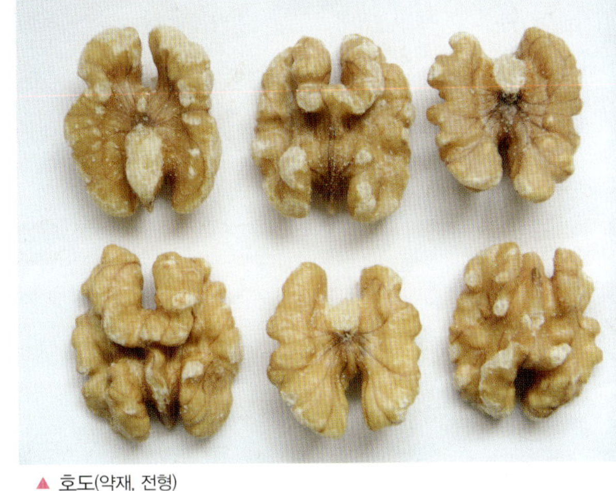

▲ 호도(약재, 전형)

약초명

호장근

약재명

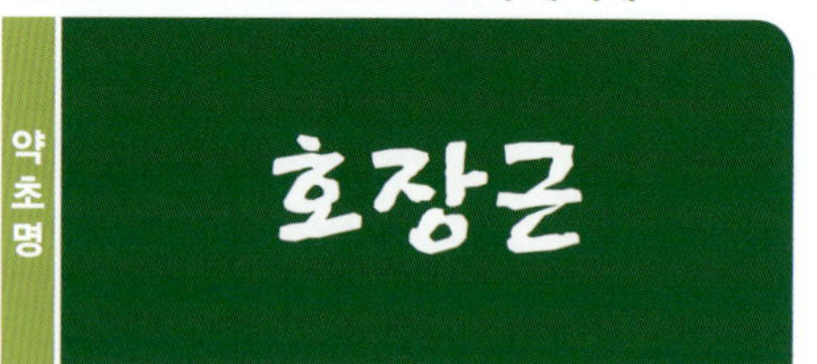

호장근 虎杖根

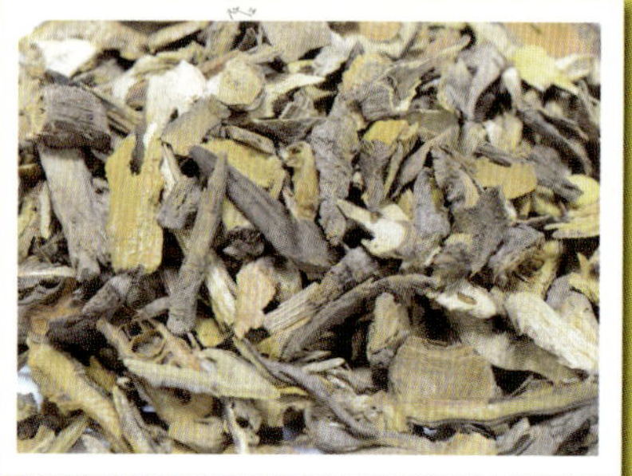

《동의보감》 탕액편에 기재된
조선시대(1610년)의 우리글 약초명

감뎃불휘

약초명 및 학명

호장근
Polygonum cuspidatum Siebold et Zuccarinii

과명

마디풀과

약용부위

뿌리줄기 및 뿌리

| 약재의 조선시대 의서(醫書) 수재 |

호장근은 《동의보감》 탕액편(湯液篇)의 풀부(部)와 《방약합편》의 습초(濕草)편에 수재되어 있다.

|《동의보감》 탕액편의 효능 |

호장근(虎杖根, 호장근 뿌리줄기 및 뿌리)의 성질은 약간 따뜻하고[微溫](보통이다[平]고도 한다) 맛은 쓰며[苦] 독이 없다. 몰려 있는 피와 배 속에 생긴 덩어리를 깨뜨린다. 월경을 통하도록 하며 산후의 어혈을 없애고 고름을 내보낸다. 피부에 얇게 생긴 헌데, 옹독(癰毒), 다쳐서 생긴 어혈에 주로 쓴다. 소변을 잘 나오게 하고 오림(五淋)을 낫게 한다. ○ 일명 고장(苦杖) 또는 대충장(大蟲杖)이라고도 한다. 줄기는 죽순(竹筍)과 비슷하지만 그 위에 붉은 반점이 있다. 곳곳에서 자란다. 음력 2월과 8월에 캐어 쓴다[본초].

|《동의보감》 탕액편의 원문 |

호장근(虎杖根) 감뎃불휘 : 性微溫[一云平] 味苦 無毒. 破留血癥結 通利月水 下産後惡血 排膿. 主瘡癤癰毒 撲損瘀血. 利小便 通五淋. ○ 一名苦杖 一名大蟲杖. 莖如竹笋狀 上有赤斑點 處處有之. 二月八月採.[本草]

| 약초 · 약재의 해설 |

과명 Polygonaceae의 국문명을 '여뀌과'로 표기하고 있으나, '국가표준식물목록'에서는 이를 '마디풀과'로 하고 있으며, 여뀌의 속명이 *Persicaria*인데 비해 마디풀의 속명은

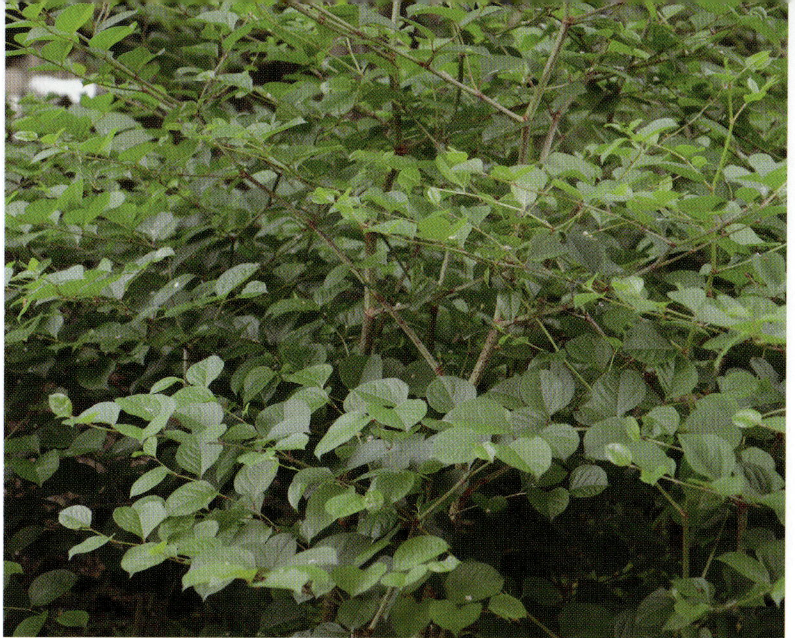

▲ 호장근 지상부

*Polygonum*이므로 여뀌과보다는 마디풀과가 과명인 Polygonaceae에 더 타당한 국명이다. [참고문헌: 16]

※ 저자 주: 현재의 공정서에는 '마디풀과'로 수정되어 있다.

| 식약처 인정 약초와 약재 |

- **약초·약재의 식약처 공정서 수재** : 호장근은 식품의약품안전처의 의약품 공정서인 《대한민국약전외한약(생약)규격집(KHP)》에 수재되어 있다.

- **약재의 라틴어 생약명** : Polygoni Cuspidati Rhizoma et Radix

- **약재의 이명 또는 영명** : 고장(苦杖)

- **식약처의 법정 기원식물과 약용부위** : 약재 호장근은 호장근 *Polygonum cuspidatum* Siebold et Zuccarinii(마디풀과 Polygonaceae)의 뿌리줄기 및 뿌리이다.

- **약재의 외부 형태** : 이 약은 뿌리줄기 및 뿌리로 구부러진 원뿔 모양 또는 덩어리 모양이다. 바깥면은 어두운 갈색이고 뿌리 자국과 세로 주름이 있으며 코르크층이 떨어진 부분은 황갈색이다.

- **약재 저장법** : 밀폐용기(고형의 이물이 들어가는 것을 방지하고 내용의약품이 손실되지 않도록 보호할 수 있는 용기)

허준, 《원본 동의보감》, 737쪽, 남산당(2014)
《동의보감》 세갑술중동 내의원교정 완영중간(歲甲戌仲冬 內醫院校正 完營重刊) 영인본

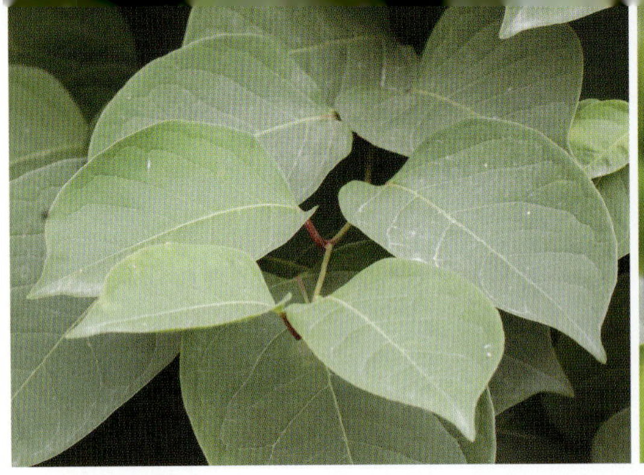
▲ 호장근 잎(앞면)

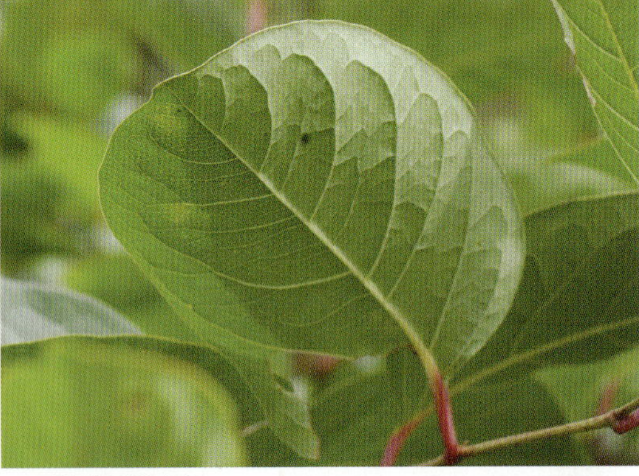
▲ 호장근 잎(뒷면)

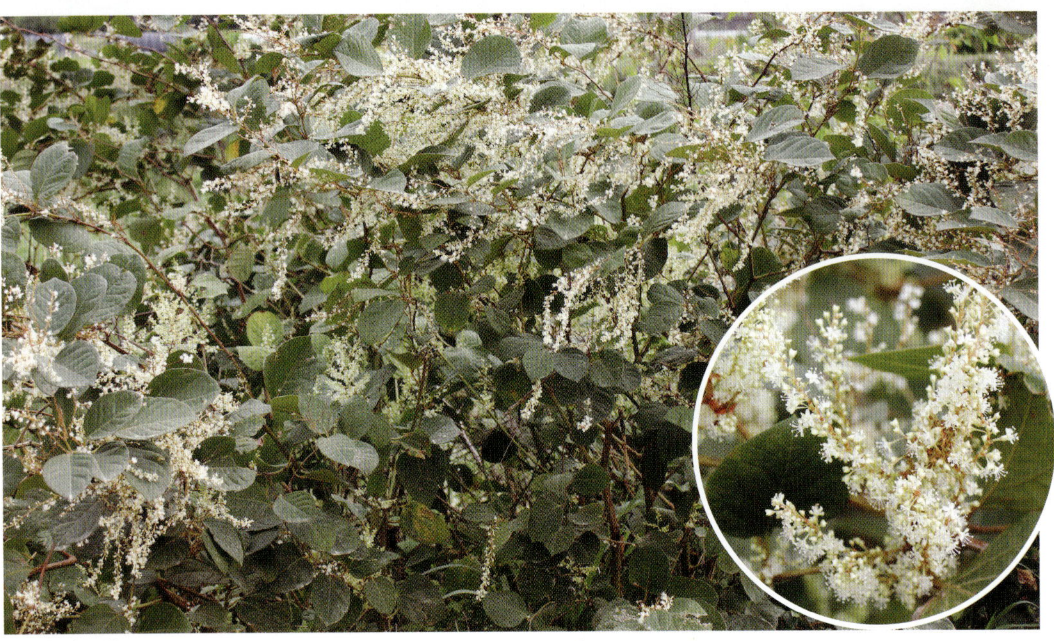
▲ 호장근 꽃

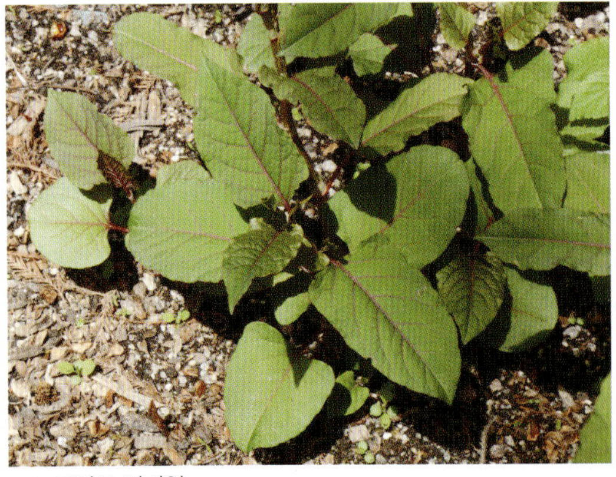
▲ 호장근 어린잎

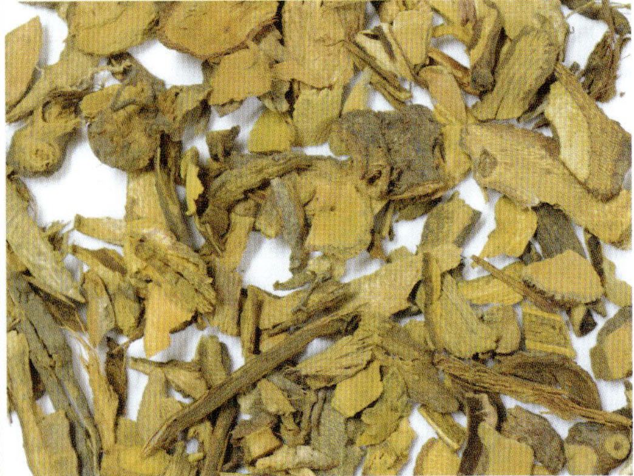
▲ 호장근(약재, 절편)

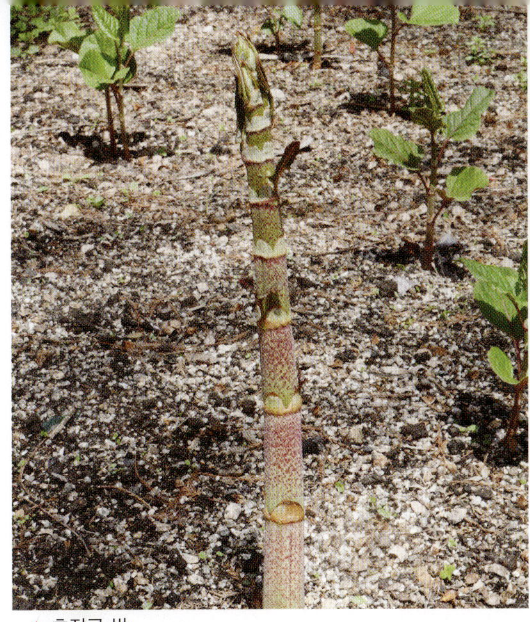

▲ 호장근 싹

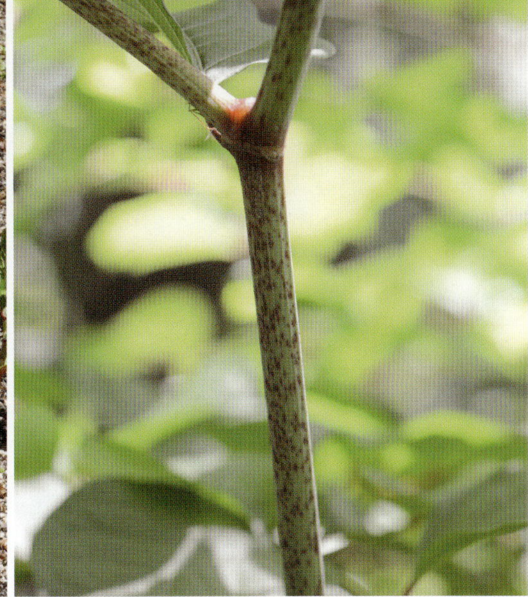

▲ 호장근 줄기

| 약재의 효능 |

- **한방 효능 분류 :** 활혈거어약(活血祛瘀藥, 혈액순환을 촉진하고 어혈을 제거하는 약)

- **한방 약미(藥味)와 약성(藥性) :** 맛은 약간 쓰고 성질은 약간 차다.

  + 한방 약미

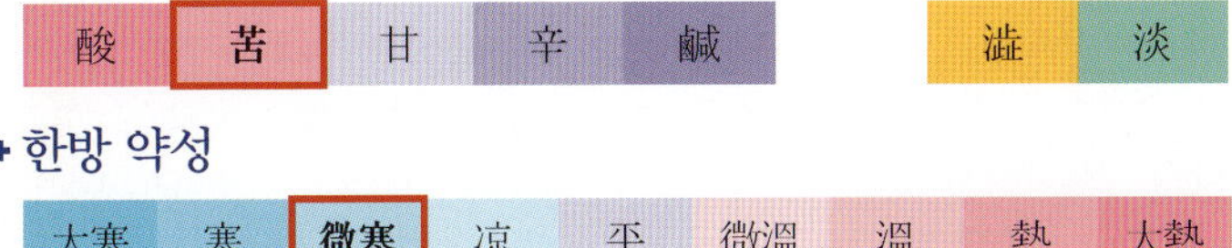

  + 한방 약성

- **한방 작용부위(귀경, 歸經) :** 호장근은 주로 간장, 담낭, 폐 질환에 영향을 미친다.

- **한방 효능 :** 습기를 배출하고 황달을 가라앉힌다(利濕退黃, 이습퇴황). 열독(熱毒)을 해소한다(淸熱解毒, 청열해독). 어혈을 없애고 통증을 멎게 한다(散瘀止痛, 산어지통). 기침을 멎게 하고 가래를 없앤다(止咳化痰, 지해화담).

- **약효 해설 :** 팔다리를 잘 쓰지 못하고 마비되며 아픈 증세에 쓰인다. 폐열로 기침이 나는 증상을 없애준다. 황달과 자궁에서 분비물이 나오는 증상을 낫게 한다. 소변을 볼 때 아프고 멀건 고름 같은 것이 나오는 증상에 유효하다.

| **북한에서의 효능** | 행혈약으로서 피순환을 도우며 어혈을 없애며 월경을 정상화하고 오줌을 잘 나가게 한다.

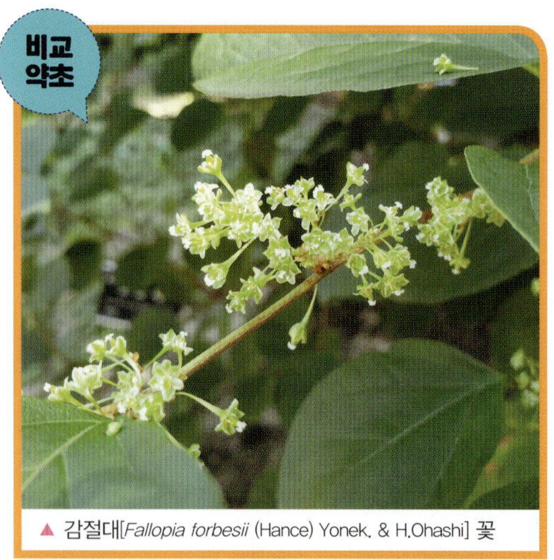

▲ 감절대[*Fallopia forbesii* (Hance) Yonek. & H.Ohashi] 꽃

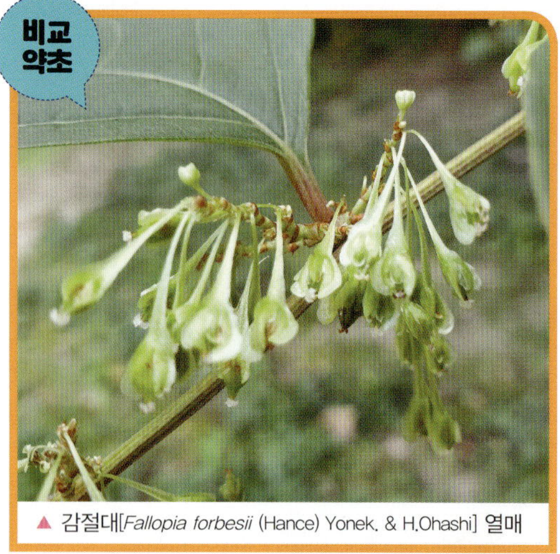

▲ 감절대[*Fallopia forbesii* (Hance) Yonek. & H.Ohashi] 열매

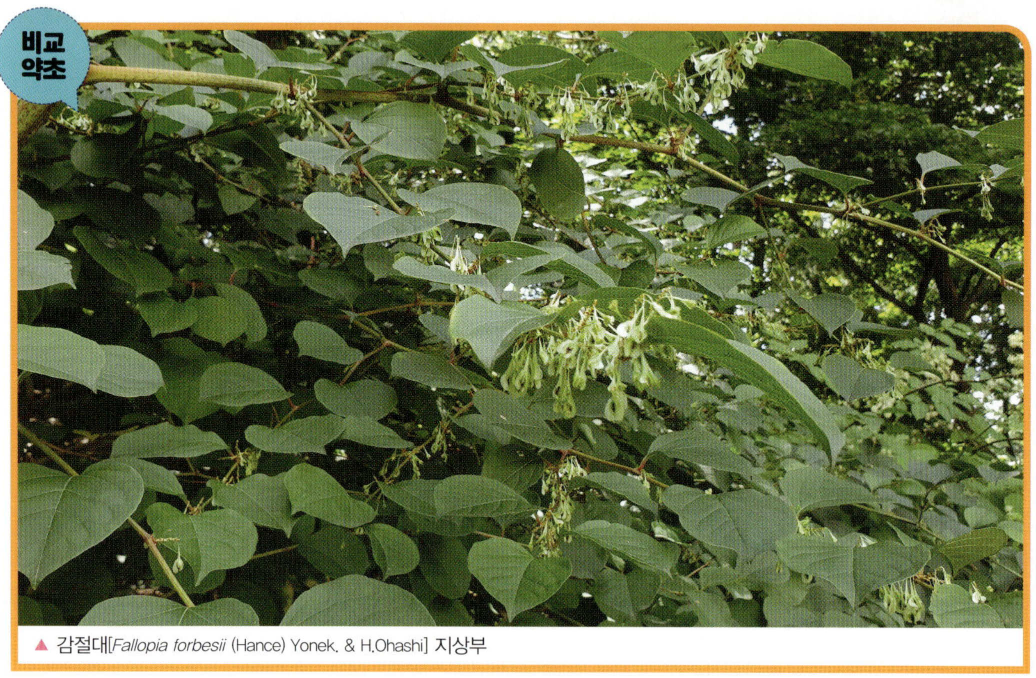

▲ 감절대[*Fallopia forbesii* (Hance) Yonek. & H.Ohashi] 지상부

| **약용법** | 뿌리줄기 및 뿌리 10~15g을 물 800mL에 넣고 달여서 반으로 나누어 아침저녁으로 마신다. 또는 가루, 환(丸)으로 복용하거나 술을 담가 마신다. 외용할 때는 적당량을 가루 내어 환부에 붙인다.

| **주의사항** | 임신부는 복용을 삼간다.

약초명

화살나무

약재명

귀전우 鬼箭羽

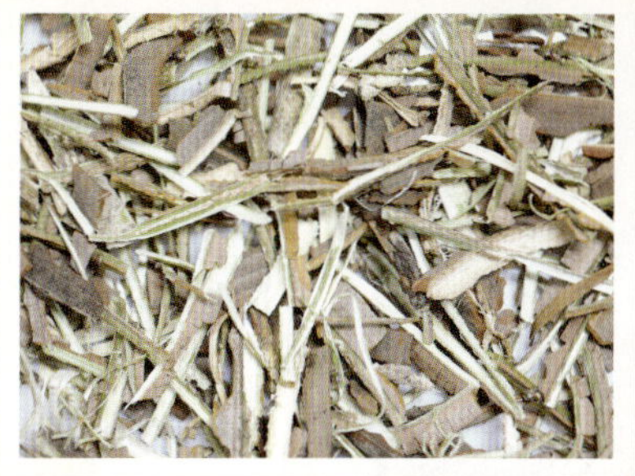

《동의보감》 탕액편에 기재된
조선시대(1610년)의 우리글 약초명

부듸회

약초명 및 학명

화살나무
Euonymus alatus Siebold

과명

노박덩굴과

약용부위

줄기에 생긴 날개 모양의 코르크

| 약재의 조선시대 의서(醫書) 수재 |

귀전우는 《동의보감》 탕액편(湯液篇)의 나무부
(部)에 수재되어 있다.

|《동의보감》 탕액편의 효능 |

위모(衛矛, 화살나무 줄기에 생긴 날개 모양의 코
르크)의 성질은 차며[寒] 맛은 쓰고[苦] 독이 없
다(독이 조금 있다고도 한다). 고독(蠱毒), 시주
(尸疰), 중악(中惡, 중풍의 일종)으로 배가 아픈
데 주로 쓴다. 나쁜 기운, 헛것에 들린 것, 가
위눌리는 것을 낫게 한다. 배 속의 충을 죽이
며 월경을 통하게 한다. 배 속에 생긴 덩어리
를 깨뜨린다. 부정기 자궁출혈, 자궁에서 분비
물이 나오는 것, 산후에 어혈로 아픈 것을 멎
게 하고 풍독종(風毒腫)으로 부어오른 것을 가
라앉힌다. 유산시킬 수 있다. ○ 일명 귀전(鬼
箭)이라고도 하는데 곳곳에 있다. 그 줄기에
세 줄의 깃이 달려 화살이 깃 모양을 하고 있
다. 음력 8월, 11월, 12월에 채취하여 껍질과
깃을 벗겨서 쓴다[본초].

|《동의보감》 탕액편의 원문 |

위모(衛矛) 부듸회 : 性寒 味苦 無毒[一云小
毒]. 主蠱疰 中惡腹痛. 除邪殺鬼 及百邪鬼魅
殺腹藏蟲 通月經 破癥結 止血崩帶下 産後瘀
痛 消風毒腫 能落胎. ○ 一名鬼箭 處處有之.
其幹有三羽 狀如箭翎. 八月十一月十二月採
削取皮羽用之.[本草] ○ 又名鬼箭羽 人家多
燔之以祛祟.[入門]

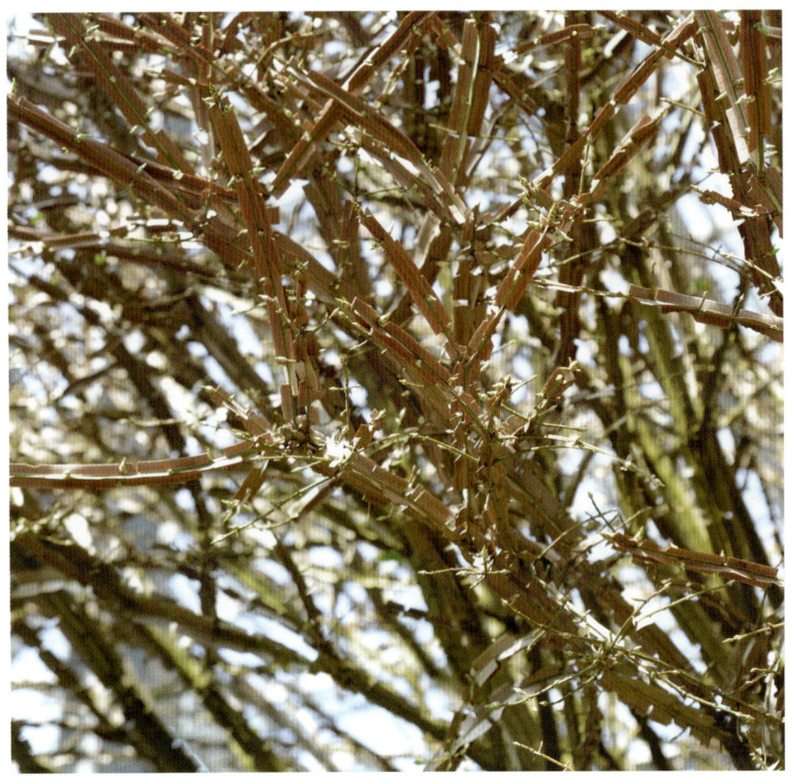

▲ 화살나무 가지

허준, 《원본 동의보감》,
744쪽, 남산당(2014)
《동의보감》 세갑술중동 내의
원교정 완영중간(歲甲戌仲冬
內醫院校正 完營重刊) 영인본

| 식약처 인정 약초와 약재 |

○ **약초·약재의 식약처 공정서 수재** : 귀전우는 식품의약품안전처의 의
약품 공정서인 《대한민국약전외한약(생약)규격집(KHP)》에 수재되어 있다.

○ **약재의 라틴어 생약명** : Euonymi Ramuli Suberalatum

○ **식약처의 법정 기원식물과 약용부위** : 약재 귀전우는 화살나무 *Euonymus alatus* Siebold(노
박덩굴과 Celastraceae)의 줄기에 생긴 날개 모양의 코르크이다.

○ **약재의 외부 형태** : 이 약은 코르크로 칼날 같은 날개 모양이다. 바깥면은 연한 회갈색이
며, 가지에서 떨어진 면은 색이 비교적 연하고 광택이 약간 나며 가늘고 빽빽한 세로무
늬가 있다.

○ **약재 저장법** : 밀폐용기(고형의 이물이 들어가는 것을 방지하고 내용의약품이 손실되지 않도록
보호할 수 있는 용기)

762

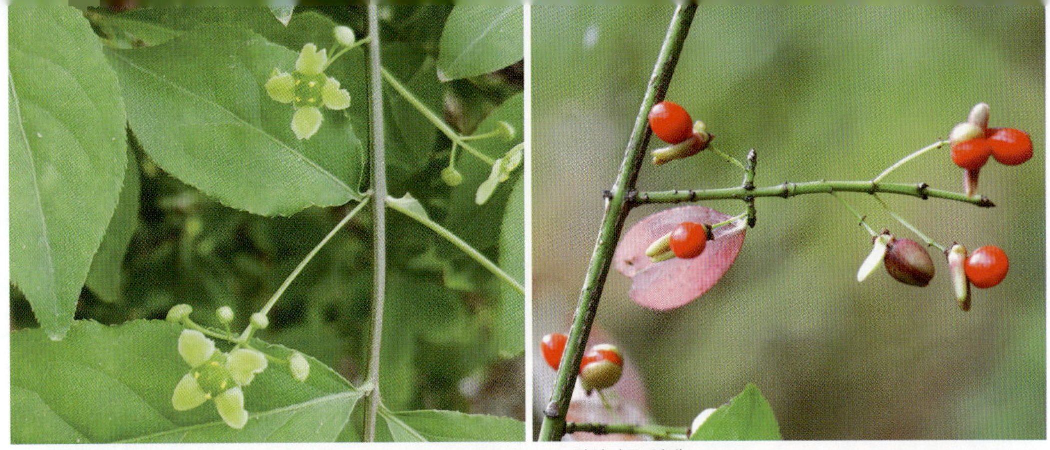

▲ 화살나무 꽃   ▲ 화살나무 열매

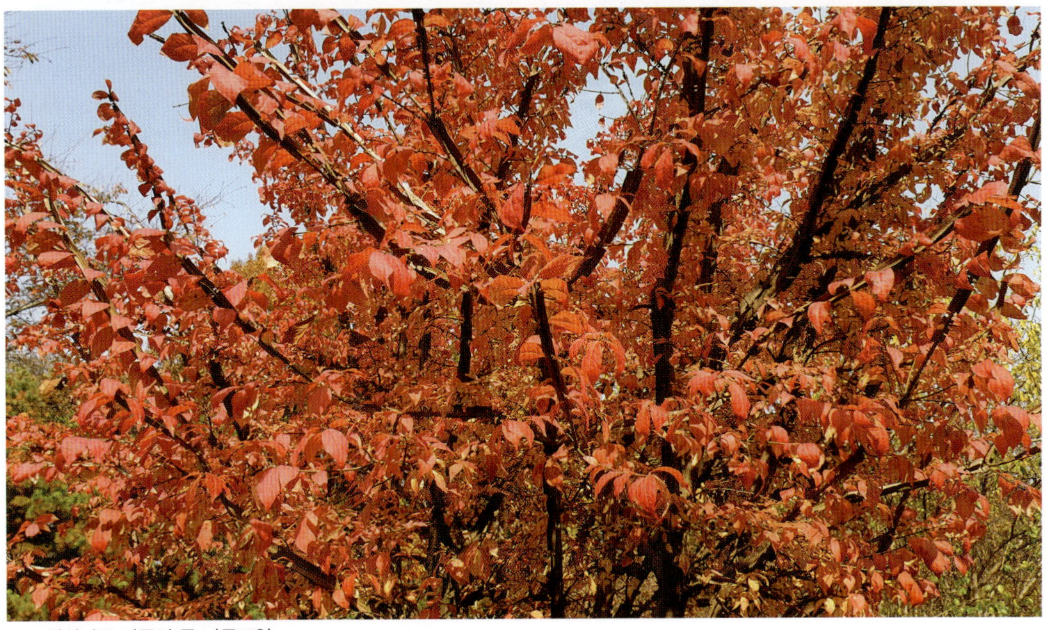

▲ 화살나무 단풍이 든 나무모양

| 약재의 효능 |

● 한방 약미(藥味)와 약성(藥性) : 맛은 쓰고 매우며 성질은 차다.

+ 한방 약미

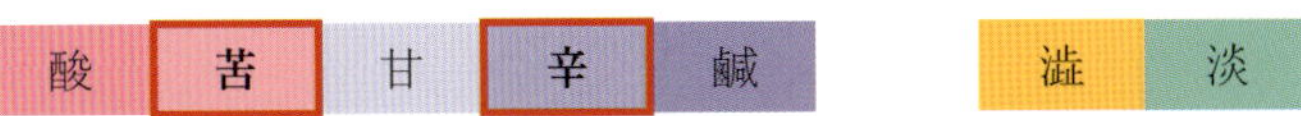

+ 한방 약성

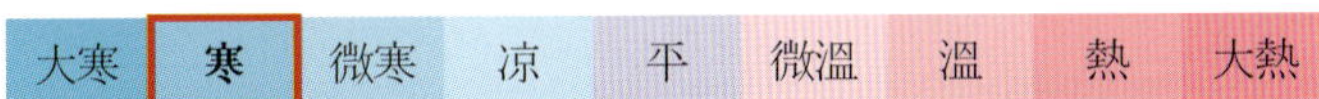

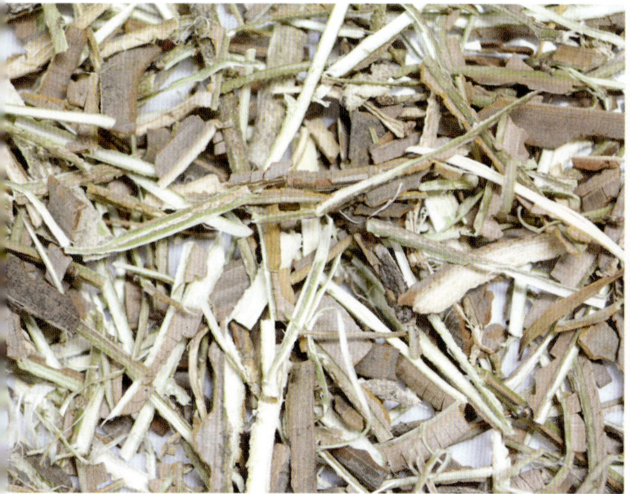

▲ 귀전우(약재, 절단)

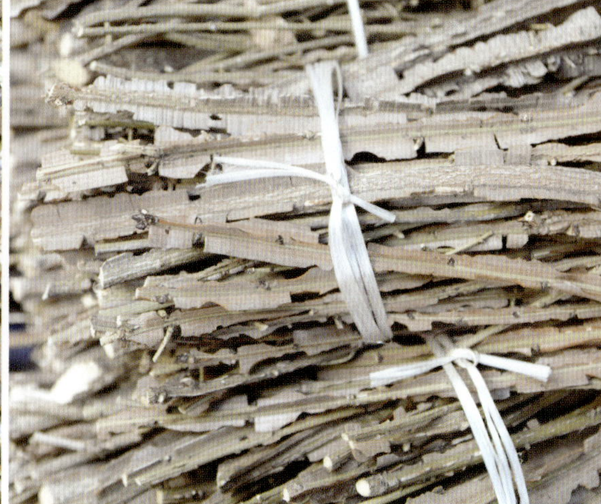

▲ 귀전우(약재, 전형, 판매품)

- **한방 작용부위(귀경, 歸經) :** 귀전우는 주로 간장, 비장 질환에 영향을 미친다.
- **한방 효능 :** 어혈을 깨뜨려 월경이 잘 나오게 한다(破血通經, 파혈통경). 독을 풀어주고 종기를 가라앉힌다(解毒消腫, 해독소종). 기생충을 죽인다(殺蟲, 살충).
- **약효 해설 :** 가슴과 배의 통증을 없애준다. 고환이나 음낭이 커지면서 아프거나 아랫배가 땅기며 아픈 병증을 낫게 한다. 산후 어혈복통에 쓰인다. 부정기 자궁출혈을 치료한다.

| **북한에서의 효능** | 행혈약으로서 피순환을 돕고 어혈을 없애며 월경을 정상화하고 기생충을 죽인다.

| **약용법** | 귀전우 4~9g을 물 800mL에 넣고 달여서 반으로 나누어 아침저녁으로 마시거나 또는 가루나 환(丸)으로 만들어 복용한다. 외용할 때는 적당량을 짓찧어서 환부에 붙인다.

약초명

황기

약재명

황기 黃芪

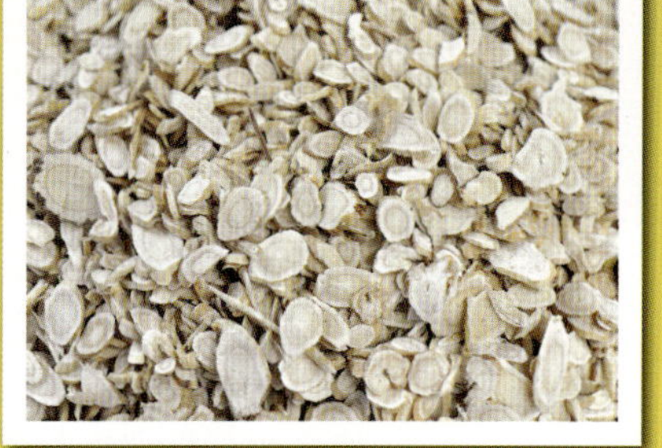

《동의보감》 탕액편에 기재된
조선시대(1610년)의 우리글 약초명

둔너삼불휘

약초명 및 학명
황기
Astragalus membranaceus Bunge

과명
콩과

약용부위
뿌리로서 그대로 또는 주피를 제거한 것

| 약재의 조선시대 의서(醫書) 수재 |

황기는 《동의보감》 탕액편(湯液篇)의 풀부(部)와
《방약합편》의 산초(山草)편에 수재되어 있다.

| 《동의보감》 탕액편의 효능 |

황기(黃芪, 황기 뿌리)의 성질은 약간 따뜻하고
[微溫] 맛은 달며[甘] 독이 없다. 허손(虛損)으로
몹시 야윈 데 쓴다. 기를 돕고 살찌게 하며 추
웠다 열나는 것을 멎게 한다. 신(腎)이 약해서
귀가 먹은 것을 치료한다. 옹저를 없애고 오래
된 헌데에서 고름을 빼내며 아픈 것을 멎게 한
다. 또한 소아의 온갖 병과 여성의 부정기 자
궁출혈, 자궁에서 분비물이 나오는 것 등 여러
질병을 치료한다. ○ 벌판과 들에서 자란다.
어느 곳에나 다 있다. 음력 2월, 10월에 뿌리
를 캐어 그늘에서 말린다[본초].

| 《동의보감》 탕액편의 원문 |

황기(黃芪) 둔너삼불휘 : 性微溫 味甘 無毒. 主
虛損羸瘦. 益氣長肉 止寒熱. 療腎衰耳聾 治
癰疽久敗瘡 排膿止痛. 又治小兒百病 婦人崩
漏 帶下諸疾. ○ 生原野 處處有之. 二月十月
採根 陰乾.[本草] ○ 治氣虛盜汗自汗 卽皮表
之藥. 又治咯血 柔脾胃 是爲中州之藥. 又治
傷寒尺脈不至 補腎藏元氣 爲裏藥. 是上中
下內外三焦之藥也. ○ 入手少陽經·足太陰
經·足少陰命門之劑.[湯液] ○ 肥白人多汗者
服之有功. 蒼黑人氣實者 不可服.[正傳] ○ 綿
軟箭幹者佳. 瘡瘍生用 肺虛蜜水炒 下虛鹽水
炒用.[入門]

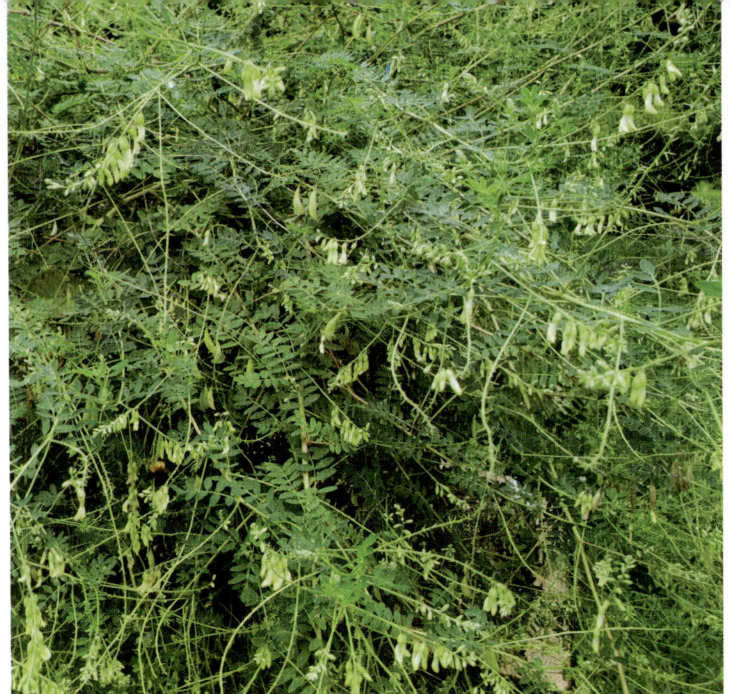

▲ 황기 지상부

허준, 《원본 동의보감》, 723쪽,
남산당(2014)
《동의보감》 세갑술중동 내의원교정 완영
중간(歲甲戌仲冬·內醫院校正·完營重刊)
영인본

| 약초 · 약재의 해설 |

중국에서는 다서암황기(多序巖黃芪, *Hedysarum polybotrys* Hand.-Mazz.) 뿌리를 홍기(紅芪)라는 이름으로 황기 대용으로 사용하고 있다. [참고문헌: 20]

| 식약처 인정 약초와 약재 |

○ **약초·약재의 식약처 공정서 수재** : 황기는 식품의약품안전처의 의약품 공정서인 《대한민국약전(KP)》에 수재되어 있다.

○ **약재의 라틴어 생약명** : Astragali Radix

○ **약재의 이명 또는 영명** : Astragalus Root

○ **식약처의 법정 기원식물과 약용부위** : 약재 황기는 황기 *Astragalus membranaceus* Bunge 또는 몽골황기(蒙古黃芪) *Astragalus membranaceus* Bunge var. *mongholicus* Hsiao(콩과 Leguminosae)의 뿌리로서 그대로 또는 주피를 제거한 것이다.

○ **약재의 외부 형태** : 이 약은 뿌리로 가늘고 긴 원기둥 모양을 이루며 길이 30~100cm, 지름 7~20mm이다. 바깥면은 연한 회황색~연한 황갈색이며 회갈색의 코르크층이 때로 군데군데 남아 있다.

766

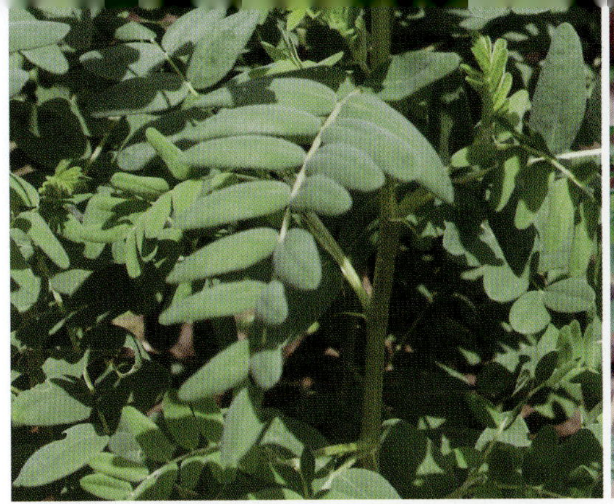

▲ 황기 잎

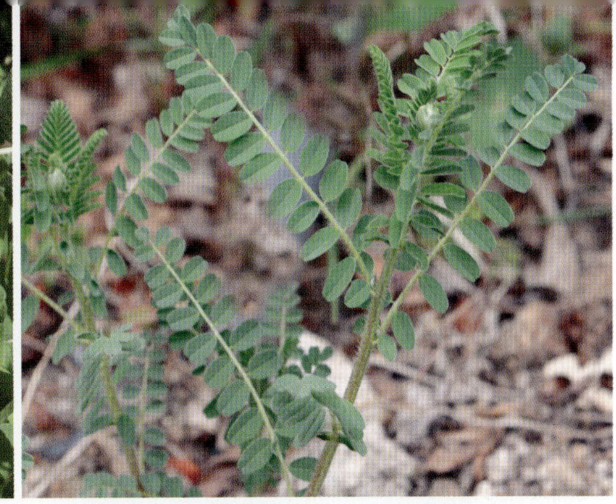

▲ 몽골황기 잎(중국). 황기 잎보다 크기가 작다.

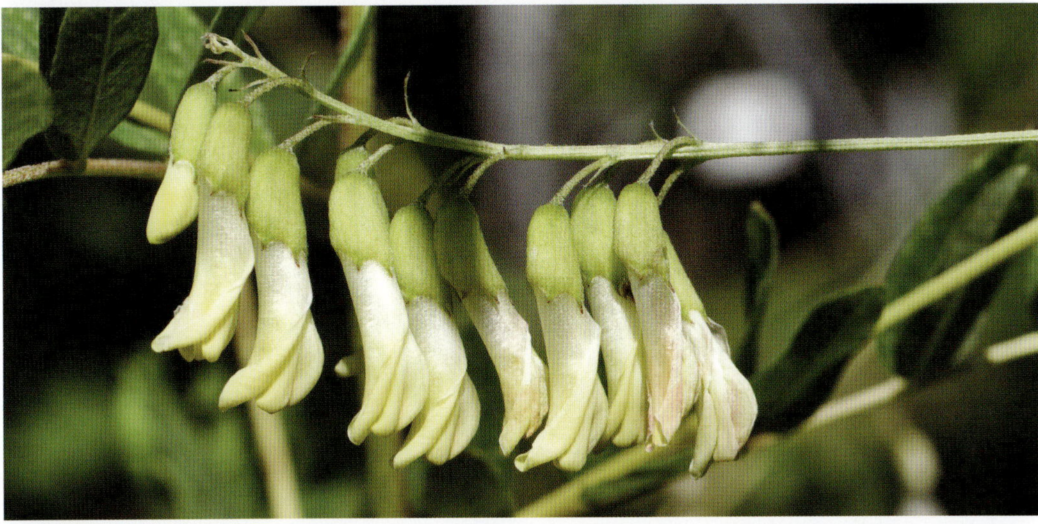

▲ 황기 꽃

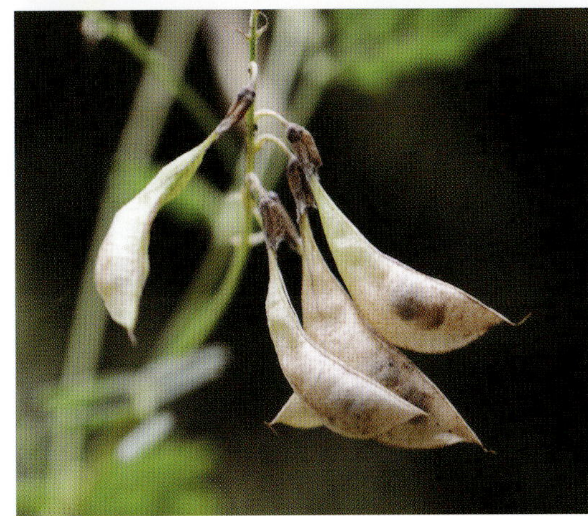

▲ 황기 열매

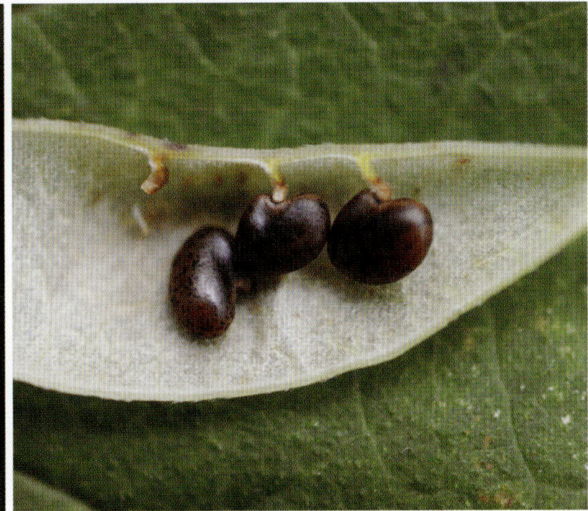

▲ 황기 씨

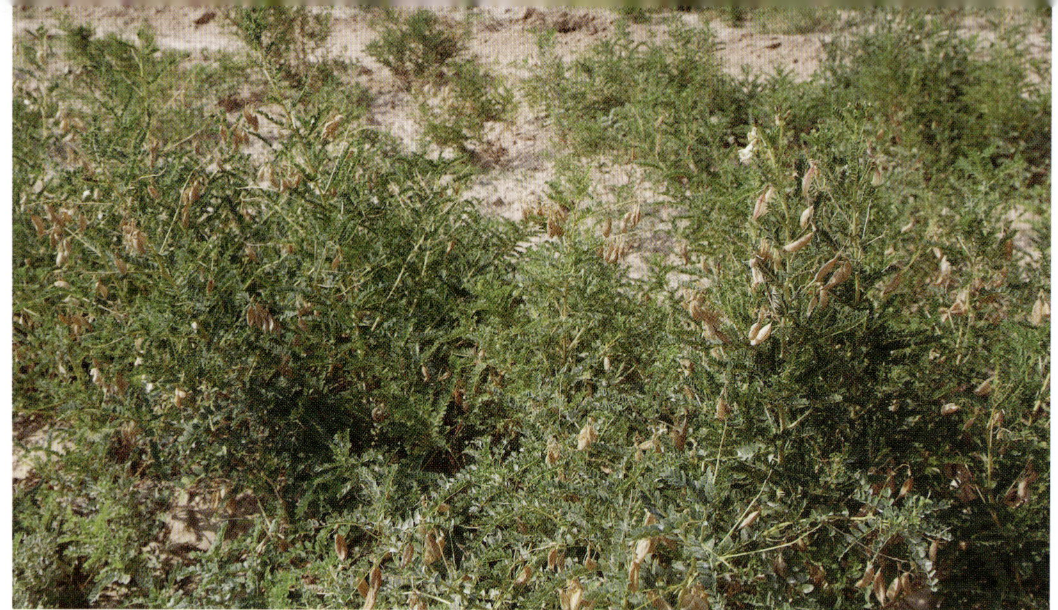

▲ 황기 재배지(중국)

○ **약재 저장법** : 밀폐용기(고형의 이물이 들어가는 것을 방지하고 내용의약품이 손실되지 않도록 보호할 수 있는 용기)

| **약재의 효능** |

○ **한방 효능 분류** : 보익약(補益藥, 보약) - 보기약(補氣藥, 기운을 보하는 약)

○ **한방 약미(藥味)와 약성(藥性)** : 맛은 달고 성질은 약간 따뜻하다.

+ 한방 약미

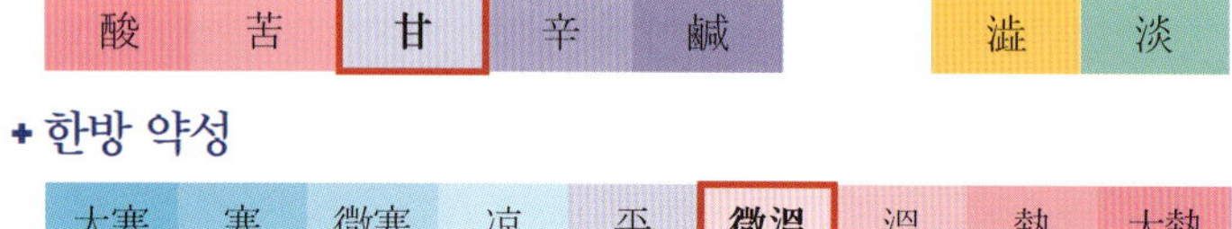

+ 한방 약성

○ **한방 작용부위(귀경, 歸經)** : 황기는 주로 폐, 비장 질환에 영향을 미친다.

○ **한방 효능** : 기(氣)를 보하고 양기(陽氣)를 끌어 올린다(補氣升陽, 보기승양). 체표를 튼튼하게 하여 땀을 멎게 한다(固表止汗, 고표지한). 소변을 잘 나오게 하고 부종을 가라앉힌다(利水消腫, 이수소종). 진액 생성을 촉진하고 혈열(血熱)을 식힌다(生津凉血, 생진양혈). 기운이 잘 소통되도록 하여 저리고 아프거나 마비되는 증상을 풀어준다(行滯通痺, 행체통비). 독기를 제거하고 고름이 잘 배출되게 한다(托毒排膿, 탁독배농). 상처를 아물게 하고 새살이 나게 한다(斂瘡生肌, 염창생기).

768

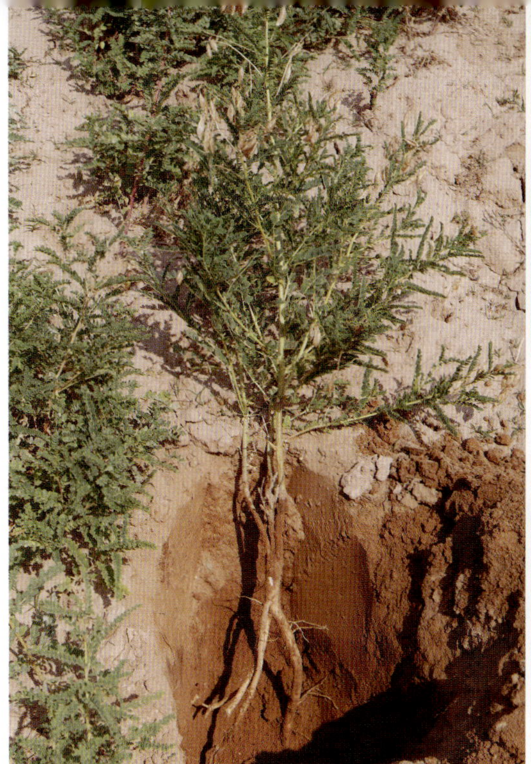

▲ 황기 전초(채취품, 중국)

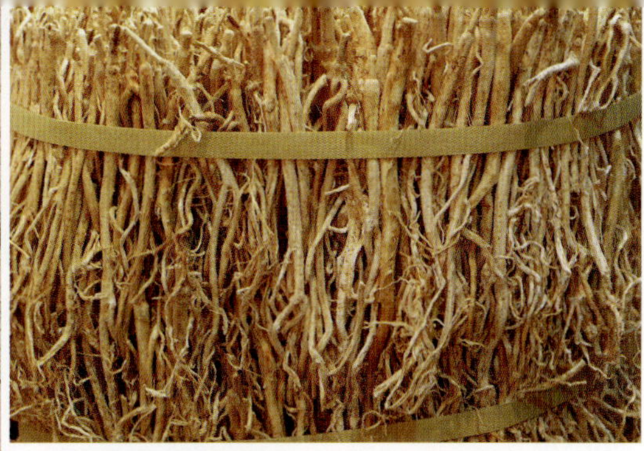

▲ 황기(약재, 전형, 전시품)

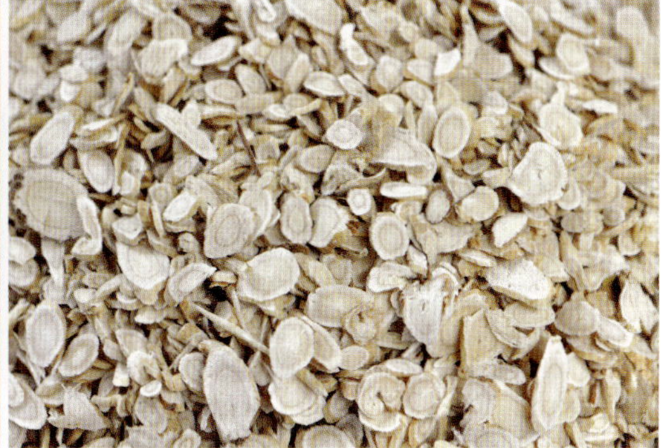

▲ 황기(약재, 절편)

○ **약효 해설** : 잠자거나 깨어 있는 상태에서 식은땀이 많이 흐르는 증상에 사용한다. 허약 체질과 급만성 신염에 쓴다. 반신불수 치료에 도움이 된다. 혈변(血便)과 함께 여성의 성기로부터 비정상적으로 피가 나오는 증상을 치료한다. 식사를 지나치게 적게 하여 대변이 무른 증상을 낫게 한다.

○ **임상응용** : 허약체질, 식욕부진, 만성하리, 혈변, 반신불수, 잘 때 땀이 많이 나는 증상, 부종, 다뇨(多尿), 급성신염, 만성신염, 당뇨병에 쓴다.

| **북한에서의 효능** | 보기약으로서 비기와 폐기를 보하고 땀을 멈추며 오줌을 잘 나가게 하고 고름을 빼내며 새살이 살아나게 한다.

| **약용법** | 뿌리 9~30g을 물 800mL에 넣고 달여서 반으로 나누어 아침저녁으로 마신다.

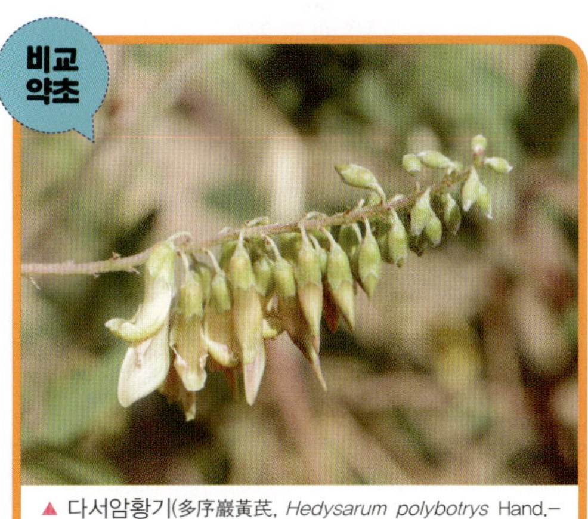

▲ 다서암황기(多序巖黃芪, *Hedysarum polybotrys* Hand.-Mazz.) 꽃(중국). 이 식물의 뿌리인 홍기(紅芪)가 황기 대용으로 유통되고 있다.

황벽나무

황백 黃柏

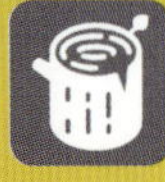

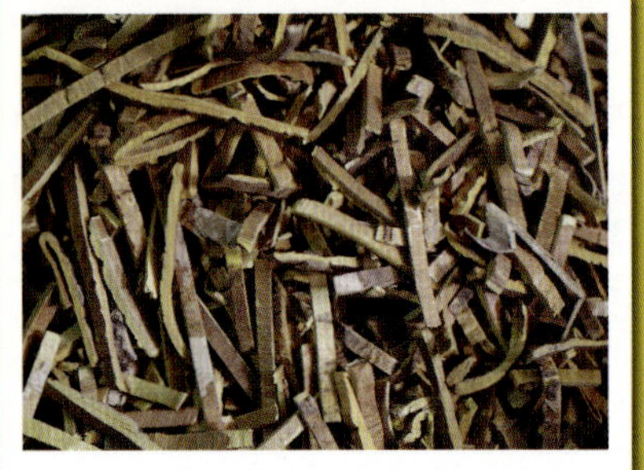

《동의보감》 탕액편에 기재된
조선시대(1610년)의 우리글 약초명

황벽나모겁질

약초명 및 학명

황벽나무
Phellodendron amurense Ruprecht

과명

운향과

약용부위

줄기껍질로서 주피를 제거한 것

| 약재의 조선시대 의서(醫書) 수재 |

황백은 《동의보감》 탕액편(湯液篇)의 나무부(部)와 《방약합편》의 교목(喬木, 줄기가 곧고 굵으며 높이 자라는 나무)편에 수재되어 있다.

|《동의보감》 탕액편의 효능 |

황벽(黃蘗, 황벽나무 줄기껍질)의 성질은 차며[寒] 맛이 쓰고[苦] 독이 없다. 오장(五藏)과 위와 대소장[腸胃]에 열이 맺힌 것과 황달(黃疸), 치질[腸痔, 장치]을 주로 치료한다. 설사, 이질, 여성의 부정기 자궁출혈, 적백대하, 여성의 음부가 허는 것을 치료한다. 감충(疳蟲)을 죽이고 옴과 버짐, 입안이 헌 것을 낫게 한다. 몸이 허약하여 기침과 미열이 나며 식은땀이 흐르고 뼛속이 달아오르는 증상을 치료한다. ○ 산의 곳곳에서 자란다. 음력 5월과 6월에 껍질을 벗겨 겉껍질을 긁어 버리고 햇볕에 말린다[본초].

|《동의보감》 탕액편의 원문 |

황벽(黃蘗) 황벽나모겁질 : 性寒 味苦 無毒. 主五藏腸胃中結熱 黃疸 腸痔. 療泄痢 女子漏下赤白 陰蝕瘡. 殺疳蟲 疥癬 治目熱赤痛 口瘡 除骨蒸勞熱. ○ 生山中 處處有之. 五月六月採皮 去皺麤 暴乾.[本草] ○ 俗名黃柏 鮮黃色厚者佳. 足少陰·手厥陰本經藥 足太陽引經藥也. 又瀉膀胱火 亦治龍火 有瀉火補陰之功.[丹心] ○ 銅刀削去麤皮 蜜水浸半日 取出灸乾用. 又云 入下部鹽酒炒 火盛者 童便浸蒸.[入門] ○ 銅刀切片 蜜炒·酒炒·人乳汁炒·童便炒 或生用 大治陰虛.[回春]

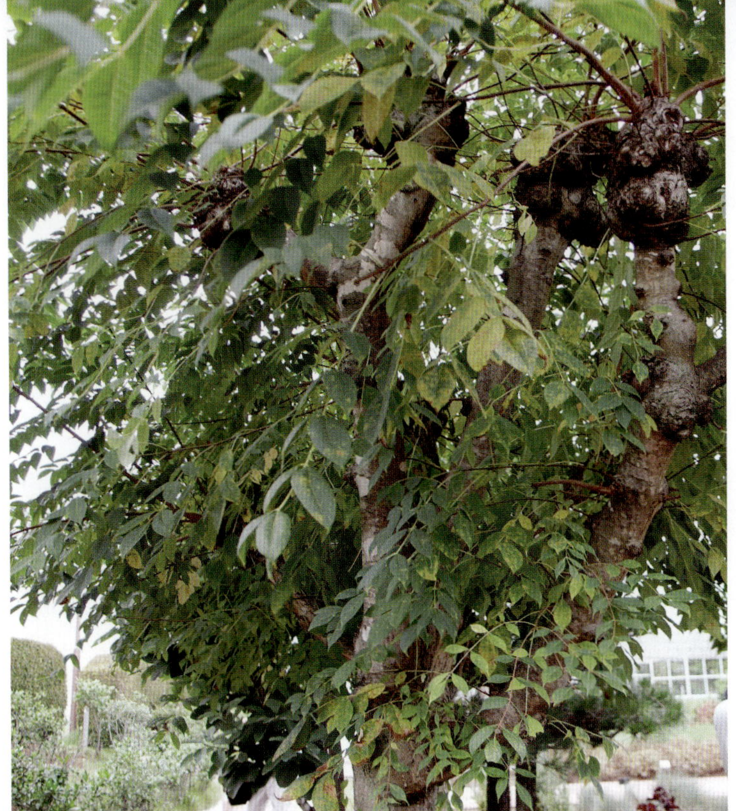
▲ 황벽나무 나무모양(일본)

허준, 《원본 동의보감》, 739쪽,
남산당(2014)
《동의보감》 세갑술중동 내의원교정 완영
중간(歲甲戌仲冬 內醫院校正 完營重刊)
영인본

| 약초 · 약재의 해설 |

《중국약전》에서 황백(黃柏)은 우리 공정서와 달리 황피수(黃皮樹, *Phellodendron chinense* Schneid.)만 기원식물로 인정한다. 흔히 '천황백(川黃柏)'으로 부른다.

| 식약처 인정 약초와 약재 |

- **약초·약재의 식약처 공정서 수재** : 황백은 식품의약품안전처의 의약품 공정서인 《대한민국약전(KP)》에 수재되어 있다.
- **약재의 라틴어 생약명** : Phellodendri Cortex
- **약재의 이명 또는 영명** : Phellodendron Bark
- **식약처의 법정 기원식물과 약용부위** : 약재 황백은 황벽나무 *Phellodendron amurense* Ruprecht 또는 황피수(黃皮樹) *Phellodendron chinense* Schneider(운향과 Rutaceae)의 줄기껍질로서 주피를 제거한 것이다.

- **약재의 외부 형태** : 이 약은 줄기껍질로 판 모양~반원통 모양의 조각으로 두께 2~4mm 이다. 바깥면은 회황갈색~회갈색이고 껍질눈 자국이 많이 있다.
- **약재 저장법** : 밀폐용기(고형의 이물이 들어가는 것을 방지하고 내용의약품이 손실되지 않도록 보호할 수 있는 용기)

| 약재의 효능 |

- **한방 효능 분류** : 청열약(淸熱藥, 열을 식히는 약) - 청열조습약(淸熱燥濕藥, 습열을 없애는 약)

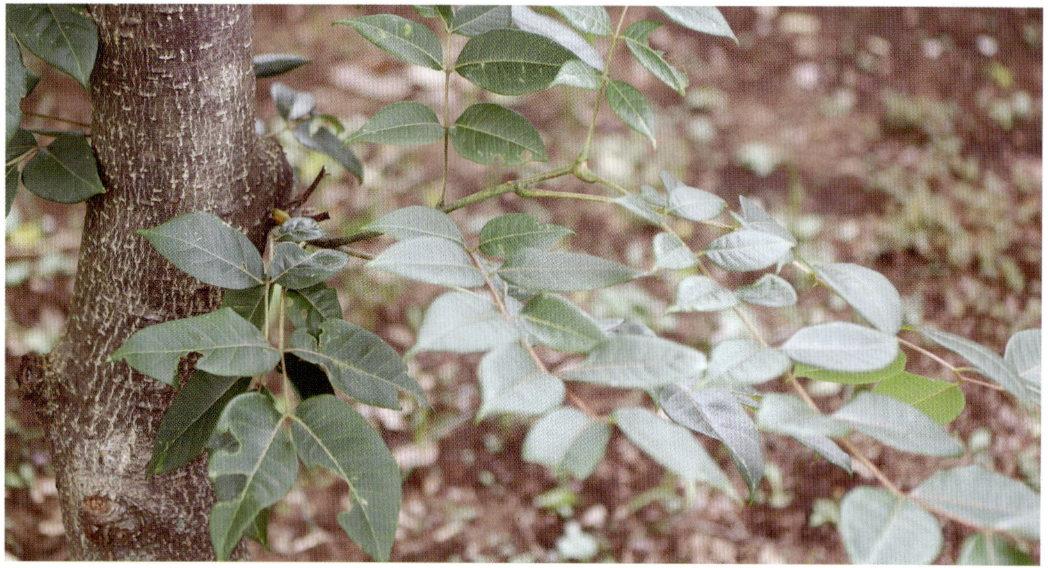

▲ 황벽나무 잎

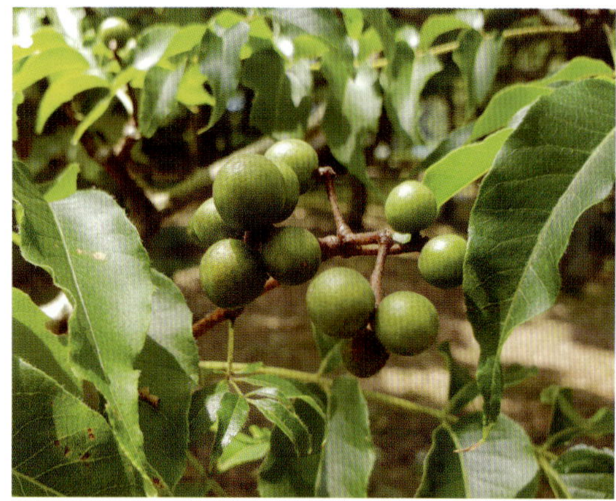

▲ 황벽나무 덜 익은 열매

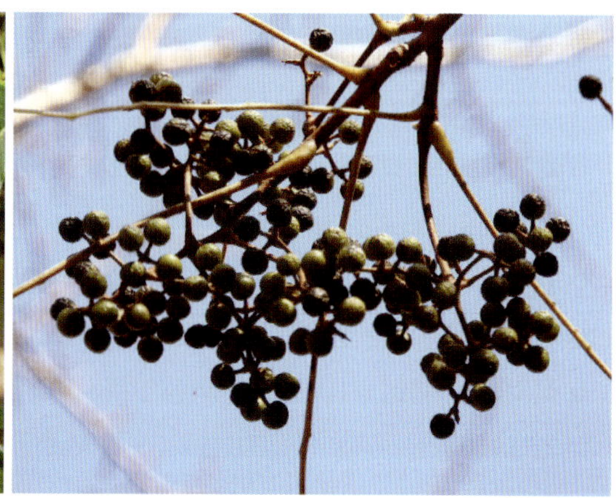

▲ 황벽나무 익은 열매

772

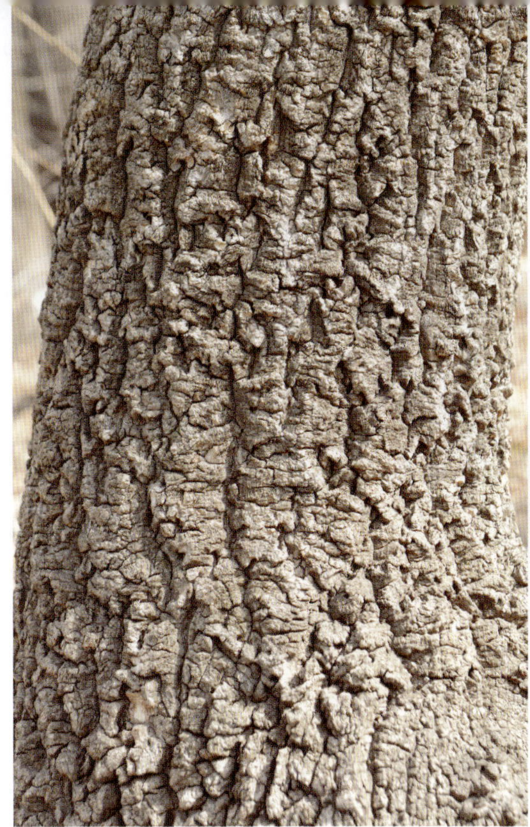
▲ 황벽나무 나무껍질

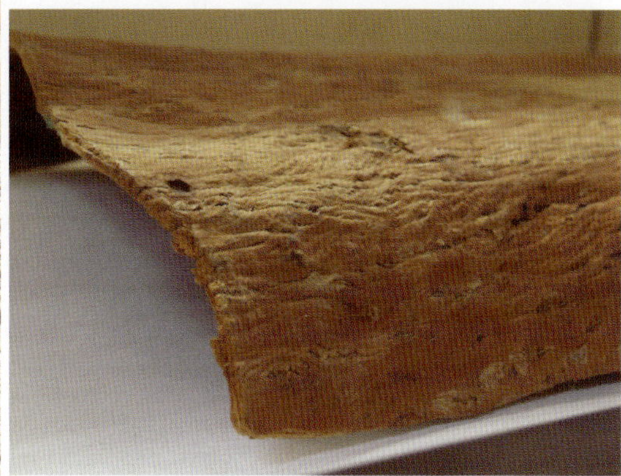
▲ 황벽나무 나무줄기의 횡단면(전시품, 일본)

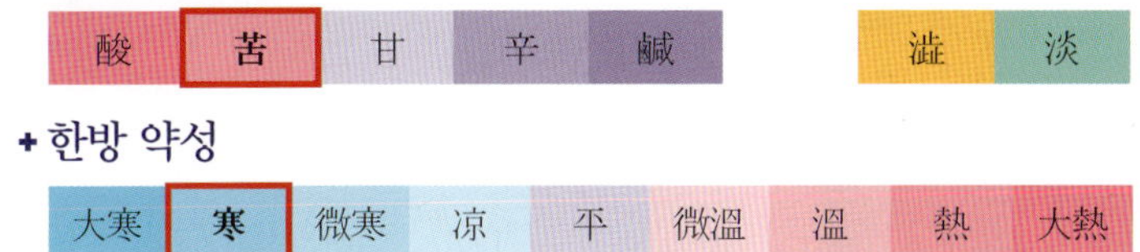
▲ 황백(약재, 전형, 전시품, 일본)

● **한방 약미(藥味)와 약성(藥性) :** 맛은 쓰고 성질은 차다.

＋ 한방 약미

| 酸 | 苦 | 甘 | 辛 | 鹹 | | 澀 | 淡 |

＋ 한방 약성

| 大寒 | 寒 | 微寒 | 凉 | 平 | 微溫 | 溫 | 熱 | 大熱 |

● **한방 작용부위(귀경, 歸經) :** 황백은 주로 신장, 방광 질환에 영향을 미친다.

● **한방 효능 :** 열기를 식히고 습기를 말린다(淸熱燥濕, 청열조습). 뼛속이 후끈 달아오르는 골증열(骨蒸熱)을 해소한다(瀉火除蒸, 사화제증). 해독하고 상처를 낫게 한다(解毒療瘡, 해독요창).

● **약효 해설 :** 심신이 허약하여 잠자는 사이에 식은땀이 저절로 나는 증상을 치료한다. 몸이 허약하여 기침과 미열이 나고 뼛속이 달아오르는 증상에 쓰인다. 무의식중에 정액이 몸 밖으로 나오는 증상에 효과가 있다. 눈이 충혈되면서 붓고 아픈 증상을 낫게 한

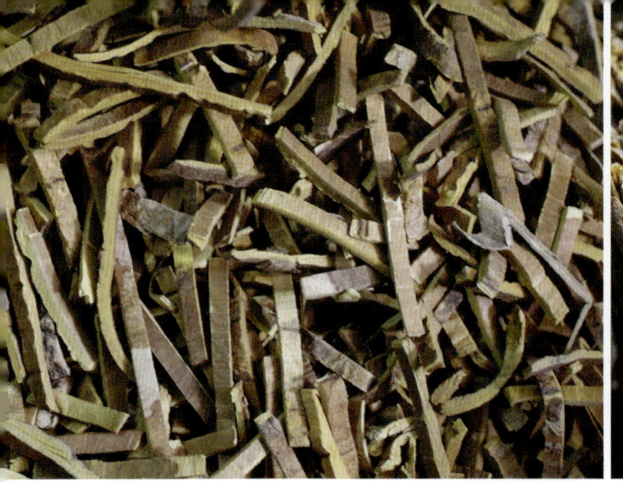

▲ 황백(약재, 절편)

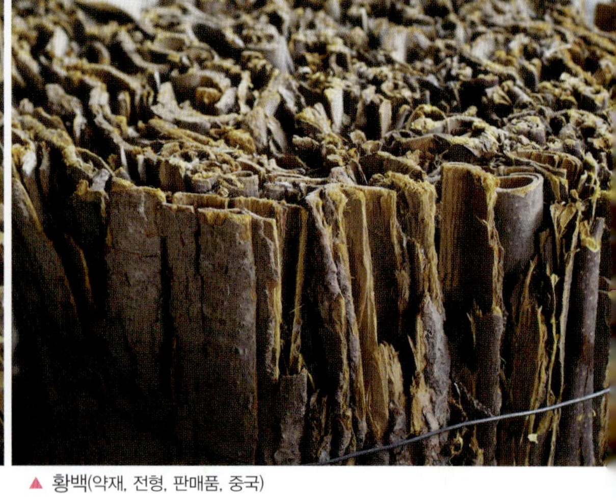

▲ 황백(약재, 전형, 판매품, 중국)

다. 자궁에서 분비물이 나오는 증상에 사용한다. 입안이 허는 증상에 활용한다. 황달, 혈변(血便), 이질에 유효하다. 고미건위, 정장, 수렴 작용이 있다.

● **임상응용** : 위장염, 복통, 황달, 하리, 혈변, 대하, 배뇨통, 잘 때 땀이 많이 나는 증상, 피부 화농증에 쓴다.

| **북한에서의 효능** | 청열조습약으로서 열을 내리우고 습을 없애며 독을 푼다.

| **약용법** | 줄기껍질 3~12g을 물 800mL에 넣고 달여서 반으로 나누어 아침저녁으로 마시거나 외용으로 적당량 사용한다.

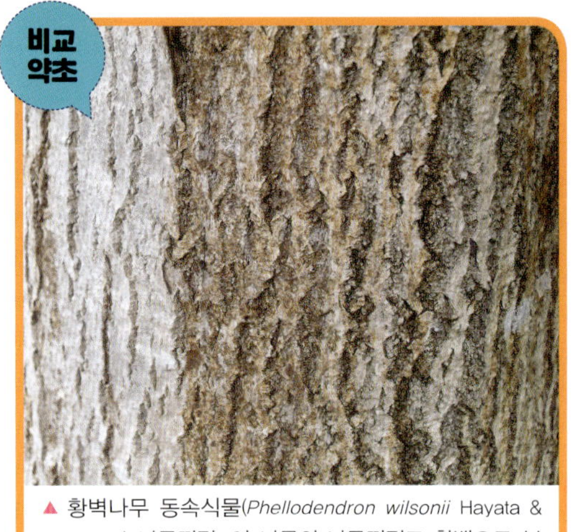

▲ 황벽나무 동속식물(*Phellodendron wilsonii* Hayata & Kaneh.) 나무껍질. 이 나무의 나무껍질도 황백으로 부른다.

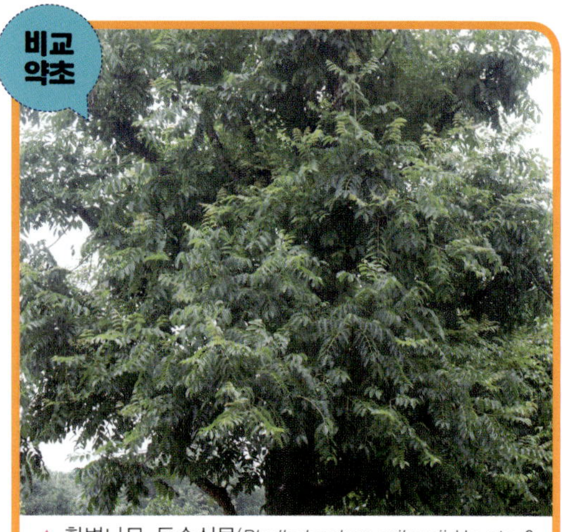

▲ 황벽나무 동속식물(*Phellodendron wilsonii* Hayata & Kaneh.) 나무모양

774

약초명

회화나무

약재명

괴각 槐角

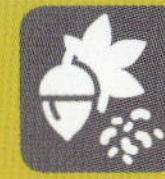

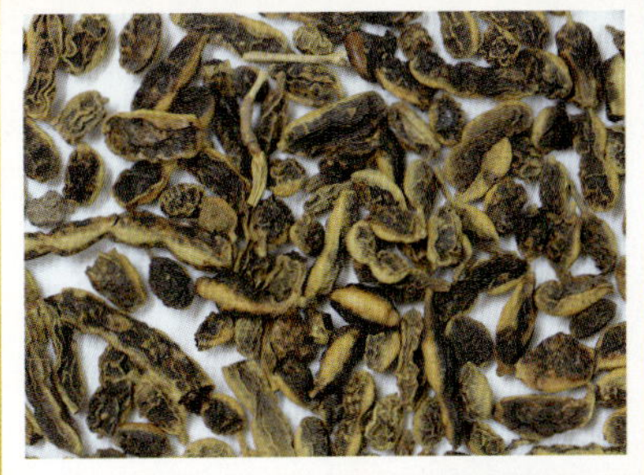

《동의보감》 탕액편에 기재된
조선시대(1610년)의 우리글 약초명

회화나모여름

약초명 및 학명

회화나무
Sophora japonica Linné

과명

콩과

약용부위

잘 익은 열매

| 약재의 조선시대 의서(醫書) 수재 |

괴각은 《동의보감》 탕액편(湯液篇)의 나무부(部)에 수재되어 있다.

| 《동의보감》 탕액편의 효능 |

괴실(槐實, 회화나무 열매)의 성질은 차며[寒] 맛은 쓰고[苦] 시며[酸] 짜고[鹹] 독이 없다. 다섯 가지 치질[五痔], 불에 덴 데 주로 쓴다. 심한 열을 내리고 태아를 유산시키는 데에도 쓴다. 벌레를 죽이며 풍사를 없앤다. 남녀의 음부가 헐거나 축축하면서 가려운 것, 치질[腸風, 장풍]을 낫게 하고 분만을 촉진시킨다. ○ 음력 10월 초순에 열매와 꼬투리를 따서 새 동이에 담고 우담즙(牛膽汁)을 넣어서 축축하게 버무려 입구를 막고 틈새를 진흙으로 바른다. 100일 지나서 꺼내면 껍질이 문드러져 물이 되고 씨는 콩같이 자흑색으로 변해 있다. 이것은 풍열(風熱)을 몰아낸다. 약에 넣을 때는 약간 볶는다. 오래 먹으면 뇌가 좋아지고 머리카락이 희어지지 않으며 오래 살 수 있게 한다. 일명 괴각(槐角)이라고도 하는데 그 꼬투리[莢]를 말한다[본초].

| 《동의보감》 탕액편의 원문 |

괴실(槐實) 회화나모여름 : 性寒 味苦酸鹹 無毒. 主五痔火瘡. 除大熱 療難産墮胎 殺蟲去風. 治男女陰瘡濕痒 及腸風 能催生. ○ 十月上巳日採實和莢 新盆盛 以牛膽汁拌濕 封口塗泥 經百日取出 皮爛爲水 子如大豆紫黑色. 能疏導風熱. 入藥微炒. 有服法 久服則令腦滿

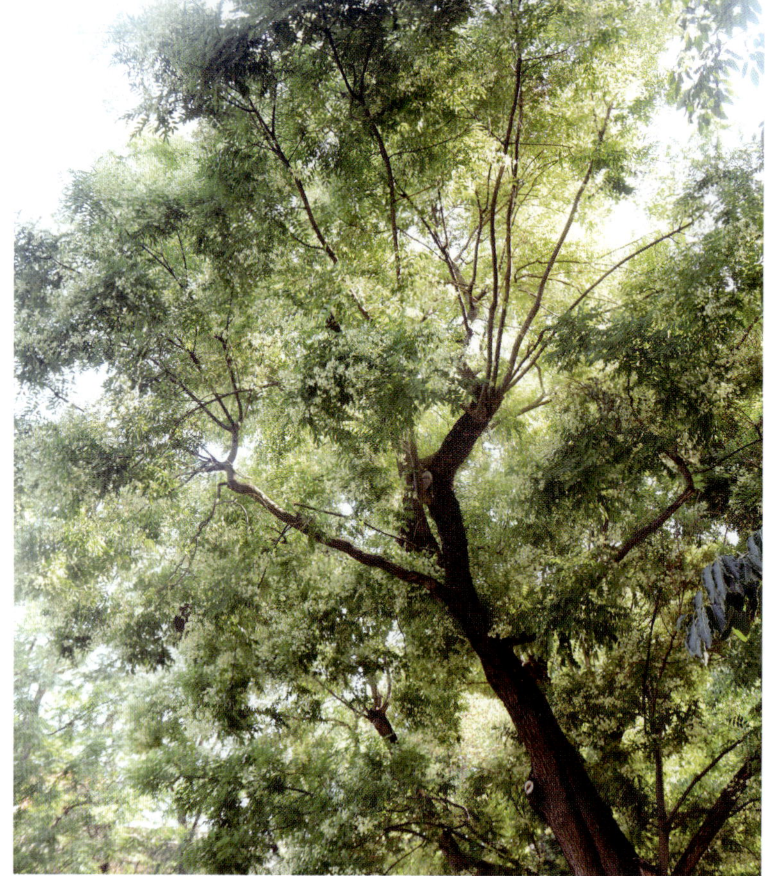

▲ 회화나무 나무모양

槐實
회화나모여름
性寒 味苦酸醎 無毒 主五痔 火瘡 濕痒瘡 除大熱 療難産 墮胎 殺虫 去風 治男女陰瘡 及腸風 能催生 ○ 十月上巳日採實 和莢新 盆盛 以牛膽汁拌濕封口 登泥 經百日 採取出 皮爛爲水 子如大豆 紫黑色 能疎導風熱 入藥微炒 槐角即有莢服法 久服則令腦滿 髮不白而長生 一名槐角 即莢也 斡體 ○ 槐者 虛星之精 葉晝 合夜開 故一名守宮門

허준, 《원본 동의보감》, 738쪽, 남산당(2014)
《동의보감》 세갑술중동 내의원교정 완영중간(歲甲戌仲冬 內醫院校正 完營重刊) 영인본

髮不白而長生. 一名槐角 卽莢也.[本草] ○ 槐者 虛星之精 葉畫
合夜開 故一名守宮.[入門]

| 식약처 인정 약초와 약재 |

- **약초·약재의 식약처 공정서 수재** : 괴각은 식품의약품안전처의 의약품 공정서인 《대한민국약전외한약(생약)규격집(KHP)》에 수재되어 있다.

- **약재의 라틴어 생약명** : Sophorae Fructus

- **약재의 이명 또는 영명** : 괴실(槐實)

- **식약처의 법정 기원식물과 약용부위** : 약재 괴각은 회화나무 *Sophora japonica* Linné(콩과 Leguminosae)의 잘 익은 열매이다.

- **약재의 외부 형태** : 이 약은 열매로 콩꼬투리 모양이며 열매껍질이 얇고 둥글게 부풀어 있다. 열매껍질은 녹갈색~진한 녹색이다.

- **약재 저장법 :** 밀폐용기(고형의 이물이 들어가는 것을 방지하고 내용의약품이 손실되지 않도록 보호할 수 있는 용기)

| 약재의 효능 |

- **한방 효능 분류 :** 청열약(清熱藥, 열을 식히는 약) - 청열사화약(清熱瀉火藥, 불처럼 달아오른 열을 식히는 약)
- **한방 약미(藥味)와 약성(藥性) :** 맛은 쓰고 성질은 차다.

+ 한방 약미

酸	**苦**	甘	辛	鹹	澁	淡

+ 한방 약성

大寒	**寒**	微寒	凉	平	微溫	溫	熱	大熱

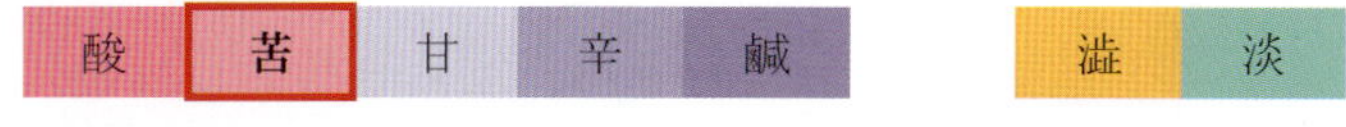

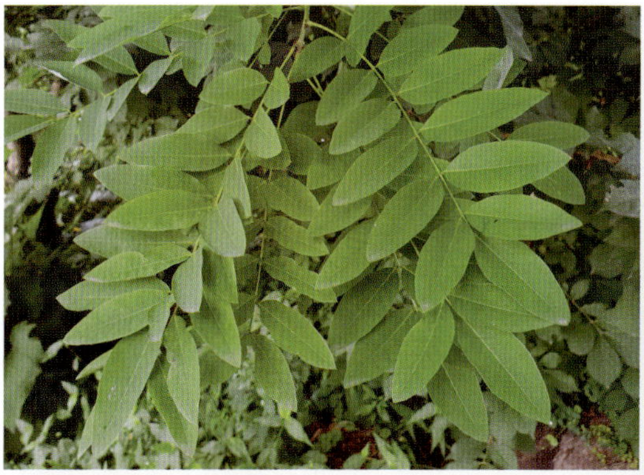

▲ 회화나무 잎

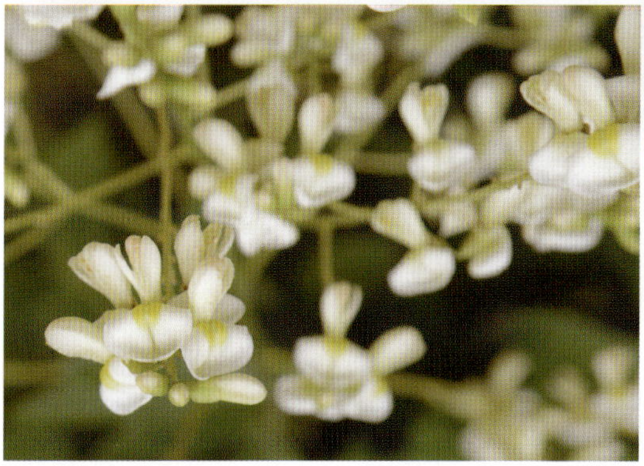

▲ 회화나무 꽃

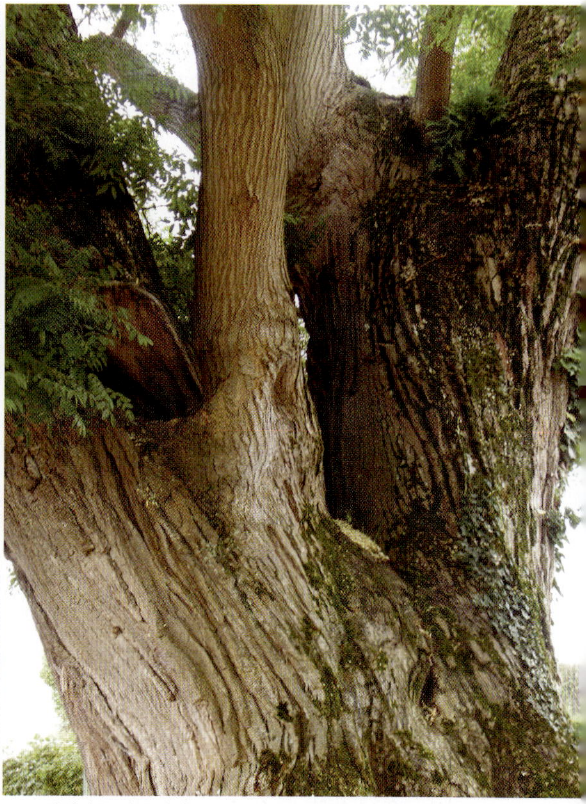

▲ 회화나무 나무껍질(프랑스)

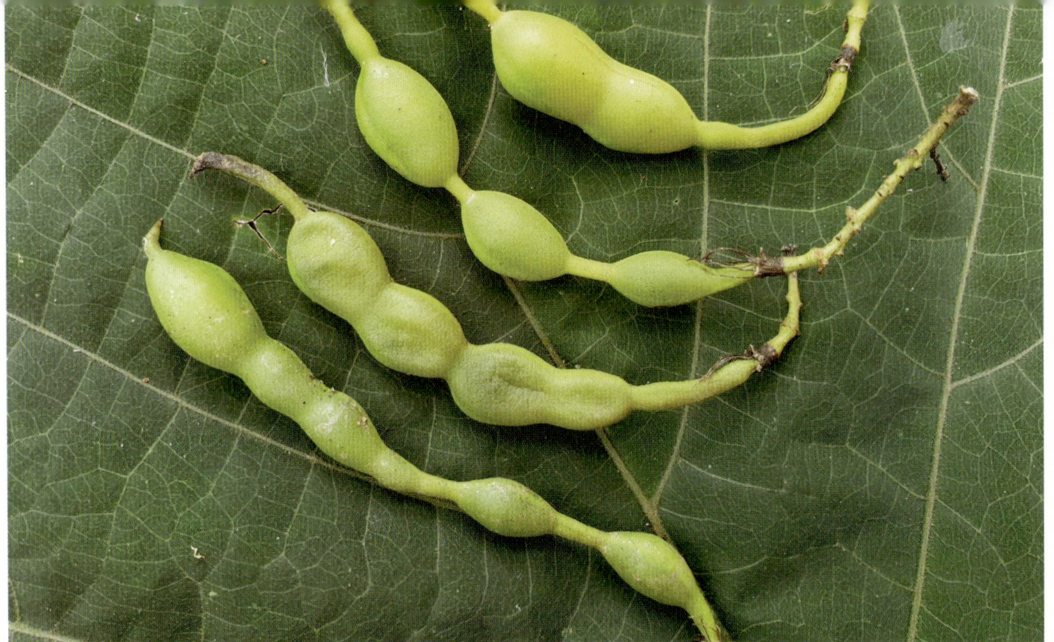

▲ 회화나무 열매(채취품)

- **한방 작용부위**(귀경, 歸經) : 괴각은 주로 간장, 대장 질환에 영향을 미친다.
- **한방 효능** : 열기를 식히고 화기(火氣)를 배출시킨다(淸熱瀉火, 청열사화). 혈열(血熱)을 식히고 지혈한다(涼血止血, 양혈지혈).
- **약효 해설** : 머리가 어지럽고 눈앞이 아찔한 증상을 낮게 한다. 마음이 번거롭고 답답하여 괴로운 증상을 치료한다. 눈 충혈에 활용한다. 치질에 의한 출혈과 자궁출혈에 사용한다.
- **임상응용** : 변비, 치질로 인한 출혈, 자궁출혈, 고혈압에 쓴다.

| **북한에서의 효능** | 피멎이약으로서 열을 내리우고 혈열을 없애며 출혈을 멈춘다.

| **약용법** | 열매 6~9g을 물 800mL에 넣고 달여서 반으로 나누어 아침저녁으로 마신다.

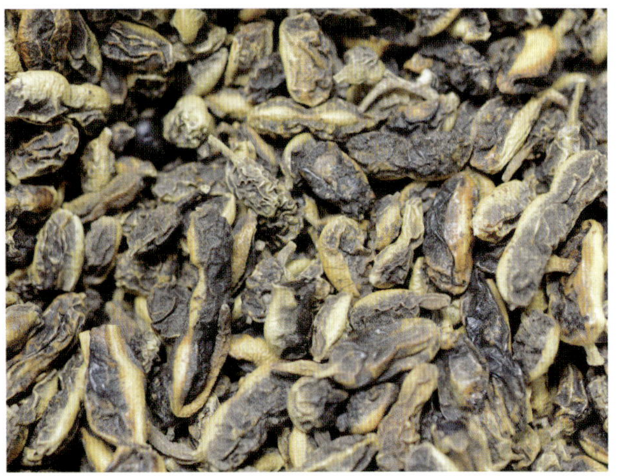

▲ 괴각(약재, 전형)

778

약초명

흑삼릉

약재명

삼릉 三稜

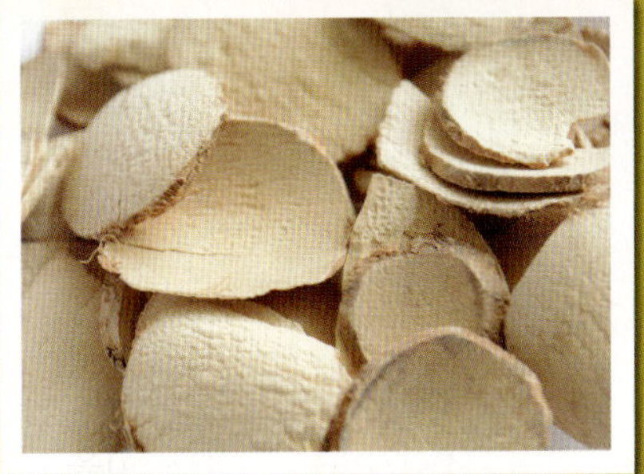

《동의보감》 탕액편에 기재된
조선시대(1610년)의 우리글 약초명

미자깃불휘

약초명 및 학명

흑삼릉
Sparganium stoloniferum Buchanan–
Hamilton

과명

흑삼릉과

약용부위

덩이줄기

| 약재의 조선시대 의서(醫書) 수재 |

삼릉은 《동의보감》 탕액편(湯液篇)의 풀부(部)
와 《방약합편》의 방초(芳草, 향기가 좋은 풀)편
에 수재되어 있다.

| 《동의보감》 탕액편의 효능 |

삼릉(三稜, 흑삼릉 덩이줄기)은 배 속에 생긴 덩
어리와 뭉친 것에 주로 쓴다. 부인의 혈적(血
積)을 낫게 하고 유산시킨다. 월경을 통하게
하며 어혈을 없앤다. 산후에 출혈이 심하여 정
신이 흐리고 혼미해지는 증상, 복통, 어혈이
내려가지 않는 것, 넘어지거나 맞아서 멍든 것
을 풀어준다. ○ 곳곳에서 나며 대부분 얕은
물속에서 자란다. 잎은 모두 세모로 되어 있
다. 상강(霜降, 서리가 내리는 시기) 이후에 뿌리
를 캐어 껍질과 수염뿌리를 버린다. 색은 노랗
고 무겁다. 모양은 붕어와 비슷하지만 조금 작
다. 무거운 것이 좋다.

| 《동의보감》 탕액편의 원문 |

삼릉(三稜) 미자깃불휘 : 主癥瘕結塊. 治婦人血
積 落胎 通月經 消惡血 産後血暈腹痛 宿血不
下 消撲損瘀血. ○ 處處有之 多生淺水中. 葉
皆三稜 霜降後採根 削去皮鬚. 黃色體重 狀若
鯽魚而小 以體重者爲佳. ○ 不出苗 卽生細根
屈如爪者 謂之雞爪三稜 不生細根 形如烏梅
者 謂之黑三稜 同一物也.[本草] ○ 醋煮熟 剉
焙乾用 或火炮用.[入門]

| 식약처 인정 약초와 약재 |

○ 약초·약재의 식약처 공정서 수재 : 삼릉은 식품

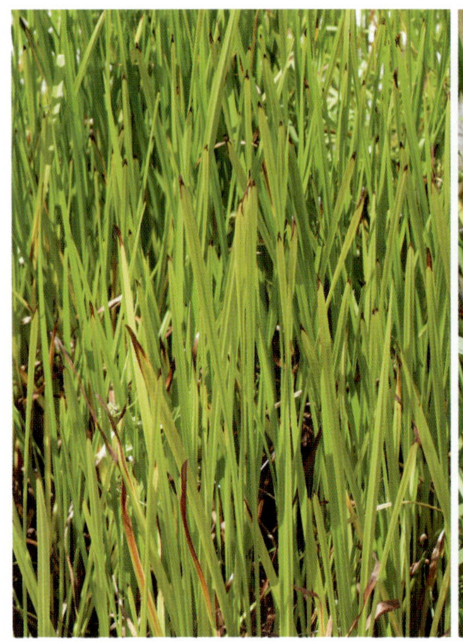

▲ 흑삼릉 지상부(오스트리아)

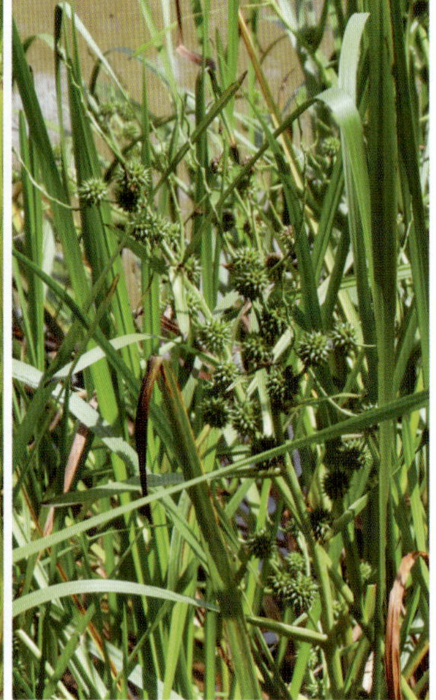

▲ 흑삼릉 열매

의약품안전처의 의약품 공정서인 《대한민국약전(KP)》에 수재되어 있다.

- **약재의 라틴어 생약명** : Sparganii Rhizoma
- **약재의 이명 또는 영명** : Sparganium Rhizome
- **식약처의 법정 기원식물과 약용부위** : 약재 삼릉은 흑삼릉 *Sparganium stoloniferum* Buchanan-Hamilton(흑삼릉과 Sparganiaceae)의 덩이줄기이다.
- **약재의 외부 형태** : 이 약은 덩이줄기로 원뿔 모양이고 약간 납작하다. 바깥면은 황백색 또는 회황색이고 칼에 깎여나간 자국이 있으며, 가로로 고리 모양으로 배열된 작은 점 모양의 수염뿌리 자국이 있다.
- **약재 저장법** : 밀폐용기(고형의 이물이 들어가는 것을 방지하고 내용의약품이 손실되지 않도록 보호할 수 있는 용기)

| 약재의 효능 |

- **한방 효능 분류** : 활혈거어약(活血祛瘀藥, 혈액순환을 촉진하고 어혈을 제거하는 약)

三稜
經미자ㅅ불취
主血癥癖結塊 治婦人下血 消積 撲落胎 疼通月血 消惡血 産後血癥癖腹痛 宿血不下
削去皮鬚 有黃色 多體生重 狀若鯽魚而小 必霜降後採根 處處有之 多生淺水中 葉皆三稜
催生 不細根出形如即為生 苗細根屈之如黑瓜 三者稜謂之同 一難物瓜也三稜
用或醋火煮煨熱用剉焙乾

허준, 《원본 동의보감》, 731쪽, 남산당(2014)
《동의보감》 세갑술중동 내의원교정 완영중간(歲甲戌仲冬 內醫院校正 完營重刊) 영인본

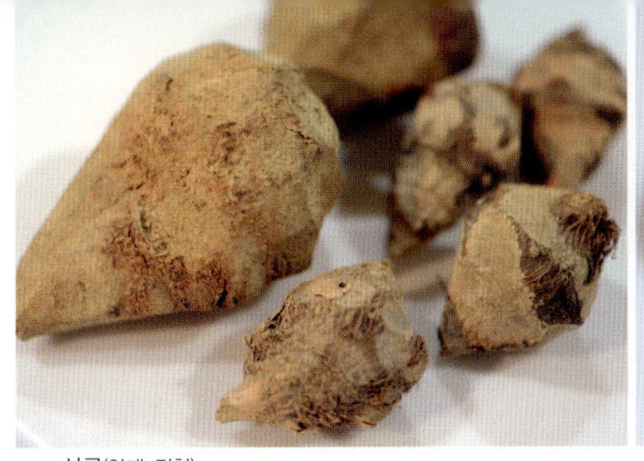

▲ 삼릉(약재, 전형)

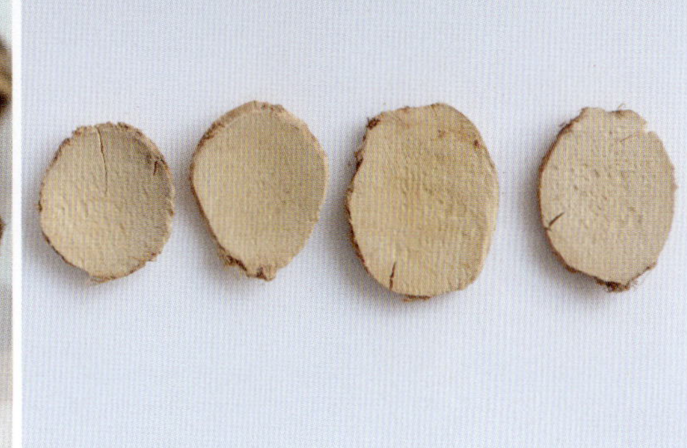

▲ 삼릉(약재, 절편)

● **한방 약미(藥味)와 약성(藥性)** : 맛은 맵고 쓰며 성질은 보통이다.

+ 한방 약미

| 酸 | **苦** | 甘 | **辛** | 鹹 | | 澁 | 淡 |

+ 한방 약성

| 大寒 | 寒 | 微寒 | 涼 | **平** | 微溫 | 溫 | 熱 | 大熱 |

● **한방 작용부위(귀경, 歸經)** : 삼릉은 주로 간장, 비장 질환에 영향을 미친다.

● **한방 효능** : 어혈을 깨뜨려 기운이 잘 통하게 한다 (破血行氣, 파혈행기). 배 속에 덩어리가 생겨 아픈 증상을 가라앉히고 통증을 멎게 한다(消積止痛, 소적지통).

● **약효 해설** : 어혈을 없애고 기의 순환을 촉진한다. 음식물이 소화되지 못하고 체한 증상에 유효하다. 가슴이 막히는 듯하면서 아픈 증상에 쓰인다. 산후 어혈로 인한 복통, 타박상을 치료한다.

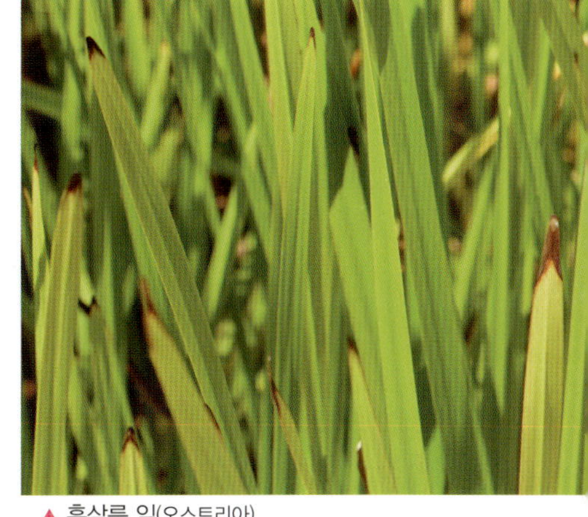

▲ 흑삼릉 잎(오스트리아)

| **북한에서의 효능** | 행혈약으로서 기혈을 잘 돌게 하고 어혈과 적을 없애며 아픔을 멈추고 월경을 통하게 한다.

| **약용법** | 덩이줄기 5~10g을 물 800mL에 넣고 달여서 반으로 나누어 아침저녁으로 마신다.

| **주의사항** | 임신부에게는 쓰지 않는다.

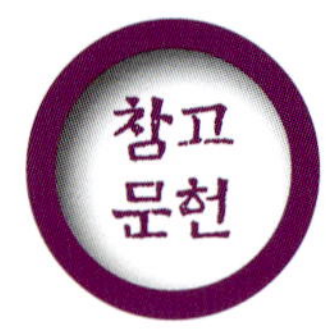

[한국]

1) 강신정, 한약재관능검사해설서, 식품의약품안 전평가원(2012)

2) 김종원, 한국식물생태보감 1, 자연과생태(2013)

3) 문병철·최고야·위안위안, 한약재 위품과 유통 실태, 한국한의학연구원(2017)

4) 박종철, 생약·한약·기능식품 통섭사전, 푸른행 복(2011)

5) 박종철, 일본 약용식물 한방약 도감, 푸른행복 (2011)

6) 박종철, 약이 되는 열대과일, 푸른행복(2013)

7) 박종철, 중국 약용식물과 한약, 푸른행복(2014)

8) 박종철, 향신료 백과, 푸른행복(2014)

9) 박종철, 약초 한약 대백과, 푸른행복(2015)

10) 박종철, 한국의 약초, 푸른행복(2018)

11) 박종철, 세계의 약초 어디에 있는가, 신일서적 (2019)

12) 박종철, 세계의 약초와 향신료, 푸른행복(2020)

13) 박종철, 유럽의 약초와 식물원, 푸른행복(2020)

14) 박종철, 중국 인도 동남아의 약초와 식물원, 푸 른행복(2021)

15) 박종철, 동의보감 건강약초 100가지, 푸른행복 (2021)

16) 박종철·최고야, 한약정보연구회지, 4(2), 9-35(2016)

17) 배기환, 천연약물도감, 교학사(2019)

18) 생약학교재편찬위원회, 생약학, 동명사(2010)

19) 안덕균, 한국본초도감, 교학사(2008)

20) 주영승, 운곡본초도감, 도서출판 우석(2018)

21) 주영승·서영배·추병길, 본초감별도감, 한국한 의학연구원(2014)

22) 최고야, 한약기원정리집, 한국학술정보(주) (2008)

23) 최고야, 한약학명목록(관속식물편), 한국한의학 연구원·도서출판 우석(2013)

24) 최고야, 한약재위품목록, 한국한의학연구원 (2016)

25) 최고야·주영승, 본초감별검색집, 도서출판 우 석(2020)

26) 허준, 원본동의보감, 남산당(2014)

27) 허준박물관, 세계의 약초 특별전 도록, 허준박 물관(2019)

[중국]

28) 國家藥典委員會, 中華人民共和國藥典, 中國醫 藥科技出版社(2010)

29) 中華本草編委會, 中華本草, 上海科學技術出版 社(1999)

[그 밖의 자료]

30) 국가표준식물목록 홈페이지(www.nature.go.kr/ kpni/index.do)

31) 국가생물종지식정보시스템 홈페이지(www. nature.go.kr/main/Main.do)

32) 식품의약품안전처 홈페이지(www.mfds.go.kr)

33) 위키피디아 홈페이지(www.wikipedia.org)

34) Korea Institute of Oriental Medicine, Defining Dictionary for Medicinal Herbs[Korean, 'Hanyak Giwon Sajeon'](2019). Published on the Internet; http://boncho. kiom.re.kr/codex/ (accessed 2022-3-18).